U0334857

实用中医临床医学丛书

实用小儿推拿学

王雪峰　葛湄菲　主编

中国中医药出版社

·北京·

图书在版编目（CIP）数据

实用小儿推拿学/王雪峰，葛湄菲主编 . —北京：
中国中医药出版社，2019.9
（实用中医临床医学丛书）
ISBN 978 - 7 - 5132 - 5463 - 2

Ⅰ.①实… Ⅱ.①王… ②葛… Ⅲ.①小儿疾病-推
拿 Ⅳ.①R244.15

中国版本图书馆 CIP 数据核字（2018）第 301693 号

中国中医药出版社出版

北京经济技术开发区科创十三街 31 号院二区 8 号楼
邮政编码 100176
传真 010 - 64405750
三河市同力彩印有限公司印刷
各地新华书店经销

开本 787×1092 1/16 印张 68.5 字数 1416 千字
2019 年 9 月第 1 版 2019 年 9 月第 1 次印刷
书号 ISBN 978 - 7 - 5132 - 5463 - 2

定价 398.00 元
网址 www.cptcm.com

社 长 热 线 010 - 64405720
购 书 热 线 010 - 89535836
维 权 打 假 010 - 64405753

微信服务号 zgzyycbs
微商城网址 https：//kdt.im/LIdUGr
官方微博 http://e.weibo.com/cptcm
天猫旗舰店网址 https://zgzyycbs.tmall.com

如有印装质量问题请与本社出版部联系（010 - 64405510）

《实用小儿推拿学》编委会

顾 问

张素芳　金义成　王国才

主 编

王雪峰　葛湄菲

副主编

陈志伟　陈苏宁　冯晓纯　高树彬　陆 萍　李华东　马 融　彭 玉
秦艳红　佘继林　王金贵　王力宁　王艳国　熊 磊　许 华　虞坚尔
张秀英

常务编委

程 燕　常一川　董 丹　胡 鸾　胡晓丽　姜之炎　李华东　李一雷
林琪渊　刘 芳　梁靓靓　彭 进　孙丽平　孙德仁　邰仙桃　汤 伟
唐宏亮　王 海　王俊宏　王立新　吴大嵘　吴丽萍　向希熊　肖和印
袁 斌　于 飞　姚 笑　张葆青　张 静　张 军　张 锐　张喜莲
张新光　赵 焰　王孟清

编委

陈 红　常晓波　杜春雁　杜君威　房明东　高国鹏　郭 凯　郭晓琳
韩国信　何雁玲　贺红安　胡婵婵　贾广良　贾广媛　贾松安　蒋诗超
雷龙鸣　冷 丽　李玉霞　林美娇　刘 华　刘军吉　刘先宇　栾伟伟
杨 天　邵长丽　陶 琦　王成礁　王成远　王广清　王红娟　王 霖
王 乔　吴 森　熊永强　徐士象　尹蔚平　于世亭　于之宸　曾庆云
张 程　张 强　赵彬元　赵明宗　赵 娜　郑娟娟　周淑君　周奕琼
朱浩宇　赵征宇

参与编写人员

蔡丽莉　陈妍妍　冯欣然　关卉婷　赫 昊　黄廷岳　姜俊爽　李曼茹
马明星　仇明珂　邱功瀚　宋立超　武 攀　王雅文　杨东睿　张丽佳
张 童　李庆焕

《实用小儿推拿学》参编单位

辽宁中医药大学

辽宁中医药大学附属医院

青岛市中医医院

上海中医药大学

上海中医药大学附属市中医医院

上海中医药大学附属龙华医院

中国医科大学附属盛京医院

长春中医药大学

长春中医药大学附属医院

福建中医药大学

厦门市中医院

山东中医药大学

山东中医药大学附属医院

天津中医药大学

天津中医药大学第一附属医院

天津中医药大学第二附属医院

贵州中医药大学

贵州中医药大学第二附属医院

山西中医药大学

山西中医药大学附属医院

北京中医医院

广西中医药大学

广西中医药大学第一附属医院

云南中医药大学

云南中医药大学第一附属医院

广州中医药大学

广州中医药大学第一附属医院

北京中医药大学

北京中医药大学东直门医院

北京中医药大学东方医院

湖南中医药大学

湖南中医药大学第一附属医院

黑龙江中医药大学

黑龙江中医药大学附属第一医院

甘肃中医药大学

甘肃中医药大学附属医院

甘肃省中医院

湖北中医药大学

湖北中医药大学附属医院

南京中医药大学

南京中医药大学附属医院

成都中医药大学

中国中医科学院望京医院

河东少儿推拿学校

出版说明

　　医学科学是综合性实践科学，它是研究社会中人的疾病发生、发展规律的实践活动，形成了现代的生物－心理－社会医学模式。

　　现代科学技术为医学科学的发展奠定了坚实的基础，助力其加速发展。但是临床医学实践经验的积累仍然需要临床医师不懈地努力，仍然需要时间的积累。经验的积累与科学技术的结合，使医学科学理论上升到更高水平。

　　理论的发展需要经验和时间的积累，学科的发展亦有其自身规律。中医药学经过新中国成立后70年的发展，无论在科研、教学还是临床方面，都得到了长足的发展，尤其是临床方面，借助于现代科技，对疾病认识得更加深入、细致，辨证更加具体，对药物的认识更加全面，用药经验也极大地丰富起来。同时，经过几代人的努力，各医疗机构都建立了自己的专业团队，这些专业人员，代表了本专业的学术水平。

　　将70年中医临床医学进行系统梳理，理清其发展脉络，总结其卓有成效的治病方法，理清其固有的治疗思路，将零散的经验纳入到中医临床医学理论体系中，这是新时代中医药事业的紧迫要求，关系到中医药事业今后的稳步发展。这也是《实用中医临床医学丛书》编写的初衷。

　　《实用中医临床医学丛书》按临床分科分册，体现了现在的中医临床实际。本丛书是一套真正反映中医辨证论治思维，汇集古今中医临证经验，既有系统理论，又含具体治病方法的实用中医临床医学学术著作，理论系统、内涵丰富、临床实用为本书的特点。

　　本丛书参编人员大都是各专业委员会的骨干，他们首先是临床医生，长期从事临床研究，拥有丰富的临床经验，具备鲜明的专业特点。同时，他们大都从事教学工作，带教博士、硕士，具有较高的理论水平。另外，他们长期承担国家或省区市的科研工作，对疑难病有较深的研究。所以，编写团队代表了现在中医临床的时代水平。

本书是中医书，不是中西医结合书，更不是西医书，所以在编写过程中，编写人员根据中医临床实际，妥善处理了现代医学参与临床的问题，体现了中医学与时俱进、开放包容的态度、做法及优势，又不失中医药自身的完整性与系统性。

本书不是为初学者编写，读者定位于主治医师及以上职称。

科学在发展，医学在进步，中医学同样在不断完善。我们希望这是阶段性总结，也希望有更多的经验、理论纳入中医学体系中来，将中医药事业发扬光大。

中国中医药出版社

编写说明

　　为了更好地开展中医小儿推拿医术的挖掘、规范、推广工作，为儿童提供绿色、安全、有效的医疗保健服务，根据《中医药法》和《"健康中国2030"规划纲要》精神，我们组织了全国中医儿科界和小儿推拿界的专家及各小儿推拿流派代表性传承人编写了本书。

　　本书在编写的过程中，既保持了传统中医学体系的系统性、完整性，突出实用性和针对性，又充分注意基础理论与临床治疗的有机联系，并参阅了大量相关文献资料。

　　全书共分五篇。第一篇为绪论，简要介绍了儿科推拿发展简史及小儿推拿相关论著。第二篇为基础篇，详细介绍了儿童生理病理及体质喂养、小儿病因病机及辨治、小儿推拿基本知识、小儿推拿穴位及手法。第三篇为临床篇，重点介绍了儿童常见的脾胃病证、肺系病证、心肝病证、肾系病证、新生儿病证、传染病、头面五官疾病及其他病证，共8章63种病证的古籍文献阐释、病因及发病机理、症状识辨及辨证、证治要点、分型条辨的手法及选穴、流派特色技法、现代医学研究进展、古籍文献辑录及小儿推拿的循证研究等9个方面。第三篇为保健篇，分别针对儿童体质特点、四季特点及各年龄段特点，给出了相应的保健方案。第四篇为传承篇，详细介绍了推拿三字经流派、孙重三推拿流派、张汉臣推拿流派等14个小儿推拿流派的源流、传承谱系、学术特点、特色技法和疗法及代表著作等。第五篇为古籍篇，摘录了《针灸大成·按摩经》《小儿推拿方脉活婴秘旨全书》《小儿推拿广意》等12本小儿推拿相关古籍记载。最后附有穴位索引及手法索引。

　　本书内容跨越了几千年的时间和空间，实现了中医儿科学和小儿推拿的有机结合，几乎囊括了小儿推拿学的所有内容，集小儿推拿疗法之大成，荟萃各家各派推拿手法之精华，从理论到临床，从继承到创新，真实反映了我国现代小儿推拿发展水平，具有全面系统、全中求精、资料翔实新颖、临床实用性强、深入浅出的特点。

　　限于学识水平，编写过程中难免有不足之处，希望读者在使用过程中，提出宝贵意见，以便再版时能不断修订、更新和完善。

王雪峰、葛湄菲

2019 年 3 月 17 日

目 录 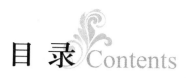Contents

绪 论

基 础 篇

古 籍 篇

绪　论

XU LUN

第一章 小儿推拿发展概论

第一节 小儿推拿发展简史

小儿推拿古称"小儿按摩""幼科推拿""保赤推拿",其历史悠久、源远流长,是推拿学的分支和重要组成部分,研究小儿推拿必然要深入探讨推拿按摩疗法的起源与发展。

一、远古时期——小儿推拿的起源阶段

推拿按摩疗法历史源远流长,它产生于人类的生产劳动和日常生活中。早期原始社会人类在攀树、爬山、与猛兽虫蛇搏斗及部落之间发生战争时,常常发生外伤,自己会不自觉地或让同伴摩擦、抚摩、按揉不适部位以减轻伤痛,于是便逐渐认识了用手抚擦按摩身体的作用,由此产生了原始的推拿按摩治疗技术,并逐渐积累着推拿按摩治疗疾病和各种不适的经验。经过长期实践的经验积累和不断总结,这种出于人类本能自发的医疗行为逐渐发展并形成了一种自觉的原始的医疗方法,萌芽状态的成人按摩和小儿按摩已可见端倪。

从世界范围来看,古希腊、古罗马、美洲和波利尼亚的传统文化中均有推拿按摩疗法的记载,文字记载最为系统并沿用至今的是中国的推拿按摩疗法。

二、秦汉时期——小儿推拿的萌芽阶段

秦汉时期是中医学发展的重要阶段。中医理论的基本框架和临床治疗学的基本原则均是在此时期构筑和奠定的。随着推拿学和儿科学的出现,小儿推拿在此时期开始萌芽。

先秦主要是指进入文明信史时代夏、商、周、西周,以及春秋、战国这个阶段的历史,此时的按摩医疗技术处于早期实践阶段。这一时期,有了简单的推拿按摩工具"匕""木椎"等,并总结出了一部分较简单实用的推拿手法,如"摩""按""拊""中指搔"等,用于治疗小儿惊风、癃闭、项痛、腹痛等病。甲骨文中也记载了二十余种病名,其中涉及儿科的有"齲"(齲齿)、"蛊"(寄生虫病),直接记载小儿疾病的有"贞子疾首",是指商王武丁妹妃之子头部生病。此时期出现了最早的儿科医生和儿科病历。如《史记·扁鹊仓公列传》中记载:"扁鹊名闻天下……入咸阳,闻秦

人爱小儿，即为小儿医"，"齐王中子诸婴儿小子病，召臣意诊切其脉，告曰：气鬲病，使人烦满，食不下，时呕沫，病得之忧，数忔食饮"。

《史记·扁鹊仓公列传》载有"臣闻上古之时，医有俞跗，治病不以汤液醴洒，镵石挢引，案扤毒熨"，这里的"挢引""案扤"即属按摩之术。《周礼·注疏》《韩诗外传·卷十》《史记·扁鹊仓公列传》《太平御览·脉》等多部古籍中均记载了扁鹊用按摩治疗虢太子暴疾尸厥的案例，如《周礼》记载为"扁鹊治赵太子暴疾尸厥之病"；如韩婴《韩诗外传·卷十》载："扁鹊入，砥针砺石，取三阳五输（《史记》作"五会"，为轩光之灶），八拭之阳（《史记》作"八减之齐"，《说苑》作"八成之汤"），子同捣药，子明灸阳，子游按摩，子仪反神（《说苑》作"阳仪"），子越扶形，于是世子复生。天下闻之，皆以扁鹊能起死人也。"在扁鹊的师承下，他的弟子们中子游（或称子术）按摩、子阳针刺、子豹温熨等，应用综合治法使患尸厥的虢太子起死回生，一时传为美谈。当时人的平均寿命较短，而这位虢（赵）太子的年龄一定不会太大，这种尸厥假死之病多发于未成年的孩童，故也可揣测这个古代著名的病案是扁鹊抢救小儿少年晕厥假死急症的成功创举。

1973 年在湖南长沙马王堆三号墓出土的医学帛书《五十二病方》中记载的"婴儿病痫方""婴儿瘈方"是现存最早的小儿推拿方法的文字记载。此书中载有"以匕周揗婴儿瘈所"的详细描述，即用类似后世刮痧的钱匕刮法治疗小儿惊风，该法是一种器具按摩法，后世的刮痧疗法应属此类，至今仍常用于小儿感冒、中暑和小儿惊风等病。《引书》是一部导引术专著，内容主要反映春秋战国时期的导引养生学成就，是对当时流行于世的导引术的文字解说，主要是肢体运动与自我按摩。

《黄帝内经》作为中医临床各学科的经典著作，也指导着小儿推拿的发展，《素问·血气形志》云："形乐志苦，病生于脉，治之以灸刺。形乐志乐，病生于肉，治之以针石。形苦志乐，病生于筋，治之以熨引。形苦志苦，病生于咽嗌，治之以百药。形数惊恐，经络不通，病生于不仁，治之以按摩醪药。"这是中医学发展史上首次将按摩作为一门学科提出。书中也明确提出了"中央"是推拿医学的发源地，记载了推拿手法名称、操作方法及按摩工具"圆针"和"鍉针"。如《素问·异法方宜论》曰："中央者，其地平以湿，天地所以生万物也众，其民食杂而不劳，故其病多痿厥寒热，其治宜导引按跷。故导引按跷者，亦从中央出也。"如《灵枢·刺节真邪》载有"大热遍身，狂而妄见、妄闻、妄言，视足阳明及大络取之，虚者补之，血而实者写之。因其偃卧，居其头前，以两手四指夹按颈动脉，久持之，卷而切推，下至缺盆中，而复止如前，热去乃止，此所谓推而散之者也"，即按压颈动脉"推而散之"的方法治疗大热发狂。《灵枢·九针十二原》谓："员（圆）针者，针如卵形，揩摩分间，不得伤肌肉，以泻分气。鍉针者，锋如黍粟之锐，主按脉勿陷，以致其气。"同时，书中阐述了推拿的作用机理为温经散寒止痛、温经活血止痛、舒筋通脉、清热泻火。

张仲景《金匮要略》首次正式提出了"膏摩"。《金匮要略·脏腑经络先后病脉证》云："若人能养慎，不令邪风干忤经络。适中经络，未流传脏腑，即医治之。四肢才觉重滞，即导引、吐纳、针灸、膏摩，勿令九窍闭塞。更能无犯王法、禽兽灾伤，房室勿令竭乏，服食节其冷、热、苦、酸、辛、甘，不遗形体有衰，病则无由入其腠理。"《金匮要略·中风历节病脉证并治》中载有"头风摩散"膏摩方，"头风摩散方：大附子一枚（炮），盐等分。上二味，为散，沐了，以方寸匕，已摩疾上，令药力行"。方药组成很简单，只有附子和盐，此法将药摩于头部疼痛部位，取附子通阳散寒，食盐逐风之功以止头痛，为后世"摩顶膏"之滥觞。膏摩法，是指应用特制的中药膏涂抹于病患处并使用手法按摩的一类操作方法，该法通过手法和药物的协同作用，不但提高了疗效且保护了皮肤，同时也为小儿推拿使用介质奠定了基础。

三、晋唐宋元时期——小儿推拿的奠基阶段

两晋南北朝，按摩手法日渐丰富，手法适用范围不断扩大，创立了用于小儿急腹痛的颠簸法及治疗小儿疳积的捏脊法。此期推拿大量应用于儿科疾患的预防与治疗。同时膏摩法得到系统总结，养生手法形成了套路。据《隋书·经籍志》记载，南北朝医药书中也专门列出了儿科、产科等医事分科，同时也出现了儿科医学著作，如王末钞的《小儿用药本草》2卷、徐叔响的《疗少小百病杂方》37卷等。

葛洪《肘后备急方》中首创的指针法、捏脊法、顺法等手法如今仍广泛应用于小儿推拿的临床治疗中。《肘后备急方·治卒心痛方》记载："使病人伏卧，一人跨上，两手抄举其腹，令病人自纵，重轻举抄之。令去床三尺许，便放之。如此二七度止。拈取其脊骨皮，深取痛引之，从龟尾至项乃止。未愈更为之。"前法为抄腹法，又称颠（簸）腹法，用于小儿急性腹痛（如肠扭转）；后法为捏脊疗法，用于小儿食少、疳积和增强体质。现两法仍广泛应用于小儿推拿的临床治疗中。

到了隋唐时期，按摩已成为国家医学教育的四大科目之一，隋朝的官方医学校"太医署"设有"按摩博士"。唐代"太医署"规模更大，除按摩博士外，还设有按摩师、按摩工、按摩生等共计七十余人。同时，隋唐时期也是中医儿科学发展的奠基时期，太医署除了设有按摩科外，还有少小科（即小儿科）。少小科（儿科）成为当时医学教育的重要内容和必修课。唐代完善了太医署制度，将按摩博士和按摩师的官衔确定为"从九品下"，规定了按摩的治疗范围为"风、寒、暑、湿、饥、饱、劳、逸"八类。唐代对儿科医生要求严格，承袭医学博士教授学生的形式，学制五年，有严格考试制度，考试合格者方能成为小儿医。由于政府重视、引导和规范，有力促进了包括按摩和中医儿科在内的中医药学的发展。据史料记载，隋唐以前推拿无成人和小儿之分。

隋代首位太医博士巢元方著《诸病源候论》，全书50卷、67门、7720论。其中，小儿杂病诸候6卷，儿科病因证候252候。它将外感分为伤寒、时气两大类；内伤以

脏腑分类。提出了小儿"不可暖衣……宜时见风日。常当节适乳哺"等育儿观，对儿童保健有重要指导意义。全书并无方药，却于每卷之末附按摩导引法。其中，摩腹法最有特色，运用很多，后世小儿推拿中应用广泛的摩腹法就是在此基础上发展而来的。如《诸病源候论·卷十六·腹痛候》载有摩腹治疗腹痛："两手相摩令热，以摩腹，令气下"。《诸病源候论·卷十·大便难候》摩腹治疗大便难："偃卧直两手，捻左右胁，除大便难。"《诸病源候论·卷一·风湿痹候》摩腹治风湿痹："以手摩腹，从足至头，正卧蜷臂导引，以手持引足住，任臂，闭气不息十二通，以治痹湿不可任，腰脊痛。"《诸病源候论·卷二·风邪候》摩腹治风邪："脾主土，土暖如人肉，始得发汗，去风冷邪气。若腹内有气胀，先须暖足，摩脐上下并气海，不限遍数，多为佳。如得左回右转三七，和气如用，要用身内一百一十三法，回转三百六十骨节，动脉摇筋，血气布泽。二十四气和润，脏腑均调。和气在用，头动转摇振。手气向上，心气则下。分明知去知来，莫问平手敬腰。转身摩气。屈蹙回动，尽，心气放散，送至涌泉，一一不失。气之行度，用之导益，不解用者，疑如气乱。"这段文字显然超出了论述风邪治法的范围，高度概括了摩腹法的操作方法和理论，对后世影响极大。

唐代孙思邈著《千金要方》与《千金翼方》。《千金要方》首列妇人、少小婴孺诸病。《千金翼方》有养小儿、小儿杂病等内容。孙思邈的主要贡献在于总结了膏摩法，其记载膏摩用于小儿的适应证有小儿客忤、小儿夜啼、小儿热病、小儿鼻塞不通、小儿腹大且坚、腹胀满、小儿眯目不明，并首次将膏摩应用于小儿保健推拿，常用部位有囟门、手足心、腹、心口、脐等。操作手法有摩法、捋法、"上下行转"等。如《千金要方·少小婴孺方》载："小儿虽无病，早起常以膏摩囟上及手足心，甚辟风寒。"这一膏摩方名"五物甘草生摩膏方"，不仅用于辟风寒，预防外感病，还可用"治少小新生，肌肤幼弱，喜为风邪所中，身体壮热，或中大风，手足惊掣"。其他用于治疗小儿疾病的膏摩方还有丹参赤膏、摩生膏等。书中所介绍的葱鞭法颇有创意，谓："儿生不作声者，此由难产少气故也。可取儿脐带向身却捋之，令气入腹。仍呵之至百度，啼声自发。亦可以葱白徐徐鞭之，即啼。"此法葱白具有辛香通窍之效；鞭之，实为现代推拿之拍击法。二者结合共达行气开窍之功。徐徐鞭之，明确指出了该手法的操作要领。《千金要方·少小婴孺方》还记载："少小中客之为病，吐下青黄赤白汁，腹中痛，及反倒偃侧，喘似痫状，但目不上插，少睡耳，面变五色，其脉弦急，若失时不治，小久则难治矣。欲疗之方：用豉数合，水拌令湿，捣熟，丸如鸡子大，以摩儿囟上、手足心各五六遍，毕，以丸摩儿心及脐，上下行转摩之。食顷，破视其中，当有细毛，即掷丸道中，痛即止。"这种治法至今还在民间流行。唐代王焘《外台秘要》也提及了"摩儿头及脊"治疗夜啼的经验。

唐末我国第一部儿科专著《颅囟经》问世。该书提出了小儿"纯阳之体"的理论，阐述了小儿脉法及囟门诊察法，论述了惊、痫、疳、痢、火丹等证治，勾勒出中医儿科学的基本轮廓。同一时期，王超的《水镜图诀》记述了小儿指纹诊法，开拓了小儿病证诊断新思路。但是，成人按摩和小儿按摩还混为一体，二者在手法与穴位上区别不大，儿科疾病仍以中药为主。隋唐作为我国政治、经济、文化等各方面最为昌盛的时期，医学教育的开展促进了推拿学的发展和中医儿科学的形成，而且随着对外经济文化的交流，中医推拿也开始传入日本、朝鲜、印度和西欧各国。

宋元时期，推拿学在理论和临床发展上均遭受了重大挫折，太医局取消了隋唐以来存在了近400年的按摩科，以按摩命名的专著仅见《宋史·艺文志·按摩法》，惜已亡佚。在小儿推拿方面，出现了运用掐法治疗新生儿破伤风的最早记载，北宋沈括《良方·十卷》，记载了用掐法治疗脐风，这也是宋朝少有取得的一项关于小儿推拿疗法的成就。而此时期的中医儿科学得到了全面发展，在《颅囟经》的影响下，著名儿科学家钱乙结合自己的临床经验，著成了《小儿药证直诀》。该书将小儿的生理病理特点概括为"脏腑柔弱，易虚易实，易寒易热"，诊断方面创立了"面上证""目内证"等，堪称中医儿科学之精髓。该书的问世，标志着中医儿科学理论体系的建立，这也为小儿推拿学的形成与发展奠定了坚实的基础。

四、明代——小儿推拿的形成阶段

明启唐制，是推拿发展的又一鼎盛时期，推拿疗法再次受到朝廷的重视，太医院重设按摩科为医学十三科之一，"推拿"应用于小儿和成人临床各科。明代初期，应用推拿防小儿患已经积累了丰富的经验，而真正形成小儿推章独立的学术体系则是在明代中后期。

据现有资料记载，"推拿"一词始见于明代儿科医家所著《幼科发挥·卷二·慢惊有果因》："一小儿得真搐，予曰不治。彼家请一推拿法者掐之。其儿护痛，目瞪口动。一家尽喜。儿斜视，彼曰看娘。儿口开张，彼曰寻娘乳吃。予叹曰，误矣。眸子转睛，谓之看娘；急口开张，谓之寻乳，皆死证也。其夜儿果死。"其实这是关于推拿医家判断死症失误的记载，后来演变为正式的学科的称谓。据考证，丹波元胤所著《中国医籍考》中引用的《幼科发挥》自序，日期署为万历己卯年，即1579年，相当于按摩科被官方取消之后，因此，有人提出之所以称为推拿，是因为在这一时期，推拿只能在民间偷偷地开展之故。

《小儿按摩经》《小儿推拿秘旨》《小儿推拿秘诀》三部小儿推拿专著的相继问世是小儿推拿体系建立的标志。《小儿按摩经》收录于明代杨继洲的《针灸大成》中，是现存最早的小儿按摩专著，又称为《保婴神术·按摩经》，《针灸大成》题为"四明陈氏"著集。该书应该成书于1601年之前，其学术思想源于《补要袖珍小儿方论》的"秘传看惊掐筋口授手法论"，载有"手法歌""阳掌图各穴手法仙诀""阴掌图各穴手法仙诀""治小儿诸惊推揉等法"，首次对小儿推拿的穴位、手法、治疗等进行了全面阐述。该书中小儿推拿的穴位图谱已经具备，穴位增加了精宁、威灵、二扇门、二马、一窝风等特定的穴位和部位，手诀篇记载了黄蜂出洞、水底捞月等28种复式操作方法及其主治范围。后世总结的小儿推拿八法：掐、揉、按、摩、推、运、搓、摇等手法在书中均已出现，主要治疗手法仍首选掐、推、揉。治疗疾病仍以惊风为主，但由21种增加到36种，其中"治小儿诸惊推揉等法"篇载有马蹄惊、水泻惊、呕逆惊等32种惊症的推拿方法，并在"补遗篇"载有孩儿惊、脐风惊、水惊、肚胀惊4种惊症的推拿方法。《小儿按摩经》是对明代以前小儿推拿成就的总结，从诊法、证、穴位、手法、治疗等方面对小儿推拿做了系统全面的论述，其主要学术思想和独有的小儿推拿手法和穴位至今仍应用于临床，是小儿推拿学的奠基之作。

《小儿推拿方脉活婴秘旨全书》为龚云林1604年所撰，姚国桢补辑，该书又称《小儿推拿秘旨》《小儿推拿活婴全书》等，是明代重要的小儿推拿专著，对流传于民间的推拿疗法做了系统的整理。全书分为上下两卷，上卷主要论述了儿科基本理论和推拿理法，包括总论、蒸变论、惊风论等，以推拿治疗为主；下卷主要论述儿科方脉，主要是小儿常见病的药物治疗。上卷推拿内容介绍了手足推拿特定穴的定位、功效与手法，包括"掌上诸穴手法歌""掌面推法歌""掌背穴治病歌""掌面诸穴图""掌背穴图""脚上诸穴图"，新增靠山、甘载、小横纹、百虫、前承山等穴，讲述了"十二手法主病赋"和"十二手法诀"，介绍了十二种重要复式手法的名称、操作、功效、适应证等，首次提出乌龙摆双尾、老虎吞食、拿十二经络等操作方法。"五脏主病歌"叙述了五脏六腑主要病证的推拿治疗方法；"二十四惊推法歌"分述小儿25种惊以及肚痛、火眼等杂症的推拿治疗方法。书中常以歌诀的形式介绍穴位功效及推拿治法，易懂易记，便于掌握。该书是现存最早的一部小儿推拿单行本，在总结前人有关小儿推拿疗法的基础上，结合临床经验编辑而成，对小儿推拿体系的完善起了重要作用，编著《中国医学大成》一书的曹炳章先生曾赞该书为"推拿最善之本"。

明代周于蕃所著的《小儿推拿秘诀》，成书于1605年，又称为《推拿仙书》《小儿科推拿仙术》《小儿科推拿秘诀》《小儿科推拿仙术秘诀》《推拿秘诀》，是专门论述小儿推拿的专著，成书略晚于《小儿按摩经》，与《小儿推拿秘旨全书》《幼科百效全书·幼科急救推拿奇法》《万育仙书·推拿目》等明代小儿推拿著作关系密切。该书载有多种小儿推拿图谱，讲述了看小儿无患歌、拿说、拿法、男女左右说、分阴阳推三关退六腑说、手法捷要歌等，其中手上推拿法包括天门入虎口、水里捞明月、打马过天河、黄蜂入洞、赤凤摇头、飞经走气、凤凰单展翅、猿猴摘果、双龙摆尾九种复式操作的名称、功用与操作方法，"身中十二拿法"的穴位与功效，包括拿太阳、拿耳后、拿肩井、拿奶旁、拿曲池、拿肚角、拿百虫、拿皮罢、拿合骨、拿鱼肚、拿膀胱、拿三阴交，载男女诸般证候法简明扼要地讲述了46种证候、病机及其推拿治法，阳掌诀法包括运八卦等15种掌面推拿操作方法，阴掌诀法包括掐揉二扇门等七种掌背穴位操作法，诸惊证候并推治法论述了23种惊风及其推拿治疗方法，杂证治法介绍了18种杂症的推拿治疗方法，而心得保婴妙法则介绍了屡试屡验的推按小腹和摇头二法。该书内容与前两部书及《幼科百效全书·幼科急救推拿奇法》《万育仙书·推拿目》等小儿著作密切相关，对后世影响较大，清代重要的推拿专著《厘正按摩要术》就是以此为蓝本的。

　　明代小儿推拿名家辈出，小儿推拿专著大量涌现，在治疗小儿疾病方面也积累了丰富的治病经验和理论知识，形成了小儿推拿的独特体系。其中"秘传看惊掐筋口授手法论"是我国现存最早的小儿推拿专题文献，见于1574年庄应琪补辑的《补要袖珍小儿方论》第十卷。而《补要袖珍小儿方论》源于明代徐用宣1405年所撰《袖珍小儿方》。这篇论述首次记载了"六腑""三关"等小儿推拿特定穴的定位、操作和主治，还记载了"龙入虎口"和"苍龙摆尾"两种小儿推拿复式手法，以及手足推拿穴位图谱。该篇手法以推、擦为主而称之为"掐筋"，以小儿惊风作为推拿主要的适应证。

　　明代重要的小儿推拿著作还有《万育仙书》《推拿秘旨》《幼科百效全书》《医学研悦》等。1565年罗洪先所撰《万育仙书》，又名《万寿仙书》，原书1卷，由曹无极增辑改后为两卷。上卷为"按摩目"，下卷为"导引目"，其中"按摩目"专论小儿推拿，是明末关于小儿推拿疗法的珍贵记录，在有关小儿疾病的诊断、穴位、推拿手法和主治疾病等方面均有详尽论述。该书首次出现"黄蜂入洞"等16幅手法操作图，弥补了既往文献书中仅有穴位图谱，没有手法操作的遗憾，为小儿推拿的发展，尤其是传播带来较大便利。该书所载"五指筋图""手六筋图""手背面图""肘肘图""脚穴图""手面五指"图和另外3幅无名手掌图，与《幼科百效全书·幼科急救推拿奇法》几乎完全一样，"五脏六腑病证"歌，与《小儿按摩经》"手法歌"的上半阕相同，与《小儿推拿秘诀》"五脏主病歌"和《幼科百效全书》的"手指五脏六腑歌"较为接近，但注解更为详尽。"马郎手掌歌""按摩应候诀""如常推拿法""手足穴道主治"等内容较有特色。

　　《推拿秘旨》是1620年黄贞甫所著，该书存于徐赓云之《味义根斋偶钞》，是明代重要的小儿推拿著作。黄氏是明代名医，尤长于小儿推拿术。他将早年游学湖北襄阳时被赵公授予的马郎救婴秘术进行潜心研究，于1620年将自己的推拿经验整理成《推拿秘旨》四卷，内容涵盖了小儿各科疾病和内外治疗诸法，详述儿科疾病的诊断方法，以歌诀形式叙述病情，推拿手法及穴位图示清晰，内附推拿手法图。徐赓云小序中称"钠斋族叔得此书于笠泽渔隐，珍秘筐筒"，但原书本有缺损、内容混淆，绘图亦粗陋，自己重新编次、摹图，"殊费苦心，阅月竣事，心手交瘁"。目前此书内容完整，绘图精细，堪称精品。卷一内容包括论婴儿、小儿五脏标本、五脏病证形色、面部分五脏以及小儿有疾歌、辨不死症、看孩儿筋色辨痘歌等十五节；卷二包括看症生死诀、探指知症法、四症八候问答、虎口三关图诀以及十不治候、正面侧面穴图、阳掌阴掌穴图、推坎宫图、推攒竹图等共二十七节；卷三包括论婴幼异治、要穴十拿、周身正穴背穴图、推拿手法图说总目、手法图说（共三十四则）、治经要诀、诸经分治法、诸症推拿法、灸灯火穴图说（二则）等共七节；卷四主要列举了导赤散、生犀散、泻心散等儿科常用方二十五首，主治、药物、剂量和用法齐全。

《幼科百效全书》是明代龚居中所撰而成，又名《保幼全书》，成书年代不详，共三卷，其中上卷专论小儿推拿，卷名为"幼科急救推拿奇法"。据考证，龚居中为龚廷贤后裔，《医籍考》中云："龚居中幼科百效全书序：'余家庭授受疗男妇之法，奇正不一，独小儿推拿，尤得其传。'而其法与亡名氏《慈幼秘传》、李盛春《医书十种》及是书（《小儿推拿秘诀》）所载不异。"其推拿术可能得自家传，因此，书中所载推拿内容与《秘传看惊掐筋手法论》《小儿按摩经》和《万育仙书》基本相同。例如"保幼心传说""家传秘法手诀"与"秘传看惊掐筋手法论"的总论和"家传秘诀"相似，"断死生惊诀法""推法妙诀歌""手法治病歌""推拿手诀""诊脉要诀歌""渡诸惊之法"与《小儿按摩经》的"认筋法歌""要诀""手法治病诀""手诀""诊脉歌""治小儿诸惊推揉法"基本相同。

《医学研悦》于1626年李盛春汇辑，又称为《医书十种》，共10卷，其中卷十为"附刻小儿推拿卷"，载有"论推拿之由""小儿无患歌""风气命三关说""五脏六腑歌""论阳掌推拿""论阴掌推拿""手上推拿法""身中十二拿法""诸证候并推治法"等，附有"小儿正面之图""小儿五位之图""阳掌""阴掌""周身穴图推拿左右相同""背上六推骨节法"六幅图，其中"身中十二拿法"注明"周身图拿即揉掐"，与《小儿推拿秘诀》所载"身中十二拿法"基本相同，"手上推拿法"讲述的是小儿推拿次序，"先用面上取汗，次或用呕，然后分阴阳，推三关，及六腑"，六腑推拿则根据病证决定次序，如"饮食先脾土，泄泻先大肠"等。该书所论述小儿推拿临床治疗主要有三种分类法：一种以操作法，即手法加穴位或部位为纲，如"一掐小天心，清补肾水，凡男女眼向上，此穴往下揉，眼向下，往上揉，向左右，居中重揉"；一种以脏腑为纲，一种以病证为纲，如"大小便少，退六腑，清肾水为主"，"哭不出声，清心经，分阴阳，掐威灵穴为主"单论推拿治疗的，还有"一治水肿，每次分阴阳二百，推三关二百，退六腑二百，退脾土三百，运水入土一百，上用姜葱汤推之，忌盐，并生冷物，乳食少用"推拿配合介质及饮食调养方法的"杂症治法"。

此期小儿推拿盛行，具体手法及所用的推拿介质在同时期的一些医学著作中均有详细记载。如《韩氏医通》中提到："八岁以下小儿，予戒投药。有疾，但以所宜药为细末，调香油，令人热蘸，按摩患处；或水调成膏贴之；或煎汤，用绢帛染拭，任意活法，但使药气由毛孔穴络熏蒸透达。如不能检方用药，以有润手按摩牵引，手舞足蹈，未尝不愈其疾也。"《本草图经·草部上品之下卷五》中记载了应用景天苗叶治疗婴童风疹的方法："治疮毒及婴孺风疹在皮肤不出者：生取苗叶五大两，和盐三大两同研，绞取汁，以热手摩涂之，日再，但是热毒丹疮，皆可如此用之。"《寿世保元》一书中谈到用推拿治疗小儿感冒风寒："论小儿感风或冒寒，用老葱三四根，舂极烂，以手抹来，相搽满掌，烘温暖。向病者遍身擦之，通气处再遍擦几遍，暖处出汗，立愈。"

明代小儿推拿医家，除了上面几本著作的作者四明陈氏、周于藩、黄贞甫、龚廷贤、龚居中、曹无极、庄应琪等，还有一位与小儿推拿有关的传奇人物"马郎"。《推拿秘旨》一书中于泰昌元年岁次庚申（即明万历四十八年，1620 年）八月桐庐壶天逸叟所做的原序中记载的关于马郎的医案，称明世宗（即嘉靖）婴儿时曾患惊风危急，天帝命太白金星显化马郎，揭榜进入楚王府，救活当时的皇储，后来即位的明世宗，然后传授仙术于内廷，这也是导致明代小儿推拿盛行的原因之一。其实马郎就是民间小儿推拿名医，以擅长小儿推拿闻名，虽然他所著《马郎按摩》一书未能传世，但在后世有很多著作中都有关于他的手法和穴位的记述，如《万育仙书》中载有的"马郎手掌歌"，在《推拿直录》中谓之"《马郎捷径》手法歌诀"。

著名的儿科医家万全，同时也是一位推拿医家，擅长应用手法作为药物治疗之辅助，其所著《幼科发挥·卷二·急惊风变证》一书中有一则教给孩子家长治疗急惊风的记载："教其父曰：尔子病将发时，急掐两手合谷穴。"他还在《幼科发挥》和《万氏家传育婴秘诀》中记录了有关小儿推拿意外的病案，如："幼科有拿掐法者，乃按摩之变也。小儿未周岁者，难以药饵治，诚宜之。则可以治外邪，而不能治内病也。能治小疾及气实者，如大病气虚者用之，必误儿也。为父母者，喜拿而恶药，致令夭折者，是谁之过欤？"虽其论有偏颇，但在当时医疗条件落后，小儿夭亡率高的情况下，更强调对小儿推拿适应证和预后有准确判断能力。

元末明初著名医家周汉卿，擅长针灸及外科手术，据《古今医统大全·卷三·翼医通考（上）》中记载，他还擅长应用推拿手法配合针刺治疗小儿腹疾，"永康应童婴腹疾，恒病瘘行，久不伸。周君解裳视之，气冲起腹间者二，其大如臂。周君刺其一，拍然鸣；又刺其一，亦如之。稍按摩之，气尽解，平超无瘘行"。这段医案亦可见于《明史·方技传》卷二九九。

明代永乐年间的《净发须知》，又名《江湖博览按摩修养净发须知》《按摩修养歌诀》等，主要讲述了理发、养生保健按摩及美容按摩方面的内容，其抄本中有关于小儿推拿的术语，"凤凰展翅、一窝风、退下六腑、分阴阳"等，可能是在其传抄的过程中有后人逐渐补入的。

明代小儿推拿形成了独立的体系，大致分为两个类，一类是成人推拿方法，如手法、十四经穴、膏摩等为主的传统经穴小儿推拿，另一类则是在明中后期快速发展起来的以特定穴位或部位及复式操作手法为特点的小儿推拿。

五、清代——小儿推拿的发展阶段

清代小儿推拿疗法从南方向全国继续发展，为越来越多的儿科医家所接受，在推拿手法和适应证方面不断扩大，出版了大量的小儿推拿学著作，其中《推拿广意》《幼科推拿秘书》《厘正按摩要术》等对现在的小儿推拿仍有重要的指导作用。

（一）清代小儿推拿专著

熊应雄编写的《推拿广意》是现存最早的一部清代小儿推拿专著，成书于1676年（清康熙十五年），又名《小儿推拿广意》。该书分为三卷，上卷首列总论：源于《补要袖珍小儿方论》，主要论述推拿在小儿惊风治疗中的作用。次叙小儿疾病的诊断、推拿治疗的穴位及手法：主要介绍了45个小儿推拿特定穴的主治，并以图谱表示；手法着重介绍了推法和拿法，并首先提出了推拿手法在手部和头面部的常规操作程序，即"推拿手部次第""推拿面部次第"，绘有"推坎宫""推攒竹""打马过天河"等21幅手法操作图，并有文字详解；卷末"脏腑歌"主要论述脏腑病证的小儿推拿方法，源于《小儿按摩经》"手法歌"和《小儿推拿秘旨》"五脏主病歌"。中卷记述了小儿常见疾病及杂症如胎毒、惊风、诸热、伤寒、呕吐、泄泻、腹痛、痢疾、疟疾、积证、疳证、痫证、咳嗽、肿胀、目疾、杂症诸门等17种儿科病证的推拿治疗和对"坏症"的诊断等，分论尤为详尽，如在"腹痛门"中将腹痛辨证分型为热腹痛、寒腹痛、气滞食积而痛、冷气心痛4类。该书中说："大凡腹痛初非一，不特癥瘕与痃癖，分条析类症多端，看取论中最详悉。盖小儿腹痛有寒有热，有食积、癥瘕、偏坠、寒病及虫虫动痛，诸痛不同，其名亦异，故不可一概而论之。热腹痛者，乃时痛时止是也。"下卷记录了十六大类治疗小儿疾病的药方，包括内服、外用方剂187首。该书所论的大手法与其他小儿推拿书略有不同，如黄蜂入洞的推拿位置在前臂屈侧等。本书中绘制的小儿推拿手法操作图，与《万育仙书》中的小儿推拿手法操作图，是对小儿推拿学科的一大贡献。

骆如龙撰写的《幼科推拿秘书》是清代推拿手法体例最为完整的一本小儿推拿著作，与《小儿推拿广意》接近，一说以《推拿广意》为蓝本。该书成书于1691年（清康熙三十年），刊行于1725年（清雍正三年），全书共分五卷，卷一"歌赋论诀秘旨"，主要论述小儿病证的诊断方法，对望诊论述尤为详尽；卷二"穴象手法"，定位、穴道手法，先以文字形式详述小儿推拿各部位特定穴的定位、主治及补泻，以及推拿介质的四季选用原则，共十则，后附11幅穴位图谱；卷三"推拿手法"，介绍分阴阳、合阴阳、捣小天心、运八卦、运五经、推脾土、推肾水等42种单式手法，以及打马过天河、黄蜂入洞、按弦走搓摩等十三大手法的操作方法及适应证；卷四"推拿病证分类"，阐述了小儿二十四种常见病证的病因病机及推拿治疗方法；卷五列"幼科药方"，并附有8首"小儿祝由方"。该书的特点是条目清晰，论述全面，特别首次提出了"起式""总收法"的小儿推拿手法，"分阴阳"为"起式"，指出"盖小儿之为病，多因气血不和，故一切推法，必先从阴阳分起，诸症之要领，众法之先声"，以"掐按儿肩井陷中，拿食指、无名指"之"总收法"结束操作。将经穴推拿与小儿特定穴推拿结合起来辨证治疗小儿痰喘等疾患，如："小儿痰喘，痰或作喘，彼不知吐，须用法取之，若不取吐，痰老难治。肺虚喘声短，实则喘声长，虚补实泄。法用分阴阳、运八卦、运五经、掐四横纹，乾离重推，补脾土。小便赤，清天河、退六腑、飞金走气；嘴唇红，按弦走搓摩、揉脐及肩井、曲池；气喘，合阴阳、又总筋、清天河立止；气吼发热，揉承山、天门入虎口、揉肘肘、赤凤摇头、飞金走气；痰盛，眼欲上窜，头往上昂，掐两乳下一指期门穴即止；痰迷心，清心经、清肺经、揉外劳宫、揉精灵、掐五指节、天门、虎口、肘肘。"

夏云集（字祥宇，又字英白）所著《保赤推拿法》一书，成书于1877年（光绪十年），又名《推拿精要保赤必备》。全书共一卷，言简意赅。夏云集世传医道，并在金陵育婴堂设立小儿推拿专科，书中所录手法皆为临床应用之效法。书前凡例，首释拿、推、掐、搓、摇、扯、揉、运、刮、分、和等12种小儿推拿常用手法，次述小儿推拿注意事项，并附有"推拿代药赋"。本书篇首载有头面、手足部穴道图，篇中论述各种手法86种，并在每一法下注明操作、功用、适应证，如横纹刮到中指尖、掐中指甲、掐大指甲、捻五指背皮、刮手背、揉手背等特色操作。本书的特点，正如著者所言："语极浅近，义极明显"，"俾有恙之婴儿，不至为庸医村妇所害"。该书对手法的操作、推拿的时间及注意事项等都有较为全面的论述：将开天门、分推太阴太阳、掐天庭至承浆及揉耳摇头四法以开关窍，然后辨证择用诸法，并主张推毕各穴以掐肩井收功。对推拿施术时间主张应以下半日为宜，因"上半日阳气正盛，在儿关窍推拿，多不能入"；指出医者施术时应注意"己之大指食指皆不可修留爪甲，但以指头肉用力"，以免伤及小儿皮肤；同时强调推拿应"认症宜确"，若不明医理，不辨虚实寒热，错用手法，不仅无益，反而有害，他也认为补泻之道男女有别，如"推上三关法"，男向上推为热，治寒证；女向上推为凉，治热证。该书论述的"推拿法与药相通"的观点，与《幼科铁镜》相似。此书后由许敬舆增演为《增图考释推拿法》。

王启贤、王启圣编撰的《动功按摩秘诀》，成书于1696年。该书第三部分《动功按摩秘诀·手诀》论述了小儿推拿疗法。该书介绍了数十种小儿推拿复式手法，如"黄蜂出洞""黄蜂入洞""凤凰单展翅""凤凰鼓翅""打马过河""水里捞月""飞经走气""按弦擦摩""天门入虎口""猿猴摘果""赤凤摇头""二龙戏珠""运水入土""运土入水""老汉搬缯"等手法，大多数至今仍用于小儿推拿临床。另外，还对清天河水、退六腑、运八卦、掐四横纹、掐精宁等小儿推拿特定穴位的操作与功用进行了阐述。《动功按摩秘诀》作为一部推拿方面的专著，对小儿推拿的继承与发展发挥了较大的作用。《动功按摩秘诀·小儿诸惊推揉法》曰："此系心经有热，推三关五十，推天河水二百，退六腑一百，运八卦一百，运五经、水里捞月五十。如因荤、腥热炙脾胃，头乱舞，因风受热。推三关一百，推肺经一百，运八卦五十，推脾土一百，运五经七十，推天河水二百，水底捞月、飞经走气二十，天心穴掐之。"对辨证治疗小儿惊厥，有借鉴意义。

徐宗礼（字谦光，号秩堂公）著《小儿推拿全书》，成书于1877年（光绪三年），全书无目录，开始部分为三字句歌诀体，即后人所称"推拿三字经"，后有"推拿三字经序"和四言脉诀，并有推拿插图和操作方法。徐氏认为，古书所载推拿，皆适用于小儿，人的经络气血，老幼没有本质的不同。只要根据年龄大小相应地调整推拿次数，小儿推拿法同样适用于成人。徐氏主张"大三万，小三千，婴三百"，四岁以下婴儿推拿300次，小儿为3000次，16岁以上的成人可达3万次。并主张独穴多推，如霍乱吐泻独推板门、流行性腮腺炎独取六腑。本书推拿治疗范围亦有所扩大，除常见的小儿疾病以外，作者还根据当时的疾病流行情况，将推拿用于治疗霍乱、瘟疫、流行性腮腺炎、疮疡、肺结核、肾虚牙痛等病证。徐宗礼还以方剂的功效类比、概括穴位推拿的作用。如推三关功同参附汤，运八卦为调中益气汤等。

张振鋆编撰的《厘正按摩要术》成书于1888年（光绪十四年），刊行于1889年（光绪十五年），又名《小儿按摩术》。在《小儿推拿秘诀》一书的基础上，删其重复，补其缺漏，重新修改而成，故名"厘正"，该书是对光绪十四年前小儿推拿著作的总结。全书分为四卷，卷一为辨证，除一般的望闻问切四诊外，将胸腹按诊法引入小儿推拿，新增"按胸腹法"38种，是中医按察胸腹内容之集锦，且内容都比较切合实际，如："胃之大络，名曰虚里，在左乳三寸下。其动微而不见，为不及，宗气内虚也，或动而应衣，为太过，宗气外泄也。若三四至一止、五六至一止，主有积聚也，若绝不至者危。经曰：虚里无动脉者死。"卷二为立法，全面总结了明代以来流行的小儿推拿八法，即按、摩、掐、揉、推、运、搓、摇，还介绍了20种外治法的具体运用。卷三为取穴，介绍十四经穴和小儿推拿特定穴，以及推坎宫、推攒竹、双凤展翅、分阴阳、取天河水、苍龙摆尾、推三关、退六腑、水中捞月、按弦搓摩、猿猴摘果、凤凰展翅、推中指、飞经走气、天门入虎口、补脾土、二龙戏珠、赤凤摇头、推五经、运内八卦、打马过天河、十大手法、运外八卦、运水入土、运土入水等复式操作法，附有小儿推拿的取穴手法图。卷四列证，介绍了24种儿科病证的辨证、推拿和方药治疗。该书论述全面，兼有发挥，流传甚广。

清代小儿推拿著作知名者还有钱汝明的《秘传推拿妙诀》、钱怀村的《小儿科推拿直录》、王兆鳌的《推拿摘要辨证指南》、周松龄（仙渠）的《推拿辑要》、余楙（啸松）的《推拿述略》、唐元瑞的《推拿指南》等。其中《秘传推拿妙诀》，又名《小儿推拿秘要》，于1776年（乾隆四十一年）印行，上卷为诊法及手法总论；下卷列各种病证的推拿治法处方、推拿穴位图、手法图等。书后附有钱汝明《秘传推拿妙诀补遗》一卷，其内容为手法口诀、小儿诸病的药物疗法、经络、诊候等。《推拿辑要》于1844年（清道光甲辰年）刊行。书前有周氏及赵有悟的序言二则，栖霞人李芹，擅长小儿推拿，并著有《福婴指掌》一书，1802年李芹把这一疗法传授给周松龄的父亲，周松龄又从他父亲那里学会，后来赵有悟把莱府某医《推拿授秘》二本及昌阳诸生征集张先生所藏增本《推拿真诀》一书赠给周松龄，他根据这几本书编成了这一部《推拿辑要》。该书内容与《推拿秘书》相似，可能由《推拿秘书》补充而成。该书分为上中下三卷，上卷为儿科诸病诊法及歌诀；中卷述儿科各病的推拿手法；下卷列推拿穴位及手法图说。内容精要，颇切临床实用。余楙所著《推拿述略》一书，又名《推拿述要》，专述小儿疾病的推拿治疗。虽仅两千余言，但言简意赅，图文并茂，独具特色。余楙在书中提出并论述了不少学术思想和观点，如注重温补凉泻的不同手法和功用，视病情轻重酌量为之，不独用推拿，亦并用灸法、中药等，具有一定的临床参考价值。余楙还在书中对夏氏的《幼科铁镜》做了大量的勘误纠谬，并删繁就简，择其简单易行的方法，使推拿手法更加简明实用，易于操作。《推拿述略》丰富和发展了小儿推拿的理论和实践经验，为小儿推拿方法的普及运用做出了独特的贡献。

（二）清代儿科专著中记载的小儿推拿

由于小儿推拿的盛行，在当时的一些非推拿专著中也有关于小儿推拿的记载，最有名的当属清代夏鼎（字禹铸）所撰写的《幼科铁镜》，该书共六卷，是一部久负盛名的儿科专著。卷一即论小儿推拿法，对小儿推拿手法、穴位、适应证等做了全面的论述，并纠正了前人对个别腧穴认识上的错误。其余各卷论述小儿病证的辨证、诊断，惊痫、麻疹、伤寒等病的辨治、药物应用等。书中所录小儿推拿法，均为作者家传或临床亲验，绘制了八幅小儿推拿经穴图，在图中结合推拿手法、方向、补泻、适应证一一做了说明，图穴亦经两代考索。临床不效者，如老汉扳缯、猿猴摘果均予删除。夏氏认为，"用推即是用药"，故作"推拿代药赋"以阐明其观点，如"推上三关，代却麻黄、肉桂；退下六腑，替来滑石、羚羊；水底捞月，便是黄连、犀角"，并在"凡例"中指出某推当某药，某拿当某味，"使人晓得用推拿便是用药味，药味既不可误投，推拿又何可乱用？"并指出推拿宜在下午，不宜在早晨，慢惊属虚，宜药不宜推等观点。对于脾经的位置，该书有不同的看法："大指而属脾，画家画手掌，不把手画正面，乃画家之正法，前人只得以脾土字写在侧边，后人误认，以讹传讹，遂以大指之侧边为脾，余故将前掌图大指移作正面。"这与《小儿推拿广意》脾经位于大指侧面之定位不同。

此外，清代吴灿编辑的儿科专著《济婴撮要》一书，卷三中引用夏禹铸的《幼科铁镜》的小儿推拿疗法及灯火燋法，吴氏有按语说："推拿一术，神功莫测。""譬如痉厥惊风，牙关紧闭，虽有丹药，无可如何。惟以徐徐推醒，然后用药，不致束手无策。""《幼科铁镜》一书所载推拿、灯火俱属良法，人皆忽而不悟，其各穴部位，与铜人图无异。余宗其法，数十年来，治效颇多。"

武宁方略（南熏）纂辑《幼科集要》一书，1838 年（清道光十八年）出版，以夏禹铸的《幼科铁镜》和陈飞霞的《幼科集成》两书为蓝本，参考其他儿科书，结合自己的经验写成，所附有的小儿推拿疗法包括汗法、吐法、下法（类似《厘正按摩要术》所引周于藩的手法）、开璇玑法（据云为武宁杨光斗所传）、伤寒推法、伤热推法、伤食推法、卓溪家传推拿秘诀（据夏禹铸《幼科铁镜》改编）。

（三）清代非儿科著作中记载的小儿推拿

清代的非儿科医书中附载的小儿推拿方法，列举如下：

《妇婴至宝》清代徐尚慧集"达生篇""遂生篇""福幼篇"而成，主要内容是关于妇幼保健方面。部分辨证推拿方法在 1873 年由王兆敖增入《小儿推拿广意》中。题为古寿昌余纯一清道人编著的《针灸指南》一书，内容多摘自《针灸大成》，所附小儿推拿疗法由《保婴神术·按摩经》摘录而成，主要由"手法歌"和"要诀"两则。

《验方新编》由鲍相璈编纂，于 1846 年（清道光二十六年）刊行，上卷"小儿科"痘症门中，附有"推拿法"一则，与《厘正按摩要术》的发汗推拿法相似。

《一得集》是清代浙江释心禅著，刊刻于 1890 年（清光绪庚寅年）。类似医话体裁，其中有"推摩法论"一则，讲述小儿推拿疗法，"推摩法乃先师之直传秘法。按病推之，有立竿见影之效。因后世不得传授手法，以致弃置不用，几乎失传！盖小儿脏腑柔脆，一受风寒暑湿之邪，即便发热，或受惊吓"，"医者不能见病知源，发表、清里、用药杂役，肝胆气浮，热发于内，血热沸腾。则以小儿柔脆之脏腑，运化乳食，尚且不逮，何能再加猛烈之药性，岂有不反增药病耶？何如推摩法，既稳而又速效哉，近来是术盛行，而精者不一二觏。其法以手五指分主五脏，指尖属脏，本节属腑，热清寒温，实泻虚补，分顺推逆，推左旋右，旋右推左，以定温清补泻之法。俱有下数，或三百或五百，不可乱推。又有揉以运气，掐以定惊。面上亦各有所主之部位。肚腹手足，俱可推摩。有十大手诀做法，乃先师之秘法也。若能精是术者，广行于世，则小儿之病，庶几无夭札之虞矣"。

《陶朱公致富全书》乃无名氏所著，并非医学著作，其卷四有"卫生至要"一章，介绍了包括小儿推拿和成人推拿在内的一些推拿术语，例如："凤凰单展翅、运八卦、一窝风、按上三关、下六腑、分阴阳、合二气（即合阴阳）、内劳宫、外劳宫、温柔软款。按曲池、尺泽、少海，兼摩按少商、鱼际并合谷，轻揉，重捺按。"还有"发汗需按三扇门，退热为凉要下六腑，又指按摩五经节都要遍"等。

综上所述，清代的小儿推拿在明代的基础上有所发展，地域上已经不局限于南方，正如《厘正按摩要术》1888 年陈桂馨序所言："按摩一法，北人常用之，襄在京师，见直隶满洲人，往往饮啖后或小有不适辄用此法。云：能消胀懑，舒经络，亦却病之良方也。南方专以治小儿，名曰推拿。习是术也，不必皆医。每见版锓'某某氏推拿惊科'悬诸市，故知医者略而不求，而妇人女子藉为啖饭地也。"一方面说明推拿在民间大受欢迎，广为应用，另一方面则提示从事推拿的人层次较低，对医学知识了解较少，容易导致失治误治，反而阻碍了小儿推拿的发展。

清代中医儿科则进入成熟时期。清代儿科医家夏禹铸著《幼科铁镜》重视望诊，提出"有诸内而形诸外"的著名论点，从望面色、审苗窍来辨别脏腑的寒热虚实。运用"灯火十三燋"治疗脐风、惊风等证，有其独到之处。

清代重视推拿疗法在儿科的应用。《医宗金鉴·幼科心法要诀》由清代朝廷组织编写，立论精当，条理分明，既适用于临床，又适用于教学。谢玉琼《麻科活人全书》是一部麻疹专著，详细阐述了麻疹各期及合并症的辨证和治疗。王清任《医林改错》记载了小儿尸体解剖学资料，提出"灵机记性不在心在脑"的观点，阐发了活血化瘀法在儿科紫癜、疳证、小儿痞块等病证中的应用。

清陈复正是儿科名家，著《幼幼集成》。他对于儿科诊法及内治诸法叙述皆详，搜集了不少单方验方和外治法。他将小儿指纹诊法概括为"浮沉分表里、红紫辨寒热、淡滞定虚实"的指纹辨证纲领，至今为临床所采用。后世医家又补充了"三关测轻重"，为 3 岁以下小儿重要的诊法之一。

清代吴瑭不仅是温病大家，也是一位儿科专家。他撰《温病条辨·解儿难》一卷，提出了"小儿稚阳未充，稚阴未长者也"的生理特点，"易于感触，易于传变"的病理特点，稍呆则滞、稍重则伤的用药特点，以及六气为病、三焦分证、治病求本等观点。该书论述精当，方药切用，对儿科外感、内伤疾病辨证论治具有指导意义。明清时期，由于天花、麻疹等时行疾病流行，当时儿科医家十分重视痘疹的防治。仅 1368～1840 年四百多年间的儿科专著，目前可以查考的二百余种、六百余卷，其中痘疹专书即占了一百二十余种、三百二十余卷。这一时期，应用人痘接种预防天花已广泛传播。《博集稀痘方论》（1577 年）载有稀痘方，《三冈识略》（1653 年）载有痘衣法。《痘疹金镜赋集解》（1727 年）记载，明隆庆年间（1567—1572）宁国府太平县的人痘接种法已盛行各地。后来，我国的人痘接种法流传到俄罗斯、朝鲜、日本、土耳其及欧非各国，较英国琴纳氏发明牛痘接种（1796 年）早二百多年，是世界免疫学发展的先驱。清朝后期，随着西医学传入我国，儿科界也开始有人提出宜中西医合参。何炳元《新纂儿科诊断学》中除传统中医内容外，引入检诊一项，用于检查口腔、温度、阴器等的变化。民国时期儿科疾病流行，许多医家勤求古训，融汇新知，如近代儿科名医徐小圃擅用温阳药回阳救逆，救治了许多时行病危重病证患儿，至今在临床上被广泛学习应用。

六、民国时期——小儿推拿流派涌现

到了民国时期，由于西风东渐，国家卫生政策不重视中医，尤其不重视操作型的医疗技术，小儿推拿只能以分散的形式在民间存在和发展。但是，由于推拿确实是行之有效的治疗方法，具有顽强的生命力，因此在民间还是有一定程度的发展，并且顺应地域性流行病特点和民间要求，自然地发展成为地区性民间小儿推拿学术流派，各具特色。

（一）小儿推拿流派的创始阶段

鲁东和湘西的小儿推拿流派就是在民国时期形成的。纵观各小儿推拿流派发展史，基本上都是在 20 世纪 20～30 年代，即民国时期形成的。例如：三字经小儿推拿流派创始人是徐谦光，代表人物是李德修。徐谦光自 1877 年完成了《推拿三字经》，成为三字经流派推拿的开山鼻祖，其著作虽未出版，但在民间流行，其后未有传人。

真正将三字经流派推拿发扬光大的是青岛市中医医院李德修先生。李德修（1893—1972）又名慎之，山东威海市北竹岛村人。遇威海清泉学校校长戚经含，戚校长怜其疾苦，遂赠清代徐谦光著《推拿三字经》一书，并悉心指教，经 8 年学习，方独立应诊。1920 年到青岛，在鸿祥钱庄设诊所，以推拿疗疾，颇具声望。1929 年自设诊所，求治者盈门。1955 年应聘到青岛市中医院工作，任小儿科负责人。自此，李德修将三字经流派推拿专用于治疗小儿病证。推拿临床特色是以私人开业行医为主。

张汉臣小儿推拿流派的代表人张汉臣（1910—1978），字新棠、贻桐、赓戊，山东省蓬莱人。少年即随师学习中医内科，熟读《黄帝内经》《伤寒论》《金匮要略》等古典著作及中医儿科和小儿推拿名著。于 1925 年拜本县推拿名医艾老太为师，自此致力于小儿推拿事业。1930 年独立行医，1957 年应聘到青岛医学院附属医院组建小儿推拿室开展小儿推拿疗法。

孙重三小儿推拿流派的创始人是孙重三（1902—1978），山东省荣成县埠柳公社不夜村人。20 岁时拜老中医林椒圃为师，从此步入医林。1959 年调入山东中医学院任儿科教研室主任及附院推拿科主任，开展小儿推拿疗法。

湖南刘开运小儿推拿流派的代表人是刘开运。据赵卫所述，刘开运出身中医世家，苗汉后裔，御医后代，家族业医已三四百年，祖传中医、草医、推拿三套绝技，融汉、苗医于一炉，独树一帜。曾担任中华推拿学学会副主任，主编《中华医学百科全书·小儿推拿学》，为国内唯一精通中医、草医、推拿的名老医师，主要从事小儿推拿。

北京地区的小儿捏脊流派，其创始人是冯泉福（1902—1989），号雨田，北京人。其父冯沛成及祖父皆业医，精通小儿捏积术。冯泉福是冯氏捏积术的第 4 代传人，其医德医术闻名遐迩。无论于医务界或患者中，他的名字早已被"捏积冯"取而代之。冯泉福幼时即受其父医学思想的熏陶，20 岁时随父亲开始学习捏积，1928 年独立行医，1959 年调入北京中医医院儿科工作，并始终负责儿科的捏积工作。

（二）小儿推拿专著的出版

民国时期出版了很多小儿推拿著作，列举如下：

1.《推拿新书》 觉世老人稿本。

2.《小儿推拿补正》 钱祖荫（宅三）所著。

3. **《推拿抉微》** 著名医家涂蔚生编著。

4. **《推拿捷径》** 女中医江苏锡马玉书。

5. **《增图考释推拿法》** 许敬舆所著。

6. **《保赤推拿秘术》** 宋乐天编纂的昆山彭慎（蕴公）·纂辑，曲子明、曾雨辰等翻刻。

7. **《小儿推拿辑要》** 昆山彭慎（蕴公）纂辑。

8. **《儿科要诀》** 和**《推拿全书》** 孙玉堂所著。

9. **《小儿百病推拿法》** 陈景岐编辑。

10. **《小儿推拿法》《小儿百病自疗法》** 天津国医函授学院讲义的一部分。

11. **《幼科铁镜》《推拿广义》** 各书以各家认证诸法为补助，首列原文，附以注释，添加了自己的观点加以完善，积极地推动了此时期小儿推拿的传承与发展。

12. **《推拿全书》** 是以周于藩的《小儿推拿秘诀》为蓝本扩充而成的。

（三）小儿推拿名医众多

民国时期小儿推拿医师众多，小儿推拿在上海发展较为迅速。

张静莲是第一个有记载的在上海开业的小儿推拿名医。据 1914 年《上海指南》记载，张静莲当时开业于上海牯岭路延庆里西 82 号。同年版最早记载了两个推拿医师，另一位是丁凤山。张静莲的学生之一就是近代小儿推拿名家马君淑。

马君淑，字玉书，自号耕心斋主人。时任苏州知府，先世均精于医道。马君淑在其师马颐之教导下广泛阅读医书。14 岁时因刻苦攻读儒家经典而患病。访医求治四年多，均无疗效。马玉书前往张静莲处就诊，经张静莲一推而愈。遂拜其为师，学习推拿。张倾囊相授，玉书亦悉心揣摩，并开始为小儿治病，时有青出于蓝之誉。后来，马君淑应朋友之邀，先后在苏州和上海设诊开业，主攻小儿推拿。于 1930 年撰写出版《推拿捷径》。

戚子耀（1889—1968）法名远渊。推拿得自家传，精小儿推拿术。1932 年来沪设诊行医。1934 年任上海市国医学会第 12 届执行委员会候补执行委员。1932 年上海市国医学会《国医名录》记载其开业科目为"推拿、痧痘科"，开业于上海沪南区里马路竹行弄始平里 3 弄 6 号。戚子耀还先后开设"上海培德儿科推拿专门学校"和"佛教儿科推拿传习所"，传授小儿推拿。其妻戚志芳，1943 年被《上海暨全国国医药界名录》和 1948 年《上海市中医师公会会员录》收录。戚子耀夫妇均为佛教居士。从"化人摊"（丢弃死婴的地方）抱回很多尚未咽气的病危婴儿，用推拿方法抢救。由此积累了大量推拿抢救小儿危急重症的经验，擅长推拿治疗急性尿闭、麻疹并发急性肺炎等儿科急病重症。

朱慧贞是戚子耀的弟子，1932～1935 年师从戚子耀学习小儿推拿。1935 年上海市卫生局第 10 届中医登记考试合格后在上海外郎家桥街位中堂从事小儿推拿。1937～1941 年再次跟随戚子耀临诊。1941 年后在上海老西门梦花街 93 弄 5 号设推拿医寓。1948 年为上海市中医师公会会员。50 年代后就职于上海市黄浦区推拿门诊部小儿科。

综上所述，民国时期小儿推拿继续发展，期间成书的几部小儿推拿专著都是在前人著作的基础上，结合自己的经验改编而来，现代小儿推拿流派在这一时期已经基本形成，全国涌现出一大批著名的推拿医家，但由于国民政府的不作为和对中医的打压，小儿推拿仍在民间默默地发展。

七、新中国成立以来——小儿推拿的蓬勃发展

中华人民共和国成立后政府十分重视儿童健康，在发展我国传统医学的政策支持下，在现代科学技术日新月异的学术氛围中，中医儿科学也进入了快速发展的新时期。20 世纪 50 年代开始了现代中医中等及高等教育，70 年代开始中医儿科学硕士生教育，80 年代开始中医儿科学博士生教育，21 世纪初有了中医儿科学博士后。大批高级人才的培养，使中医儿科队伍素质不断提高，成为学科发展的有力保证。这一时期，编写了不同层次的中医儿科学教材、教学参考资料、各种类型题库，整理出版了历代儿科名著，挖掘了一大批对临床具有理论指导和实践应用价值的可贵资料，出版了大批中医儿科学术著作。王伯岳、江育仁主编的《中医儿科学》，是 20 世纪下半叶出版的第一部现代大型学术专著，系统论述了中医儿科学基础理论和临床常见病的辨证论治。张奇文主编的《儿科医籍辑要丛书》1 套 6 册，全面整理了历代中医著作，选辑其中对现代儿科临床有指导意义的内容做了归类点注。江育仁、张奇文主编的《实用中医儿科学》，分基础篇、临床篇、治法篇，是一部紧密结合临床、具有实用价值的学术著作。汪受传主编的《中医药学高级丛书·中医儿科学》，全面反映了现代中医儿科临床进展，介绍了中医儿科学科研方法，适用于中医儿科学专业研究生教学和继续教育。这些现代中医儿科学术著作，不仅比较系统、完整地反映了中医儿科学的进展，而且适合现代医疗、科研、教学的实际需要，推动了学科学术进步。

在基础理论研究方面，现代中医儿科基础理论研究的学术争鸣活跃，在许多问题上认识渐趋一致。儿科诊法方面，对色诊定量、舌诊微观化、闻诊声音分析、脉图分析等进行了研究，尝试把利用血液化学检测、超声影像等现代技术方法取得的微观辨证资料与四诊宏观辨证资料相结合，丰富了传统四诊内容，发展了儿科辨证学。在预防医学方面，我国古代养胎护胎的经验得到总结推广，对促进优生发挥了积极作用。以"药自母传"为依据，通过孕妇妊娠期服药，作用于胎儿，来预防新生儿黄疸、胎怯，取得了有创新意义的成果。发挥中医药扶正固本、调整机体的优势，通过对体弱儿童辨证给药，增强体质，提高免疫力，减少了反复呼吸道感染儿、脾虚儿的发病率，延长了支气管哮喘、肾病综合征等疾病的缓解期。通过中药保健药品、食品，保

健用品的开发应用，更加拓宽了中医儿科预防医学的应用领域。在儿科临证医学方面，借助于现代临床诊断技术的进步和中医儿科临床研究方法的规范，使得临床诊疗水平大为提高。如中医药在治疗小儿流行性感冒、病毒性肝炎、传染性单核细胞增多症、手足口病、流行性出血热等感染性疾病方面，就取得了良好的临床疗效。在剂型改革方面，开发研制了各种新型儿科制剂，如智能颗粒剂、冲剂、口服液、栓剂、泡腾片等，既提高了临床疗效，也方便了用药。同时还研制了一批中药注射剂，如双黄连、清开灵、炎琥宁、鱼腥草、痰热清、参麦注射液等，成为小儿急重症常用药。在临床科研中引进了实验手段，通过临床检验、动物实验，不仅证实了中医药的临床疗效，说明了药效学原理，而且为进一步提高疗效、筛选方药、改革剂型等，提供了科学的方法。

各类儿科学会的成立也促进了中医儿科学及小儿推拿的发展。1983年9月成立了中华中医药学会儿科专业委员会，各省、市、自治区相继建立了中医儿科专业委员会。2009年10月成立了世界中医药学会联合会儿科专业委员会，2015年6月成立了世界中医药学会联合会小儿推拿专业委员会，极大地促进了全世界中医儿科儿推同行的交流与合作。随着《中医药法》和《"健康中国2030"规划纲要》的实施，为更好地开展中医小儿推拿医术的挖掘、研究、推广及普及工作，2018年6月，中国针灸学会小儿推拿专业委员会成立。同年11月，中华中医药学会少儿推拿传承创新共同体成立，进一步提升了中医药服务健康中国建设的能力。

在党的中医政策引导下，各级政府卫生部门大力扶植、发展中医事业，使其如枯木逢春，得到了复苏和发展。随着中医事业的发展，小儿推拿的发展亦蒸蒸日上，山东、湖南、上海、广西、福建、沈阳等地相继涌现出了具有不同学术特色的小儿推拿流派；全国出版了多部小儿推拿著作及普通高等教育小儿推拿系列教材；在普通高等教育中医院校中设置了推拿（针灸推拿）专业，培养了专门的小儿推拿人才队伍；各地中医院推拿科相继开展了小儿推拿业务；开展了小儿推拿相关的科学研究；成立了小儿推拿学会等学术组织，并进行了广泛的小儿推拿中外学术交流，小儿推拿事业取得了长足的发展。

（一）小儿推拿流派的继承与发展

小儿推拿疗法在长期的发展过程中，以其广泛的群众基础，并因地域、师承等多方面的因素，逐渐形成了诸如特定穴位、手法、操作等方面的自身特点，并世代相传，于是有了不同的小儿推拿流派。目前国内发展比较充分，影响较大的小儿推拿流派，主要有山东的孙重三小儿推拿流派、三字经小儿推拿流派、张汉臣小儿推拿流派、北京的小儿捏脊流派、湖南的刘开运小儿推拿流派、上海的海派儿科推拿流派。其他的流派，如广西黎氏小儿推拿流派、厦门"放筋路"疗法等，因其区域限制性及缺少理论总结和著述，大都没有普遍流行开来。

1. 孙重三小儿推拿流派

该流派创始人孙重三于 1959 年调入山东中医学院儿科教研室及其附院任推拿科主任，开展小儿推拿工作，并将该流派学术传承与山东中医学院及其附属医院推拿科毕永升、张素芳、程本增等。至今，山东中医药大学附属医院推拿科张素芳教授为代表的孙重三小儿推拿流派学术团队，将该流派学术思想不断发扬光大，不仅在山东，在全国推拿界都有很大的影响力。孙重三编著的《儿科推拿疗法简编》1956 年由山东人民出版社出版，《通俗推拿手册》1960 年由山东人民出版社出版。传人张素芳著《中国小儿推拿学》，1992 年 7 月由上海中医学院出版社出版。

孙重三流派的特点是：①首重"天人合一"的整体观念，诊病强调闻诊和望诊。②继承发扬了林椒圃"十三大手法"。毕永升总结了该流派的临床经验，包括以下几方面：四大手法治感冒；推天柱骨治呕吐；推大肠、推脾经、推上七节骨加减治疗腹泻；推箕门利尿；摩神阙有特点；推胸八道配推揉膻中治咳嗽。

2. 三字经小儿推拿流派

三字经流派代表人物李德修于 1955 年应聘到青岛市中医院工作，任小儿科负责人。自此，李德修将三字经流派推拿专用于治疗小儿病证，并得到不断的发展与传承。李德修著有《小儿推拿讲义》，为油印本，1958 年由青岛市中医院出版；《李德修小儿推拿技法》1981 年由青岛市中医院出版。传人赵鉴秋著有《幼科推拿三字经派求真》，1991 年 12 月由青岛出版社出版；后再版为《三字经派小儿推拿宝典》，2009 年 10 月由青岛出版社出版。葛湄菲著有《汉英对照三字经流派小儿推拿》，2008 年 8 月由上海科学技术出版社出版。李先晓著有《李德修小儿推拿秘笈》，2010 年 3 月由人民卫生出版社出版。

三字经小儿推拿流派的学术特点如下：①偏重望诊及五脏辨证，李德修潜心于望诊，患者入室，举目一视，即能说出病情。②取穴少而精，善用独穴。本派每次取穴 3～5 个，有时采用独穴治病。③推拿时间长，手法频率高。④以清法见长。⑤手法操作简单。⑥以推拿代替药物。

3. 张汉臣小儿推拿流派

本流派创始人张汉臣 1957 年应聘到青岛医学院附属医院，组建小儿推拿室开展小儿推拿疗法。著有《小儿推拿学概要》，1962 年人民卫生出版社出版。《实用小儿推拿》1974 年人民卫生出版社出版，本书为 1962 年第一版之第二版修订本。张汉臣还著有 3 部尚未发表的著作：《儿科推拿方剂学》《农村儿科推拿手册》《张汉臣儿科推拿经验录》，手稿均由张汉臣之子保存。

张汉臣流派的主要特点是：①重视望诊，其内容多而详实，尤以望面色和望鼻最有特色。②在治则上是以治本为主，严守"补虚扶弱"或"补泻兼治"的法则。其把小儿推拿概括为一掌四要：一掌即掌握小儿无七情六欲之感，只有风、寒、暑、湿、燥、火、伤食之证的生理特点。四要包括一要辨证细致，主次分明；二要根据病情，因人制宜；三要取穴精简，治理分明；四要手法熟练，刚柔相济。

4. 湖南刘开运小儿推拿流派

该流派创始人刘开运1958年9月被推荐到花垣县人民医院中医科工作，以推拿治疗小儿疾病独负盛名。1960年刘开运经湖南省卫生厅推举，作为湖南省"民间非药物疗法特殊医疗人才"，参加了同年3～9月卫生部在上海举办的"全国推拿按摩医师进修班"。在进修期间，其以"小儿腹泻"为病例，向全国各地同仁演示了刘氏小儿推拿独特的治疗手法，倍受同行赞许。上海中医学院更是将该演示手法拍摄成教学片，以此作为小儿推拿教学蓝本。此次进修扩大了刘氏小儿推拿的影响，是刘氏小儿推拿流派发展的重要里程碑。1960～1968年期间，刘开运调入湖南中医学院函授部任教，承担《中医学》《小儿推拿学》等课程，同时在湖南中医学院第一附属医院推拿科出诊，用推拿治疗小儿疾病，临床效果显著。1971年，刘开运调入吉首大学医学院（原湘西吉首卫生学校）中医教研室任教，讲授《中医学》《小儿推拿学》等课程，编写了《小儿推拿讲义》，使学生能系统掌握刘氏小儿推拿术。从此，开启了刘氏小儿推拿课堂教学的新篇章，刘氏小儿推拿流派得以广泛传播。同时设立了吉首卫校小儿推拿门诊，应诊者络绎不绝。刘开运在校任教期间，积极寻求接班人，培养指导了石维坤、符明进、邵湘宁、黎祖琼、刘景元（刘开运之子）等多名青年教师，继承和发扬刘氏小儿推拿流派。在刘开运及众弟子的努力下，刘氏小儿推拿日益发展，在我国小儿推拿流派中占有一席之地。主编著作有《小儿推拿疗法》《分经诊脉》等。1993年携众弟子拍摄了刘氏小儿推拿教学纪录片《推拿奇葩》，公开向海内外发行，使刘氏小儿推拿流派的影响进一步扩大。

刘开运小儿推拿流派的特点如下：①"理、法、方"与中医临床内、外、妇、儿等科完全一致。②强调整体观念，口诀如下："推头必兼推上肢，推腰推背兼推下肢，推胸推腹推腰背，四肢疾患局部治。"③注重辨证论治。④尊重推拿传统。⑤尤重推拿手法。"成人推拿没有巧，只要手法练得好。"始终以"三好"为标准（好用、好受、好看）。⑥提倡中西结合。⑦倡导推药并用。刘开运立法主要是根据五行生克制化之理，确定其补母、泻子、抑强、扶弱的治疗原则，以作为指导临床推治时取穴主补、主泻的依据，因而临床具体运用中尤以推五经多用。

5. 北京冯氏小儿捏脊

北京冯氏小儿捏脊流派创始人是冯泉福（1902—1989），号雨田，北京人。其父冯沛成及祖父皆业医，精通小儿捏积术。冯泉福幼时即受家父医学思想的熏陶，20岁时随父亲开始学习捏积术，1928年独立行医，1959年调入北京中医医院儿科工作，并始终负责儿科的捏脊工作。冯泉福是冯氏捏积术的第四代传人，其医德医术闻名遐迩。无论于医务界还是患者中，他的名字早已被"捏积冯"取而代之。其弟子李志明根据其学术思想编著《小儿捏脊》，1963年2月由人民卫生出版社出版。弟子余继林编著《冯氏捏积疗法》，1985 年 2 月由知识出版社出版。

小儿捏脊流派最显著的特点就是运用捏脊疗法治疗积证。该流派手法有 8 种，称为"捏脊八法"，对小儿积证有独到见解。该流派将积证分为四型：乳积、食积、痞积、疳积。捏脊疗法旨在通过捏拿患者督脉，达到经络的良性感传，加之刺激督脉旁开 1.5 寸的膀胱经上有关的俞穴，使受纳之食物得以运行消化。在捏拿的同时，为了加强疗效，又配合服用冯氏家传"消积散"及外敷"冯氏化痞膏"。

6. 上海海派儿科推拿

上海海派儿科推拿创始人是金义成。金义成，1944 年 8 月出生于上海，祖籍江苏建湖。1963 年 7 月毕业于上海中医学院附属推拿学校。学承中医一指禅推拿、滚法推拿、内功推拿、儿科推拿。以儿科推拿见长，著有《小儿推拿》《中国推拿》等 40 部专著及科教影视片 8 部。曾任上海中医学院推拿系儿科推拿教研室主任，上海中医药大学附属岳阳中西医结合医院推拿科主任、主任医师。海派儿科推拿的概念是在海派中医概念基础上更进一步的认定和发展，也是上海丁氏推拿流派传承脉络中重要一支。本学派是由金义成教授在总结明清小儿推拿各家学说、近代上海儿推名家之长，并结合五十余年的临床经验加以总结归纳，海纳百川，兼容并蓄，逐渐形成的。海派儿科推拿由上海中医药大学附属岳阳中西医结合医院推拿科提出虽然仅有十几个年头，然而都是经数十年的努力总结而成，是发生发展在上海这一特殊地域，具有多元文化交融碰撞、应运而生的儿科推拿学术流派。

上海海派儿科推拿的学术特点是：①手法除了继承传统的八法，还融入了上海的一指禅推拿、滚法推拿、内功推拿等三大成人推拿流派的手法，成为"推拿十六法"。②界定了小儿推拿对象，认为小儿推拿穴位和复式操作主要针对 6 周岁以下儿童，3 周岁以下效果更佳。③理论上根据"痛则通，不痛则不通"的原理，以痛为腧，通过在痛点的治疗，达到祛除病痛的目的。

7. 广东黎炳南氏小儿推拿

本流派创始人黎德三（1865—1953），广东惠州人。代表人物黎炳南（1914—2011）。新中国成立后，曾任惠州卫生工作者协会主任委员，参与创办惠阳中医进修班，并担任部分中医课程。1958 年调入广州中医学院任教，后任儿科教授，历任中华全国中医学会广东儿科学会副主任，中华医学会广东儿科学会名誉顾问。擅长中医儿科、内科。

该流派的学术特色是：①虚实辨证，易于掌握，便于推广。②取穴精当，两面齐观，尤重脾胃。③手法运用，补泻温清并进。④手法简洁，按完必揉。

8. 其他流派

其他小儿推拿流派尚有福建厦门以"查筋路，放筋路"见长的小儿推拿流派，以及广西枢经推拿流派及辽宁的关娴清盛京针推流派等。

（二）小儿推拿教育

1. 学院教育的建立

新中国成立后，党和政府采取了一系列继承和发扬祖国传统医学的方针政策，1956 年开始相继建立起中医院、中医学校（学院）以及中医研究机构，随着中医药政策的不断重视和落实，推拿在临床、教学、科研，以及推拿著作和科室人才队伍的建设等各个方面都出现了空前繁荣的景象。

1955 年重庆开设了首届西医学中医班，其中包括了推拿课程；1956 年上海首先开办了"推拿训练班"，又于 1958 年成立了全国第一个推拿门诊部。1956 年上海中医学院、成都中医学院、广州中医学院、北京中医学院率先成立，中医从此打破了原有的师承模式，有了正规的学院教育。随后于 1958 年山东中医学院、辽宁中医学院等相继成立。上海中医学院在全国最早于 1974 年建立针灸推拿伤科专业，1978 年建立针灸推拿系，1982 年在全国最早实行针灸、推拿独立招生，建立针灸系和推拿系，培养专门的推拿（成人推拿与小儿推拿兼备）人才。1980 年后各个中医院校相继成立了针灸推拿系（学院），设置了推拿专业，如浙江中医药大学于 1986 年设置推拿专科教育，并成立针灸推拿系。山东中医药大学于 1989 年开设了推拿专科教育，1994 年有了推拿本科教育。成都中医药大学于 1996 年成立针灸推拿学院，1998 年上海中医药大学、辽宁中医药大学、长春中医药大学等相继成立了针灸推拿学院。随着推拿专业的设置，小儿推拿学的教学工作不断进展和提高。上海中医药大学率先于 1993 年具有了推拿硕士学位授权点，1997 年具有了推拿博士学位授权点。随后，成都中医药大学、南京中医药大学、北京中医药大学、山东中医药大学、辽宁中医药大学等中医院校相继具有了推拿博士学位授权点。全国各地的推拿讲学、科研、交流活动广泛开展起来，各种手法流派得到充分挖掘，并推陈出新，小儿推拿也在此时期得到了快速发展。特别值得一提的是，山东省中医院受当时国家卫生部的委托分别于 1985 年和 1988 年举办了两期全国推拿学习班，山东齐鲁孙重三小儿推拿流派的学术借此得到了广泛传播，至今全国小儿推拿界的许多专家教授都来自并得益于这个学习班。

2. 小儿推拿教材建设

（1）《中医推拿学》：上海中医学院附属推拿医士学校编，科技卫生出版社 1959 年 1 月出版。

（2）《中医推拿学讲义》：中医学院试用教材，上海中医学院编，人民卫生出版社 1961 年 8 月出版。

（3）《中医儿科学讲义》：中医学院试用教材，第三版教材，广州中医学院主编，上海科技出版社 1964 年 7 月出版。

（4）《推拿学》：中医学院试用教材，上海中医学院主编，上海出版社 1975 年 12

月出版。

(5)《推拿学》：高等医药院校教材，俞大方主编，上海科技出版社 1985 年 10 月出版。

(6)《小儿推拿学》：全国高等中医药院校卫生部"十二五"规划教材，廖品东主编，人民卫生出版社 2012 年 7 月出版。

(7)《小儿推拿学》：全国中医药行业高等教育"十二五"规划教材，刘明军、王金贵主编，中国中医药出版社 2012 年 7 月出版。

(8)《小儿推拿学》：全国中医药行业高等教育"十三五"规划教材，刘明军、王金贵主编，中国中医药出版社 2016 年 9 月出版。

(9)《小儿推拿学》：全国高等中医药院校卫生部"十二五"规划教材，廖品东主编，人民卫生出版社 2016 年 7 月出版。

(10)《小儿推拿学》：全国中医药高职高专卫生部规划教材，佘建华主编，人民卫生出版社 2005 年 6 月出版。

(11)《小儿推拿学》：全国普通高等教育中医药类精编教材，吕明主编，上海科学技术出版社 2013 年 6 月出版。

(三) 小儿推拿科研

在科研方面，开始广泛应用生理、物理、化学等现代技术手段开展对小儿推拿临床、原理、手法、穴位等方面的深入探究。如北京、安徽等地系统的观察了捏脊疗法对患儿胃泌素、肺功能、血压，以及免疫功能的影响，从而证实了小儿推拿对小儿消化、呼吸、循环、免疫等系统的功能。青岛医学院利用胃描记和试管对比法观察了"推脾土"和"运内八卦"前后胃的运动和胃液对蛋白质消化的分解情况，证明小儿推拿可以促进胃的运动和消化功能。

(四) 小儿推拿临床

从 20 世纪 50 年代起，小儿推拿不但应用于小儿蛔虫性肠梗阻、小儿腹泻（婴幼儿轮状病毒性腹泻）、小儿厌食等疾病，而且进行了规范的临床疗效观察和研究，并对其疗效和作用机制运用现代医学手段加以证实。山东、上海及辽宁等地方中医院在全国较早开展推拿门诊，如上海市中医推拿门诊部、山东省中医院推拿科、辽宁省中医院小儿推拿科等。随着改革开放后中医事业的不断发展，推拿治疗小儿反复感冒、咳嗽、腹泻、厌食、肌性斜颈、脑性瘫痪等在各地中医院推拿科、小儿推拿科等广泛开展。以上这些均有利地推动了小儿推拿学术的快速发展。全国范围内小儿推拿开展比较好的有山东省中医院、青岛市中医院、青岛医学院附属医院、上海岳阳中西医结合医院、辽宁中医药大学附属医院等。

（五）小儿推拿标准化建设

为响应健康中国战略，提高儿童健康服务水平，保障中医小儿推拿行业健康有序的良性发展，2018 年 8 月，由北京市卫生和计划生育委员会、天津市卫生和计划生育委员会、河北省卫生和计划生育委员会、人民卫生出版社有限公司三地四方共同主办的"京津冀协同发展卫生技术培训标准化建设与认证示范区""小儿推拿服务能力标准化建设与认证分论坛"在北京召开，并成立了首个小儿推拿标准化建设与认证专业委员会，并对即将启动的《小儿推拿健康服务规范》的核心要素进行了解读。该专委会的成立预示未来会陆续启动国家指定相关机构对小儿推拿机构、从业者以及培训机构等进行考核认证，小儿推拿行业即将走入规范发展新时代。

第二节　小儿推拿论著概要

一、古代文献辑录

1.《黄帝内经》

《黄帝内经》简称《内经》，它不是一个时期或某一个人的著作，而是从春秋、战国开始，一直到秦、汉几百年间，由许多医书汇集，不断增补而成，其大部分内容形成于战国。至于托名"黄帝"所作，《淮南子·修务训》认为是由于"世俗之人，多尊古而贱今，故为道者必托之于神农、黄帝而后能入说"的缘故。当时托名"黄帝"的书有二十多种，《内经》是其中之一。

《内经》集中反映了秦汉以前的医学成就，确立了我国医学独特的理论，为中医学的发展起了奠基和导向作用。在历史上，《内经》一直是中医教学的必读教材，现代高等中医院校也仍将其作为一门必修的主课。当代医学科学的某些研究课题，如生命科学、气功原理、经络实质、医学心理学、气象学等，也或多或少地可从其博大精深的论述中获得新的发现或有益的启迪。

《内经》包括《素问》九卷和《灵枢》九卷，两部分各列专题 81 篇，内容非常广泛，逐步形成了中医独特的理论体系，并以此渗透、贯穿到中医领域的各个方面，用来解释人体生理病理现象和指导疾病的预防、诊断、治疗等。此外，《内经》还总结了许多治疗方法，如针灸、按摩、导引、熏熨、外敷、蒸浴、放血等。

《素问》为《内经》内容之一。其中有关按摩的记载，如《素问·异法方宜论》云："岐伯曰：中央者，其地平以湿，天地所以生万物也众，其民杂食而不劳，故其病多痿厥寒热，其治宜导引按跷，故导引、按跷者，亦从中央出也。"《素问·血气形志》云："岐伯曰：形数惊恐经络不通，病生于不仁，治之以按摩醪药。"

《黄帝内经太素·补泻》云："帝曰：不足者补之，奈何？岐伯曰：必先扪而循之，切而散之，推而按之，弹而努之……令神气存，大气留止，故命曰补。"又曰：
"按摩勿释，着针勿斥，移气于不足，神气乃得复。帝曰：善。"

《黄帝内经太素·补泻》云："帝曰：缓节柔筋而心和调者，可使导引行气。"

《黄帝内经太素·虚实所生》云："帝曰：寒湿之气伤人奈何？岐伯曰：寒湿之中
人也，皮肤收，肌肉坚，营血泣，卫气去，故曰虚也。按之者气足以温之，故快然而
不痛。帝曰：善。"

《黄帝内经太素·邪论》云："岐伯曰：寒气客于肠胃之间，募原之下，血不得散，
小络急引故痛，按之者血气散，故按之痛止。"又曰："寒气客于背俞之脉则脉泣，泣者
血虚，虚则痛，其输注于心，故相引而痛，按之则热气至，热气至则痛止矣。"

《素问·奇病论》云："帝曰：病胁下满气逆，二三岁不已，是为何病？岐伯曰：
病名曰息积，此不妨于食，不可灸，积为导引服药，药不能独治也。"

《黄帝内经太素·刺节真邪》云："帝曰：大热……以两手四指夹按颈动脉，久持
之，卷而切推，下至缺盆中，而复止如前，热去乃止，此所谓推而散之者也。"

《黄帝内经太素·遗文并杨上善原注》云："导引，谓熊颈鸟伸五禽戏等，近愈痿
躄万病，远取长生久视也。"

《灵枢》为《内经》内容之一。其中有关按摩的记载，如《灵枢·九针十二原》
云："泻曰，必持内之，放而出之，排阳得针，邪气得泄；按而引针，是谓内温，血
不得散，气不得出也，补曰随之，随之意，若妄之，若行若按。"

《灵枢·四时气》云："疠风者，素刺其肿上，已刺，以锐针针其处，按出其恶
气，肿尽乃止。"

《灵枢·杂病》云："心痛，当九节刺之，按已刺，按之，立已……颜痛，刺足阳
明曲周动脉，见血，立已，不已，按人迎于经，立已……腹痛，刺脐左右动脉，已
刺，按之，立已，不已，刺气街，已刺，按之，立已。"

《灵枢·邪气脏腑病形》云："按其脉，知其病，名曰神……按而得之。"

《灵枢·经别》云：　"审切循扪按，视其寒温盛衰而调之，是谓达适而为之
真也。"

《灵枢·癫狂》云："厥逆腹胀满，肠鸣，胸满不得息，取之下胸二胁，咳而动手
者，与背输，以手按之，立快者是也。"

《灵枢·厥病》云："心肠痛，㤉作痛，肿聚，往来上下行，痛有休止，腹热喜渴
涎出者，是蛟蛕也，以手聚按而坚持之，无令得移。"

《灵枢·背腧》云："愿闻五脏之腧，出于背者。岐伯曰：胸中大腧，在杼骨之
端，肺腧在三焦之间……脾俞在十一焦之间……皆夹脊相去三寸所，则欲得而验之，
按其处，应在中而痛解，乃其腧也。灸之则可，刺之则不可。"

2. 《金匮要略》

《金匮要略》系东汉张仲景的重要著述。为中医经典古籍之一，又名《金匮要略

方论》。作者原撰《伤寒杂病论》，经晋王叔和整理后，其古传本之一名《金匮玉函要略方》，共三卷。后北宋校正医书局根据当时所存的蠹简文字重予编校，取其中以杂病为主的内容，仍厘订为三卷，改名《金匮要略方论》，全书共 25 篇，方剂 262 首，所述病证以内科杂病为主，兼有部分外科妇产科等病证。《金匮要略》也是我国现存最早的一部诊治杂病的专著，是张仲景创造辨证理论的代表作。古今医家对此书推崇备至，称之为方书之祖、医方之经、治疗杂病的典范。《金匮要略》对按摩的记载，如脏腑经络病脉证云："若人能养慎，不令邪风干忤经络；适中经络，未流传脏腑，即医治之，四肢才觉重滞，即导引、吐纳、针灸、膏摩，勿令九窍闭塞。""头痛摩散方：大附子一枚（炮），盐等分。上二味，为散，沐了，以方寸匕，以摩疾上，令药力行。"

3. 《圣济总录》

此书又名《政和圣剂总录》，二百卷。是宋徽宗仿宋太宗诏编《太平圣惠方》之意的产物，但《圣济总录》在编排上已较《太平圣惠方》有明显进步。如疾病分为 66 门，每门之下再分若干病证，就较《太平圣惠方》分一千余门清晰明了，许多疾病的归类也比较合理。其所录方剂中，丸、散、膏、丹、酒剂等明显增加，充分反映了宋代重视成药的特点。

《圣济总录》对按摩的记载，如："史曰：可按可摩，时兼而用，通谓之按摩，按之弗摩，摩之弗按。按止以手，摩或兼以药。曰按曰摩，适所用也。""世之论按摩，不知析而治之，乃合导引而解之……大抵按摩法，每以开达抑遏为义。开达则壅蔽者以之发散，抑遏者慓悍者有所归宿，是故按一法也。有施于病相传者，有施于痛而痛止者，有施于痛而无益者，有按之而痛甚者，有按之而快然者，概得陈知，风寒客于人，毫毛笔直，皮肤而为热，或痹不仁而肿痛，即传于肝，胁痛出食，斯可按也。寒气客于肠胃之间，膜原之下，血不得散，小络急引是痛也。按之者血气散而痛之，寒湿中人，皮肤不收，肌肉坚紧，荣血泣，卫气除，此为虚也；虚则聂辟气乏，惟按之者气足以温之，快然而不痛。前所谓按之者痛止，按之无益，按之痛甚，按之快然有如此者。夫可按不可按若是。则摩之所施，亦可以推理矣。"

4. 《医宗金鉴》

此书是清乾隆帝敕命编纂的大型综合性医学丛书。清朝前期，社会经济发展，国力鼎盛，宫廷医学也达到顶峰阶段。乾隆皇帝务求标榜文治，于乾隆四年（1739）下谕太医院编纂医书："尔等衙门该修医书，以正医学。"由大学士鄂尔泰和亲王弘昼督办，任命御医吴谦、刘裕铎担任总修官（相当于主编），陈止敬担任该书的经理提调官。此外，还有七十余名精通医学、兼通文理的学者参加了编写工作。编撰中，不仅选用了宫内所藏医书，还广泛征集天下新旧医籍、家藏秘籍和世传良方，并对 18 世纪以前的历代医学著作加以校订、删补和节录，从医学文献校订整理的角度体现了宫廷医学的学术水准和成就，是清代医学的集大成者。

《医宗金鉴·外治法》篇对正骨手法很重视，首先指出"正骨必素知其体相，识其部位"。也就是要求医者必须熟练地掌握人体解剖知识，才能临证时做到"手随心转，法从手出"，而运用自如，同时强调施行手法时必须根据患者体质强弱，病情之轻重，而选用不同的治疗手法，才能减轻患者痛苦，达到治疗目的。书中还指出，正骨手法比之一般机械正骨要优越得多，总结出"摸、接、端、提、按、摩、推、拿"八大法，至今仍指导着骨伤料的临床实践。《医宗金鉴·外治法》云："夫手法者，谓以两手安置所伤之筋骨，使仍复于旧也。但伤有轻重，而手法各有所宜，其痊可之迟速，及遗留残疾与否，皆关乎手法所施之得宜。或失其宜，或未尽其法也。""盖一身之骨体，既非一致，而十二筋经之罗列序属，又各不同，故必素知其体相，识其部位，一旦临症，机触于外，巧生于内，手随心转，法从手出，或泄之离而复合，或推之就而复位，或正其斜，或完其阙，则骨之截断，斜断，筋之弛纵卷挛、翻转、离合，虽在内里，以手扪之，自悉其情，法之所施，使患者不知其苦，方称为手法耳。况所伤之处，多有关乎性命者，如七窍上通脑骨髓，膈近心君，四末受伤，痛苦入心者。既或其人元气素弱，一旦被伤，势以难支，设手法再误，则万难挽回矣。此所谓尤当审慎者也。盖正骨者，须心明手巧，既和其病情复善用夫手法，然后治之多效，诚以手本血肉之体，其婉转应用之妙，可以一己之卷舒，高下疾除，轻重开合，能达病者之血气所滞，皮肉肿痛，筋骨挛折，于情志之苦欲也，较之以器具从事于拘制者，相去甚远。是则手法者，诚正骨之首务哉。"

5.《难经》

此书全称《黄帝八十一难经》，共三卷。原题秦越人（扁鹊）撰，但据考证，该书是部托名之作。约成书于东汉以前（一说在秦汉之际），是经过较长时间不断地修改、补充而成。该书以设难答疑的形式和体例予以编纂，解释经络脏腑、疾病诊法等81个难题，故名为《难经》。

《难经》内容的第1~22难，论脉；第23~29难，论经络；第30~47难，论脏腑；第48~61难，论疾病；第62~68难，论穴道；第69~81难，论针法。该书以基础理论为主，推演《内经》的微言奥旨，发挥至理，剖析疑义，结合部分临床医学，在基础理论中更以脉诊、脏腑、经脉、腧穴为重点，且有不少独到的见解。如首创独取寸口和分寸关尺的三部候脉法，一直沿用至今，为中医诊断的一大特色；系统地论述了奇经八脉的循行和功能，弥补了《内经》经络学说的不足；提出了与《内经》不同的三焦、命门学说等，其中经脉、腧穴等内容对推拿临床具有指导意义。

6.《针灸大成》

此书又称《针灸大全》，共十卷，系中医针灸学著作。为明代杨继洲撰，靳贤校正。刊于万历二十九年（1601）。作者在早年撰写的《卫生针灸玄机秘要》（已佚）一书基础上，进一步汇集了多种针灸文献编撰而成。该书在卷九选录了陈氏（佚名）《小儿按摩经》一书。

7.《黄帝岐伯按摩经》

此书为佚名撰，但书已佚。其书名见《汉书·艺文志》。《抱朴子·遐览》中也曾提到有《按摩经导引经十卷》。

8.《按摩要法》一卷

此书为佚名撰，但该书已佚。其书名见《崇文总目辑释》《宋史·艺文志》。

9.《按摩法》一卷

此书为佚名撰，但该书已佚。其书名见《宋史·艺文志》。

10.《袖珍小儿方论》

此儿科专著是最早记载小儿推拿疗法的文献，约系明代徐用宣（浙江兰州人）纂辑。于永乐乙酉年（1405）刻板，记述了一些小儿推拿穴位和家传秘诀。后在庚戌年（1490）又印行一次，嘉靖壬辰年（1532）又由钱宏重刻一次。这几个版本均早已失传。

万历甲戌年（1574），太医院吏目庄应祺根据钱氏重刻本校订补要再版，更名为《补要袖珍小儿方论》，全书共十卷。卷十附有"针灸图形"，最后并附《秘传看惊掐筋口授手法论》一则，即小儿推拿疗法。其内容所述甚为简略，有手足穴位图及推掐各法，并附诸惊推拿法，与后世推拿专书所述大略相似。

11.《秘传看惊掐筋口授手法论》

此书是我国现存最早的小儿推拿专题文献（约成书于1405年）。此书中不称小儿推拿，而称"看惊掐筋"，可能为小儿推拿疗法较早的称谓。因为小儿推拿疗法的适应证最初是以治疗"惊风"为主，而手法以"掐法"为基础（晋代江苏名医葛洪编著的《肘后备急方》一书，就有掐人中以救卒死的记载，至今仍是小儿推拿疗法掐惊的主要手法），所以称为"看惊掐筋"（至今苏北一带民间对小儿推拿仍称看惊）。

12.《保婴神术·按摩经》

《保婴神术·按摩经》为明代著述，乃目前所知最早的小儿推拿疗法专著。该书原刊在坊间未见有单行本流传，仅附载于《针灸大成》卷十内，并经删节，题名为"保婴神术"，所以又称为《保婴神术·按摩经》。查考《保婴神术·按摩经》的作者，于《针灸大成》卷一的《针道源流论》中曰：《小儿按摩经》系四明陈氏著集。（注：《按摩经》最后，还有陈氏经脉辨色歌一首。）

《针灸大成》卷一还转引元代滑伯仁《难经本义》四十难和六十一难的注释中"四明陈氏曰"等字样，据《难经本义·本义引用诸家姓名》中说："陈氏瑞孙，字庭芝。本朝庆元人，温州路医学正，与其子宅之同著《难经辨疑》。"本朝系指元代，庆元就是现在的浙江鄞县，又称四明。由此推测《小儿按摩经》的作者四明陈氏可能是指元代陈瑞孙或陈宅之父子。《针灸大成》一书，是以明代徐凤（浙江兰州人，也有说是江西人）编著的《针灸大全》为蓝本扩充而成的。《针灸大全》原附有《小儿按摩经》一卷（见曹炳章著《中国医学大成总目提要》），但日本宽文 11 年（1671）雕刻的《针灸大全》和人民卫生出版社出版的《针灸大全》都没有此卷。

《针灸大成》卷十所辑的《保婴神术·按摩经》，可能是由原本《针灸大全》转引的。原著当是明代中叶的作品，因为《针灸大成》冠有明代万历辛丑年（1601）由赵文炳的序言一则，可见本书是 1601 年以前的作品。在附入《针灸大成》以前，本书是否已经出版过单行本，现尚无法考证。《保婴神术·按摩经》强调小儿病证非脾即肝；小儿不宜针刺，故首创小儿按摩八法，并提出了"黄蜂出洞""水底捞月"等儿科常用的三十余种按摩复式手法以及对 32 种惊证的不同按摩手法。有些手法至今仍在临床中应用。

13.《小儿推拿方脉活婴秘旨全书》

此书又称《新刻小儿推拿方脉活婴秘旨全书》《小儿推拿活婴全书》《小儿推拿方脉全书》《推拿全书》《小儿推拿秘旨》。该书刊行于明代万历甲辰年（1604），卷一为总论、诊断、穴位及手法；卷二为疾病歌诀。《中国医籍考·方论五十三》曰："万历甲辰胡连壁校刊《活婴秘旨推拿方脉》1 卷。题曰：金溪龚云林述撰，太医姚国祯补辑。"龚云林原名廷贤，字子才，早年曾隐居在（江西金溪县）云林山中，所以取别号为"云林"。

《小儿推拿方脉活婴秘旨全书》以歌诀的笔法，详细论述了各常用穴的应用手法、主病意义及 12 种复式手法的施用顺序，并各附图式。书中不仅讲述小儿推拿疗法，并载有小儿方脉（内、外科疗法及灯火熄法），曹炳章的《中国医学大成》誉其为"推拿最善之本"。该书在序中曰："育养小儿，难事也。盖因体骨未全，血气未定，脏腑薄弱，汤药难施。一有吐泻、惊风、痰喘、咳嗽诸症，误投药饵，为害不浅。唯推拿一法，相传上帝命九天玄女按小儿五脏六腑经络，贯串血道，因其寒热温凉，用夫推拿补泻。一有疾病，即可医治，手到病除，效验立见。询保赤之良法也。但此专用医者之精神力量，不若煎剂丸散，三指拈撮，使易从事，故习者少而真传觏矣。予得此良法秘书已久，历试都验；不忍私藏，意欲公世，因而手著，最为详晰，分为上、下二卷。养育之家，开卷了然，随用之效。育婴妙法，尽载斯编矣。"1958 年，江苏人民出版社据经国堂本并参考藻文堂、五云堂、保仁堂本校订出版。

14.《小儿推拿秘诀》

此书是专门讲述小儿推拿疗法的专著，为明代周狱甫（于蕃）纂辑。据《中国医学大成总目提要》记载："是书初刻于万历乙巳年（1605），重刻于万历丙午年（1606），三刻于万历四十年壬子年（1612）。三改其稿，为之翻刻……清，鹅湖张开文四刻于康熙二十四年（1685）。"原拟收入《中国医学大成》中，惜未刊行。《厘正按摩要术》中引此书处颇多。《明史·艺文志》（中华书局本）将周于蕃误作"周子蕃"。

《小儿推拿秘诀》一书，系从《小儿按摩经》发展而来的，内容为有关小儿疾患的辨证、治疗上的歌诀，包括手法及处方。书中将推拿多种多样的手法归纳为按、摩、掐、揉、推、运、搓、摇八法，颇得后世推崇。原书自序说："小儿推拿之说，其来已旧，而书不概见焉。自余年廿七，乃始举长子，且多疾。有黄冠善此术，请试之觉验。然得自口授，习而不察，语也不详也。顾不佞每留心此书。忽一旦偶得之，若有所授之焉者。然又不无错谬，因细心历访诸方士，凡业此术者。陆续参订有得即录之，渐次明尽，几欲梓之以传世……惟此推拿一着，取效于面步掌股皮骨之间，盖面步掌股与脏腑相连……倘能察其病证，循其穴道，施以手法，而汗吐下三者尤能得诀。大者又稍兼以药饵，未有不随试而随效者也。"

目前，《小儿推拿秘诀》尚有几种抄本，其内容大同小异，一种有《小儿推拿秘诀引》一首，与《医学籍》所引周氏自序相同，与曹炳章介绍的书目次序亦同；一本是《秘传推拿妙诀》，题为蒲坼周于藩（岳夫）辑注，嘉善钱汝明（用晦）参订。乾隆四十一年（1776）印行。内容和本书大致相仿，惟其章节次序之排列略有颠倒，并由钱氏补入一些材料。还有一本《推拿仙术》，也系明代周于蕃著，为南汇杨季藩抄本，其所据底本为明万历四十年（1612）《小儿推拿秘诀》的三刻本。

15. 《急救小儿推拿法》

《急救小儿推拿法》二卷为明代姚国祯述辑，原书已佚。《中国医籍考·方论五十三》曰："万历（1573—1619）中刘氏乔山梓行《急救小儿推拿法》2卷，署曰：太医院姚国祯述辑。"

16. 《按摩导引诀》

此书为明代高濂撰，收录于《居家必备·奉养》中。

17. 《古仙导引按摩法》

《古仙导引按摩法》一卷为佚名撰，见于《道藏精华录》第三集。

18. 《慈幼秘传》

《慈幼秘传》一卷为明代佚名撰，原书未见。据《中国医籍考·方论五十三》载，其有关推拿内容与《小儿推拿秘诀》及《幼科百效全书》相同。

19. 《医学研悦》

此书为明代李盛春撰，汇辑于明天启丙寅（1626）孟冬，全书共有十卷。卷十附《小儿推拿》。李盛春，字太和，湖北江陵人，为明代医家。

20. 《幼科急救推拿奇法》

《幼科急救推拿奇法》二卷为明代龚居中编著，现存本为闻国清据建邑书林刘大易刊本的抄录本。《中国医籍考·方论五十三》曰："龚居中《幼科百效全书·序》：'余家庭授受疗男妇之法，奇正不一。独小儿推拿，尤得其传，转关呼吸，瞬息回春，一指可贤于十万师矣。而其法与亡名氏《慈幼秘传》、李盛春《医书十种》及是书（指《小儿推拿秘诀》）所载不异。则推拿之术，未审出乎何人。"在龚居中的另一著作《红炉点雪》卷四中，记有"却病延年一十六句之术"，介绍了一些自我按摩的方法。

21.《小儿推拿广义》

此书又称《推拿广意》《幼科推拿广意》。为清代四川熊应雄（运英）编辑，王元璐（尔调）参阅，湖南陈世铠（紫山）重刻。此书内容，略与明代龚云林所撰《小儿推拿方脉活婴秘旨全书》相近，可能是根据该书重新编辑的。其中有熊应雄之序说："偶得一编，乃推拿之法，但苦无高明讨论。藏之有年，丙辰岁……陈公精此术，余得旦夕请正……而名曰推拿广意。"书中没有注明题序的年月，清代的丙辰共有四个，最早的一个是康熙十五年（1676）。康熙辛未年（1691）骆如龙所编的《幼科推拿秘书》，是以此书为蓝本而写成的，因此此书大约是在1676年以后刻版，可能是清代现存最早的一部小儿推拿疗法专著。

《小儿推拿广义》全书分三卷。上卷首列总论，说明推拿在治疗上的作用，论述小儿病证诊断方法，并特别强调望、闻二诊的重要性，密切注意囟门、面部、虎口、指纹，以及神情、声息等变化，然后结合主治病证分别介绍推拿部位，并用二十多幅推拿手法图解说明常用的推拿操作方法；中卷列述胎毒、脐风等21类儿科病证的推拿手法；下卷则列述了16类疾病的185方及应用方法，其中包括内服外治等处方。全书将推拿按摩之理论与小儿生理特点相结合，图文并茂，论述较详。有人提出此书内容与《小儿推拿方脉活婴秘旨全书》的内容相近，可能是根据该书重新编辑的。但此书的内容则比前者丰富、详细，虽亦以歌诀论述为主，但附有诸多图式与论述说明，内容更加生动。

由于《小儿推拿广义》中按摩手法轻灵而具体，十分切于实用，在民间流传颇广，有光绪（1888）的重刊本，还有石印袖珍本，1954年上海锦章书局有石印本发行，1956年人民卫生出版社出版了排印本。

22.《幼科推拿秘书》

《幼科推拿秘书》为清代历阳（今安徽）骆如龙（字潜庵）著，骆民新（际清）抄订。在该书清代乾隆乙巳年（1785）金陵四教堂的刊本中，题作骆潜庵手著，重订《幼科推拿秘书》之前，有其子骆民新在雍正三年乙巳（1725）年的一首序言，记叙他父亲的话曰："余得此良法秘书已久，历试都验。不忍私藏，意欲公世，因而手著，最为详晰。分为5卷，附似祝由，俾养育之家，开卷了然……因序于历阳秩城丹台之书屋，以待梓。"骆民新在序言里又说："迄今雍正三年乙巳中秋，不肖男民新自颖州学退老，过白下，敬检付梓。"另外，1924年商务印书馆发行了一种铅印布，里边没有骆民新的序言，全书只有四卷。曹炳章在《中国医学大成总目提要》里指出，此书为"坊间之印本，书仅四卷，其卷五及效药方15页。是书则以五卷足本。校正圈点重印"。惜未出版。

《幼科推拿秘书》全书共五卷，叙述条理清楚，插图清晰。卷一为赋歌论诀秘旨，用歌诀重点论述了婴幼儿的保养和病证诊断的观形、察色、审音、切脉之法，其中的"五指定证法""五视法""视周岁法"等论述简洁，卓有见地；卷二附图解与歌赋，介绍穴位及常用取穴总则，以及头、面、手指等部位常用的小儿推拿穴位与推拿方法；卷三介绍推拿手法，论述常用的 32 种手法的操作、作用及十三大手法推拿注释；卷四为推拿病证分类，介绍儿科 24 种常见病证的病机与推拿方法，以及 24 种惊证的辨证准则与推拿方法；卷五附录幼科药方以辅推拿之不及，介绍了常用儿科方药的组成与制剂。该书曰："推拿一书，其法最灵。或有不灵，认穴之不真耳。即如头为诸阳之首，面为五脏之精华，十指联络于周身之血脉，穴不真则窍不通，窍不通则法不灵。故予于斯书，首著诀法总纲。次详全身经穴，而图像昭焉，手法明焉，百病除焉。""推拿小儿，由初生月内，以及周年三、五岁时，手法少，去病速，良甚便也。及八、九、十岁，童年渐长，难施手法之万遍，必以药饵济之。"由于该书体例和《小儿推拿广义》颇为近似，故可能是以该书为蓝本而写成。1957 年，上海卫生出版社出版的《幼科推拿秘书》是一种五卷足本，但其中没有骆民新的序文，书末所附祝由科的 8 个方子也予以删除。

23.《推拿辑要》

此书为清代周松龄（仙渠）编著，道光甲辰年（1844）印刷发行。书前有周松龄及赵有悟的序言二则，曰：栖霞人李芹，擅长小儿推拿，著有《福婴指掌》。嘉庆壬戌年（1802）李芹至周松龄家乡，传授小儿推拿术于周的父亲，周父又传授给周松龄。后来，赵有悟把莱府某医《推拿授秘》二本及吕阳诸生征典张先生所藏增本《推拿真诀》一书赠拿与周，周乃根据这几本书而编成本书。该书前载有增本《推拿真诀》原序一则，但没有记载题序的年月和题序者的名字。

本书内容大多和《推拿秘书》相似。书里有时也提到《推拿秘书》，可能是由《推拿秘书》补充而成的。本书民间已少有传本。后由朱乐天根据《推拿辑要》翻印，改题为《小儿推拿辑要》，1934 年由安东诚文信书局出版铅印本。

24.《推拿易知》

根据许敬舆在《增图考释推拿法》（1953 年上海中医书局出版）序文里的说法，《推拿易知》是清代作品。许氏曰："著者名佚，实即广意，原文略加炉造者，无所发明。"1919 年上海新华书局及 1931 年文明书局出版的两种铅印本，字和图都很清晰。

25.《秘传推拿妙诀》

此书题为"蒲圻周于藩（岳夫）辑注，嘉善钱汝明（用晦）参订"。书前有乾隆四十一年（1776）钱汝明之序一首略云："推拿一道，古曰按摩。世上治婴赤，以指代针之法也……余幼多之疾病，家大人官京师，因得宜兴张廑云孝廉'按摩仙诀'篇，试之屡验。及长，读其文，颇多残缺错讹……手自编摩，细加参订。更采先贤绪论以补集中之所未及。"

由此可见，此书主要是根据周于藩《小儿推拿秘诀》而扩充的。不过它的次序已经有了变更。并且还由钱汝明补入了一些内容，如"原病因治法""四症八候说""一拿说""节饮食说""字法解""补推指法"等，都是《小儿推拿秘诀》所没有的。

另外，书后还附有《补遗》一卷，乃钱汝明所述撰。其中除去"张崖云先生口授按摩仙诀"一则以外，大多是讲述一般儿科证治的理论和方法。

26.《厘正按摩要术》

此书又称《厘正按摩要诀》，为清代江苏宝应人张振鋆（号惕厉子，原名醴泉，字筱衫、广文）编纂，张质（幼樵）和韩广宏（毅庵）校刊，刊在张氏自刻的《述古斋医书》内，光绪己丑年（1889）刻印。光绪壬辰述年（1892）上洋翼化堂出版的述古斋《幼科新书》，内容与之完全相同。1922 年上海千顷堂书局石印本，题作《小儿按摩术》。1934 年，上海中医书局从《述古斋医书》内将此书单独提出印行。1955 年，人民卫生出版社又重新影印发行。

本书四卷的主要内容，据张氏自序，是根据明代周于藩的《小儿推拿秘诀》一书厘正增补，才改为今名。书中前列诊断法，除详载常用的（望、闻、问、切）四诊法外，更增有胸腹按诊法，这是其他医书少见的；次为治疗法，辑录按、摩、掐、揉、推、运、搓、摇、汗、吐、下、针、灸等法有 28 种之多，每种方法又分为若干细目。另外还列有取穴法，并有数十幅附图和文字的解说。最后又论 24 种儿科常见疾病的按摩疗法，并配合内服、外敷等药物疗法。由于作者广泛征引有关文献，不仅在内容上有较大的增补，编次也更为条理系统。

27.《推拿心法摘要》

《推拿心法摘要》一卷为佚名撰，原书未见，曹炳章在《中国医学大成总目提要》中曰："原书首缺二页，著者阙名无考，现由炳章增辑。读其大义，多采自周氏《推拿秘诀》及《小儿拿惊法》……其未备之法，由炳章增入夏禹铸数则，拿惊法数则，似已美备，是为推拿书中之心传要诀矣。"惜未出版。

28.《保赤推拿法》

此书为清代河南新息人夏云集（字英白，号祥宇）编著，现存最早版本为光绪十一年（1885）刊本。后经许敬舆（公岩）增入手法图和穴位考释，题作《增图考释推拿法》。本书对后世小儿推拿疗法的影响很大，如《推拿抉微》（1930 年）及《增图考释推拿法》两书，都是以此书为蓝本而写成的。1933 年，《保赤推拿法》由上海中医书局出版。

29.《小儿推拿简诀》

此书为清代王祖源辑。光绪己卯年（1879）刻版，光绪乙未年（1895）再版。此书附在《引种牛痘法》（贵池刘信天堂重刻本）一书之后。根据王祖源自序，云：王氏在道光庚戌年（1850），获得邱熺（浩川）《引痘略》一书。后在咸丰辛亥年（1851）和擅长小儿推拿疗法及种痘法的"莱阳医士孙翁"共同试验种牛痘法。同治甲戌年（1874），王氏出守四川龙安郡，因设立保赤局，施种牛痘，于是又把《引痘略》重行整理，补充了一些技术操作，并为之酌定章程，附录于后，编成《引种牛痘法》一书，此卷即附于书后。书中内容十分简短，手法除"开天门"一法以外，和其他小儿推拿专书所载都不相同（主要是着重推掐小儿中指、环指及食指）。

30.《推拿述要》

此书据《中国医学大辞典》所说，是清代余懋撰，当时推拿之法最通行者为曾氏《幼科铁镜》，然其中谬误处颇多。此书就曾氏书删其繁冗而难信，存其简要而易行者，虽卷帙寥寥，亦可资参考云云。许敬舆在《增图考释推拿法》里也说："余懋苦《铁镜》之繁杂而删节之，著《推拿要略》。"因未见其书，不详其出版年月。

31.《幼科铁镜》

此书为清代贵池卓溪夏鼎（禹铸）著，书前有康熙三十四年（1695）辽阳梁国标（正夫）序，略云："夏子禹铸，为秋浦儒家世族，早登贤书。予于薄书之暇，每咨而访焉……问出其所著《幼科铁镜》。"此书大约是在1695年（康熙三十四年）刻板的。书内有一段话："大指而属脾，画家画手掌，不把大指画正面，乃画家之正法，前人只得以脾土字写在侧边。后人误认，以讹传讹，遂以大指之侧边为脾，余故将前掌图大指移作正面。"《小儿推拿广义》正是把脾土画在大指侧边。因此，疑此书是在《小儿推拿广义》之后刻版的。

《幼科铁镜》全书共分六卷，原是一般儿科专书，书中内容为望形色的方法；惊痫、麻疹、伤寒及诸杂症的辨证和治疗；药性以及方剂的应用。书中附有推拿疗法，论述了如何正确施行推拿手术。书中《凡例》曰："凡症所载推拿者，俱属必效。不准者，如老汉扳罢、猿猴摘果之类，尽行删汰。凡症推三关，必须少推腑上以应之；推六腑，必须少推三关以应之；防补泻太过。"书中《推拿代药赋》常为后人所引用。《凡例》中又曰："凡推拿，古人以之代药。后人竟以推拿为儿戏，并不知推应何经，拿应何脏，所代何药，以致轻症加重，重子速死。予特载出某推当某药，某章抵某味，使人晓得用推拿，便是用药味。药味既不可误投，推拿又何可乱用。"

该书虽非小儿推拿疗法专著，但后世小儿推拿科却颇多引用。因此，该书在民间亦流传甚广，有七八种版本。1958年，上海卫生出版社据清光绪乙未年（1895）贵池信天堂刊本排印出版。

32.《推拿述略》

《推拿述略》一卷为清代夏鼎著，清代余懋（啸松）删订。该书系据《幼科铁镜》删订而成，收录于《白岳盦盒缀医书五种》中，为清光绪年间（1875—1908）刊本。

33.《幼科百效全书》

此书据《医籍考》曰："龚居中幼科百效全书序：余家庭授受疗男妇之法，奇正不一，独小儿推拿，尤得其传……而其法与亡名氏《慈幼秘传》、李盛春医书十种及是书（《小儿推拿秘诀》）所载不异。"龚居中是清初人，为江西金溪龚云林先生的后裔，因此，他的小儿推拿疗法是得自家传的。可惜本书现在很少流传，无法查对。

34.《济婴撮要》

此书为清代吴灿（云亭）编辑，嘉庆元年（1796）刊本题作《增订济婴撮要》。此书本是儿科专书，但其卷三中引有夏禹铸《幼科铁镜》的小儿推拿疗法及灯火熄法。

吴氏有按语曰："推拿一术，神功莫测……譬如痉厥惊风，牙关紧闭，虽有丹药，无可如何。惟以徐徐推醒，然后用药，不致束手无策……《幼科铁镜》一书所载推拿、灯火燋俱属良法，人皆忽而不悟，其各穴部位，与铜人图无异。余宗其法，数一仁年来，治效颇多。"并提出"无拘女男，俱（推）在左手左脚"。

35.《幼科集要》

此书为清代武宁方略（南熏）纂辑，南昌胡邦怀（晓云）校刊，道光十八年（1838）刊印，为儿科专书，内容是以夏禹铸的《幼科铁镜》及陈飞霞的《幼科集成》两书为蓝本，再参考其他儿科书，其间附方是以自己的意见而写成的。其中也附有小儿推拿方面的内容，如汗法、吐法、下法、开璇玑法、伤寒推法、伤热推法、伤食推法、卓溪家传推拿秘诀（根据夏禹铸《幼科铁镜》，略有增改）等。

36.《妇婴至宝》

此书原是清代徐尚慧集《达生篇》《遂生篇》《福幼篇》诸书而成。内容是叙述有关幼婴保健方面的材料。后来又由王兆敖在同治十二年（1873）增入《小儿推拿广义》中的一些辨证推拿方法。

37.《针灸指南》

此书题为古寿昌余纯一清道人编，海盐孙勉之校。前有清代光绪乙亥年（1875）自序一则，说："将针灸大成中应须选读者，详加审订……其有不合者，汰而去之；有须活参者，则两存之……并将小儿推拿法所应读者，亦附于后，名曰针灸指南，盖以便初学者也。"因此，本书内容多是摘自《针灸大成》，所附小儿推拿疗法，也是由《保婴神术·按摩经》摘出的，其中主要有"手法歌""要诀"两则。

38.《验方新编》

此书为清代鲍相璈（善化）编纂，道光二十六年（1846）刊行。该书卷上"小儿科"痘症门中，附有"推拿法"一则，与《厘正按摩要术》所介绍的发汗推拿法略相近似。

39.《一得集》

此书为清代浙江释心禅著，光绪庚寅年（1890）刊刻。该书类似医话体裁（附验案），讲述医论文字，颇多可取处。其中有"推摩法论"一则，讲述小儿推拿疗法，十分中肯。曰："推摩法乃先师之真传秘法。按病推之，有立竿见影之效。因后世不得传授手法，以致弃置不用，几乎失传！盖小儿脏腑柔脆，一受风寒暑湿之邪，即便发热，或受惊吓……医者不能见病知源，发表、清里，用药杂投，则以小儿柔脆之脏腑，运化乳食，尚且不逮，何能再加猛烈之药性，岂有不反增药病耶？何如推摩法，既稳而又速效哉。近来是术盛行，而精者不一、二觏。其法：以手五指分主五脏。指尖属脏，本节属腑。热清，寒温，实泻，虚补，分顺逆推、左旋、右旋，以定温清补泻之法。俱有下数：或三百，或五百，不可乱推。又有揉以运气，掐之定惊。面上亦各有所主之部位，肚腹手足，俱可推摩。有十大手诀做法，乃先师之秘法也。"

40.《小儿推拿直录》

此书为清代钱櫰村辑，约成书于 1793 年。现存稿本一册。

41.《按摩经》

此书是现存最早的一本成人推拿专著。根据书内的记载，本书是清康熙三年（1664）以前的作品，在嘉庆丁丑年（1817）又有人进行了整理补充，可惜作者都没有留下姓名。书中的"手法二十四则"，介绍了 24 个推拿手法以及穴位、操作方法、作用和适应证等。这二十四法是该书的主要治法，应用相当广泛。临证推拿若能灵活选用，对某些病可以取得很好的效果。

42.《陶朱公致富全书》

此书为清代人作品，但无撰述人姓氏，亦无刻版年月。卷四中，有"卫生至要"一章，介绍了一些推拿术语。因为本书不是医学书籍，所以很少有人知道。它所介绍的推拿术语，包括小儿推拿和成人推拿疗法。小儿推拿方面的有：凤凰单展翅，运八卦，一窝风，按上三关，下六腑，分阴阳，合二气（小儿推拿疗法专书称"合阴阳"），内劳宫，外劳宫，温柔软款，按曲池、尺泽、少海，兼摩按少商、鱼际并合谷，轻揉，重捺按……发汗须按三扇门，退热为凉要下六腑。又指出按摩五经节都要遍，等等。

43.《动功按摩秘诀》

《动功按摩秘诀》二卷为清代江启贤（肇开）汪启圣（希贤）同选注，收录于丛书《济世全书》中，但仅在清代殷梓行本中存有此书。该书上半部分记载了瘫痪、劳伤、臌胀、伤寒、头痛、哮喘、肺痈、瘰疬、痔疮、癫痫、月经不调等内、外、妇、五官科病证的推拿治疗。

44.《延年九转法》

此书为清代方开原著，颜伟记述。据雍正乙卯年（1735）颜伟在书前所述："方老人，名开，新安人。莫知纪年……方君曰：'吾道之妙，医不假药。体乎易简之理，合乎运行之数。天以是而健行，人以是而延生，岂第却病已乎！'乃语以延年九转法，其道妙合阴阳，中按节度。余循习行之，疾果渐减……余不敢自秘，绘图列说，付之剞劂，以广其传。"

《延年九转法》记述了摩腹的操作方法和功效，认为："摩腹之法，以动化静，以静运动。合乎阴阳，顺乎五行。发其生机，神其变化。故能通和上下，分理阴阳。去旧生新，充实五脏。驱外感之诸邪，消内生之百症。补不足，泻有余。"书中介绍有9个基本动作图，依次进行，每日3次，长期锻炼以达到保健的目的。《颐身集》《内功图说》中，均收录有本书。《中国医学大成总目提要》中也提到清代方开《摩腹运气图考》一书。

45.《一指阳春》

《一指阳春》一卷为道光二十九年（1849）抄本，佚名撰，内有展指十则一篇，对推拿手法有所阐述。

46.《理瀹骈文》

此书又称《外治医说》，为清代吴师机（尚先）著。该书对于应用各种药物制剂来进行推拿这方面阐述尤详。1955年人民卫生出版社出版影印本，1984年出版注释本。

47.《推拿秘诀》

此书为清代姚典撰。据同治十年（1873）《广信府志·方技》记载："贵溪庠生姚典，字训亭……善推拿法……著有《推拿秘诀》……兵燹后其稿皆失。"

48.《推拿摘要》

此书为清代王兆鳌（学汾）辑，该书摘录于《小儿推拿广意》和《幼科铁镜》的一部分内容。清同治十二年（1873）增入《妇婴至宝》中，此外，光绪二十三年（1897）刊行的《醒济撮要》也收入本书。

49.《一指定禅》

此书为佚名撰，原书系光绪甲午年（1894）抄本。

50.《推拿总诀仿歌》

此书为佚名撰，原书系清光绪三年（1877）抄本。

51.《推拿三字经》

此书为清代登州宁海（今山东牟平）人徐宗礼（字谦光，号秩堂）著。该书前有光绪丁丑年（1877）自序。它集前人经验，以三字经的形式介绍了小儿推拿疗法，并附图说明了40个穴位及手法。治疗时均取左侧肘臂以下的穴位。还附录了"十二经循行部位歌"和"四言脉诀"。原书为抄本。

《推拿三字经》所记载的推拿技法，多为治疗当时民间流行的某些成人及小儿疾病时所用，尤其对痢疾、腹泻、脱肛、霍乱、瘟疫、痨瘵、痰喘、疮肿、惊风、癫狂、牙痛、腹痛等病的症状、诊断、取穴、预后、疗效等方面，叙述较详。

52.《内功图说》

此书又称《内功图编》，为清代潘霨（伟如）编。该书记述了一些自我推拿和练功方法（《易筋经》《八段锦》等），还附有方开《延年九转法》等内容。1956 年人民卫生出版社据清光绪七年（1881）王祖源校刻本影印。

53.《巢氏病源补养宣导法》

《巢氏病源补养宣导法》二卷为隋代巢元方原著，廖平辑录，曹炳章续辑。该书辑录了巢元方《诸病源候论》中的导引及自我推拿诸法。曹炳章曰："隋，巢元方《诸病源候论》蒐集能治病之各法，录于各病源之后，以代药治，井研廖平汇辑成编，名曰《巢氏病源补养宣导法》。惜乎只辑其半，尚非全璧。炳章复辑其佚，并再考修茛各病疗法，汇集续编，附刊于后，以辅药治之不足。"廖辑原书，有《六译馆丛书》本（1913 年成都存古书局版），廖辑及曹氏续辑有《中国医学大成》本。1980 年人民卫生出版社出版的《诸病源候论校释》也将《诸病源候论》原文中所附的《养生方》及《养生方导引法》等内容，另行校释，集中于全书之后，可作参考。

54.《幼科推拿全诀》

《幼科推拿全诀》一卷为佚名撰，有旧抄本二册。

55.《古法推拿图》

佚名，为戴文莲抄本。

56.《秘本小儿推拿》

佚名，为旧抄本。

57.《推拿易知》

《推拿易知》一卷为清代佚名撰，1919 年由上海中华书局排印出版。

58.《推拿保幼录》

《推拿保幼录》三卷为清代张世纬辑，原书系稿本。

59.《推拿神书》

此书为清代吴澄（鉴泉、师朗）著（据《不居集·吴师朗传》），原书未见。

60.《小儿拿惊法》

此书为佚名撰，原书未见，见《中国医学大成总目提要》。另有《廿四惊推拿手法诸症绘图》抄本一册（约在民国初年），内容是否有关联不详。

61.《推拿要诀》

此书为清代袁大标撰（见《奉贤县志》），该书已佚。

62.《推拿全书》

此书为清代佚名撰（见《增图考释推拿法·序》），该书已佚。

63.《推拿指掌》

此书为清代佚名撰（见《增图考释推拿法·序》），该书已佚。

64.《推拿秘要》

《推拿秘要》一卷为清代张云川（坤岩）撰（见《川沙县志》），该书已佚。

65.《卫生按摩法》

此书系戈绍龙编，1918年由上海有正书局印行。

66.《推拿指南》

此书系唐元瑞编，刊于1905年。该书共7卷，前6卷乃辑前人各家所说，介绍了反胃、噎膈、呃逆、诸疮等成人病证的推拿法，唯第7卷最具特色，详论了61种眼疾的推拿手法。如："凡眼不能远视者，水盛而火衰也。宜补心经，补脾土，掐离宫，清肾经，掐肾节。"这是我国推拿史上以推拿手法治疗眼科疾病比较早的记载，并由此首开用推拿手法治疗眼科疾病之先河。

67.《黄氏医话》

此书系黄汉如编，刊于1915年。这是目前所能见到的第一部推拿医话，记载了作者本人数十年运用一指禅推拿治病的验案和心得，介绍了一指禅推拿的来源和特点等。

68.《西洋按摩术讲义》

此书由丁福保译述，医学书局1914年出版。

69.《推拿新书》

此书题为觉世老人稿本。其书中并无序跋文字及出版年月，可能是上海叶劲秋先生在辛亥革命以后整理付印的。

全书内容有绪言、推拿使用法、对于小儿之推拿手法、对于小儿各症之推拿法、一般疾病之推拿法、诊断法、辨死生、分症论治等八节。内容较为简洁。民国廿年（1931）由古医学社印行，上海中国医药局出版。

70.《小儿推拿补正》

此书为江苏省东台人钱祖荫（宅三）编著，手稿本于1961年6月见世，1959年4月由县人民委员会卫生科发现，油印作为内部参考资料。

书中着重用针灸疗法的穴位来纠正推拿疗法引误的穴位，并补充了一些作者个人的意见，因名"补正"。书中《推拿十三字释义》一节，对13种小儿推拿的基本手法做了简明阐述，如"推：用指甲循经络穴道之上、下推之，使血气达到病所也。拿：用手指紧握其病之所在如捉物然，然后或用运、揉、搓、摩以散之。掐：用指甲在部位上掐之，以聚乏血于其所。掐后，气血即散。运：或用大指，或屈中指，随左、右、阴、阳、气、血而旋转之。揉：或用指，或用掌，以揉散其血气也。拈：用两指拈病儿手指而左右之，以调和其血气也。搓：与拈不同。拈是有左右，搓则以指向前，较推法短而急，较摩法重而着，使血气随指下往来也。摩：以手或指在皮毛上用之，以去气分、血分之表病。按：用指在部位上扪按之，使气血流通而不骤散也。摇：以手握病儿之手或足，摇动之使气血活动而消痞塞也。摄：摄与拿不同，拿是握其病之所在；摄是在经络穴道要害上提摄其气血，使掣动也。分：于儿手背中指节未用两手大指分阴阳而理气血也。合：于儿手背第二、第四节，用大指向儿中指合之，亦和阴阳，调气血也。一说分、合在手正面腋下阴、阳。"

71.《推拿抉微》

此书为河南信阳涂学修（蔚生）编著，1930 年上海千顷堂书局出版。原书"凡例"说："本书之内，均系摘录息县夏英白先生者。"因此，该书内容系摘录《保赤推拿法》内容并加以注释而编成。其自序曰："夏禹之《铁镜录》（即《幼科铁镜》），症治粗具，而其推拿各法，未免过于简陋。陈紫山之《推拿广意》，略备推拿，而其各种惊症，未免过于荒谬，夏英白之《保赤推拿》，法简明矣，术精确矣，而其认症用药诸法，俱属阙如。于是补充了认症、用药这方面的内容。"全书分四集，第一集认症法，第二集推拿法，第三集药制法，第四集治疗法。1930 年由上海千顷堂书局印行。

72.《推拿捷径》

此书为江苏无锡女中医马玉书（君淑）著，1930 年印行。在过去的中医书里，还很少看到女中医的著作，据目前所知，只有三部中医书是女中医所著，其中这一部是比较优秀的作品。

根据马玉书在书前《弁言》中曰："推拿一道，苟非循经照穴悉心而治，不克奏功。既欲奏功，非一、二小时不足以收共全效。忽之于毫厘，差之于千里。"于是，根据明初名医周于蕃《按摩全书》（十卷）为蓝本，更加以马玉书补充的"人之全体名位、脏腑功用、经络穴道及推拿代药骈言、推拿解义、色诊、推法、惊风、杂症等各种法门。或用歌括，或附图考。分为十节，印成专本。"

马玉书生于光绪五年（1879），她从小就失去了父母，由她的族祖马颐之抚养成人。马颐之懂得医学，她自幼也读了一些医书。后来她患病 4 年，百医无效，最后由一个推拿医生张静莲治愈，于是她又向张静莲学习推拿医术。马颐之死后，她为生活所迫，曾经在苏州、上海行医。她的这部作品，就是在上海诊所里写成《推拿捷径》。

《推拿捷径》介绍了人之全体名位（有关解剖学的知识）、脏腑功用、十二经穴以及小儿推拿的特定穴位、手法和治疗方法。书中还有《推拿代药骈言》《推拿指掌肢体各穴歌》等歌诀，使人易懂、易记。如《面推拿次序歌》："第一先推是坎宫，次推攒竹法相同，太阳穴与耳背骨，三四全凭运动工，还有非推非运法，掐来以爪代针锋，承浆为五颊车六，听会太阳七八逢，九至眉心均一掐，循循第十到人中，再将两耳提三下，此是推拿不易功。"《手臂各部推拿次序歌》："虎口三关为第一，次推五指至其巅，掌心手背如何运，八卦须分内外旋，分到阴阳轻与重，三关六腑判寒暄，十施手法因称大，肘肘旋摇各法全。"叙述了面部和手臂部的小儿推拿常规操作手法。

73.《增图考释推拿法》

此书为清代夏祥字（云集）原著，许敬舆（公岩）从《保赤推拿法》一书增入考证、解释及附图而成，其中许氏补入的"经穴部位考释"一章，用针灸经穴的部位来考证和指出推拿专书错误的穴位。

许氏写自序的时间是"壬申夏补"，因此本书约成书于1932年（壬申），1935年由上海中医书局出版，1955年又再版一次。

74.《保赤推拿秘术》

《保赤推拿秘术》为昆山彭慎（蕴公）纂辑，约辑成于1931年。该书共分四章：第一章介绍望、闻、问、切诊断之法和穴位；第二章介绍了11种推拿手法（另附针、灸、焠三法）；后两章将以前各家推拿手法搜罗殆尽，更附以己意扩充，介绍小儿推拿"实用手术"154种、"大手术"34种，为小儿推拿疗法载列手法最多的一部专书。《保赤推拿秘术》于1934年上海百新书店印行。第二年上海中国医学书局印行时改名为《窍穴图说推拿指南》。

75.《小儿推拿辑要》

《小儿推拿辑要》为宋代乐天编辑，1934年安东诚文信书局印行。书前有1933年（癸西）河南郭淳然、安东医学研究会副会长刘祝三以及宋乐天的序言三首，详明本书是由宋乐天根据家藏周松龄（仙渠）所著的《推拿辑要》一书编辑而成。

76.《推拿全书》

《推拿全书》为大连汉医药研究会出版，前有丙子年（1936）鹿蓉芳序言一则，说明本书是由曲子明、曾雨辰等人翻刻孙玉堂所著《儿科要诀》而成的。该书前面主要是一些理论文字，其中还有一部分是有关儿科的诊断方法，后面才是小儿推拿疗法，是以周于蕃的《小儿推拿秘诀》为蓝本扩充而成的，对推拿手法有不少的补充。

另一同名之《推拿全书》为李光僖著，1939年烟台东华裕印刷局印行。

77.《小儿百病推拿法》

《小儿百病推拿法》为陈景岐编辑，1936年上海中西医药书局出版。该书主要根据《小儿推拿广意》《幼科铁镜》《厘正按摩要术》及《推拿抉微》各书略加整理而成。

78.《小儿推拿法》

《小儿推拿法》为天津国医函授学院"按摩科"讲义的一部分。这份讲义约在1940年印行，内容简单，在小儿推拿法这一部分，只介绍了揉涌泉、揉委中、揉风门、掐五指节、拿仆参穴、掐解溪、拿委中、拿承山、黄蜂入洞、猿猴摘果、揉脐及龟尾并擦七节骨。各个推拿手法是从《幼科推拿秘书》抄引而来，未多加补充和发挥。

79.《小儿百病自疗法》

《小儿百病自疗法》为奚缵黄（正阳）编撰，此书仅讲述一般小儿病的疗法，在

第三章惊风门内附有推拿手法（附图11幅），主要摘自骆潜庵的《幼科推拿秘书》，未加以发挥。1933～1952年上海中央书店刊行。

80.《推拿术实用指南》

《推拿术实用指南》2卷为曹泽普著，严淑华校，1933年铅印本刊行。

81.《华氏按摩术》

此书为山东牟平人杨华亭撰，在1934年的书中"绪言"曰："现代东西洋的医学均置按摩术为专门科目之一种，我国由宋元以来此术日见衰微，习者渐少，存者仅于民间疗法。施术者多不谙医理，以讹传讹，以致偾事者比比皆是。而先圣先民数千年来遗下临床实验之，理学疗法将有失传之憾。故余于教授医药针灸之时，采用古法及参考一二秘本，澄清现代西洋之生理病理、解剖组织、电磁气等学，以古法为经，新法为纬，并附翼针灸汤方急救等法，应有尽有。读者若能认证适当，则疗效可以立见。若病证审察不明或不知病灶所在，妄施手术，为祸亦烈。"

二、传承文献挖掘

从20世纪60年代初中期起，开始重视整理和发掘推拿文献，很多小儿推拿古籍得到了重印和再版，不仅有新的小儿推拿专著出版，并有小儿推拿学的教材问世。较早期的小儿推拿著作有：江静波编著的《小儿推拿疗法新编》，山东省中医进修学校编《儿科推拿疗法简编》，张汉臣的《小儿推拿学概要》，李德修的《小儿推拿讲义》等。20世纪80～90年代又相继出版了一些具有较高学术价值的小儿推拿著作，如金义成著《小儿推拿》，张素芳的《中国小儿推拿学》等。以下对这一时期的主要小儿推拿著作给以简要介绍。

1.《秘传推拿小儿病原赋》

李畴人撰，祝仲舫编，约成书于1949年。二卷，卷上首叙望闻问切在儿科之应用、面部图诀、面部气色、察三关虎口脉纹。其次为儿科常见疾病推拿法，列举52条小儿惊风的不同症状及其他杂病的推拿取穴及手法。卷下为常用推拿法、小儿常见70种症状的推拿法、24种惊症治法、35种杂病证推拿法及多幅插画。内容多辑自前代著作。现存抄本，藏于苏州中医院图书馆。

2.《小儿按摩新法》

范仰五著，1956年陕西人民出版社出版。全书共五部分，内容包括按摩术定义、发展概况、治病原理、80个常用按摩点、按摩术语阐释、手法及其重要参考歌、认证、诊法、古人认证参考歌诀等。书后附育儿简易常识。

3.《小儿推拿疗法新编》

江静波编著。1957年江苏人民出版社出版。本书系江氏参阅历代有关推拿书籍，并结合其临床经验编成。追溯了小儿推拿历史沿革，介绍小儿推拿手法及其治疗适应证，并且参考针灸穴位，提出了若干小儿推拿施术的新刺激区。

4.《简易小儿推拿疗法》

江静波编著，1959年江苏人民出版社出版。全书共八部分。在概述小儿推拿疗法的定义、沿革、注意事项之后，重点介绍开天门、推坎宫、推太阳、运耳背高骨、分阴阳、运八卦、推小横纹、推三关、退六腑、摇肘肘法等十种主要手法及其在治疗小儿发热、消化不良、大便秘结、泄泻稀水、惊风等疾病上的运用。

5.《儿科推拿疗法简编》

山东省中医进修学校编，1959年山东人民出版社出版。全书共四部分，分述推拿疗法发展简史、适应证、禁忌证、操作前准备及注意事项；四诊要义；常用基本手法及常用穴位；十五种病证治疗方法等。书末附古人认证参考歌诀、手法参考歌诀。

6.《通俗推拿手册》

山东中医学院编，1960年山东人民出版社出版。内容包括推拿概论、推拿常用的穴位和手法，以及推拿治疗小儿常见疾病的方法，并介绍三十六个常用穴位的部位、推拿手法，且有插图。

7.《简易小儿推拿疗法》

湖南省中医药研究所编，1960年湖南科学技术出版社出版。为《中医临证参考小丛书》之一。全书共九篇，简要阐述了小儿推拿的起源、发展、治疗原理、适用范围、特点，以及推拿的穴位、手法、作用等。

8.《中医推拿学讲义》

上海中医学院编，1961年人民卫生出版社出版，系中医学院试用教材。全书分推拿总论、各论、小儿推拿和附篇四部分。总论共三章，阐述阴阳五行、脏腑经络、营卫气血等基础理论在推拿治疗上的指导作用，以及易筋经、少林内功、摇膀子等练功方法和推拿手法21种等。各论介绍了内、伤、妇、外等各科病证30种的病因、症状和施治等。小儿推拿共六章，介绍小儿推拿的特点、适应范围、诊断、手法总述、常用穴位与操作方法、22种小儿常见病证的诊治。附篇为推拿治疗法则，温、通、补、泻、汗、和、散、清八法的初步探讨及小儿推拿歌诀二则、五指经络内外秘旨、推拿常用穴位图等。

9.《小儿推拿学概要》

张汉臣编著，1962年人民卫生出版社出版。全书共四章，分述望、闻、问、切在小儿疾病中的诊断作用，推、拿、揉、运等九种基本手法。47个穴位的部位、功用、主治、手法与操作时间，以及42种小儿常见病证的病因、症状及推拿疗法。

10.《小儿捏脊》

李志明编，1963年河南人民出版社出版。本书介绍了小儿捏脊的定义及治病原理、操作方法、治疗的体位、注意事项，以及6种小儿疾病的治疗方法。书末附有5

种成人内科疾病以及 4 种妇科疾病的捏脊治疗方法。

11.《按摩疗法》

乳山县海洋所公社卫生院编，1972 年山东人民出版社出版。全书共六篇，分别叙述了按摩疗法的一般知识、按摩手法、按摩疗法注意事项、全身按摩常规、常见病按摩治疗及常见儿科疾病按摩疗法。

12.《实用小儿推拿》

张汉臣著，1974 年人民卫生出版社出版。本书为 1962 年第一版《小儿推拿学概要》之第二版修订本。全书共四章，内容包括推拿疗法的理论基础和辨证论治基本原则；小儿病四诊及八纲、脏腑、基因辨证；小儿推拿十种基本手法，常用穴位 57 个；以及初生儿疾病、传染病、各系统疾病共 70 种病证的治疗，每病按病因、症状、治疗、方义等项介绍。

13.《小儿推拿疗法》

湘西土家族苗族自治州卫生学校编，1975 年湖南人民出版社出版。全书共两章，首章介绍推拿疗法的范围与特点，小儿疾病的四诊与辨证，手法、推拿常用的穴位主治，手法操作以及治则等。第二章分述外感表证、肺胃实热、呕吐、泄泻等 10 种小儿常见疾病的治疗原则以及推治方法。书末附推拿疗法歌诀。

14.《小儿推拿疗法》

张席珍编，1978 年山东人民出版社出版，系《赤脚医生医疗卫生丛书》之一。本书分别阐述推拿疗法的基本知识、小儿生理和病理特点、儿科四诊、八纲辨证、推拿手法、常用穴位等内容，着重介绍四十多种常见病的推拿治疗方法。适合农村初级卫生人员培训之用。

15.《小儿推拿》

金义成著，1981 年上海科学技术文献出版社出版。全书共五部分，阐述小儿推拿手法 25 种，157 穴位的位置、操作、主治，30 种复式操作法，22 种小儿常见疾病的推拿治疗方法，并选录有关小儿推拿的歌赋 53 则。本书综合整理了历代小儿推拿文献及各家的观点。

16.《简明小儿推拿》

张士达编著，1983 年山西人民出版社出版。全书共五章，介绍了小儿推拿疗法的起源与发展、小儿推拿疗法的原理及其治则、小儿推拿基础知识、小儿疾病的诊断以及 30 种小儿常见病的治疗方法。

17.《冯氏捏积疗法》

余继林编，1985 年知识出版社出版。本书介绍了冯氏捏积疗法治疗小儿疳积病的原理和施术手法，并对冯氏口服消积散和外敷化痞膏的组成成分、功能主治、制作过程、服用方法做了简要说明。

18. 《推拿学》

俞大方主编，1985 年上海科学技术出版社出版。系高等医药院校教材（供针灸专业用）。本书分上篇、中篇、下篇和附篇四部分。上篇总论，阐述推拿的基本概念、作用原理、治疗原则与治法及推拿临床常用的诊断方法；中篇成人推拿，包括推拿手法、经络腧穴、常见病证治疗等；下篇小儿推拿，介绍小儿的常用推拿手法、穴位及其常见病证的推拿诊疗方法；附篇包括自我推拿、推拿麻醉、指拨准拿、体位、递质与热敷、练功等。

19. 《中医推拿学》

上海中医学院编著，1985 年人民卫生出版社出版。全书分四篇，上篇概论，介绍推拿简史、推拿作用与原理，推拿治疗原则及治法、经络与腧穴以及 81 种推拿手法等。中、下篇为成人推拿和小儿推拿，介绍 113 种病证及其推拿治疗方法。书末附篇为推拿功法，介绍易筋经、少林内功及自我推拿、推拿麻醉等。本书在应用现代科学理论阐述中医推拿作用、原理方面做了有意义的探索。

20. 《小儿推拿图解》

栾长生、单水进编绘，1986 年人民卫生出版社出版。全书共六部分，内容包括 14 种小儿推拿常用手法、89 个穴位和主治功效、小儿推拿基本知识、33 种小儿常见病证推拿六位处方，及其歌诀选录。对常用手法操作、穴位部位与其主治功效的叙述较详，且附有图示。

21. 《齐鲁推拿医术》

孙承南主编。1987 年山东科学技术出版社出版。全书共三篇，内容包括推拿基础理论、推拿练功方法及推拿常用介质与用具，一百二十余种成人推拿手法、适应部位、手法要领、操作步骤、主治作用。内、外、妇、伤、五官等科一百二十余种疾病的推拿经验与中老年自我保健推拿。小儿生理病理特点与诊断概要，九十余种小儿推拿手法、常用部位和穴位，以及六十余种常见病治疗经验等。分别附有手法照片图一百二十余幅，练功、经络、经筋和常用穴位图一百余幅。

22. 《中华推拿医学志——手法源流》

1987 年科学技术文献出版社重庆分社出版。全书分十四章，扼要介绍一指禅推拿、腹诊推拿、脏腑推按、捏筋拍打、指压、指针推拿、点穴推拿、四应六法推拿、内功运气推拿、小儿推拿、伤科正骨推拿及自我推拿健身、揉腹健身等我国古今分属于 31 个流派的 300 种推拿手法的渊源和特点。书末附《易筋经》初考和黑龙江省哈尔滨市推拿学派初考。

23. 《小儿保健推拿图解》

周慧林编，1988 年上海科学技术出版社出版。全书分三部分，分别介绍小儿推拿特点、适应证、禁忌证及注意事项。婴幼儿健身功 16 种、学龄前儿童健身功 12 种和学龄儿童健身功 14 种，以及 26 种小儿常见疾病的防治等。本书以图解形式进行介绍。

24.《儿科按摩学》

吴振廷编写，1989 年华夏出版社出版。系全国盲人按摩专业统编教材，全书分四章。分别介绍小儿推拿发展史、小儿生理病理、四诊要点。推、拿、按、摩、擦、运、掐、捏等八种常用手法。常用穴位 51 个，每穴分位置、操作、次数、主治、临床应用等项叙述。各系统常见病证 22 种的按摩治疗等。

25.《小儿推拿保健术》

金义成编著，1989 年上海三联书店出版。全书介绍小儿常见 32 种病证的推拿及预防保健术。每病按病因症状、推拿手法、预防保健等项叙述。书后附小儿年龄分期、正常生理常数、辅助食品添加表、小儿日平均睡眠时间表等。

26.《家庭简易推拿》

金义成编著，1994 年福建科学技术出版社出版。书分五章，首章概述推拿的源流、特点、作用与注意事项以及推拿与保健的关系。第二章介绍小儿推拿特定穴、常用耳穴、经穴与奇穴。

27.《中国小儿推拿学》

张素芳主编，1992 年 7 月上海中医药大学出版社出版。该书从小儿推拿教学的性质、任务和特点出发，把全书分八章，按"基础理论""推拿治疗""保健推拿"三部分进行编写。第一章为小儿推拿简史；第二章为小儿生理病理及生长发育的特点，并将其分三节详细阐述说明；第三章为诊断概要，将望、闻、问、切四诊分四节论述；第四章为辨证概要，分八纲辨证与脏腑辨证两节论述；第五章为手法，其中分常用手法、复式操作法与手法特点三节，并在各节中对相关手法进行了进一步阐述；第六章为穴位，其中分头面颈项部穴位、胸腹部穴位、腰背部穴位、上肢部穴位与下肢部穴位五节进行分述；第七章为治疗，涉及小儿内、外、五官、神经等科的病证；第八章为小儿保健推拿，最后为便于查阅文献资料，书后还附有古籍中有关小儿推拿的部分论述。

28.《中华推拿大成》

王云凯主编，1995 年河北科学技术出版社出版。全书分十卷，卷一为推拿史略，其中第六章第一节着重介绍了明清时期小儿推拿的发展；卷二为基础理论；卷三为诊断概要；卷四为经络与腧穴；卷五为推拿手法，其中第七章着重介绍小儿推拿法，基本手法十种，复合操作手法二十二种；卷六为推拿练功；卷七为治疗总论；卷八为药摩方选；卷九为各科疾病的治法，其中第二章第三节介绍儿科疾病的治疗；卷十为推拿保健，其中第一章第三节涉及小儿保健推拿。

29.《中国推拿治疗学》

宋一同、李业甫、宋永忠、夏建龙主编，2002 年 9 月由人民卫生出版社出版。本书共十篇五十余章。第一篇推拿概论,重点阐述了推拿的基本知识、治疗作用和常用解剖。第二篇推拿手法,在介绍手法应用原则辨证施治的基础上汇集了古今手法和现代流派手法 208 种,堪称手法大全。第三篇推拿临床,详细介绍了各种手法在临床各科疾病中的具体应用。第四篇为颇具现代特色的自我推拿和保健推拿。第五篇特定部位推拿法。第六篇推拿练功。第七篇国外整脊技术。第八篇为教学大纲。第九篇为国际中医学术交流的主要途径与手续。第十篇为中国按摩师职业技能鉴定规范。本书在第三篇第八章介绍了小儿推拿疾病 48 种。

30. 《中国推拿百科全书》

骆仲遥主编,2009 年人民卫生出版社出版,内容包括中国推拿医学的发展史与理论综述,二百多种推拿手法和五百多种推拿治法,全国几十个主要推拿流派等条目;以及内科、骨伤科、妇科、儿科、五官科、皮肤科、美容美体、养生保健等数百种病证的推拿防治方法等,并采取中西医结合的观点进行简明扼要的阐述。对各家各派的各类手法和治法统一名称后进行系统排列。配有插图 500 幅。涉及小儿推拿穴位 158个,小儿推拿基本手法 13 个,小儿推拿治法 34 个,小儿推拿歌赋 16 首,及小儿常见病证 21 种。

31. 《新编中国推拿》

王之虹主编,2012 年 6 月人民卫生出版社出版。全书共分五篇二十九章。第一篇推拿基础知识:除介绍推拿学一般基础知识外,尚对推拿常用解剖及其与推拿的相互联系进行了尝试性的探讨。其次,本篇选用了一些练功方法,突出了推拿与练功结合的重要性。第二篇推拿手法:汇集古今各类手法,堪称手法大全。第三篇推拿治疗:介绍推拿在临床各科疾病治疗中的应用。第四篇特殊推拿疗法:介绍足部推拿疗法、手部推拿疗法、耳部推拿疗法等。第五篇推拿美容与保健推拿:分为美容推拿与保健推拿两个部分,详细介绍了美容推拿与保健推拿的有关知识。本书适合从事推拿科研教学、临床诊疗、专业美容工作者,及推拿专业学生、推拿爱好者阅读。

近年来,中医推拿学术交流也越来越活跃,小儿推拿更是全面发展,百花齐放,能独树一帜立于医界之林,这对促进中医小儿推拿学起到了积极的作用。

基础篇
JI CHU PIAN

第二章 小儿生理病理及体质喂养

第一节 小儿年龄分期及生理常数

一、小儿年龄分期及特点

小儿生命活动的开始，起于胚胎，阴阳两精相互交结而成。《灵枢·本神》中说："故生之来谓之精，两精相搏谓之神。"从新生命产生，不断生长发育，直至成年，一直处于动态发展中，不同年龄的小儿，其形体、生理、病理、养育保健、疾病防治等均存在差异性。历代医家对儿童与成年人的年龄界限及小儿年龄的分期有着不同的认识，最早在《灵枢·卫气失常》就提出："十八已上为少，六岁已上为小。"据《备急千金要方》引《小品方》云："凡人年六岁以上为小，十六岁以上为少，三十以上为壮。"万全的《幼科发挥》认为："初生曰婴儿，三岁曰小儿，十岁曰童子。"

小儿的生长发育是一个连续的过程，虽然在某些阶段有明显的变化，但并无严格的界限，不能全然分开，各分期之间还有紧密的联系，所以小儿年龄的分期是为实际临床工作的方便而定的。现代一般将 18 岁以内作为儿科就诊范围，并将整个小儿时期分为 7 个阶段。掌握各小儿年龄分期生长发育的特点，对小儿的保健和疾病防治具有重要意义。

（一）胎儿期

从男女生殖之精相合而受孕到分娩断脐共 40 周，属于胎儿期，其周龄称胎龄。胎龄从孕妇末次月经的第 1 天算起为 280 天，40 周，以 4 周为一个妊娠月，即"怀胎十月"。《小儿药证直决·变蒸》所指出的"小儿在母腹中乃生骨气，五脏六腑成而未全"高度概括了胎儿期的生长发育特点。对于胎儿期的发育，古代医家也有具体论述，如王焘《外台秘要》曰："小儿初受气，在娠一月作胚，二月作胎，三月有血脉，四月形体成，五月能动，六月筋骨立，七月毛发生，八月脏腑具，九月谷气入胃，十月百神备而生矣。"《小儿卫生总微论方》中云："一月如露，二月若桃花，三月形象成，四月男女分，五月脏腑具，六月筋骨全，七月魂生而动左，八月魄长而动右，九月三转身，十月足而生。"这些认识与现代医学的认识基本是一致的。

在胎儿期，胎儿完全依靠母体生存，不能独立生存，依靠母体的气血供养。

《幼幼集成·护胎》中曰："父主阳施，犹天雨露；母主阴受，若地资生。胎成之后，阳精之凝，尤仗阴气护养。故胎婴在腹，与母同呼吸，共安危，而母之饥饱劳逸，喜怒忧惊，食饮寒温，起居慎肆，莫不相为休戚。"因此，孕母的营养、环境、情绪、疾病等因素均影响胎儿的生长发育。由于胎盘和脐带的异常或其他原因引起的胎儿缺氧、各种感染、理化因素刺激，或孕妇营养不良、吸烟、酗酒、心理创伤等不利因素均可引起胎儿生长发育障碍，并可导致死胎、流产、早产或先天畸形等不良后果。

临床将胎儿期分为 3 个阶段。

1. 妊娠早期

从受精卵至 12 周为胚胎期。受精卵着床后细胞经过剧烈分化，迅速形成各系统组织器官，4 周末心脏开始跳动，8～10 周胎儿基本成形。此时期是胎儿发育的重要时期，如受到感染、放射线、化学物质等不利因素的影响可引起先天畸形甚至夭折。

2. 妊娠中期

自 13 周至 28 周，为胎儿体格发育，各器官迅速发育，功能日渐成熟的时期。但肺部发育较慢，直至 28 周，肺泡才基本完善，因此临床常以妊娠 28 周为胎儿娩出后有无生存能力的界限，如 28 周之前早产很难存活。

3. 妊娠晚期

自 29 周至 40 周，胎儿以肌肉发育和脂肪积累为主，体重迅速增加。如果孕妇在妊娠中后期营养摄入不足，或者养护不当等均可导致胎儿发育不良或疾病，严重的可引起流产、早产或死胎等。

（二）新生儿期

自胎儿出生脐带结扎起，到满 28 天，为新生儿期。

新生儿期，小儿刚从母体内脱离到外界，环境发生了剧烈变化，要依靠自己的身体系统生存，而其脏腑娇嫩，形气未充，生理调节和适应能力还不够成熟，加之胎内、分娩及生后养护不当等，故新生儿具有容易患病、死亡率高的特点。病证多为产伤、窒息、先天畸形、各种感染等。

新生儿的卧室要保持空气新鲜，做到定时开窗换气，新生儿室温应保持在 22～24℃，过冷或过热都容易生病。要注意保持新生儿皮肤清洁，大便后应清洗臀部，要经常洗澡，尤其注意大腿根部，大腿褶皱、腋窝、肘弯、脖颈处皮肤的清洁和干燥。另外，脐部护理及清洁尤其重要，在脐带未脱落前，每天应用消毒棉签蘸 75% 酒精或碘伏擦拭，应避免使用各种粉剂。注意防止小便等弄湿脐带，脐带一般一周左右脱落。提早哺乳有益于新生儿的营养，产妇生产后 4～8 小时即可开始喂奶。因此，对新生儿的喂养、保暖、隔离、消毒、护理、防止皮肤黏膜损伤等都显得尤为重要。

围生期指胎龄满 28 周至出生后 7 足天，又称围产期，包括妊娠后期、分娩过程和新生儿早期 3 个阶段。此期是小儿经历巨大变化，易遭受生命威胁的时期。目前也是衡量一个国家或地区的妇幼卫生水平、产科和新生儿科质量的重要指标。

（三）婴儿期

自出生 28 天到满 1 周岁，为婴儿期，又称乳儿期。

婴儿期为出生后生长发育最迅速的时期。周岁时，体重为出生时的 2 ~ 3 倍，身长增至出生时的 1.5 倍，头围增大 1/3 左右，脏腑功能也在不断发育完善，但仍然相对薄弱。这一时期是以乳类喂养为主并逐渐添加辅食的过程，身体生长发育快，对水谷精微物质的需求量高。因小儿脾常不足，脾胃运化能力弱，若喂养不当，易发生呕吐、腹泻等脾胃病证或营养紊乱，因此应提倡母乳喂养，及时添加辅食。但要注意乳食有节，并给予合理的喂养指导。另外，小儿肺卫娇嫩未固，受之于母体的免疫能力逐渐消失，尤其是 6 个月以后的婴儿，自身免疫力尚未发育成熟，抗病能力低，易受外邪侵袭而发生肺系病证及各种传染病。因此应给婴儿适当衣着，多见风日，提高对环境的适应能力，讲究卫生，有计划的接种疫苗，加强这一时期的预防和保健工作。

（四）幼儿期

从 1 周岁到 3 周岁为幼儿期。

幼儿期体格增长速度较婴儿期缓慢，但学会了走路，活动范围增大，接触周围事物的机会增多，在语言、智力、思维、感知、运动及表达能力等方面发展迅速，尤以智力发育速度突出，但缺乏安全知识和自我保护意识，易发生意外，如摔伤、烫伤、误食毒物、车祸等危险，要加强幼儿识别危险、自我保护能力。此期小儿自生免疫力尚弱，易患传染性疾病，要注意培养小儿良好的生活习惯、卫生习惯，加强体育锻炼，注意传染病的预防和隔离。

此期小儿乳牙逐渐长齐，咀嚼能力增强，饮食也从乳汁向饭菜过渡，逐渐以普通饭菜为主，如喂养不当，饮食不节或失调可损伤脾胃功能导致发生消化系统疾病，从而影响小儿的生长发育，也不可乱用保健食品、补品或补药，要注意食品种类的搭配，让小儿养成不挑食、杂食、广食的习惯。同时要增加户外活动，多晒太阳，并做好预防保健工作。

（五）学龄前期

3 周岁至 6 ~ 7 周岁，为学龄前期。

学龄前期，小儿的体格发育、身高增长较快，体重增加减慢，智能发育迅速，语言能力增强。此期小儿有很强的求知欲，好奇心强，喜欢探索，理解力也增强，好学好问，好模仿，可根据孩子的智力水平，使小儿在游玩中增长见识，采用启发式的教育，提高小儿理解能力和思维能力。同时，该时期小儿的可塑性很强，应加强德育教育，培养其优良的道德品质，养成良好的生活习惯、学习习惯和卫生习惯。还应注意用眼习惯和口腔卫生，保护好视力和牙齿。此期的小儿要提高其独立生活能力，自己吃饭、穿衣、洗漱，做简单的家务，但仍缺乏生活经验，所以必须加强安全教育，避免各种意外的发生。小儿的防病能力有所增强，脾胃疾病、肺系疾病、传染性疾病均较之前减少，但如饮食不节还会出现脾胃疾病如厌食、食积、便秘等，还易患传染性疾病，如肠炎、痢疾等。因此应加强饮食调护和传染病的预防，加强小儿体育锻炼，增强体质，做好疾病的防治工作。

（六）学龄期

自 6 ~ 7 周岁至青春期开始前（女 11 岁，男 13 岁），称为学龄期。相当于小学学习期。

学龄期，小儿的体格仍稳步增长，乳牙依次更替为恒牙，此期小儿除生殖系统外其他系统和器官的发育至本期末已经接近成人水平。脑的形态发育已经基本与成人相同，智能的发育更加成熟，控制能力、理解分析能力、学习能力等都进一步增强，更加能接受系统的知识学习。此期的文化科学知识增长很快，也是小儿世界观、人生观形成的重要时期。因此要加强思想品德教育，使其德、智、体、美、劳各方面全面发展，但也要避免学习过于紧张，影响小儿的健康成长。

此期各种疾病的发病率进一步下降，但需注意坐、立、行的姿势，注意用眼卫生，并防治龋齿。避免精神过度紧张，要保证充足睡眠、营养和休息，并适当进行体育锻炼，同时还要多注意小儿的情绪和行为变化，及时进行正确的教育和引导，使小儿身心都得到健康成长。

（七）青春期

女孩从 11 ~ 12 周岁到 17 ~ 18 周岁，男孩从 13 ~ 14 周岁到 18 ~ 20 周岁为青春期。青春期的个体差异较大，青春期开始阶段仍属于儿童范围。

青春期，是儿童到成人的过渡时期，此期的体格发育显著增快，然后生殖系统发育成熟，第二性征逐渐明显，一般女孩比男孩发育早 2 年。近些年小儿进入青春期的平均年龄有提早的趋势。

此期，各种疾病的患病率相对较低，但心理行为和精神方面的不稳定容易出现。青春期是从少年到成年人的关键时期，生理变化大，女孩出现乳房发育、月经来潮，男孩出现喉结、变音、长胡须、遗精等现象，要加强性教育和生理卫生知识宣传，使其对这些生理变化有正确的认识，从心理上、生活上适应这些变化。另外还要对于这个时期容易出现的月经不调、痛经、青春痘、甲状腺肿及心理失调等疾病，进行防治措施。为保证青少年的身心健康，应该帮助其树立正确的人生观、道德观、价值观。

二、生理常数

小儿的体格生长发育过程，有各种生理常数，这些常数是通过大规模有组织实际测量和医学统计而得出的，是根据健康小儿生长的规律，总结出衡量小儿健康状况的标准。凡符合标准的小儿，都可能是健康的小儿；反之，则可能有某种不利因素影响小儿的正常发育。但必须根据小儿的个体、家族特点，全面仔细观察，才能做出正确的判断。

我国历代医家对小儿的生长发育有很多积累和总结，如唐代孙思邈在《备急千金要方》中有："凡生后六十日瞳子成，能咳笑应和人；百日任脉成，能自反覆；百八十日尻骨成，能独坐；二百一十日掌骨成，能匍匐；三百日髋骨成，能独立；三百六十日膝骨成，能行。此其定法，若不能依期者，必有不平之处。"

小儿的生长发育可在以下生理常数中反映出来。

（一）体重

体重是小儿机体量的总和，是代表体格生长发育的重要指标。根据小儿的体重情况可以推测其营养状态，同时也是某些疾病诊断和临床用药剂量的依据。测量体重，通常在清晨空腹、排便排尿后进行，仅穿着单薄衣物为宜。

小儿体重的增长速度不是均匀的，在青春期之前，年龄越小，增长速率越高。出生时体重一般平均为3kg，出生头3个月增约1倍左右，1周岁约为出生时3倍，1周岁以后平均每年增长约2kg。

临床常用以下公式推算小儿体重：

1~6个月：体重（kg）=出生体重（kg）+0.7（kg）×月龄

7~12个月：体重（kg）=7（kg）+0.5（kg）×（月龄−6）

1岁以上至青春期：体重（kg）=8（kg）+2（kg）×年龄

在正常情况下，允许个体差异为±10%。体重增长过快常见于肥胖症、巨人症等，体重低于正常均值的85%者为营养不良。

我国2015年进行的第五次九省市的儿童体格发育调查显示，7岁以下儿童体格发育水平显著提高，已明显超过了世界卫生组织颁布的儿童生长标准。

（二）身高（长）

身高（长）是指从头顶到足底的垂直长度，反映了骨骼发育的情况。一般3岁以下小儿立位测量不准确，应仰卧位测量身长，3岁以上小儿采用立位测量身高。立位与仰卧位测量一般相差 1 ~ 2cm。立位测量身高时，应脱去鞋袜，摘帽，两眼平视前方，胸部挺直，枕、背、臀、足跟均紧贴测量尺。身高（长）的增长与种族、遗传、体质、营养、运动、疾病等因素有关，身高的显著异常，都是疾病状态的表现。如身高低于正常的30%以上，应考虑侏儒症、克汀病、营养不良等。

正常新生儿出生时平均身长约为50cm，这与古人说的小儿初生一尺五寸是相符的，出生后第一年身长增长速度最快，平均增长约为25cm，1周岁时身长约为75cm；第二年身长增长速度减慢，2周岁时身长约为85cm；2周岁以后至青春期身高（长）增长平稳，平均每年增长约为7cm。进入青春期以后身高增长出现第二个高峰，其增长速度约为学龄期的2倍，持续2~3年。

临床可用以下公式推算小儿身高（长）：

1 ~ 6 个月：身高（长）（cm）= 50（cm）+ 2.5（cm）× 月龄

7 ~ 12 个月：身高（长）（cm）= 65（cm）+ 1.5（cm）×（月龄 – 6）

2 周岁以上：身高（长）（cm）= 75（cm）+ 7（cm）× 年龄

此外，身高的测量还有上部量和下部量的测量。以耻骨联合为界，将人体分为上下两部分，从头顶至耻骨联合上缘的长度为上部量，从耻骨联合上缘至足底的长度为下部量。上部量与脊柱增长关系密切，下部量与下肢长骨的生长关系密切。出生时上下两部量的比例约为1.6，12岁前上部量大于下部量，12岁时上部量约等于下部量，12岁以后下部量大于上部量。

（三）头围

自眉弓上缘处，经过枕骨结节，绕头一周的长度为头围。头围的大小与脑及颅骨的发育关系密切。测量头围时小儿取立位、坐位或仰卧位，测量时将软尺零点固定于小儿头部眉弓上缘处，软尺从头部经枕骨粗隆高点处绕头一周，读取测量值即为头围大小。在测量时应摘帽，软尺应紧贴皮肤，左右对称，松紧适中。

足月新生儿的头围约为34cm，出生后前3个月和后9个月各增长6cm，一周岁时约为46cm，2周岁时约为48cm，5周岁时约增长至50cm，15周岁时，接近成人头围，为54~58cm。头颅的发育领先于其他部位，出生时就已经到达成人头围的60%。头围测量在2岁前最有价值，头围过大或过小，均为生长发育异常。如头围过小，常为脑发育不全所致的小头畸形。

（四）胸围

由背部平肩胛骨下方，经乳头绕一周的长度为胸围。胸围的大小与肺及胸廓发育有密切的关系。测量胸围时，3岁以下小儿可取立位或卧位，3岁以上取立位。被测者应处于安静状态，两手自然下垂或放平，两眼平视，测量者立于被测者右前侧，用软尺由乳头向背后绕肩胛角下缘1周，取呼气和吸气时的平均值。测量时软尺应松紧适中，前后左右对称。

出生时胸围约为 32cm，略小于头围。第一年增长速度最快，约增长 12cm，接近头围；1 岁后胸围渐大于头围，约为（头围 + 年龄 − 1）cm。一般营养不良或缺少锻炼的小儿，胸部肌肉和脂肪发育差，胸围超过头围的时间较晚；反之，营养状况良好的小儿，胸围超过头围的时间则较早。

（五）囟门

囟门分前囟和后囟。前囟为顶骨和额骨边线形成的菱形间隙，出生时为 1.5 ~ 2cm，在 12 ~ 18 个月时闭合；后囟为顶骨和枕骨边缘形成的三角形间隙，大约 25% 的小儿在出生时已闭合或很小，最迟在出生后 6 ~ 8 周完全闭合。囟门的测量应取对边中点连线为准，而不能用对角之间的距离，因为有些小儿的额缝开的较长而不易表示。

小儿的囟门发育情况可反映颅骨间隙闭合的情况，对于临床某些疾病的诊断具有一定的意义。囟门早闭或头围过小，可见于小头畸形；囟门迟闭或头围过大，可见于佝偻病、脑积水、先天性甲状腺功能低下症等；囟门饱满甚至隆起常示颅内压增高，可见于脑积水、脑炎、脑肿瘤等；而凹陷者多见于极度消瘦或脱水。

（六）牙齿

人的一生有两副牙齿，即 20 颗乳牙和 32 颗恒牙。小儿出生后 4 ~ 10 个月，乳牙开始萌出，出牙顺序一般为先下颌后上颌，自前向后按顺序出齐，但尖牙例外。12 个月尚未出牙者为出牙过晚，多见于佝偻病，先天不足或后天护养失宜，可致牙齿的发育迟缓或障碍。1 岁时，一般出 6 ~ 8 颗乳牙，最迟不超过 2.5 岁出齐 20 颗乳牙。

正常小儿乳牙数可用下列公式计算：乳牙数 = 月龄 − 4（或 6）。

小儿一般于 6 岁左右，乳牙开始脱落，换为恒牙，直至 20 ~ 30 岁，恒牙出齐，共 28 ~ 32 颗。6 岁开始生出第 1 磨牙，又称 6 岁磨牙，长在全排乳牙之后；7 ~ 8 岁乳牙开始按萌出顺序逐个脱落，长出恒牙，其中 1、2 尖牙代替 1、2 乳磨牙；12 岁左右开始长出第 2 磨牙；18 岁以后开始长出第 3 磨牙，又称智齿，也有终生不长出磨牙者，故有些人只有 28 颗恒牙。

（七）呼吸、脉搏、血压

由于小儿新陈代谢旺盛，因此年龄愈小，呼吸、脉搏愈快。血压则随着年龄的增长不断上升。在测量小儿的呼吸、脉搏、血压时应注意，需要在安静状态下测量。另外需要注意，小儿的呼吸、脉搏、血压容易受到小儿的哭闹、运动、发热等因素的影响。

1. 呼吸、脉搏（见表 2 - 1）

表 2 - 1　各年龄组小儿呼吸、脉搏次数

年龄	呼吸（次/分钟）	脉搏（次/分钟）	呼吸：脉搏
新生儿	45 ~ 40	140 ~ 120	1 : 3
≤1 岁	40 ~ 30	130 ~ 110	1 : (3 ~ 4)
2 ~ 3 岁	30 ~ 25	120 ~ 100	1 : (3 ~ 4)
4 ~ 7 岁	25 ~ 20	100 ~ 80	1 : 4
8 ~ 14 岁	20 ~ 18	90 ~ 70	1 : 4

2. 血压

年龄愈小，血压愈低。一般收缩压不低于 75 ~ 80mmHg（9.9 ~ 10.7kPa），不能超过 120mmHg（16.0kPa），舒张压不得超过 80mmHg（10.7kPa）。1 岁以上小儿的正常血压，可用下列公式计算：

$$收缩压（mmHg）= 80 + 2 \times 年龄$$
$$舒张压（mmHg）= 收缩压 \times (1/2 ~ 2/3)$$

第二节　小儿生理特点及生长发育规律

小儿从出生到成年，始终处于生长发育的过程，在形体和生理等方面都与成人不同，有其自身特点和规律，因此掌握小儿的生长发育特点，具有很重要的临床指导意义。

一、生理特点

历代医家对小儿的生理特点论述有很多，归纳起来，主要表现为脏腑娇嫩，形气未充；生机蓬勃，发育迅速。小儿从出生到成年，一直处于生长发育的过程，有其自身的特点和规律，无论在形体、生理等方面，都与成人不同，年龄越小表现越明显。历代医家对小儿生理特点的论述颇多，如《灵枢·逆顺肥瘦》曰："婴儿者，其肉脆、血少、气弱。"《小儿药证直诀·变蒸》说："五脏六腑，成而未全……全而未壮。"该书原序中也说："骨气未成，形声未正，悲啼喜笑，变态无常。"《小儿病源方论·养子十法》说："小儿一周之内，皮毛、肌肉、筋骨、脑髓、五脏六腑、营卫、气血，皆未坚固。"《育婴家秘·发微赋》说："小儿血气未充……肠胃脆弱……神气怯弱。"了解小儿生理特点，对于掌握小儿生长发育规律、健康保育和疾病诊治有重要意义。

（一）脏腑娇嫩，形气未充

脏腑，指五脏六腑；娇，指娇弱，不耐攻伐；嫩，指柔嫩；形，指形体结构、四肢百骸、精血津液等；气，指各种生理功能；充，指充实旺盛。脏腑娇嫩，形气未充，是概括地说明小儿处于生长发育时期，其机体脏腑的形态未曾成熟、各种生理功能未曾健全。脏腑柔弱，对病邪侵袭、药物攻伐的抵抗和耐受能力较低。如小儿与成人相比易于感受风寒或风热邪气，出现发热、鼻塞流涕、咳嗽等；又如小儿使用攻伐之品，与成人相比用量小、禁忌多，小儿形、气均未充盛，人体的各种生命现象还不能完全表达，如小儿的语言能力、行为能力都较成人为差，生殖能力至青春期才逐步具备等。

肾气生长是推动小儿生长发育、脏腑功能成熟完善的根本动力。《素问·上古天真论》说："女子七岁，肾气盛，齿更发长；二七而天癸至，任脉通，太冲脉盛，月事以时下，故有子……丈夫八岁，肾气实，发长齿更；二八，肾气盛，天癸至，精气溢泻，阴阳和，故能有子。"小儿的脏腑功能处于"娇嫩""未充"的阶段，这种脏腑功能的"娇嫩"与"未充"，需要在肾气的生发、推动下，随着小儿年龄的不断增长，至女子"二七"14岁左右，男子"二八"16岁左右才能逐渐成熟完善起来。肾气包括寓于肾中的元阴元阳，禀赋于先天并依赖于后天水谷精微之气的不断充养，因而其自身就必须在小儿成长过程中逐渐得到充盛。

小儿的脏腑娇嫩，虽是指小儿五脏六腑的形成与气皆属不足，但其中又以肺、脾、肾三脏不足更为突出。这一方面是由于小儿出生后肺脏、脾脏、肾脏皆成而未全、全而未壮所致。二是因为小儿不仅与成人一样，需要维持正常的生理活动，而且处于生长发育阶段，必须满足这一特殊要求。所以，小儿对肾气发生、脾气运化、肺气宣发的功能状况要求更高。因此，相对于小儿的生长发育需求，经常会出现肾、脾、肺气之不足，表现出肺脏娇嫩、脾常不足、肾常虚的特点。

形气未充，又常常表现为五脏六腑的功能状况不稳定、未曾完善。如肺主气、司呼吸，小儿肺脏娇嫩，表现为呼吸不匀、息数较促，容易感冒、咳喘；脾主运化，小儿脾常不足，表现为运化力弱，摄入的食物要软而易消化，饮食有常、有节，否则易出现食积、吐泻；肾藏精、主水，小儿肾常虚，表现为肾精未充，青春期前的女孩无"月事以下时"、男孩无"精气溢泻"，婴幼儿二便不能自主控制或自控能力较弱等。不仅如此，小儿心、肝二脏同样未曾充盛，功能未健。心主血脉、主神明，小儿心气未充、心神怯懦未定，表现为脉数，易受惊吓，思维及行为的约束能力较差；肝主疏泄、主风，小儿肝气未实、经筋刚柔未济，表现为好动，易受惊惕、抽风等症。

清代医家吴鞠通运用阴阳理论，将小儿生理特点概括为"稚阳未充，稚阴未长"。这里的"阴"，指机体的精、血、津液及脏腑、筋骨、脑髓、血脉、肌肤等有形之质；"阳"指脏腑的各种生理功能；"稚"指幼嫩而未曾成熟。稚阴稚阳包括了机体柔嫩、气血未盛、脾胃薄弱、肾气未充、腠理疏松、神气怯懦、筋骨未坚等特点。吴鞠通的稚阴稚阳理论，从阴阳学说方面进一步阐明了小儿时期的机体，无论在形体方面还是生理功能方面，都处于相对不足的状态，都需要随着年龄的不断增长而不断生长发育，才能逐步趋向完善和成熟。

（二）生机蓬勃，发育迅速

小儿的机体，无论是形态结构方面还是生理功能方面，都在不断地、迅速地发育成长。如小儿的身长、胸围、头围随着年龄的增加而增长，小儿的思维、语言、动作能力随着年龄的增加而迅速地提高。小儿的年龄越小，这种蓬勃的生机就越明显。

我国现存最早的儿科专著《颅囟经·脉法》中说："凡孩子三岁以下，呼为纯阳，元气未散。"将小儿这种蓬勃生机、迅速发育的生理特点概括为"纯阳"。这里的"纯"指小儿先天所禀赋的元阴元阳未曾耗散，"阳"指小儿的生命活力，犹如旭日之初生，草木之芳萌，蒸蒸日上，欣欣向荣。对于小儿为"纯阳"之体的理解，历代医家不尽一致。《宣明方论·小儿门》说："大概小儿病者纯阳，热多冷少也。"《医学正传·小儿科》说："夫小儿八岁以前曰纯阳，盖其真水未旺，心火已炎。"《妇科要略·总论》说："襁褓小儿，体属纯阳，所患热病最多。"

总之，小儿时期既是稚阳又是纯阳，机体稚嫩柔弱，生理功能尚不完善，在迅速生长发育的过程中迫切需要营养物质。"稚阴稚阳"和"纯阳之体"的理论观点，说明了小儿机体生理功能的两个方面。前者是指小儿机体柔弱，阴阳二气均幼稚不足；后者指在生长发育过程中，既表现出生机蓬勃，发育迅速，同时，又相对显得阴不足。

二、变蒸学说

变蒸学说，是我国古代医家用来解释小儿生长发育规律的一种学说，阐述小儿生长发育期间的生理现象。变蒸，最早见于西晋王叔和的《脉经》，以后在《诸病源候论》《备急千金要方》中，对于小儿某些动作的发育就用"变蒸"来解释。自《小儿药正直诀》以及历代许多儿科专著中对"变蒸"均有专门论述。因此，变蒸学说在很长的一段时间内是小儿生长发育的理论依据。

古代医家认为，由于小儿生长发育旺盛，其形体和神智都在不断地变化，呈蒸蒸日上之征，逐渐发展健全。《古今图书集成·医部全录》注曰："小儿变者变其情态，蒸者蒸其血脉。"《备急千金要方·少小婴孺方》说："小儿所以变蒸者，是荣其血脉，改其五脏，故一变竟辄觉情态有异。其蒸变之候，变者上气，蒸者体热，变蒸有轻重，其轻者体热而微惊，耳冷尻冷，上唇头白泡起如鱼目珠子，微汗出。其重者体壮热而脉乱，或汗或不汗，不欲食，食辄吐。"变者，变其情智，发其聪明；蒸者，蒸其血脉，长其百骸。可见变蒸是解释小儿生长发育规律的学说。通过变蒸，小儿的情智就有变化，血脉、筋骨、脏腑都逐渐充实和完善。

变蒸周期、变蒸大小，各医家的认识均不一致，但"小蒸"的意见相对一致。按《诸病源候论》《备急千金要方》等多数医籍记载，认为从出生起，32 日一变，即"小蒸"，64 日变且蒸，10 变 5 蒸，历 320 日，小蒸完毕；小蒸以后是大蒸，大蒸共 3 次，第 1、2 次各 64 日，第 3 次为 128 日。共 576 日，变蒸完毕。

《小儿药正直诀·变蒸》指出："小儿在母腹中，乃生骨气，五脏六腑成而未全。自生之后，即长骨脉、五脏六腑之神智也。变者易也。又生变蒸者，自内而长，自下而上，又身热，故以生之日后三十二日一变。变每毕，即情性有异于前。何者？长生腑脏智意故也。"《小儿卫生总微论方·变蒸论》中说："由于肾为水，水数一，故为第一变，再变且蒸属膀胱，因为肾与膀胱为表里；其次心为火，火数二，心与小肠为表里；肝为木，木数三，肝与胆为表里；肺为金，金数四，肺与大肠为表里；脾为土，土数五，脾与胃为表里。"说明变蒸时五脏的先后顺序是以五行数配合脏腑表里学说类推的。中医脏象学说认为，小儿变蒸时，机体脏腑功能逐步完善，也反映为表现于外的形、神同步协调发育。

在元代以前大多医家对变蒸学说是肯定的，但到明清以后，特别是一些清代医家，如张景岳、陈飞霞等，对变蒸学说提出了批判意见。如《幼幼集成·变蒸辨》说："余临证四十余载，从未见一儿依期作热而变者。自生至长，未尝一热者；有生下十朝半月而常多作热者，岂变蒸之谓呼？凡小儿作热，总无一定，不必拘泥，后贤毋执以为实，而以正病作变蒸，迁延时日，误事不小，但依证治疗，自可生全。"《景岳全书·卷四十一变蒸》说："凡属违和，则不因外感，必以内伤，初未闻有无因而病者。"认为小儿足月出生后，形气虽未壮实，但是脏腑已经形成，其生长之机，一息不停，并且百骸齐长，绝不是一变某脏、二变某腑等先后次序生长发育的，也不存在三十二日一变蒸等说法，并且认为小儿发热，不是外感，就是内伤，也没有一定的时间。

因此，对变蒸学说的认识，即不能全面肯定，也不能全面否定。通过长期实践观察，小儿生长发育变化是一个连续不断的过程，是量变积累到一定程度，引起质的飞跃，这种特点年龄越小就越明显，可见历代医家所提出的每一阶段的变、蒸也是有道理的。关于变蒸周期，小蒸 32 天一次，10 蒸共 320 天，在这期间，每一小蒸约 1 个月，每蒸均有变化。这十分符合小儿在 1 岁以内发育迅速的生理特点。1 岁以后，接着大蒸，这也符合 1 岁以后小儿生长发育速度逐渐减慢的特点。这种坚持形、神统一的观点来认识小儿生长发育，认为形、神的发育是相关的，将体格生长、情智变化联系起来，就形成了婴幼儿心身发育规律的学说。美国儿科专家盖泽尔提出了盖泽尔发育进程表，认为不同周龄阶段（每 4 周为一个阶段）小儿的运动、适应、语言、个人—社会 4 方面都有飞跃发展，并提出了枢纽龄的概念，这与变蒸周期的结论相似，说明变蒸学说关于小儿生长发育有其阶段性显著变化规律的论说是有科学依据的。因此可以说明用变蒸学说来解释小儿的形体发育和智慧增长规律是有道理的，但在其学说中把婴幼儿时期发生的许多疾病的表现也包括进去，把病理说成是正常的规律，显然是不对的，因此现代对于变蒸学说要有一个正确的认识和评价。

三、发育过程

（一）运动发育

小儿的运动发育与神经、肌肉、骨骼的发育有着密切的关系。随着大脑皮层的不断完善，神经髓鞘的逐渐形成，各种条件反射的建立，小儿的运动开始逐步发育。小儿运动发育的规律一般是由上而下，由开始的不协调到协调，由粗动作到精细动作等。民间将小儿的运动发育过程总结为"一听二视三抬头，四撑五抓六翻身，七坐八爬九扶站，一岁娃娃会走路。"

运动发育包括粗大运动发育与精细运动发育两部分，是一个连续的过程。粗大运动主要是抬头、坐、翻身、爬、站、走等运动，精细运动主要指手和前臂的运动。粗大运动发育在先，精细运动发育在后，两者相互交融，共同发展。1 个月 ~5 岁粗大动作的发育顺序见表 2 - 2。

表 2 - 2　小儿粗大运动发育顺序

年龄	粗大运动水平
6 周	拉起时头挺起并稳定
3 个月	俯卧位肘支撑数分钟，翻身从仰卧位至侧卧位
4 个月	翻身从仰卧位至俯卧位，抓物
7 个月	直腰独坐片刻
8 个月	爬，拉起至立位
9 个月	扶栏能从坐位站起，拍打玩具
10 个月	独站，或扶栏蟹行
12 个月	独走
14 个月	走得较好，但不能止步或转向，能蹲下玩
16 个月	辅助上楼梯
18 个月	走得较稳，能倒退几步
24 个月	跳
3 岁	能跑，并能跳过低的障碍
4 岁	能奔跑，会爬梯子
5 岁	能单腿跳

3 岁前是精细运动能力发育极为迅速的时期。精细动作的发育顺序见表 2 - 3。

表 2 - 3　小儿精细运动发育顺序

年龄	精细运动水平
新生儿	紧握拳，触碰时能收缩，可引出握持反射，持续 2 ~ 3 个月，主动抓物动作出现时此反射消失
1 个月	双手常常握拳，物体碰到手时，握得更紧
2 个月	偶尔能张开手，给物体能拿住；偶尔把手或手里的物体送到口中舔舔
3 个月	用手摸物体，触到时偶尔能抓住；手经常呈张开姿势，将哗啦棒放在手中，能握住数秒
4 个月	仰卧清醒状态时，双手能凑到一起在眼前玩弄手指，称之为"注视手的动作"，此动作 6 个月以后消失；常常去抓东西，但距离判断不准，手常常伸过了物体；用整个手掌握持物体，手握哗啦棒的时间较以前长些，而且会摇晃，并用眼睛看手里的哗啦棒片刻，出现最初的手眼协调
5 个月	物体碰到手时会出现主动抓握动作，但动作不协调，不准确；会玩衣服，把衣服拉到脸上；能玩玩具并将玩具抓握较长时间；往往双手去拿，把东西放到口中
6 个月	迅速伸手抓面前玩具，玩具掉下后会再抓起；用全手抓积木，能握奶瓶，玩自己的脚；准确地拿取悬垂在胸前的物体；会撕纸玩；当手中拿着一块积木再给另一块积木时，会扔掉手的积木然后去接新的一块
7 个月	可用拇指及另外 2 个手指握物；会用一只手去接物，能自己将饼干放入口中，玩积木时可以将积木从一只手倒换到另一只手上；手中有积木再给另一块积木时，能保留手中原有的积木不扔掉；会模仿堆积积木
8 个月	桡侧手掌或桡侧手指抓握，用拇指和三指捏起桌上的小物体；会用多种方法玩同一个玩具，如放入口中咬、敲打、摇晃等；能将物体传递给旁边的人，但还不知道怎样松手、怎样给；喜欢从高椅或是小车上故意让物体掉下去
9 个月	能将双手拿物体对敲；可用拇指和食指捏起小物体（大米花、葡萄干等）
10 个月	用拇指与另一手指准确捏起直径 0.6cm 的串珠，很熟练；可用示指触物，能扔掉手中的物品或主动将手中的物品放下；向小儿索取玩具时，不松手
11 个月	喜欢将物体扔到地上听响；主动打开包方积木的花纸
12 个月	能用拇指与示指捏较小的物体，单手抓 2 ~ 3 个小物品，会轻轻抛球；会将物体放入容器中并拿出另一个；全手握住笔在纸上画笔道
15 个月	搭 2 块或 3 块积木；全手握笔乱画；会打开盒盖（不是螺纹的）；能倾斜瓶子倒出小物体，然后用手去捏；用匙取物
18 个月	搭 3 ~ 4 块积木；能几页几页翻书；用小线绳穿进大珠子或大扣子孔；用匙外溢；自发地从瓶中倒出小丸

续表

年龄	精细运动水平
21 个月	搭 4～5 块积木；模仿画线条，但不像；用双手端碗
24 个月	搭 6～7 块积木；会转动门把手；旋转圆盖子；穿直径 1.2cm 的串珠；正确用勺；开始用手指握笔，模仿画垂直线；能一页一页翻书；用匙稍外溢
27 个月	能模仿画直线，基本像；会拆装简单拼插玩具；会脱鞋袜
30 个月	搭 8～9 块积木；模仿画水平线和交叉线；能准确地把线绳穿入珠子孔，练习后每分钟可穿入约 20 个珠子；会穿裤子、袜子和便鞋，解开衣扣；一手端碗
36 个月	搭 9～10 块积木；把珠子放入直径 5cm 的瓶中；会折纸，折成正方形、长方形或三角形，边角整齐；能模仿画圆形、十字形；能临摹"O"和十字；系纽扣；向杯中倒水，控制流量
4 岁	基本会穿衣服
5 岁	会系鞋带

1 岁以内婴儿神经运动的成熟是从头向尾部发展的，婴儿先抬头、翻身、坐、伸手主动抓物、爬、站和走。如果婴儿运动发育不符合头尾方向这个规律，如婴儿 5～6个月时竖头不好，不能扶坐，但下肢站立很有力，这就是异常现象。1 岁以内可通过以下 20 项神经运动检查判断小儿运动发运情况，具体见表 2－4。

表 2－4 20 项神经运动检查

项目	判断标准
视觉追踪红球	1 个月小儿眼球能追视，但头可能转不动；2 个月眼和头转动左、右可达 45°；3～4 个月追视左、右各 90°，即转动 180°。1 个月和 2 个月的婴儿也可按新生儿 20 项行为神经评分法（NBNA）测查，即将孩子半卧位托起看红球
视觉追踪说话人的脸	婴儿仰卧头在正中位，检查者和小儿面对面，距离 20cm，发出柔和的声音，吸引小儿注视，然后检查者分别向左、右移头部，观察小儿眼球和头部跟随人脸转动情况
听觉反应	1～3 个月小儿听声音有反应（如瞬目、皱眉、转头），4 个月小儿头能转向声源
颈肢反射	1～4 个月可有，也可无
持续手握拳	1～2 个月可有手握拳
拉坐姿势和头竖立	1 个月小儿拉起时头后垂，坐位时头能竖立 5 秒；2～3 个月头轻微后垂，可竖头 15 秒以上；4 个月小儿拉起时头和躯干呈直线抬起，竖头稳，可左右转头看

项目	判断标准
俯卧位抬头和肘支撑	1 个月小儿头转向一侧；2 个月小儿能抬头片刻，下巴离床；3 个月小儿抬头超过 45°，肘支撑；4 个月小儿抬头 90°，肘支撑，能左右转头
围巾征	使婴儿颈部和头保持在正中位以免上肢肌张力不对称。将婴儿手拉向对侧肩部，观察肘关节和中线关系。肘和中线有三种位置：①肘未达中线；②肘超过中线；③运动过度，即臂围颈部像围巾，揭示肩部肌肉几乎抵抗，为被动肌张力差的表现
内收肌角	1~3 个月 40°~80°，4~6 个月 70°~110°，7~9 个月 100°~140°，10~12 个月 130°~150°
腘窝角	1~3 个月 80°~100°，4~6 个月 90°~120°，7~9 个月 110°~160°，10~12 个月 150°~170°
足背屈角	慢角、快角均 <70°
独坐	独坐≥30 秒。5 个月前婴儿无此能力；5 个月婴儿坐位时，身体前倾，手臂前面支撑；6~8 个月可能会坐，但不持续；9 个月婴儿完全可独立坐
手主动抓握	4 个月婴儿有伸手主动抓握的意识，5 个月双手各抓一个物体，6 个月会两手传递物品
翻身	4~5 个月时可翻身，但不持续，6 个月时能翻身
主动爬	7~9 个月能爬，但不持续，10 个月会爬。个别婴儿不会爬而先会走
膝反射	检查两侧，记录正常、无或过度，也记录不对称
侧面支撑反应	为正常发育标志。此反应通常在 6~8 个月期间出现，在婴儿能独立坐不需要扶住时，检查者突然猛推婴儿的肩部使婴儿倒向一边。有反应时，婴儿应伸展适当的手臂防止跌倒，应注意是否缺乏反应或不对称
降落伞反应	为正常发育标志。婴儿面向前站立，检查者两手放置于婴儿腋下举起婴儿，然后从上将婴儿头先向检查台面猛冲，在正常防御反应下，婴儿伸展手臂以防止跌下。这种反应在 7~9 个月出现
立位悬垂反应	立位悬垂时，双下肢放松
俯卧位悬垂反应	俯卧位悬垂时，1 个月头和躯干平，2 个月头稍高于躯干，3 个月或以上头明显高于躯干

（二）语言发育

语言是表达思想和意识的一种方法，语言的发育包括发音、理解、表达与交流。小儿语言的发育除了与脑发育关系密切，还需要有正常的听觉和发音器官。另外语言的发育还与后天的教养有关。语言的发育顺序是：哭闹阶段、咿呀作语阶段、单词单句阶段。民间有"一哭二笑四发音，五咿六呀七爸妈，一岁懂话会叫人，二岁交谈四唱歌，七讲故事学文章"的说法，就是对小儿语言发育顺序的概括。表 2－5 为小儿语言发育顺序。

表 2－5　小儿语言发育顺序

年龄	语言发育水平
1 个月	能哭
2 个月	会笑，始发喉音
3 个月	能咿呀发音
4 个月	能发出笑声
5～6 个月	能喃喃地发出单调音节
7 个月	能发出"爸爸""妈妈"等复音，但无叫喊亲人之意
8 个月	能重复大人所发简单音节
9 个月	能懂几个较复杂的词句，如"再见"等
10 个月	"妈妈""爸爸"等复音变为呼唤亲人之意，能开始单词
12 个月	能叫出简单的物品名字，如灯；并能以"汪汪""咪咪"等代表狗、猫，能指出鼻子、耳朵
15 个月	能说出几个词及自己的名字
18 个月	能指出身体各部分
2 岁	能用 2～3 字组成的句子表达意思
3 岁	能说儿歌，并能数几个数字
4 岁	能认识 3 种以上颜色
5 岁	能唱歌，并能认识简单的汉字
6～7 岁	能讲故事，学习写字，准备上学

若小儿的运动和控制大小便的能力均正常，仅说话较迟，不能认为是智力落后。小儿的语言发展与环境和接触的人有关，如果环境较单调，接触的人少言寡语，小儿的语言也会发育较迟。

（三）感知发育

感知发育包括视觉、听觉、味觉、嗅觉、皮肤感觉等方面。

新生儿有瞳孔对光反射，但怕强光刺激，因其黄斑部发育不好，并常有生理性斜视或复视，因此此时的小儿看不清东西。从第 2 个月开始，就可以逐渐协调地注视物体片刻，并随之转动。小儿视功能发育进度具体如表 2－6：

表 2 - 6　小儿视觉功能发育

年龄	视觉功能发育水平
新生儿	短暂地注视和反射地跟随近距离内缓慢移动的物体，在 15cm 范围内视觉最清楚
1 个月	眼在水平方向 90° 范围内随移动的物体运动，表现为头眼协调
3 个月	头眼协调好。能判别物体的大小和形状，能看见 8cm 大小的物体
6 个月	开始分辨颜色，目光能沿垂直方向及水平方向跟随移动的物体转动 90°，能转动身体协调视觉
9 个月	较长时间地看 3～3.5cm 内的人物活动
18 个月	能注视悬挂在 3cm 处的小玩具
24 个月	能区别垂直线与横线。目光能跟踪落地的物体
4 岁	视力约 20/40

新生儿的听觉尚未发育完全，刚出生时耳中充满黏液，阻碍声音的传导，黏液吸收后，鼓室内充满了空气，听觉的敏锐性逐渐提高，出生数天后，听觉就非常敏锐。听觉功能发育过程见表 2 - 7：

表 2 - 7　小儿听觉功能发育

年龄	听觉功能发育水平
新生儿	能区别 90dB 与 105dB 的声响和 200Hz 与 250Hz 的音响
1 个月	能区别 ba 和 pa；两个音素的差别
3 个月	转头向声源
4 个月	听到悦耳声音时微笑
5 个月	对母亲语声有反应
8 个月	能区别语声的意义
9 个月	能寻找来自不同高度的声源
12 个月	能懂自己的名字
24 个月	听懂简单的吩咐
4 岁	听觉发育已完善

此外，小儿的味觉、嗅觉、皮肤的感觉都相当灵敏。味觉在出生头几天就相当灵敏，可以识别喜欢和不喜欢的，甜的、苦的、酸的都能识别。出生数月就对强烈的气味有反应，7～8 个月时比较灵敏，2 岁时基本能鉴别各种气味。新生儿以口部触觉最为灵敏，表现为有东西碰触就出现吸吮动作，另外手掌、脚掌和颜面部也比较敏感。

（四）性格发育

性格是指人在对事物、对人的态度和行为方式上所表现出来的心理特点，包括意愿、毅力、是非判断等情绪反应，如英勇、刚强、懦弱、粗暴。

从人的个体性格发展过程来看，小儿性格的形成、变化是在社会生活和教育条件的影响下，经过不断的量变和质变而发展起来的。小儿的性格表现在新生儿时期就有相应的反应，由于每个人的生活环境、心理特征不同，因而表现的对人、对事的兴趣、能力、适应程度等方面的性格特点也各不相同。小儿性格特征的形成和建立，是随着小儿不断地成长发育，小儿性格的个体特征逐渐鲜明稳定的。

1. 情绪反应

新生儿很早就开始有不同的个人特点，主要表现在睡眠、哺乳、敏感度、活动度、适应性等方面。有的婴儿出生时就很安静，有的就总爱哭闹很难安抚，这些都影响了父母及照顾者对婴儿的态度，并对小儿早期性格的形成有重要的作用。比如每当母亲将小儿抱在怀里时，小儿会有积极地探寻母乳的表现；在出生后的第二个月，就能对照顾他的人发出特有的"天真快乐反应"，注视照顾人的脸，手脚乱动，甚至表现出微笑的样子；3～4个月会对外界感到高兴的事情表现出大笑。婴儿的不愉快常表现为啼哭，常因饥饿、大小便、看不见亲人而哭闹。这种最初的性格表现是多变而不稳定的，个体特征也是不鲜明的。随着小儿不断地成长发育，小儿性格的个体特征逐渐鲜明稳定。

2. 相依感情

大多认为婴儿与亲人的相依感情建立是社会性心理发育的最早表现。婴儿时期由于一切生理需要必须依赖于成人的照顾，因而随之建立的是以相依感情为突出表现的性格。2～3个月的小儿以笑、停止啼哭、伸手、眼神或发出声音等表示见到父母的愉快；7～8个月会对不熟悉的人表现出认生，不让陌生人抱；10～18个月表现最明显就是与母亲分离时的焦虑情绪。幼儿时期由于已经能够行走，并且具备了一定的语言表达能力，性格的相依性较前减弱。但由于幼儿的行为能力和语言表达能力都非常有限，仍对成人有很大的依赖性，因此常表现为相依情感与自主情感或行为交替出现的性格特征。小儿在2岁左右就表现出对父母的依赖性减弱，不再认生，较前易与父母分开；3岁后可与小朋友做游戏，能表现出自尊心、害羞等。如果没有建立良好的相依感情，成年后多表现出不善于与人相处。

3. 违拗性

婴儿在1岁前的各种需求都需要依靠成年人才能达到，而到了2岁左右由于运动发育较为自由，又能听懂话，大脑的发育逐渐健全，小儿已有一定的自主意识，有自立感的产生，因此常表现出违拗性。这是发育过程的正常现象，4岁以后的小儿依赖情绪逐渐减弱，因此正确认识小儿发育过程的违拗性，对小儿的性格发育具有重要意义。

　　埃里克森人格发展理论认为人类的内在动力与周围环境会发生一系列矛盾，而一个人的性格，就是每个矛盾如何解决的综合反映。如何正确认识矛盾，并帮助小儿顺利解决自立感和依赖感之间的矛盾对小儿的心理和性格发育有非常重要的作用。

第三节　小儿五脏特点

　　人体是以五脏为中心的统一体，脏腑的功能活动，是气血津液产生的基础，是其他组织功能活动的主宰。五脏的有余及不足与现代医学各系统生理病理特点之间存在一定的相关性。小儿的脏腑娇嫩，虽是指小儿五脏六腑的形与气皆属不足，但其中又以肺、脾、肾三脏不足更为突出。小儿出生后肺、脾、肾三脏皆成而未全、全而未壮，同时小儿处于生长旺盛，发育迅速的阶段，对水谷精气的需求，较成人相对迫切，所以，小儿对肾气生发、脾气运化、肺气宣发的功能要求更高。因此，相对于小儿的生长发育需求，经常会出现肾、脾、肺气之不足，表现出肺脏娇嫩、脾常不足、肾常虚的特点。

一、"肺常不足"与小儿呼吸系统的解剖生理特点的相关性

　　小儿具有"肺常不足"的生理特点。肺主气，司呼吸，主宣发肃降，开窍于鼻，外合皮毛。肺为娇脏，小儿肺脏尤娇，从小儿呼吸系统解剖、生理特点与免疫功能来看，其呼吸功能发育不完善，储备能力较差，患肺脏疾病后更易引起呼吸衰竭；另外，其特异免疫和非特异免疫功能也未发育至成人水平，若调护失宜或感受外邪，导致肺失宣肃，容易发生感冒、咳嗽、肺炎喘嗽、哮喘等肺系病证及时行疾病。肺与大肠相表里，肺气清肃下降，气机调畅，并布散津液，能促进大肠的传导、糟粕的排出。若患肺脏疾病，肺气壅塞，失于肃降，气不下行，津不下达，则引起腑气不通，肠燥便秘。若大肠实热，传导不畅，腑气阻滞，也可影响肺的宣降。因此，在治疗肺系疾病时应用通腑泄热的药物可使腑气通畅，有利于肺气的肃降。

二、"脾常不足"与小儿消化系统的解剖生理特点的相关性

　　早在《难经·四十四难》即提出消化系统的"七冲门"之说："唇为飞门，齿为户门，会厌为吸门，胃为贲门，太仓下口为幽门，大肠小肠会为阑门，下极为魄门（即肛门）。"食物通过此"七冲门"，便完成了人体消化吸收和糟粕排泄的全过程。此七门是消化道的七个关口，任何一关发生病变，都会影响受纳、消化吸收和排泄。小儿消化系统中，多个脏腑参与了饮食物的摄入、消化、吸收和排泄功能，但关系最为密切的当属脾胃。脾胃为后天之本，主运化和输布精微物质，为气血生化之源，饮食的消化吸收，全身的气血充盛，四肢肌肉的正常运动及小儿生长发育均与脾胃有密

切的关系。小儿脾胃的结构与运化功能均未健全，但由于生长发育迅速，对营养物质的需求较高，比成人迫切，相对而言，脾胃功能较难满足机体的需要，古代医家把这种特点称为"脾常不足"。这一认识与现代医学消化系统解剖特点是一致的。如新生儿的胃容量较小，结肠短，故婴儿大便多不成形而为糊状，且排出快，次数多；新生儿和婴儿不仅胃酸分泌较少，胃酸和胃蛋白酶活性也较低，不利于杀灭病原体，各种胰腺酶的活性都比较低，对脂肪和蛋白质的消化吸收均不够完善，故易患泄泻、积滞、呕吐及疳证等消化系统疾病。

三、"肾常虚"与小儿泌尿系统的生理特点的相关性

肾主水，主气化，司开合，是指肾气具有主持和调节全身水液代谢的作用。从泌尿系统生理特点来看，主要体现为肾脏生成尿液、排泄代谢产物和维持体液平衡的作用。小儿肾脏虽具备大部分成人肾的功能，但尚未发育成熟，调节功能较弱，贮备能力差，所以小儿时期，由于先天因素和疾病的影响，导致肾气不足，水液代谢失常，常可出现水肿等病证。肾与膀胱互为表里，膀胱是州都之官，负责水液贮存和尿液排泄。尿液为津液所化，在肾的气化作用下生成尿液，下输于膀胱。因此，膀胱的开合有赖于肾的气化功能，肾气充盛则膀胱开合有度。因小儿有"肾常虚"的生理特点，小儿时期，肾气不充，膀胱开合易于出现失常。西医也认为，小儿膀胱容量小，排尿控制能力差，因此，临床易出现尿频、遗尿症等疾病。

四、"心常有余""肝常有余"与小儿神经系统解剖生理特点的相关性

小儿脏腑娇嫩，心神怯弱，肝气未盛，感邪之后，邪气易于枭张，从阳化热，由温及火，因而易见火热伤心生惊，伤肝引动肝风的证候，即所谓"心常有余""肝常有余"。现代研究表明，在发育中，脑的易损性、末梢神经肌肉刺激阈的降低等多方面因素决定了神经系统在小儿发育、成熟过程中，极易受到各种病因的侵袭，导致以惊厥、意识障碍等为主症的多种神经系统疾病。

第四节　小儿病理特点

小儿病理特点是由其生理特点决定的。小儿脏腑娇嫩，形气未充，抗病能力也较弱，故发病容易、易虚易实、易感易热；小儿生机蓬勃，发育迅速，故脏气清灵、易趋康复。关于小儿的病理特点，古代儿科医家从各个不同的侧面做了论述，归纳起来有"十易"：即隋代《诸病源候论》的"易虚易实"；宋代《小儿药证直诀》的"易寒易热"；金元《儒门事亲》的"易饥易饱"；清代《解儿难》的"易于传变，易于感触"；《医源》的"易于伤阴"；明代《小儿则》的"一药可愈"（易于康复）。

一、发病容易

小儿脏腑娇嫩，形气未充，为"稚阴稚阳"之体，年龄越小，脏腑娇嫩的表现就越突出。正是由于小儿机体的这种不够成熟、不够完善的生理特点，导致小儿的御邪能力较弱，抗病能力不强，加之小儿寒暖不知自调，乳食不知自节，若家长护理喂养失宜，则外易感六淫，内易伤饮食，再由胎产禀赋等因素，所以小儿易于感触，容易发病，年龄越小，发病率越高，且有迅速传变的特点。

小儿发病容易，突出表现在肺、脾、肾系疾病及传染病方面。肺为娇脏，外合皮毛，小儿肺常不足，藩篱不固，故易感受外邪。肺主宣发，主一身之表，小儿之肺气宣发功能尚不健全，腠理开合、固表抗邪的功能较弱；肺主呼吸，主一身之气，小儿之肺气肃降功能尚不完善，"治节"一身之气的功能未健全。因此，六淫之邪，不论是从口鼻而入，还是从皮毛而受，均先犯肺，故有"形寒饮冷则伤肺""温邪上受，首先犯肺"之说。因此，小儿时期容易患感冒、咳嗽、肺炎喘嗽、哮喘等肺系病证，使肺系疾病成为儿科发病率最高的一类疾病。

小儿"脾常不足"，其脾胃之体成而未全、脾胃之气全而未壮，因而容易因家长喂养不当、小儿饮食失节，出现受纳、腐熟、精微化生转输等方面的异常。小儿处于快速的生长发育阶段，脾为后天之本，气血生化之源，需为小儿迅速成长提供营养物质。小儿脾胃的功能状态与小儿快速生长发育的需求常常不相适应，故而由于乳食失节、食物不洁、脾运失健等因素导致的呕吐、泄泻、腹痛、积滞、厌食等脾系病证较为常见，其发病率在儿科仅次于肺系病证而居第二位。

小儿"肾常虚"，是针对小儿"气血未充，肾气未固"而言。肾藏精，主骨，为先天之本。肾的这种功能对身形尚未长大、多种生理功能尚未成熟的小儿更为重要，它直接关系到小儿骨、脑、发、耳、齿的功能及形态，关系到生长发育和性功能成熟。因而临床多能见到肾精失充、骨骼改变的肾系疾病，如五迟、五软、解颅、遗尿、水肿等。

小儿形气未充，抗御外邪的能力较弱，易于感受各种时邪疫毒。邪从鼻入，肺卫受袭，形成麻疹、风疹、水痘等传染病；邪从口入，脾胃受邪，导致痢疾、霍乱、肝炎等传染病。传染病一旦发生，又易于在小儿间相互染易，造成流行。

小儿病理特点的另一方面表现为"心常有余""肝常有余"，这是指儿科临床上既易见心惊，又易见肝风的病证。小儿生理上心神怯弱、肝气未盛，病理上易感外邪、各种外邪均易从火化，因此，易见火热伤心生惊、伤肝引动肝风的证候。

小儿既病传变迅速的病理特点，主要表现在寒热虚实的迅速转化方面较成人尤为突出，也即易虚易实、易寒易热。

二、易虚易实

虚实是指小儿机体正气的强弱与导致疾病的邪气盛衰状况而言。诚如《素问·通评虚实论》所说："邪气盛则实，精气夺则虚。"易虚易实即是指小儿一旦患病，则邪气易实，正气易虚，实证可迅速转化为虚证，虚证也可转化为实证，或虚实并见之证。如小儿肺炎喘嗽，初起因肺气闭塞，可见发热、咳嗽、痰壅、气急、鼻煽之实证，若失治误治，则可迅速出现面白唇紫、肢冷色青、大汗淋漓、心悸等正虚邪陷，心阳虚衰之虚证。又如小儿泄泻，病起多因内伤乳食，或感受湿热之邪，可见脘腹胀满、泻下酸腐、小便短少、舌红苔腻、脉滑有力之实证，若失治误治，泄泻不止，则可迅速出现气阴两伤或阴竭阳脱之变证。

三、易寒易热

寒热是指疾病病理表现两种不同性质的证候属性。"易寒易热"是指在疾病的过程中，由于小儿"稚阴未长"，故易见阴伤阳亢，表现为热证；又由于小儿"稚阳未充"，故易见阳气虚衰，表现为寒证。小儿的易寒易热常常与易实易虚交错出现，在病机转化上，形成寒证、热证迅速转化或夹虚或夹实。如小儿风寒外束的（表）实寒证，易转化为外寒里热，甚至邪热入里的实热证，失治或误治也易转变成阳气虚衰的虚寒证，或阴伤内热的虚热证等。

综上所述，小儿不仅发病容易，而且患病之后，虚实寒热的变化，较成人更为迅速，且错综复杂。正如吴鞠通在《解儿难》中所说："小儿肤薄神怯，经络脏腑嫩小，不奈三气发泄，邪之来也，势如奔马，其传变也，急如掣电。"所以，诊治小儿疾病，必须明察小儿病理特点、病情演变规律，及时诊断，预见其可能的病机变化，才能提高治疗效果。

四、易趋康复

与成人相比，小儿体禀纯阳，生机蓬勃，脏腑清灵，活力充沛，对各种治疗反应灵敏；小儿宿疾较少，病因相对单纯，疾病过程中情志因素的干扰和影响相对较少。因此，小儿虽有发病容易、传变迅速的不利的一面，但一般说来，只要诊断无误，辨证准确，治疗及时，处理得当，用药合理，护理适宜，病情好转的速度较成人为快，疾病治愈的可能也较成人为大。例如小儿感冒、咳嗽、泄泻等病证多数发病快好转也快，小儿哮喘、癫痫、阴水等病证虽病情缠绵，但其预后较成人相对为好。正如张景岳在《景岳全书·小儿则》中所说："小儿之病……其脏气清灵，随拨随应，但能确得其本而撮取之，则一药可愈，非若男妇损伤、积痼痴顽者之比。"

第五节　小儿体质特点

小儿体质是指小儿在先天因素和后天因素长期影响下而形成的体态结构、生理功能上相对稳定的特殊状态，即个体特性。先天因素有种族、父母、胎儿期状况等。后天因素有社会条件、气候、地理状况、营养、年龄、体育锻炼、疾病、药物、精神因素等。《景岳全书·杂证谟·脾胃》说："人之自生至老，凡先天之有不足者，但得后天培养之力，则补天之功亦可居其强半。"后天因素在先天因素的基础上进一步促进了体质的形成，或者促进某种体质的稳定和巩固，或者促进体质的改变。正常人体是有差异性的，如《灵枢·寿夭刚柔》所说："人之生也，有刚有柔，有弱有强，有短有长，有阴有阳。"这种个体的差异性就表现为一定的体质。

一、小儿体质的形成因素

体质是由先天遗传和后天获得所形成的、个体在形态结构和功能活动方面所固有的、相对稳定的特性，与心理性格具有相关性。它决定了对某种致病因素的易感性和病变类型的倾向性，亦影响着疾病的传变方向与转归情况。在一定时期内，它具有相对的稳定性；在某种条件下，它具有可变性。影响小儿体质的因素多种多样，如先天禀赋、饮食起居、地理环境、医药因素等。

（一）先天禀赋

《格致余论·慈幼论》谓："儿之在胎，与母同体，得热则俱热，得寒则俱寒，病则俱病，安则俱安。"《幼幼集成·护胎》亦有相似的论述："胎婴在腹，与母同呼吸，共安危，而母之饥饱劳逸，喜怒忧惊，食饮寒温，起居慎肆，莫不相为休戚。"因而孕妇的寒热虚实，起居饮食及七情等将影响小儿的体质，从而使小儿的体质有偏热偏寒偏虚偏实之不同。小儿生命来源于父母阴阳的结合。肾中精气旺盛时受胎，子代才会有较强的体质；反之，父母肾中精气虚衰，体质衰弱，勉强受胎生子，则后代体质多弱。即禀赋强者，体质强壮，健康而少病；其禀赋弱者，体质较差，往往影响生长发育，出现胎怯、五迟、五软等病证。

（二）饮食起居

小儿生长发育迅速，但自体调节功能相对较差，对寒、热、饥、饱的自理能力缺乏，易于受到过寒、过热、过饥、过饱、偏食的影响。小儿常因饥饱不一，饮食偏嗜不同，而逐渐形成相应的体质差异。不良的饮食习惯，常导致小儿体质下降；良好的饮食习惯，可以调补阴阳气血，使阴阳平衡，从而使小儿体质增强。另外，调节饮食宜忌在小儿体质纠偏中也有重要意义。

小儿如若锦衣暖被、将养过温，加之动多静少，易致汗出过多，耗气伤阴，肺卫不固，腠理疏松，易于感触外邪；稚阳之体，同气相召，化火生热。这样的小儿易于形成易患外感病和热病的体质特点。正如《千金方》所言："小儿始生，肌肤未成，不可暖衣，暖衣则令筋骨软弱。"

（三）地理环境

气候、水土以及民俗习惯可导致儿童的体质差异。如《周礼·地官·司徒》中对不同居住条件人的形体特征进行了描述，其曰："一曰山林……其民毛而方；二曰川泽……其民黑而津；三曰丘陵……其民专而长；四曰坟衍……其民皙而瘠；五曰源湿……其民肉丰而痹。"《素问·异法方宜论》曰："其民陵居而多风，水土刚强……故邪不能伤其形体。"《吕氏春秋·尽数》则说："轻水所多秃与瘿人，甘水所多好与美人，辛水所多疽与痤人。"《医学源流论·五方异治论》亦有类似的论述："人禀天地之气以生，故其气随地而不同……西北之人气深而厚……东南之人气浮而薄。"这些地理环境的不同也造成小儿体质特点各异。

（四）人文环境

人文环境是专指由于人类活动产生的周围环境，是人为的、社会的，是非自然的。对儿童来讲最主要是家庭。古人有云：喜伤心，怒伤肝，思伤脾，悲伤肺，恐伤肾。良好的家庭氛围可以使儿童心情平和，生活有节；相反，如果父母经常吵架，甚至离婚，则儿童易于长期处于压抑、悲观、郁闷中，消极的个性特点可通过心身机制干扰生理功能，进而削弱了体质或促成了体质偏颇失调。故而人文环境的差异亦影响小儿体质形成。

二、小儿体质常见分型

（一）正常质

此类属正常质小儿，先天禀赋充足，后天喂养调护得当，较少生病，其脏腑、气血津液、阴阳与形神之间保持动态平衡。《灵枢·通天》说："阴阳和平之人，其阴阳之气和，血脉调。"表现为生长发育正常，体型匀称，胖瘦适中，或略胖，或略瘦，面色红润，气息均匀，表情自如，声音响亮，反应灵敏，肌肉结实，睡眠安宁，饮食、二便均可，指纹不红不淡，隐隐可见，舌苔正常，脉有力。该类小儿平时较少生病，发育正常，抗病能力良好，但毕竟稚幼，脏腑气血未充，故易受六淫疫疠饮食所伤，以肺脾系统疾病较为常见。患病后按小儿病理特点发展转变，发病后容易传变，由表入里，易寒易热，易虚易实。同时，该类体质小儿再生康复力强，脏气清灵，容易康复。

（二）偏颇质

偏颇质为非正常体质类型，不属病理表现，只是潜藏着某种病理倾向和对某些病邪的易感性。因此称这些体质类型的小儿是"不正常的正常儿"。目前，很多学者提出了不同的体质分型方法，但尚无体质分型的统一标准。临床常见有气虚质、血虚质、痰湿质、阴虚质等。熟知小儿偏颇质类型，对于儿童保健防病有重要的意义

1. 气虚质

气虚质常包括肺气虚质、脾气虚质及肾气虚质。

（1）肺气虚质：该体质小儿发育营养一般，面白气弱，哭声低怯，动辄汗多，易感冒，发稀，舌质淡红，苔薄白，脉细，指纹淡，可因先天禀赋不足、后天失调或久病大病所致。因肺气虚弱，卫外功能失固，外邪易袭，由表入里，易患肺系疾病，以时行病、感冒、咳嗽、肺炎等常见。病证虚实夹杂，病理变化以寒化为主。

（2）脾气虚质：该体质小儿营养较差，面色萎黄，唇白少华，头发稀黄，形体消瘦，体重减轻，肌肉不丰，山根色青，大便溏或不消化，有的干结如羊屎，口干喜饮，进餐时喜用水或汤下饭，食量少，速度慢，厌食挑食，舌质淡红，苔薄白，脉缓，指纹淡隐，可由先天禀赋不足所致。因脾气虚弱，消化功能失职，故易为饮食所伤，易患积滞、厌食、呕吐、泄泻等脾系病证。发病初期一般以实为主，以虚为次。

（3）肾气虚质：该类体质小儿发育较差，个体矮小，消瘦，头发稀疏细软，干枯无光泽，立行较迟，夜尿多，或有遗尿，面白气弱，精神萎靡，目光少神，四肢乏力，形寒肢冷，冬季明显；哭声语声低怯，舌质淡，苔薄白，脉沉细或迟缓无力，指纹沉淡，可由先天禀赋不足所致。因肾气不足，如治疗不力，失于调护，则易患五迟、五软、遗尿、水肿、哮喘等证。

2. 血虚质

血虚质包括心血虚质和肝血虚质。

（1）心血虚质：该类体质小儿发育一般，面色少华，口唇色淡，形体消瘦，头发稀黄，易心悸惊恐，脉细无力，舌质淡，苔薄，易发生心悸、惊吓、怔忡、血虚等证。该类体质与先天禀赋不足有关。

（2）肝血虚质：该类体质小儿发育一般，面色萎黄，体重稍轻，目干多眵，皮肤不润，头发稀黄，指甲干瘪，两颧色红，舌质偏红少津，苔少，脉弦细。

3. 痰湿质

该类体质小儿发育一般，形体偏胖，肌肉松软，面色㿠白或苍白少华，表情淡漠，身体困倦，不喜活动，四肢欠温，动则汗出，喉中痰鸣，睡时痰鸣加重，多涎滞颐，饮食不振，大便多溏，易腹胀，舌质淡胖，苔白腻或厚腻，脉细濡，指纹青滞，多因先天禀赋不足所致。易发生咳嗽、哮喘、吐泻、湿疹、肿胀等疾病。

4. 阴虚质

该类体质小儿发育一般，形体消瘦，唇面多赤，皮肤干涩，头发黄，精神兴奋，易患多动症，口干口渴，手足心热，食少便结，夜间汗出，或潮热盗汗，睡眠不宁，夜梦多，小便黄而臊臭，舌质红，苔少无津，脉细数，多因先天禀赋或后天饮食失调所致。易出现高热、抽搐、神昏、谵语等症状。

5. 湿热质

该类体质小儿发育营养一般或稍差，面目微浮，形体虚胖，肌肉松软不丰，倦怠懒动，脘腹痞胀，腹隆如蛙腹，纳呆，大便不化或溏，常夜间大便，睡卧露睛，舌质淡胖，苔厚黄腻，脉濡数。易患厌食、积滞、泄泻等脾系疾病。

6. 气郁质

该类体质小儿性格暴躁，睡眠不深，夜寐易惊，食欲不振，头发稀黄，时有腹痛，发热时易出现抽搐，舌淡红，苔薄少津，脉弦细。易患有疳证、泄泻、慢惊风、小儿麻痹症、佝偻病等疾病。

7. 特禀质

该类体质小儿常出现风团、咽痒、鼻塞、喷嚏等；易患哮喘、荨麻疹、花粉症及药物过敏的疾病；适应能力差，尤其在易致过敏性疾病季节适应能力更差，易引发宿疾。

熟知小儿的体质类型，对于小儿的喂养保健、预防诊断治疗等都有重要的意义。针对不同体质类型的小儿制订不同的养护防治措施，将有助于提高我国儿童的身体素质，减少疾病的发生，蕴涵了中医学"治未病"的思想。

三、了解小儿体质的临床意义

小儿体质状况对于小儿保健推拿有着重要意义。如体质强壮者，应注意预防疾病，加强锻炼，防病以维护体质；体质虚弱者，除预防疾病外，还应采用适当锻炼方法，避免过劳过逸，促进体质增强。如阴盛体质宜温忌寒，阳盛体质宜凉忌热，还可选择适当饮食，调理体质，必要时使用药物纠偏扶正。

了解小儿体质状况对于小儿辨证治疗也有重要意义。《医门棒喝·人身阴阳体用论》中说："治疗之要，首当察人体质之阴阳强弱，而后方能调之使安。"一定体质存在对某种致病因素的易感性和疾病发生过程中发病的倾向性。了解小儿体质状况，对于辨别证型，指导小儿推拿具有重要作用。如能认识体质，指导小儿推拿，加之权衡用药，则多能邪祛正安，使患儿恢复健康。

第六节　小儿的喂养及营养

生命从开始至终止，每天都需要从食物中摄取营养，以维持正常的生理、生化、免疫、生长发育等生命活动。而小儿正处于生长发育旺盛的阶段，对各种营养物质的需求更大于成人。中国自古就提出："生民之道，莫不以养小为大。"因此，合理的喂养和饮食安排对于小儿的健康成长显得尤为重要。社会的发展，人类的繁衍，都要靠自身的优化。儿童的健康是提高人口素质的基础，是人类发展的先决条件。为了保证其正常的生长发育、健康地成长，应格外重视小儿的乳食喂养和保健。

乳食是提供小儿从外界事物中摄取营养的方法，包括哺乳和饮食。小儿离开母体后，就处于生长发育最旺盛的时期，年龄越小，生长发育越快，因此对水谷精微的需求就越高。但因小儿生理特点的"脾常不足"，饮食又不知节制，就容易被饮食所伤。因此，要讲究科学喂养，对膳食有合理的安排，才能保证小儿的正常生长发育，而且要根据不同年龄及不同个体的脾胃生理功能及体质特点，有不同的对待。

一、乳婴儿喂养

新生儿刚脱离母腹，胃纳开始，脾胃尚未健全，因此哺乳必须得当。

（一）喂养方式

婴儿的喂养可分为母乳喂养、人工喂养和混合喂养三种方式。

1. 母乳喂养

出生后 5~6 个月内的乳婴儿，以母乳为主要食物的喂养，叫作母乳喂养。

（1）母乳喂养的优点：《女学篇·自乳之得宜》认为："盖天之生人，食料亦随之而生，故婴儿哺育，总以母自乳为佳，每见儿女自乳者，身体较为强壮。"《万氏家藏育婴家秘·鞠养以慎其疾四》提出："儿在母腹之时，赖血以养。既生之后，饮食之乳，亦血之所化也。虽有谷肉，不可与之，以乱其肠胃中和之气。"

母乳是乳婴儿最理想的天然食品，其所含的营养物质，最适合婴儿生理需要，最易为婴儿消化吸收。其营养丰富，比例适中，母乳中蛋白质、脂肪、糖的比例为 1∶3∶6，钙、磷比例为 2∶1，易被婴儿吸收和利用，出生 4 个月之内的婴儿，单纯母乳足够维持其对蛋白质的需要，而且母乳含有多种免疫因子，可增强小儿的免疫力，特别是分娩 7 天内的初乳，含有多种酶和抗体，具有抑菌和杀菌的作用。据统计，从出生至 6 个月，单纯用母乳喂养的婴儿，患病率比用母乳代用品喂养者低 75%。母亲哺乳已被世界卫生组织和联合国儿童基金会列为挽救儿童生存的四大战略技术之一，成为全世界在大力推广的科学喂养方法。

另外母乳喂养的优点还包括以下几点：经济、方便，温度适宜；不易过敏和污染；母乳能增进母子感情，使婴儿获得安全感，有利于婴儿心理发育；哺乳时母、婴直接接触，婴儿的疾病易被及时发现；产后哺乳，可反射性地刺激子宫收缩，促进母体早日康复。

（2）母乳喂养时间：古人指出，婴孩生后即可吮奶。如《活幼口议·病证疑难》中指出："已诞之后，继时吻之以乳。乳者，化其气血，敷养肌肤，百脉流和，三焦颐顺，身肢渐舒，骨力渐壮……凡人生子，吮乳为上。"

目前认为，生后半小时内即应吮奶，若超过半小时，不仅会丢失初乳，而且会因泌乳反射未建立而造成回乳。乳头属足厥阴肝经，乳房属足阳明胃经。胃为水谷之海，气血生化之源。孕妇分娩往往情绪紧张、气血受损，亦或抑郁不乐、怒气伤肝等，皆可导致气血不足或气滞肝旺、脾胃受伐，而引起乳汁不行。可见母乳哺养之成败与肝、胃之经气是否畅达密切相关。婴儿生后立即吮乳，能激发肝、胃之经气经脉调畅，则母乳分泌旺盛。

每次喂奶，既要注意按时，更要按需哺给。一般生后头几天母乳量不多，每次喂奶时间不宜过长，第1天每次吸吮2~3分钟，第2天可吸5分钟，以后以每次15~20分钟为宜。每隔3~4小时哺乳一次。每次哺乳应使一侧乳房吸空后，再哺另一侧，可防止乳汁积滞而影响分泌。对早产儿、体弱儿等胃纳量较小，以及胃纳量较大的婴儿，应区别对待，按需哺给。

正如《备急千金要方·少小婴孺方上·初生出腹第二》云："凡乳母乳儿……如是十返五返，视儿饥饱节度，知一日中几乳而足，以为常。"说明哺乳应根据乳儿个体的差异及需要来决定每日哺乳的次数及时间，不可千篇一律，固守定规。

（3）母乳喂养的方法：在哺乳前，应当先揉乳，清洗乳头，挤出宿乳，使乳汁流畅。《小儿卫生总微论方·乳母论》指出了正确的哺乳姿势："凡每乳儿，乳母当以臂枕儿头，令儿口与乳齐乃乳之。"哺乳时，注意小儿姿势，应将乳儿斜抱怀中取半卧位，乳母用上臂托小儿头颈，以免头颈后仰妨碍乳汁下咽。若乳房较大者，哺乳时应以食、中指轻压乳房上部，以免乳晕遮住小儿鼻孔而影响呼吸。每次哺乳后，可将小儿抱直，倚于肩头，轻轻拍背，使吞入之空气及时排除，防止溢乳。小儿出生后，应尽早开乳，哺乳的时间和哺乳量可根据婴儿的需要灵活掌握。不宜太饱，饱则令儿呕吐；不可当风乳儿，易致风冷入肺，令儿咳嗽；不可夜露下乳儿，若冷气下咽，易致呕逆；初生儿若多睡勿强与乳。哺乳期间，乳母应加强营养，合理膳食，起居适宜，精神愉快，保证乳汁的营养和畅通。《方氏家藏育婴秘诀·鞠养以慎其疾四》还指出："凡母乳大醉后勿乳，大劳后勿乳，大怒后勿乳，房事后勿乳，有热病勿乳，其子啼哭未止勿乳，睡未醒而勿乳，饱后勿乳。"以及过饥勿乳，盛夏乳母浴后勿乳等哺乳禁忌，皆值得引起注意。

（4）乳母的宜忌：初生的小儿以母乳喂食，所以母体患病亦可自乳汁传于婴儿，因此，乳母在哺乳期必须注意精神、饮食营养的调摄，同时须注意慎避寒暑、预防疾病等。

乳母的精神宜愉悦。《普济方·婴孩出生门·论出生诸病并治法》指出："其或母用性不顺，则气血乱，气血乱则乳汁不和，乳汁不和令儿见逆。"又云："择乳母，须精神爽健，情性和悦……则可以饲儿。"是因乳母的情绪对婴儿的健康有着直接的影响。

乳母的饮食要求营养丰富、荤素搭配、美味可口，不可过食厚味、辛辣，以及过热过凉之物。《幼科发挥·调理脾胃》云："饮食入胃，气通于乳。母食热则乳亦热，母食冷则乳亦冷。故儿伤热乳则泻黄色……伤冷乳则泻青色。"临床上常有乳母嗜食冷饮或肥腻，致乳儿泄泻久治不愈者。说明乳母的饮食不当会影响婴儿的身体健康。

乳母还需要慎避风寒,以预防疾病。若风邪闭塞经络,易致乳汁回缩,甚则引起诸病。古代医家认为,病乳不可乳儿,即乳母在患病期间,特别是患乳痈及时令瘟疫时,应暂停哺乳。《幼科发挥·调理脾胃》中曰:"乳母者,儿之所依为命者也……母安则子安,母病则子病。"因此乳母在用药期间应中止哺乳,特别是可能对婴儿造成伤害的药物,因为几乎所有的药物都能通过母体的血浆进入乳汁,中止哺乳可避免间接遭受药物毒副作用的侵害。

2. 人工喂养

因无母乳或其他原因不能喂乳,完全用动物乳,或配方乳代替母乳喂养,叫作人工喂养。人工喂养应根据家庭条件和各地区的生活习惯,因地制宜,选择既适合乳婴儿营养的需要,又质优价廉的食品。

(1)鲜牛乳:蛋白质含量较人乳高,含钙亦丰富,但以酪蛋白为主,在胃中形成的凝块较大;牛乳的脂肪滴大,以饱和脂肪酸为多,缺乏脂肪酶,难于消化;牛乳的乳糖含量也少,且以甲型乳糖为主,易受细菌污染。因此,在食用前需通过稀释(加水或稀米汤)、加糖(5%~8%)、煮沸,尽可能调配到与人乳相仿,矫正其缺点,以利于小儿消化、吸收。

古代也有用牛乳喂养的记载,《保婴秘言·婴儿之哺育》中曰:"牛须择其壮而无疾,常食豆蔬与小量之食盐者。且牛乳朝榨者淡,夕榨者浓。婴儿初生,淡者为宜……生后3个月以前,则用乳一水三;六月以前,用乳一水二;九月以前,用水乳参半;而后渐次减水,终用纯乳……煮沸后,依温度适宜再行哺之。哺之之器,务期清洁,或以水煮之,饮余之乳,切勿再用。"若嫌牛奶滞脾,母乳又不足者,可按《小儿病·保婴要诀》中所提,"用米粉稀糊,每日与乳相间,饲一至三次不等,平淡鲜洁,似较有益。若恐有滞,每一星期可用炒楂肉、炒谷芽各少许煎服。盖楂肉能消乳积,谷芽能消糊积也。"

牛乳配制方法:每日牛乳的需求量个体差异较大,应灵活掌握。可按每日每千克所需能量和液体总量来计算奶量。婴儿每日所需热量为110kcal/kg,液体总量为150mL/kg,每100mL鲜牛乳加糖8g,含热量约为100kcal。一日需水量的计算,用液体总量减去奶量即可。

(2)全脂奶粉:为鲜牛奶经过高温灭菌、真空浓缩、喷雾干燥等法制成。其酪蛋白颗粒变细软,加热可使蛋白质变性易于消化。使用时有两种稀释计算方法,一是按容量比例,1:4,即一容量奶粉加四容量水,通常为一汤匙奶粉,四汤匙水;二是按重量比例,1:8,即1份奶粉加8份水,调制成全奶。

(3)配方奶粉:又称母乳化奶粉,是为了满足婴儿的营养需要,将牛奶成分改变,再加入各种维生素和微量元素,更适宜于婴儿喂养,在普通奶粉的基础上加以调配的奶制品。主要以牛奶或其他动物乳汁为基础,适当添加营养素,使其总成分能提供婴儿生长发育的需要,以达到接近母乳的效果。与普通奶粉相比为了更接近母乳,去除了部分酪蛋白，增加了乳清蛋白，去除了大部分饱和脂肪酸，加入了植物油，增加了不饱和脂肪酸、二十二碳六烯酸（DHA，俗称脑黄金）、花生四烯酸等；还加入了乳糖，含糖量接近人乳；增加了微量元素、维生素、某些氨基酸等其他成分。冲调配方奶粉用温度65℃左右温开水为宜，要严格按奶粉使用说明添加水量，并根据婴儿大小或体重决定喂养次数和奶量，奶液配制太稀，小儿容易出现生长迟缓或营养不良；配制太浓，容易消化不良或脱水等。

3. 混合喂养

因母乳不足或其他原因不能全部用母乳喂养，部分用牛乳或配方乳代替母乳喂养，叫作混合喂养。混合喂养可在每次母乳后补充牛乳或配方乳，也可在一天中喂几次，以代替母乳。但全日母乳次数一般不超过 3 次，否则母乳就可能减少，以致消失。

（二）断奶

1. 断奶时间

婴幼儿 1～1.5 岁断奶为宜，若乳汁充足可延至 2 岁。多数小儿在 1～3 岁时，自行停止吃奶，这种自然断奶最佳，既能减少产妇乳房癌和卵巢癌的发病率，还可以抑制排卵、推迟再受孕的时间，促进生殖器官的恢复。若乳母决定停止哺乳，宜逐步减少喂奶次数，增加辅食次数，直至小儿习惯辅食后，方可断奶。否则，突然断奶会使婴儿脾胃不适应所进食物，而导致消化不良，甚至导致疾病的发生。断乳后，以粥和软饭为主食，并逐渐过渡到成人饮食。进食要定时、定量，富于营养，容易消化。

断乳应避开盛夏、寒冬和患病时，以春秋两季为宜。因这两季节气候温和，小儿的食欲变化不大。夏季气候炎热，胃肠消化液分泌减少，食欲下降，且食品又宜变质。若在此季节断奶、更换乳食，极易导致消化不良。冬季断奶，气候严寒，夜间哺食极为不便，且易受凉，易染疾病。

2. 断奶方法

小儿断奶宜缓而不宜急，应安排一段逐步脱离母乳的过程。婴儿自 4～5 个月起，应随着生长的需要、乳牙的萌出、脾胃功能的增强，逐渐增加辅助食品，使之逐步适应半固体、固体的食物。同时逐渐减少哺乳次数，至 1 岁左右，待能进与成人相似之食品后，就可以顺利断奶。

二、添加辅食

小儿的生长发育迅速，单纯哺喂乳类，已不能满足机体的需要，有必要及时添加一些辅助食品。添加辅食时不要盲目，需适宜地添加辅助食品，要从少到多，从一种到多种，逐步添加，为断奶做好准备。

1. 辅食添加的时间

婴儿何时添加辅食，早在明代龚廷贤《寿世保元·卷八》中就指出："儿生四五月，只能与乳吃，六个月以后方与稀粥哺之。"《万有医库·小儿科》指出："概小儿门齿既出，咀嚼之机已备，消化之力日强，正可给以食物而诱其食欲。"均认为6个月以后可增加辅食，是因为6个月以内之婴儿胃肠娇嫩，尚无消化辅食之能力，且母乳或其他乳类亦完全能满足婴儿生长发育之需要。

实际上，自4~5个月开始，可以添加少量米糊、菜泥等辅食，使之慢慢适应。待6个月后，由于乳类食品中维生素及铁的含量已相对不足，母乳已不能完全满足其生长发育之需，而这时婴儿形体增大，消化力亦强，能够顺利增加辅食量，以及时补充需要。

具体在每个婴儿增加辅食时，应根据不同个体的实际需要和消化功能来决定。由于每个婴儿的哺乳量和乳母泌乳多少的不同，所以添加辅食的时间和量亦应有所区别。有的母乳充足，足够哺喂6个月或6个月以上，甚至可满足10个月婴儿的需要，那么增加辅食的时间可适当推迟。相反，对一些母乳不足，或人工喂养的婴儿，添加辅食便应提前。

2. 辅食添加的原则

添加辅食，应遵循由少到多、由稀到干、由细到粗、由一种到多种的原则。

辅食的品种多样，一般每次只增加一种，若3~5天内无不良反应，方可再增加一种。如此逐步增加至多种。辅食的量要由少到多，最初只加1~2匙，待适应后逐步加量。辅食的质，应由素到荤，由稀到稠，先细粮后粗粮，食品的颗粒，应先细后粗。见表2-8。

添加辅食需要注意，不要强迫婴儿接受辅食，以免引起反感。婴儿在炎热之夏季，或在患病期间，均不宜添加辅食，以免导致消化不良。每次增加新的辅食后，应注意观察婴儿的消化情况，如果发现膨胀、啼哭、不食、大便次数增多等，均应暂停或减少所加之辅食，待婴儿恢复后，再试着从小量开始。

《万有医库·小儿科》曰："饲食之品，宜更迭掉换，勿致小儿嫌恶。各种肉汤之油不可多食，因油难以消化。"还指出辅食添加的次数与间隔时间，"大率与哺乳时间同。夜间自九点后，不可再饲"。

表2-8 添加辅食的顺序

年龄	辅食添加
1~3个月	必要时可添加鱼肝油，以补充维生素D。人工喂养者，可适当添加菜汤和果汁
4~6个月	婴儿开始长牙，体内的贮存铁已耗尽，应补充含铁丰富的食品。可以增加米汤、米糊、稀粥、菜泥、蛋黄、鱼泥等

年龄	辅食添加
7～9个月	可加烤馒头片或饼干，锻炼咀嚼，促进牙的生长。还可以添加粥、烂面条、碎菜、豆腐、熟土豆、鱼汤、肝泥、肉泥等
10～12个月	可食烂饭、面包、挂面和带馅的食品，以及碎菜、碎肉等。食品可逐渐多样化。每日加喂1～2次，以逐渐代替母乳

三、膳食喂养

孩子1周岁以后，乳牙逐渐出齐，咀嚼及消化能力逐渐增强，饮食已从过去的乳类为主，逐步过渡为谷类、肉、蛋、蔬菜为主。断奶后的幼儿，仍处于生长发育、物质代谢旺盛时期，但相对成人来说，其乳牙尚未出齐，脾胃之受纳、运化功能还未健全，如果膳食安排及营养调配不当，均会影响小儿的身体健康。如有些家长给婴儿简单地喂糖稀粥、泡饼干、蛋糕之类，致使蛋白质、维生素摄入不足，而发生营养不良。又有些父母过于溺爱，每以甘肥、生冷之物任儿恣意食之，以致积滞内停，损伤脾胃，诸疾从生，迁延成疳。因此，为从饮食方面保证小儿健康成长，必须合理安排好小儿膳食。

小儿的膳食喂养要注重合理的调配，食物的种类要多种多样，有谷有果、有粗有细、有荤有素。《素问·脏气法时论》提出，人体必须以"五谷为养，五果为助，五畜为益，五菜为充，气味合而服之，以补精益气"。五谷，是指谷、豆类食物；五果，是指各种果品；五畜，是指家畜、家禽肉和内脏等肉食；五菜，是指蔬菜类食物。这些食物只有相互搭配，才能较好地补益充养机体。古人虽未明确指出蛋白质、脂肪、糖、维生素及矿物质等营养素所占之比例，但其合理的搭配与现代所倡导的饮食结构是一致的。

现代认为，小儿合理膳食，是指合理调配主要营养物质——蛋白质、脂肪和碳水化合物之比例。即小儿每日所需要总能量的12%～15%来自蛋白质，20%～30%来自脂肪，50%～60%来自碳水化合物最为适宜。

各种食物中的营养成分归纳起来有蛋白质、脂肪、碳水化合物、维生素、矿物质和水6大类。蛋白质在蛋、奶、鱼、肉、豆类、麦类、高粱中含量较高；脂肪在食油、肥肉、蛋黄中含量较高；矿物质存在于食盐、蔬菜、动物的骨骼及内脏中等。

在小儿膳食中，若供糖不足，脂肪较多，则脂肪氧化不全，会产生大量酮体，易发生酮症酸中毒；若摄糖过多，蛋白质少，则小儿虚胖，甚则免疫功能低下，极易感染疾病；若蛋白质过量，肝肾负担加重，则增加耗能。因此，不论在家中，还是托幼机构，小儿膳食均应根据小儿生长发育的需要和生理特点，结合食品供应情况，周到安排。

安排膳食的原则如下：

1. 满足小儿每日所需的能量及各种营养。

2. 食品的烹调加工，应适合小儿的消化功能。特别是婴幼儿食品加工，应做到细、碎、软、烂。忌选甘肥油腻及辛辣刺激之食品。

3. 膳食调配，需要多样化、合理化，做到粮菜搭配、荤素搭配、粗细搭配。

4. 饮食的次数及数量，要求做到规律化，即根据实际需要定时、定量配给。一般可执行三餐二点（1~2岁）和三餐一点（3岁以上）制，不可过饥或过饱。

5. 饮食卫生方面要严格把关，避免食品污染，杜绝食物中毒。

6. 食谱的更选宜随季节的变化每日更新调换，勿使小儿嫌恶，避免产生厌食。

7. 进食环境要安静、清洁、美观、整齐。

8. 定期检测小儿生长发育情况，以不断改进提高小儿营养水平。

四、小儿饮食禁忌

关于小儿饮食的禁忌，历代医家在医籍中多有记载。总体概括为：忌饮食太饱、忌生冷甘肥、忌营养过剩、忌五味太过等。

1. 忌饮食太饱

小儿脾常不足，饮食切忌太饱。小儿智识未开，饮食不知自节，往往见物爱物，食之过度。《素问·痹论》曰："饮食自倍，肠胃乃伤。"是指在短时间内进食过多，胃肠负担过重，必然损伤脾胃之功能，从而导致疾病的发生。此即由伤食致病。为此，中医学早就提出，小儿食不可过饱。

伤食的最大危害，是损伤脾胃，导致胃纳功能失调，引起腹胀、腹痛、呕吐、腹泻等。若乳食不化，积滞中焦，可引起厌食、腹胀、消瘦，甚至因气血化生不足，而发展成疳病。同时还可因脾胃受损，痰湿内生，土不生金，而出现反复咳嗽、痰喘等呼吸道感染病证。

2. 忌生冷甘肥

生冷是指各种水果、饮料、冰糕，以及各种性寒之食物。《幼科诗赋·保婴歌》说："要得小儿安，不妨饥共寒；肉多必滞气，生冷定成疳。"其认为，阴寒生冷之物最易损伤脾阳，阻滞运化，导致疳积的发生。又如，不论冬夏小儿多喜嗜食甘甜之饮料及冰冻奶酪，常因此而发生吐泻。特别是先天不足，脾阳虚弱者，更需谨慎。

甘是指奶油、肥肉等含脂肪量多的食物。《素问·奇病论》谓："肥者令人内热，甘者令人中满。"甘肥之物皆为小儿所喜爱，加之父母溺爱，每以甘肥任儿食之，殊不知肥甘之物最易积滞化热，伤及脾胃。若多食之，始见主食量减少，厌食蔬菜、谷类，喜食生冷瓜果，继则形瘦面黄，大便干结，亦或发生肥胖。此乃爱子之偏，所嗜之物，任其饱足所致。因此，在小儿膳食中，忌选过量之奶油、甘肥食品。

此外，一些不易消化之物，如蛤蚌、牡蛎、蟹类、年糕等，也不宜多吃，脾胃虚弱之小儿尤不可食。

3. 忌营养过剩

营养过剩，是指摄入营养过多，大大超过每日自身所需要的能量及营养素量。小儿营养需合理调配，既不可不足，也不可太过。营养不良会影响小儿的生长发育，营养过剩同样会给小儿身体健康带来危害。古代医家早就提出：富贵之家，衣食有余，生子常夭；贫贱之家，衣食不足，生子常坚。现代人生活水平普遍提高，对此更应重视。

现代研究认为，营养过剩会使肝、肾负担加重，还会影响智力发育。经调查发现，营养过剩不仅会导致"肥胖儿"，还会导致"肥胖脑"，致使脂肪在小儿脑组织堆积过多，大脑皮层的沟回变浅，脑的皱褶减少，影响神经网络的发育，从而使智力水平降低。同时，饱餐后胃肠供血过多，而脑部供血相对不足，也会影响智力的发育。

营养过剩，会使小儿免疫细胞过早发育，长大后免疫力迅速下降，在体质与智力等方面，均不如膳食合理、营养均衡的小儿。营养过剩、小儿肥胖，还会使心脏负担加重，导致心血管疾病提前出现，等等。可见营养过剩的危害，当引起普遍重视。

4. 忌五味太过

在小儿膳食中，五味宜调和而不宜过偏、太过。五味太过的危害，正如《素问·生气通天论》说："阴之所生，本在五味；阴之五官，伤在五味。是故味过于酸，肝气以津，脾气乃绝；味过于咸，大骨气劳，短肌，心气抑；味过于甘，心气喘满，色黑，肾气不衡；味过于苦，脾气不濡，胃气乃厚；味过于辛，筋脉沮弛，精神乃央。"是说人体之阴精来源于五味，但藏精之五脏却因五味太过而受伤。因而还指出："是故谨和五味，骨正筋柔，气血以流，腠理以密，如是则骨气以精。谨道如法，长有天命。"说明只有注意饮食五味的调和，才能使骨骼正直，筋脉柔和，气血流通，腠理固密，骨气坚强，机体壮实，享有天年。

因此，五味太过之食品，不宜给小儿食，如味甘酸之李子、杏仁，小儿多食则令腹胀。过咸之食品亦不可多食。现代医学认为，长期食入盐过多可致盐中毒、高血压，令儿烦躁不安，甚至出现神经质症状等。故在小儿膳食中，加盐、糖、醋等调味品均应适量，不宜太过。

此外，小儿尚需忌食含有色素、香料的食物，以及过期的各种饮料；忌食酒类等辛热饮品；忌食圆球状的硬性食物，以免误入气管，造成呼吸道梗阻，危及生命。

第三章　小儿病因病机及辨治

第一节　小儿病因病机

引起小儿发病的病因多数与成人相同，先天因素则是小儿特有的病因。同时，由于小儿具有自身的生理特点，因而小儿对不同病因致病的情况和易感程度与成人有明显的差别。小儿病因，以外感、食伤和先天因素居多，情志、意外和其他因素也值得注意。就小儿群体而言，不同年龄对不同病因的易感程度也不同，如年龄越小对六淫邪气的易感程度越高，年龄越小因乳食而伤的情况越多等。

一、外感六淫

外感六淫邪气与疫疠之气，均易于伤害小儿而致病。六淫邪气是风、寒、暑、湿、燥、火六种外感病邪的统称。风、寒、暑、湿、燥、火在正常情况下称为"六气"，是自然界六种不同的气候变化。若"六气"发生太过或不及的改变，非其时而有其气，便成为导致人体患病的原因，称为"六淫"。由于小儿为稚阴稚阳之体，脏腑娇嫩，又寒温不知自调，因而与成人相比，小儿更易被"六淫"邪气所伤。小儿为纯阳之体，六气易从火化，小儿感受外邪以热性病证为多。

疫疠是一类具有强烈传染性的病邪，其引发的疾病有起病急骤、病情较重、症状相似、易于流行等特点。小儿之体为"稚阴稚阳"，形气未充，御邪能力较弱，是疫疠邪气传染的易感群体，容易形成疫病的发生与流行。

（一）风邪致病特点

风为阳邪，其性开泄，善动不居，有向上、向外、主动的特点，变化多样。风为百病之长，寒、暑、湿、燥、火诸邪，多附于风而犯人。

风邪致病常见的证候群见恶风发热，汗出，头痛，鼻塞流涕，喷嚏喉痒，咳嗽，舌苔薄白，脉浮，指纹浮见于风关。或见有关节游走疼痛，皮肤瘙痒，丘疹时隐时现等。

风邪侵袭肌表，卫气抗邪，则恶风发热；风性开泄，腠理疏松，营阴不能内守，则汗出；风邪上扰则头痛；鼻为肺窍，喉为呼吸出入之门户，风邪侵袭皮毛，内应于肺，肺气失宣，故鼻塞流涕，喷嚏喉痒，咳嗽；风邪犯于表，故见舌苔薄白、脉浮、指纹浮等；风性善动，故见关节游走疼痛，皮肤瘙痒，丘疹时隐时现。

（二）寒邪致病特点

寒为阴邪，易伤阳气；寒性凝滞，性主收引。寒邪致病有全身或局部寒冷感、涎液及大便澄澈清冷、常有疼痛等特点。小儿卫阳不足者易感外寒，脾阳不足者易中内寒。

外感寒邪致病常见的证候群见恶寒发热，无汗，头身疼痛，流涕咳嗽，舌苔薄白，脉浮紧，指纹浮红。寒邪直中则见脘腹冷痛，肠鸣吐泻，手足欠温，舌淡苔白，脉沉紧或沉迟，指纹沉滞。

寒邪束表，卫阳被遏，则恶寒，发热，无汗；络脉收引，气血凝滞，故头身疼痛；风寒郁肺则流涕咳嗽；舌脉指纹同时见表寒征象；寒邪直中脏腑，或饮食生冷损伤中阳，则脘腹冷痛吐泻，手足欠温，舌脉指纹同时见里寒征象。

（三）暑邪致病特点

暑为夏季主气，性属火热。《素问·热论》说："先夏至日为病温，后夏至日为病暑。"可见暑邪致病有明显的季节性，多见于夏季。暑邪致病因其临床表现不同，又有暑温、暑湿、暑风、暑痉、暑厥、中暑等多种病名。《温病条辨·解儿难·暑痉》中说："小儿肤薄神怯，经络脏腑嫩小，不耐三气发泄。邪之来也，势如奔马，其传变也，急如掣电。"指出小儿对暑湿热三气耐受性差，受邪后发病急骤、传变迅速的特点。

暑邪致病常见的证候群见高热多汗，口渴引饮，面赤气粗，身重脘闷，纳谷不香，小便短赤，或有呕吐泄泻，或有神昏惊厥，舌质红，苔黄多腻，脉数。若冒暑夹寒，可见恶寒，无汗，低热，头身疼痛，神疲乏力，或有吐泻腹痛，舌苔薄白腻等。

暑为火热之气，暑热蒸腾于外则高热多汗，面赤气粗；燔灼阳明则口渴引饮；兼夹湿邪则身重；湿邪阻遏气机，升降失常则见脘闷、呕吐、泄泻；犯于心肝则神昏惊厥动风，舌红、苔黄、脉数皆为暑热之证。另外，夏季气候炎热，吹风着凉或者饮冷无度而中寒者可见寒邪束表和暑湿伤脾的证候。

（四）湿邪致病特点

湿为长夏（农历六月）主气，故长夏多湿病。湿为阴邪，重浊黏滞，易于阻遏气机，损伤阳气。湿邪致病，有重滞沉着、难以速愈的特点，又因脾喜燥而恶湿，故湿病多见脾气困遏的证候。小儿脾常不足，运化力弱，尤易为湿邪所伤。

湿邪致病常见的证候群特征为头重而痛，肢体困倦，关节疼痛重着，脘闷纳少，口淡无味，脘腹胀满，大便溏泄，小便短少，或见肌肤肿胀，或有恶风发热，汗出热不解，舌苔白腻，脉濡，指纹滞。

湿邪侵袭肌表，阻滞经络，故见头重而痛，肢体困倦，关节重着疼痛，亦可见恶风发热；湿热胶结，故身热不能一汗而解；湿困脾阳，运化失健，故见脘闷纳少，口淡无味，脘腹胀满，大便溏泄；湿浊内困，膀胱气化不利，则小便短少；湿邪泛溢肌肤则可见肌肤水肿；舌苔白腻，脉濡，指纹滞，皆为湿证征象。

（五）燥邪致病特点

燥为秋季主气，故秋季多燥病。燥邪致病易伤津液，又因肺为娇脏，胃喜柔润，故燥邪易伤肺胃之阴。燥病证候有温、凉之分：初多见温燥；深秋气候转凉，多见凉燥。

温燥证常见的证候群特征见发热，微恶风寒，少汗，鼻干咽燥，咽痛声嘶，口渴烦闹，干咳少痰，甚至痰中带有血丝，咳引胸痛，大便干结，舌质红干，舌苔微黄。凉燥证常见的证候群特征见恶寒，发热或不发热，无汗，头痛鼻塞，口鼻干燥，咳嗽少痰，舌质干，舌苔薄白。

燥伤肺津致鼻干咽燥，干咳少痰；损伤肺络则咯血、胸痛；燥伤胃阴则口渴喜饮、便干，舌质红干；燥热犯表则发热、恶风、少汗，唇燥舌干，舌苔微黄；热扰心神致烦闹多啼。凉燥证为燥、寒相合为病，故除见燥伤肺胃阴津症状外，兼见风寒束表之象。

（六）火邪致病特点

火为热之极，因火与热性质相同，又常并称为火热。火性具有炎上、灼津及易于伤心、动风、出血等特点。其病因或由感受温热病邪，或由风、寒、暑、湿、燥五气转化，或由脏腑阴阳失调或情志过极气郁化火。

火邪致病常见的证候群见高热，汗出，烦闹啼哭，口渴引饮，面红目赤，小便短黄，大便干结，或见神昏谵语，四肢抽搐，或见吐血衄血、发斑出疹，舌质红或绛，舌苔黄，脉洪数，指纹紫。

火邪燔灼故见高热，面红目赤；热迫津泄故汗出；热扰心神故烦闹啼哭；热伤阴津故口渴，尿少便干；热蒙心包则神昏谵语；火盛动风则四肢抽搐；热迫血行则吐衄斑疹；舌红苔黄、脉数、指纹紫皆为火热征象。此处所述火证，主要指外感火邪证候，若是内生火热证，则多无发热，而见到脏腑火热内盛产生的相应证候。

二、乳食因素

《幼科发挥·小儿正诀指南赋》载："肠胃脆薄兮，饮食易伤。"小儿"脾常不足"，且乳食不知自节，易为乳食所伤。

小儿乳食贵在有序、有时、有节。由于家长喂养不当，初生缺乳，或未能按期添加辅食，或任意纵儿所好，饮食营养不均衡，皆能使小儿脾气不充，运化失健，产生脾胃病证。又常因小儿幼稚，不能自调、自控饮食，易于造成挑食、偏食，过食寒凉者伤阳，过食辛热者伤阴，过食肥甘厚腻者伤脾等；小儿易见饥饱不均，乳食食入量偏少可导致气血生化不足，乳食食入量过多又可导致脾胃受损。饮食不洁也是小儿发病的一个常见原因。小儿缺乏卫生知识，易误食一些被污染的食物，引发肠胃疾病，如吐泻、腹痛、寄生虫病等。

三、先天因素

遗传病因是小儿先天因素中的主要病因，父母的基因缺陷可导致小儿先天畸形、生理缺陷或代谢异常等。妇女受孕以后，不注意养胎护胎，也是导致小儿出现先天性疾病的常见原因，如妊娠妇女饮食失节、情志不调、劳逸失度、感受外邪、房事不节等，都可能损伤胎儿而为病。如《格致余论·慈幼论》所说："儿之在胎，与母同体，得热则俱热，得寒则俱寒，病则俱病，安则俱安。"

四、情志因素

小儿对外周环境认识的角度不同于成人，因而导致小儿为病的情志因素与成人有着一定的区别。汪瑟安说："小儿但无色欲耳，喜怒悲恐，较之成人更专且笃。"小儿心神怯弱，最常见的情志所伤是惊恐。当小儿乍见异物或骤闻异声时，容易导致惊伤心神，出现夜啼、心悸、惊惕、抽风等病证；长时间的所欲不遂，缺少关爱，容易导致忧思，思虑损伤心脾，出现厌食、呕吐、腹痛、孤独忧郁等病证；家长对子女的过于溺爱，使儿童心理承受能力差，或者学习负担过重，家长期望值过高，都易产生精神行为障碍类疾病。

五、意外因素

小儿年少无知，没有或者缺乏生活经验，缺乏对周围环境安全或危险状况的判断能力，不知利害关系，因而容易受到意外伤害。例如溺水、触电、烫伤，以及跌打扑损的外伤、误食毒物的中毒、不慎吸入异物的窒息等。

六、其他因素

现代临床上，环境及食品污染或残留农药、激素含量超标等，已成为当前普遍关心的致病因素。放射性物质损伤，包括对胎儿和儿童的伤害，也引起了广泛的重视。医源性疾病，包括治疗、护理不当及院内感染等，有增多的趋势，需要特别引起儿科工作者的注意。

第二节 小儿四诊合参

小儿疾病的诊断方法，与临床其他各科一样，均用望、闻、问、切四种不同的诊察手段进行诊断和辨证。因乳婴儿不会说话，较大儿童虽已会说话，也不能正确叙述自己的病情，所以古称儿科为"哑科"。加上就诊时常啼哭吵闹，会影响气息脉象，造成诊断上的困难。钱乙认为小儿"脉难消息，求证不可言语取"（《小儿斑疹备急方论·后序》），所以，历代儿科医家对于小儿诊法，既主张四诊合参，又特别重视望诊。诚如《幼科铁镜·望形色审苗窍从外知内》所说："而小儿科，则推以望为主，问继之，闻则次。"

一、望诊

小儿肌肤柔嫩，反应灵敏。凡外感六淫，内伤乳食，以及脏腑自身功能失调，或气血阴阳的偏盛偏衰，易从面、唇、舌等苗窍各部形诸外，其反映病情的真实性较成人更为明显，不易受到病儿主观因素的影响。通过望诊可以观察病儿的全身和局部情况，从而获得与疾病有关的症状、体征。诚如夏禹铸所说："小儿病于内，必形于外，外者内之著也。望形审窍，自知其病。"

望诊内容可分为总体望诊（望神色、望形态）和分部望诊（审苗窍、辨斑疹、察二便、察指纹）两个方面。

1. 望神色

神是指小儿的精神状态，色是指面部气色。望神色就是望小儿的精神气色。通过对小儿目光、神态、表情、反应等方面的综合观察，了解五脏精气盛衰和病情轻重及预后。凡精神振作，二目有神，表情活泼，面色红润，呼吸调匀，反应敏捷，均为气血调和，神气充沛的表现，是健康或病情轻浅之象；反之，若精神委顿，二目无神，表情呆滞，面色晦暗，呼吸不匀，反应迟钝，谓之无神，均为体弱有病之表现，或病情较重之象。

面部望诊是小儿望神色中的重要组成部分。《灵枢·邪气脏腑病形》说："十二经脉，三百六十五络，其血气皆上于面而走空窍。"望面色可以了解脏腑气血的盛衰，以及邪气之所在。观察面部气色的好坏，主要在有神无神。所以喻嘉言《医门法律·望色论》说："察色之妙，全在察神。"有神即是有气的一种表现。《素问·五脏生成》说：凡青如翠羽、赤如鸡冠、黄如蟹腹、白如豕膏、黑如乌羽者，都属于有生气的表现；凡青如草兹、黄如枳实、赤如衃血、白如枯骨、黑如炲者，均为气败的证象。所以，观察小儿面部，无论何种颜色，总以润泽有神者为佳，枯槁无华者为恶。常用的面部望诊方法有五色主病和五部配五脏，其中五色主病是望神察色诊病的主要方法。

（1）五色主病：又称五色诊，即按面色红、青、黄、白、黑五种不同颜色的偏向表现来诊察疾病。

面呈白色，多为虚证、寒证。若面白浮肿为阳虚水泛，常见于阴水；面色惨白，四肢厥冷，多为滑泄吐利，阳气暴脱，可见于脱证；面白少华，唇色淡白，多为血虚。

面呈红色，多为热证。若面红耳赤，咽痛，脉浮为风热外感；午后颧红潮热，口唇红赤为阴虚内热，虚火上炎；若两颧艳红如妆，面白肢厥，冷汗淋漓为虚阳上越，是阳气欲脱的危重证候。新生儿面色嫩红，或小儿面色白里透红，为正常肤色。

面呈黄色，多为脾虚证或有湿浊。若面色萎黄，形体消瘦为脾胃功能失调，常见于疳证；面黄无华，脐周阵痛，夜间磨牙多为肠寄生虫；面目色黄而鲜明，为湿热内蕴之阳黄；面目黄而晦暗，为寒湿阻滞之阴黄；出生后不久出现的黄疸为胎黄，有生理性与病理性之分。

面呈青色，多为寒证、痛证、瘀证、惊痫。若面色白中带青，表情愁苦皱眉，多为里寒腹痛；面青而晦暗，神昏抽搐，常见于惊风和癫痫发作之时；面青唇紫，呼吸急促，为肺气闭塞，气血瘀阻。大凡小儿面呈青色，病情一般较重，应注意多加观察。

面呈黑色，多为寒证、痛证、瘀证、水饮证。若面色青黑，手足逆冷多为阴寒里证；面色黑而晦暗，兼有腹痛呕吐，可为药物或食物中毒；面色青黑晦暗为肾气衰竭，不论新病久病，皆属危重。若小儿肤色黑红润泽，体强无病，是先天肾气充沛的表现。

（2）五部配五脏：根据小儿面部不同部位出现的各种色泽变化，结合所属脏腑来推断病变的部位与性质，就是五部配五脏的望诊方法。五部指左腮、右腮、额上、鼻部、颏部。五部与五脏的关系及主病，最早见于《小儿药证直诀·面上证》："左腮为肝，右腮为肺，额上为心，鼻为脾，颏为肾。"可供临床参考。

2. 望形态

形指形体，态指动态。望形态就是观察病儿形体的强弱胖瘦和动静姿态。形体望诊，包括头囟、躯体、四肢、肌肤、毛发等。

（1）望形体：凡发育正常、筋骨强健、肌丰肤润、毛发黑泽、姿态活泼者，是胎禀充足，营养良好，属健康表现；若生长迟缓、筋骨软弱、肌瘦形瘠、皮肤干枯、毛发萎黄、囟门逾期不合、姿态呆滞者，为胎禀不足，营养不良，多属有病。如头方发稀，囟门宽大，当闭不闭，可见于五迟证；头大颌缩，前囟宽大，头缝开解，目睛下垂，见于解颅；前囟及眼窝凹陷，皮肤干燥，可见于婴幼儿泄泻阴伤液脱；胸廓高耸形如鸡胸，可见于佝偻病、哮喘病；肌肉松弛，皮色萎黄，多见于厌食、偏食、反复感冒；腹部膨大，肢体瘦弱，发稀，额上有青筋显现，多属疳积；毛发枯黄，或发竖稀疏，或容易脱落，均为气血虚亏的表现。

（2）望动态：通过动态观察，可以分析不同姿态显示的疾病。如小儿喜俯卧者，为乳食内积；喜蜷卧者，多为腹痛；颈项强直，手指开合，四肢拘急抽搐，角弓反张，是为惊风；若翻滚不安，呼叫哭吵，两手捧腹，多为盘肠气痛所致；端坐喘促，痰鸣哮吼，多为哮喘；咳逆鼻煽，胁肋凹陷如坑，呼吸急促，多为肺炎喘嗽。

3. 审苗窍

苗窍是指口、舌、目、鼻、耳及前后二阴。苗窍与脏腑关系密切。舌为心之苗，肝开窍于目，肺开窍于鼻，脾开窍于口，肾开窍于耳及前后二阴。脏腑有病，能在苗窍上有所反映，诚如夏禹铸《幼科铁镜》所说："五脏不可望，惟望苗与窍，小儿病于内，必形于外，外者内之著也，望形审窍，自知其病。"因此，审察苗窍可以测知脏腑病情。

（1）察舌：舌为心之苗，心开窍于舌。《灵枢·脉度》说："心气通于舌，心和则舌能知五味矣。"心主血，所以察舌可以了解营卫气血和脾胃消化功能的病变，同时可以了解病之表里、寒热、虚实。

察舌应注意有无舌苔及舌苔的厚薄和津液的多少，还要注意有无染苔等假象，以免误诊。正常小儿舌体柔软、淡红润泽、伸缩自如，舌面有干湿适中的薄苔。小儿舌质较成人红嫩。新生儿舌红无苔和哺乳婴儿的乳白苔，均属正常舌象。食后或服药后对舌苔有一定影响，应予注意。若心火上炎则舌红，甚则生疮；心血瘀阻，则舌质紫暗或有瘀斑；心阳不足，则舌质淡白胖嫩；心阴不足，则舌质红绛瘦瘪。临床上望舌，要注意观察舌体、舌质、舌苔三方面的变化。这三个方面既要分看，又要合看，才能结合其他诊法，做出正确的判断。

舌体：舌体胖嫩，舌边齿痕显著，多为脾肾阳虚，或有水饮痰湿内停；舌体肿大，色泽青紫，可见于气血瘀滞；舌体强硬，多为热盛伤津；急性热病中出现舌体短缩，舌干绛者，则为热甚津伤，经脉失养而挛缩；舌体肿大，板硬不灵，甚则肿塞满口，不能转动吮乳，称为木舌，由心脾积热，火热循经上行所致；舌下红肿突起，形如小舌，称为重舌，属心脾火炽，上冲舌本所致；舌体不能伸出唇外，转动伸缩不灵，语音不清，称为连舌，因舌系带过短所致，亦称"绊舌"；舌吐唇外，掉弄如蛇，称为弄舌，多为大病之后，心气不足或惊风之兆；若舌常吐唇外，伴见眼裂增宽，表情愚钝者，为智力低下之表现。舌吐唇外，缓缓收回，称吐舌，常为心经有热所致，吐舌不收，心气将绝。时时用舌舔口唇，以致口唇四周灰暗或有脱屑、作痒，称舔舌，多因脾经伏热所致。

舌质：正常舌质淡红。若舌质淡白为气血亏虚；舌质绛红，舌有红刺，为温热病邪入营入血；舌质红少苔，甚则无苔而干，为阴虚火旺；舌质紫暗或紫红，为气血瘀滞；舌起粗大红刺，状如草莓者，常见于猩红热。

舌苔：苔白为寒，苔黄为热，苔白腻为寒湿内滞，或有寒痰食积。苔黄腻为湿热内蕴，或乳食内停；热性病见剥苔，多为阴伤津亏所致；舌苔花剥，状如地图，时隐时现，经久不愈，多为胃之气阴不足所致。若舌苔厚腻垢浊不化，状如霉酱伴便秘腹胀者，为宿食内积，中焦气机阻滞。当出现异常苔色时，要询问是否吃过某种食物或药品，注意是否为染苔。如吃橄榄、乌梅、铁剂等可使苔色染黑；服青黛可使苔色染青；喝牛奶、豆浆可使苔色染白；吃橘子、蛋黄可使苔色染黄；吃有色糖果可染成糖果色，均不可误认为是病苔。

（2）察目：目为肝之窍，《灵枢·脉度》说："肝气通于目，肝和则目能辨五色矣。"《灵枢·大惑论》又说："五脏六腑之精气皆上注于目"，眼的各部分分属各脏腑，故察目之各部，可知脏腑病变。

黑睛等圆，目珠灵活，目光有神，开合自如，是肝肾气血充沛之象。若眼睑浮肿，多为水肿之象。眼睑开合无力，是元气虚惫；寐时眼睑张开而不闭，是脾虚气弱之露睛；平时眼睑不能闭，是肾虚之睑废。两目呆滞，转动迟钝，是肾精不足，或为惊风之先兆；两目直视，瞪目不活，是肝风内动。白睛黄染，多为黄疸。目赤肿痛，是风热上攻。目眶凹陷，啼哭无泪，是阴津大伤。瞳孔缩小或不等或散大，对光无反应，则病情危殆。

（3）察鼻：肺开窍于鼻而司呼吸，《灵枢·脉度》说："肺气通于鼻，肺和则鼻能知香臭矣。"察鼻主要观察鼻内分泌物和鼻形的变化。鼻塞流清涕，为风寒感冒；鼻流黄浊涕，为风热客肺；长期鼻流浊涕，气味腥臭，为肺经郁热；鼻孔干燥，为肺经燥热伤阴；鼻衄鲜红，为肺热迫血妄行；鼻翼煽动，伴气急喘促，为肺气郁闭。

（4）察口：《灵枢·脉度》说："脾气通于口，脾和则口能知五味矣。"口为脾之窍，所以察口与口味，可了解脾胃等脏腑病变。察口主要观察口唇、口腔、齿龈、咽喉的颜色、润燥及外形变化。唇色淡白为气血不足；唇色淡青为风寒束表；唇色红赤为热；唇色红紫为瘀热互结。唇色樱红，为暴泻伤阴；唇白而肿，是为唇风；面颊潮红，唯口唇周围苍白，是猩红热征象。

口腔黏膜色淡白为虚为寒，色红为实为热。口腔破溃糜烂，为心脾积热之口疮；口内白屑成片，为鹅口疮。两颊黏膜有针尖大小的白色小点，周围红晕，为麻疹黏膜斑。上下白齿间腮腺管口红肿如粟粒，按摩肿胀腮部无脓水流出者为痄腮（流行性腮腺炎），有脓水流出者为发颐（化脓性腮腺炎）。

齿为骨之余，龈为胃之络。牙齿萌出延迟，为肾气不足；齿衄龈痛，为胃火上炎；牙龈红肿，为胃热熏蒸。新生儿牙龈上有白色斑块斑点，称为马牙。

咽喉为肺胃之门户，是呼吸与饮食通道。咽红恶寒发热是外感之象；咽红乳蛾肿痛为外感风热或肺胃之火上炎；乳蛾红肿溢脓，是热壅肉腐；乳蛾大而不红，多为瘀热未尽，或气虚不敛。咽痛微红，有灰白色假膜，不易拭去，为白喉之症。

（5）察耳：《灵枢·脉度》说："肾气通于耳，肾和则耳能闻五音矣。"耳为肾窍，上通于脑，部位属少阳，为宗脉之所聚。前人将耳的各部分属五脏，即耳尖属心，耳垂属肾，耳轮属脾，耳外属肝，耳内属肺。小儿耳壳丰厚，颜色红润，是先天肾气充沛的表现；耳壳薄软，耳舟不清，是先天肾气未充的证候。耳内疼痛流脓，为肝胆火盛之证。以耳垂为中心的腮部漫肿疼痛是痄腮（流行性腮腺炎）之表现。

（6）察二阴：肾开窍于二阴，前阴为清窍，后阴为浊窍，察二阴可知病情之寒热虚实。男孩阴囊紧致，颜色沉着，是先天肾气充足的表现；若阴囊松弛，颜色淡白，则是先天肾气不足之证象。在患病过程中，阴囊紧缩者多寒；弛纵不收者多热。阴囊肿大透亮，状如水晶，为水疝；阴囊中有物下坠，时大时小，上下可移，为小肠下坠之狐疝；腹痛啼哭而将睾丸引入腹者，俗称"走肾"，多为厥阴受寒；阴囊、阴茎均现水肿，常见于阳虚阴水。女孩前阴部潮红灼热瘙痒，常见于湿热下注，亦须注意是否有蛲虫病。

小儿肛门潮湿红痛，多属尿布皮炎。便后肛头脱出者是脱肛，其色鲜红，有血渗出者多属肺热下迫；其色淡而无血者，多属气虚下陷。肛门裂开出血，多因大便秘结，热迫大肠所致。

4. 辨斑疹

斑疹均见于肌肤。前人认为斑为阳明热毒，疹为太阴风热。一般而言，斑，点大成片，不高出皮肤，摸之不碍手，压之不退色；疹，点小量多，高出皮肤，摸之碍手，压之退色。斑疹在儿科多见于外感时行疾病，如麻疹、幼儿急疹、风疹、猩红热、水痘等，也见于杂病，如紫癜等。

斑有阳斑、阴斑之分。阳斑为湿热毒邪发斑，多见于温病热入营血，其斑大小不一，色泽鲜红或紫红，常伴发热等症；阴斑多为内伤或者伴有外感而发，色淡红者多为气不摄血，色淡紫者多系阴虚内热，色紫红者多属血热夹瘀，色青紫者多是瘀血停滞。

疹有丘疹、疱疹之别，以疹内是否有液体而区分。若发热3~4天出疹，疹形细小，状如麻粒，口腔黏膜出现"麻疹黏膜斑"者为麻疹；若低热出疹，分布稀疏，色泽淡红，出没较快，常为风疹；若发热三四天后热退疹出，疹细稠密，如玫瑰红色，常为幼儿急疹；若恶寒壮热，肤红如锦，稠布疹点，舌绛如杨梅，常为猩红热；若斑丘疹大小不一，如云出没，瘙痒难忍，常见于荨麻疹；若丘疹、疱疹、结痂并见，疱疹内有水液色清，见于水痘；若疱疹相对较大，疱液混浊，疱壁薄而易破，流出脓水，常见于脓疱疮。

5. 察二便

初生婴儿的胎粪，呈暗绿色或赤褐色，黏稠无臭；母乳喂养儿，大便呈卵黄色，稠而不成形，常发酸臭气；牛奶、羊奶喂养儿，大便呈淡黄白色，质地较硬，有臭气。一般而言，除新生儿及较小乳儿大便可呈糊状，1日3次左右，正常小儿的大便应该色黄而干湿适中，日行1~2次。大便燥结，为内有实热或阴虚内热；大便稀薄，夹有白色凝块，为内伤乳食；大便稀薄，色黄秽臭，为肠腑湿热；下利清谷，洞泄不止，为脾肾阳虚；大便赤白黏冻，为湿热积滞，常见于痢疾；婴幼儿大便呈果酱色，伴阵发性哭闹，常为肠套叠；大便色泽灰白不黄，多系胆道阻滞。

正常小儿的小便为淡黄色。若小便黄赤短少，或有刺痛，多为湿热下注之热淋；若小便黄褐如浓茶，伴身黄、目黄，多为湿热黄疸；若小便色红如洗肉水或镜检红细胞增多者为尿血，鲜红色为血热妄行，淡红色为气不摄血，红褐色为瘀热内结，暗红色为阴虚内热；若小便浑浊如米泔水，为脾胃虚弱，饮食不调所致，常见于积滞与疳证。

6. 察指纹

小儿指纹是指食指桡侧的浅表静脉。婴幼儿皮肤薄嫩，络脉易于显露，故儿科对于3岁以下小儿常以察指纹作为望诊内容之一。

指纹分三关。自虎口向指端，第1节为风关，第2节为气关，第3节为命关。看指纹时要将小儿抱于光亮处，医生用左手食指、中指固定患儿腕关节，拇指固定其食指末端，用右手拇指在小儿食指桡侧命关向风关轻轻推几次，使指纹显露。

正常小儿的指纹大多淡紫隐隐而不显于风关以上。若发生疾病，尤其是危重病证，指纹的浮沉、色泽、部位等可随之发生变化。因而，察指纹对疾病的诊断辨证有一定的参考价值。

指纹的辨证纲要，可以归纳为"浮沉分表里，红紫辨寒热，淡滞定虚实，三关测轻重"。"浮"指指纹浮现，显露于外，主病邪在表；"沉"指指纹沉伏，深而不显，主病邪在里。纹色鲜红浮露，多为外感风寒；纹色紫红，多为邪热郁滞；纹色淡红，多为内有虚寒；纹色青紫，多为瘀热内结；纹色深紫，多为瘀滞络闭，病情深重。指纹色淡，推之流畅，主气血亏虚；指纹色紫，推之滞涩，复盈缓慢，主实邪内滞，如瘀热、痰湿、积滞等。纹在风关，示病邪初入，病情轻浅；纹达气关，示病邪入里，病情较重；纹进命关，示病邪深入，病情加重；纹达指尖，称透关射甲，若非一向如此，则示病情重危。

察指纹时，应结合患儿无病时的指纹状况，以及患病后的证候表现，全面分析。当指纹与病证不符时，当"舍纹从证"。病情轻者指纹的变化一般不著，也可"舍纹从证"，或"舍纹从脉"，不必拘泥。

二、问诊

问诊是医者通过口问，了解病情的一个重要方面。由于婴幼儿不会说话，较大儿童也难以用语言正确表达自己的病情，因此，除年长儿可由自己陈述外，儿科问诊主要靠询问家长或保育员。小儿问诊的内容除与成人相同部分外，要注意问年龄、问个人史，还要结合儿科病的发展特点询问。

1. 问年龄

询问年龄对诊断疾病具有重要意义，儿科某些疾病与年龄有密切关系，儿童用药的剂量也应按年龄的大小而定。

问年龄要询问实足年龄，新生儿应问明出生天数；2 岁以内的小儿应问明实足月龄；2 岁以上的小儿，应问明实足岁数及月数。

1 周内新生儿易患脐风、胎黄、脐湿、脐疮等；新生儿和乳婴儿易患鹅口疮、脐突、夜啼；婴幼儿易患泄泻；6 个月以后的小儿易患麻疹，1 岁左右的婴幼儿易患幼儿急疹等传染病；学龄前小儿易患水痘、百日咳等传染病；12 岁以后疾病谱已基本上接近成人。

2. 问病情

问病情包括询问疾病的症状及持续时间，病程中的病情变化和发病的原因等。着重询问以下内容：

（1）问寒热：主要问寒热的微甚进退，发作时辰与持续时间、温度高低，最好用体温计测量。为了辨别寒热性质，也需结合观察、触摸、询问等。如通过患儿头额、胸腹、四肢、手足心等部位的触摸，或哺乳时的感觉，呼吸时鼻气温度来测知小儿是否发热；通过观察其姿态，如依偎母怀、蜷缩而卧、喜暖避冷，测知有无畏寒存在。小儿恶寒发热无汗，多为外感风寒；发热有汗，多为外感风热；寒热往来，多为邪郁少阳；但热不寒为里热，但寒不热为里寒；大热、大汗、口渴不已为阳明热盛；发热持续、热势枭张、身热不扬，午后热盛，面黄苔腻为湿热内蕴；夏季高热，持续不退，伴有无汗、口渴、多尿，秋凉后自平，常为夏季热；午后或傍晚潮热，伴盗汗者，为阴虚发热；夜间发热，腹壁手足心热，胸满不食者，多为内伤乳食。

（2）问汗出：小儿肌肤嫩薄，腠理疏松，较之成人，易于出汗。常见入睡之时，头额汗出，若汗出不多，又无他症者，不属病态。若因天气炎热、室温过高、穿衣盖被过多、快速进热食、剧烈运动后汗出过多，也属正常生理现象。问汗主要询问汗出的多少、部位、时间等。若在白天汗出较多，稍动尤甚，不发热者，为气虚卫外不固的自汗；入睡则汗出淋漓，醒后汗止，为阴虚或气阴两虚的盗汗。热病中汗出热不解者，为表邪入里；若口渴、烦躁、脉大、大汗者，为里热实证；若大汗淋漓，伴呼吸喘促，肢冷脉伏者，为阳气将绝元气欲脱之危象。

（3）问头身：较大儿童能诉说头痛、头晕及身体其他部位的疼痛和不适。头痛而兼发热恶寒为外感风寒；头痛呕吐，高热抽搐，为邪热入营，属急惊风；头晕而兼发热多因外感；头晕而兼面白乏力，多为气血不足；头痛如刺，痛有定处，多为瘀阻脑络。

肢体酸痛而兼发热，多为外感，或邪阻经络。关节疼痛，屈伸不利，常见于痹证，肿痛而热者，多为热痹；肿痛不热者，多为寒痹。肢体瘫痪不用，强直屈伸不利为硬瘫，多为风痰入络，血瘀气滞；痿软屈伸不能为软瘫，多因肝肾亏虚，筋骨失养。小儿有下肢关节疼痛阵作，发作为时短暂，关节肌肉无变化，亦无其他症状者，可能为生长阶段出现的暂时性络脉不和，俗称"生长痛"，不必认作病态。

（4）问二便：患儿大小便的数量、性状、颜色、气味及排便时的感觉等情况，有些可从望诊、闻诊中获悉，通常是通过问诊了解。若大便酸臭，或如败卵，完谷不化，或腹痛则泻，泻后痛减，多属内伤乳食；若大便溏薄不化，或先干后溏，次数较多，或食后欲便者，多为脾虚运化失职；若便泻日久，形瘦脱肛者，多为中气下陷；若大便呈水样，澄澈清冷，泻下无度者，多属脾肾阳虚；便次多而量少，泻下黏冻，或见脓血，并伴里急后重者，多为痢疾；大便稀溏，颜色灰白者，多为黄疸；便时哭闹不安，多为腹痛；大便困难，几日不解，伴腹胀有矢气者，为肠燥便秘；若大便不通，腹部满硬，无矢气，伴见潮热口渴者，为热结阳明。

小便的多少与饮水量的多少和出汗的多少以及大便的干稀等因素有关。一般而言，小便频数而短赤者，多是下焦湿热，或心热移于小肠；小便清长量多，甚或遗尿者，多是肾气不足，下元虚冷；小便淋沥，伴尿急尿痛，多为湿热下注膀胱之热淋；排尿不畅或突然中断，或见尿血鲜红，或排出砂石者，为湿热煎熬之石淋；小便过多，兼多饮多食者，是消渴；小便特少，兼一身浮肿者，是水肿。

（5）问饮食：饮食包括纳食和饮水两方面。小儿能按时饮食，食量正常，不吐不泻者，为脾胃功能良好的表现。若不思饮食，或所食不多，兼见面白神疲，为脾胃虚弱；不思饮食，脘腹胀满，或兼吐泻者，为乳食积滞；善食而不充形骸，嗜食异物，多为疳证、虫证。渴喜冷饮，多为热证；渴喜热饮，或口不渴，多为寒证；渴欲饮水，口舌干燥为胃热津伤；渴不欲饮，或饮亦不多，多为湿热内蕴。多饮多食，形瘦尿多，为阴虚燥热之消渴；多饮少食，舌干便秘，为胃阴不足之厌食。

（6）问睡眠：正常小儿睡眠总以安静为佳。年龄越小，睡眠时间越长。小儿白天如常，夜不能寐，啼哭不休，或定时啼哭者，为夜啼；睡卧不安，烦躁不宁，多属邪热内蕴，心经郁热；寐不安宁，多汗惊惕，常见于佝偻病、脾虚肝旺证；睡中龂齿，或是虫积，或是胃热兼风；寐而不宁，肛门瘙痒，多为蛲虫；睡中露睛，多为久病脾虚；入夜心怀恐惧而难寐，多为心神失养或惊恐伤神；出现昏睡或嗜睡，在热病中多为邪入心包，或痰蒙清窍所致。

3. 问个人史

包括胎产史、喂养史、生长发育史、预防接种史等。

（1）胎产史：要问清胎次、产次，是否足月，顺产或难产，有否流产以及接生方式、出生地点、出生情况、孕期母亲的营养和健康情况等。

（2）喂养史：包括喂养方式和辅助食品添加情况，是否已经断奶和断奶后的情况。对年长儿还应询问饮食习惯，现在的食物种类和食欲等。

（3）生长发育史：包括体格生长和智能发育，如坐、立、行、语、齿等出现的时间；囟门闭合的时间；体重、身长增长情况；对已入学小儿还应了解学习成绩，推测智力情况。

（4）预防接种史：包括卡介苗、麻疹减毒活疫苗、脊髓灰质炎减毒活疫苗、白喉类毒素、百日咳菌苗、破伤风类毒素混合制剂，乙型脑炎疫苗，流行性脑膜炎菌苗，以及甲型肝炎减毒活疫苗、乙型肝炎血清疫苗、伤寒 Vi 多糖菌苗等疫苗的预防接种情况。记录接种年龄和反应等。

4. 其他方面

问诊中尚须注意问清主要痛苦、发病时间及经过、病因及治疗情况，即主诉及现病史；以往曾患何种疾病、治疗效果，即既往史；家庭人员健康状况，即家族史等。

三、闻诊

闻诊是医者用听觉和嗅觉来辅助诊查疾病的方法。儿科听声音主要包括小儿的啼哭、呼吸、咳嗽、语言等声音的高亢低微；嗅气味包括小儿口中之气味及大小便、痰液、汗液、呕吐物等的气味。

1. 听声音

（1）啼哭声：《医宗金鉴·幼科心法要诀》说："有声有泪声长曰哭，有声无泪声短曰啼。"啼哭是婴儿的语言，既是新生儿的一种本能，也可能是身体不适的表现。新生儿乃至婴幼儿常以啼哭表达要求和痛苦。若喂养不当，护理不善也会引起啼哭。此类啼哭主要表现为啼哭声调一致，哭声洪亮而长，有泪状。哺乳、饮水或更换潮湿尿布衣着后，抱起亲昵走动，顺其心意后，啼哭即停；若因饥饿引起的啼哭多绵长无力，口作吮乳之状；腹痛引起的啼哭声音尖锐，忽缓忽急，时作时止；肠套叠引起的啼哭声音尖锐阵作，伴呕吐及果酱样或血样大便；夜卧啼哭，睡眠不安，白天如常者为夜啼。一般说来，小儿啼哭以洪亮为实证；哭声微细而弱为虚证；哭声清亮和顺为正常或病轻，哭声尖锐或细弱无力为病重。

（2）呼吸声：正常小儿的呼吸均匀平稳。若乳儿呼吸稍促，用口呼吸者，常因鼻塞所致；若呼吸气粗有力，多为外感实证，肺蕴痰热；若呼吸急促，喉间哮鸣者，为邪壅气道，是为哮喘；呼吸急迫，甚则鼻煽，咳嗽频作者，是为肺气闭郁；呼吸窘迫，面青不咳或呛咳，常为异物堵塞气道；呼吸微弱及吸气如哭泣样，为肺气欲绝之状。

（3）咳嗽声：咳嗽是肺系疾病的主症之一，有声无痰为咳，有痰无声为嗽，有声有痰为咳嗽。从咳嗽声和痰鸣声可辨别其表里寒热。如干咳无痰或痰少黏稠，多为燥邪犯肺，或肺阴受损；咳声清高，鼻塞声重，多为外感；咳嗽频频，痰稠难咳，喉中痰鸣，多为肺蕴痰热，或肺气闭塞；咳声嘶哑如犬吠状者，常见于白喉、急喉风；连声咳嗽，夜咳为主，咳而呕吐，伴鸡鸣样回声者为顿咳。

（4）语言声：小儿语言以清晰响亮为佳。语声低弱，为气虚的表现；呻吟不休，多为身体不适；突然语声嘶哑，多为外感；高声尖叫，多为剧痛所致；谵语妄言，声高有力，兼神识不清，为热闭心包；语声蹇涩，多为热病高热伤津，或痰湿蒙闭心包。

2. 嗅气味

嗅气味包括病儿口中之气味及大小便、呕吐物等的气味。注意排除因吃某些食物后引起的特殊气味。

（1）口中气味：口气秽臭，多为肺胃积热，伤食积滞，浊气上蒸；口气血腥，多见于齿龈、肺胃出血；口气腐臭，兼吐脓痰带血，多属肺痈。

（2）大小便气味：大便酸腐，多因伤食；臭味不著，完谷不化，多为脾肾虚寒。小便气味臊臭，多因湿热下注；小便清长如水，多属脾肾阳虚。

（3）呕吐物气味：吐物酸臭，多因食滞化热；吐物臭秽如粪，多因肠结气阻，秽粪上逆。

四、切诊

切诊是医者运用手指切按患者体表以诊察疾病的方法。切诊包括脉诊和按诊两个方面，是诊断儿科疾病的重要手段。由于小儿就诊时，每多啼哭叫嚷，往往影响气息脉象，所以，为了使切诊准确，脉诊与按诊均应在尽可能使患儿安静的状态下进行。

1. 脉诊

《灵枢·邪气脏腑病形》说："按其脉，知其病，命曰神。"小儿脉诊与成人有所不同。因小儿寸口部位较短，容不下成人三指，故对7岁以下儿童采用"一指定三关"的方法。即医者用食指或拇指同时按压寸、关、尺三部，并取轻、中、重三种不同指力，即浮、中、沉三候来体会脉象变化。7岁以上儿童可采用成人三指定寸关尺三部的切脉方法，视患儿寸关尺脉位的长短以调节三指的距离。医者先调息呼吸，然后集中思想切脉。切脉时间一般不少于1分钟。

健康小儿脉象平和，较成人软而稍数，年龄越小，脉搏越快，因此不同年龄的健康小儿，脉息的至数是不相同的，如按成人正常呼吸定息计算：初生婴儿一息七八至，1~3岁六七至，4~7岁六至，8~14岁五至，若因啼哭、活动等而使脉搏加快，不可认作病脉。

小儿病理脉象，主要分浮、沉、迟、数、有力、无力六种，所谓"六纲脉"，即以浮、沉、迟、数四种脉象辨别表、里、寒、热，以无力、有力分虚实，比较切合临床实际。同时，也应注意滑、弦、结、代、不整脉等病脉。

凡轻按即得者为浮脉，浮主表证，浮而有力者为表实，浮而无力者为表虚；重按始得者为沉脉，沉主里证，沉而有力者为里实，沉而无力者为里虚。脉搏迟缓，来去比正常脉至数慢者，即是迟脉，迟脉主寒，迟而有力者为实寒，迟而无力者为虚寒；脉搏快速，来去比正常脉次数多者即是数脉，数脉主热，数而有力者为实热，数而无力者为虚热。此外，如脉象来去流利，如盘走珠者为滑脉，滑脉为痰食中阻；脉滑而如按琴弦者为弦脉，弦脉为肝旺或为痛为惊；脉缓而时止者为结脉，结脉为心气伤；脉迟数不定，止有常数者为代脉，代脉为脏器虚损；脉律不齐，时缓时数者为不整脉，不整脉为心之气血失和。《小儿药证直诀·小儿脉法》载："脉乱不治，气不和弦急，伤食沉缓，虚惊促急，风浮，冷沉细。"可供临床参考。

2. 按诊

按诊的部位，包括头囟、颈腋、胸腹、四肢与皮肤，一般按自上而下的顺序进行。通过对这些部位的触摸，以察其大、小、冷、热、硬、实、陷等程度，以了解患儿生长发育和疾病的寒热虚实等证情。

（1）按头囟：小儿囟门逾期不闭或颅骨按之不坚而有弹性感者，为肾气不足，发育欠佳的表现，常见于佝偻病等；囟门下陷成坑者为囟陷，多因严重吐泻、亡津液所致；囟门隆凸，按之紧张，为囟填，多为风火痰热上攻，肝火上亢，热盛生风。颅骨开解，头缝四破，头大额缩，囟门宽大者为解颅，多属先天肾气不足，或后天髓热膨胀之故。

（2）按颈腋：正常小儿在颈项、腋下部位可触及少许绿豆大小之臖核（淋巴结），活动，不硬，不痛，不属病态。若臖核增大，质坚成串，推之不移，按之疼痛，或肿大灼热，为痰热毒结；若仅见增大，按之不痛，质坚成串，则为瘰疬。耳下腮部肿胀疼痛，咀嚼障碍者是痄腮。

（3）按胸腹：胸骨高突，按之不痛者为"鸡胸"；脊背高突，弯曲隆起，按之不痛为"龟背"。左侧前胸心尖搏动处古称"虚里"，是宗气会聚之所。若搏动太强而节律不匀者，是宗气外泄，病情严重；若动而微弱，触之不甚明显者，为宗气内虚；若搏动过速，伴喘促鼻煽者，为宗气不继，病情危重。胸胁触及串珠，两肋外翻，可见于佝偻病。若右上腹胁肋下触及痞块，或按之疼痛，为肝肿大；左上腹胁肋下触及有痞块，为脾肿大，多为气滞血瘀之证。小儿腹部柔软温和，按之不痛为正常。腹痛喜按，按之痛减者为虚痛；腹痛喜热敷为寒痛；腹痛拒按，按之胀痛加剧为里实腹痛。剑突下疼痛多属胃脘痛。儿多啼哭，肚脐外突，按之有声者是脐突；脐周疼痛，按之痛减，并可触及条索状包块者，多为蛔虫症；腹胀形瘦，腹部青筋显露，多为疳证；腹部胀满，叩之如鼓者为气胀；叩之音浊，按之有液体波动之感，多为腹水；右下腹按之疼痛，兼发热，右下肢拘急者多属肠痈。

（4）按四肢：平时手足冷者多为阳虚；手足心热者，多属阴虚内热或内伤乳食；手背全身俱热者，多属外感表证；高热时四肢厥冷为热深厥深；四肢厥冷，面白唇淡者，多属虚寒；四肢厥冷，唇舌红赤者，多是真热假寒之象。

（5）按皮肤：肤冷汗多为阳气不足；肤热无汗为热闭于内；肤热汗出，为热蒸于外；皮肤干燥，失去弹性，为吐泻伤津耗液之证。肌肤肿胀，按之随手而起，属阳水水肿；肌肤肿胀，按之凹陷难起，属阴水水肿。

第三节　小儿辨证规律

"证"是中医学中一个特定的概念，是对一组具有内在有机联系的病因、病机、病性、病状、病位、病理演变等病理要素的概括，能反映出人体病理变化的本质属性和功能变化特点的概念。对于不同的疾病，证可以反映它们在某些阶段的共性，而对于同一疾病的不同阶段或不同患者，证又可以反映出其个性差异。辨证论治是中医学临证医学的核心。自《内经》《伤寒论》以来，中医辨证学不断发展，逐步摸索出了外感、内伤等各类疾病的辨证规律。辨证，就是在综合分析四诊资料的基础上，分析疾病的病因，明确病变的部位，确定病机，判断邪正消长、疾病动态变化情况，加以归纳概括。

由于儿科疾病的特点，某些辨证方法在儿科更为常用。儿科疾病辨证，以八纲辨证作为总纲，外感病多采用卫气营血辨证，内伤病多采用脏腑辨证，同时还涉及气血、痰食辨证等。

一、八纲辨证

儿科疾病的辨证总纲采用表、里、寒、热、虚、实、阴、阳八纲辨证。如《景岳全书·小儿则·总论》说："小儿之病……辨之之法，亦不过辨其表、里、寒、热、虚、实。"

（一）表里证

表里是辨别疾病病位的纲领。一般说来，病在皮毛肌表的属表证，病在脏腑的属里证。病在表的病邪浅，病势轻；病在里的病邪已深入，病势较重。

1. 表证

六淫、疫疠之邪由皮毛、口鼻初犯人体肌表、经络而发生的病证为表证。表证多见于外感疾病的初期。常见的证候群特征有发热，恶风畏寒，头痛身痛，鼻塞流涕，喷嚏咳嗽，舌苔薄白或薄黄，脉浮，指纹浮露。若表证伤于风者，见恶风，鼻塞，有汗；伤于寒者，见畏寒，身痛，无汗；伤于暑者，见呕恶，心烦，纳减；伤于湿者，见身重困倦，腹泻；伤于燥者，见干咳，痰黏，口干；温疫初起，见热多寒少，头痛，呕恶。

外邪犯卫，正气与邪气抗争则发热。肌肤被束，卫阳不宣，则恶风畏寒，头身疼痛。外邪犯肺，宣发失职，窍道不利，故鼻塞流涕，喷嚏咳嗽。舌苔薄、脉浮、指纹浮，为病程短、病位浅、病势轻之象。

2. 里证

里证是与表证相对而言，病位深在体内脏腑、气血、骨髓等。常见的证候群有壮热不寒，汗出口渴，烦躁，甚则谵语神昏，小便黄赤，大便干结，舌苔黄，脉数有力，指纹紫滞。

里证范围很广，若从病因分析，不外外感、内伤两大原因。温热之邪由卫入气之后，正邪剧争于里故壮热不寒；热炽阳明则汗出口渴，溲黄便秘；热扰胸膈则烦躁；蒙蔽心包则神昏谵语。若是邪入营血，又有烦躁不寐、出血动血、舌质红绛等证候出现。另有外邪直入于里者，如春温直入营血，见斑疹、谵妄等症；寒邪直中脾胃，见腹痛、吐泻等症。

3. 表里夹杂证

表证与里证并不是截然区分的，邪在半表半里，或者表里同病，即显示为夹杂证，且不断相互转化。常见的证候群有寒热往来，胸胁苦满，口苦咽干，目眩，心烦喜呕，不欲饮食，脉弦。本证在儿科表现以寒热往来、呕恶恶食为主，常见于外感表证不解，渐欲入里，犯及少阳胆经。

（二）寒热证

寒热是辨别疾病性质的纲领。寒证与热证反映了机体阴阳偏盛偏衰的实质。《素问·阴阳应象大论》说："阳盛则热，阴盛则寒。"《素问·调经论》说："阳虚则外寒，阴虚则内热。"所以说，阴盛或阳虚的表现为寒证，阳盛或阴虚的表现为热证。

1. 寒证

寒证是感受寒邪，或阳虚阴盛，机体的功能活动衰减所表现的证候。多见于疾病初起或久病不愈。常见的证候群有面白唇青，畏寒喜暖，肢冷蜷曲，喜偎母怀，痰涎清稀，口淡不渴，小便清长，大便稀溏，舌质淡，苔白滑，脉迟，指纹红。其产生的原因为阳气不足或为外寒所伤，周身失于温煦，故见面白唇青，畏寒喜暖，肢冷蜷缩；阴寒内盛，津液未伤，故口淡不渴。阳虚不能温化水液，故尿、痰、涕、涎等皆澄澈清冷；阳虚寒湿内生，故大便稀溏，小便清长，舌苔白滑。

2. 热证

热证是感受热邪，或阳盛或阴虚，表现为机体的功能活动亢进的证候。常见的证候群有面红目赤，发热喜凉，口渴饮冷，烦躁不安，口舌生疮，甚者神昏谵妄，或暴吐暴泻，或大便秘结，小便短赤，唇舌色红，舌苔黄燥，脉数，指纹紫。

热证可由外感热邪引起，也可因风寒化热、积滞生热、情志化火，或阴虚而生内热。阳热偏盛，则发热喜凉；热伤阴津，则口渴尿少；火性炎上，则面红目赤，口舌生疮；热扰心神，则烦躁不安；热陷心包，则神昏谵妄；肠热液亏，则大便秘结；热犯胃肠，则上吐下泻。舌红苔黄为热象，苔少乏津为阴伤，脉数为热迫血行，指纹紫为络脉瘀滞。

3. 寒热夹杂证

儿科临床上由于阴阳转化、盛衰的复杂性，所谓"易寒易热"，故寒热夹杂证颇为常见。

（1）表里寒热夹杂证

表寒里热证常见的证候群有发热，恶寒，身痛，烦躁，口渴，苔黄。多为小儿素有内热或食积化热，又感风寒所致。

表热里寒证常见的证候群有发热，恶风，有汗，口渴，纳呆，腹痛，便溏，尿清。多为小儿平素脾肾阳虚，又感风热所致。

（2）上下寒热夹杂证

上寒下热证常见的证候群有面白唇淡，咳喘痰稀色清，恶寒口淡吐清涎，腹满胀痛便秘，或小便频数赤涩。多为小儿肠腑或膀胱积热，又感风寒所致。

上热下寒证常见的证候群有发热烦躁，口渴饮冷，小便清长，大便溏泄，腹痛喜暖。多为素体肾阳不足，感受暑热所致。

（3）寒热真假夹杂证：寒热真假证多见于病情危重时，需抓住证候本质，透过表象辨别真假。

真寒假热证常见的证候群有身热反欲近衣被，口渴而喜热饮，手足躁扰而神志安静，语言谵妄而声音低微，尿清便溏，舌淡苔白质润，脉大而按之无力。此为阴盛于内、格阳于外的内真寒外假热证。

真热假寒证常见的证候群有身虽恶寒却不欲衣被，手足逆冷而胸腹灼热，口渴而喜冷饮，烦躁不安，小便短赤，大便干结，舌质红而干燥无津，脉沉数有力。此为内热壅盛，阳气闭郁，不能达表，产生的阳盛于内、格阴于外的证候。

（三）虚实证

虚实是辨别人体正气强弱和病邪盛衰的纲领。《素问·通评虚实论》说："邪气盛则实，精气夺则虚。"就是说，邪气亢盛有余产生的证候为实证，正气虚弱不足产生的证候为虚证，邪盛正虚兼有的证候则为虚实夹杂证。

1. 虚证

虚证，是人体正气虚弱，导致机体抗邪能力减退，生理功能不足所表现的证候。多见于先天禀赋未充者，也可见后天调养失宜者，还有因久病而正气日渐亏损者。

虚证常见的证候群有精神萎靡，面色淡白或萎黄，形体瘦弱，生长发育迟缓，神倦乏力，形寒肢冷，心悸气短，自汗盗汗，小便频数或失禁，大便溏泄或滑脱，舌质淡嫩或舌红少苔，脉象无力，指纹淡。

2. 实证

实证，是由于邪气亢盛有余，或机体内部有病理产物停留所表现的证候。一般说来，实证不仅表示邪气过盛，而且正气尚未亏损，常处于邪正交争的阶段。实证由于感邪性质的不同，发病的差异，发病部位的区别，因而证候表现复杂多样。

实证常见的证候群有发热，烦躁哭闹不安或神昏惊厥，气粗喘促，痰涎壅盛，脘腹胀满疼痛拒按，小便不利或淋沥涩痛，大便秘结或下利，里急后重，舌苔厚腻，脉象有力，指纹滞。

3. 虚实夹杂证

由于临床上邪正演变、转化的复杂性，虚实夹杂证颇为常见。小儿生理特点为脏腑娇嫩，形气未充，患病后有"易虚易实"的病理特点。临证当注意证候的虚实转化，分清主次，抓住病机关键。

（1）虚实错杂证：邪盛、正虚兼有，谓之虚实错杂。又有表里虚实错杂、上下虚实错杂，以及虚实兼夹等多种证候。临证必须细心分析，分辨各自的轻重缓急。

表虚里实证常见的证候群有面色㿠白，唇舌色淡，多汗易感；腹部膨胀，胁下痞块，二便不利。表实里虚证常见的证候群有素体脾虚，食欲缺乏，食而不化，大便溏薄；外感风寒，恶寒发热，头身疼痛，鼻塞流清涕。

上实下虚证常见的证候群有恶寒咳嗽，哮鸣气喘，咳吐痰涎；腰酸膝冷，尿清而频，大便溏泻。上虚下实证常见的证候群有头晕气短，心悸多汗，喘促无力，腹胀腹痛，大便秘结或下痢脓血。

（2）虚实真假证：虚实证候，有时真假疑似难辨，所谓"大实如羸状""至虚有盛候"，就是指的这类情况。

真实假虚证：指病本实证，如热结肠胃，痰食壅滞，大积大聚，致使气血不能畅达，而出现神情默默、身寒肢冷、脉象沉迟等虚证证候。但患儿虽神情默默却语声有力，身寒肢冷却胸腹灼热，脉象沉迟而按之有力，说明证之本质为实证。

真虚假实证：指病本虚证，如脾气亏虚，运化无力，而出现腹满、腹胀、腹痛等实证证候。但患儿腹虽胀满而按之不实，有时缓解而非持续不减，腹痛而喜按喜暖，说明证候本质为虚证。

（四）阴阳证

阴阳是辨别疾病性质的总纲领。如《素问·阴阳应象大论》说："善诊者，察色按脉，先别阴阳。"八纲辨证中的前六纲，便可以分别归入阴阳，表、热、实证属于阳证范畴，里、寒、虚证属于阴证范畴，这是分别从中医学外为阳、内为阴、热为阳、寒为阴、实者为阳、虚者为阴的概念衍生出的阴证、阳证划分方法。此外，就机体阴阳本身的病变，即阴阳的相对平衡遭到破坏所引起的病变，常见为机体阴、阳亏虚而导致的阴不制阳、阳不制阴，又产生阴虚阳虚证、亡阴亡阳证。

1. 阴证

阴证是机体阳气虚衰，阴寒内盛所出现的证候，以虚寒证为代表。

阴证常见的证候群有面色苍白或晦暗，身寒肢冷，精神萎靡，气短懒言，口淡不渴，小便清长，大便溏泄，舌质淡，苔白润，脉沉迟无力，指纹沉而淡红。

阴证产生，有因外感寒邪或过食生冷者，更多的则是因先天不足、后天虚损而出现的证候。其特点为阳虚，相对地引起阴寒偏盛，脏腑功能衰减，由此呈现出一派虚寒的证候。

2. 阳证

阳证是机体阳气亢盛，脏腑功能亢进，导致阳亢热盛的证候，以实热证为代表。

阳证常见的证候群有发热，恶热不恶寒，面红目赤，烦躁多动，哭声响亮，气粗声高，口渴喜冷饮，大便秘结，小便短赤，舌质红，苔黄干，脉数有力，指纹紫滞。

阳证产生，有外感热邪或风寒化热，有伤于热食、热药，或各类疾病脏腑阳气偏亢者。感受外邪者，正邪交争而机体处于亢奋状态，脏腑阳气偏亢者，则阳亢内热蒸盛。阳盛则热，由此产生阳证的一派实热证候。

3. 阴虚证、阳虚证

阴虚证是由于机体阴液（包括津、血、精、液）不足所表现的证。常见的证候群有形体消瘦，皮肤失润，面色少华，口干咽燥，头晕目眩，舌红少苔，脉细。若阴虚生内热，则见虚烦不安，手足心热，颧红盗汗，午后潮热，舌质红绛，脉细数。阴虚证常因热病耗伤阴津，或大汗、失血、吐泻而损伤阴液，或过用温燥药物、食物劫阴，或内伤虚损阴虚精亏所致。

阳虚证是由于机体阳气不足所表现的证。常见的证候群有面色㿠白，神乏无力，少气懒言，畏寒肢冷，蜷卧自汗，口淡乏味，小便清长，大便稀溏，舌质淡胖，舌苔白润，脉迟无力。阳虚证常因先天禀赋不足，或外感寒邪、内伤生冷寒凉损伤阳气，或久病迁延不愈脏腑阳气虚衰所致。

4. 亡阴证、亡阳证

亡阴证、亡阳证指机体阴液或阳气衰竭所出现的证。由于阴阳互根，阴竭则阳无所依而随之散越，阳衰则阴液随之消亡，故亡阴、亡阳证候不是孤立的，只是主次不同而已。

亡阴是阴液衰竭所表现的证。常见的证候群有大汗淋漓，汗出黏腻，或泻下无度、稀薄如水，口干欲饮，虚烦不安，皮肤干燥而失去弹性，囟门或眼眶凹陷，小便短少甚至无尿，舌质红干，脉细数无力。亡阴证常见于高热、大汗、大泻、大吐、大出血等导致阴液丢失，或阴亏日久渐至枯竭。

亡阳是阳气衰竭所表现的证。常见的证候群有冷汗淋漓，面色苍白，神萎蜷卧，不哭不语，口淡不渴或喜热饮，手足厥冷，呼吸气微，舌质淡润，脉微欲绝。亡阳证常见于邪盛暴伤阳气，或亡阴导致亡阳，或阳虚日久发展至亡脱。

二、卫气营血辨证

卫气营血辨证，是清代温病学家叶天士在《内经》《伤寒论》有关论述的基础上创造性地提出的温病辨证方法，属于病机辨证的范畴。小儿为稚阴稚阳之体，易受温热病邪侵袭，故各种温病在儿科发病率高。卫气营血辨证广泛地适用于多种温病，是小儿温病病机辨证的基本方法。

（一）卫分证

卫分证是温热病邪侵袭肌表，卫气功能失常所表现的证候。常见于外感热病初期的表证阶段，具有病位浅、病情轻的特点。卫分证常见的证候群有发热、微恶风寒、舌苔薄白、脉浮数等特点。由于受邪性质不同，临床常见风温表证、暑湿表证及温燥表证。

风温表证见发热，微恶风寒，鼻塞流涕，咳嗽，头痛，口干微渴，无汗或少汗，咽红，或有咽喉肿痛，舌边红，苔薄白，脉浮数，指纹淡紫，见于风关。

暑湿表证见恶寒，发热，无汗，头痛，身重倦怠，脘闷纳差，或有呕恶，舌苔薄腻。

温燥表证见发热，微恶风寒，头痛，少汗，鼻燥咽干，口渴，咳嗽痰少，舌质红，苔薄白而干，脉数。

（二）气分证

气分证是温热病邪内传脏腑，正盛邪实，正邪剧争，阳热亢盛的里热证。多因卫分证不解，邪热内传，入于气分，或温热病邪直入气分所致。气分病邪留滞三焦，充斥于里，可出现多脏证候，其中以阳明热盛、肺热壅盛、胃阴被劫最为常见。

气分热盛证见高热多汗，口渴喜冷饮，烦躁不安，面红目赤，小便短黄，舌质红，苔黄干，脉洪大而数，指纹紫，见于气关。

邪热壅肺证见身热汗出，烦躁口渴，咳嗽气喘，痰液黄黏，咳吐不爽，或有胸闷胸痛，舌质红，舌苔黄，脉数。

热灼胸膈证见身热不已，烦躁不安，胸膈灼热，口燥唇焦，口干渴饮，大便秘结，舌质红干，舌苔黄，脉数。

湿热郁蒸证见身热不扬，发热持续难退，汗出黏滞，身重肢困，胸闷纳呆，口渴而不欲多饮，或有呕恶泄泻，或有目肤发黄，舌质红，苔黄腻，脉濡数，指纹紫滞。

燥结伤阴证见潮热不解，腹部胀满，大便秘结，口干唇裂，渴欲饮水，舌质干红，舌苔少，脉沉数，指纹沉滞。

（三）营分证

营分证是温热病邪内陷的严重阶段。营分证多因气分病不解内传而致，也有温热病邪由卫分不经气分逆传于营分，甚至不经卫分、气分而直入营分者。营分证常见的证候群有身热夜甚、心烦谵语、斑疹隐现、舌红绛无苔、脉细数等。

卫营同病证见发热，微恶寒，头痛，少汗，口干不渴，心烦不安，斑疹隐现，舌绛无苔，脉细数。

气营两燔证见壮热不已，口渴烦躁，谵语妄动，或见斑疹，舌质红绛，舌体少津，脉洪数。

热伤营阴证见发热夜甚，心烦不寐，时有谵语，口反不渴，斑疹隐现，舌绛而干，脉细数。

热闭心包证见肌肤灼热，神昏谵语，或昏聩不语，舌謇肢厥，舌质鲜绛，或干绛而淡晦。

（四）血分证

血分证是温热病由营分进一步发展的深重阶段。心主血，肝藏血，故邪热入于血分必及于心、肝两脏。因邪热久羁，以致耗伤真阴，故又多及于肾。血分证病情深重而复杂，有实有虚，常见证候有血热妄行证、热动肝风证、血热伤阴证、阴虚风动证等。

血热妄行证见身热躁扰，谵妄昏狂，斑疹显露，吐衄便血，面赤唇红，舌质深绛，脉象细数，指纹紫暗。

热动肝风证见壮热不已，口干心烦，目赤唇红，项背强直，手足搐搦，舌质红绛，脉象弦数，指纹紫暗。

血热伤阴证见面赤身热，暮热早凉，手足心热，心烦不寐，口干舌燥，舌绛苔少，脉象虚数，指纹青紫。

阴虚风动证见身热不甚，稽留起伏，口燥咽干，手足蠕动，或痉厥神昏，或神倦瘈疭，或时时欲脱，舌绛苔少，脉象虚弱，或有结代。

三、脏腑辨证

脏腑辨证是应用脏象学说的理论，对患者的病证表现加以分析归纳，以辨明病变所在脏腑及所患何证的辨证方法。《素问·至真要大论》已建立了五脏辨证的基础，《金匮要略》创立了根据脏腑病机进行辨证的方法，《小儿药证直诀》则就儿科病五脏证治提出了系统的学说。在儿科临床上，脏腑辨证是杂病辨证的基本方法，即使在外感病辨证中也时常应用，被认为是儿科病辨证最为重要的辨证方法之一。

（一）肺与大肠病辨证

《小儿药证直诀·五脏所主》说："肺主喘。实则闷乱喘促，有饮水者，有不饮水者；虚则哽气，长出气。"肺与大肠病常见风寒束肺、风热犯肺、痰热壅肺、痰湿阻肺、肺气虚弱、肺阴亏虚、大肠湿热及大肠虚寒证等。

风寒束肺证见鼻塞流清涕，喷嚏，咳嗽或气喘，痰稀色白多泡沫，口不渴，或有恶寒发热、头痛身痛，舌苔薄白而润，脉浮紧。

风热犯肺证见鼻塞流黄涕，咳嗽，咳痰黄稠，不易咳出，甚则气喘鼻煽，常伴发热微恶风寒、口渴欲饮、咽红肿痛、烦躁不安等，舌边尖红，苔薄黄，脉浮数。

痰热壅肺证见咳嗽气喘，痰液黄稠难咳，甚则咳吐脓血，鼻翼煽动，咽喉肿痛，烦闹不安，大便秘结，小便黄少，舌质红，苔黄或黄腻，脉滑数。

痰湿阻肺证见咳嗽气喘，痰多色清质稀，或有喉中痰鸣，舌质淡，苔白滑，脉滑。

肺气虚弱证见面白神疲，形寒声怯，咳嗽气短，咳声无力，咳甚气喘，动则加剧，或有自汗出，易于外感，舌质淡，舌苔薄白，脉弱。

肺阴亏虚证见形体消瘦，潮热盗汗，手足心热，午后颧红，口咽干燥，或声音嘶哑，干咳无力，痰少而黏，或痰中带血，舌红少津，舌苔少，脉细数。

大肠湿热证见腹痛，暴注下迫，大便黄浊秽臭，肛门灼热，或有里急后重，便下黏液脓血，常发热烦渴，小便黄少，舌质红，苔黄腻，脉滑数。

大肠虚寒证见大便泄泻，质稀清冷，或便中夹有黏液，经久不愈，腹部隐痛，喜暖喜按，甚至大便失禁，或肛门下脱，四肢欠温，舌质淡，苔薄白，脉沉细无力。

（二）脾与胃病辨证

《小儿药证直诀·五脏所主》说："脾主困，实则困睡，身热，饮水；虚则吐泻，生风。"脾胃病辨证，亦分虚实，虚在气、血、阴、阳，实在湿、食、寒、热，而其发病机制为脾气困遏，运化失健。脾与胃病常见证候有脾气虚证、脾阳虚证、寒湿困脾、湿热蕴脾、胃虚寒证及胃阴虚证等。

脾气虚证见面色无华，倦怠乏力，食欲缺乏，食后脘腹胀满，大便溏薄，或有久泻脱肛或见紫癜便血，常自汗出，舌质淡，苔薄白，脉缓弱。

脾阳虚证见面色㿠白，形寒肢凉，纳呆食少，脘腹胀痛，喜暖喜按，尿清便溏，或见水肿尿少，舌质淡，苔薄白，脉沉细或细弱。

寒湿困脾证见头重身困，泛恶欲吐，脘腹胀闷，不思饮食，口淡不渴，腹痛泄泻，或见黄疸晦暗，舌体胖，苔白腻，脉濡缓。

湿热蕴脾证见脘腹痞闷，呕恶厌食，口苦腹胀，肢体困倦，或见肌肤黄疸鲜明，或见身热尿黄便溏，舌质红，苔黄腻，脉濡数。

胃虚寒证见胃脘隐痛，饮冷加剧，喜暖喜按，食欲缺乏，口淡乏味，泛吐清涎，舌质淡，苔薄白，脉沉弱。

胃阴虚证见饮多食少，脘痞不舒，隐隐灼痛，口干舌燥，或胃脘嘈杂，或呃逆干呕，大便干结，舌质红干，舌苔少或无苔，脉细数。

胃热炽盛证见胃脘灼痛，嘈杂吞酸，渴喜凉饮，或纳则胃痛，或食入即吐，或消谷善饥，口臭齿衄，牙龈肿痛，尿黄便结，舌质红，舌苔黄，脉数有力。

食积胃肠证见脘腹胀满，疼痛拒按，纳呆厌食，嗳气酸馊，恶心呕吐，矢气泻下酸腐臭秽，呕吐、泻下后胀痛稍减，舌苔垢腻，脉滑。

（三）肝与胆病辨证

《小儿药证直诀·五脏所主》说："肝主风。实则目直，大叫，呵欠，项急，顿闷；虚则咬牙，多欠气。热则外生气，湿则内生气。"肝与胆病辨证，以风证为纲，结合虚实、气郁、湿热等进行。肝与胆病常见证候有热盛动风证、肝胆湿热证、肝气郁结证、肝火上炎证等。

热盛动风证见高热神昏，两目窜视，项背强直，牙关紧闭，手足躁扰或抽搐，舌质红，舌苔黄，脉弦数，指纹青紫。

肝胆湿热证见身目黄染，口苦胁痛，纳呆呕恶，渴不多饮，发热或寒热往来，尿色黄浊或见阴痒湿疹，或见睾丸肿痛，舌质红，苔黄腻，脉弦数，指纹紫滞。

肝气郁结证见抑郁或急躁易怒，胸闷喜叹息，胸胁胀痛，或项有瘿瘤，或胁下痞块，舌苔薄白，脉弦，指纹滞。

肝火上炎证见面红睑红，目赤肿痛，头痛易怒，烦躁难寐，口苦咽干，胁痛吐酸，或有呛咳咯血，小便短赤，大便秘结，舌质红，舌苔黄，脉弦数，指纹紫滞。

肝阴虚证见头晕耳鸣，面颊红热，两目干涩，视物模糊，咽干口燥，五心烦热，潮热盗汗，或有手足蠕动，舌红少津，舌苔少或薄黄，脉弦细数，指纹淡红。

肝血虚证见面白无华，唇指淡白，眩晕耳鸣，两目干涩，视物不清或为夜盲，或肢体麻木、肌肉瞤动，或心悸怔忡，舌质淡，舌苔薄，脉细弱，指纹淡白。

（四）心与小肠病辨证

《小儿药证直诀·五脏所主》说："心主惊。实则叫哭发热，饮水而摇；虚则卧而悸动不安。"心与小肠病辨证，以虚实为纲，虚在血、气、阴、阳，实在痰、火、瘀、热，亦多虚实夹杂，须注意辨其兼夹证候。心与小肠病常见证候有心气虚证、心血虚证、心阴虚及心阳虚证等。

心气虚证见心悸气短，或怔忡不安，易惊少寐，多动虚烦，面色淡白，神疲乏力，自汗且动则加重，舌质淡，舌苔白，脉细弱或结代。

心血虚证见心悸或怔忡，心烦多梦，健忘眩晕，发黄不泽，面白无华，唇指色淡，舌质淡白，舌苔薄，脉细弱。

心阴虚证见心悸或怔忡，心烦少寐，潮热或低热，手足心热，多动不宁，盗汗，口咽干燥，舌红少津，舌苔光或薄黄，脉细数。

心阳虚证见心悸气短，动则加重，易惊健忘，反应迟钝，神疲自汗，面色呆滞，畏冷肢凉，或见足跗浮肿，舌质淡，舌苔白，脉迟弱或结代。

心阳虚衰证见心悸气短，大汗淋漓，四肢厥冷，呼吸微弱，口唇青紫，神识不清，脉微欲绝等。

心火炽盛证见烦躁不安，夜啼少寐，面红口渴，甚则狂躁谵语，或衄血鲜红，口疮口糜，舌尖红，舌苔薄黄，脉数。

心血瘀阻证见胸闷不舒，心悸不宁，或有胸骨后刺痛，重者疼痛不安，引及肩背臂内，唇指青紫，或见肌肤紫癜，出血紫暗，舌质暗红或见瘀斑，苔少而润，脉涩或结代，指纹紫滞。

痰迷心窍证见精神抑郁，神识呆滞，举止失常，喃喃自语，或昏迷痰鸣，舌质淡，苔白腻，脉滑。

痰火扰心证见面赤气粗，烦躁口渴，多啼少寐，小便短赤，大便秘结，甚者神昏谵语、狂躁妄动、哭笑无常、精神错乱，舌质红，苔黄腻，脉滑数。

小肠虚寒证见小腹隐痛喜按，得温则减，肠鸣溏泻，小便频数色清，舌质淡，苔薄白，脉细缓。

小肠实热证见心烦多啼，小便赤涩，尿急尿频，或有尿血，面赤唇红，舌质红，舌苔黄，脉滑数。

（五）肾与膀胱病辨证

《小儿药证直诀·五脏所主》说："肾主虚，无实也，惟疮疹，肾实则变黑陷。"小儿肾常不足，加之有先天禀赋不足者，故临床小儿肾脏证候，以虚证为主，虚实夹杂证占少数，膀胱病变则以湿热证多见。肾与膀胱病常见证候有肾阴虚证、肾阳虚证、肾虚水泛及膀胱湿热证等。

肾阴虚证见头晕目眩，颧红口干，腰膝酸软，五心烦热，低热，盗汗，生长迟缓，尿黄便结，舌质红，舌苔少，脉细数。

肾阳虚证见形寒肢冷，喜卧嗜睡，神倦乏力，水肿尿少，或尿频尿多色清，夜间遗尿，久泄溏薄清冷，久喘气短不续，舌质淡，苔薄白，脉沉迟。

肾精不足证见发育迟缓，身材矮小，骨弱肢柔，鸡胸龟背，囟门迟闭，反应迟钝，智力低下，舌质淡，舌苔少，脉细弱。

肾虚水泛证见面白无华，精神萎靡，畏寒肢凉，周身浮肿，下肢肿甚，按之凹陷难起，心悸气促，小便短少，舌质淡胖，苔白滑，脉沉迟。

膀胱湿热证见尿频尿急，排尿灼热疼痛，或见尿中砂石，或见尿血癃闭，腰酸腰痛，舌质红，苔黄腻，脉滑数。

膀胱虚寒证见小便频数量多或尿少不利，尿色清澈，或见遗尿，少腹隐痛，喜暖喜按，舌质淡，舌苔白，脉沉迟。

四、气血痰食辨证

气血是组成人体和维持人体生命活动的重要物质。痰食是儿科常见的病理因素。气血痰食辨证，常常作为八纲辨证、脏腑辨证的补充，并与之相配合，用于儿科常见疾病的辨证。

（一）气病辨证

气虚证常见神疲乏力，声低懒言，气短气怯，纳呆食少，头晕自汗，反复感冒，下利脱肛，舌淡胖嫩，脉弱无力。

气滞证常见局部胀痛，胀重于痛，胀痛窜动，嗳气或矢气后减轻，指纹滞。

气逆证常见呛咳气急，喘息哮鸣，嗳气呃逆，恶心呕吐，甚则吐血衄血，头痛眩晕，脉弦滑。

（二）血病辨证

血虚证见面色不华，唇舌爪甲色淡，指纹淡。常兼头目眩晕、心悸怔忡、口干肢麻、疲倦乏力、虚烦少寐、毛发萎黄、目花干涩等症。

血瘀证见瘀点瘀斑，发斑血肿，面色晦暗，唇及肢端发绀，青筋显露，肌肤甲错，体内癥积包块，痛如针刺，痛有定处，痛而拒按，鼻衄、尿血、便血等，肢体麻木或瘫痪，舌质紫，舌下紫络曲张，脉涩或结代，指纹紫滞。

血热证见各种出血，如吐血、咯血、鼻衄、齿衄、脐血、尿血、便血、斑疹、紫癜等。常伴面赤唇红，或有发热，舌质红，脉数。

（三）气血同病辨证

气血两虚证见面色淡白或萎黄，神疲乏力，少气懒言，头晕目眩，唇指色淡，舌质淡嫩，脉细弱，指纹淡。

气滞血瘀证见局部胀痛，肿块癥瘕，胁胀脘闷，唇指青紫，舌质紫，脉涩，指纹滞。

气不摄血证见面淡无华，气短乏力，吐血便血，紫癜瘀斑，舌质淡，脉弱，指纹淡。

气随血脱证见出血量多之后，突然面色苍白，冷汗淋漓，气息微弱，甚则晕厥，四肢逆冷，舌质淡，脉细数无力或微细欲绝。

（四）痰病辨证

有形之痰常见咳嗽咳出痰液，喉中痰鸣，气粗喘息等症，包括寒痰证及热痰证。寒痰证见形寒肢冷，畏寒喜温，咳痰清稀色白，口不渴，舌质淡，苔白腻。热痰证见发热，痰黄，稠黏难咳，烦躁口渴，咽红咽痛，舌质红，苔黄腻。

无形之痰常见神志不清，或言语无常，迟钝痴呆，或突然昏迷，谵语妄动等症，包括痰火证及痰浊证。痰火证见狂躁不宁，嚎叫哭闹，或伴发热，舌质红，舌苔黄。痰浊证见木讷迟滞，寡言失语，倦怠嗜卧，或有吞咽困难，舌苔白腻。

（五）食滞辨证

小儿脾胃薄弱，又常有饮食、喂养不当，易为乳食所伤，积滞中焦，食而不化，出现食滞证。乳食积滞，总属实邪，伤食之初，多为乳食壅积，积而不消则化热，又有素体脾虚者则虚实夹杂，易积滞难消。

乳食壅积证见伤乳积滞者脘腹饱胀质软，呕吐乳片，口泛乳酸味，不欲吮乳，大便酸臭；伤食积滞者脘腹胀满疼痛，嗳气酸馊，呕吐未消化食物，不思进食，烦躁不宁，大便臭秽，便后痛减。舌苔腻，脉滑有力，指纹紫滞。

积滞化热证见脘腹胀满，面黄恶食，腹部灼热或午后低热，烦躁少寐，夜寐易醒，好动不安，大便秽臭，舌质红，苔黄腻，脉滑数，指纹紫滞。

脾虚夹积证见面色萎黄，困倦无力，不思乳食，食则饱胀，腹满喜按，大便溏薄，或夹乳食残渣，形体瘦弱，舌质淡，苔白腻，脉沉细，指纹淡红。

第四节 小儿治疗方法

儿科疾病的治疗大法基本与成人一致，但由于小儿在生理、病因、病理、病种上与成人有所不同，故在治疗方法、药物剂量、给药途径的运用上也有其特点。小儿推拿被称为绿色疗法，因其方便简洁逐渐被人们所接受。中药汤剂内服因吸收快，加减运用灵活，便于喂服而较为常用。中药成药易贮存携带，服用方便。药物外治使用简便，易为患儿接受，用于辅治或主治，都有良好的效果，同时也避免了小儿服药难的问题。此外，艾灸、针刺等治疗手段，均可根据病证特点及患儿的个体情况加以选择应用。

一、小儿推拿疗法

推拿疗法有促进气血循行、经络通畅、神气安定、脏腑调和的作用，能达到驱邪治病的目的。儿科临床常用于5岁以下小儿泄泻、腹痛、厌食、痿证、斜颈等疾病。年龄越小，效果越好。小儿推拿手法及穴位组合具有疏风解表、理气补益等功效，发挥汗、吐、下、和、温、清、消、补的作用。

1. 疏散风寒法

常用于感冒风寒证。常用手法有开天门（推攒竹）、推坎宫（推眉弓）、运太阳（揉太阳）（泻）、运（揉）耳后高骨、黄蜂入洞、按揉风池、揉迎香、推三关、拿肩井、掐揉二扇门、凤凰展翅、擦上背部膀胱经透热等。

2. 疏风清热法

常用于感冒风热证。常用手法有清天河水、推太阳、清肺经、挤捏大椎、揉大椎、揉曲池、揉外关、揉合谷、推脊、擦上背部膀胱经温热。

3. 清热法

常用于脏腑内热证。常用手法有清肝经、清心经、清脾经、清肾经、清大肠、清小肠、清胃经、清天河水、取天河水、引水上天河、退六腑、掐揉小天心、掐揉内劳宫、清板门、打马过天河、水底捞明月、推小横纹、揉掌小横纹、掐四横纹、推脊、揉肾纹、推涌泉、掐十王、掐商阳、掐关冲、揉曲池、掐乾位、苍龙摆尾、运土入水、飞金走气。

4. 补益法

常用于脏腑虚弱证。常用手法有补脾经、补肺经、补肾经、推三关、补心经、补大肠、补小肠、揉二人上马、揉丹田、揉肾俞、摩腹（逆时针）、揉肚脐（逆时针）、捏脊、揉中脘、揉气海、揉足三里、揉肺俞、揉脾俞、揉胃俞、运水入土、丹凤摇尾、天门入虎口。

5. 温阳散寒法

常用于虚寒证。常用手法有揉一窝风、揉外劳宫、推三关、摩中脘、摩肚脐（补）、揉丹田、揉关元、掐揉二扇门、补肾经、按脾俞、按揉阳关、按揉肾俞等。

6. 消导法

常用于食积。常用手法有揉板门（运板门）、顺运内八卦、清补脾经、摩中脘、分手阴阳、分腹阴阳、揉天枢、掐揉四横纹、揉足三里、揉脾俞、揉胃俞、猿猴摘果、运水入土、老汉扳缯、天门入虎口、乌龙摆尾、双龙摆尾、清大肠、向下推按后承山、揉摩肚脐（泻）、推下七节骨、揉龟尾。

7. 止泻法

常用于腹泻病。常用手法有推上七节骨、补大肠、板门推向横纹、运土入水、掐中指头第一节内纹、向上推按后承山、揉左端正、揉龟尾、捏脊、揉脐及龟尾并擦七节骨、摩肚脐、揉天枢、拿肚角、揉足三里、右揉涌泉、右转揉仆参。

8. 通便法

常用于便秘。常用手法有清大肠、按揉膊阳池、向下推按后承山、摩揉肚脐（泻）、摩揉腹（泻）、推下七节骨、揉龟尾、苍龙摆尾、搓摩胁肋、运手背八穴（外八卦）等。

9. 止痛法

常用于腹痛。常用手法有揉一窝风、掐四横纹、拿肚角、按中脘、按足三里、按脾俞、按胃俞、摩腹、捏脊、拿后承山等。

10. 止吐法

常用于呕吐。常用手法有推天柱骨、横纹推向板门、分腹阴阳、掐揉右端正、推下中脘、揉按天突、掐拇腮、按弦走搓摩、左揉涌泉、逆运内八卦、清胃经等。

11. 通利法

常用于小便不利。常用手法有推箕门、清小肠、摩揉按丹田、揉小天心、清肾经、揉三阴交、揉膊阳池等。

12. 止咳化痰平喘法

常用于咳嗽、气喘等。常用手法有推揉膻中、揉乳根、揉乳旁、揉肺俞、清肺经、掐揉五指节、顺运内八卦、揉按天突、挤捏天突、掐皮罢、按弦走搓摩、揉掌小横纹、推小横纹、开璇玑、推八道、合推大横纹、分推肩胛骨、飞经走气、推抹桥弓、赤凤点头等。

13. 理气法

常用于气机郁滞。常用手法有顺运内八卦、顺时针摩腹、推揉膻中、搓摩胁肋、揉足三里、开璇玑、开阑门、摩揉中脘、揉脾俞、揉胃俞、擦胸背法。

14. 镇惊安神法

常用于夜啼。常用手法有捣、揉小天心，掐、揉五指节，清肝经，开天门，猿猴摘果，二龙戏珠，按揉百会，推坎宫，掐山根，掐按印堂，揉囟门，清心经等。

15. 醒神开窍法

常用于惊风等。常用手法有掐人中、掐十王、掐老龙、掐精宁、掐威灵、按合谷、掐山根、拿仆参、掐甘载、掐少商、掐中冲、掐承浆、按牙关、拿百虫窝、按拿委中、拿前承山、拿后承山、拿曲池等。

16. 通窍法

常用于鼻塞等。常用手法有揉迎香、黄蜂入洞、推囟门、摩囟门、揉准头、拿风池、清肺经。

17. 止汗法

常用于汗证。常用手法有揉肾顶、运太阳（向眼前方向）、补肺经、补肾经等。

二、小儿内治法

内治法是使药物直接进入体内的治疗方法，是儿科最基本的治疗方法。具体应用时要注意掌握以下几个方面的内容。

（一）用药原则

1. 治疗要及时、正确和审慎

由于小儿生理病理上具有脏腑娇嫩、形气未充、发病容易、变化迅速的特点，因此要掌握有利时机，及时采取有效措施，争取主动，力求及时控制病情的发展变化。例如，小儿感冒初起只有发热咳嗽之表证，若治不及时或治不恰当，邪气内侵，可演变为肺炎喘嗽；泄泻日久，或暴注下迫，失治或误治，容易出现伤阴伤阳之变证。因此，当病邪在表，且有外解之机时，应因势利导，引邪外出，从表而解，不可凉遏而使表邪留恋，不可发汗太过耗损卫阳，也不可骤然固涩而闭门留寇。《温病条辨·解儿难》中指出："其用药也，稍呆则滞，稍重则伤，稍不对证，则莫知其乡，捉风捕影，转救转剧，转去转远。"因此，儿科用药不仅要及时、正确，还应审慎。

传统煎剂虽有能随症加减，在体内吸收也较快之优点，但对于危急患儿则就缓不济急，此时可根据具体病情选用相应的急症必备中成药，如治疗高热惊厥的清开灵注射液。

2. 方药力求精简

小儿脏气清灵，随拨随应，因此，在治疗时处方用药应力求精简。要根据病儿的年龄大小、体质强弱、病情轻重和服药难易等情况灵活掌握，以"药味少、剂量轻、疗效高"为儿科处方原则。无论正治或反治，或寒或热，或寒温并用，或补或泻，或补泻兼施，总宜轻巧活泼，不可重浊呆滞，寒不伤阳，热不伤阴，补不碍邪，泻不伤正。尤应注意不得妄用攻伐，对于大苦、大寒、大辛、大热、峻下、毒烈之品，均当慎用，即便有是证而用是药，也应中病即止，或衰其大半而止，不可过剂，以免耗伤小儿正气。

3. 注意顾护脾胃

脾胃为后天之本，小儿的生长发育，全靠脾胃化生精微之气以充养；疾病的恢复赖脾胃健运生化；先天不足的小儿也要靠后天来调补。儿科医师应十分重视小儿脾胃的特点，处处顾及脾胃之气，切勿使之损伤。正如《幼科发挥》所说："脾喜温而恶寒，胃喜清而恶热。故用药者，偏寒则伤脾，偏热则伤胃也，制方之法，宜五味相济，四气俱备可也。"患病后注重调理脾胃是儿科的重要治则，其要点是"节饮食，适寒温"。

4. 重视先证而治

由于小儿发病容易，传变迅速，虚实寒热的变化较成人为快，故应见微知著，先证而治，挫病势于萌芽之时，挽病机于欲成未成之际。尤其是外感热病，病情发展迅速，而医者在诊察之后，病家需取药煎煮，直到汤药喝下发挥药效，需一段时间，在这一段时间内，病情很可能已经变化。因而，医者应把握这种变化，根据病情的演变规律，提前一步，在相应的证候出现之前预先落实治疗措施，先发制病，药先于证，先证而治，顿挫病势，防止传变，达到既病防变的目的。即使是内伤杂病，虚则补之，实则泻之，寒者热之，热者寒之，已成定理；然而补虚致滞，泻实伤正，寒去热生，热清寒至之变不可不知。故用补益的同时，应注意兼以行气，免生中满；在用攻下剂时注意扶正，免耗正气；在用温热药时注意病情热化而稍佐以寒凉；在用寒凉药时应防止中寒内生适当伍以温热，此皆属先证而治之例。

5. 不可乱投补益

"虚则补之"，补益之剂对体质虚弱的小儿有增强机体功能，助长生长发育的作用。但是，由于药物每多偏性，有偏性即有偏胜，故虽补剂也不可乱用。正如朱丹溪所说："虽参芪之辈，为性亦偏。"小儿生机蓬勃，只要哺乳得当，护养适宜，自能正常生长发育。健康小儿不必服用补益药，长期补益可能导致性早熟。或者小儿偶受外邪，或痰湿食滞，未能觉察，若继续服用补益之剂，则是闭门留寇，邪留不去，为害不浅。故补益之剂切不可滥用。

6. 掌握用药剂量

小儿用药剂量常随年龄大小、个体差异、病情轻重、方剂的组合、药味多少、医师的经验而异。由于小儿服药时常有浪费，所以中药的用量相对较大，尤其是益气健脾、养阴补血、消食和中一类药性平和之剂更是如此。但对一些辛热有毒、苦寒攻伐和药性猛烈的药物，如麻黄、附子、细辛、乌头、大黄、芒硝等，应用时则需要注意。为方便计算，可采用下列比例用药。新生儿用成人量的 1/6，乳婴儿用成人量的 1/3，幼儿用成人量的 1/2，学龄儿童用成人量的 2/3 或接近成人用量。一般病例可按上述比例拟定药物剂量，但若病情急重则不受此限制。如治疗流行性乙型脑炎所用清热解毒药中，生石膏、板蓝根的用量也有超过成人一般剂量的。此外，尚可按处方中药味的多少、方剂配伍要求决定其剂量。

（二）给药方法

目前常用的内治给药方法有以下几种。

1. 口服给药法

汤剂及各种内服中成药均可口服。汤剂的煎煮，药汁不宜太多。年龄越小药汁的量越要少些，并可采取少量多次喂服的方法。对抗拒服药的小孩，可固定其头部，喂药者以两手指紧按两腮上下牙间使其开口，然后用小匙将药汁送至舌后部，将小匙竖起，使之自然吞入。切勿捏鼻灌服，以防呛入气管。另外，可在药汁内稍加食糖矫味，使之便于服下。丸剂、片剂研碎，加糖水服；颗粒及浸膏可用温开水溶解稀释后喂服。对于幼童，服药时最好还是做好说服教育工作，争取患儿主动配合治疗。

2. 鼻饲给药法

对于昏迷或吞咽困难的患儿，可采取鼻饲给药的方法，取消毒鼻饲管轻轻由鼻腔插入食管至胃中，用针筒吸取药液，徐徐注入鼻饲管内。

3. 蒸气及气雾吸入法

用蒸气吸入器械或气雾吸入器，使水蒸气或气雾由病儿口鼻吸入，常用于治疗肺炎喘嗽、哮喘、感冒、咳嗽等。使用中药做气雾吸入，注意不可直接用汤剂、口服液类药剂，只能用注射液类药剂，如鱼腥草注射液、穿琥宁注射液等。吸入时可将蒸气对准口鼻，或将管口含于口中，通常每次吸入 20 分钟左右。

4. 吹鼻法

用药末吹入鼻腔内取嚏，或将药物滴入鼻腔内，可治疗惊风高热神昏等病证。

5. 直肠给药法

取导尿管常规消毒后，轻轻插入肛门直肠中，用针筒吸入药液缓缓注入直肠；或将药液倒入点滴瓶中，接上输液管，使药液徐徐滴入直肠中，从直肠吸收以治疗疾病。此法在一定程度上避免了小儿服药难的问题，而且对于外感发热、肠胃疾病、水毒内闭等，有较好的疗效。

6. 注射给药法

将供肌内注射、静脉滴注的中药制剂，按要求给予肌内注射、静脉注射或静脉点滴。如用清开灵注射液加在 10% 葡萄糖注射液中，静脉点滴，以治疗外感发热。注射给药，使用便捷，给药准确，作用迅速，是儿科比较理想的一种给药方法。

（三）常用内治法

在审明病因、分析病机、辨清证候之后，应针对性地采取一定的治疗方法，其中"汗、吐、下、和、温、清、补、消"是最基本的治法。程钟龄《医学心悟·医门八法》载："论病之原，以内伤、外感四字括之；论病之情，则以寒、热、虚、实、表、里、阴、阳八字统之；而论治病之方，则又以汗、和、下、消、吐、清、温、补八法尽之。"

按照八法原则，根据儿科临床特点，可组合成以下多种治法。

1. 疏风解表法

疏风解表法主要适用于外邪侵袭肌表所致的表证。由于外邪郁闭肌表，开合失司，出现发热、恶风、汗出或无汗等症。可用疏散风邪的药物，使郁于肌表的邪气从汗而解。风寒外感可用疏风散寒的方药，如麻黄汤、荆防败毒散、葱豉汤等；风热外感可用辛凉解表的方药，如银翘散、桑菊饮等。

2. 止咳平喘法

止咳平喘法主要适用于邪郁肺经，痰阻肺络所致的咳喘。寒痰内伏可用温肺散寒、化痰平喘的方药，如小青龙汤、射干麻黄汤等；痰热内蕴可用清热化痰、宣肺平喘的方药，如定喘汤、麻杏石甘汤等；咳喘久病，每易由肺及肾，出现肾虚的证候，此时在止咳平喘的方剂中，可加入温肾纳气的药物，如参蛤散等。

3. 清热解毒法

清热解毒法主要适用于热毒炽盛的实热证，如温热病、湿热病、斑疹、血证、丹毒、疮痈等。其中又可分为甘凉清热、苦寒清热、苦泄降热、咸寒清热等，应按邪热之在表、在里，属气、属血，入脏、入腑等，分别选方用药。病邪由表入里而表邪未尽解者，可用栀子豉汤、葛根黄芩黄连汤等清热解毒透邪；证属阳明里热者，可用白虎汤清热生津；湿热化火或湿热留恋，可用白头翁汤、茵陈蒿汤、甘露消毒丹等清热化湿；温热之邪入于营血，发为神昏、斑疹、血证，可用清营汤、犀角地黄汤、神犀丹等清热解毒凉血；出现丹毒、疮痈疔疖等火毒炽盛者，可用黄连解毒汤、五味消毒饮等清火解毒；肝胆火旺时，可用龙胆泻肝汤等清肝泻火。

4. 凉血止血法

凉血止血法主要适用于诸种出血的证候，如鼻衄、齿衄、尿血、便血、紫癜等。常用方剂如犀角地黄汤、玉女煎、小蓟饮子、槐花散等，单味参三七、白及、仙鹤草，以及成药云南白药等，也有较好的止血作用。小儿血证常由血热妄行、血不循经引起，用清热凉血法治疗居多。但是，气不摄血、脾不统血、阴虚火旺等其他原因引起的出血临床也不少见，可用补气、健脾、养阴等法治疗。

5. 安蛔驱虫法

安蛔驱虫法主要适用于小儿肠道虫证，如蛔虫、蛲虫等。其中尤其以蛔虫病变化多端，可合并蛔厥（胆道蛔虫症）、虫瘕（蛔虫性肠梗阻）等，发生这些情况时，当先安蛔缓痛为主，方用乌梅丸等，待病势缓和后，再予驱虫。常用驱蛔方剂，有追虫丸、下虫丸等。驱蛔虫有效中药有使君子、苦楝皮等；驱姜片虫有槟榔等；驱蛲虫有大黄与使君子同用，配合百部煎剂灌肠等法。

6. 消食导滞法

《幼幼集成》说："消者散其积也，导者行其气也。"本法主要适用于小儿乳食不节，停滞不化之证，如积滞、伤食吐泻、疳证等。小儿脾胃薄弱，若饮食不节，恣食无度，则脾胃纳运失常。轻则呕吐泄泻、厌食腹痛；重则为积为疳，影响生长发育。常用方药如保和丸、消乳丸、鸡内金粉、枳实导滞丸等。在消食导滞药物中，麦芽擅消乳积，山楂能消肉食积，神曲善化谷食积，莱菔子擅消麦面之积，鸡内金则能消各种食积，还有开胃作用。

7. 镇惊开窍法

镇惊开窍法主要适用于小儿惊风、癫痫等病证。小儿暴受惊恐，神志不安，可用朱砂安神丸、磁朱丸等安神镇惊；热极生风，项强抽搐，可用羚角钩藤汤等镇惊息风；热入营血而神昏、惊厥，可用安宫牛黄丸、至宝丹、紫雪丹等镇惊开窍，清热解毒；痰浊上蒙，惊风抽搐，可用苏合香丸等豁痰开窍；感受时邪秽浊之气而吐泻昏厥，可用行军散、玉枢丹等辟秽开窍。

8. 利水消肿法

"治湿不利小便，非其治也。"本法主要适用于水湿停聚，小便短少而水肿的患儿。若为湿邪内蕴，脾失健运，水湿泛于肌肤者，则为阳水；若脾肾阳虚，不能化气行水，水湿内聚为肿，则为阴水。对于常用方剂，阳水可用麻黄连翘赤小豆汤、五苓散、五皮饮、越婢加术汤等；阴水可用防己黄芪汤、实脾饮、真武汤等。此外，车前子、荠菜花、玉米须等，也有较好的消肿利尿作用。

9. 健脾益气法

健脾益气法主要适用于脾胃虚弱、气血不足的小儿，如泄泻、疳证及病后体虚等。常用参苓白术散、七味白术散、异功散、补中益气汤等方。单味怀山药粉调服，有良好的健脾止泻作用。气虚与脾虚关系密切，治气虚时多从健脾着手，健脾时多借助益气，故两者常配合运用。鉴于脾虚气弱小儿运化失职，常出现食欲不振，消化不良，故健脾益气方药中可酌情佐以砂仁、藿香、陈皮、山楂、神曲、鸡内金等理气消导之品。

10. 培元补肾法

培元补肾法主要适用于小儿胎禀不足，肾气虚弱及肾不纳气之证，如解颅、五迟、五软、遗尿、哮喘等。常用方剂如六味地黄丸、金匮肾气丸、桑螵蛸散、参蛤散等。小儿时期常见肝肾同病、脾肾同病或肺肾同病，治疗时应配合养肝、健脾、补肺之品。

11. 活血化瘀法

活血化瘀法主要适用于各种血瘀之证。如肺炎喘嗽、哮喘口唇青紫，肌肤有瘀斑瘀点，以及腹痛如针刺、痛有定处、按之有痞块等。常用桃红四物汤、血府逐瘀汤、少腹逐瘀汤、桃仁承气汤等方。基于"气为血之帅，气行则血行"的原则，活血化瘀方中常辅以行气的药物。

12. 回阳救逆法

回阳救逆法主要适用于小儿元阳虚衰欲脱之危重证候。临床可见面色苍白、神疲肢厥、冷汗淋漓、气息奄奄、脉微欲绝等，此时必须用峻补阳气的方药加以救治。常用方剂如四逆汤、参附龙牡救逆汤等。

三、小儿外治法

（一）外治法的优点

小儿大多不愿服药，害怕打针，特别是婴幼儿内治给药尤为困难。而小儿肌肤柔嫩，脏气清灵，外治之法，作用迅速，能在无损伤的治疗中取得疗效。因此，这是家长寄予希望和医务人员努力寻求的一种治疗方法，故自古有"良医不废外治"之说。临床实践证明，采用各种外治法治疗小儿常见病、多发病，易为小儿所接受，应用得当，也有较好的疗效。可以单用或与内治法配合应用。

外治诸法，其理与内治诸法相通，也需视病情之寒热虚实进行辨证论治。外治法通常按经络腧穴选择施治部位。《理瀹骈文·略言》说："外治之理，即内治之理；外治之药，即内治之药，所异者法耳。"可见外治与内治的取效机理是一致的。

（二）外治法的种类

目前儿科临床上的外治法，主要使用一些药物进行敷、贴、熏、洗、吹、点、灌、嗅等。这些方法，药简效捷，是未来医学的发展方向之一。

1. 熏洗法

熏洗法是利用中药的药液及蒸气熏洗人体外表的一种治法。如夏日高热无汗可用香薷煎汤熏洗，发汗退热；麻疹发疹初期，为助透疹，用生麻黄、浮萍、芫荽子、西河柳煎汤后，加黄酒擦洗头部和四肢，并将药液放在室内煮沸，使空气湿润，体表亦能接触药气。

2. 涂敷法

涂敷法是将新鲜的中草药捣烂，或用药物研末加入水或醋调匀后，涂敷于体表的一种外治法。如用鲜马齿苋、仙人掌、青黛、金黄散、紫金锭等，任选一种，调敷于腮部，治疗流行性腮腺炎；用吴茱萸粉涂敷于足底涌泉穴，治疗滞颐等。

3. 罨包法

罨包法是将药物置于皮肤局部，并加以包扎的一种外治法。如用皮硝包扎于脐部以消食积；用五倍子粉加食醋调药包脐内，治疗盗汗等。

4. 热熨法

热熨法是将药炒热后，用布包裹以熨肌表的一种外治法。如炒热食盐熨腹部，治疗腹痛；用生葱、食盐炒热，熨脐周围及少腹，治疗癃闭等。

5. 敷贴法

敷贴法是将药物制成软膏、药饼，或研粉撒于普通膏药上，敷贴于局部的一种外治法。如用丁香、肉桂等药粉，撒于普通膏药上贴于脐部，治疗寒证泄泻；再如在夏季三伏天，用延胡索、白芥子、甘遂、细辛研末，以生姜汁调成药饼，中心放少许丁香末，敷于肺俞、膏肓、百劳穴上，治疗哮喘等。

6. 擦拭法

擦拭法是用药液或药末擦拭局部的一种外治法。如冰硼散擦拭口腔，或用淡盐水、银花甘草水拭洗口腔，治疗鹅口疮、口疮等。

7. 药袋疗法

选用山奈、苍术、白芷、砂仁、丁香、肉桂、甘松、豆蔻、沉香、檀香等芳香药物，根据病情，选药配合成方，研成粉末，制成香袋、肚兜、香枕等。经常佩带使用，具有辟秽解毒、增进食欲、防病治病的作用。

四、其他治法

一般说来，推拿疗法、针灸疗法、灯火燋法、拔罐疗法、割治疗法等治法，也属于外治法，但与前面所述之药物外治法有所不同，故另行介绍。

（一）针灸疗法

针灸疗法包括针法与灸法。儿科针灸疗法常用于治疗遗尿、哮喘、泄泻、痢疾、痹证等疾病。小儿针灸所用的经穴基本与成人相同。但是，由于小儿接受针刺的依从性较差，故一般采用浅刺、速刺的针法，又常用腕踝针、耳针、激光穴位照射治疗；小儿灸法常用艾条间接灸法，与皮肤有适当距离，以皮肤微热微红为宜。

刺四缝疗法是儿科针法中常用的一种。四缝是经外奇穴，它的位置在食指、中指、无名指及小指四指中节横纹中点，是手三阴经所经过之处。针刺四缝可以清热、除烦、通畅百脉、调和脏腑等，常用于治疗疳证和厌食。具体操作方法为皮肤局部消毒后，用三棱针刺约1分深，刺后用手挤出黄白色黏液少许。

（二）灯火燋法

本法古称"神火"。操作时用灯芯蘸麻油，燃火，烧灼所选的穴位或部位，手法必须迅速，一触及皮肤随即离去。古人用治脐风、惊痫、风痰闭阻、卒死等。《幼科铁镜》中取囟门、眉心、人中、承浆、两手拇指少商、脐心、脐轮等，共十三燋，治疗脐风。现代用灯火燋角孙穴治疗流行性腮腺炎有效。但是，对邪已入里的实热证、久病体弱、久热消渴、阴虚火旺等证，均不宜采用此法。

（三）拔罐疗法

拔罐疗法有促进气血流畅、营卫运行、祛风散寒、舒筋止痛等作用，常用于肺炎喘嗽、哮喘、腹痛、遗尿等病证。儿科拔罐采用口径较小的竹罐或玻璃罐，留罐时间较短，取罐时注意先以食指按压罐边皮肤，使空气进入罐内，火罐自行脱落，不可垂直用力硬拔。若是高热惊风、水肿、出血、严重消瘦、皮肤过敏、皮肤感染的小儿，不可使用此法。

（四）割治疗法

本法有调和气血，促进脾胃运化的作用，常用以治疗疳证和哮喘等病证。割治部位常取两手掌大鱼际处。具体操作方法为将两手掌大鱼际部位消毒后，用大拇指掀住刀口旁约1cm处，用0.4cm宽的平口手术刀直戳割治部位，创口约长0.5cm，然后挤出赤豆大黄白色脂状物，并迅速剪去，使皮肤复原，再用消毒纱布覆盖其上，若有出血则稍加压迫，然后用绷带包扎，5日后即可解除包扎。在包扎期间，注意防止感染。

总之，儿科疾病，无论采用内治法、外治法或其他治法，必须因病、因时、因地制宜，不可偏废。一般疾病，多以口服给药为主，急危重症，则以注射、鼻饲给药为主，尤其是急救时或中西结合或内外兼治，总宜灵活运用，不可胶柱鼓瑟。

第四章 小儿推拿基本知识

第一节 小儿推拿的特点

小儿推拿是以中医理论为指导，根据小儿生理病理特点，在其体表特定穴位或部位施行特定的手法，以达到增强身体机能和抗病能力、促进小儿生长发育为目的的一种保健方法。推拿作为一种良性、有序、具有双向调节保健作用的物理刺激，可对小儿机体进行全面调整，无痛苦、无创伤，不良反应少，且简单易行，容易被家长和小儿接受。

自药王孙思邈在《千金要方》中记载"小儿虽无病，早起常以膏摩囟上及手足心，甚辟风寒"的保健推拿方法以来，推拿对小儿的保健起着不可估量的作用。

一、小儿推拿的特色及规律

小儿推拿无论是理论体系还是操作方法都与成人推拿有较大不同，其具有自身的特色和规律，主要表现在以下几个方面：

（一）穴位特殊，注重方向

小儿推拿除了运用十四经穴及经外奇穴以外，还有许多呈点、线、面状，散在体表的特定穴。这些特定穴多分布于头面和两肘下，如脾经、肝经、心经、肾经、肺经、大肠、小肠、小天心、内劳宫、板门、内八卦、三关、六腑、天河水等，其中以两手居多，正所谓"小儿百脉会于两掌"。这些特定穴位的主治作用及分布特点，给临床治疗带来了很大的方便，易为小儿接受。

小儿推拿以严格的操作方向来决定补泻原则。根据其穴位的分布规律，手法操作可分为直线、旋推及垂直方向。如直线方向：向心方向推为补法，离心方向推为泻法，来回推为平补平泻；旋推方向：顺时针方向旋转为补，逆时针方向旋转为泻，双向旋转为平补平泻。

（二）手法轻重，关乎疗效

小儿肌肤娇嫩，神气怯弱，运用推拿治病时，特别要注意手法的轻柔深透，要求轻快柔和，平稳着实。有些手法虽与成人一样，但用力一定要轻柔。手法的补泻主要与手法的轻重、操作的速度、方向有关。一般用力轻、速度慢为补；反之，用力重、速度快为泻；用力大小和手法的速度介于补泻之间，往返方向操作为平补平泻。另有旋推为补，直推为清、为泻之说。在推拿时，为减轻摩擦，避免皮肤损伤，提高治疗效果，常可采用一些介质，如滑石粉、姜汁、葱汁、红花油等。

推拿时，应按顺序依次操作，以免动作零乱或遗漏穴位。总的操作顺序为先轻手法，后重手法。轻手法为轻刺激的手法，如推、揉、运等手法；重手法为强刺激的手法，如掐、捏、拿等法。在操作的部位上，一般是先头面，次上肢，再下肢，最后是胸腹腰背。当然，在治疗时可根据取穴主次及患儿的具体情况，灵活掌握。

（三）重视五经，补泻分明

五经穴居小儿五指末节罗纹面，自拇指至小指依次为脾、肝、心、肺、肾经。小儿推拿临床治疗中，对于不同的病证常常需要采用脏腑辨证与八纲辨证，根据各类疾病的不同症状、不同病因，将之归属于某一脏、某一腑，然后取与五经相对应的某一经作为主穴来进行治疗。当然，在确定取哪一经后，还须采用八纲辨证，辨其寒热虚实，而后采用或温或清、或补或泻等不同的具体治法。

小儿推拿还十分重视和强调手法的补泻，尤其是对于五经的操作，必须补泻分明。小儿疾病以实证或虚中夹实之证居多，纯虚者较为少见，小儿虽然有"脾常不足""肺脏娇嫩"之特点，但虚中常常兼夹实邪。况且小儿为"纯阳之体"，生机旺盛，易趋康复，所以多用清法，或补后加清。但是，并非只有补泻两法，而是在补泻操作的基础上，结合各穴位的特点，才能产生各种作用。因此，小儿推拿既以补泻为主，又是八法皆备。

（四）体质调理，强身防病

小儿为纯阳之体，生机旺盛。强健法能增强小儿体质和各器官的功能，使小儿能获得更好的定向发展空间，主要包括健脾法、益智法等各种保健推拿方法。小儿在发育过程中，有时可能表现出某种异常姿势、动作和习惯，如坐、立、视物、跑跳等不协调。小儿推拿以其机械力学特征和双向运动特征（医生主动运动操作，小儿被动接受运动）在纠正肢体与器官畸形，以及纠正某些异常姿势、动作和习惯方面均有优势。小儿正处于各种生理反射、功能活动及行为习惯等的建立时期，如排便、睡眠、进食、运动、作息、学习和思维，以及视觉形成、声音辨识、嗅觉发育等。作为一种良性刺激，小儿推拿对于正常反射、功能的建立和塑造良好的生活习惯也有积极意义。

体质是在先天遗传和后天获得的基础上表现出的形态结构、生理与心理机能等方面综合的、相对稳定的特质。这种特质决定着人体对某种致病因子的易感性及其病变类型的倾向性，体质的差异性受到先天因素与多种后天因素共同作用，通过推拿可以达到纠正偏颇体质，调质抗邪、调质防病、调质防变的作用。

（五）简单方便，经济实用

小儿推拿是一种自然疗法，不需要任何器械、药品及医疗设备，只是依靠医生的双手在小儿体表部位施行手法，即可达到防治疾病的目的，且易被小儿接受。它不受医疗条件的限制，随时随地都可以实施。这样不仅应用方便，而且节省费用。

二、小儿推拿的作用机理及特点

小儿推拿通过手法作用于小儿体表的特定穴位或部位，来调节机体生理病理状态，以达到增强体质，防治疾病的目的，其基本原理为平衡阴阳、调理脏腑、行气活血、扶正祛邪。现代研究显示，推拿对人体各系统的生理功能均具有良性的调整作用。各种手法不仅是一种机械性的刺激，直接对人体局部发挥作用，同时这种刺激还可以转化成不同的能量和信息，通过神经、体液等系统的传递，对人体的神经、循环、消化、泌尿、免疫、内分泌、运动系统等都产生重要影响。

（一）小儿推拿的作用机理

1. 推拿手法本身的作用机理

手法对人体体表直接刺激，可促进气血的运行；对机体体表做功，可产生热效应，加速气血的流动。此外推拿手法本身还有补泻作用，不同的手法，刺激人体某一部位，人体气血津液、经络脏腑会产生不同的变化。

2. 推拿与经络、腧穴相结合的作用机理

推拿手法通过作用在人体体表的经络、腧穴，对机体生理、病理产生影响，是小儿推拿治疗疾病的主要原理。人体的五脏六腑、四肢百骸、皮肉筋骨等组织器官通过经络系统的联络沟通保持相对的协调与统一，从而完成正常的生理活动。小儿推拿利用经络联络脏腑、沟通内外的功能，运用手法对腧穴进行刺激，可以起到调和气血、疏通经络的作用，从而达到阴阳和平，脏腑调和的目的。

3. 推拿与特定穴相结合的作用机理

小儿推拿的穴位不仅有经穴、经外奇穴、经验穴、阿是穴等，还有部分穴位为小儿推拿所特有的，称为特定穴。这些特定穴多呈面状分布，且直接作用于皮肤，因此与十二皮部关系密切。十二皮部是十二经脉机能活动反映于体表的部位，也是络脉之气输注和布散的地方。推拿皮部既能预防疾病，又能祛邪外出，达到防治疾病的目的。

（二）推拿对人体的调节功能

1. 平衡阴阳

疾病的发生、发展、变化的根本原因为阴阳失调，因此治疗疾病的基本法则就是调整阴阳平衡。如《素问·生气通天论》中记载："阴平阳秘，精神乃治。"小儿保健推拿通过运用不同的手法，作用于特定穴位，经气血、经络等影响到相应脏器及其他部位，从而改变人体内部阴阳失调的病理状态，达到恢复阴阳平衡的目的。

2. 调理脏腑

脏腑病变的基本机制是气血的运行失调，因此治疗时应以恢复气机的正常升降出入为基本原则。如《素问·至真要大论》曰："疏其血气，令其调达而致和平。"小儿推拿运用按摩手法作用于人体某一部位，通过经络的联系，使体内相应的脏腑产生相应的生理变化，补虚泻实，以达到调理脏腑的目的。

3. 行气活血

小儿推拿有行气活血的功效。医生可通过摩腹促进小儿胃肠的通降功能；通过揉、按脾俞、胃俞等增强小儿脾胃功能，加强气血的运行；通过按揉肝俞、清肝经等方法来疏肝理气。此外，在小儿四肢和背部的搓、揉等可直接行气活血。

4. 扶正祛邪

小儿保健推拿通过平衡阴阳、调理脏腑、行气活血等作用可使小儿阴阳平衡、气血调和、经络通畅，正气充足，从而使机体抗病能力和自然修复能力均提高，达到扶正祛邪、恢复健康的目的。如《素问遗篇·刺法论》曰："正气存内，邪不可干。"

（三）推拿对小儿各系统的作用

1. 对呼吸系统的作用

小儿推拿可调节小儿呼吸系统的功能，通过对经络、穴位、神经等的刺激和传导作用，可增加肺活量，使膈肌运动加强，有效肺通气量增加，残气量减少，肺活动能力得到改善。

2. 对神经系统的作用

推拿可调整小儿大脑皮质的兴奋和抑制过程，不同的推拿手法对神经系统所起的作用也不同。如在头部施以有节律性的轻柔手法，有较好的镇静作用，能解除大脑的紧张状态。一般来说，手法操作相对用力轻、速度慢、动作幅度小，可起到镇静作用；反之，则以兴奋作用为主。

3. 对循环系统的作用

推拿能促进小儿血液循环，使血流速度加快，流量加大，能改善微循环和脑循环。在头面部、颈项部应用推拿手法后，可以使脑血流量明显增加，小儿会感到神志清爽。推拿能扩张小血管的管径，使循环阻力减低，使心输出量增加，从而改善心脏功能。

4. 对消化系统的作用

推拿对小儿胃肠功能具有明显的良性调整作用，可增强消化系统的功能，并能预防腹泻、便秘。如推拿背部的脾俞穴、下肢的足三里穴等，可使胃肠的蠕动得到明显的调整，从而使胃肠的消化、吸收功能增强。

5. 对泌尿系统的作用

推拿可使小儿泌尿系统的功能增强，调节膀胱平滑肌张力和括约肌功能，促进人体的新陈代谢。推拿后，尿量可明显增加，促使人体的蛋白分解废物（如尿酸、尿素等）排出体外。

6. 对免疫系统的作用

推拿能增强小儿体质，提高免疫力。推拿后，血中白细胞总数可增加，白细胞分类中淋巴细胞比例增高，红细胞总数增加，白细胞吞噬能力有不同程度的提高。

7. 对内分泌系统的作用

推拿可调整小儿的内分泌系统。推拿可升高血钙，对因血钙低所引起的不适，有良好的调节作用。此外，掐揉四缝、捏脊，可使血清钙、磷上升，促进小儿的发育和生长。

8. 对运动系统的作用

推拿能增强小儿肌肉组织的新陈代谢，促进血液循环，使肌肉组织获得更多的血液，使之代谢旺盛，营养改善，从而使肌肉弹性增加，肌肉力量增强。此外，推拿还能促进关节润滑液的分泌，增强关节周围组织的血液循环，起到滑利关节、强筋壮骨的作用。

9. 对皮肤的作用

推拿有利于小儿汗腺、皮脂腺的正常分泌，使浅表毛细血管扩张，增加皮肤的血液供应，促进局部皮肤组织的新陈代谢。推拿还能促进皮下脂肪的消耗和肌肉的运动，提高肌肉的收缩力，从而使代谢增强，皮肤红润、光泽、富有弹性。

三、小儿推拿的适应证及禁忌证

（一）小儿推拿适应证

小儿推拿适应对象一般是6岁以下的小儿，尤其适用于3岁以下的婴幼儿。适应证较广，常用于治疗呼吸系统疾病，如感冒、咳嗽、发热、支气管炎、咽炎、哮喘等；消化系统疾病，如腹痛、腹泻、疳积、积滞、厌食、呕吐、便秘等；其他如遗尿、尿频、夜惊、惊风、肌性斜颈、脑瘫、佝偻病等病证。小儿推拿不仅可以治疗疾病，还可用促进儿童生长发育、健脑益智、调理体质、预防感冒等。

（二）小儿推拿禁忌证

小儿推拿疗法治疗范围广泛，效果良好，但也有一些情况不适合使用，医生须了解。如小儿有严重症状而诊断不明确的疾病；皮肤病患处、皮肤有破损（发生烧伤、烫伤、擦伤、裂伤等）、疥疮、皮炎、疔疮、疖肿、脓肿、不明肿块，以及局部有伤口瘢痕等；有急性传染病，如猩红热、水痘、病毒性肝炎、肺结核、梅毒等；有出血倾向的疾病（血小板减少性紫癜、白血病、血友病、再生障碍性贫血等），以及正在出血部位应该禁用推拿手法，防止手法刺激后导致再次出血或出血加重；骨与关节结核和化脓性关节炎，以及可能存在肿瘤、外伤、骨折、骨头脱位等局部；极度虚弱的危重病及严重心、肺、肝、肾等脏器疾病。

小儿的病理特点为发病容易、传变迅速，治疗不当或不及时会影响疾病的愈后转归，故推拿必要时需配合内治法协同治疗。此外，在小儿推拿治疗的过程中医生也要注意手法的力度、方向等，如果应用不当也会出现一些意外和危险，因此医生应熟练掌握小儿推拿手法，才能保证小儿推拿的安全性和有效性。

第二节　小儿推拿介质

推拿介质是指推拿操作过程中，用于减少肌肤对手法的阻力或增强手法的作用效果，在操作者手上或小儿穴位上涂抹的润滑物质。小儿肌肤娇嫩，在推拿时选用一些介质，既能通过手法促进介质中药物渗透，发挥推拿和药物的综合治疗作用，达到治疗疾病的目的；又能利用介质的润滑作用，使手法操作更加灵活自如，保护小儿皮肤不受损伤。推拿的介质通常分为汁剂、乳剂、水剂、粉剂、油剂、膏剂等六种剂型。

推拿介质的选用恰当与否，对治疗效果有较大影响，其选用除根据不同病情选用不同的介质外，还应遵循干湿得宜、多少恰当、因人因时等原则。一般来说，病属表证，多选用解表药，如葱汁、姜汁、薄荷汁等；属血瘀，宜选用活血化瘀类药物，如红花鸡油膏等；属热证，则选用寒凉药物作介质，如薄荷汁、猪胆汁、淡竹叶汁等。

一、小儿推拿常用介质

1. 汁剂

（1）葱白汁

【制备】将新鲜大葱挤压捣烂取汁，加少量清水。

【性味功效】其性辛，温，具有发汗透表、通阳利水的作用。

【应用举例】葱白汁可用于风寒感冒。如蘸葱白汁推三关、揉外劳宫、拿风池、推揉大椎，可助发汗解表，治疗风寒感冒引起的头痛、鼻塞、流清涕、恶寒无汗等症；蘸汁揉脐及摩小腹、运内八卦、分手阴阳，可治疗小儿脘腹胀痛、小便不利等症。

（2）生姜汁

【制备】将生姜捣烂取汁，加少量清水。

【性味功效】其性辛，微温，具有温中止呕、祛风散寒的作用。

【应用举例】生姜汁可用于风寒感冒、胃寒呕吐、腹痛、腹泻等。如蘸汁推天柱骨、推脊、推三关、拿风池、按揉风门可治疗风寒感冒引起的头痛、发热无汗、背冷项强、痰饮喘咳等症；补脾经、揉板门、横纹推向板门、运八卦、摩中脘，可治疗胃寒呕吐、腹部冷痛等症。

（3）大蒜汁

【制备】将大蒜剥皮洗净捣烂取汁，加少量清水。

【性味功效】其性辛，温，有温中健脾、杀虫止痒的作用。

【应用举例】蘸汁揉脾俞、清肺经可治疗小儿感冒咳嗽；涂此汁按揉癣、疹等处可消肿、解毒止痒等。

（4）藿香汁

【制备】将鲜藿香叶、茎捣烂取汁。

【性味功效】其性辛，微温，功能解暑化湿、理气和中。

【应用举例】蘸汁拿风池、揉风府、摩百会，可治疗小儿伤暑头痛、恶心等。

（5）荷叶汁

【制备】取鲜荷叶汁捣烂取汁。

【性味功效】其性甘、涩，平，功能升发清阳、清热解暑。

【应用举例】蘸其汁开天门、推坎宫、运太阳、推大椎可治疗小儿夏季中暑、头痛头涨、不思乳食等。

（6）鸡蛋清

【制备】把生鸡蛋打一小洞，然后倒置，取渗出的蛋清使用。

【性味功效】其性甘、咸，平，功能补益脾胃、润泽肌肤、消肿止痛。

【应用举例】用于消化不良，热性病，或久病后期烦躁失眠，手足心热等病证。蘸之清肺经、清大肠、运八卦、清天河水，分推膻中、摩腹、揉肺俞等，可治疗小儿发热咳嗽、食积等病证。

（7）猪胆汁

【制备】取新鲜猪苦胆一只，取其胆汁。

【性味功效】其性甘，寒，有清热通便、消肿散结的作用。

【应用举例】蘸汁清肺经、清大肠、清天河水、退六腑、揉肚脐、推下七节骨，可治疗小儿高热、大便秘结、腹胀、腹痛等。

2. 乳剂

母乳

【制备】取健康哺乳期妇女之乳汁，亦可用鲜牛奶代替。

【性味功效】其性甘、咸，平，功可补益气血，清热润燥、补五脏、滋阴血、益心气、和肠胃。

【应用举例】涂覆乳汁开天门、推坎宫、运太阳、揉睛明、拿风池，可治疗小儿目赤流泪、风疾抽搐等；揉摩中脘、肚脐、关元等，可治疗小儿疳积、腹痛腹胀、腹泻等。

3. 水剂

（1）麻黄浸液

【制备】用温热清水浸泡麻黄所得的水溶液。

【性味功效】性平、温，微苦，有发汗解表、利尿平喘的作用。

【应用举例】蘸汁清肺经、运八卦、推三关、揉外劳宫、推天柱骨，有发汗解表、宣肺平喘的作用，可治疗小儿风寒感冒表实证之发热恶寒无汗、头身疼痛，配揉天突、揉肺俞、分推膻中，可增其平喘止咳之功。

（2）金银花浸液

【制备】用温热清水浸泡金银花所得的水溶液。

【性味功效】性甘，寒，有清热解毒之功。

【应用举例】蘸液清肺经、清大肠、运八卦、清天河水、退六腑、推天柱骨，治疗小儿风热感冒；清大肠、清小肠、清肺经、揉板门、推六腑，治疗小儿湿热泄泻等。

（3）菊花浸液

【制备】用温热清水浸泡菊花所得的水溶液。

【性味功效】性甘、苦，平，功能疏风散热，清肝明目。

【应用举例】蘸液开天门、推坎宫、运太阳、推揉涌泉、揉耳后高骨，可治疗小儿感冒、头痛发热、目赤肿痛等。

（4）竹叶浸液

【制备】用温热清水浸泡竹叶所得的水溶液。

【性味功效】性甘、淡，寒，功能清心除烦，利尿止渴。

【应用举例】蘸液清肺经、清大肠、清天河水、退六腑、揉小天心等，以增其清热、除烦之功，用于治疗小儿发热、烦躁不安等。

（5）薄荷浸液

【制备】用温热清水浸泡薄荷所得的水溶液。

【性味功效】其性辛，凉，具有祛风清热、解郁透表之效。

【应用举例】可用于风热感冒或风热上犯所致的头痛、目赤、咽痛等。蘸汁清天河水、运八卦、开天门、运太阳、推天柱骨等可增加解表清热之功，治疗小儿外感风热、头痛鼻塞、发热、汗出、恶风等。

（6）茶水

【制备】用温热清水浸泡茶叶所得的水溶液。

【性味功效】其性苦、甘，微寒，具有醒神明目、清热止渴、消食利尿之效。

【应用举例】蘸其水清天河、清五经、运八卦、推脊可治疗小儿高热。

4. 粉剂

（1）滑石粉

【**制备**】滑石研磨成极细粉末。

【**性味功效**】性甘、淡，寒，有清热渗湿、润滑皮肤、杀虫止痒的作用。

【**应用举例**】一年四季均可使用，是小儿推拿临床较常用的一种介质。

（2）爽身粉

【**制备**】即市售婴儿爽身粉。

【**性味功效**】性甘、淡，寒，有清热渗湿、润滑皮肤的作用。

【**应用举例**】一年四季均可使用，是小儿推拿临床较常用的一种介质。

5. 油剂

（1）芝麻油

【**性味功效**】其性甘、淡，微温，功能补虚健脾、润燥。

【**应用举例**】芝麻油可适用小儿身体各个部位。蘸麻油摩腹、揉脐、推脊，可治疗小儿疳证，脾胃虚弱等。

（2）清凉油

【**性味功效**】其性辛，凉，有散风、消肿、止痛、止痒、清脑、醒神之功。

【**应用举例**】此油揉耳后高骨等可治疗小儿夏季中暑、头晕、呕吐等。局部涂抹可治疗蚊虫叮咬、皮肤痒痛等。

6. 膏剂

（1）冬青膏

【**制备**】将冬青油、薄荷油与凡士林按一定比例配制而成的膏剂。

【**性味功效**】具有清凉散邪、润滑肌肤、活血通络的作用。

【**应用举例**】涂此膏清肺经、清天河、开天门、推坎宫、运太阳、揉耳后高骨，可治疗小儿感冒、发热、头痛等。

（2）红花鸡油膏

【**制备**】取少许红花于鸡油中，搅拌熬开，冷却成膏。

【**性味功效**】具有活血散瘀、润滑肌肤的作用。

【**应用举例**】涂此膏摩擦、揉局部可治疗小儿跌打损伤、局部瘀血肿胀疼痛。

二、推拿介质的选用原则

1. 辨证选用介质

辨证选用介质即医生应据小儿所表现的疾病特点选用合适的介质。如小儿出现外感发热，为风寒所致者当用生姜水作为介质；属风热所致者当薄荷水作为介质。若两者反用，则推拿疗效会降低。医生在选用介质时应谨慎，若使用与病证不相适应的介质，则会降低推拿疗效，延误病情。

2. 因时选用介质

因时选用介质即医生在选用介质时，应根据不同季节气候特点对人体生理功能、病理变化的影响，选用合适的介质。即根据当时的气候条件，用寒远寒，用凉远凉，用温远温，用热远热。春夏季节，气候由温渐热，阳气生发，人体腠理疏松开泄，因此宜选用具化湿解暑，辛凉之效的介质，如薄荷水及蛋汁等。秋冬季节，气候由凉变寒，阴盛而阳衰，人体腠理致密，阳气内敛，故宜选用润燥辛温之介质如膏剂类、葱姜汁等。不因时选用介质，会使推拿疗效降低，甚至适得其反。

3. 因人选用介质

因人选用介质即医生应根据小儿的年龄、体质等特点选择合适的介质，包括介质剂型、介质中的药物组成等。小儿生机旺盛，脏腑娇嫩、易寒易热、易虚易实，病情变化较快，故忌用攻伐之品，宜选用清淡润肤之品。如新生儿皮肤娇嫩，可选用油剂介质。

4. 干湿多少适宜

干湿多少适宜即医生在选用介质时应注意把握介质的剂量，剂量过多则太湿，使手法浮而无力；剂量过少则太燥，使手法滞涩且容易损伤皮肤。如《小儿推拿广意》曰："以手蘸水推之，水多则以手拭之，过于干则伤皮肤，过于湿难于着实，以干湿得宜为妙。"

第三节　小儿推拿注意事项

1. 环境适宜

给小儿做推拿时应选择避风、避强光、安静的房间，室内要保持清洁卫生、温度适宜，保持空气流通，尽量减少闲杂人员走动，推拿后注意保暖避风寒，忌食生冷。由于小儿对冷热较为敏感，故在给小儿推拿治疗时，一定要注意室内温度，不宜过冷或过热。

2. 态度和蔼

医生应态度和蔼，耐心仔细，认真操作，随时观察小儿的反应。医生应保持双手清洁，操作前洗手，不能佩戴影响推拿的饰物，保持指甲圆润，以免损伤小儿肌肤。冬季给小儿推拿时医生的双手宜暖后再给小儿治疗，防止小儿产生惊惧，造成施治困难。

3. 选穴合理

小儿推拿时主要选取手及前臂的穴位。医生进行推拿时可选择任何一侧手臂进行操作，以操作方便为原则，通常采用患儿左侧手臂的穴位或部位。

4. 手法得当

小儿的皮肤娇嫩，易于损伤。故医生进行操作时特别要注意手法轻快柔和，平稳着实，切忌粗暴。手法的补泻，应根据小儿的体质强弱，病情的寒、热、虚、实进行操作。

5. 时间合适

应根据小儿年龄大小、病情轻重、体质强弱及首发的特性而定。一般不超过 20 分钟，亦可根据病情灵活掌握，通常每日治疗 1 次，高热等急性病可每日治疗 2 次。小儿过饥过饱均不利于推拿疗效的发挥，最佳小儿推拿时间宜在饭后 1 小时进行。

6. 体位舒适

给小儿推拿治疗时，要根据小儿的病情及所要选用穴位的部位和医生施用手法的需要，分别采用坐、俯卧、仰卧等体位。总之使小儿坐卧舒适，力求自然。

7. 操作有序

一般来说，先推刺激较轻不易引起小儿哭闹的穴位，先推主穴，后推配穴，最后推刺激性较强、易引起小儿哭闹的穴位。总的来说，轻快柔和的手法摆在前面，如摩法、推法，而刺激量较重的放在后面，如拿法、掐法等。

第五章 小儿推拿穴位

第一节 常用穴位

一、头颈部穴位

1. 天门

【位置】两眉中间（印堂）直上至前发际呈一条直线。

【操作】

（1）开天门：以两拇指自两眉中间自下而上交替直推至前发际，推30~50次。（见图5-1）

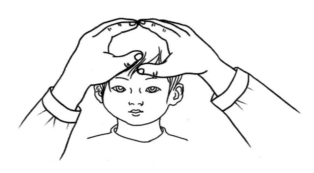

图5-1 开天门

（2）大开天门：自两眉中间推至囟门，推30~50次。

（3）关天门：与开天操作方向相反，从前发际推至两眉中间，推50~80次。

【功效】疏风解表，开窍醒脑，镇静安神。

【临床应用】开天门与推坎宫、运太阳、揉耳后高骨合称"外感四大手法"，用于一切外感表证之发热、鼻塞、头痛等；关天门用于惊惕不安、烦躁不宁等症，多与清肝经、揉按百会等合用。对于体质虚弱、多汗、佝偻病患儿慎用。

2. 坎宫（眉弓）

【位置】自两眉中间沿眉向眉梢呈一条横线，左右对称。

【操作】以两拇指从两眉中间沿两眉向眉梢分推，其余四指固定于头部两侧，称推坎宫，推30~50次。（见图5-2）

【功效】疏风解表，醒脑明目，止头痛。

【临床应用】用于外感表证，为"外感四大手法"之一，作用与开天门相似。本穴与清肝经、掐揉小天心、推涌泉等穴合用时，兼有明目之功，可用于治疗迎风流泪、目赤肿痛、近视斜视等。

3. 太阳

【位置】眉梢与目外眦之间，向后约1寸，眉后凹陷处。

【操作】

（1）推太阳：以两拇指桡侧自前向后直推，推30~50次。

（2）揉太阳：以中指或拇指指端揉太阳，揉30~50次，向眼方向揉为补，向耳方向揉为泻。（见图5-3）

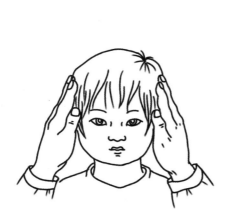

图5-2 分推坎宫

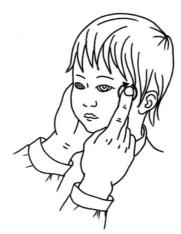

图5-3 揉太阳

【功效】疏风解表，清热明目，止头痛。

【临床应用】用于外感表证，为"外感四大手法"之一，作用与开天门相似。本穴治头痛之功较好，若外感表实头痛常用泻法，可与阳池、一窝风合用；若外感表虚、内伤头痛常用补法，可与补脾、二马合用。

4. 耳后高骨（高骨）

【位置】耳后入发际，乳突后缘高骨下凹陷处。

【操作】以拇指指端或中指指端揉，称揉耳后高骨，揉30~50次。（见图5-4）

【功效】疏风解表，安神除烦。

【临床应用】用于外感表证，为"外感四大手法"之一，作用与开天门相似。用于神昏烦躁等症时，多与清心经、揉内劳宫合用。

5. 百会

【位置】两耳尖与头正中线连线交点。

【操作】以拇指或中指指腹按揉，称按揉百会，按揉30~50次。（见图5-5）

【功效】镇惊安神，升阳举陷。

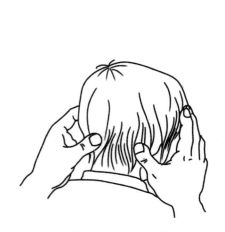

图 5-4 揉耳后高骨

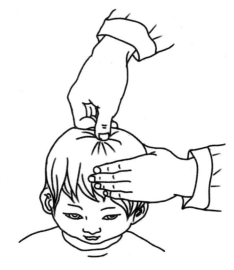

图 5-5 按揉百会

【临床应用】 用于惊风、烦躁等症，多与清肝经、清心经、掐揉小天心等合用；用于遗尿、脱肛等症，多与补脾经、补肾经、揉二马、揉丹田等合用；虚寒证可用灸百会。

6. 囟门（泥丸）

【位置】 前发际正中直上 2 寸，百会前 3 寸凹陷中。

【操作】 双手扶小儿侧头部，以两拇指自前发际交替推至囟门，或自囟门向两侧分推，若小儿囟门未闭，则应推至囟门边缘，称推囟门，推 30~50 次。

【功效】 镇静安神，宣风通窍。

【临床应用】 用于头痛、惊风、鼻塞等症。

7. 印堂（眉心）

【位置】 两眉头连线中点处。

【操作】

（1）掐印堂：以拇指指甲在眉心处掐，掐 3~5 次。

（2）捣印堂：以中指指端在眉心处捣，捣 5~8 次。

（3）揉印堂：以中指指端在眉心处揉，揉 20~30 次。

【功效】 醒脑安神，祛风通窍。

【临床应用】 用于惊风、抽搐等症时，常用掐、捣法，多与掐人中、掐老龙合用；用于感冒、鼻塞、头痛等症，常用揉法，常与开天门、推坎宫、运太阳合用。印堂见红筋者，多属心肺有热，色紫者热更甚。

8. 山根

【位置】 两目内眦中间，鼻梁上低凹处。

【操作】 以拇指指甲掐，称掐山根，掐 5~8 次。（见图 5-6）

【功效】醒目定神，开关通窍。

【临床应用】山根主要用于望诊，山根色青肝有风热；色蓝为咳为喘；色青直竖者风上行，横者风下行。用于惊风、晕厥、抽搐等症，多与掐人中、掐老龙合用。

9. 人中（水沟）

【位置】人中沟正中上 1/3 与下 2/3 交点处。

【操作】以拇指指甲掐，称掐人中，掐 3 ~ 5 次或醒后即止。（见图 5 - 7）

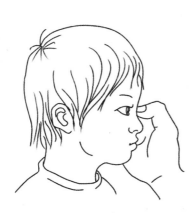

图 5 - 6　掐山根

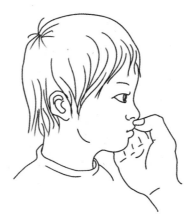

图 5 - 7　掐人中

【功效】醒神开窍。

【临床应用】主要用于急救，治疗中暑、窒息、晕厥、抽搐等症，常与掐十宣、掐老龙等合用。

10. 承浆

【位置】下唇下，当颏唇沟正中凹陷处。

【操作】或掐，或揉。掐 3 ~ 5 次，揉 30 ~ 50 次。

【功效】生津敛液，舒筋活络。

【临床应用】用于口燥咽干，口舌生疮，流涎不止，口㖞等症，常与按揉颊车合用。

11. 鼻通

【位置】鼻软骨与鼻翼交界处。

【操作】以食、中二指或两中指指腹按揉，称揉鼻通。揉 50 ~ 80 次。

【功效】通鼻窍。

【临床应用】鼻通为通鼻窍要穴，用于各种原因导致的鼻塞不通，常与揉迎香、黄蜂入洞等合用。

12. 迎香（洗皂、宝瓶）

【位置】鼻翼中点旁开 0.5 寸，鼻唇沟陷中。

【操作】以两拇指桡侧或食、中指按揉，称按揉迎香，按揉50~80次。（见图5-8）

【功效】宣肺气，通鼻窍，摄涕液。

【临床应用】用于感冒或慢性鼻炎引起的呼吸不畅、鼻塞流涕、鼻痒喷嚏等症，多与"头面四大手法"、揉鼻通、黄蜂入洞、清肺经等合用。

13. 牙关（颊车）

【位置】下颌角前上方一横指，咬牙时咬肌隆起处。

【操作】

（1）点按牙关：以拇指用力，同时点按双侧牙关穴，点按3~5次。

（2）按揉牙关：以拇指或中指同时按揉双侧牙关穴，揉30~50次。（见图5-9）

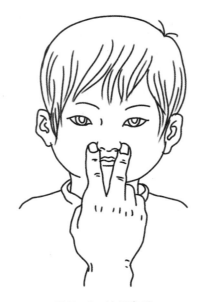 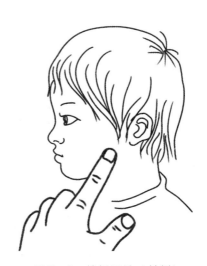

图5-8　按揉迎香　　　　　　　图5-9　按揉牙关（单侧）

【功效】解痉开窍，止痛，止涎。

【临床应用】用于闭证、痉挛、牙关紧闭等，常用点按法，多与掐人中、掐十宣等合用；用于口眼㖞斜、面部抽动、磨牙等，常用按揉法，多与揉迎香、揉承浆、揉地仓等合用。

14. 风池

【位置】在枕骨下，当胸锁乳突肌与斜方肌之间的凹陷处，平风府穴。

【操作】

（1）揉风池：以两拇指或单手拇指、食指同时按揉，揉30~50次。（见图5-10）

（2）拿风池：以拇指、食指或拇指、中指相对用力拿捏，拿5~10次。

【功效】发汗解表，祛风散寒，解痉止痛。

【临床应用】用于感冒头痛、发热无汗等表证，多与"外感四大手法"、掐揉二扇门等合用，具有较强的发汗功能，而拿法作用强于揉法。落枕、项背强痛等症，多配合局部按揉。

15. 天柱骨

【**位置**】颈后发际正中至大椎穴呈一直线。

【**操作**】

（1）推天柱骨：以拇指或食、中指指面自上而下直推，推 100～300 次。（见图 5－11）

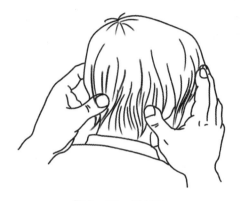

图 5－10　揉风池

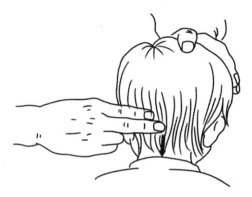

图 5－11　推天柱骨

（2）刮天柱骨：用刮痧板或汤匙边蘸水自上而下刮，刮至皮下轻度瘀血即可。

【**功效**】祛风散寒，降逆止呕，清热泻火。

【**临床应用**】用于外感发热、颈项强痛等症时，多与拿揉风池、掐揉二扇门等合用；用于恶心、呕吐等症，多与横纹推向板门、揉中脘等合用；用于外感风热、咽喉不利、肺热咳喘等症，多与清肺经、掐揉少商、清天河水等合用。刮天柱骨多用于暑热发痧、惊风等。

16. 桥弓

【**位置**】在颈部两侧，沿胸锁乳突肌成一直线。

【**操作**】

（1）推桥弓：以拇指罗纹面自上而下推抹该处，推抹 50～80 次。

（2）揉桥弓：以食、中、环指上下揉动该处，揉 30～50 次。

（3）拿桥弓：拇指罗纹面与食、中二指罗纹面相对用力拿捏该处，拿 5～8 次。（见图 5－12）

【**功效**】活血化瘀，软坚消肿。

【**临床应用**】桥弓穴主要用于治疗小儿肌性斜颈，治疗过程中，推、拿、揉三法须配合使用，连贯一气，常与颈项摇法、扳法、揉法及肩背部揉法等合用。

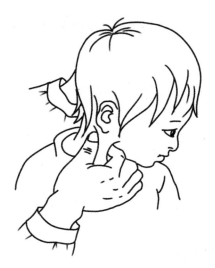

图 5 –12　拿桥弓

二、胸腹部穴位

1. 天突

【位置】胸骨上窝凹陷处。

【操作】

（1）揉天突：以中指指端按揉该穴，按揉 20 ~ 30 次。（见图 5 – 13）

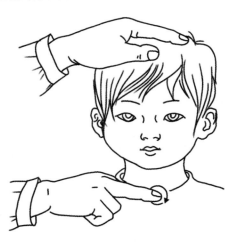

图 5 –13　揉天突

（2）点振天突：以中指指端点按并震颤该穴，振约半分钟。

（3）捏挤天突：以两手拇指、食指对称捏挤该穴，至皮下轻微瘀血为度。

【功效】理气化痰，止咳平喘，降逆止呕，清热解表。

【临床应用】用于胃气上逆或痰涎壅盛引起的呕吐、咳喘等症，常用按揉天突、点振天突，多与揉膻中、运内八卦、揉中脘等合用；用于外感发热、咽喉不利等症，常用挤捏天突，多与掐少商、清板门等合用。

2. 乳根、乳旁

【位置】乳头下2分为乳根；乳头外旁开2分为乳旁。

【操作】以食指和中指指端按揉此二穴，称揉乳根、乳旁，揉10～30次。

【功效】宽胸理气，止咳化痰。

【临床应用】用于胸闷、胸痛、咳喘等症，多与推揉膻中、揉天突、揉肺俞等合用。

3. 胁肋

【位置】从腋下至胁肋边缘的整个区域。

【操作】以两手掌自两侧腋下自上而下反复搓摩至肋缘处，称搓摩胁肋，又称按弦走搓摩，搓摩50～100次。（见图5－14）

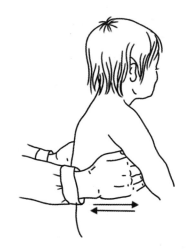

图5－14 搓摩胁肋

【功效】疏肝解郁，顺气化痰，消胀除满。

【临床应用】用于痰涎壅盛、气逆所致的胸闷、气喘等症，多与分推膻中、揉肺俞、揉掌小横纹等合用；用于食积、腹胀等症，多与揉腹、按腹、搓四横纹、揉板门等合用。

4. 膻中

【位置】两乳头连线中点。

【操作】

（1）揉膻中：以中指指端揉该穴，揉50～100次。（见图5－15）

（2）分推膻中：以两手拇指指端向两侧分推至乳头，分推50～100次。（见图5－16）

（3）直推膻中：以食指、中指自胸骨切迹向下推至剑突，推50～100次。

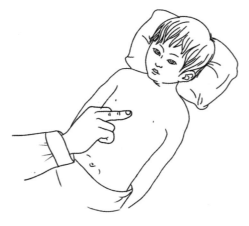
图5-15 揉膻中

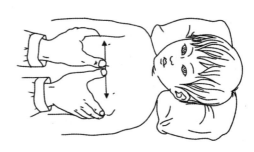
图5-16 分推膻中

【**功效**】 宽胸理气，止咳化痰。

【**临床应用**】 膻中为八会穴之气会，为治疗呼吸系统疾病的常用穴，三种操作法须联合使用，功效方著。用于胸闷、呕吐、嗳气、呃逆等症，多与运内八卦、搓摩胁肋、顺时针摩腹等合用；用于咳嗽、气喘、痰多等症，多与揉肺俞、推肺经、揉天突等合用。

5. 中脘（胃脘、太仓）

【**位置**】 脐正中直上4寸。

【**操作**】

（1）揉中脘：以指端或掌根顺时针按揉，揉100~300次。（见图5-17）

（2）摩中脘：以掌心或四指顺指针摩运，摩3~5分钟。

（3）振按中脘：以指端或掌根在该穴振按，振半分钟。

（4）下推中脘：以食、中两指指端自喉下（或鸠尾）向下直推至中脘（或神阙），称下推中脘，推100~300次。（见图5-18）

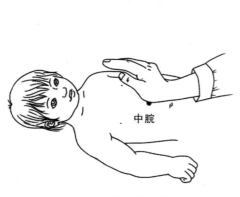
图5-17 揉中脘

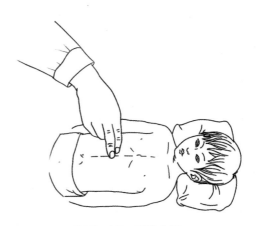
图5-18 下推中脘

【功效】健脾和胃，消食化滞，降逆止呕。

【临床应用】中脘为脾胃疾病常用穴。可用于食积、腹胀、腹痛、厌食等多种脾胃疾病，多与按揉足三里、推脾经、揉板门等合用，揉、摩、振三法常结合使用，摩揉结合，振后加摩，以使脾胃气机流通，升降协调。下推中脘主要用于胃气上逆、嗳气呕恶等症，常与推天柱骨、揉板门等合用。

6. 腹阴阳

【位置】 自中脘斜向两胁下软肉处呈一条直线。

【操作】

（1）分推腹阴阳：以两拇指指端沿肋弓边缘向两旁分推，推50～100次。（见图5－19）

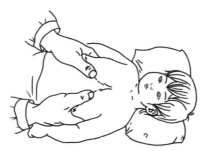

图5－19 分腹阴阳

（2）分推腹阴阳至章门：接上操作，边分推边从上向下移动，直到于肚脐平行，然后顺势从脐分推至两肋缘下章门穴，并轻揉章门、天枢二穴，推3～5遍。

【功效】消食和胃，疏肝行气。

【临床应用】用于乳食内积、恶心、呕吐、腹胀、食欲不振等症，轻者只需分推腹阴阳，重者可分推腹阴阳至章门，多与搓摩胁肋、摩腹、揉腹、揉板门等合用。

7. 腹

【位置】 整个腹部。

【操作】

（1）摩腹：以掌面或四指指面摩运腹部，摩3～5分钟。顺时针摩腹为泻法，逆时针摩腹为补法。（见图5－20）

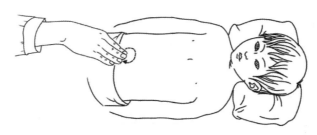

图5－20 摩腹

（2）揉腹：以掌根或全掌揉动腹部，揉2~3分钟。

（3）振腹：以单掌或双掌重叠，在腹部做震颤法，振约半分钟。

（4）按腹：以单掌或双掌重叠，从上脘至关元，随呼吸起伏按压腹部，按压3~5遍。

（5）荡腹：以双手重叠，放于腹部上方，以掌根将腹部向对侧推，再以其余四指将对侧腹部拉回，一推一拉，一气呵成，从上至下，形如波涛，操作3~5遍。

（6）拿腹：以一手四指放于腹部一侧，另一手拇指放于另一侧，两手同时用力推挤腹中线皮肤及皮下组织，使其形成隆起，并顺势提起隆起部分，操作3~5遍。

【功效】健脾和胃，消积导滞。

【临床应用】腹部操作广泛用于各类儿科疾病的治疗和预防保健。一般而言，摩、揉、振腹，手法较柔和，偏于补法，多用于脾虚或虚实夹杂而见厌食、腹泻、消化不良等症以及小儿日常保健，常与补脾、捏脊、按揉足三里等合用。其中摩法、揉法又有顺时针为泻，逆时针为补的说法。而按、荡、拿腹，刺激较强烈，偏于泻法。多用于食积中焦而见腹胀、呕恶、便秘等症，常与揉板门、搓四横纹、泻脾胃等合用。

8. 脐（神阙）

【位置】肚脐正中。

【操作】

（1）揉脐：以中指指端或掌根揉动，揉100~300次。（见图5-21）

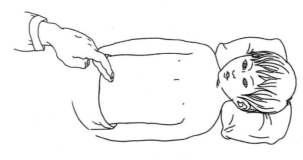

图5-21 揉脐

（2）摩脐：以掌面或指腹摩运，摩5分钟。顺时针方向为泻，逆时针方向为补，顺逆各半为平补平泻。

【功效】温阳散寒，补益气血，健脾和胃，消食导滞。

【临床应用】用于气虚便秘，寒湿、脾虚、肾虚型腹泻，小儿疳积等症，常用补法，多与摩腹、推上七节骨、揉龟尾等合用，简称"摩腹揉脐，龟尾七节骨"；用于实热型便秘、湿热型泄泻、痢疾等，常用泻法，多与退六腑、泻脾胃、泻大肠等合用。用于先天不足，脾肾两虚等虚寒病证时，可用灸法。此外，本穴也是小儿外治敷贴的重要穴位，对很多儿科外感时病、内伤杂病都可随证选药，外敷于脐，疗效较好。

9. 天枢

【位置】脐旁2寸，左右各一。

【操作】

（1）揉天枢：以食、中两指指端揉，揉50~100次。（见图5-22）

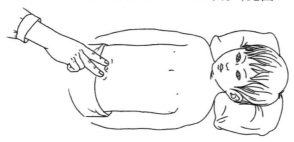

图5-22　揉天枢

（2）点按天枢：以食、中两指用力点按，点5~8次。

【功效】理气通腑，行气导滞。

【临床应用】用于腹胀、腹泻、腹痛、便秘等脾胃实证，偏于泻法，轻者用揉，重者点按，也可二者结合，揉三点一，多与摩腹、揉脐、推七节骨、揉龟尾等合用。

10. 丹田

【位置】小腹部，脐下2寸与3寸之间的区域。

【操作】

（1）摩丹田：以食、中、无名指指腹或手掌摩运，摩3~5分钟。（见图5-23）

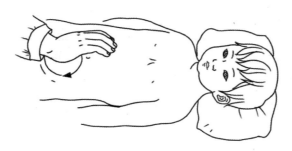

图5-23　揉丹田

（2）振丹田：以手掌放于丹田行震颤法，震颤半分钟至一分钟。

（3）横擦丹田：以小鱼际横擦丹田，透热为度。

【功效】培肾固本，温补下元，泌别清浊。

【临床应用】用于小儿先天不足，下元虚冷的遗尿、腹痛、脱肛等证，多与补肾经、揉外劳宫、推三关、揉二马等合用；用于癃闭等证，多与推箕门、清小肠、揉三阴交等合用。

11. 肚角

【位置】脐下2寸，旁开2寸的两大筋。

【操作】以两手拇指与食、中指指腹向上提拿，称拿肚角，拿3~5次。（见图5-24）

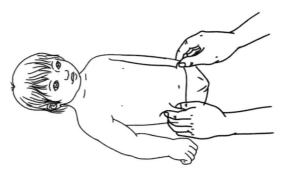

图5-24　拿肚角

【功效】行气止痛。

【临床应用】拿肚角为止腹痛要穴，治疗各种原因引起的腹痛，尤其对于寒性腹痛、食积腹痛效果更佳。拿肚角刺激量较大，一般拿3~5次即可，为防止患儿哭闹，一般在其他手法操作完毕再应用。

三、背腰部穴位

1. 大椎

【位置】第七颈椎棘突下凹陷处。

【操作】

（1）揉大椎：以拇指或中指指端揉动，揉30~50次。（见图5-25）

（2）捏挤大椎：双手拇指、食指对称着力，将大椎周围皮肤捏起，以局部皮肤潮红瘀斑为度。

（3）刮大椎：用汤匙或钱币光滑边缘蘸水或油，在大椎穴上下刮动，以局部皮肤出现轻度瘀血为度。

【功效】清热利咽，解表发汗。

【临床应用】用于感冒发热、头痛项强等外感症状，多与推天柱骨、拿风池、揉太阳等穴同用。外感中暑可用刮大椎，而捏挤大椎对百日咳有一定疗效。

2. 肩井（膊井）

【位置】大椎与肩峰连线中点，肩部筋肉处。

【操作】

（1）拿肩井：以拇指与食指、中指相对用力，一松一紧交替提拿该穴，拿5~8次。（见图5-26）

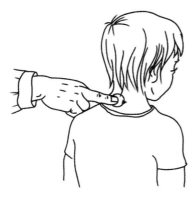
图 5 –25 揉大椎

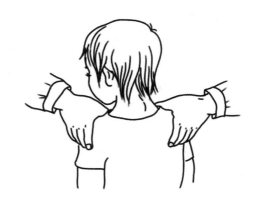
图 5 –26 拿肩井

（2）按揉肩井：以拇指或中指指端按揉，按揉 10 ~ 30 次。

【功效】宣经通络，行气通窍，发汗解表。

【临床应用】本穴常用于治疗结束后的总收法（结束手法）。用于外感病证时，多与"外感四大手法"等同用。用于经络不通所致之上肢抬举不利、颈项强直、肌性斜颈等病证时，多与拿风池、揉曲池、揉拿合谷等合用。

3. 脊柱

【位置】后正中线上，从大椎至尾椎末端呈一条直线。

【操作】

（1）推脊柱：以食、中指指腹自上而下直推，推 100 ~ 300 次。

（2）捏脊：以拇指与食、中两指对捏，每捏三下，再将脊背皮肤向上提一下，称"捏三提一"，捏 3 ~ 5 遍。（见图 5 – 27）

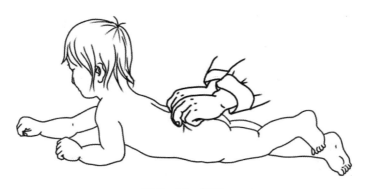
图 5 – 27 捏脊

【功效】调阴阳，理气血，和脏腑，通经络，强体魄，解肌热。

【临床应用】捏脊偏于补法，用于腹泻、疳积、先后天不足等症，常与补脾经、补肾经、推三关、摩腹等合用；用于小儿日常保健，多与补脾、摩腹、按揉足三里等合用；推脊柱偏于泻法，用于发热、惊风等热证时，常与清天河水、退六腑等合用；

用于小儿惊啼、夜寐不安等症时，可轻推脊柱，并配合按揉百会、清肝经、掐揉小天心等。

4. 风门

【位置】第二胸椎棘突下，旁开1.5寸。

【操作】以双手拇指或中指指端按揉，称揉风门，揉30~50次。

【功效】疏风解表，止咳平喘。

【临床应用】用于外感所致鼻塞、咳嗽、气喘等诸症，常与揉肺俞、揉膻中等合用。

5. 身柱

【位置】第三胸椎棘突下凹陷中。

【操作】

（1）揉身柱：以拇指或中指指端按揉，按揉30~50次。

（2）艾灸身柱：用麦粒灸、艾炷灸、隔盐灸等艾灸身柱。

【功效】理肺气，补虚损，宁神志，强筋骨。

【临床应用】身柱是小儿的保健要穴之一。临床一般多用灸法，对于多种肺系疾病和脾胃疾病都有较好疗效。家庭日常保健也可用揉法。

6. 肺俞

【位置】第三胸椎棘突下，旁开1.5寸。

【操作】

（1）揉肺俞：以双手拇指或中指指端按揉，揉50~100次。（见图5-28）

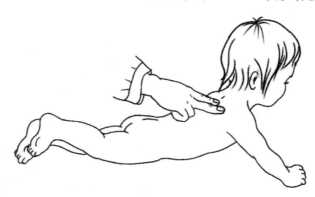

图5-28 揉肺俞

（2）推肺俞：以拇指分别自肩胛骨内侧缘自上而下推，分推后可再沿膀胱经从风门推至心俞，推100~300次。

（3）擦肺俞：以手掌左右摩擦肺俞区域，或以小鱼际上下摩擦风门、肺俞，以透热为度。

【功效】疏风解表，止咳化痰，益气补肺。

【临床应用】用于外感诸症，多用揉法、擦法，常与"外感四大手法"、清肺经等合用；用于咳嗽、气喘、痰鸣、胸闷症时，多用揉法、推法，常与清肺经、揉膻中、搓摩胁肋、运内八卦等合用；久咳不愈者，再加补脾经、揉脾俞等以补土生金；用于肺气虚损，汗多易感及日常肺部保健时，多用擦法，常与擦肾俞、捏脊、补脾经、摩腹等合用。

7. 心俞

【位置】第五胸椎棘突下，旁开1.5寸。

【操作】以双手拇指或中指指端按揉，称揉心俞，揉50~100次。

【功效】镇静安神，清泻心热。

【临床应用】用于小儿惊啼、夜寐不安、面赤烦躁等心火（热）证，常与按揉百会、清肝经、掐揉小天心、清天河水等合用。

8. 肝俞

【位置】第九胸椎棘突下，旁开1.5寸。

【操作】以双手拇指或中指指端按揉，称揉肝俞，揉50~100次。

【功效】疏肝利胆，清泻肝火。

【临床应用】用于惊风、抽搐、烦躁不安等肝风、肝热之证，常与掐揉小天心、掐老龙等合用。

9. 脾俞

【位置】第十一胸椎棘突下，旁开1.5寸。

【操作】

（1）揉脾俞：以双手拇指或中指指端按揉，揉50~100次。

（2）擦脾俞：以手掌左右来回在脾俞区域摩擦，以透热为度。

【功效】健脾助运，调中化湿。

【临床应用】用于食欲不振、呕吐、腹泻、水肿等脾虚水停之证，常与补脾经、按揉足三里、摩腹等合用。用于脾虚所致气虚、血虚、津液不足等证时，可以揉法、擦法配合使用。

10. 肾俞

【位置】第二腰椎棘突下，旁开1.5寸。

【操作】

（1）揉肾俞：以食、中二指或双手拇指指端按揉，揉50~100次。（见图5-29）

（2）擦肾俞：以手掌左右来回在肾俞区域摩擦，以透热为度。

【功效】滋阴壮阳，补肾培元。

【临床应用】用于脾肾阳虚所致之泄泻、小儿遗尿等症，常与补脾经、推上七节骨、推三关、揉丹田、按揉百会等合用；用于下肢痿软无力、五迟五软等症时，多与拿委中、按揉足三里、捏脊、艾灸身柱等合用。

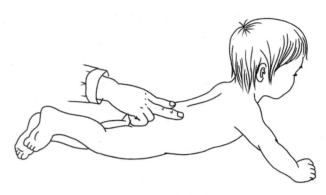

图 5 –29　揉肾俞

11. 七节骨

【位置】 从第四腰椎至尾椎骨端呈一直线。

【操作】

（1）推上七节骨：以拇指或食、中二指指腹自下而上直推，推 100～300 次。（见图 5 –30）

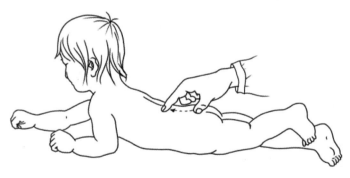

图 5 –30　推七节骨

（2）推下七节骨：以拇指或食、中二指指腹自上而下直推，推 100～300 次。

【功效】 温阳止泻，泄热通便。

【临床应用】 用于虚寒腹泻、气虚脱肛、久痢不愈、遗尿等症，用推上七节骨，多与揉百会、揉丹田、补脾经等合用；用于肠热便秘、痢疾等症，则用推下七节骨，多与清大肠、按腹、按揉天枢等合用。

12. 龟尾（长强、尾尻）

【位置】 尾椎骨末端。

【操作】 以拇指或中指指端按揉，称揉龟尾，揉 100～300 次。（见图 5 –31）

【功效】 通调督脉，调理大肠。

【临床应用】 本穴具有双向调节作用，既能止泻又能通便，多与推七节骨、揉脐等合用治疗泄泻、便秘等症。

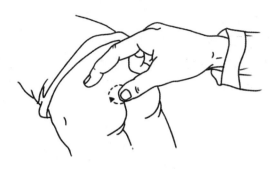

图 5 - 31　揉龟尾

四、上肢部穴位

1. 脾经（脾土）

【位置】拇指末节罗纹面，或拇指桡侧缘，从指尖至指根赤白肉际处。

【操作】

（1）旋推脾经：以术者拇指罗纹面旋推患儿拇指罗纹面为补脾经，推 100 ~ 300 次。（见图 5 - 32）

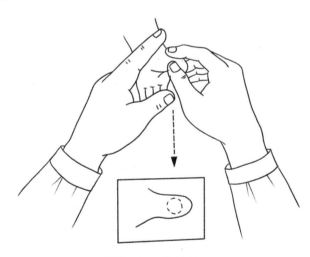

图 5 - 32　旋推脾经

（2）直推脾经：将患儿拇指屈曲，循拇指桡侧由指尖直推向指根为补脾经；将患儿拇指伸直，由指根直推至指尖为清脾经；如来回直推为清补脾经，为平补平泻之法。推 100 ~ 500 次。（见图 5 - 33）

【功效】补脾经：补脾益胃，补益气血；清脾经：化痰止呕，清热利湿。清补脾经：健脾和胃。

【临床应用】用于脾胃虚弱所致的食欲不振、消化不良、腹泻、疳积等症，常用补脾经，多与揉脾俞、揉中脘、揉足三里、摩腹、捏脊等合用；用于湿热熏蒸、恶心呕吐、皮肤发黄、腹泻痢疾等症，常用清脾经，多与清胃经、清天河水、清大肠等合用；用于平素脾胃虚弱而致的乳食积滞、脘腹胀满、嗳气纳呆等症，常用清补脾经，多与揉板门、搓四横纹、摩腹等合用。由于小儿脾常不足，不宜攻伐太甚，故本穴多用补法，体壮邪实者可用清法。

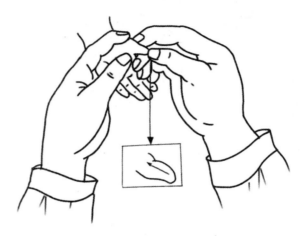

图 5 -33　直推脾经

2. 肝经（肝木）

【位置】食指末节罗纹面，或食指指面，由指尖至指根成一直线。

【操作】

（1）旋推肝经：术者以拇指罗纹面旋推患儿食指末节罗纹面为补肝经，推 100 ~ 500 次。

（2）直推肝经：以拇指或食、中二指指腹循患儿食指，由指尖直推向指根方向为补肝经；反之为清肝经。推 100 ~ 500 次。（见图 5 - 34）

【功效】平肝泻火，镇惊除烦。

【临床应用】用于惊风、抽搐、烦躁不安、口苦、目赤、五心烦热等症，常与掐人中、掐揉小天心、掐老龙等合用。肝经宜清不宜补，临床本穴只用清法。若肝虚应补时则需补后加清；或以补肾经代之，为滋水涵木法。

3. 心经（心火）

【位置】中指末节罗纹面，或中指指面，由指尖到指根成一直线。

【操作】

（1）旋推心经：术者以拇指罗纹面旋推患儿中指末节罗纹面为补心经，推 100 ~ 500 次。

（2）直推心经：以拇指或食、中二指指腹循患儿食中指，由指尖直推向指根方向为补心经；反之为清心经；来回直推为清补心经。推 100 ~ 500 次。（见图 5 - 35）

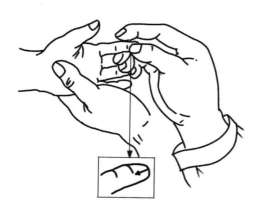

图 5－34 补肝经

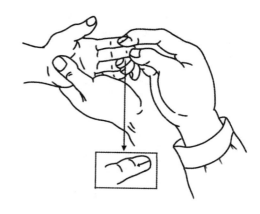

图 5－35 补心经

【功效】清心经：清心泻火；补心经：补心养神。

【临床应用】用于心火亢盛所致高热神昏、小便赤涩、口舌生疮等症，常与清天河水、清小肠、退六腑等合用；用于心经气血不足所致之心烦不安、睡卧露睛等症，常与补脾经、揉二马等合用。本穴宜清不宜补，过补恐动心火，需用补法时，可补后加清，或用平补平泻法。

4. 肺经（肺金）

【位置】无名指末节罗纹面，或无名指指面，由指尖至指根成一直线。

【操作】

（1）旋推肺经：术者以拇指罗纹面旋推患儿无名指末节罗纹面为补肺经，推100～500次。

（2）直推肺经：以拇指或食、中二指指腹循患儿无名指，由指尖直推向指根方向为补肺经；反之为清肺经；来回直推为清补肺经。推100～500次。（见图5－36）

【功效】补肺经：补肺固表；清肺经：疏风解表，宣肺清热，止咳化痰；清补肺经：润肺止咳。

【临床应用】用于肺气虚损所致的虚喘久咳、表虚汗多、易感虚汗怕冷等症，常与补脾经、揉二马、推三关、补肾经等合用；用于感冒发热、咳嗽、气喘、痰鸣等肺经实热证，常与清天河水、退六腑、清肝经、揉肺俞等合用；用于咳嗽日久、干咳少痰、反复难愈者，可用清补肺经，常与补脾经、揉二马、揉三阴交等合用。

5. 肾经（肾水）

【位置】小指末节罗纹面，或小指指面，由指尖至指根成一直线。

【操作】

（1）旋推肾经：术者以拇指罗纹面旋推患儿小指末节罗纹面为补肾经，推100～500次。

（2）直推肾经：以拇指或食、中二指指腹循患儿小指，由指根向指尖方向直推为清肾经；反之为补肾经。推100~500次。（见图5-37）

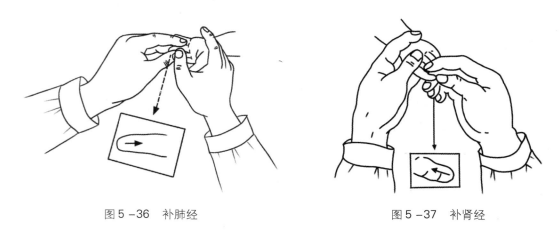

图5-36 补肺经　　　　　　　　　图5-37 补肾经

【功效】补肾经：补肾益精，强筋壮骨，温养下元；清肾经：清热利湿。

【临床应用】用于先天不足、体虚久病、遗尿、虚喘等证，常与补脾经、揉肾俞、捏脊、揉足三里、艾灸身柱等合用；用于膀胱蕴热、小便淋沥赤涩等证，常与清天河水、清小肠、推箕门等合用。肾经宜补不宜泻，故本穴常用补法，需要泻时，可以清小肠代之。

6. 大肠

【位置】食指桡侧，自食指尖至虎口呈一条直线。

【操作】术者以拇指或食、中二指指腹循该穴直线推动，称为推大肠。由指尖推向虎口为补大肠；反之为清大肠。推100~500次。（见图5-38）

【功效】补大肠：温中止泻，涩肠固脱；清大肠：清利肠腑，除湿导滞。

【临床应用】用于虚寒腹泻、脱肛等症，常与补脾经、补肾经、推上三关、推上七节骨等合用；用于湿热留滞肠道，身热腹痛、痢下赤白、便秘等症，常与清天河水、退六腑、清脾胃等合用。

7. 小肠

【位置】小指尺侧缘，自指尖至指根呈一条直线。

【操作】术者以拇指或食、中二指指腹循该穴直线推动，称为推小肠。由指尖推向指根为补小肠；反之为清小肠。推100~500次。（见图5-39）

【功效】补小肠：温补下焦；清小肠：清热利湿，泌清别浊。

【临床应用】用于下焦虚寒所致的多尿、遗尿等症，常与补脾经、补肾经、揉二马、揉丹田等合用；用于下焦湿热所致之小便频数、小便短赤、尿闭、水泻等症，常与清天河水、揉阴陵泉、揉涌泉等合用。

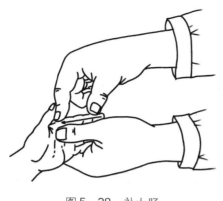

图 5 -38 补大肠

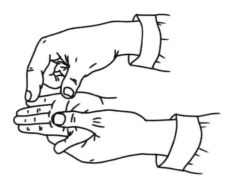

图 5 -39 推小肠

8. 胃经

【位置】大鱼际桡侧赤白肉际，从拇指根至掌根部。

【操作】术者以拇指或食、中二指指腹循该穴直线推动，称为推胃经。由拇指根推向掌根为补胃经；反之为清胃经。推 100～300 次。（见图 5 -40）

【功效】补胃经：健脾助运；清胃经：清化湿热，和胃降逆，泻热止渴。

【临床应用】用于脾胃虚弱引起的消化不良、纳呆腹胀等症时，可补胃经，常与补脾经、揉中脘、摩腹、按揉足三里等合用；用于呃逆呕恶、脘腹胀满、便秘纳呆、发热烦渴、衄血等症时，可清胃经，常与清脾经、清大肠、推下七节骨等合用。

9. 板门

【位置】手掌大鱼际平面。

【操作】

（1）揉板门：以拇指按揉大鱼际平面，揉 50～100 次。（见图 5 -41）

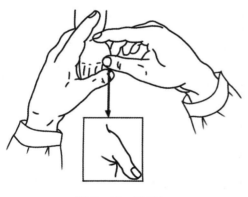

图 5 -40 推胃经

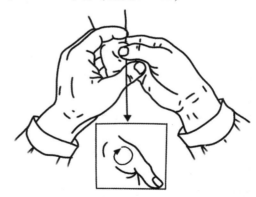

图 5 -41 揉板门

（2）捏挤板门：双手拇指、食指对称着力，将板门周围皮肤捏起，捏 5～8 次。

（3）擦板门：以术者大鱼际来回摩擦患儿板门，以透热为度。

（4）推板门：以拇指桡侧从拇指根推向腕横纹，称板门推向横纹；反之称横纹推向板门，推 100~200 次。

【功效】健脾和胃，消食化滞，止泻止呕。

【临床应用】用于乳食积滞、腹胀、食欲不振、嗳气等实证，常与清胃经、运内八卦、揉中脘、分推腹阴阳等合用，轻者用揉法，重者用捏脊法；用于脾虚泄泻，则用板门推向横纹，常与补脾经、推上七节骨等合用；用于胃实呕吐，则用横纹推向板门，常与推天柱骨、清胃经等合用；擦板门常用于脾胃虚寒所致之呕吐、胃痛等症，常与补脾胃、推上三关、摩腹等合用，也可作为日常保健之用。

10. 肾顶

【位置】小指顶端。

【操作】用中指或拇指端按揉，称按揉肾顶，按揉 100~500 次。（见图 5-42）

【功效】收敛元气，固表止汗。

【临床应用】揉肾顶为止汗要穴，常用于自汗、盗汗、大汗淋漓等诸多汗证，疗效可靠。阴虚盗汗常与揉二马、揉肾经、揉涌泉等合用。气虚自汗常与补脾经、补肺经、捏脊等合用。

11. 肾纹

【位置】手掌面，小指第二指间关节横纹处。

【操作】以中指或拇指端按揉，称揉肾纹，揉 100~300 次。（见图 5-43）

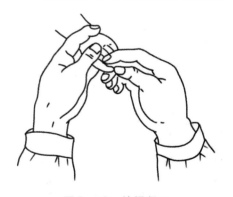

图 5-42　按揉肾顶

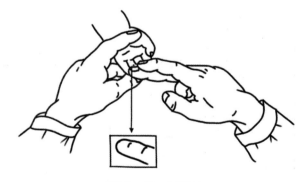

图 5-43　揉肾纹

【功效】祛风明目，清热散结。

【临床应用】用于赤脉贯瞳，目赤肿痛等症，常与揉太阳、清心经、清肝经、揉涌泉等合用；用于热毒内陷、瘀结不散所致的高热、手足逆冷等症，常与清肝经、清心经、掐揉小天心、退六腑、推脊柱等合用。

12. 四横纹（四缝穴）

【位置】掌面食指、中指、无名指、小指近端指间关节横纹处。

【操作】

（1）掐揉四横纹：以拇指指甲依次从食指掐至小指，掐后辅以揉法，一般采用"揉三掐一"，掐3~5次，揉10~15次。（见图5-44）

（2）推四横纹：令患儿四指并拢，以拇指桡侧从食指横纹处推向小指横纹处，推100~300次。

（3）点刺放血：以毫针或三棱针依次点刺该穴，并挤出血液或黄水。

【功效】 掐揉四横纹：解热除烦，通瘀散结；推四横纹：行气和血，消胀除满。

【临床应用】 四横纹是治疗小儿疳积要穴，多用掐揉法或点刺放血，常与补脾经、揉腹、捏脊等合用；用于消化不良、腹胀、积食等症时，常与揉板门、分腹阴阳、捏脊、搓摩胁肋等合用；用于胸闷痰喘，常与运内八卦、推揉膻中、搓摩胁肋、揉掌小横纹等合用。

13. 小横纹

【位置】 掌面食、中、无名、小指掌指关节横纹处。

【操作】

（1）掐揉小横纹：以拇指指甲依次从食指掐至小指，掐后辅以揉法，一般采用"揉三掐一"，掐3~5次，揉10~15次。（见图5-45）

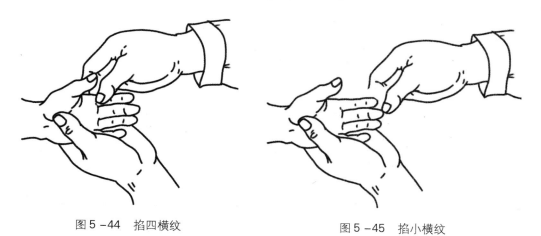

图5-44　掐四横纹　　　　图5-45　掐小横纹

（2）推小横纹：令患儿四指并拢，以拇指桡侧从食指小横纹处推向小指小横纹处，推100~300次。

【功效】 清热散结，理气消胀。

【临床应用】 用于脾胃热结、腹胀等症，常与补脾经、运内八卦、清胃经、揉腹等合用。推小横纹可用于肺部干性啰音的治疗，常与揉肺俞、分推膻中、补脾经等合用。

14. 掌小横纹

【位置】 掌面小指根下，尺侧掌纹头。

【操作】以中指或拇指按揉，称揉掌小横纹，揉100~300次。（见图5-46）

【功效】清热散结，宽胸理气，化痰止咳。

【临床应用】本穴是治疗百日咳、肺炎咳喘的要穴，可以帮助肺部湿性啰音的吸收，常与揉肺俞、分推肩胛骨、揉膻中、搓摩胁肋等合用；用于口舌生疮等热结之证，常与清心经、清天河水、揉总筋等合用。

15. 内劳宫

【位置】掌心中，握拳时中指与无名指之间中点处。

【操作】

（1）揉内劳宫：以拇指或中指指端按揉，揉100~300次。（见图5-47）

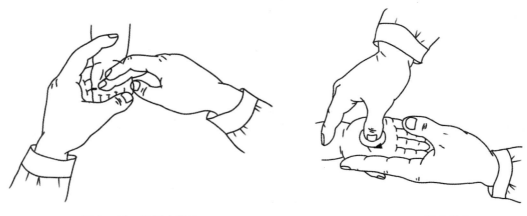

图5-46 揉掌小横纹　　　　　　　　　　　图5-47 揉内劳宫

（2）运内劳宫：以拇指或中指指腹自小指指根推运起，经掌小横纹、小天心、艮宫至内劳宫，此操作也称水底捞明月，运20~50次。

【功效】清热除烦。

【临床应用】用于心经有热而致发热、口舌生疮等实热证时，多用揉内劳宫，常与清心经、清天河水、清小肠等合用；用于心、肾两经阴虚所致内热者，多用运法，常与取天河水、揉二马、揉涌泉等合用。

16. 内八卦

【位置】手掌平面中，以掌心为圆心，以圆心至中指根横纹约2/3处为半径，画一圆圈，八卦穴即在此圆圈上。小天心之上为坎宫属北，中指指根下为离宫属南，小鱼际侧离至坎半圆的中点为兑宫属西，大鱼际侧离至坎半圆的中点为震宫属东，西南为坤宫，西北为乾宫，东北为艮宫，东南为巽宫。（见图5-48）

【操作】

（1）运内八卦：术者一手握住患儿四指，拇指按定在离宫处，使掌心朝上，以另一手拇指罗纹面沿八卦圆圈依次摩运，途经离宫时轻轻跳过，周而复始，即为运内八卦。其中，从乾宫起，经坎宫运至兑宫为顺运内八卦；而从兑宫起，经坤宫运至乾宫为逆运内八卦，运 100～200 次。（见图 5－49）

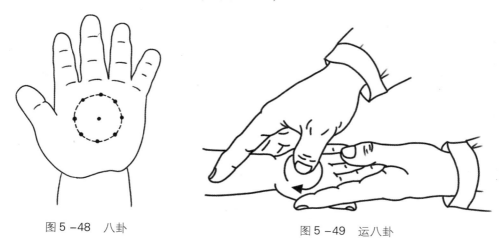

图 5－48 八卦 　　　　　　　　　图 5－49 运八卦

（2）分运内八卦：以拇指在部分卦位上分别摩运。如乾震顺运：自乾经坎、艮掐运至震；巽兑顺运：自巽经离、坤掐运至兑；离乾顺运：自离经坤、兑掐运至乾；坤坎顺运：自坤经兑、乾掐运至坎；坎巽顺运：自坎经艮、震掐运至巽；艮离顺运：自艮经震、巽掐运至离；巽坎逆运：自巽经震、艮掐运至坎。运 100～200 次。

（3）分揉各宫：用拇指指峰或罗纹面分别在各卦位单独按揉，如揉艮宫：用拇指罗纹面在艮宫揉运。揉 50～150 次。

【功效】顺运内八卦：宽胸利膈，理气化痰，行滞消食，行气散结；逆运内八卦：降气平喘。

【临床应用】用于胸闷、咳痰、腹泻、腹胀、厌食等症，多用顺运，常与推脾经、掐揉四横纹、揉板门、推揉膻中、揉中脘、分推腹阴阳、揉腹等合用；用于气逆痰喘、呕吐等症，多与推天柱骨、推肺经、揉膻中等合用。临床上分运八卦常与顺运或逆运八卦合用，如乾震顺运能安神；巽兑顺运能镇静；离乾顺运能止咳；坤坎顺运能清热；坎巽顺运能止泻；艮离顺运能发汗；巽坎逆运能止呕；揉艮宫能开胃，揉乾宫能止咳等。

17. 小天心（鱼际交）

【位置】手掌面，大、小鱼际交接凹陷处，坎宫和总筋之间。

【操作】

（1）掐揉小天心：以拇指指甲掐之，掐后辅以按揉，一般采用"揉三掐一"法。掐 5～8 次，揉 20～40 次。

（2）捣小天心：以中指指尖或屈曲的指间关节捣之，捣 10～20 次。（见图 5－50）

【功效】掐揉小天心：清热散结，疏风明目，通络利尿；捣小天心：镇惊安神，通络明目。

【临床应用】本穴为清心安神要穴。用于心经有热，惊风、夜啼等症，常与清天河水、清心经、清肝经、揉二马等合用；用于心热移于小肠所致之口舌生疮、小便赤涩等症，常与清心经、清天河水、清小肠等合用；用于惊风眼翻、目睛直视、近视斜视等症，常与掐老龙、掐人中、清肝经、揉二马等合用。眼上翻者向下掐、捣；右斜者向左掐、捣；左斜者向右掐、捣。此外，本穴还可以用于新生儿硬皮症、水肿、遗尿、痘疹欲出不透等症。

18. 运土入水

【位置】手掌面，大指指尖桡侧至小指指尖，沿手掌边缘成一条弧形曲线。

【操作】自拇指指尖桡侧缘起，沿手掌边缘，经小天心运至小指指尖肾水穴，称运土入水，运100~200次。（见图5-51）

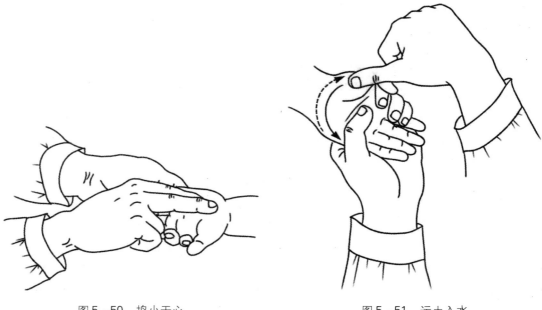

图5-50 捣小天心　　　　　　　　　　图5-51 运土入水

【功效】健脾补肾，除湿止泻。

【临床应用】本穴的应用历来争论较大，然本穴实为补脾经和补肾经的联合运用，故对脾肾两虚之腹泻便溏、体虚怕冷之症较为适合，常与补脾经、揉二马、捏脊、擦腰骶、推上七节骨等合用。

19. 运水入土

【位置】手掌面，小指指尖至大指指尖桡侧，沿手掌边缘成一条弧形曲线。

【操作】自小指指尖起，沿手掌边缘，经小天心运至拇指指尖桡侧，称运水入土，运100~200次。（见图5-52）

【功效】清利湿热，润燥通便。

【临床应用】本穴为清肾经和清脾胃的联合运用，故对中、下二焦的实热所致之腹胀、泻痢、便秘等症较为适宜，常与清脾胃、清大肠、清小肠、掐揉四横纹等合用。

20. 手阴阳（大横纹）

【位置】仰掌，掌后横纹处，近拇指端为阳池，近小指端为阴池。

【操作】

（1）分阴阳：用两拇指自掌后横纹中点向阴池、阳池两旁分推，又称分推大横纹，推 100～300 次。（见图 5-53）

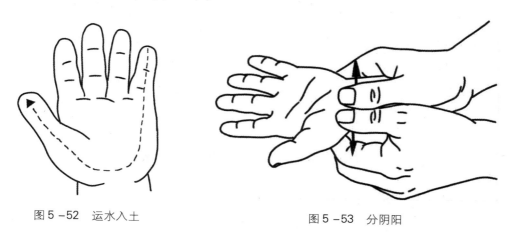

图 5-52 运水入土   图 5-53 分阴阳

（2）合阴阳：自阴池、阳池两旁向横纹中点推，又称合推大横纹，推 100～300 次。

【功效】分阴阳：平调阴阳，理和气血，行气消食；合阴阳：行痰散结。

【临床应用】分阴阳用于阴阳不调，气血不和而致的寒热往来，烦躁不安，以及腹胀、腹泻、乳食停滞等症，常与补脾经、揉板门、掐揉四横纹等合用。若实热证重分阴池，虚寒证重分阳池。合阴阳用于胸闷、痰喘等症，常与清天河水、搓摩胁肋、按揉膻中等合用。

21. 总筋

【位置】掌后，腕横纹中点。

【操作】

（1）揉总筋：以拇指或中指指端按揉，揉 100～300 次。

（2）掐总筋：以拇指指甲掐该穴，掐 3～5 次。（见图 5-54）

【功效】揉总筋：清热散结，调畅气机；掐总筋：镇惊止痉。

【临床应用】揉总筋用于五心烦热、口舌生疮、潮热夜啼、烦躁不安等症，常与清心经、清天河水、揉小天心、掐揉五指节等合用；掐总筋用于惊风抽搐等症，常与掐人中、掐老龙等合用。

22. 十王（十宣）

【位置】两手十指尖，离指甲游离缘0.1寸左右，左右共十穴。

【操作】

（1）掐十王：用拇指指甲依次掐遍十个指尖，称掐十王，掐3~5次，或醒后即止。（见图5-55）

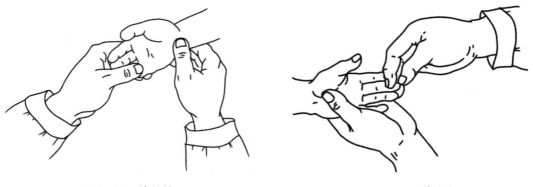

图5-54 掐总筋   图5-55 掐十宣

（2）点刺放血：以毫针或三棱针依次点刺十指尖或选择性点刺其中某个，并挤出血数滴。

【功效】清脏腑热，开窍醒神。

【临床应用】掐十王主要用于急救，常与掐人中、掐老龙等合用；十王点刺放血主要用于高热不退，常与清天河、退六腑、推脊柱等合用。临床中也常根据实际病证，选择性掐或点刺某个指尖，以清泻相应脏腑之热，如掐中指尖可泻心火。

23. 老龙

【位置】中指指甲根正中点一分处。

【操作】术者用拇指指甲掐该穴，称掐老龙，掐3~5次，或醒后即止。（见图5-56）

【功效】开窍醒神。

【临床应用】掐老龙主要用于急救，治疗急惊风、昏迷不醒、高热抽搐等症，常与掐人中、掐十王、掐精威等合用。掐之知痛觉出声者，较为易治，否则难治。

24. 端正

【位置】中指指甲根两侧一分处，桡侧为左端正，尺侧为右端正。

【操作】术者用拇指指甲掐之，掐后辅以按揉，称掐揉端正，掐3~5次，揉30~50次。（见图5-57）

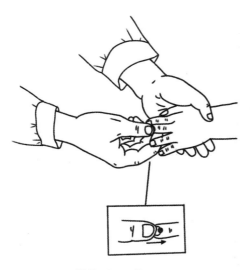

图 5 -56 掐老龙

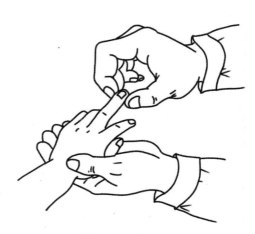

图 5 -57 掐揉端正

【**功效**】降逆止呕，升阳止泻，息风止痉。

【**临床应用**】掐揉右端正用于胃气上逆而致的恶心、呕吐等症，常与横纹推向板门、运内八卦等合用；掐揉左端正用于水泻、痢疾等症，常与推脾经、推大肠等合用；掐揉左、右端正还可用于小儿惊风，常与掐老龙、清肝经等合用。

25. 五指节

【**位置**】掌背第一至第五指第一指间关节横纹处。

【**操作**】术者用拇指指甲掐之，掐后继揉，称掐揉五指节，掐 3 ~ 5 次，揉 30 ~ 50 次。（见图 5 - 58）

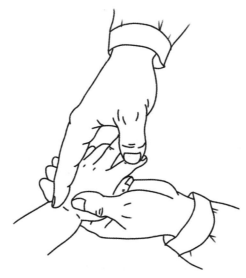

图 5 - 58 掐揉五指节

【**功效**】镇惊安神，祛风通窍，化痰止咳。

【临床应用】用于惊惕不安、惊风等症，常与清肝经、掐老龙等合用；用于胸闷、咳嗽、痰喘等症，多与运内八卦、揉膻中等合用。本穴也用于小儿日常保健，经常掐揉可以健脑益智。

26. 二扇门

【位置】掌背，中指掌指关节两侧凹陷处。

【操作】术者以食、中指指端按揉，称按揉二扇门，揉 100 ~ 300 次。（见图 5 - 59）

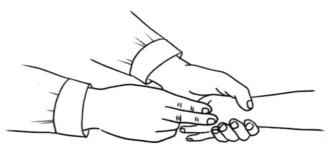

图 5 -59　揉二扇门

【功效】发汗透表，退热平喘。

【临床应用】本穴为发汗要穴，用于外感风寒，身热无汗、痰喘气粗等症，常与"外感四大手法"、揉一窝风、推三关、揉肺俞等合用；素体虚弱者，再与补脾经、补肾经等合用，扶正祛邪。

27. 二马（二人上马）

【位置】手背第四、五掌指关节后方凹陷处。

【操作】术者以拇指或中指指端按揉，称揉二人上马，揉 100 ~ 300 次。（见图 5 - 60）

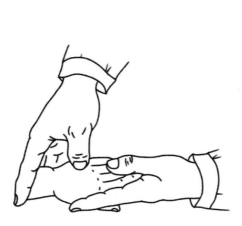

图 5 -60　揉二人上马

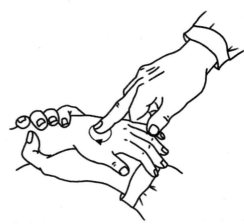

图 5 -61　揉外劳宫

【功效】滋阴补肾，利水通淋，顺气散结。

【临床应用】本穴为补肾滋阴要穴，可治疗多种阴虚证。用于阴虚内热引起的潮热烦躁、小便赤涩、牙痛等症，可与补脾经、补肾经、补肺经等合用。体质虚弱，肺部感染有干性啰音，久不消失者，配揉小横纹，湿性啰音，配揉掌小横纹。

28. 外劳宫

【位置】手掌背面，第三、四掌骨歧缝间，与内劳宫相对处。

【操作】术者用中指端按揉，称揉外劳宫，揉 100～300 次。（见图 5-61）

【功效】温阳散寒，升阳举陷，发汗解表。

【临床应用】本穴性温，可治多种寒证。用于风寒感冒、身痛恶寒、鼻塞流涕等外感实寒证，常与"外感四大手法"、揉一窝风、揉二扇门等合用；用于肠鸣腹泻、遗尿、疝气等虚寒里证，常与补脾经、补肾经、推三关、揉丹田等合用。

29. 威灵

【位置】手背第二、三掌骨歧缝间。

【操作】术者以拇指指甲掐，称掐威灵，掐 3～5 次。（见图 5-62）

【功效】开窍醒神。

【临床应用】本穴主要用于急救，用于惊风抽搐、昏迷不醒等症，常与掐人中、掐老龙等合用。

30. 精宁

【位置】手背第四、五掌骨歧缝间。

【操作】术者以拇指指甲掐之，掐后继揉，称掐揉精宁。（见图 5-63）

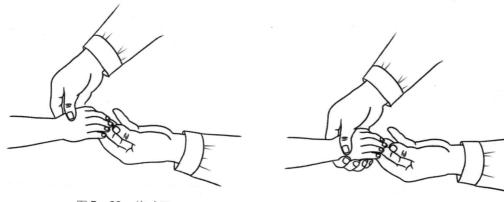

图 5-62　掐威灵　　　　　　　　　图 5-63　掐揉精宁

【功效】开窍醒神，行气化痰。

【临床应用】用于惊风抽搐时，常与掐人中、掐老龙等合用；用于痰食积聚、气吼痰喘等症，常用掐威灵、精宁，并配合推四横纹、揉膻中、搓摩胁肋等。

31. 外八卦

【位置】手背面，与内八卦相对的圆周。

【操作】以拇指循外八卦做顺时针反向的摩运，称顺运外八卦，运100～200次。（见图5-64）

【功效】宽胸理气，通滞散结。

【临床应用】用于胸闷、腹胀、便秘等症，常与摩腹、按揉天枢、搓摩胁肋等合用。

32. 一窝风

【位置】腕背横纹正中凹陷处。

【操作】术者用中指或拇指端按揉，称揉一窝风，揉100～300次。（见图5-65）

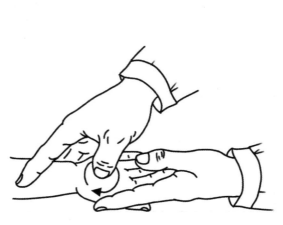 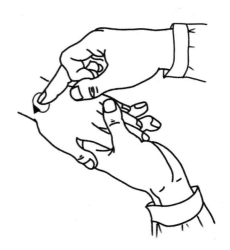

图5-64 运外八卦　　　　　　　图5-65 揉一窝风

【功效】疏风散寒，温中行气，通络止痛。

【临床应用】本穴是止腹痛要穴，用于受寒、食积等各种原因引起的腹痛，常与揉中脘、拿肚角、推三关等合用；用于鼻塞喷嚏、恶寒身痛等外感诸症，常与"外感四大手法"、推上三关、揉外劳宫等合用；对于风、寒、湿邪所致的关节痹痛也有一定疗效。

33. 膊阳池

【位置】手背腕横纹上3寸处，尺桡骨缝间。

【操作】术者用拇指指甲掐之，掐后继揉，称掐揉膊阳池，掐5～8次，揉50～100次。（见图5-66）

【功效】疏风止痛，通利二便。

【临床应用】用于大便秘结时，常与运内八卦、清大肠、推下七节骨、揉腹等合用；用于外感头痛时，常与"外感四大手法"、揉一窝风等合用。

34. 三关

【位置】前臂桡侧，腕横纹（阳池）至肘横纹（曲池）成一直线。

【操作】

（1）推三关：以拇指桡侧缘或食、中指指腹循穴直推，推 100 ～ 500 次。（见图 5 – 67）

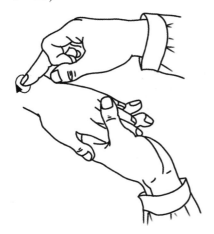

图 5 – 66　掐揉膊阳池

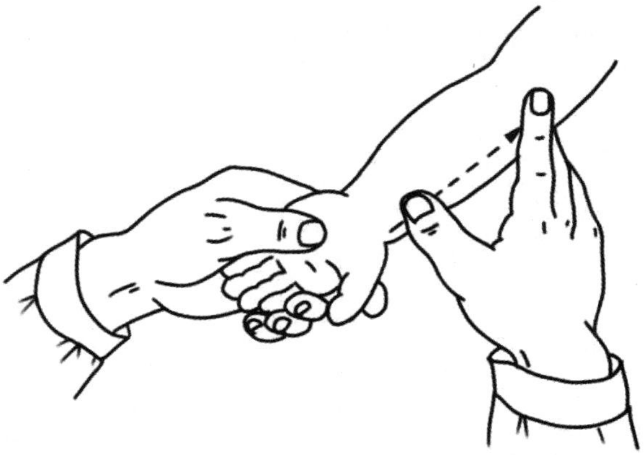

图 5 – 67　推三关

（2）大推三关：屈患儿拇指，自拇指桡侧端推向肘横纹，推 100 ～ 300 次。

【功效】发汗解表，温阳散寒，培元益气。

【临床应用】本穴性温，可治疗一切虚寒、实寒病证。用于面色无华、四肢厥冷、呕吐腹泻、遗尿疝气、发育迟缓等虚寒证，常与补脾经、补肾经、捏脊、摩腹等合用；用于鼻塞喷嚏、无汗恶寒、疹出不透等实寒证，多与掐揉二扇门、揉一窝风、清肺经等合用。

35. 天河水

【位置】前臂正中，腕横纹（总筋）至肘横纹（曲泽）成一条直线。

【操作】

（1）清天河水：以食、中指指腹从患儿腕横纹直推向肘横纹，推 200 ～ 600 次。（见图 5 – 68）

（2）打马过天河：用食、中指指腹蘸凉水，一起一落弹打如弹琴状，自总筋处至曲泽，同时用口吹气随之，推 100 ～ 300 次。

（3）取天河水：以食、中指指腹从患儿肘横纹直推向腕横纹，推 200 ～ 600 次。

【功效】清热解表，泻火除烦。

【临床应用】本穴性偏凉，可治疗多种热证。用于外感风热所致之发热、头痛、咽痛等症，常与"外感四大手法"、清肺经等合用；用于五脏积热所致之目赤肿痛、口舌生疮、五心烦热、咽干口燥、斑疹紫癜等症，多与清肝经、清心经、退六腑、清小肠、揉板门等合用。打马过天河清热之力大于清天河水，多用于实热、高热、壮热等症，常与退六腑、推脊柱等合用；取天河清热而兼有滋阴之功，多用于热久不退，热甚伤阴等症，常与揉二马、揉涌泉等合用。

36. 六腑

【位置】前臂尺侧，腕横纹（阴池）至肘横纹成一条直线。

【操作】术者以拇指或食、中指指腹自肘横纹推至腕横纹，称退六腑或推六腑，推 100 ~ 500 次。（见图 5 - 69）

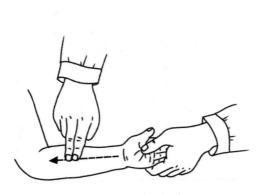

图 5 -68 清天河水

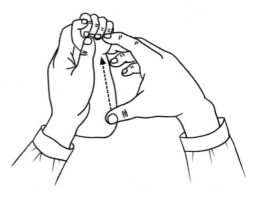

图 5 -69 退六腑

【功效】清热泻火，凉血解毒，通腑。

【临床应用】本穴性寒凉，主治一切实热证。用于外邪入里或脏腑蕴热所致之壮热烦渴、口出秽气、牙龈肿痛、咽喉肿痛、口舌生疮、目赤眵多、汗多黏腻、食积腹痛、腹胀便秘、痢疾初起等诸多热证，常与清脾胃、清心经、清肝经、清大肠、清小肠等合用。

退六腑与推三关为大凉大热要穴，可单用，亦可两穴合用。如患儿阳气不足、下元虚冷、久泻时，可单用推三关；高热烦渴、大便干燥时，可单用退六腑。而两穴合用则能平衡阴阳，佐制其大凉、大热之性，防止太过而伤正气。临床上患儿病情多不单纯，往往寒热、虚实夹杂，如患儿寒热夹杂以热为主，则退六腑与推三关之次数为3 : 1；若寒热夹杂以寒为主，则退六腑与推三关之次数为1 : 3；寒热不明显则推数相等，和调阴阳。

五、下肢部穴位

1. 箕门

【位置】大腿内侧，膝盖上缘至腹股沟成一直线。

【操作】术者用食、中指指面自膝盖内侧上缘推至腹股沟，称推箕门，推 100 ~ 300 次。（见图 5 - 70）

【功效】清热利尿。

【临床应用】用于尿潴留（癃闭），常与揉丹田、按揉三阴交等合用；用于心热下移小肠所致的小便赤涩不利等症，常与清小肠、清心经等合用。

2. 百虫

【位置】屈膝，在大腿内侧，髌底内侧端上3寸，血海穴上1寸。

【操作】

（1）拿百虫：术者用拇指和食、中二指对称提拿，拿5～10次。（见图5-71）

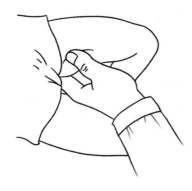

图5-70 推箕门

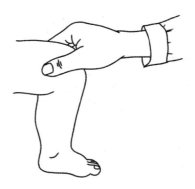

图5-71 拿百虫

（2）揉百虫：以拇指指端或罗纹面按揉，揉20～50次。

【功效】通络止搐，透疹除湿。

【临床应用】用于下肢痿软、无力及疼痛等症，常与拿委中、按揉足三里等合用；用于各类丘疹、湿疹等出疹性疾病，常与清肺经、补脾经、揉三阴交等合用。

3. 膝眼

【位置】屈膝，髌韧带两侧凹陷中。

【操作】

（1）拿膝眼：术者用拇指和食、中二指对称提拿，拿5～10次。

（2）按揉膝眼：术者用拇指指端或拇指、食指指端同时稍用力按压该穴，按压后辅以揉动，按15～30次，揉50～100次。（见图5-72）

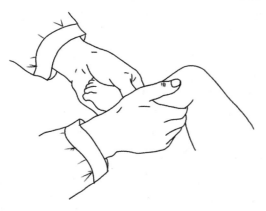

图5-72 按揉膝眼

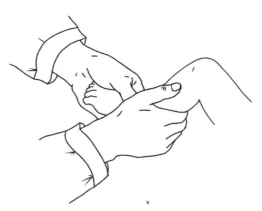

图5-73 揉足三里

【功效】定惊止搐，通经活络。

【临床应用】用于惊风、抽搐等症，常与清肝经、掐人中、拿百虫等合用；用于下肢痿软无力等症，常与按揉足三里、拿百虫、拿委中等合用。

4. 足三里

【位置】外膝眼下3寸，胫骨前嵴外一横指处。

【操作】术者以拇指指端或罗纹面按揉，称揉足三里，揉100~200次。（见图5-73）

【功效】健脾和胃，行气消食，强身健体。

【临床应用】本穴多用于脾胃系疾病。用于脾虚所致腹泻、腹胀、食欲不振等症，常与补脾经、揉板门、捏脊、摩腹等合用。本穴还是小儿日常保健要穴，常与补脾、摩腹、捏脊等合用。

5. 前承山

【位置】小腿胫骨旁，与后承山相对处。

【操作】

（1）掐前承山：以拇指指甲掐该穴，掐3~5次。

（2）拿前承山：以拇指和食、中二指对称提拿，或与后承山对拿，拿3~5次。（见图5-74）

（3）揉前承山：用拇指端按揉，揉20~50次。

【功效】镇惊止搐，行气通经。

【临床应用】用于惊风抽搐、角弓反张等症，常与拿百虫、拿委中、拿仆参、掐解溪等合用；用于下肢痿软无力、疼痛、肌肉萎缩等症，常与揉足三里、揉三阴交、揉解溪等合用。

6. 三阴交

【位置】内踝尖上3寸，胫骨内侧面后缘。

【操作】术者用拇指端或中指端按揉，称揉三阴交，一般揉50~100次。（见图5-75）

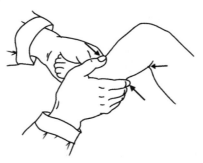

图5-74 对拿前后承山

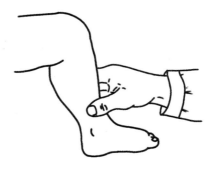

图5-75 揉三阴交

【功效】健脾胃，通经络，利湿热。

【临床应用】本穴长于治疗泌尿系统疾病。用于癃闭、遗尿等症，常与推箕门、揉丹田等合用；用于脘腹胀满、肠鸣腹泻、食欲不振等症，常与补脾经、摩腹、分腹阴阳等合用。此外，本穴也可用于下肢痿软、痹痛等症。

7. 解溪

【位置】足背踝关节前横纹中点，趾长伸肌腱与拇长伸肌腱之间的凹陷中。

【操作】

（1）掐解溪：拇指指甲掐该穴，掐3~5次。

（2）揉解溪：拇指指端或罗纹面揉动该穴，揉50~100次。（见图5-76）

【功效】解痉止搐，止吐止泻，通利关节。

【临床应用】用于惊风抽搐，多用掐法，常与掐十宣、掐涌泉等合用；用于呕吐，多与推天柱骨、揉中脘、横纹推向板门等合用；用于腹泻，多与推上七节骨、揉脐、摩腹、揉龟尾等合用。此外，本穴对踝关节屈伸不利也有疗效。

8. 丰隆

【位置】外踝尖上8寸，胫骨前缘外侧约两横指。

【操作】术者以拇指或中指指端揉，称揉丰隆，揉50~100次。

【功效】和胃化痰。

【临床应用】本穴主要用于痰湿所致之痰涎壅盛、咳嗽气喘等症，常与揉膻中、搓摩胁肋、运内八卦等合用。

9. 委中

【位置】腘窝中央，两大筋（股二头肌腱、半腱肌腱）中间。

【操作】

（1）拿委中：用拇、食二指在腘窝中提拿勾拨该处的筋腱，拿3~5次。（见图5-77）

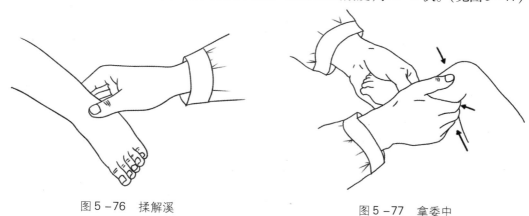

图5-76　揉解溪　　　　　　　　图5-77　拿委中

（2）捏挤委中：双手拇指、食指对称着力，将委中周围皮肤捏起，以局部出现瘀斑为度，捏5~8次。

【功效】疏通经络，解痉止搐。

【临床应用】用于四肢抽搐、下肢痿软无力等症，常与拿百虫、揉膝眼、对拿前后承山等合用。捏挤委中主要用于中暑痧证、呕吐烦渴等症。

10. 承山

【位置】腓肠肌两肌腹之间凹陷的顶端。

【操作】以拇指、食指指端对拿前后承山穴，为对拿前后承山，拿3～5次。（图5－74）

【功效】通经活络，解痉止搐。

【临床应用】用于惊风抽搐、下肢痿软、腓肠肌痉挛等症，常与拿委中、揉膝眼、拿前承山等合用。

11. 昆仑

【位置】外踝尖与跟腱之中点凹陷处。

【操作】术者用拇指指甲掐之，称掐昆仑，掐3～5次。

【功效】镇惊定搐。

【临床应用】用于惊风、抽搐、项强及踝部疼痛等病证，常与掐人中、掐承山、掐解溪等合用。

12. 仆参

【位置】昆仑下凹陷中。

【操作】

（1）掐仆参：用拇指指甲掐之，掐3～5次。

（2）拿仆参：用拇指与食、中二指相对用力提拿，拿5～8次。（见图5－78）

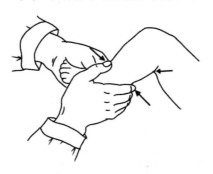

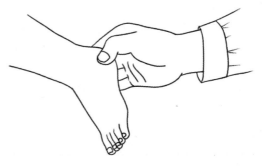

图5－74　对拿前后承山　　　　　　　　　图5－78　拿仆参

【功效】镇惊安神，舒筋活络。

【临床应用】用于昏厥、惊风等症，常与掐人中、掐十王、拿委中等合用。用于转筋腿痛、足痿不收，常与拨承山、拿委中、掐解溪、揉三阴交等合用。

13. 大敦

【位置】足大趾外侧爪甲根与趾关节之间。

【操作】术者用拇指指甲掐之，称掐大敦，掐5~10次。

【功效】解痉息风。

【临床应用】用于惊风、四肢抽搐等症，常与掐十宣、掐老龙等合用。

14. 涌泉

【位置】屈趾，足掌心前1/3与后2/3交界的凹陷中。

【操作】

（1）推涌泉：用拇指面向足趾推，推50~100次。

（2）揉涌泉：用拇指端按揉，揉50~100次。（见图5-79）

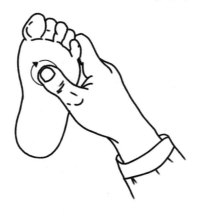

图5-79 揉涌泉

【功效】推涌泉：滋阴退热，引热下行；揉涌泉：左揉止吐，右揉止泻。

【临床应用】用于五心烦热、烦躁不安、夜啼、慢性乳蛾等症，常与揉二马、逆运内劳宫、揉三阴交等合用；用于外感邪热、脏腑蕴热等证，常与退六腑、清天河水等合用；吐泻常用揉涌泉与推天柱骨、推七节骨等合用。

第二节 非常用穴位

一、头面部穴位

1. 前顶门

【别名】前顶。

【位置】为督脉穴位。位于百会前1.5寸。

【操作】常用掐法、揉法。掐约35次，揉约30次。

【主治】头痛，惊风等。

2. 脑空

【位置】为足少阳胆经穴位。位于头部枕外隆凸的上缘外侧，头正中线旁开2.25寸，平脑户处。据《小儿推拿广义》背面之图所示，脑空穴在高骨之上。

【操作】一般为掐 3~5 次；揉约 30 次。

【主治】头痛，癫痫等。

二、胸腹部穴位

1. 喉下

【位置】在咽喉下。

【文献记载】《小儿推拿方脉活婴秘旨全书》曰："马蹄惊：……用灯火断两掌心并肩井各一燋，喉下三燋，脐下一燋。"

2. 璇玑

【位置】为任脉穴位。位于天突穴下 1 寸。

【操作】沿胸肋自上而下向左右两旁分推 3~5 遍，称开胸；若沿胸肋分推后，再自鸠尾处向脐上直推，最后摩挪腹部，称为开璇玑。

【主治】痰喘，呕吐，腹泻等。

【文献记载】《幼科集要》曰："开璇玑：璇玑者，胸中、膻中、气海穴是也。凡小儿气促胸高、风寒痰闭、夹食腹痛、呕吐泄泻、发热抽搐、昏迷不醒，一切危险急症。置儿于密室中，解开衣带，不可当风，医用两手大指蘸姜葱热汁，在病儿胸前左右横推至两乳上近胁处，三百六十一次……再从心坎推下脐腹六十四次，次用热汁入右手掌心合儿脐上，左挪六十四次，右挪六十四次，挪毕，用两手自脐中推下小腹，其法乃备虚人泄泻者，逆推尾闾穴至命门两肾间，切不可顺推。"

3. 琵琶

【位置】为推拿特定穴位。位于锁骨外端。

【操作】常用按法。

【主治】壮热清神。

【文献记载】文献中，对琵琶的记述主要有：①《小儿推拿广意》："拿法……肩上琵琶肝脏络，本宫壮热又清神。"②《小儿推拿广意》："拿法……天吊眼唇都向上，琵琶穴上配三阴。"据该书正面之图所示，琵琶穴在肩关节内侧下，能益精神。③《厘正按摩要术》："琵琶，琵琶在肩井下，以大指按之能益精神。"④《推拿指南》："此法能益精神，琵琶穴在肩井穴下，用右大指头按之，男左女右。"

4. 胸前

【位置】在胸腹正中，膻中至脐上；平膻中处用灯火燋，称"平心"。

【文献记载】《小儿推拿方脉活婴秘旨全书》曰："月家惊……灯火断胸前七燋。"

5. 绕脐

【别名】魂舍。

【位置】奇穴中有"脐四边"，在脐上下左右各 1 寸。

【主治】灸则治胃肠炎、消化不良等。

【文献记载】《小儿推拿方脉活婴秘旨全书》曰："胎惊……绕脐四燋……"

6. 阑门

【位置】为推拿特定穴位。位于腹正中线，脐上 1 寸 6 分处。

【操作】患儿取仰卧位，医者以一手中指按揉 10 ~ 30 次，节律须均匀，动作应协调。

【主治】通上下之气。

7. 肾囊

【别名】阴囊。

【位置】为推拿特定穴位。

【文献记载】《幼科推拿秘书》曰："肾囊，卵泡。"临床如见肾囊上缩为寒，松弛为热。

三、背腰部穴位

1. 定喘

【位置】为经外奇穴。位于第 7 颈椎棘突旁 6 分 ~ 1 寸许凹陷中。

【操作】用拇指或中指端按揉 20 ~ 30 次，称按揉定喘。

【主治】功用为止咳平喘。主治支气管炎，哮喘，肩项痛等。临床上，定喘穴为治疗哮喘之要穴，对各种原因引起的哮喘均可使用。常与清肺经、补脾经、揉肺俞、揉膻中等配伍应用。

2. 青筋缝

【位置】在背脊中。

【文献记载】《小儿推拿方脉活婴秘旨全书》曰："挽弓惊……灯火断青筋缝四燋……"

四、上肢部穴位

1. 手背

【位置】为推拿特定穴位。

【文献记载】文献中，对手背的记述主要有：①《按摩经》："提手背四指内顶横纹，主吐；还上，止吐。""手背刮至中指一节处，主泻；中指外一节掐，止泻。"②《小儿推拿方脉活婴秘旨全书》："掐五指背一节专治惊吓、醒人事，百病离身。"③《保赤推拿法》："刮手背法：从儿手背刮至中指梢能使儿泻。""揉手背法，重揉手背能平肝和血。"

2. 靠山

【别名】阳溪。

【位置】为推拿特定穴位，手阳明大肠经穴位。拇指向上翘时，位于蹈长、蹈短伸肌腱之间凹陷中，即第 1 掌骨底的背侧，相当于阳溪穴。

【操作】常用掐法、推法。掐 3~5 次；向上、下直推约 50 次。

【主治】疟疾，泄泻，痰壅等。

【文献记载】文献中，对靠山的记述主要有：①《按摩经》："阳溪穴，往下推拂，治儿泻，女反之。"②《小儿推拿方脉活婴秘旨全书》："靠山穴在大指下掌尽处腕中，能治疟痢痰壅。"③《小儿推拿广意》："掐靠山即合谷、少商、内关，剿疟用之。"④《保赤推拿法》："掐靠山穴法：此穴在手背大指下掌根尽处，掐之，治疟痢痰壅。"⑤《增图考释推拿法》："靠山：阳溪……"

3. 螺蛳骨

【别名】螺蛳。

【位置】为推拿特定穴位，手太阳小肠经穴位。位置在屈肘、掌心对胸时之骨小头桡侧缘上方缝隙处，相当于养老穴。

【操作】方法为扯该处皮肤，约 10 次。如以两手捏螺蛳上皮，称为猿猴摘果。

【主治】消化不良等。

【文献记载】文献中，对螺蛳骨的记述主要有：①《按摩经》："……天门穴上分高下，再把螺蛳骨上煨……"②《万育仙书》："螺蛳骨，手肘背高骨处。"③《小儿推拿方脉活婴秘旨全书》："潮热惊……用灯火断手上螺蛳骨一燋，虎口一燋，绕脐四燋。"据该书原注，手上螺蛳骨，盖即尺骨头突出处。④据《保赤推拿法》之图所示，螺蛳骨在掌背尽处，尺骨头前。⑤据《按摩经》女子右手正面之图所示，螺蛳在腕横纹两侧端。

4. 阳池

【别名】腕阳池。

【位置】为推拿特定穴位。俯掌时位于第 3、4 掌骨直上腕横纹凹陷处。

【操作】常用掐法、揉法。如用拇指指甲掐 3~5 次或中指端揉 30~100 次，称为掐阳池或揉阳池。

【主治】利尿，通大便，止头痛。主治头痛，溲赤，二便不通等。《针灸大成·按摩经》认为在腕阳池用掐法、揉法，能清补肾水、止头痛、发汗。临床上，掐揉阳池治疗大便秘结有效，但对大便滑泻者禁用；如用于感冒头痛或小便赤涩短少，多与其他解表和利尿法同用。

【文献记载】文献中，对阳池的记述主要有：①《按摩经》："掐阳池，止头痛，清补肾水，大小便闭塞或赤黄，眼翻白，又能出汗。"②《推拿三字经》："阳池穴在一窝风下，腕下寸余窝内，与前天河水正中相对，专治头痛，揉数不拘，以愈为止。"③《幼科手推拿秘书》："阳池穴，在外间使下。"④《万育仙书》："阳池穴，治风痰止头痛。"⑤《推拿捷径》："治眉眼不开，宜揉阳池穴。"

5. 外关

【位置】为手少阳三焦经穴位。位于掌背腕后 2 寸。

【操作】多向上直推约 50 次；掐 3~5 次。

【主治】腹泻，腰背疼痛等。

【文献记载】文献中，对于外关的记述主要有：①《按摩经》："推外关，间使穴，能止转筋吐泻。"②《小儿推拿广意》："两手抄停……中指尽处为外关，止腰背痛，大人通用。"③《增图考释推拿法》称此穴为阳池。

6. 肘

【别名】肘。

【位置】为手少阳心经穴位。屈肘时，位于肘横纹尺侧端与肱骨内上髁之间凹陷处，相当于少海穴。

【操作】常用揉法、掐法和摇法。掐 3~5 次；揉约 80 次；拿此处，摇肘关节 6~10 次称为"摇肘"。

【主治】急惊，痉证等。

【文献记载】文献中，对肘的记述主要有：①《按摩经》："一掐肘下筋，曲池上总筋，治急惊。"②《幼科推拿秘书》："肘穴，在手肘曲处高起圆骨处，膀膊下肘后一团骨也。""肘穴重揉之，顺气生血。"③《保赤推拿法》："掐肘曲池穴法：掐肘下筋，曲池上筋，曲池即肱弯处，掐之，治急惊。"④《厘正按摩要术》："摇肘，左手托儿肘运转，右手持儿手摇动，能治痉。"⑤《按摩经》："肘在肘弯背后尖处。"⑥《万育仙书》："肘，在手肘外曲转处。"⑦《增图考释推拿法》："肘，分内外二穴，少海内（曲节）……曲池外（鬼臣、阳泽）。"

7. 指天门

【位置】为推拿特定点状穴位。有两个不同的位置，一个位于拇指远端的尺侧；另一个位于食指远端的桡侧。掌天门又名"神门"，位于手掌面八卦穴中的乾宫处。

【操作】指天门和掌天门都与"天门入虎口"这一复式操作法有关，"天门入虎口"有三种不同的操作方法。

【主治】泄泻，痢疾和腹胀等。

8. 六筋

【位置】为推拿特定穴位，也是六个推拿特定穴位的合称，位于腕部掌侧。据《按摩经》六筋图所示，六筋为浮、阳、总、心、阴、肾，其顺序排列自桡侧起至尺侧，依次分别为赤筋（浮筋）、青筋（阳筋）、总筋、赤淡黄筋（心筋、淡黄筋）、白筋（阴筋）和黑筋（肾筋）。

9. 赤筋

【别名】浮筋，乃六筋之一。

【位置】为推拿特定穴位。位于掌侧横纹、桡动脉处。

【文献记载】文献中，对赤筋的记述主要有：①《按摩经》："赤筋，乃浮阳属火，以应心与小肠，主霍乱，外通舌。反则燥热，却向乾位掐之，则阳自然散也。又于横门下本筋掐之，下五筋仿此。"②《保赤推拿法》曰："掐赤筋法：掌肱交界之横纹上，靠大指边第一，赤筋属火，以应心与小肠，掐之治内热、外寒、霍乱。"③《增图考释推拿法》曰："赤筋，经渠……"

10. 青筋

【别名】阳筋，乃六筋之一。

【位置】为推拿特定穴位。位于腕部掌侧横纹，正对食指处。纯阳属木，外通两目，应肝与胆。

【操作】常用掐法。

【功效】明目，发汗。

【主治】眼赤涩多泪及外热内寒之证。

11. 赤淡黄筋

【别名】心筋、淡黄筋。

【位置】为推拿特定穴位。位于腕部掌侧横纹，正对中指与环指之间处。

【操作】常用掐法。

【功效】流通元气。

【主治】壅塞之证。

【文献记载】《按摩经》："赤淡黄筋：居中分界，火土兼备，以应三焦，主半寒半热，外通四大板门，周流一身，反则主壅塞之症，却向中宫掐之，则元气流通，除其壅塞之患矣。"

12. 白筋

【别名】阴筋。

【位置】为推拿特定穴位。位于腕部掌侧横纹，正对环指处。

【操作】常用掐法。

【功效】退热，通一身之窍。

【主治】胸膈痞满及脑昏生痰等。

13. 黑筋

【别名】肾筋。

【位置】为推拿特定穴位。位于腕部掌侧横纹，正对小指处。

【文献记载】文献中，对黑筋的记述主要有：①《按摩经》："黑筋，乃重浊沌阴，以应肾与膀胱，主冷气，外通两耳，反则主羸尪昏沉，却在坎位掐之。"②《保赤推拿法》："掐黑筋法：靠小指边第五黑筋，属水，以应肾与膀胱，外通两耳，尪瘦昏沉，掐之。"③《增图考释推拿法》："黑筋，阴郄……"

五、下肢部穴位

1. 行涧

【位置】为推拿特定穴位。据《小儿推拿广意》足部图所示，行涧穴在足三里之下。

2. 鬼胀

【位置】为推拿特定穴位。《幼科推拿秘书》曰："鬼胀穴，在后腿肚旁。"

3. 止痢

【位置】为推拿特定穴位。位于下肢内侧阴陵泉穴与三阴交穴连线中点，按之有压痛是穴。腹泻、痢疾时，此处常有压痛。

【操作】常用按、揉、拿法，5~10次。

【主治】腹痛，腹泻，痢疾等。临床上，止痢穴专用于赤白痢疾、腹痛、腹泻。治疗热性痢疾，常与清脾经、推下七节骨配伍。若久痢体虚，则与补脾经、揉足三里配伍。

4. 傍肚

【位置】为推拿特定穴位。据《小儿推拿广意》正面图所示，傍肚穴在三阴交之上，能止泻。

5. 大脚趾

【位置】为推拿特定穴位。

【文献记载】《按摩经》曰："惊，揉大脚趾，掐中脚趾爪甲少许。"《推拿捷径》曰："治惊症，应揉足大指并掐足中指少许，此法揉而兼掐者。"

6. 内庭

【位置】为足阳明胃经穴位。位于第2、3趾趾缝间。

【操作】常用掐3~5次。

【应用】主治惊风等。

【文献记载】《小儿推拿广意》曰："内庭：掐之治往后跌仆，昏闷。"

7. 太冲

【位置】为足厥阴肝经穴位。位于第1、2趾缝上1.5寸。

【操作】常用掐法，3~5次。

【应用】主治惊风等。

【文献记载】《小儿推拿广意》曰："太冲，掐之治危急之症，舌吐者不治。"

六、其他穴位

1. 阴阳

【位置】阴阳为推拿特定穴位名称，其一在额部，其二在腕部，其三在腹部，分别为额阴阳、腕阴阳与腹阴阳，系成对的穴位。

2. 额阴阳

【位置】古代把右侧的太阳穴称之为太阴穴，它与左侧的太阳穴一起，合称阴阳穴（按：《幼科推拿秘书》将左侧的太阳穴和右侧的太阴穴合称为"颊角"）。为便于与腕部和腹部的阴阳穴相区别，所以将此称为额阴阳。

【操作】常用揉法、分法。《幼科铁镜》所述的"分阴阳"法，即医者以两大指自患儿的眉心穴同时分别推向右侧的太阴穴和左侧的太阳穴，可用于虚实寒热各证。《保赤推拿法》中的"分推太阴穴太阳穴法"，即为额部"分阴阳"法。

【应用】临床上，"分额阴阳"常作为头面部的操作方法之一，分推九下，于"开天门"法之后进行。对于女性患儿，用重揉法作用于太阴穴，有发汗作用；如发汗太过，可揉左侧的太阳穴数下以止之。对于男性患儿，揉右侧的太阴穴止汗，揉左侧的太阳穴其作用相反；对于女性患儿，在太阳穴用揉法能止汗。揉两侧太阳穴（即太阴穴与太阳穴），为防治近视的方法之一。

3. 腕阴阳

【位置】为特定推拿穴位。出处为《针灸大成·按摩经》。腕阴阳穴即腕部的阴池穴与阳池穴。阴池穴位于腕部掌侧横纹的尺侧边，阳池穴位于腕部掌侧横纹的桡侧边。

【操作】常用推法。医者以左右大拇指自患儿腕部掌侧横纹的中点同时分别向两侧分推至阴池穴和阳池穴，称为"分阴阳"；医者以左右大拇指自患儿的阴池穴和阳池穴同时推向腕部掌侧横纹的中点，称为"和阴阳"或"合阴阳"。（见图5-53）

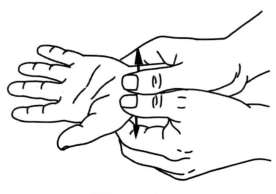

图5-53　分阴阳

【功效】分阴阳有止泻痢、除寒热、利气血、去腹胀、通二便等功效；和阴阳有理气和血、祛痰止咳的作用。

【应用】分阴阳常用于治疗泄泻、痢疾、发热、腹胀、二便不通及气血不和、气血衰弱等证；和阴阳常用于治疗咳嗽、咳痰等症。临床上，分阴阳是一个用途非常广的推拿治疗方法，百病皆可用之；而和阴阳一法则用之较少。

【文献记载】文献中，对腕阴阳的记述主要有：①《针灸大成·按摩经·阳掌图各穴手法仙诀》："分阴阳，止泄泻痢疾，遍身寒热往来，肚膨呕逆用之。"②《针灸大成·按摩经·手诀》："和阴阳，从两下合之，理气血用之。"

4. 阿是穴

穴位分类名。指以压痛点或其他病理反应点作为针灸治疗的穴位。又名不定穴、天应穴。《备急千金要方》曰："吴、蜀多行灸法，有阿是之法。言人有病痛，即令捏其上，若果当其处，不问孔穴，即得便快或痛处，即云阿是，灸刺皆验，故曰阿是穴。"这类穴位一般都随病而定，没有固定的位置和名称。

第三节　穴位古籍便览

一、头面部穴位

1. 天门（攒竹）

【位置】在天庭下，两眉中间至前发际成一直线。

【出处】《小儿按摩经》。

【文献记载】

《小儿按摩经》："在两眉头小陷宛宛中。"

《小儿推拿广意》："推攒竹，医用两大指自儿眉交替往上直推是也。"

《推拿三字经》："推法用葱姜汁，浸染医手入大指尖，从眉心自天门穴直推二十四数，大人推此二百四十数，再拿列缺出汗甚速，因一年二十四气也。"

《保赤推拿法》："开天门法，凡推，皆用葱姜水，浸医人大指，若儿病重者，须以麝香末粘医人指上用之。先从眉心向额上。推二十四数。谓之开天门。"

《厘正按摩要术》："推攒竹。攒竹在天庭下，蘸汤由小儿眉心交互往上直推。""推攒竹法：法治外感内伤均宜。医用两大指，春夏蘸水，秋冬蘸葱姜和真麻油。由儿眉心，交互往上直推。"

《推拿指南》："此法亦名开天门，治外内伤，无论何症于推坎宫后，须推之。攒竹穴，一名始光，亦名光明，在额处，用两大指侧，由两眉之中，交互向上直推之。"

2. 坎宫

【位置】在两眉上，自眉头至眉梢成一线。

【出处】《小儿推拿广意》。

【文献记载】

《小儿推拿广意》："推坎宫，医用两大指自小儿眉心分过两旁是也。"

《厘正按摩要术》："推坎宫。坎宫在两眉上。""推坎宫法，法治外感内伤均宜。医用两指，春夏蘸水，秋冬蘸葱姜和真麻油，由小儿眉心上，分推两旁。"

3. 天庭

【又名】神庭、上天心、大天心、天门、三门。

【位置】头部正中线，入前发际0.5寸，属督脉。

【出处】《针灸甲乙经》。

【文献记载】

《幼科铁镜》："再自天庭至承浆，各穴掐一下，以代针法。"

《幼科推拿秘书》："揉上天心，上天心者，大天心也。在天庭中，小儿病目，揉此甚效。以我大指按揉也，口眼㖞斜，亦必揉此。""天庭穴，即天门又名三门。"

《推拿三字经》："又自天庭至承浆各捣一下，以代针法。"

《保赤推拿法》："掐天庭穴至承浆穴法……再于天庭、眉心、山风、延年、准头、人中、承浆各穴皆用大指甲一掐。天庭在额上，眉心在两眉夹界，山风在鼻洼，延年在鼻高骨，准头在鼻尖，人中在鼻下，承浆在口下低处。"

《厘正按摩要术》："天庭青暗主惊风，红主内热，黑则无治。"

《增图考释推拿法》："天庭：神庭……主风痫癫急，角弓反张，不识人，头风目眩，足太阳督脉之会，为前头筋分布，前头神经即三叉神经第一支也。"

4. 天心

【位置】在额正中，印堂之上，天庭略下之处。

【出处】《小儿推拿广意》。

【文献记载】

《小儿推拿广意》："正面诸穴之图所示：天心在印堂之上。"

《幼科推拿秘书》："天心穴，在额正中，略下于天庭。"

5. 眉心

【又名】印堂、大天心。

【位置】在两眉内侧端连线中点处。

【出处】《扁鹊神应针灸玉龙经》。

【文献记载】

《扁鹊神应针灸玉龙经》："在两眉间宛宛中。"

《小儿推拿方脉活婴秘旨全书》："慢惊风……掐住眉心良久……香油调粉推之。"

《小儿推拿广意》："印堂青色受人惊，红白皆由水火侵，若要安然无疾病，镇惊清热即安宁。"

《厘正按摩要术》："印堂青，主惊泻。"

《万育仙书》："大天心在眉中心。"

《推拿抉微》："两眉中间为眉心，又名印堂。"

6. 山根

【又名】山风、二门。

【位置】两目内眦中间，鼻梁上低洼处。

【出处】《幼幼新书》。

【文献记载】

《幼幼新书》："山根青色，主发热生惊。""受惊，山根上青脉是也。"

《幼科推拿秘书》："山根在两眼中间，鼻梁骨，名二门。"

《幼幼集成》："山根青黑，每多灾异。山根、足阳明胃脉所起，大凡小儿脾胃无伤，则山根之脉不现；倘乳食过度，胃气抑郁，则青黑之纹，横截于山根之位，必有延绵啾唧，故曰灾异。"

《保赤推拿法》："掐天廷穴至承浆穴法，于分太阴太阳二穴后。再于天廷、眉心、山风、延年、准头、人中、承浆各穴，皆用大指甲一掐。天廷在额上，眉心在两眉夹界，山风在鼻洼，延年在鼻高骨，准头在鼻尖，人中在鼻下口上，承浆在口下低处。"

《厘正按摩要术》："山根为足阳明胃之脉络，小儿乳食过度，胃气抑郁，则青黑之纹横截于山根，主生灾。""病人鼻尖山根明亮，目眦黄者病欲愈。"

《推拿指南》："山根穴在鼻洼处。"

《推拿抉微》："鼻洼为山风。鼻正中骨为延年。"

7. 年寿

【又名】延年。

【位置】在山根下，鼻上高骨处，准头上。

【出处】《医方集宜》。

【文献记载】

《小儿推拿广意》："治鼻干，年寿推下两宝瓶效。或曰多推肺经。以鼻乃肺窍故也。""年寿微黄为正色，若平更陷夭难禁，忽然痢疾黑危候，霍乱吐泻黄色深。"

《幼幼集成》："年寿赤光，多生脓血。年寿，鼻梁也，赤光侵位，肺必受伤，气不流行，则血必凝滞，将有脓血之灾。"

《保赤推拿法》："掐天庭至承浆法……延年在鼻高骨。"

8. 准头

【又名】鼻准、素髎。

【位置】鼻尖端，属督脉。

【出处】《医宗金鉴》。

【文献记载】

《小儿推拿广意》："鼻头无病要微黄，黄甚长忧入死乡，黑色必当烦躁死，灵丹何必救其殃。"

《幼科推拿秘书》："准头，名年寿，即鼻也。"

《保赤推拿法》："掐天庭至承浆法……准头在鼻尖。"

《增图考释推拿法》："准头：素髎。"

9. 两额

【位置】面颊部，太阳穴之上。

【出处】《素问》。

【文献记载】

《小儿推拿广意》："额上青纹因受惊，忽然灰白命远巡，何处早早求灵药，莫使根源渐渐深。"

《幼科推拿秘书》："两额，在太阳之上。"

10. 太阳

【位置】眉梢与眼外角中间，向后约 1 寸凹陷处，为奇穴。

【出处】《银海精微》。

【文献记载】

《推拿仙术》："拿两太阳穴，属阳明经，能醒。"

《小儿推拿广意》："运太阳，往耳转为泻，往眼转为补。""太阳青色始方惊，赤主伤寒红主淋，要识小儿疾病笃，青筋直向耳中生。""太阳二穴属阳明，起手拿之能醒神。"

《幼科推拿秘书》："额角：左为太阳，右为太阴。"

《保赤推拿法》："分推太阴穴太阳穴法：于开天门后，从眉心分推至两眉外梢，太阴太阳二穴，九数。太阴穴在右眉外梢。太阳穴在左眉外梢。""揉太阴穴法：治女，揉太阴穴发汗，若发汗太过，揉太阳穴数下以止之。治男，揉太阴穴，反止汗。""揉太阳法：治男，揉太阳穴发汗，若发汗太过，揉太阴穴数下以止之。治女，揉太阳穴，反止汗。"

《厘正按摩要术》："太阳青，主惊风。"

11. 虎角

【位置】右鬓发处。

【出处】《幼科推拿秘书》。

【文献记载】

《幼科推拿秘书》："虎角，一名武台，在右鬓毛。"

12. 龙角

【又名】文台。

【位置】左鬓发处。

【出处】《幼科推拿秘书》。

【文献记载】

《幼科推拿秘书》："龙角，一名文台，在左鬓毛。"

13. 两颊

【位置】脸的两侧部分。

【出处】《小儿推拿广意》。

【文献记载】

《小儿推拿广意》："两颊赤色心肝热，多哭多啼无休歇，明医见此不须忧，一服清凉便怡悦。"

《幼科推拿秘书》："左颊右颊，在颧之旁。"

《幼幼集成》："左颊青龙属肝，右颊白虎属肺……左右两颊似青黛，知为客忤。"

《厘正按摩要术》："左颊赤主肝经有热，右颊赤主肺热痰盛。"

14. 三阴

【位置】右眼胞。

【出处】《幼科推拿秘书》。

【文献记载】

《幼科推拿秘书》："三阴，右眼胞。"

15. 三阳

【位置】左眼胞。

【出处】《幼科推拿秘书》。

【文献记载】

《幼科推拿秘书》："三阳，左眼胞……三阳上有白色者，乃脾热也……夜啼……如寒推三阳……若三阴三阳虚肿，心有痰也。"

16. 气池

【位置】目下胞。

【出处】《幼科推拿秘书》。

【文献记载】

《幼科推拿秘书》："气池在目下胞，一名坎下。"

《幼幼集成》："风气二池如黄土，此乃伤脾。风池气池眉上眼下也，风池属肝，气池属胃，如黄土之色，是木胜土复，所以真脏色见。"

《厘正按摩要术》："……风池在眉下，气池在眼下，青主惊风，紫主吐逆……"

17. 瞳子髎

【位置】目外眦角外侧约 0.5 寸，当眶外侧缘处，属足少阳胆经。

【出处】《针灸甲乙经》。

【文献记载】

《小儿按摩经》："眼闭，瞳子髎泻。"

《小儿推拿广意》："当时被吓，补瞳子髎。两手提耳三四次效。"

18. 囟门

【又名】信风、囟会。

【位置】前发际正中直上2寸，百会前3寸凹陷中，属督脉。

【出处】《补要袖珍小儿方论》。

【文献记载】

《补要袖珍小儿方论》："面部图形所示囟门穴。"

《千金翼方·卷十一·小儿》："治小儿鼻塞不通有清涕出方……又摩囟上。"

《小儿推拿方脉活婴秘旨全书》："脐风惊……灯火断信风四大焦。"

《幼幼集成》："气乏囟门成坑，血衰头发作穗。"

19. 迎香

【又名】井灶、洗皂、宝瓶。

【位置】鼻翼旁0.5寸，鼻唇沟中，属手阳明大肠经。

【出处】《针灸甲乙经》。

【文献记载】

《小儿按摩经》："口眼俱闭，迎香泻。"

《秘传推拿妙诀》："遇小儿作寒作热或鼻流清涕或昏闷一应急慢惊风等证，用葱姜汤，医以右手大指面蘸汤于鼻两孔，着实擦洗数十次，谓之洗井灶，以通其脏腑之气。"

《小儿推拿广意》："治鼻干，年寿推下两宝瓶效，或曰多推肺经，以鼻乃肺窍故也。"

《推拿三字经》："流清涕，风寒伤，蜂入洞，鼻孔强，若洗皂，鼻两旁，向下推，和五脏，女不用，八卦良（不用洗皂之穴，运八卦，亦和五脏）。"

《厘正按摩要术》："井灶在两鼻孔。"

20. 两颐

【位置】上口唇两边，两腮处。

【出处】《诸病源候论》。

【文献记载】

《小儿按摩经》："面色图歌……更有两颐胚样赤，肺家客热此非空。"

《幼科推拿秘书》："两颐在上口唇两边，即腮也。"

21. 食仓

【位置】两颐下。

【出处】《幼科推拿秘书》。

【文献记载】

《幼科推拿秘书》："食仓穴，在两颐下。"

22. 人中

【又名】水沟。

【位置】位于头面前正中线，人中沟上 1/3 与下 2/3 交界处，属督脉。

【出处】《肘后备急方》。

【文献记载】

《肘后备急方》："救卒中恶死……令爪其病人人中，取醒。"

《幼科推拿秘书》："水沟，在准头下，人中是也。"

23. 牙关

【又名】颊车。

【位置】下颌角前上方 1 横指，用力咬牙时，咬肌隆起处，属足阳明胃经。

【出处】《灵枢》。

【文献记载】

《小儿按摩经》："牙关紧，颊车泻。"

《厘正按摩要术》："按牙关：牙关在两牙腮尽近耳处。用大中二指，对过着力合按之，治牙关闭者，即开。"

24. 耳门

【又名】风门。

【位置】在耳屏上切迹之前方，张口凹陷处，属手少阳三焦经。

【出处】《针灸甲乙经》。

【文献记载】

《小儿推拿方脉活婴秘旨全书》："天吊惊，眼向上不下，将两耳珠望下一扯，一掐，即转。"

《幼科推拿秘书》："风门，在两耳门外。"

《厘正按摩要术》："风门即耳门，在耳前起肉当耳缺陷中。""风门在耳前，少阳经所主，色黑则为寒为疝，色青为燥为风。"

《推拿指南》："风门穴，在耳心旁陷中，开口取之。"

25. 前顶门

【又名】前顶。

【位置】头正中线，入前发际上 3.5 寸，或于百会前 1.5 寸取穴，属督脉。

【出处】《针灸甲乙经》。

【文献记载】

《推拿抉微》："囟门后一寸五分为前顶门，前顶门后一寸五分为百会。"

26. 百会

【位置】两耳尖连线与头顶正中线的交点处；或前发际正中直上 5 寸，属督脉。

【出处】《针灸甲乙经》。

【文献记载】

《幼科铁镜》："百会由来在顶心，此中一穴管通身，扑前仰后喎斜痫……腹痛难禁还泻血，亦将灸法此中寻。"

《幼科推拿秘书》："百会穴，在头顶毛发中，以线牵向发前后，左右重。"

27. 脑空

【位置】位于枕外隆凹的上缘外侧头正中线旁开 2.25 寸，平脑户穴。

【出处】《针灸甲乙经》。

【文献记载】

《类经图翼》："治头痛不可忍，项强不得顾，目瞑鼻衄，耳聋。"

28. 高骨

【又名】耳后、耳后高骨、耳背、耳背高骨。

【位置】耳后入发际，乳突后缘下陷中。

【出处】《推拿仙术》。

【文献记载】

《推拿仙术》："拿耳后穴，属肾经，能去风。"

《小儿推拿广意》："耳背穴原从肾管，惊风痰吐一齐行。""运耳背骨图：医用两手中指无名指揉儿耳后高骨二十四下毕，掐三十下。"

《厘正按摩要术》："运耳背高骨，用两手中指、无名指。揉运耳后高骨，二十四下毕，再掐三下，治风热"。

29. 天柱

【位置】颈后发际正中至大椎穴，沿颈椎棘突成一直线。

【出处】《幼科推拿秘书》。

【文献记载】

《幼科推拿秘书》："天柱，即颈骨也。""天柱骨痿头偃后。"

二、上肢部穴位

1. 脾经

【又名】脾土。

【位置】拇指末节罗纹面或拇指桡侧缘从指端至指根。

【出处】《小儿按摩经》。

【文献记载】

《小儿按摩经》："脾土，曲指左转为补，直推之为泻，饮食不进人瘦弱，肚起青筋面黄，四肢无力用之。"

《小儿推拿方脉活婴秘旨全书》："肝经有病人多痹，推动脾土病能除。""脾经有病食不进，推动脾土病必应。""命门有疾元气亏，脾土太阳八卦为。""胆经有病口作苦，只从妙法推脾土，胃经有病寒气攻，脾土肺金能去风。""脾土曲补直为清，饮食不进此为魁，泄痢羸瘦并水泻，心胸痞满也能开。""大指：属脾，掐脾一节，屈指为补。小儿虚弱，乳食不进。"

《推拿仙术》："脾土有推补之说，以医人用左手大食二指拿病者大指巅，总是男左女右，直其指而推，故曰推，取消食之意。屈其指而推，故曰补，取进食之意。虽有推补之名，则皆谓之推也。""唇白气血虚，补脾土为主。""推脾土，饮食不进，瘦弱肚起青筋用之。""补脾土，饮食不消，食后作饱胀满用之。""自脾土推起至肾止，止泻，自肾水推起至脾土，止痢。""掐大指面巅，迷闷气吼、干呕用之。"

《秘传推拿妙诀》："气吼虚热，面白唇红，补脾土推肾水为主。""肚胀气虚，血弱，补脾土，分阴阳为主。""青筋裹肚有风，补脾土，掐五指节为主。""吐乳有寒，分阴阳推脾土为主。""四肢向后，推脾土、肺经，摆尾为主。""两眼看地，补脾土，推肾水，擦四横纹为主。""脾土，补之省人事，清之进饮食。"

《幼科铁镜》："大指面属脾……曲者旋也，于指正面旋推为补，直推至指甲为泻。"

《幼科推拿秘书》："大拇指属脾土。脾气通于口，络联于大指，通背右筋天枢穴，手列缺穴，足三里穴。""揉运脾土，男右手补，女左手运为补，或屈大指侧推到板门，以补脾土，立进饮食。""推脾土，脾土在大拇指上罗纹……清之省人事，补之进饮食。""揉掐脾经穴法：脾经即大指尖，左旋揉为补，治小儿虚弱，饮食不进，肚起青筋，面黄，四肢无力。若向下掐之，为泻，去脾火。"

《推拿三字经》："看印堂……言五色，兼脾良，曲大指，补脾方，内推补，外泻详，大便闭，若泻燥，外泻良，泻大肠，立去恙。""脱肛者，肺虚恙，补脾土，二马良，补肾水，推大肠（来回推），久去恙。""嘴唇裂，脾火伤，眼胞肿，脾胃恙，清补脾，俱去恙，向内补，向外清，来回推，清补双。"

《推拿捷径》："掐后以揉法继之，治饮食停滞，腹起青筋，应掐脾土，其穴在大指第一节，兼运法以治之。""治浮肿，应推补脾土，及阴阳肾水等穴。"

《万育仙书》："掐脾土，医用大指二指拿儿大指尖；直其指而推，曰推，可消乳食。屈其指而推曰补，可进乳食。""脾土，在大指根节，从梢推至三关，谓之清……将大指屈了，从三关推至大指尖，谓之补。"

2. 胃经

【位置】拇指掌面近掌端第一节。

【出处】《小儿推拿方脉活婴秘旨全书》。

【文献记载】

《小儿推拿方脉活婴秘旨全书》："掌面诸穴图所示：脾胃在大指掌面第二节。"

《小儿推拿广意》阳掌之图所示：大指端为脾，大指掌面二节为胃。

《幼科推拿秘书》："运水入土，泄，土者胃土也，在板门穴上，属艮宫。"

《推拿三字经》："霍乱病，暑秋伤，若上吐，清胃良，大指根，震艮连，黄白皮，真穴详。凡吐者，俱此方；向外推，立愈良，倘泻肚，仍大肠。""胃穴，自古无论之也，殊不知其治病甚良；在板门外侧黄白皮相毗乃真穴也，向外推治呕吐呃逆响咽气噎等症甚速。"

《厘正按摩要术》："大指端脾，二节胃。"

3. 少商

【位置】拇指桡侧甲角，约0.1寸许，属手太阴肺经。

【出处】《灵枢》。

【文献记载】

《小儿推拿方脉活婴秘旨全书》："掐大指少商穴；治湿疟痰痢。"

《保赤推拿法》："此穴在手背大指甲，向上内侧，离指甲如韭叶许，掐之，治湿痰疟痢。"

4. 肝经

【又名】肝木。

【位置】食指末节罗纹面。

【出处】《小儿按摩经》。

【文献记载】

《小儿按摩经》男子左手正面之图所示：肝在无名指第三节。女子右手正面之图所示：肝在无名指第二节。

《小儿推拿广意》："肝木，推侧虎口。止赤白痢水泄。退肝胆之火。"

《幼科铁镜》正面图所示：肝在无名指第二节。而《小儿推拿广意》阳掌之图所示：食指端为肝木。

《幼科推拿秘书》："大拇指下一指，名为食指，属肝。肝气通于目，络通于食指，通于小天心穴，足大溪穴。"

《推拿三字经》："看印堂……色青色，肝风张，清则补，自无恙。""肝穴在食指端，为将军之官，可平不可补，补肾即补肝。"

《厘正按摩要术》："推肝木，肝木即食指端。蘸汤侧推之，直入虎口，能和气生血。"

5. 胆经

【位置】手掌面食指第二节。

【出处】《小儿推拿广意》。

【文献记载】

《小儿推拿广意》："小儿夜啼……分阴阳，掐胆经。"

6. 食指

【位置】手食指。

【出处】《验方新编》。

【文献记载】

《验方新编》："凡看指纹，以我之大拇指侧面推儿食指三关，切不可覆指而推。"

《厘正按摩要术》："搓食指：按关上为风关，关中为气关，关下为命关，大指中指合而直搓之，能化痰。"

《推拿指南》："推食指法：此法能和气血，能发汗，用右大指外侧在虎口三关上，向上下推之；男左女右。"

7. 气关

【位置】食指第二节腹面。

【出处】《幼幼新书》。

【文献记载】

《幼幼新书》："气关疳入肺，亦医。"

《幼科推拿秘书》："商阳穴，在食指尖，指根下一节横纹是风关，从掌上巽宫来；二横纹是气关，三横纹是命关。"

《保赤推拿法》："揉气关法：气关在食指第二节，揉之行气通窍。"

《推拿指南》："此法能顺气通窍。气关穴，在食指卯节上。用右大指面揉之，男左女右。"

8. 心经

【又名】心火。

【位置】中指末节罗纹面。

【出处】《小儿按摩经》。

【文献记载】

《小儿按摩经》："掐心经，二掐劳宫，推上三关，发热出汗用之。如汗不来，再将二扇门揉之、掐之，手心微汗出，乃止。"

《秘传推拿妙诀》："哭声号叫，推心经，分阴阳为主。""哭声不出，清心经，分阴阳，掐威灵为主。""手抓人，推心经为主。""一掣一跳，推心经，掐五指节，补脾土为主。"

《小儿推拿广意》："心火，推之退热发汗；掐之通利小便。"

《幼科推拿秘书》："中指名为将指，属心，心气通于舌，络联于将指，通背左筋心俞穴，手中冲穴，足涌泉穴。""中指独冷是疹痘，不推。""推心火，凡心火动，口疮弄舌，眼大小眦赤红，小水不通，皆宜推而清之。至于惊搐，又宜清此。心经内一节，掐之止吐。"

《保赤推拿法》："推掐心经穴法：心经即中指尖，向上推至中指尽处小横纹，行气通窍，向下掐之，能发汗。""从中指尖推到横门穴，止小儿吐。"

《推拿三字经》："看印堂……色红者，心肺恙，俱热证，清则良，清何处，心肺当。""心、膻中二穴在中指端，心血亏者，上节来回推之，清补乃宜，不可妄用，有火天河水代之，无虚不可补。"

《厘正按摩要术》："掐心经，心经在中指第一节，掐之治咳嗽。"

《万育仙书》："心经系中指梢节。""掐心经……将大指掐本穴，次掐内劳宫，推三关，此三经发热出汗用之。"

《增图考释推拿法》："心经，中冲。"

9. 中指

【出处】《肘后备急方》。

【文献记载】

《小儿按摩经》："横门刮至中指一节掐之，主吐；中指一节内推上，止吐。""中指头一节内纹掐之，止泻，掐二次就揉。""小儿咳嗽，掐中指第一节三下，若眼垂，掐四心。"

《小儿推拿方脉活婴秘旨全书》："掐中指一节及指背一节，治咳嗽。"

《秘传推拿妙诀》："推中指手法图说：余指例推。凡推各指，俱以大指无名指拿住指梢，以食中二指托其指背面，从其指面推之。"

《小儿推拿广意》："中指节，推内则热，推外则泻。"

《厘正按摩要术》："推中指法：治寒热往来，医用左手大指无名指，拿儿中指，以中指食指托儿中指背，蘸汤以右大指推之。""掐之，治咳嗽、发热、出汗。"

《推拿指南》："此法治寒热往来，用左手大名二指持儿中指尖，以中食二指托中指背后，用右大指外侧在儿中指面推之，男左女右。""掐揉中指节法：此法能止泄泻，中指节，即中指正面第二节，先用右大指甲掐之，后用右大指面揉之，男左女右。"

《推拿抉微》："从中指尖推到横门穴，止小儿吐。"

10. 黄蜂

【位置】中指根两侧。

【出处】《万育仙书》。

【文献记载】

《万育仙书》："黄蜂入洞治阴证，冷气冷痰俱灵应。黄蜂穴在中指根两边，将大指掐而揉之。"

11. 肺经

【又名】肺金。

【位置】无名指末节罗纹面。

【出处】《小儿按摩经》。

【文献记载】

《小儿按摩经》："掐肺经，二掐离宫起至乾宫止，当中轻，两头重，咳嗽化痰，昏迷呕吐用之。"

《小儿推拿方脉活婴秘旨全书》："肺受风寒咳嗽多，可把肺经久按摩。""无名属肺，掐肺一节及离宫节，止咳嗽，离至乾中，要轻。"

《推拿仙术》："口吐白沫有痰，推肺经为主。""不言语是痰迷心窍，推肺经为主。""鼻流清水，推肺经为主。""到晚昏迷，推肺经为主。""眼黄有痰，清肺经，推脾土为主。"

《秘传推拿妙诀》："口喝有风，推肺经，掐五指节为主。""到晚昏迷，推肺经为主。""哭声不出，推肺经，掐四横纹为主。"

《小儿推拿广意》："肺金，推之止咳化痰，性主温和。"

《幼科推拿秘书》："小指上一节名为无名指，属肺，肺气通于鼻，络联于无名指，通胸前膻中穴，背后风门穴。""正推向外泄肺火……侧推向里补肺虚。""推肺金……凡小儿咳嗽痰喘必推此，惊也必推此。"

《保赤推拿法》："掐揉肺经穴法：肺经，即无名指尖。向下掐之，去肺火，左旋揉之，补虚。"

《推拿三字经》："肺经正穴在无名指端，自根至梢，可清不可补。呼之则虚，吸之则满矣。"

《厘正按摩要术》："无名指端肺、三节包络。"

《万育仙书》："肺经在食指稍节，先掐后揉。"

12. 三焦

【位置】中指第三节或中指第二节。

【出处】《小儿按摩经》。

【文献记载】

《小儿按摩经》男子左手正面之图所示：三焦在中指第三节。女子右手正面之图所示：三焦在中指第二节。

《小儿推拿广意》："推三焦，治心气冷痛。"

《幼科铁镜》手掌正面图示：三焦在中指第二节。

《幼科推拿秘书》："治心气冷痛，宜揉三焦。"阳掌脾土肝木心火肺金肾水图示：三焦在中指第三节。

13. 肾经

【又名】肾水。

【位置】小指末节罗纹面。

【出处】《小儿按摩经》。

【文献记载】

《小儿按摩经》："掐肾经，二掐小横纹，退六府，治大便不通，小便赤色涩滞，肚作膨胀，气急，人事昏迷，粪黄者退凉用之。"

《小儿推拿方脉活婴秘旨全书》："小指属肾，掐肾一节，小横纹，大横纹，退六腑，治小便赤涩。""肾经有病小便塞、推动肾水即救得。""膀胱有病作淋痫，肾水八卦运天河。""肾水一纹是后溪，推上为补下为清，小便闭塞清之妙，肾经虚便补为奇。"

《推拿仙术》："眼不开，气血虚，推肾水为主。"

《秘传推拿妙诀》："眼白，推肾水，运八卦为主。"

《万育仙书》："肾水在小指梢节。""掐肾经：小指根推至中指根止，清小便赤涩。从六府下推至小指尖曲处为补，小便短少，眼白青色用之。一掐肾、二掐小横纹，退六府，治小便赤涩。掐肾水下节，并大横纹，退六府，退潮热。"

《小儿推拿广意》："肾水，推之退脏腑之热，清小便之赤，如小便短，又宜补之。""小便黄赤，可清之。治宜清肾水，自肾指尖推往根下为清。"

《幼科铁镜》："肾水小指与后溪，推上为清下补之，小便闭赤清之妙，肾虚便少补为宜，小指正面属肾水。"

《幼科推拿秘书》："小指属肾。肾气通于耳，络联于小指，通目瞳人，手合骨穴，足大敦穴。""推肾水，肾水在小拇指外旁，从指尖一直到阴池部位，属小肠肾水，里推为补，外推为泻……""肾经穴，在大横纹右边。"

《保赤推拿法》："掐推肾经穴法：小指梢属肾，向掌边推之。再掐儿小指与掌交界之小横纹，治小便赤涩，肚腹膨胀，在肾经向上推清小便，向下推补肾。"

《推拿三字经》："小指小节正面肾水正穴，此穴宜补，向内推之以生肝木，龙雷不沸；三焦随经。"

《推拿捷径》："治腹胀气急，大便不通，小便不利，应推肾经。肾经在小指第一节，又掐小横纹，可以平喘、消胀、通二便。""治肾虚汗多，应推补肾水，汗即止。"

14. 膀胱

【位置】小指掌面第三节。

【出处】《小儿推拿广意》。

【文献记载】

《推拿妙诀》："十一拿膀胱穴，能通小便。""膀胱穴推上通小便。"

《小儿推拿广意》阳掌之图所示：小指端为肾水，小指掌面第三节为膀胱。

《推拿三字经》："小便闭，清膀胱，补肾水，清小肠，食指侧，推大肠，尤来回，轻重当。""小肠膀胱二穴俱在小指外侧。小便闭，膀胱气化不行，向外清之。"

《厘正按摩要术》："小指端肾，三节膀胱。"

15. 命门

【位置】小指第三节或第二节。

【出处】《小儿按摩经》。

【文献记载】

《小儿按摩经》男子左手正面之图所示：命门在小指第三节；女子正面之图所示：命门在小指第二节处。

《小儿推拿方脉活婴秘旨全书》掌面诸穴图所示：命门在大指正面第一节。

《幼科铁镜》手掌正面图及《保赤推拿法》图所示：命门在小指第二节。

16. 五经

【位置】五指尖端罗纹处，即脾、肝、心、肺、肾经。

【出处】《小儿按摩经》。

【文献记载】

《小儿按摩经》："运五经，动五脏之气，肚胀，上下气血不和，四肢掣，寒热往来，去风，除腹响……运五经，以大指往来搓五经纹，能动脏腑之气。"

《小儿推拿广意》："五经者，五指尖也，心肝脾肺肾也，如二三节即为六腑……运五经，动五脏之气，开咽喉，治肚响气吼，泄泻之症。"

《幼科推拿秘书》："运五经……此法能治大小便结，开咽喉胸膈中闷塞，以及肚响腹胀、气吼、泄泻诸症。"

17. 五经纹

【位置】手掌面，拇指及食、中、无名、小指近端指间关节横纹处。

【出处】《小儿推拿方脉活婴秘旨全书》。

【文献记载】

《小儿推拿方脉活婴秘旨全书》："运五经纹，治五脏六腑气不和。"

《保赤推拿法》："运五经纹法，五经纹即五指第二节下之纹。用大指在儿五经纹往来搓之，治气血不和、肚胀、四肢抽掣、寒热往来，去风去腹响。"

《推拿三字经》："五经穴，即五指根纹，来往推之，能开脏腑寒火而腹中和平，肚胀良。"

18. 四横纹

【位置】掌面食、中、无名、小指第一指间关节横纹处。

【出处】《小儿按摩经》。

【文献记载】

《小儿按摩经》："推四横纹，和上下之气血，人事瘦弱，奶乳不思，手足常掣，头偏左右，肠胃湿热，眼目翻白者用之……推四横纹：以大指往来推四横纹，能和上下之气，气喘、腹痛可用。"

《小儿推拿方脉活婴秘旨全书》："四横纹和上下气，吼气、肚痛皆可止。"

《推拿仙术》："推四横纹，不思乳食，瘦弱，头偏，手足掣，和气血用之。"

《小儿推拿广意》："四横纹，掐之退脏腑之热，止肚痛，退口眼㖞斜。"

《幼科推拿秘书》："四横纹在食指无名指小指中四道小横纹，除去大指，故名四。"

《万育仙书》："推四横，以大指往来推之，能和上下之气，手足常掣，头偏左右，肚胀，眼翻白，推之。"

《厘正按摩要术》："各指二节纹，为四横纹。"

《推拿三字经》："痰壅喘，横纹上，左右揉，久去恙。"

19. 小横纹

【位置】掌面食、中、无名、小指掌指关节横纹处。

【出处】《小儿按摩经》。

【文献记载】

《小儿按摩经》："掐肾经，二掐小横纹，退六府，治大便不通，小便赤色涩滞，肚作膨胀，气急，人事昏迷，粪黄者退凉用之。"

《小儿推拿广意》："小横纹，掐之，退热除烦，治口唇破烂。"

《厘正按摩要术》："三节根为小横纹。"

20. 大肠经

【又名】小三关、指三关。

【位置】食指桡侧缘，自食指尖至虎口成一直线。

【出处】《小儿按摩经》。

【文献记载】

《小儿按摩经》："掐大肠，倒推入虎口，止水泻痢疾，肚膨胀用之。红痢补肾水，白多推三关。"

《小儿推拿方脉活婴秘旨全书》："大肠侧推到虎口，止泻止痢断根源。"

《小儿推拿广意》："指上三关，推之通血气发汗。"

《幼科铁镜》："大肠侧推到虎口，止泻止痢断根源……揉脐兼要揉龟尾，更用推揉到涌泉。"

《幼科推拿秘书》："大肠筋在食指外边，络联于虎口，直到食指侧巅。""向外正推泄肝火，左向里推补大肠。"

《厘正按摩要术》："掐大肠侧，大肠侧在食指二节侧。"

《万育仙书》："大肠穴，在食指根节。"

《推拿三字经》："若泻痢，推大肠，食指侧，上节上，来回推，数万良。"

21. 小肠经

【位置】小指尺侧缘。

【出处】《小儿按摩经》。

【文献记载】

《小儿按摩经》："小肠经赤色，主小便不通，青色主气结。"

《幼科推拿秘书》："小肠穴，在小拇指外边。"

《厘正按摩要术》："中指端心，三节小肠。"

《推拿三字经》："小便闭，清膀胱，补肾水，清小肠。"

22. 肾顶

【位置】小指顶端。

【出处】《小儿推拿学概要》。

【文献记载】

《小儿推拿学概要》："肾顶功用收敛元气，固表止汗。"

23. 肾纹

【位置】手掌面，小指第二指间关节横纹处。

【出处】《小儿推拿学概要》。

【文献记载】

《小儿推拿学概要》："本穴治结膜充血，眼前房出血，以及患儿高热，呼吸气凉，手足逆冷等，用之屡效。"

24. 掌小横纹

【位置】掌面小指根下，尺侧掌纹头。

【出处】《小儿推拿学概要》。

【文献记载】

《小儿推拿学概要》："本穴为治喘咳、口舌生疮等症的效穴。肝区疼痛时，揉之亦有效果。"

25. 板门

【位置】在手掌面大鱼际处。

【出处】《补要袖珍小儿方论》。

【文献记载】

《补要袖珍小儿方论》："如被水惊，板门太冷；如被风惊，板门大热；如被惊吓，又热又跳。""板门推下横掐吐法。横门推上板门掐泻法，如欲泻之时，手板门横对掐之即泻。"

《小儿按摩经》："板门推向横门掐，止泻；横门推向板门掐，止呕。""板门穴，向外推之，退热，除百病；向内推之，治四肢掣跳。""揉板门，除气促、气攻、气吼、气痛、呕胀用之。""横门向板门，止呕吐。板门推向横纹，止泻。如喉中响，大指掐之。"

《小儿推拿方脉活婴秘旨全书》："板门：在大指节下五分，治气促、气攻、板门推向横门，主吐，横门推向板门，主泻。"

《小儿推拿广意》："板门揉之，除气吼肚胀。""推板门，止小肠之寒气。""板门推上横门可吐，横门推下板门可泄。二穴许对掐之。"

《幼科推拿秘书》："板门直推到横纹：板门穴在大指下，高起一块平肉如板处，属胃脘……止吐神效。横纹转推到板门，止泻神效。"

《保赤推拿法》："在儿板门穴揉之，治气攻、气吼、气痛、呕胀。"

《万育仙书》："推板门，气吼气促用之。"

《推拿三字经》："吐并泻，板门良，进饮食，亦称良。""板门穴在平肉中内有筋头，抹如豆粒，瘦人揉之即知此为真穴。凡穴不真不能治病，吾诒多人止上吐下泻霍乱，数在三万，病去如失。"

《推拿抉微》："从板门椎到横门穴能止儿泻。""在儿板门穴揉之，治气攻、气吼、气痛、呕胀。"

《增图考释推拿法》："板门：鱼际。"

26. 内劳宫

【位置】掌心中，屈指时中指端与无名指端之间中点，属手厥阴心包经。

【出处】《灵枢》。

【文献记载】

《小儿按摩经》："揉劳宫，动心中之火热，发汗用之，不可轻动。""运劳宫，屈中指运儿劳宫也，右运凉，左运汗。"

《小儿推拿方脉活婴秘旨全书》："内劳宫，屈中指尽处是穴，发汗用。""鹰爪惊……灯火断头顶、眉心、两太阳、掌心、心演、涌泉，大敦穴各一燋，绕脐一转。"

《小儿推拿广意》："内劳宫属火，揉之发汗。"

《幼科推拿秘书》："内劳宫，在手心正中，属凉。""点内劳……退心热……甚效。"

《保赤推拿法》："揉内劳宫穴法：内劳宫穴，在略偏大指边，天心穴之左。屈儿中指于掌心，其中指头按处即是。欲儿发汗，将儿小指屈住，甩手揉儿内劳宫，向左按而运之。若向右运，反凉。"

《厘正按摩要术》："手心冷者腹中寒，手心热者虚火旺。"

《万育仙书》："运内劳宫，屈中指运之，能动五之气，左运汗，右运凉。"

27. 内八卦

【位置】手掌面，以掌心为圆心，从圆心至中指根横纹的2/3处为半径，所作圆周，八卦穴即在此圆周上（对小天心者为坎，对中指者为离，在拇指侧离至坎半圆的中心为震，在小指侧半圆的中心为兑）。共八个方位，即乾、坎、艮、震、巽、离、坤、兑。

【出处】《补要小儿袖珍方论》。

【文献记载】

《补要小儿袖珍方论》：载有"八卦成人图"。

《小儿按摩经》："运八卦，除胸肚膨闷，呕逆气吼，噎，饮食不进用之。""运八卦以大指运之，男左女右，开胸化痰。"

《小儿推拿方脉活婴秘旨全书》："运八卦：开胸膈之痰结，左转止吐，右转止泻。"

《推拿仙术》："头向上，运八卦、补脾土为主。""运八卦，胸满腹胀、呕喘噎、饮食不进用之。"

《小儿推拿广意》：“凉则多补，热则多泻。”“运八卦，开胸化痰除气闷。吐乳食，有九重三轻之法。”

《幼科铁镜》：“病在脾家食不进，重揉艮宫……再加大指面旋推，脾若初伤效即应。”“寒则旋推从艮入坎，热则旋推从坎入艮。”

《幼科推拿秘书》：“八卦，将指根下是离宫，属心火。运八卦必用大指掩掌，不可运，恐动心火。”“坎宫紧与离宫相对，在小天心之上，属肾水。”“乾宫名天门，一名神门，在坎宫之右。”“运八卦……此法开胸化痰，除气闷胀满。”

《幼科推拿秘书》：“各穴用法总歌：八卦大肠应有用，飞金走气亦相随。痹者昏睡也，眼翻沉迷，人事不知以补脾土运八卦为主。咳嗽痰涎呕吐时，一经清肺次掐离。离宫推至乾宫止，两头重实中轻虚。”“胃经有病食不消，脾土大肠八卦调。”

《幼科推拿秘书》：“推五脏虚实病原治法歌：泄肺阴阳六腑河，八卦飞金与合骨。”“补脾运卦分阴阳，离轻乾重三百足。”

《保赤推拿法》：“运内八卦法：从坎到艮左旋推，治热，亦止吐。从艮到坎右旋推，治凉，亦止泻。掌中离南、坎北、震东、兑西、乾西北、艮东北、巽东南、坤西南。男女皆推左手。”

《推拿三字经》：“胸膈闷，八卦详，运八卦，离宫轻。”

28. 天门

【又名】神门、乾宫。

【位置】在手掌内侧“乾宫”处。

【出处】《小儿按摩经》。

【文献记载】

《小儿按摩经》“……次取天门入虎口，揉脐龟尾七百奇。”

《小儿推拿广意》：“天门入虎口，推之和气生血生气。”

《幼科推拿秘书》“天门入虎口重揉斜肘法：此顺气生血之法也。天门印神乃乾宫也。”“乾宫名天门，一名神门，在坎宫之右。”

《推拿三字经》：“天门口，顺气血。”

《万育仙书》：“天门在大指尖侧。”

29. 水底

【位置】位于小指及第五掌骨近端尺侧一线。

【出处】《幼科推拿秘书》。

【文献记载】

《幼科推拿秘书》：“水底穴，在小指旁，从指尖到乾宫外边皆是。”

30. 小天心

【位置】在大小鱼际交接处凹陷中，坎宫之下，总筋之上。

【出处】《小儿按摩经》。

【文献记载】

《小儿按摩经》："掐小天心，天吊惊风，眼翻白，偏左右及肾水不通用之。"

《小儿推拿方脉活婴秘旨全书》"天心穴，乾入寸许，止天吊惊风，口眼㖞斜，运之效。"

《幼科铁镜》："儿眼翻上者，将大指甲在小天心向掌心下掐，即平。儿眼翻下者，将大指甲在小天心向总筋上掐，即平。"

《推拿仙术》："揉掐小天心，眼翻白偏左右，小便闭用之。"

《小儿推拿广意》："小天心，揉之，清肾水。"

《幼科推拿秘书》："小天心在坎宫下中门。""小天心……揉此以济肾水之火，眼翻上下，掐之甚妙，若绕天心则已在分阴阳之内矣。""运土入水……水者坎水也，在小天心穴上。"

《保赤推拿法》："掐小天心穴法：小天心穴在儿手掌尽处。儿有惊症，眼翻上者，将此穴掌下掐；眼翻下者，将此穴向总筋上掐，即平。"

《推拿三字经》："眼翻者，上下僵，揉二马，捣天心，翻上者，捣下良，翻下者，捣上强，左捣右，右捣左。"

《厘正按摩要术》："小天心在掌根处。"

《万育仙书》："掐揉小天心，治口眼㖞斜，生肾水。小儿天吊惊眼翻，头偏左右用之。""小天心，在劳宫下，坎宫上。"

《增图考释推拿法》："小天心：大陵。"

《推拿抉微》："小天心即针灸之所谓大陵穴，属心包络，故能治风，当系热能生风。"

《推拿捷径》："治肾水枯竭，应揉小天心穴。"

31. 大横纹

【位置】 仰掌、掌后腕横纹。近拇指端为阳池，近小指端为阴池。

【出处】《小儿按摩经》。

【文献记载】

《小儿按摩经》："分阴阳，止泄泻痢疾，遍身寒热往来；肚膨胀逆用之。""如喉中响，大指掐之。""分阴阳，屈儿拳于手背上，四指节从中往两下分之，分利气血。""和阴阳：从两下合之，理气血用之。"

《幼科推拿秘书》："大横纹，在手掌下一道横纹。"

32. 阴穴

【又名】 阴池。

【位置】 在大横纹尺侧端。

【出处】《小儿按摩经》。

33. 阳穴

【又名】 阳池。

【位置】 在大横纹桡侧端，相当于"太渊"，太渊属手太阴肺经。

【出处】《小儿按摩经》。

【文献记载】

《小儿按摩经》："分阴阳，止泄泻痢疾，遍身寒热往来；肚膨胀逆用之。""如喉中响，大指掐之。""分阴阳，屈儿拳于手背上，四指节从中往两下分之，分利气血。""和阴阳：从两下合之，理气血用之。"

《小儿推拿方脉活婴秘旨全书》："横文两旁，乃阴阳二穴，就横文上，以两大指中分，望两旁抹，为分阴阳。肚胀、腹膨胀、泄泻、二便不通、脏腑虚，并治。"

《推拿仙术》："凡男女有恙俱由于阴阳寒热之失调也，故医者当先为之分阴阳；次即为之推三关，退六腑……如寒多则宜热之，多分阳边与推三关；热多则宜凉之，多分阴边与退六腑。"

《秘传推拿妙诀》："肚响是气虚，分阴阳、推脾土为主。""四肢掣跳，寒热不拘，掐五指节、分阴阳为主。""头偏左右有风，分阴阳，擦五指节为主。""眼向上，分阴阳、推肾水、运水入土为主。"

《小儿推拿广意》："分阴阳，阳则宜重，阴则宜轻。""分阴阳，除寒热泄泻。"

《幼科推拿秘书》："阳池穴阴池穴，在小天心两旁。""大横纹在手掌下一横纹。""分阴阳……推此不特能和气血。凡一切膨胀泄泻，如五脏六腑有虚，或大小便不通，或惊风痰喘等疾，皆可治之。至于乍寒乍热尤为对症。热多则分阳从重，寒多则分阴从重。""合阴阳……盖因痰涎涌甚，先掐肾经取热。"

《厘正按摩要术》："推分阳池，由小儿阳掌根中间，向左蘸葱姜汤推之，治唇干头低，肢冷项强、目直视，口出冷气。""推分阴池，由小儿阳掌根中间，向右蘸葱姜汤推之，须用手大指。"

《万育仙书》："分阴阳……屈儿拳于四指背节，从中两边分之，治泄泻症。"

《推拿三字经》："看印堂……色白者，肺有痰，揉二马，合阴阳，天河水，立愈恙……""分阴阳者以我两大拇指，从小天心下横纹处两分处推之，能分寒热、平气血，老幼加减。""合阴阳，以我两大指从阴阳处合之，盖因痰涎涌甚，先推肾经、取热，然后用大指合阴阳，向天河水极力推至曲池，而痰即散也。各穴三百数。"

《增图考释推拿法》："阴穴：太渊。阳穴：神门（兑冲、中都、锐中）。"

34. 鱼脊

【位置】 阳池穴之旁，腕部掌面桡侧端。

【出处】《幼科推拿秘书》。

【文献记载】

《幼科推拿秘书》："鱼脊穴，阳池旁边小窝处，乃大指散脉处。"

35. 浮心

【位置】 大横纹左边。

【出处】《幼科推拿秘书》。

【文献记载】

《幼科推拿秘书》："浮心穴，在大横纹左边。"

36. 赤筋

【位置】位于腕部掌侧横纹，正对大指处。

【出处】《补要袖珍小儿方论》。

【文献记载】

《补要袖珍小儿方论》："第一赤筋者，乃浮阳属火，以应心与小肠，主霍乱，外通赤筋，反则燥热，却向乾位，掐之则阳火自然即散也。"

《小儿按摩经》："赤筋，乃浮阳属火，以应心与小肠，主霍乱，外通舌。反则燥热，却向乾位掐之，则阳自然即散也。又于横门下本筋掐之，下五筋仿此。"

《保赤推拿法》："掐赤筋法：掌肱交界之横纹上，靠大指边第一，赤筋属火，以应心与小肠，掐之治内热、外寒、霍乱。"

37. 黑筋

【位置】位于腕部掌侧横纹，正对小指处。

【出处】《补要袖珍小儿方论》。

【文献记载】

《补要袖珍小儿方论》："第六黑筋者，乃重浊纯阴，属水，以应肾与膀胱，主冷气，外通两耳，反则主尪羸昏沉，却在坎位，掐之妙也。"

《小儿按摩经》："黑筋，乃重浊纯阴，以应肾与膀胱，主冷气，外通两耳，反则主尪羸昏沉，却在坎位掐之。"

《保赤推拿法》："掐黑筋法：靠小指边第五黑筋，属水，以应肾与膀胱，外通两耳，尪瘦昏沉，掐之。"

38. 总筋

【又名】总位，黄筋，总心，合骨，内一窝风。

【位置】掌侧腕横纹中点。

【出处】《补要袖珍小儿方论》。

【文献记载】

《补要袖珍小儿方论》："第三总筋者，位居中属土，总五行以应脾与胃，主温暖，外通向四大板门，四肢舒畅矣。"

《小儿按摩经》："掐总筋，过天河水，能清心经，口内生疮，遍身潮热，夜间啼哭，四肢常掣，去三焦六腑五心潮热病。""总位者，诸经之祖，诸症掐效。咳甚，掐中指一节。痰多，掐手背一节。手指甲筋之余，掐内止吐、掐外止泻。""总筋：位居中属土，总五行，以应脾与胃。主温暖，外通向四大板门；反则主肠鸣霍乱、吐泻痢症，却在中界掐之，四肢舒畅矣。""赤淡黄筋：居中分界，火土兼备，以应三焦，主半寒半热，外通四大板门，周流一身；反则主壅塞之症，却向中宫掐之，则元气流通，除其壅塞之患矣。""诸惊风，总筋可治。""大陵穴后五分，为总心穴，治天吊惊往下掐抠，看地惊往上掐抠，女子同。"

《秘传推拿妙诀》："医用右手大指跪于孩童总位上，而以中指于一窝风处，对着大指尽力拿之（此法所谓急惊拿之即醒，是也）。"

《万育仙书》："总筋，在掌肘交界正中，过天河水，能清心经，口内生疮，遍身潮热，夜啼，四肢掣跳。"

《小儿推拿广意》："掐总筋，推天河，治口内生疮、吐热，人事昏沉。""大陵，掐之主吐。"

《幼科推拿秘书》："总筋穴，在大横纹下，指之脉络皆总于此，中四指脉皆总于此。""拿总筋……若鹰爪惊，本穴掐后就揉。""大陵穴，外劳下手背骨节处。"

《保赤推拿法》："总筋即黄筋，乃五筋正中一筋，属土，总五行。以应脾与胃，掐之治肠鸣，霍乱，吐泻。"

《厘正按摩要术》："按总筋，总筋在掌根横纹之后，用右手大指背屈按其上，复以中指按手背，与横纹对过一窝风，治急惊暴亡等症。""摩总筋、天河、曲池三穴，以右手大指侧直摩之，自能开胸退热。"

《推拿捷径》："治口内生疮，遍身潮热，夜间啼哭，四肢抽掣等症，应掐总筋。总筋在掌后，由总筋掐过天河水，即可清心降火。"

39. 合骨

【位置】 在手背，第1、2掌骨间，当第2掌骨桡侧的中点处。

【出处】《针经节要》。

【文献记载】

《秘传推拿妙诀》："九拿合骨穴（即总经）通十二经能开关。""卒中风，急筋吊颈，拿合骨穴、掐威灵穴为主。"

《幼科铁镜》："合骨穴乃两骨合缝处。"

《幼科推拿秘书》："……九拿合骨穴，在手背大指中指两骨丫杈相合之间。"

《推拿抉微》："威灵即合骨穴。"

40. 青筋

【位置】 在总筋与阳池（太渊与赤筋）连线之中。

【出处】《补要袖珍小儿方论》。

【文献记载】

《补要袖珍小儿方论》："青筋，乃阴属木，以应肝与胆，主温和，外通两目，反则赤涩，决生多泪，却向坎位，掐之则目自明矣。"

《小儿按摩经》："青筋，乃纯阳属木，以应肝与胆，主温和，外通两目。反则赤涩多泪，却向坎位掐之，则两目自然明矣。"

《保赤推拿法》："掐青筋法，靠赤筋里边第二青筋，属木，以应肝与胆，外通两目，掐之治眼赤涩多泪。"

41. 白筋

【位置】位于腕部掌侧横纹，正对无名指处。

【出处】《补要袖珍小儿方论》。

【文献记载】

《补要袖珍小儿方论》："第五白筋者，乃属阴属金，以应肺与大肠，主微凉，外通两鼻窍，反则胸膈胀满，脑昏生痰气，都在界后掐之妙也。"

《小儿按摩经》："白筋，乃浊阴属金，以应肺与大肠，主微凉，外通两鼻孔。反则胸膈胀满，脑昏生痰，都在界后掐之。"

《保赤推拿法》："掐白筋法：靠总筋边第四，白筋属金，以应肺与大肠，外通两鼻孔，胸腹胀满，脑昏生痰掐之。"

42. 交骨

【位置】交骨在掌横纹两侧端，尺桡骨头前凹陷中。

【出处】《推拿妙诀》。

【文献记载】

《推拿妙诀》："交骨穴男拿左女拿右。""交骨穴急慢惊拿。"

《厘正按摩要术》："掌根上为阳池，下为阴池，二池旁为交骨。""交骨，交骨在手拿后，上下高骨间，以中大指合按之，治急慢惊风。"

《推拿指南》："此法治急慢惊风。交骨穴，在手掌后上下交骨间，用右手大中二指合按之，男左女右。"

《推拿捷径》："交骨原因两骨交，穴探掌后需记牢。"

43. 列缺

【又名】仙手。

【位置】在桡骨茎突上方，腕横纹上1.5寸处，属手太阴肺经。

【出处】《灵枢》。

【文献记载】

《小儿推拿广意》："两手抄停，食指尽处为列缺，止头疼。"

《推拿三字经》："看印堂……色黑者，风肾寒，揉二马，清补良，列缺穴，亦相当。""治伤寒，拿列缺，出大汗，立愈恙，受惊吓，拿此良，不醒事，亦此方，或感冒，急惊恙，非此穴，不能良。""遍身潮，分阴阳，拿列缺，汗出良。""列缺穴在内外踝，踝下对手拿汗，名称仙手即此穴也。邪祟不省人事，拿此必大汗，痰清邪祛。"

44. 三关

【又名】大三关。

【位置】　前臂桡侧缘，阳池（太渊）至曲池成一直线。

【出处】　《补要袖珍小儿方论》。

【文献记载】

《补要袖珍小儿方论》："推上三关退寒，加暖退拂三五十次，男依此例，女反此也。"

《小儿按摩经》："三关，凡做此法，先掐心经、点劳宫，男推上三关，退寒加暖，属热；女反此，退下为热也"。

《推拿仙术》："四肢冷弱，推三关、补脾土、四横纹为主。""眼翻白，推三关、擦五指节为主。"

《秘传推拿妙诀》："身寒掣，推三关涌泉穴为主。""大叫一声死，推三关、拿合骨、清天河水、捞明月为主。"

《万育仙书》："三关即寸关尺，从此推至曲池上。""三关在手肘大指边。"

《小儿推拿广意》："三关，男左三关推发汗，退下六腑谓之凉，女右六腑推上凉，退下三关谓之热。"

《幼科铁镜》："男左手直骨背面为三关，属气分，推上气行阳动，故为热为补。"

《幼科推拿秘书》："三关穴，在手膊上旁边。""鱼际穴，散脉处，从此侧推三关，取真火。""侧推三关，从鱼际穴推至曲池，大补元气。""大三关者……属真火元气也。其穴从鱼际穴往膀上边到手弯曲池，故曰侧。其推法，以我二指或三指，从容用力，自鱼际推到曲池。培补元气，第一有功，熏蒸取汗，此为要着。男子左手，从鱼际推到曲池。女子从曲池推到鱼际，在右手，皆大补之剂，大热药也。"

《保赤推拿法》："推上三关法：三关在肱骨面，男向上推至为加热，女向上推之反为加凉……"

《推拿三字经》："六府穴，去火良，左三关，去寒恙，右六府，亦去恙。""天河水左自大横纹向内推，名推三关。大补肾中元气，数不拘照病若推，老幼加减。气症痰迷心窍，此穴只推五百数，余推痴症数人，概照此数，其应如响。"

《厘正按摩要术》："推三关，蘸葱姜汤，由阳池推至曲池。主温性，病寒者多推之。"

《推拿捷径》："治小儿耳流脓水，应推三关一百，推六腑一百，推脾土十五。"

45. 天河水

【位置】　前臂正中，从总筋至洪池（曲泽）成一直线。

【出处】　《小儿按摩经》。

【文献记载】

《小儿按摩经》："天河水，推者，自下而上也，按住间使，退天河水也。"

《小儿推拿方脉活婴秘旨全书》："心经热盛定痴迷，天河推过到洪池。""天河水，在总筋下三指，掐总筋，清天河水，水底捞明月，治心经有热。""清天河，分阴阳，赤凤摇头止夜啼。"

《推拿仙术》："天河水向掌心推为取天河。""向曲尺（泽）推为天河水过入洪池。"

《秘传推拿妙诀》："口渴是虚火，推天河水为主。""临晚啼哭，心经有热，清天河水为主。"

《万育仙书》："天河水，在总筋下中心，明目去五心潮热，除口中疳疮。""天河，在三关六府中，正对中指。"

《小儿推拿广意》："天河水，推之清心经烦热，如吐宜多运。"

《幼科推拿秘书》："天河穴，在内间使下，自总筋直往曲池。""清天河，天河穴在膀膊中，从坎宫小天心处，一直到手弯曲池……取凉退热，并治淋疴昏睡。一切火症俱妙。"

《推拿三字经》："看印堂……色白者，肺有痰，揉二马，合阴阳，天河水，立愈差。""天河水，遍身热，多推良。"

《厘正按摩要术》："推天河水，天河水在总筋之上，曲池之下，蘸水由横纹推至天河，为清天河水……由内劳宫推至曲池为大推天河水……由曲池推至内劳宫，为取天河水，均是以水济火，取清凉退热之义。"

46. 六腑

【位置】前臂尺侧缘，阴池（神门）至少海成一直线。

【出处】《补要袖珍小儿方论》。

【文献记载】

《补要袖珍小儿方论》："推下六腑退热，加凉推拂三五十次。"

《小儿按摩经》："六府，凡做此法，先掐心经，点劳宫，男退下六府，退热加凉，属凉。女反此，推上为凉也。"

《小儿推拿方脉活婴秘旨》："六腑专治脏腑热，遍身潮热大便结，人事昏沉总可推，去病犹如汤泼雪。"

《秘传推拿妙诀》："口中插舌，乃心经有热，退六腑、水里捞明月、清天河为主。""饮食俱进，人事瘦弱，有盛火，退六腑、清天河水、捞明月为主。""大小便少，退六腑、清肾水为主。""鼻流鲜血，五心热，退六府、清天河水、捞明月为主。"

《幼科铁镜》："男左手直骨正面为六腑，属血分，退下则血行阴动，故为寒为凉。"

《幼科推拿秘书》："六腑穴在手膊下旁边。""从肘肘推至大横纹取凉"，"女右手从大横纹历穴腑至肘肘取凉。""六腑穴，在膀之下，土对三关。退者从肘肘处向外推至大横纹头。属凉，专治脏腑热，大便结，遍身潮热，人事昏沉，三焦火病，此为要着。若女子，则从横纹头向里推至曲池以取凉，在右手，医家须小心记之，不可误用，男女惟此不同耳。"

《保赤推拿法》："推下六腑法：六腑在肱正面，男向下推之为加凉，女向下推之反为加热。"

《推拿三字经》："看印堂……退六府，即去恙。""瘟疫者，肿脖项，上午重，六府当，下午重，二马良，兼六府，立消亡，分男女，左右手，男六府，女三关，此二穴，俱属凉，男女逆，左右详。""中气风，男女逆，男用良，左三关，女用强。""六腑穴，去火良，左三关，去寒恙，右六府，亦去恙。""天河水右，自曲池外侧向下退，名退下六腑，大补元精即心血也。此穴守同治十二年，余救多人。肿脖温症，喉无线孔，命在须臾，单推此穴，数在三方立愈，后但肿脖项在左右间，其夜轻日重亦推此穴，无不立愈。""推痴症六府为君，数一万五千，天河水为臣，数一万，后溪穴为佐，数四千五百，三关为使，数五百，共计三万数，为君臣佐使之分。"

《厘正按摩要术》："推六府，蘸沸汤，由曲池推至阴池，主凉性，病热者多推之。"

47. 洪池

【又名】曲泽。

【位置】仰掌，肘部微屈，当肱二头肌腱内侧，属手厥阴心包经。

【出处】《小儿按摩经》。

【文献记载】

《秘传推拿妙诀》："五拿曲尺泽穴，属肾经能止搐。"

《幼科铁镜》："心经热盛作痴迷，天河引水过洪池。"

《保赤推拿法》："清天河水……洪池穴在肱湾。"

《增图考释推拿法》："洪池：曲泽……主心痛善惊，身热烦渴，涎血风疹。"

48. 曲池

【位置】屈肘，在肘窝桡侧横纹头至肱骨外上髁中点，属手阳明大肠经。

【出处】《灵枢》。

【文献记载】

《小儿推拿广意》："曲池脾经能定喘，有风有积也相应。""一截曲池，通肺腑气血，治麻痹半身不遂。"

49. 十王

【位置】五指甲根两侧，左右手共 20 穴。

【出处】《小儿推拿广意》。

【文献记载】

《小儿推拿广意》："十王穴，掐之则能退热。""五指甲侧为十王穴。"

《厘正按摩要术》："掐十王，十王在五指甲侧，能退热。""十指尖为十王穴。"

《推拿指南》："此法能退热，十王穴在五指甲两侧，用右大指甲掐之，男左女右。"

50. 五指爪甲

【出处】《幼科铁镜》。

【文献记载】

《幼科铁镜》："掐揉五指爪节时，有风惊吓必须知，若还人事难苏醒，精威二穴对拿之。"

《保赤推拿法》："掐五指爪甲法，掐五指爪甲，治惊吓，若不醒，再拿精灵威灵二穴。"

《推拿抉微》："掐五指爪甲治风疝，若不醒，再拿精灵威灵二穴。"

51. 大指甲

【出处】《保赤推拿法》。

【文献记载】

《保赤推拿法》："揉大指甲法：大指甲为外脾，揉之补虚止泻。"

52. 皮罢

【又名】肝记。

【位置】大指甲外侧端爪甲内。

【出处】《秘传推拿妙诀》。

【文献记载】

《秘传推拿妙诀》："八拿皮罢穴，属肝经能清神。"

《厘正按摩要术》："掐大指端，大指端即肝记穴，一名皮罢，掐之治吼喘。并治昏迷不醒者。"

《推拿指南》："此法治哮喘神迷，皮罢穴一名肝记，在大指端爪甲内，用右大指甲重掐之，男左女右。"

53. 母腮

【位置】距大指甲跟正中约0.1寸许。

【出处】《小儿推拿广意》。

【文献记载】

《小儿推拿广意》："吐血，两大指甲后一韭叶，即母腮穴，须平掐。"

《推拿指南》："此法能止吐。母腮穴在大指甲后一韭叶，用右大指甲掐之。男左女右。"

54. 老龙

【位置】距中指甲根正中约0.1寸处。

【出处】《幼科铁镜》。

【文献记载】

《幼科铁镜》："老龙穴挨甲。""老龙穴，于惊死时，在精威二穴拿，不醒再于此穴一掐，知痛者生，不知痛者死，可向肺俞重揉以探之。"

《保赤推拿法》："掐老龙穴法：此穴在中指背靠指甲处，相离如韭叶许。若儿急惊暴死，对拿精灵威灵二穴，不醒，即于此穴掐之，不知疼痛难救。"

《厘正按摩要术》："第老龙穴，在足二指巅。"

《推拿捷径》："老龙穴是在无名。"

55. 中指甲

【出处】《秘传推拿妙诀》。

【文献记载】

《秘传推拿妙诀》："或用医大指甲巅掐入病者中指甲内尤为得力。"

《保赤推拿法》："掐中指甲法：将儿中指甲上面轻轻掐之，止儿泻。"

《厘正按摩要术》："掐中指甲，医者以大指入儿中指甲内着力掐之，治急慢惊。"

《推拿指南》："此法治惊风之危症，用右大指入儿中指甲内着力掐之，舌出者不治，男左女右。"

56. 端正

【位置】中指甲根两侧赤白肉际处，桡侧称左端正，又称外端正；尺侧称右端正，又称内端正。

【出处】《小儿推拿广意》。

【文献记载】

《小儿推拿广意》："眼左视，掐右端正穴，右视，掐左端正穴，中指中节外边是。"

《厘正按摩要术》："中指左右为两端正。""掐端正。端正在左者，中指端左侧，掐之止泻。端正在右者，中指端右侧，掐之止吐。"

57. 五指节

【位置】在手背五指中节有横纹处。

【出处】《小儿按摩经》。

【文献记载】

《小儿按摩经》："掐五指节，伤风被水吓，四肢掌掣，面带青色用之。"

《小儿推拿方脉活婴秘旨全书》："掐五指背一节，专治惊吓，醒人事，百病离身。"

《推拿仙术》："揉掐五指节，伤风被水惊，四肢掣而青主之。""四肢乱舞掐五指节、清心经为主。""眼翻白，推三关、掐五指节为主。"

《秘传推拿妙诀》："四肢掣跳、寒热不拘，掐五指节、分阴阳为主。""头偏左右，有风，分阴阳、掐五指节为主。""青筋裹肚有风，补脾土、掐五指节为主。""口㖞有风，推肺经、掐五指节为主。""遍身掣有风，掐五指节、补脾土、凤凰单展翅为主。"

《万育仙书》："掐五指背节，治惊吓、人事昏迷。"

《小儿推拿广意》："五指节掐之去风化痰、苏醒人事，通关膈闭塞。""揉五指节，化痰用之。"

《幼科铁镜》："五指节重重揉捻以治惊吓。"

《幼科推拿秘书》："掐五指节……去风化痰、苏醒人事、通关膈闭塞。"

《保赤推拿法》："捻五指背皮法：将五指背面夹缝上皮轻轻捻之，治惊吓，又燥湿。"

《推拿三字经》："五指节，惊吓伤，不计次，揉必良，腹痞积，时摄良，一百日，即无恙。""五指节，男左女右，里外节节捻揉，以去惊吓，老幼按穴推究，必用此穴，以活气血。"

《厘正按摩要术》："掐五指节，五指节在手背指节高纹处，后以揉法继之，治口眼㖞斜、咳嗽风痰。""五指中节有横纹为五指节。"

《推拿指南》："掐五指节法：此法治一切惊风及四肢抽搐、夜来不安、伤风面青。五指节穴在大食名中小五指之背面第二节中处，用右大指节掐之，男左女右。""掐揉五指节法：此法治风痰咳嗽、口眼㖞斜……用右大指节掐之，复以右大指面揉之，男左女右。"

《推拿捷径》："治顽痰不化，应揉五指节。""治痰迷不醒，应摇五指节，通关开窍，去风化痰。"

58. 后溪

【位置】轻握拳，第五指掌关节后外侧横纹尽头，属手太阳小肠经。

【出处】《灵枢》。

【文献记载】

《小儿按摩经》："掐后溪：推上为清，推下为补。小便赤涩宜清，肾经虚弱宜补。"

《幼科铁镜》："（后溪）推往上是清肾利小便，推往下补肾。"

《保赤推拿法》："推后溪法，此穴在手背小指尽处靠外边。向上推，能清小便闭赤，向下推，能补肾虚。"

《推拿三字经》："后溪穴，向掌根推之，开胸和膈。"

《推拿指南》："此法治小便短赤，后溪穴在用手背小指尽处靠外边上，用右大指外侧向上推至交骨上。男左女右。""此法能补肾虚……用右大指外侧向下推至交骨止，男左女右。"

59. 二扇门

【又名】左、右扇门，一扇门，三扇门。

【位置】掌背小指与无名指、无名指与中指、中指与食指的指根夹缝间，当本节前。

【出处】《小儿按摩经》。

【文献记载】

《小儿按摩经》："两扇门，发脏腑之汗，两手掐揉，平中指为界。壮热汗多者，揉之即止。又治急惊口眼㖞斜，左向右重、右向左重。""食中指根交界处为一扇门，中指与无名指交界处为二扇门。"

《小儿推拿方脉活婴秘旨全书》："一扇门，二扇门：在中指两旁夹界下半寸是穴。治热不退，汗不来，掐此，即汗如雨，不宜大多。"（按：不宜大多，应为不宜太多之误。）

《推拿仙术》："揉掐二扇，发汗用之。""二扇门，手法用两大指甲钻掐中指骨两边空处。"

《小儿推拿广意》："三扇门，掐之属火，发脏腑之热，能出汗。"

《幼科推拿秘书》："一扇门，在食指二指下夹缝处，威灵穴之上。""二扇门，在无名指根两夹缝处。"

《保赤推拿法》："掐二扇门法：掐穴二扇门，穴在手背中指上两旁，离中指半寸许。如欲发汗，掐心经、掐内劳宫、推三关。汗尤不出，则掐此穴，至儿手心微汗出，乃止。"

《推拿指南》："此法治急惊，目向右斜。左扇门穴在手背中指骨尽处左边空处。先用大指甲掐之，后用右大指面重揉之。男左女右。""此法治急惊，目向左斜，右扇门穴在手指中骨尽处右边空处，先用右大指甲重掐之，后用右大指面重揉之。男左女右。"

《推拿捷径》："治壮热多汗，或急惊，口眼㖞斜等症，应掐二扇门，其穴在中指两边空出。""发脏腑之热，且能出汗者，应揉二扇门。"

《万育仙书》："掐二扇门，用大食二指分掐揉之，治急惊口眼㖞斜，左向右重、右向左重，又治热不退、汗不出。""二扇门，在手背中指根节，高骨两边。"

60. 二人上马

【又名】 上马。

【位置】 手背小指及无名指掌指关节后陷中。

【出处】 《小儿按摩经》。

【文献记载】

《小儿按摩经》："掐二人上马，能补肾，清神顺气，苏醒沉疴，性温和。"

《小儿推拿方脉活婴秘旨全书》："二人上马：在小指下里侧，对兑边是穴。治小便赤涩，清补肾水。"

《推拿仙术》："揉掐二人上马，清补肾水用之并治眼吊。""二人上马用大指钻掐（无）名小指界空处。"

《秘传推拿秘诀》："眼翻白偏左右，拿二人上马、小天心为主。"

《万育仙书》："掐二人上马，主补肾水……右指从指侧推至曲池止，治小便赤涩。""小指根下，上马穴。"

《小儿推拿广意》："二人上马掐之甦胃气，起沉疴，左转生凉、右转生热。"

《幼科推拿秘书》："二人上马，在小指旁三四横纹，及掌乾宫旁。"

《保赤推拿法》："掐二人上马穴法：此穴在手背小指上里侧，对手足心兑宫穴是处。掐之，能清神顺气，补肾水，醒沉疴，又治小便赤涩。"

《厘正按摩要术》："按二人上马。二人上马在小指无名指骨界空处，以大中指对过按之，治腹痛。"

《推拿三字经》："看印堂……色白者，肺有痰，揉二马，合阴阳，天河水，立愈恙。""看印堂……色黑者，风肾寒，揉二马，清补良。""瘟疫者，肿脖项，上午重，六腑当，下午重，二马良。""脱肛者，肺虚恙，补脾土，二马良，补肾水，推大肠，来回推，久去恙。""虚喘嗽，二马良，兼清肺，兼脾良。""二人上马穴，在无名指根，小指根中间微下空处，左右旋揉，大补肾气，左揉气上升，右揉气下降也。年逾不惑当用此穴，专治牙疼、耳鸣、阳事不健、足不能步履、腰以下痛、眼红不痛、肾中之病，或用补，下项肿颗痛，类似双单蛾症，下午痛甚，揉此，愈为度，上午痛甚重退六府，以愈为度。"

61. 威灵

【位置】在外劳宫旁，手背二、三掌骨交接处凹陷中。

【出处】《小儿按摩经》。

【文献记载】

《小儿按摩经》："掐威灵穴，治急惊暴死，掐此处有声可治，无声难治。"

《小儿推拿方脉活婴秘旨全书》："威灵穴在虎口下两旁岐有圆骨处，遇卒死症，摇掐即醒。有声则出，无声则死。"

《推拿仙术》："掐威灵穴，治临危气吼，急慢惊风。""揉掐威灵穴，暴中危急、筋跳水吊颈用之。"

《小儿推拿广意》："威宁，掐之能救急惊卒死，揉之即能苏醒。""小儿手不能伸屈者风也，宜威灵穴揉之；四肢软者，血气弱也，宜补脾土、掐四横纹；手握拳者，心经热也，急掐、捞明月及运八卦。"

《幼科铁镜》："威灵对拿，哭症轻，不哭大凶，生死皆看。"

《幼科推拿秘书》："在外牢右边骨缝处。""此穴与中指相连通心，急惊，双手掐此叫则治，不叫难救，左转三推右一摩，取吐痰。"

《保赤推拿法》："掐威灵穴法：此穴在手背虎口上，两旁有圆骨处；遇儿急惊暴死，掐此穴，儿哭叫可治，无声难治。"

《厘正按摩要术》："揉威灵，治卒亡。"

《万育仙书》："威灵，在小指侧下掌尽处。"

62. 精宁

【又名】精灵。

【位置】手背4、5掌骨间，掌指关节后凹陷中，相当于中渚穴，属手少阳三焦经。

【出处】《小儿按摩经》。

【文献记载】

《小儿按摩经》："掐精宁穴，气吼痰喘、干呕痞积用之。""掐精宁、威灵二穴，前后摇之，治黄肿也。"

《小儿推拿方脉活婴秘旨全书》："精宁穴在四指、五指夹界下半寸，治痰壅、气促、气攻。"

《推拿仙术》："揉掐精宁穴，气吼、干呕用之，并治痞积。""干呕，掐精宁穴为主。"

《秘传推拿妙诀》："干呕，掐精宁穴为主。"

《万育仙书》："掐精宁穴，治气急、食积、痰壅。""精宁，在虎口下掌尽处。"

《小儿推拿广意》："掐精宁，治气喘、口㖞眼斜、哭不出声、口渴。"

《幼科铁镜》："精灵对拿，降喉口痰响。"

《幼科推拿秘书》："精灵穴，在外牢左边骨缝处。""精灵穴在外牢左边与上二扇门相对，与无名指相联，肺经相近……有痰揉此。"

《保赤推拿法》："掐精灵穴法：此穴在手背无名指小指夹界上半寸。掐之，治痰喘、气吼、干呕、痞积。"

《厘正按摩要术》："揉精宁，治噎气、喘气。以二三百遍，气平为止。"

《推拿抉微》："精灵即液门。"

《增图考释推拿法》："精灵，当合谷之上五分许，亦手阳明之脉所经，有重要静脉，桡骨动脉、桡骨神经。"

63. 外劳宫

【位置】手背3、4掌骨交接处凹陷中，与内劳宫相对，为奇穴。

【出处】《小儿按摩经》。

【文献记载】

《小儿按摩经》："掐外劳宫，和脏腑之热气。遍身潮热，肚起青筋揉之效。"

《小儿推拿方脉活婴秘旨全书》："外劳宫止泻用之，拿此又可止头疼。""外劳宫，在指下，正对掌心是穴。治粪白不变、五谷不消、肚腹泄泻。"

《推拿仙术》："揉掐外劳宫，偏身潮热、肚起青筋用之。"（按：据《幼科铁镜》手背正面图所注：将儿小指曲着重揉外劳宫，祛脏腑之寒风。）

《万育仙书》："掐外劳宫……掐而揉之，治粪白不变，五谷不消，肚腹泄泻，内外齐掐，去痢疾。"

《幼科铁镜》："头疼肚痛外劳宫，揉外劳宫即见功。"

《幼科推拿秘书》："外劳宫，在手背正中，属暖。""外牢推至大陵位……从外牢推至大陵位者，取小儿吐痰，又大陵反转至外牢，以泄心热，然以我手大指左转三来，又必向右转一摩，左从重、右从轻，以取吐泻神效。但此九重三轻手法，最易忽忘，须用心切记，方不错乱，若错乱即不能吐矣。"

《保赤推拿法》："推外劳宫穴法……脏腑积有寒风热气，皆能和解。又治遍身潮热、肚起青筋、粪白不变、五谷不消、肚腹膨胀。"

《推拿三字经》："小腹寒，外牢宫，左右旋，久揉良。""上有火，下有寒，外劳宫。""外劳宫穴在掌背中心，专治寒风冷气、肚腹疼痛，曲小指重揉，不计次数，以愈为止。"

《推拿捷径》："和五脏潮热，应揉外劳宫，法以左转清凉、右转湿热。"

64. 虎口

【又名】合谷。

【位置】手背第一、二掌骨之中点，稍偏食指处，属手阳明大肠经。又指手背一、二掌骨丫权部。

【出处】《千金要方》。

【文献记载】

《万育仙书》："虎口，在大指食指叉间，推至食指梢止。"

《幼科推拿秘书》："虎口穴，大指二指丫权处，筋通三关处。"

65. 甘载

【位置】手背合谷后，第一、二掌骨交接处凹陷中。

【出处】《小儿推拿广意》。

【文献记载】

《小儿推拿广意》："甘载，掐之能拯危症，能祛鬼祟。"

《厘正按摩要术》："合谷后为甘载。"

《推拿指南》："此法能救危急，能祛鬼祟，甘载穴在手背合谷穴上，用右大指甲掐之，男左女右。"

66. 外八卦

【位置】掌背外劳宫周围，与内八卦相对。

【出处】《小儿按摩经》。

【文献记载】

《小儿按摩经》："外八卦，通一身之气血，开脏腑之秘结。"

《小儿推拿方脉活婴秘旨全书》："外运八卦，能令浑身酥通。"

《小儿推拿广意》："外八卦性凉，除脏腑秘结，通血脉。"

《保赤推拿法》："运外八卦穴法：此穴在手背，对手心内八卦处。运之能通一身之气血，开五脏六腑之闭结。"

《推拿捷径》："治藏腑之秘结、气血之壅滞、穴络之不和，应运外八卦。外八卦在掌背，运之能开能通，能平和也。"

67. 手背

【出处】《小儿按摩经》。

【文献记载】

《小儿按摩经》："提手背四指内顶横纹，主吐；还上，主止吐。""手背刮至中指一节处，主泻；中指外一指掐，止泻。"

《小儿推拿方脉活婴秘旨全书》："掐五指背一节，专治惊吓、醒人事，百病离身。"

《保赤推拿法》："刮手背法：从儿手背刮至中指梢能使儿泻……揉手背法，重揉手背能平肝和血。"

68. 一窝风（乙窝风）

【又名】外一窝风。

【位置】屈腕，手背掌根中凹陷处。

【出处】《小儿按摩经》。

【文献记载】

《小儿按摩经》："掐一窝风，治肚疼、唇白、眼白、一哭一死者，除风去热。"

《小儿推拿方脉活婴秘旨全书》："一窝风能治肚痛。""一窝风，在掌根尽处腕中，治肚痛极效，急慢惊风。又一窝风掐住中指尖，主泻。"

《推拿仙术》："揉掐一窝风，肚痛、眼翻白、一哭一死用之。"

《秘传推拿妙诀》："肚疼掐一窝风为主，并拿肚角穴。""凤凰单展翅……跪外一窝风……拿内一窝风。"

《万育仙书》："一窝风，在阳池之上，掌背尽正中。""掐一窝风，治久病腹疼，并慢惊及发汗。"

《小儿推拿广意》："一窝风，掐之止肚疼，发汗去风热。"

《幼科推拿秘书》："一窝风穴，在大陵位下手膊上，与阳膊总筋下对。"

《幼科推拿秘书》："揉一窝风……此能止肚痛或久病慢惊皆可。"

《保赤推拿法》："揉一窝风法：此穴在手背根尽处腕中，掐之治肚疼、唇白、急慢惊风。又，掐此穴兼掐中指尖，能使小儿吐。"

《推拿三字经》："若腹疼，窝风良，数在万，立愈恙。""一窝风穴在掌背下腕窝处，仅在横纹中心，专治下寒肚疼。揉不计数，以愈为止。"

《推拿捷径》："治肚痛发汗兼去风热，应摇一窝风。"

《增图考释推拿法》："一窝风：阳池（别阳）。"

69. 靠山

【位置】拇指向上翘时，在跨长、跨短伸肌腱之间凹陷中，相当于"阳溪"穴位置，属手阳明大肠经。

【出处】《小儿按摩经》。

【文献记载】

《小儿按摩经》："阳溪穴，往下推拂，治儿泻，女反之。"

《小儿推拿方脉活婴秘旨全书》："靠山穴在大指下掌尽处腕中，能治疟痢痰壅。"

《小儿推拿广意》："掐靠山即合谷、少商、内关，剿疟用之。"

《保赤推拿法》："掐靠山穴法：此穴在手背大指下掌根尽处，掐之，治疟痢痰壅。"

《增图考释推拿法》："靠山：阳溪。"

70. 螺蛳骨

【位置】屈肘，掌心对胸，尺骨小头桡侧缘上方缝隙处，相当于"养老穴"位置，属手太阳小肠经。

【出处】《小儿按摩经》。

【文献记载】

《小儿按摩经》："天门穴上分高下，再把螺蛳骨上煨。"

《万育仙书》："螺蛳骨，手肘背高骨处。"

《小儿推拿方脉活婴秘旨全书》："潮热惊……用灯火断手上螺蛳骨一燋，虎口一燋，挠脐四燋。"

71. 阳池

【位置】俯掌，在第3、4掌骨直上腕横纹凹陷处，属手少阳三焦经。

【出处】《小儿按摩经》。

【文献记载】

《小儿按摩经》："掐阳池，止头痛，清补肾水，大小便闭塞或赤黄，眼翻白，又能出汗。"

《万育仙书》："阳池穴，治风痰止头痛。"

《推拿三字经》："阳池穴在一窝风下，腕下寸余窝内，与前天河水正中相对，专治头痛，揉数不拘，以愈为止。"

《推拿捷径》："治眉眼不开，宜揉阳池穴。"

72. 外关

【位置】掌背腕后二寸，属手少阳三焦经。

【出处】《灵枢》。

【文献记载】

《小儿按摩经》："推外关，间使穴，能止转筋吐泻。"

《小儿推拿广意》："两手抄停……中指尽处为外关，止腰背痛，大人通用。"

73. 外间使

【又名】膊阳池。

【位置】外关上一寸。

【出处】《小儿推拿方脉活婴秘旨全书》。

【文献记载】

《小儿推拿方脉活婴秘旨全书》:"阳池穴在掌根三寸是,治风痰头痛。"

《幼科推拿秘书》:"阳池穴,在外间使下。"

《厘正按摩要术》:"掐外间使,外间使在掌背一窝风、阳池、外关之后,与内间使相对,治吐泻转筋。"

74. 肘肘

【位置】屈肘,当肘横纹尺侧端与肱骨内上髁之间凹陷处,相当于少海穴,属手少阴心经。

【出处】《小儿按摩经》。

【文献记载】

《小儿按摩经》:"一掐肘肘下筋,曲池上总筋,治急惊。"

《万育仙书》:"肘肘,在手肘外曲转处。"

《幼科推拿秘书》:"肘肘穴,在手肘曲处,高起圆骨处,膀膊下肘后一团骨也。""肘肘穴重揉之,顺气生血。"

《保赤推拿法》:"掐肘肘曲池穴法:掐肘肘下筋,曲池上筋,曲池即肱弯处,掐之,治急惊。"

《厘正按摩要术》:"摇肘肘,左手托儿肘肘运转,右手持儿手摇动,能治痞。""肘肘在肘弯背后尖处。"

《增图考释推拿法》:"肘肘:分内外二穴,少海内(曲节)……曲池外(鬼臣、阳泽)。"

三、胸腹部穴位

1. 天突

【别称】玉户、天瞿。

【位置】位于颈部,当前正中线上,胸骨上窝中央。

【出处】《灵枢》。

【文献记载】

《补要袖珍小儿方论》:"天突穴:在喉结下三寸陷中是穴。""小儿急喉痹哮吼,灸天突一穴一壮。"

2. 膻中

【又名】元儿、胸堂、元见、上气海。

【位置】在胸部,当前正中线上,平第四肋间,两乳头连线的中点。

【出处】《灵枢》。

【文献记载】

《幼科推拿秘书》："揉膻中风门：膻中，在胸前堂骨洼处，风门，在脊背上，与膻中相对。揉者，以我两手按小儿前后两穴，并揉之，以除肺家风寒邪热，气喘咳嗽之症。"

3. 乳旁

【又名】 奶旁。

【位置】 在胸部，位于胸部，乳头外侧0.2寸。

【出处】《医学研悦》。

【文献记载】

《医学研悦》："奶旁穴，止咳吐。"

《小儿推拿直录》："身中十二大拿法：四拿奶旁穴，属胃经，能止吐。"

4. 乳根

【位置】 在胸部，乳头直下，乳房根部，第5肋间隙，距前正中线4寸。

【出处】《针灸甲乙经》。

【文献记载】

《幼科推拿秘书》："乳穴：在两乳下。""急慢惊风歌：久咳，又烛乳根。"

《厘正按摩要术》："乳中：乳头中。乳根：乳下，去乳中一寸六分。"

5. 腹

【位置】 在腹部。

【出处】《厘正按摩要术》。

【文献记载】

《厘正按摩要术》："腹为阴中之阴，食积痰滞瘀血，按之拒按之不拒，其中虚实从此而辨……验腹以神阙。""摩腹，用掌心团摩满腹上，治伤乳食。"

《秘传推拿妙诀》："凡遇小儿不能言者，若偶然恶哭不止，即是肚痛。将一人把小儿置膝间，医人对面将两手搂抱其肚腹，着力久久揉之，如揉搓衣服状。又用手掌摩揉其脐，左右旋转数百余回，每转三十六，愈多愈效。"

6. 胁肋

【位置】 从腋下两胁至天枢穴水平处。

【出处】《幼科推拿秘书》。

【文献记载】

《幼科推拿秘书》："按弦走搓摩，此法治积聚屡试屡验，此运开积痰积气痞积之要法也。弦者，胁肋骨也，在两胁上。其法着一人抱小儿坐在怀中，将小儿两手抄搭小儿两肩上，以我两手对小儿两肋上搓摩至肚角下，积痰积气自然运化。若久痞则非一日之功，须久搓摩方效。"

《厘正按摩要术》："摩左右胁：左右胁在胸腹两旁胁膊处，以掌心横摩两边，得八十一次，治食积痰滞。"

7. 脐（神阙）

【位置】位于肚脐。

【出处】《按摩经》。

【文献记载】

《按摩经》："肚痛多因寒气攻，多推三关运横纹，脐中可揉数十下，天门虎口法皆同。"

《小儿推拿广义》："脐上运之治肚胀气响，如症重则周围用灯火四燋。"

《幼科推拿秘书》："肚脐穴，一名神阙。""神阙揉此止泻痢。""揉脐及龟尾并擦七节骨；此治泄之良法也，龟尾者，脊骨尽头间尾也，七节骨者，从头骨数第七节也。其法以我一手，用三指揉脐，又以我一手，揉托龟尾，揉迄，自龟尾擦上七节骨为补，水泻专用补，若赤白痢，必自上七节骨擦下龟尾为泄，推第二次再用补，盖先去大肠热毒，然后可补也。若伤寒后，骨节痛，专擦七节骨至龟尾。"

《保赤推拿法》："搓脐法：以左大指按儿脐下丹田不动，以右大指在儿脐旁周围搓之，治水泻膨胀、脐风等症。"

《厘正按摩要术》："摩神阙：神阙即肚脐。以掌心按脐并小腹，或往上，或往下，或往左，或往右，按而摩之，或数十次，数百次，治腹痛，并治便结。"

8. 脐俞

【位置】在肚脐四周。

【出处】《小儿推拿直录》。

【文献记载】

《小儿推拿直录》："脐俞穴，在肚脐四周。""治伤食肚痛，泄痢肿胀，男左女右重揉之。"

9. 丹田（气海）

【位置】在下腹部，脐下 2~3 寸之间。

【出处】《按摩经》。

【文献记载】

《按摩经》："病证死生歌：丹田斯若绝肾气，闭涩其童命不长。"

《幼科推拿秘书》："丹田，即气海也。"

《厘正按摩要术》："摩丹田：丹田在脐下，以掌心由胸口直摩之，得八十一次，治食积气滞。"

10. 肚角

【位置】脐旁 2 寸之天枢穴，左右各一，属足阳明胃经。

【出处】《推拿仙术》。

【文献记载】

《推拿仙术》："拿肚角穴，属太阳，能止泻。""肚角穴，止泄止肚痛，往上推止泄，往下推泄。"

《小儿推拿直录》："十二大拿法：六拿肚角穴，属大肠，能止泻。""十二大拿法：肚角大肠脾胃经，腹痛泄泻任拿行。"

《厘正按摩要术》："按肚角。肚角在脐之旁，用右手掌心按之，治腹痛亦止泄泻。"

四、背腰骶部穴位

1. 脊

【位置】大椎至尾椎（长强）成一直线。

【出处】《推拿仙术》。

【文献记载】

《推拿仙术》："伤寒骨节疼痛，从此用指一路旋推至龟尾。"

《小儿推拿广意》："脊骨自下缓缓推上，虽大人可吐也。"

《厘正按摩要术》："推骨节：由项下大椎直推至龟尾，须蘸葱姜汤推之，治伤寒骨节疼痛。"

2. 天柱（天柱骨）

【又名】旋台骨、玉柱骨、颈骨、大椎骨。

【位置】颈后发际正中至大椎穴成一直线。

【出处】《幼科推拿秘书》。

【文献记载】

《幼科推拿秘书》："天柱，即颈骨也。"

3. 七节骨

【位置】第四腰椎推至尾椎骨端（长强穴）成一直线。

【文献记载】

《小儿推拿广意》："便秘者，烧酒在肾俞推下龟尾。若泄泻亦要逆推，使气升而泄可止。"

《幼科推拿秘书》："七节骨水泻，从龟尾向上擦如数，立刻即止，若痢疾必先从七节骨往下擦至龟尾，以去肠中热毒，次日方自下而上也。"

4. 龟尾

【又名】间星。

【位置】位于尾骨端下方凹陷处。

【出处】《按摩经》。

【文献记载】

《按摩经》："掐龟尾并揉脐，治儿水泻、乌沙、膨胀、脐风。"

《小儿推拿秘旨》："龟尾穴，在尻骨尖处。""揉龟尾并揉脐，治水泄、乌痧、膨胀、脐风急慢等症。"

《小儿推拿广意》："龟尾：揉之，止赤白痢、泄泻之症。"

《幼科铁镜》："龟尾灸久痢。"

《幼科推拿秘书》："龟尾穴，一名闾星，脊骨尽头是也。"

《保赤推拿法》："揉龟尾法：此穴在脊梁骨尽处。揉之，治水泄肚胀、慢惊风。"

五、下肢部穴位

1. 箕门

【位置】在大腿内侧正中，膝盖上缘至腹股沟成一直线。

【出处】《针灸甲乙经》。

【文献记载】

《厘正按摩要术》："箕门，鱼腹动脉中。"

2. 鬼眼（膝眼）

【位置】在膝头处膝眼。

【出处】《按摩经》。

【文献记载】

《小儿推拿秘旨》："膝眼穴，小儿脸上惊来，急在此掐之。"

《幼科铁镜》："张口摇头并反折，速将艾条鬼眼穴，更把脐中壮一艾，却是神仙最妙诀。"

《小儿推拿直录》："鬼眼穴，治痫疾鹤膝风，捏儿揉之。"

《保赤推拿法》："掐膝眼穴法：此穴在膝盖里旁，一名鬼眼穴，小儿脸上惊来急，在此掐之。若儿身后仰即正。"

3. 百虫

【位置】在大腿之上外边，膝上股骨内侧缘，血海上1寸处。

【出处】《小儿推拿秘诀》。

【文献记载】

《医学研悦》："七拿百虫穴，属四肢能止泻。"

《推拿仙术》："拿百虫穴：属四肢，能止惊。"

《推拿妙诀》："身中十二拿法……七拿百虫穴，属四肢，能止惊。"

4. 足三里

【位置】外侧膝眼下3寸，胫骨外侧约一横指处。

【出处】《灵枢》。

【文献记载】

《小儿推拿广意》："三里，揉之治麻木顽痹。""三里属胃，久揉止肚痛，大人胃气痛者通用。"

《幼科推拿秘书》:"三里穴在膝头之下。"

5. 承山

【位置】位于人体的小腿后面正中,委中与昆仑穴之间,当伸直小腿或足跟上提时,腓肠肌肌腹下出现的尖角凹陷处即是。

【出处】《补要袖珍小儿方论》。

【文献记载】

《补要袖珍小儿方论》:"惊来急,往下刮掐。"

《按摩经》:"承山治气吼发热,掐之。"

6. 中廉 (中膁)

【又名】前承山、子母穴、中肿穴。

【位置】在下腿之前,与后承山相对。

【出处】《补要袖珍小儿方论》。

【文献记载】

《补要袖珍小儿方论》:"中廉穴,治小儿惊,未急,掐之就揉。"

《按摩经》:"中廉穴,治儿惊抽,掐之"。"中廉穴,治惊来急,掐之就揉。"

《小儿推拿秘旨》:"前承山穴,小儿往后跌,将此穴久掐,久揉,有效。"

7. 涌泉

【位置】屈趾,足掌心前正中凹陷中。

【出处】《灵枢》。

【文献记载】

《按摩经》:"涌泉穴治惊吐泻。掐之,左转揉之,止吐。右转揉之,止泻。女子反之。"

《补要袖珍小儿方论》:"涌泉穴吐泻,左转补吐,右转补泻,惊揉此。"

《小儿推拿广意》:"掐涌泉:治痰雍上,重则灸之。"

《幼科推拿秘书》:"涌泉引热下行。""揉涌泉,久揉亦能治眼病。"

《推拿秘书》:"涌泉在脚心中不着地处,左揉止吐,右揉止泻。男依此,女反之。"

附:《推拿指掌肢体各穴歌》

《推拿指掌肢体各穴歌》

(载于《推拿捷径》)

推到五经五指尖,开通脏腑便安然,

运时左右分明记,补泻凭君妙转旋。

五指尖头即十王，穴从指甲侧边量，
小儿身热如何退，逐掐尤逾服药凉。
掐指尖头救急惊，老龙穴是在无名，
女原尚右男须左，掐要无声切莫鸣。
端正当寻中指端，须从两侧细盘桓，
掐从左侧能停泻，左侧当如定吐丸。
四指中间四横纹，认明二节莫淆纷，
气和上下清烦热，一掐尤能止腹疼。
小儿水泻有何虞，肚痛澎澎是土虚，
重掐大肠经一节，侧推虎口用功夫。
肝经有病目难开，宜把婴儿大指推，
大指端为脾土穴，宜清宜补费心裁，
脾经有病若忘餐，脾土推来病即安，
神识昏迷人瘦弱，屈儿大指再推看。
肺经欲绝哭无声，因感风寒咳嗽成，
鼻塞不通痰上壅，无名指上细推寻。
肾经有病溺全无，小指推来自不虞，
脏腑一清除积热，畅行小便在须臾。
大便如何久不通，只因六腑热重重，
须将肾水揉根节，小横纹间用手功。
胃经有病食难消，吐乳吞酸不易疗，
脾土大肠推得速，小儿胸腹自通调。
胆经有病口多苦，左右频频扭便知，
此腑与肝相表里，宜推脾土莫迟迟。
小肠有病溺多红，心火炎炎热下攻，
若把板门推过后，横纹推去气疏通。
板门专治气相攻，喘促能平快若风，
大指认明鱼际上，揉时胀痛总消融。
大肠有病久调和，饮食难消泄泻多，
记取大中拈食指，用心运动与推摩。
分别三关风气命，风寅气卯命为辰，
任凭食指分三节，推去能疗内外因。
掌心即是内劳宫，发汗揉之即见功，
惟虑过揉心火盛，除需发汗莫轻从。
凉水如珠滴内劳，手扬七下火全消，

此名水底捞明月，大热能平与大潮。
八卦原来分内外，掌心掌背须辨清，
三回九转除胸满，起自乾宫至兑停。
命门有病本元亏，调理阴阳八卦推，
九转功成水火济，推临乾位病无危。
握拳四指后纹缝，此穴名之曰后溪，
小便不通清泻妙，肾经虚弱补为宜。
掌根穴是小天心，一掐偏能活众经，
百病何愁无法治，管教顷刻即更生。
眼翻宜掐小天心，望上须知下掐平，
若是双眸低看地，天心上掐即回睛。
掌后留心辨总经，掐之身热立时清，
若能掐过天河水，火息风清抽搐平。
认得总经在掌根，横纹之后穴斯存，
合将手背时时按，暴卒惊风亡返魂。
阴阳分作两地看，人事昏沉二便难，
任尔腹疼红白痢，分来有法即平安。
骨交原因两骨交，穴探掌后记须牢，
大中两指相交接，急慢惊风总易疗。
三焦有病多寒热，一气流行竟不行，
悟到水多能制火，天河六腑共经营。
心经有热半癫痫，水取天河切莫迟，
补法必须疗上膈，三关离火共推之。
六腑推来性主凉，婴儿发热势猖狂，
曲池推至总经止，利便清心法最良。
二扇门分两穴同，务居中指两边空，
掐来复以揉相继，左右㖞斜即定风。
二人上马从何觅，小指无名骨界间，
性气沉和能补肾，神清气爽保元还。
小儿脏腑有寒风，治法如何速见功，
揉外劳宫将指屈，黄蜂入洞妙无穷。
眉头频蹙哭声洪，知是头疼腹痛凶，
疼痛医家何法止，轻揉百遍外劳宫。
甘载原从掌后揉，相离合谷才零之，
捏时立救危亡疾，鬼祟能除若指南。

穴寻掌背有精宁，一掐能教喘逆平。
任尔多痰和痞积，再加揉法病除清。
一厥而亡是急惊，苏醒有法掐咸灵，
化痰开窍犹余事，先辨无声与有声。
穴名唤着一窝风，掌背于根尽处逢，
先掐后揉相继续，即能开窍复祛风。
穴曰阳池臂上逢，寻来却后一窝风，
眼翻白色头疼痛，掐散风寒二便通，
间使穴原分内外，阳池以后外居之，
掐来专主温和性，吐泻转筋治莫迟。
伤寒推法上三关，脏热专推六腑间，
六腑推三关应一，三关推十腑推三。
男左三关推发汗，退回六腑便为寒，
女推六腑前为冷，后推三关作热看。
肘肘先将运法施，纯凭左手右相持，
频摇儿指能消痞，摆尾苍龙意在斯。
小儿肩井大关津，按此能教气血行，
各处推完将此按，任他呕吐立时停。
胁分左右掌心摩，往复胸旁若织梭，
须记数符八十一，何愁食滞与痰多。
奶旁即是乳头旁，呕逆痰多气上呛，
大指按来分左右，宜轻宜重别温凉。
神厥分明是肚脐，掌心轻按软如泥，
专疗便结腹疼痛，左右推揉各法齐。
小儿脐下有丹田，气壮声洪百病捐，
若是澎澎规腹大，搓摩百次到胸前。
穴称肚角在脐旁，痛泻都缘乳食伤，
善把掌心轻重按，止疼止泻是良方。
膝上寻来有百虫，按摩此穴治惊风，
小儿抽搐如何止，指屈推时屈若弓。
膝后从何觅委中，弯时纹现穴相逢，
向前跌仆神经乱，一掐居然血气通。
穴名龟尾即臀尖，揉法全凭在转旋，
不仅善疗红白痢，纵然泄泻亦安然。
三阴交在内踝尖，血脉能通按在先，

须记急惊从上起，慢惊由下上推前。
涌泉穴在足之心，妙手轻揉力不禁，
吐泻立时能制止，左旋右转孰知音。
足根有穴是昆仑，临灸全凭穴认真，
急慢惊风须一截，半身不遂总回春。

第六章 小儿推拿手法

第一节 小儿推拿常用手法

一、单式手法

（一）推法

以拇指或食、中两指的罗纹面着力，附着在患儿体表一定的穴位或部位上，做直线或环旋移动，称为推法。临床可分为直推法、旋推法、分推法、合推法。

1. 直推法

【操作方法】

以一手拇指指面或其桡侧缘着力，或食、中两指罗纹面着力单方向的直线推动。（见图6-1）

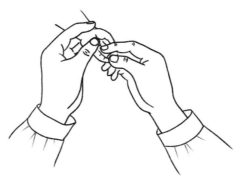

图6-1 直推法

【动作要领】

（1）接触穴位的拇指或并拢的食指、中指必须从始至终贴近皮肤，不可跳跃。

（2）操作须沿穴位做直线推动，不可歪斜。

（3）动作要求轻而不浮，快而平稳，节律均匀，首尾力量统一，不可忽轻忽快，前重后轻。

（4）操作频率每分钟150~250次。

【临床应用】

（1）直推法在小儿推拿中运用最广，主要用于线性穴位，如五经穴、天河水、七节骨等。

（2）穴位起止方向的不同常有不同的补泻效果。多数穴位遵循"离心为泻，向心为补"的原则。如推上三关为温补；推下六腑为清泻。少数穴位也可采取来回推动、平补平泻的办法，如脾经、肺经等。

2. 旋推法

【操作方法】

以一拇指罗纹面着力，沿一定方向做小幅度的回旋移动。（见图6-2）

【动作要领】

（1）操作幅度不宜过大，如同拇指在做摩法。

（2）力量不可过重，仅在表皮推动，一般不带动皮下组织。

（3）动作要求协调连贯，快慢统一。

（4）操作频率每分钟150～200次。

【临床应用】

（1）本法只用于手指罗纹面，如脾经、肺经等。

（2）遵循顺时针为补、逆时针为泻的补泻原则。

3. 分推法与合推法

【操作方法】

分推法与合推法以双手拇指罗纹面或其余四指沿"一"字或"八"字方向，向穴位两边推动。合推法则以双手拇指沿"一"字方向向中间推动。（见图6-3）

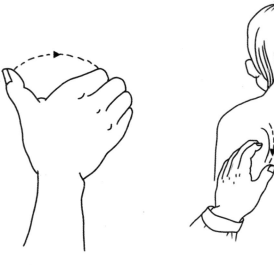

图6-2　旋推法　　　　　　　图6-3　分推法

【动作要领】

（1）分推的方向是向两边分开，而合推的方向是向中间靠拢。

（2）分推与合推均要求两手的用力、速度、部位统一一致。

（3）操作频率每分钟 120～200 次。

【临床应用】

（1）"一字分推法"主要用于坎宫、膻中、手阴阳等穴位；"八字分推法"主要用于腹阴阳、肺俞等穴位。而合推法仅用于手阴阳穴。

（2）分推法多用于起式，有分别阴阳寒热之功，如分手阴阳、分推坎宫；也有顺气活血之力，如分膻中、分腹阴阳。

（二）拿法

以拇指与食中两指，或拇指与其余四指相对用力，夹捏住某一部位或穴位，依次进行拿捏、提拿等动作，称为拿法。

【操作方法】

以单手或双手的拇指与食中两指，或拇指与其余四指相对着力，夹持住某一部位或穴位，逐渐用力内收，将施术部位略微提起，然后五指放松，接着重复以上的拿捏、提拿、拿揉等动作。

【动作要领】

（1）捏、提等动作用力要求循序渐进，柔和而有力，不可突然加力、撤力。

（2）注意捏、提、放三个动作的连贯统一，以及与下一次操作的协调一致。

（3）不可用指端、指甲内扣以免伤害皮肤。

（4）每个施术部位操作 5～10 次。

【临床应用】

（1）拿法主要用于肩井、风池、桥弓等穴，其舒经通络之功较好。而拿腹部、拿肚角更兼行气止痛之效。

（2）拿法刺激强度较大，一般拿后多加揉法以缓解不适。

（三）按法

以手指或手掌用力，对穴位或部位进行逐渐用力向下按压的一种手法。临床上常分为指按法和掌按法。

【操作方法】

（1）指按法：以拇指或中指指腹按压于操作部位，垂直向下，逐渐减力，一定程度后停留片刻，按而留之，然后逐渐减力，再重复上述动作。

（2）掌按法：腕关节背伸，五指放松伸直，以掌面或掌根着力，附着于需要治疗的部位上，垂直用力，向下按压，并持续一定的时间。其余操作同指按法。

【动作要领】

（1）凝神聚力，蓄力于手指或手掌，其余手指则自然放松。拇指按时，可用其余四指固定体表，以固定助力；中指按时可将食指叠于中指之上，以方便操作。

（2）按法的方向应垂直向下，按压的力量要由轻到重，不可暴力。

（3）按压时着力部分要紧贴操作的部位或穴位上，不能移动。

（4）按法结束时，不宜突然撤力，而应逐渐减轻按压的力量。

（5）每个施术部位操作 3~5 次。

【临床应用】

（1）指按法多用少数点状穴位，如中脘、膻中；掌按法则主要用于腹部。按法偏于泻法，多有行气散气之效。

（2）按法刺激性较强，临床很少单独运用，常与揉法配合使用，如按揉足三里，按揉中脘等。

（四）摩法

以指面或掌面着力，贴于患儿体表一定的部位或穴位上，做环形而有节律的摩动，称为摩法。临床可分为指摩法与掌摩法两种。

【操作方法】

（1）指摩法：食、中、无名、小指四指伸直并拢，以指面着力，贴于施术部位，以前臂做主动运动，带动腕关节做顺时针或逆时针方向的环形摩动。

（2）掌摩法：指掌自然伸直，以掌面着力。其余操作同指摩法。

【动作要领】

（1）操作时肩、肘、腕关节均要放松，以前臂的主动运动带动腕关节进行摩动。

（2）摩法轻柔，只与体表皮肤发生摩擦，而不能带动皮下组织。

（3）操作频率每分钟 150~200 次。

【临床应用】

（1）摩法主要用于表面平整的穴位和部位，如囟门、中脘、腹部等。摩法轻柔，偏于温补，如摩中脘、摩腹，均有健脾和胃之功。

（2）根据摩法操作的频率和方向差别，常产生不同的补泻效果。一般认为，急摩为泻、缓摩为补。而在摩腹时，顺时针摩动偏泻，逆时针摩动偏补。

（五）揉法

以手指指面、手掌大小鱼际、掌根着力，吸定于治疗部位或穴位上，带动该处皮下组织做环形运动，称为揉法。临床可分为指揉法和掌揉法两种。而指揉法又可分为拇指揉、中指揉、多指揉；掌揉法又可分为大鱼际揉、小鱼际揉、掌根揉。

1. 指揉法

【操作方法】

以拇指或中指的指面，或食、中、无名指指面着力，吸定于治疗部位或穴位上，

以肘部为支点，前臂做主动摆动带动腕关节、拇指、中指或多指及其相应的皮下组织做小幅度的回旋运动。（见图6-4）

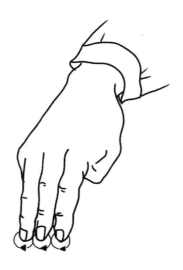

图6-4　三指揉法

【动作要领】

（1）手腕放松，以前臂主动运动带动腕关节进行回旋运动。

（2）操作时要使着力面和皮肤吸定，二者不能产生摩擦移动。

（3）揉动时的力量和摆动幅度要适中，不宜过大。

（4）操作频率每分钟150~200次。

【临床应用】

（1）指揉法刺激量小，作用温和，在小儿推拿中运用十分广泛。拇指或中指单揉，食、中二指揉，多用于双侧背俞穴和天枢穴；三指揉用于天突加两侧缺盆、膻中加两乳旁穴和神阙加两侧天枢穴。

（2）揉法根据方向的不同也有补泻的差异。如揉太阳穴，向眼方向为补，向耳方向为泻；揉肺俞，向外为泻，向内为补；揉中脘，顺时针为泻，逆时针为补。

（3）临床操作中，揉法常与其他手法配合使用。如与掐法配合组成掐揉人中、小天心、五指节等；如与按法配合组成按揉中脘、腹部等，能缓和强刺激后的不适反应。

2. 掌揉法

【操作方法】

以大鱼际、小鱼际、掌根自然着力，吸定治疗部位或穴位之上，腕关节放松，以肘部为支撑点，前臂做主动摆动带动腕部、大小鱼际及其相应的皮下组织做轻柔和缓的回旋运动。

【动作要领】

（1）手腕放松，紧贴体表，以前臂主动运动带动腕关节进行回旋运动。

（2）操作时着力部分不能与患儿皮肤发生摩擦，也不能用力下压。

（3）操作频率每分钟 120～150 次。

【临床应用】

（1）掌根揉常用于脘腹、腰部以及四肢肌肉丰满处，鱼际揉多用于面部、额部。

（2）揉法根据方向的不同也有补泻的差异。如揉腹时，顺时针方向为泻，逆时针方向为补。

（3）掌揉时可定点揉动，也可边揉边移动，如揉膀胱经背俞穴可由上到下依次揉动，移动时要注意动作的连贯性和节律性。

（六）运法

运法以拇指罗纹面或食、中指的罗纹面在患儿体表做由此往彼的环形或弧形移动，称为运法。

【操作方法】

以一手拇指或食指、中指的罗纹面着力，附着在治疗部位或穴位上，做由此穴向彼穴的弧形运动；或在穴周做周而复始的环形运动。

【动作要领】

（1）操作时要使弧形或圆形轨迹流畅圆转，中途不可断绝、停止。

（2）操作时用力宜轻不宜重，作用力仅达皮表，不带动皮下组织。

（3）操作频率宜缓不宜急，注意整个过程手法的均匀持久。

（4）频率每分钟 60～120 次。

【临床应用】

（1）运法可用于弧形或圆形的穴位，如八卦穴；也可用于部分点状穴，如板门、丹田等；还可用于小儿推拿某些特定穴，如运水入土、运土入水等。

（2）运者，运输、运送之义。运法常常连接两个以上的穴位，通过加强穴位之间的气血交流以达到治疗作用，如运八卦、运水入土、运土入水等。

（七）捏法

以单手或双手的拇指与食、中两指或拇指与四指的指面做对称性着力，夹持住患儿的肌肤或肢体，相对用力挤压并一紧一松逐渐移动者，称为捏法。捏法在小儿推拿中主要用于脊柱，故又称捏脊法。临床上可分为常规捏脊法和"冯氏捏脊法"。

1. 常规捏脊法

【操作方法】

患儿俯卧位，被捏部位裸露，医生双手呈半握拳状，拳心向下，拳眼相对，用两拇指指面的前三分之一处或指面的桡侧缘着力，吸定并顶住患儿龟尾穴旁的肌肤，食、中两指的指面前按，拇、食、中三指同时用力将该处的皮肤夹持住并稍提起，然后双手交替用力，自下而上，一紧一松挤压向前移动至大椎穴处。此为一遍，可重复数遍。最后一遍操作时，一般会每捏三次，待双手在同一平面时，同时用力向上提拉一次，此时，常听到较清脆的"嗒、嗒"声，这属于正常的筋膜剥离声。（见图5-27）

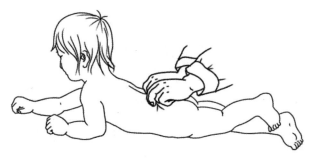

图5-27　捏脊

【动作要领】

（1）操作时肩、肘关节要放松，腕指关节的活动要灵活、协调。

（2）捏脊时要用指面着力，不能将肌肤拧转，或用指甲掐压肌肤。

（3）捏脊应沿直线前进，不可歪斜。提拿时双手应在同一平面上。

（4）捏起的皮肤多少及提拿力度要恰当。捏得太紧，不容易向前推进；捏得太少，则容易滑落。提拿太重，患儿疼痛厉害，难以坚持；提拿太轻，则刺激量小，治疗作用较弱。

【临床应用】

（1）捏脊主要用于脊柱，具有协调阴阳、攻补兼施、强身健体之功，是小儿保健推拿的重要手法之一，也是家庭保健的重要方法，长期操作，能改善睡眠，增进食欲，促进生长。

（2）捏脊尚有行气消积、健脾和胃之功，对于疳积、消化不良等疗效尤著，故也称此法为"捏积"法。

（3）捏脊法刺激背部背俞穴，所以可根据患儿所患之疾在相应背俞穴上进行重点提拿，以达到更好的治疗效果。

2. 冯氏捏脊法

相关内容见前"冯氏捏脊流派"。

（八）掐法

以拇指爪甲切掐患儿的穴位的方法，称为掐法。（见图6-5）

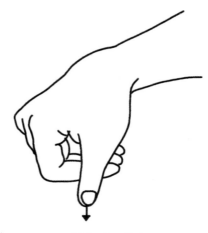

图6-5 掐法

【操作方法】

手握空拳，拇指伸直，指腹紧贴在食指中节桡侧缘，以拇指指甲着力，吸定于相应穴位之上，逐渐用力进行切掐。

【动作要领】

（1）操作时，应垂直用力，逐渐加力，不可暴力。

（2）掐法以渗透为度，但切记不可掐破皮肤。

（3）掐法是强刺激手法之一，不宜反复长时间操作，每个部位掐3～5次即可。

【临床应用】

（1）掐法刺激性较强，常用于急救醒神，如掐人中、掐老龙、掐精威等。也可用于镇惊安神，如掐五指节、掐小天心等。

（2）掐后常继用揉法，以缓和刺激，减轻局部的疼痛或不适感。

（九）捻法

以拇、食指拿捏住一定部位，做相对用力往返捻动，称为捻法。

【操作方法】

以拇指与食指相对着力，夹捏住患儿需要治疗的部位，稍用力做对称性的往返快速捻动，并可做上下往返移动。

【动作要领】

（1）操作时发力要对称，动作灵活、快速，状如捻线，具有连贯性。

（2）操作时用力要均匀、柔和，上下、左右移动要慢，做到紧捻慢移。

（3）每个施术部位捻3～5次。

【临床应用】

（1）捻法主要用于手指、足趾，具有利关节、通经络、止疼痛的作用。

（2）捻法也可用于耳部，具有调节心神、健脑益智之功。

（十）擦法

擦法是以手掌某部位着力于患儿体表，做快速有节律的直线来回摩擦运动的一种手法。临床上分为掌擦法、大鱼际擦法（也称鱼际擦法），小鱼际擦法（也称侧擦法）等。

【操作方法】

以手掌掌面或大、小鱼际附着于患儿体表一定的经络、穴位或治疗部位的皮肤上，腕关节放松，以肩关节为支点，上臂前后摆动，带动前臂做直线往返摩擦运动，并在体表产生一定的热量。

【动作要领】

（1）操作时做直线往返运动，不可偏歪。

（2）擦法的连贯性和流利度与用力大小有关。用力过大则手法重滞，并容易擦破皮肤；用力过轻则摩擦力不够，不容易生热。

（3）操作时以局部透热为度，可配合使用推拿介质。

（4）尽量不要隔衣而擦，要使着力部位紧贴所施部位。

（5）操作后局部不可再使用其他手法。

【临床应用】

（1）擦法摩擦力强，常有明显的温热效果，多用于胸腹、腰背及四肢部位，具有温经通络之功，如擦丹田，擦腰骶等。

（2）借助擦法的温热效应，使该法尚有推荡消散的功效，如擦膻中、擦肺俞可有较好的化痰止咳之功。

（十一）振法

振法是将指端或手掌着力于体表施术部位，通过前臂和手部的肌肉强直性静止用力，使治疗部位产生相应振动的一种手法。临床可分为指振法和掌振法。

【操作方法】

以中指指端或掌面紧贴于施术部位，注意力集中于指端或掌面，通过前臂和手臂肌肉交替的强直性静止用力，产生快速的振动，并使振动传导至治疗部位，从而产生一种温热感和松动感。

【动作要领】

（1）操作时不可过分用力下压，也不可屏气。

（2）振动过程中指端或掌面不可离开施术部位，并且震颤过程不可中断。

（3）每个施术部位震颤 5～10 秒。

【临床应用】

（1）振法是一种频率较快的柔和刺激，常用于头面部和胸腹部。

（2）振法产生的温热感具有温补之功，如掌振腹部可温运助脾，掌振腰骶可温补下元。

（3）振法产生的松弛感有舒经通络之功，如掌振囟门可镇惊安神，指振中脘可和胃助消化。

（十二）捣法

以中指指端，或食、中指屈曲的指间关节着力，做节奏性叩击穴位的方法，称为捣法。

【操作方法】

以中指指端或食指、中指屈曲后的指间关节突起部着力，以腕关节做主动屈伸运动来发力，带动着力部分做有节奏的叩击穴位。一般操作5～20次。（见图6－6）

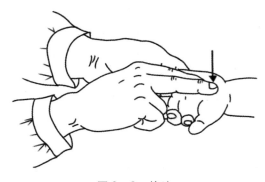

图6－6 捣法

【动作要领】

（1）操作时前臂为主动发力，腕关节放松。

（2）操作时取穴要准确，发力要稳，富有弹性，避免暴力。

（3）每个施术部位捣10～30次。

【临床应用】

（1）捣法主要用于少数点状穴位，刺激性较大，多有安神定志之功，如捣小天心。

（2）捣法用于头部，多有醒神开窍之功，如捣印堂。

（3）捣法用于小儿斜视等眼部疾患时，需注意捣的方向差异。

（十三）搓法

搓法是以双手掌面为着力点，夹持住患儿肢体，相对用力地快速搓揉，并同时做上下往返移动的一种手法，也称夹搓法。

【操作方法】

以双手的指掌面着力，附着在肢体的两侧，相对用力夹持住患儿四肢或躯体，做方向相反的来回快速搓揉，同时做上下往返移动。或以单手或双手掌面附着在一定部位，做往返移动。

【动作要领】

（1）双手用力对称，施力不可过重，夹搓不可太紧，以免造成手法呆滞。

（2）操作应协调连贯，中途不宜中断。

（3）搓动要快，移动要慢，做到紧搓慢移，灵活而连续。

【临床应用】

（1）搓法主要用于身体柱状部位，如上下肢、胁肋等。

（2）搓四肢有舒经通络、放松肢体的作用；搓摩胸胁有顺气、化痰、化积的作用。

（十四）摇法

使患儿肢体关节做被动性的环形旋转运动，称为摇法。

【操作方法】

以一手托握住患儿需摇动关节的肢体近端，另一手握住患儿需摇动关节的肢体远端，做缓和的顺时针或逆时针方向的环形旋转运动。（见图6-7）

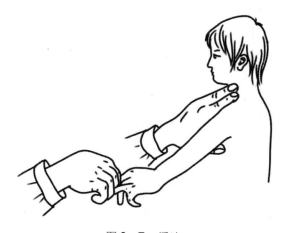

图6-7　摇法

【动作要领】

（1）操作时动作宜缓不宜急，宜轻不宜重，用力要稳，不宜使用暴力。

（2）摇转的轨迹为一圆锥体，顶点在握住的关节处，底为摇动过后形成的圆形。

（3）摇动的幅度不能太大，要在生理范围内。

【临床应用】

摇法可用于肩、肘、腕、膝、踝等关节，能疏通经络、滑利关节，增强关节的运动功能。

（十五）捏挤法

以双手拇指、食指捏住一定部位的皮肤，双手相对用力捏挤，称为捏挤法。

【操作方法】

以双手拇指、食指，在选定部位或穴位固定捏住，然后再使四指一齐用力向里挤，随之放松，反复操作，使局部皮肤色红或紫红或黑紫为度。

【动作要领】

（1）捏挤范围不宜过大，否则不能挤出皮下组织。

（2）捏挤皮肤的动作要轻，发力时动作要快。

（3）一般每个部位捏挤 3~5 次。

（4）捏挤刺激性较强，患儿有较强疼痛感，故一般放在最后操作。

【临床应用】

（1）捏挤法常用的穴位有天突、大椎等，有退热透邪之功。

（2）捏挤中脘、神阙等穴时，行气散结、消食导滞之力甚强。

二、复式手法

在历代的小儿推拿著作中，关于小儿推拿治法的操作，有的称为"手法"，如《针灸大成·按摩经》《小儿推拿方脉活婴秘旨全书》等；有的称为"手上推拿法"如《小儿推拿秘诀》；有的称为"大手法"，如《幼科推拿秘书》；有的称为"大手术"，如《推拿指南》；有的称为"复合手法"，如《小儿推拿疗法新编》，还有"十大手法""十二手法""十三大手法""复式操作法"等称谓。

小儿推拿的这些特定治法，既有专用名称，又有规定的操作部位或穴位、顺序及操作方法，还有特定的主治作用等，因此，它不是几个手法的简单复合，而是一种手法或几种手法在一个或几个穴位或部位（包括点、线、面）上操作的有机结合，并有其特定的治疗效用，故称之为"小儿推拿治法"。

小儿推拿的各种治法，一是根据操作法的形象而定，如"苍龙摆尾""双凤展翅""老虎吞食"等；二是依其手法名称和操作的穴位而定，如"运土入水""运水入土"；三是据其操作法的功用而定，如"飞经走气"等。虽然这些治疗方法有些同名异法，有些同法异名，或虽操作基本相似而名称各异等显得比较混乱，但因这些治疗方法皆为小儿推拿的特色，所以一直沿用至今。

1. 双凤展翅

双凤展翅为小儿头颈部推拿治法之一。由于该法操作时用两手食、中两指夹住患儿两耳向上提，如双凤展翅欲飞之状，故得名。

【操作方法】双手分别捏住患儿两耳向上提拉3~5次后，再用一手或两手拇指端按掐眉心、太阳、听会、颊车、人中、承浆等穴各3~5次。施术时，手法不宜太重，以患儿能忍受为度。此外，另有一法为用双手分别捻小儿两侧耳垂，再掐承浆、颊车、听会、太阴、太阳、人中穴，如《小儿推拿广意》曰："双凤展翅：医用两手中、食二指捏儿两耳往上三提毕，次捏承浆，又指捏颊车及听会、太阴、太阳、眉心、人中完。"（见图6-8、图6-9）

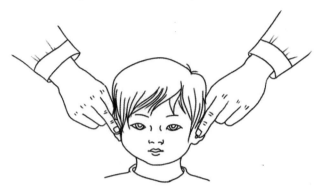

图6-8 双凤展翅1

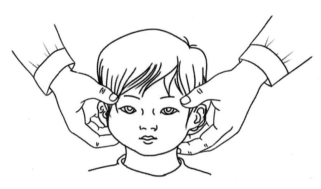

图6-9 双凤展翅2

【功效主治】功用为温肺经，祛风寒，散风热，镇咳化痰。主治肺经受寒，风寒感冒，风热感冒，咳嗽痰喘等证。

【文献记载】

《厘正按摩要术》："双凤展翅法：法治肺经受寒。"

《小儿推拿直录》："提法，凡行是法者，医用两手中、食二指，捏儿两耳，往上三提毕，次捏承浆，又次捏颊车及听会、太阴、太阳、眉心、人中，方完其面部推拿之法也。"

《厘正按摩要术》："双凤展翅法，专治肺经受寒，医用两手中、食二指，捻儿两耳尖，向上三提毕。次掐承浆，又次掐两颊，以及听会、太阴、太阳、眉心、人中诸穴。"

2. 黄蜂入洞

黄蜂入洞为小儿头颈部推拿治法之一。此法将食、中二指的指端喻作黄蜂，以患儿两鼻孔喻作蜂巢，食、中二指指端紧贴在患儿两鼻孔下缘处一进一出做揉动，似黄蜂飞入巢穴状，故得名。

【操作方法】医者以左手扶住患儿头部使其相对固定，右手用食、中两指指端分别放在患儿两鼻孔下缘处，医者腕关节做主动运动，带动患儿鼻孔下缘皮肤做反复、不间断的上下揉动。一般揉动50~100次。（见图6-10）

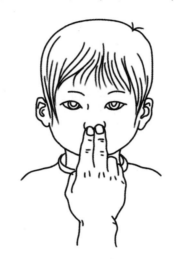

图6-10　黄蜂入洞

黄蜂入洞的操作方法还有：①用左手将患儿的小指屈曲，右手揉内劳宫。《按摩经》曰："黄蜂入洞：屈儿小指，揉儿劳宫，去风寒也。"②用双手屈曲的大拇指指间关节背侧按住两侧外耳门。《厘正按摩要术》曰："按风门：风门即耳门，在耳前起肉当耳缺陷中，将两大指背跪按两耳门，所谓黄蜂入洞法也。此温法亦汗法也，最能通气。"《推拿仙术秘诀》曰："风门穴拿之即黄蜂入洞是也。"③用两手大鱼际按住两侧外耳门，一按一放十余次。《秘传推拿妙诀》曰："黄蜂入洞：医将二大指跪人两耳数十次，能通气，如前所云，板门掩耳门俱是，余皆非。"④用双手拇指自患儿一侧总筋处起，沿天河按揉至曲池。《小儿推拿广意》曰："黄蜂入洞：以儿左手掌向上，医用两手中名小三指托住，将二大指在三关六腑之中，左食指靠腑，右食指靠关，中招傍揉，自总经起循环转动至曲池边，横空三指，自下而复上、三四转为妙。"⑤用食、中二指指端轻入患儿两鼻孔内揉动。⑥《小儿推拿方脉活婴秘旨全书》曰："黄蜂入洞法：大热。一招心经，二招劳宫，先开三关，后做此法。将左、右二大指先分阴阳，二大指并向前，众小指随后，一撮，一上，发汗可用。"（按：此即《按摩经》黄蜂出洞法。）⑦由于黄蜂入洞的操作方法较多，《厘正按摩要术》称此为"十大手法"。该书曰："十大手法，法治乳滞感寒。"

【功效主治】功用为发汗解表，宣肺通窍。主治外感风寒，发热无汗及鼻塞流涕、呼吸不畅等。

【文献记载】

《幼科推拿秘书》："黄蜂入洞：此寒重取汗之奇法一也。洞在小儿两鼻孔，我食将二指头，一对黄蜂也。其法屈我大指、伸我食将二指，入小儿两鼻孔揉之，如黄蜂入洞之状。用此法汗必至，若非重寒阴证，不宜用，盖有清天河捞明月之法在。"

《小儿推拿方脉活婴秘旨全书》："黄蜂入洞治冷痰、阴证第一。"此即《按摩经》黄蜂出洞法。

《万育仙书》："黄蜂入洞：大热法。"又曰："黄蜂入洞治阴证，冷气冷痰俱灵应，黄蜂穴在中指根两边，将大指根掐而揉之。"

《幼科铁镜》曰："婴儿脏府有寒风，试问医人何处攻，揉动外劳将指屈，此曰黄蜂入洞中。"

《推拿三字经》："……名黄蜂入洞，可以发汗，可以止汗。"（按：法同《幼科推拿秘书》）

注：从各家文献摘要中可知，黄蜂入洞的操作法有多种，它们的经穴位置与操作方法相去甚远，但功效却是一样的。其机理有待研究。

3. 揉耳摇头

揉耳摇头别名捧耳摇头。为小儿头颈部推拿治法之一。

【操作方法】双手揉捏小儿两耳垂，再捧住儿头左右摇动之。（见图6-11）

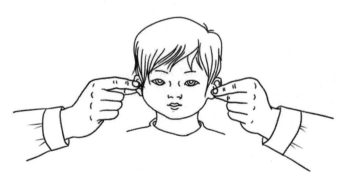

图6-11 揉耳摇头

【功效主治】功用开关通窍，调和气血。主治惊证。

【文献记载】

《保赤推拿法》曰："揉耳摇头法，于掐天廷各穴后，将两手捻儿两耳下垂，俗名耳朵铃子，揉之，再将两手捧儿头摇之。"

《幼科铁镜》曰："再将两耳下垂尖捻而揉之，再将两手捧头而播之，以顺其气。"

《幼科铁镜》曰："捧耳摇头，胜过生地木地。"

4. 猿猴摘果

猿猴摘果为小儿头颈部推拿治法之一。此法是医者"以我两手大食二指"上提小儿两耳尖若干次，"又扯两耳坠"若干次，如猿猴摘果之状，故得名。

【操作方法】两手食、中二指分别捏住患儿两耳尖，中指在前，食指在后，一扯一放，反复 10 ~ 20 次；再用拇、食指指腹捏住患儿耳垂，向下拽动 10 ~ 20 次。（见图 6 – 12）

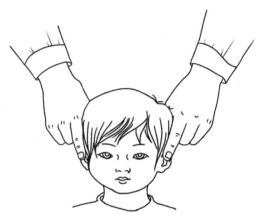

图 6 – 12　猿猴摘果

猿猴摘果还有几种操作法：①《小儿推拿方脉活婴秘旨全书》曰："猿猴摘果法：左手大指、食指交动，慢动；右手大指、食指，快，上至关中，转至总筋左边，右上至关上。"②《秘传推拿妙诀》曰："猿猴摘果：医人将手牵病者两手，时伸时缩，如猿猴摘果样。"③《小儿推拿广意》曰："猿猴摘果：此法性温，能治痰气、除寒退热，医用左手食中指捏儿阳穴，大指捏阴穴。寒证，医将右大指从阳穴往上揉至曲池，转下揉至阴穴，名转阳过阴；热证，从阴穴揉上至曲池，转下揉至阳穴，名转阴过阳，俱揉九次。阳穴即三关，阴穴即六腑也，揉毕再将右大指掐儿心肝脾三指，各掐一下，摇二十四下，寒证往里摇，热证往外摇。"④《幼科推拿秘书》曰："猿猴摘果：此剿疟疾，并除犬吠人喝之证之良法也。亦能治寒气除痰退热。其法以我两手大食二指提孩儿两耳尖，上往若干数，又扯两耳坠，下垂若干数，如猿猴摘果之状。"⑤《万育仙书》曰："猿猴摘果：消食化痰，医以两指摄儿螺蛳骨上皮摘之，又用两手拿儿两手虎口，朝两耳揉之。"

【功效主治】性温，可化痰动气，健脾胃，调整阴阳。主治寒热往来，疟疾，寒痰，食积痞闷，惊悸怔忡等症。

【文献记载】

《按摩经》："猿猴摘果：以两手摄儿螺蛳骨上皮，摘之，消食可用。""猿猴摘果势，化痰能动气。"

《小儿推拿方脉活婴秘旨全书》："猿猴摘果，祛痰截疟之先锋。"

5. 开璇玑

开璇玑为小儿胸腹部推拿治法之一。此法是以手法（"开"即分推法的形象比喻）、功效（开通闭塞）与其操作部位（璇玑）相结合而得名。

【操作方法】①患儿仰卧，医者先用两拇指（可蘸葱姜汁）自患儿璇玑穴沿肋间隙自上而下向两侧分推至两侧胁肋处，共36次。②从胸前膻中处分推至胁肋64次。③从胸骨下端之鸠尾穴处向下直推至脐部64次。④从脐部向下直推至小腹部耻骨联合上缘64次。⑤在右掌心涂以热的葱姜汁扣合在患儿脐腹，以脐为中心，沿顺时针或逆时针方向推摩，左挪64次，右挪64次。⑥患儿俯卧，用食、中两指从龟尾推向命门5～10次。

【功效主治】功用为开通闭塞，宣通气机，消食化痰。主治小儿气促，风寒，痰闭胸闷，咳喘气促，夹食，腹胀，腹痛，呕吐，泄泻，以及外感发热，神昏惊搐等。

【文献记载】

《幼科集要》："武宁杨光斗曰：璇玑者，胸中、膻中、气海穴（在脐下）也。凡小儿气促，胸高，风寒痰闭，夹食腹痛，呕吐泄泻，发热搐溺，昏迷不醒，一切危险急症，置儿密室中，不可当风。医用两手大指蘸姜葱热汁，在病儿胸前左右横推，至两乳上近胁处，三百六十一次。口中记数，手中推周天之数，乃为奇。璇玑推毕，再从心坎用两大指左右分推至胁肋六十四次。再从心坎推下脐腹六十四次。再用热汁入右手掌心，合儿脐上，左挪六十四次，右挪六十四次。挪毕，用两手自脐中推下少腹六十四次。再用两大指蘸汁推尾尻穴，至命门两肾间，切不可顺推，此法屡一试屡验。"

注：挪法，系用掌心在一定部位上自上而下，左右往来慢慢移动。

6. 按弦搓摩

按弦搓摩别名按弦走搓摩。为小儿胸腹部推拿治法之一。此法用生动的语言描述其操作过程。"弦者，勒肘骨也"，将肋骨喻之为弦，操作时"以我两手对小儿两肋上"，自上而下，"搓摩至腹角下"，故得名。

【操作方法】令人将小儿抱于怀中，将其两上肢交叉搭在两肩上，也可自然放于体侧；医者在小儿身后，用双掌从患儿两腋下胁肋处，自上而下搓摩至肚角，反复施术50～100次。《幼科推拿秘诀》曰："按弦走搓摩，此法治积聚，屡试屡验，此法开积痰、积气、痞疾之要法也。弦者勒肘骨也，在两胁上。其法着一人抱小儿坐在怀中，将小儿两手抄搭小儿两肩上，以我两手对小儿两胁上搓摩至肚角下，积痰积气自然运化。若久痞则非一日之功，须久搓摩方效。"

按弦搓摩还有几种操作方法：①先运八卦，后搓儿手、前臂，经关上、关中、关下，再拿儿手摇动。《按摩经》曰："按弦搓摩：先运八卦，后用指搓患儿手，关上一搓，关中一搓，关下一搓，拿患儿手，轻轻慢慢而摇，化痰可用。"《小儿推拿方脉活婴秘旨全书》曰："按弦走搓摩法：先运八卦后用二大指搓患儿掌、三关各一搓；二指拿患儿掌，轻轻慢慢如摇，化痰甚效。"②左手拿儿手、掌向上，右手大食二指自阳池穴轻轻按摩，经三关至曲池，再经六腑至阴池穴，属阳证，关轻腑重；属阴证，腑轻关重；再用两手搓摩前臂，最后以左手捏肘，右手捏儿大指，往外摇动（见《厘正按摩要术》卷三）。《小儿推拿广意》曰："按弦搓摩：医用左手拿儿手掌向上，右手大食二指自阳穴上轻轻按摩至曲池，又轻轻按摩至阴穴，如此一上一下，九次为止；阳证关轻腑重，阴证关重腑轻；再用两手从曲池搓摩至关腑三四次，医又将右大食中掐儿脾指，左大食中掐儿肘，往外摇二十四下，化痰是也。"③用两大指搓儿手与肱之背面各几下，再拿儿手慢慢摇动（见《增图考释推拿法》上卷）。

【功效主治】 功用为理气化痰，健脾消痞。主治胸胁不畅，咳嗽气喘，痰涎壅盛，积痰，积气，食积，食滞等。

【文献记载】

《按摩经》："按弦走搓摩，动气化痰多。"

《小儿推拿方脉活婴秘旨全书》："按弦走搓摩动气，最化痰涎。"

《厘正按摩要术》："按弦搓摩法：法治痰滞。"

7. 按揉脘腹法

按揉脘腹法为小儿胸腹部推拿治法之一。

【操作方法】 一手四指或掌根上下、左右旋转按揉小儿脘腹部 2 ~ 5 分钟。揉动手法应由轻到重，以小儿能忍受为度。注意小儿饭后不宜施术，婴儿在施术时可在脘腹盖一块毛巾再进行操作。

【功效主治】 主治腹胀，腹痛，便秘，腹泻，虫积，食积发热等。临床上，按揉脘腹法一般顺时针为泻，多用于便秘；逆时针为补，多用于腹泻。

8. 按肩井法

按肩井法为小儿背腰部推拿治法之一。

【操作方法】 患儿取坐位；医者坐其身前，左手食指或中指按住患儿肩井穴（可按揉5 ~ 10 次），右手拇、食、中三指拿住患儿食指与环指或中指，使患儿上肢伸直并摇其前臂 20 ~ 30 次。

【功效主治】 功用为调阴阳，通经络，通一身之气血，提神。主治久病体虚，内伤外感，上肢酸痛诸症。一般在诸手法用毕后或诸症推毕，均宜用此法收之，故本法又有总收法之称。

【文献记载】

《幼科铁镜》："肩井穴是大关津，掐此开通血气行，各处推完将此掐，不愁气血不周身。"

《幼科推拿秘书》："总收法：诸症推毕，以此法收之，久病更宜用此，永不犯。其法以我左手食指掐按儿肩井陷中，乃肩膊眼也，又以我右手紧拿小儿食指无名指，伸摇如数，病不复发也。"

9. 捏脊法

捏脊法别名捏积法、捏脊疗法，俗称"翻皮肤"。为小儿背腰部推拿治法之一。此法是用捏法在脊穴上操作而得名。因其常用于治疗小儿疳积，因此又称为捏积法。

【操作方法】患儿俯卧位，被捏部位裸露，医生双手呈半握拳状，拳心向下，拳眼相对，用两拇指指面的前三分之一处或指面的桡侧缘着力，吸定并顶住患儿龟尾穴旁的肌肤，食、中两指的指面前按，拇、食、中三指同时用力将该处的皮肤夹持住并稍提起，然后双手交替用力，自下而上，一紧一松挤压向前移动至大椎穴处。此为一遍，可重复数遍。最后一遍操作时，一般会每捏三次，待双手在同一平面时，同时用力向上提拉一次，此时，常听到较清脆的"嗒、嗒"声，这属于正常的筋膜剥离声。（见图5-27）

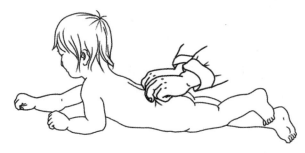

图5-27 捏脊

一般对小儿患者治疗时，每次捏5遍，其中3遍平捏，2遍提捏。因小儿皮肤娇嫩，接受刺激较为敏感，故手指夹持患儿皮肤的力量要松紧适宜，也可用滑石粉等介质以保护皮肤。做捻动向前宜直线进行，不可歪斜或捏捏放放，宜紧捏慢移。

初捏时，小儿常易惊吓而哭吵，可让医生站其后侧方，用手轻轻按抚背部，使其肌肉松弛，免除精神紧张，然后医者按捏法操作。多捏几次后，小儿已较习惯。

【功效主治】捏脊法功用为调和阴阳，培元气，健脾和胃，疏通经络，行气活血，强健身体。主治小儿积滞，营养不良，发育迟缓，脾胃虚弱，疳证，腹泻，呕吐，消化不良等。临床上，捏脊法是中医小儿推拿的传统手法，用于小儿保健有促进小儿生长发育以及神经系统发育、增强免疫系统活性、增强抗病能力以及提高消化系统功能等作用，可预防小儿腹泻、便秘、遗尿等疾病，一般可指导小儿的家长在家随时操作。

【文献记载】

《肘后备急方》："拈取其脊骨皮，深取痛引从龟尾至顶乃至，未愈更为之。"

《外台秘要》："患痈碟等病必瘦，脊骨自出。以壮大夫屈手头指及中指，夹患人脊骨，从大椎向下尽骨极，指腹向上来去十二三回，然以中指于两回半处弹之。"

10. 推脊法

推脊法为小儿背腰部推拿治法之一。推拿位置在大椎穴至尾椎的长强穴成一直线。

【操作方法】常用食、中两指面自大椎直推至尾椎 100 ~ 300 次，称"推脊"。（见图 6 – 13）

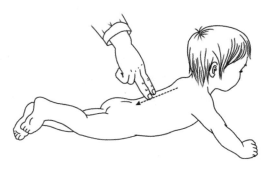

图 6 – 13　推脊

【功效主治】脊柱属督脉，督脉贯脊属脑络肾，督率阳气，统摄真元。主要作用是退热，主治发热，惊风，夜啼，呕吐，腹痛，腹泻，便秘，疳积及慢性疾病等。临床上，发热、惊风抽搐常用本法，多与清天河水、退六腑、推涌泉等合用。

11. 二龙戏珠

二龙戏珠为小儿上肢部推拿治法。

【操作方法】以右手拿儿食指、环指端，左手按捏阴穴、阳穴，往上按捏及曲池。寒证重按阳穴，热证重按阴穴，最后左手捏拿阴、阳穴处，右手拿儿食、环指端摇动。《小儿推拿广意》曰："二龙戏珠：此法性温，医将右大食中三指捏儿肝（食指）肺（环指）二指，左大食中三指捏儿阴阳二穴，往上一捏一捏，捏至曲池五次。热证阴捏重而阳捏轻，寒证阳重而阴轻，再捏阴阳，将肝肺二指摇摆，二九三九是也。"

【功效主治】二龙戏珠法性温和。主治寒热不和。《按摩经》曰："二龙戏珠法，温和可用也。"《小儿推拿方脉活婴秘旨全书》曰："二龙戏珠，利结止搐之猛将。"

【文献记载】

《按摩经》曰："二龙戏珠：以两手摄儿两耳轮戏之，治惊。眼向左吊则右重，右吊则左重；如初受惊，眼不吊，两边轻重如一；如眼上则下重，下则上重。"

《万育仙书》曰："二龙戏珠：温和法，医用两手摄儿两耳轮戏之，又用两手指在儿两鼻孔揉之。"

《小儿推拿方脉活婴秘旨全书》曰："二龙戏珠法：用二大指、二指并向前，小指在两旁，徐徐向前，一进，一退，小指两旁掐穴，半表里也。"

《幼科推拿秘书》曰："二龙戏珠：此止小儿四肢掣跳之良法也。其法性温，以我食将二指，自儿总经上、参差以指头按之，战行直至曲池陷中，重揉，其头如圆珠乱落，故名戏珠，半表半里。"

第二节 手法古籍便览

一、单式手法

1. 推法

【出处】《医学研悦》。

【文献记载】

《医学研悦》："一推者，医人以右手大指面蘸汤药于其穴处，向前推也，故大肠、心经、肺经、肾水皆曰推，板门向横纹、横纹向板门，亦曰推。三关六腑有（进退）推之别，三关向手膊推，六腑向手掌推。脾土有补泻之说，直病者之指而推，取进饮食之意，亦谓之推。分阴阳者，以左右两大指于阴阳穴处，向前两边分，故谓之分推也。"

《小儿推拿广意》："凡推法必似线性，毋得斜曲，恐动别经而招患也。"

《幼科铁镜》："用葱姜煎汁浸染医人大指，先从眉心向额上，推至二十四数，次从眉心分推至太阳太阴九数。"

《幼科推拿秘书》："推者，以指推去而不返，返则向外为泄。或用大指，或用三指，穴道不同，惟心经无推。"

《幼科推拿秘书》："推离往乾离在指根下，乾在二人上马之左旁。以我大指，从儿离宫推至乾宫。打个圆圈，离乾从重，中要轻虚，男左女右。"

《小儿推拿直录》："用手朝上推之为推。"

《保赤推拿法》："推者医指按儿经穴挤而上下也。"

《厘正按摩要术》："其手法，手内四指握定，以大指侧着力直推。"

《推拿指南》："推者，以指推去而不返。"

2. 揉法

【出处】《石室秘录》。

【文献记载】

《石室秘录》："脏腑癥结之法，以一人按其小腹揉之。不可缓，不可急，不可重，不可轻。最难之事，总以中和为主。揉之数千下乃止。"

《陆地仙经》："揉：屈两大指骨，蘸少津唾，揉大小眼角，各九次。"

《幼科铁镜》："涌泉穴：男左转揉之，吐即止；右转揉之，泻即止。左转不揉，主吐；右转不揉，主泻。女反是。"

《幼科推拿秘书》："揉者，揉天枢，用大将二指，双揉齐揉。中脘全掌揉，曲池阳池将指揉。脐与龟尾皆搓掌心，用三指揉之，或用二指，视儿大小。"

《保赤推拿法》："揉者，医以指按儿经穴，不离其处而旋转之。"

《厘正按摩要术》："揉以和之。揉法以手宛转回环，宜轻宜缓，绕于其上也。是从摩法生出者，可以和气血。可以活筋络，而脏腑无闭塞之虞矣。"

《推拿易知》："涌泉，揉之左转止吐，右转止泻。"

《推拿抉微》："揉肺俞穴法：夏英白曰：此穴在肩膀骨之夹缝处，两边两穴，揉之化痰。"

3. 按法

【出处】《黄帝内经》。

【文献记载】

《素问·举痛论》："寒气客于背俞之脉则脉泣，脉泣则血虚，血虚则痛，其俞注于心，故相引而痛，按之则热气至，热气至则痛止矣。"

《备急千金要方》："又以肌肉纹理节解缝会宛陷之中，及以手按之，病者快然。"

《石室秘录》："颈项强直，乃风也。以一人抱住下身，以一人手拳而摇之，至数千下放手。深按其风门之穴，久之，则其中酸痛乃止。"

《厘正按摩要术》："周于蕃谓按而留之者，以按之不动也。按字，从手从安，以手探穴而安于其上也。俗称推拿。拿，持也；按，即拿之说也。前人所谓拿者，兹则以按易之。以言手法，则以右手大指面直按之，或用大指背屈而按之，或两指对过合按之，其于胸腹，则又以掌心按之，宜轻宜重，以当时相机行之。""周于蕃曰：按而留之，摩以去之。"

《小儿推拿补正》："按，用指在部位上扪按之，使气血流通而不骤散也。"

4. 摩法

【出处】《黄帝内经》。

【文献记载】

《素问病能》："摩之切之。"

《至真要大论》："摩之浴之。"

《石室秘录》："摩法不宜急，不宜缓，不宜轻，不宜重，以中和之意和之。"

《医宗金鉴》："摩者，谓徐徐揉摩之也……摩其壅聚，以散瘀结之肿。"

《厘正按摩要术》："按而留之，摩以去之，又曰急摩为泻、缓摩为补。摩法较推则从轻，较运则从重，或用掌心。"

《小儿推拿补正》："摩，以手或指在皮毛上用之，以祛气分、血分之表病。"

5. 掐法

【出处】《幼科推拿秘书》。

【文献记载】

《幼科推拿秘书》："掐者，以我大指掐之，按穴不起。手微动，却有数，其数如推运之数。"

《小儿推拿补正》："掐：用指甲在部位上掐之，以聚乏血之所。掐后气血即散。"

《保赤推拿法》："掐法：掐者，医指头在儿经穴上轻入而向后出也。"

《厘正按摩要术》："掐，《说文》：爪刺也。《玉》：爪按曰掐。周于蕃曰：以掐代针也。小儿久病且重者，先将人中一掐以试之，当即有哭声，或连哭数声者生，否则，哭如鸦声，或绝无声者，难治。但医者仍勿轻弃，以期生机于万一，是一好生之德也。掐法，以大指甲按主治之穴，或轻或重，相机行之。""掐由甲入，用以代针，掐之则生痛，而气血一止，随以揉继之，气血行而经络舒也。"

《一得集》："揉以运气，掐以定惊。"

6. 捏法

【出处】《备急千金要方》。

【文献记载】

《备急千金要方》："有阿是之法，言人有病痛，即令捏其上，若里当其处，不问孔穴，即得便快或痛处，即云阿是。"

《医学衷中参西录》："捏结喉法……其令人喉痒作嗽之力速。欲习其法者，可先自捏其结喉，如何捏法即可作嗽，则得其法矣。"

《小儿捏脊》："将皮肤捏将起来叫捏……双手拇、食两指将皮肤捏起，随捏，随提，随放，随着向前推进。这时皮肤一起一伏好像后浪推前浪似的。捏起皮肤的多少要适中。"

7. 运法

【出处】《医学研悦》。

【文献记载】

《医学研悦》："运者，如掌上八卦，自乾推起，至兑上止，周环旋转，谓之运，如运土入水，自脾土推至肾水止，运水入土，自肾水推至脾土止，有水入土，土入水之说，故谓之运。"

《小儿推拿直录》："运，推摩转之为运。"

《保赤推拿法》："运者：医以指于儿经穴由此往彼也。"

《厘正按摩要术》："运则行之，谓四面旋转环绕而运动之也，宜轻不宜重，宜缓不宜急，俾血脉流动，筋络宣通，则气机有冲（中）和之致，而病自告痊矣。"

《推拿仙术》："运者医人用右手大指推也……周环旋转故谓之运。"

《小儿推拿补正》："运：或用大指，或屈中指，随左、右、阴、阳、气、血而旋转之。"

8. 捣法

【出处】《幼科推拿三字经派求真》。

【文献记载】

《幼科推拿三字经派求真》："食中指屈曲，用屈指关节背面捣（打）在穴位上叫捣法。用于点型穴。如捣小天心。"

9. 拿法

【出处】《万育仙书》。

【文献记载】

《万育仙书》："医用右手大指患儿总位上。而以中指于一窝风处对着大指尽力拿之。或用右手食中二指夹儿左手中指甲尖,用大指当指尖一折拿之。"

《秘传推拿妙诀》："拿者,医人以两手指或大指或各指于病者应拿穴处或掐或捏或揉,皆谓之拿也。"

《医学研悦》："一拿者,医人于病者当穴处,或掐或揉,皆谓之拿也。"

《医宗金鉴》："推拿法:推者,谓以手推之,使还旧处也。拿者,或两手一手捏定患处,酌其宜轻宜重,缓缓焉以复其位也。若肿痛已除,伤痕已愈,其中或有筋急而转摇不甚便利,或有筋纵而运动不甚自如,又或有骨节间微有错落不合缝者,是伤虽平,而气血之流行未畅,不宜接、整、端、提等法,惟宜推拿,以通经络气血也。"

《小儿推拿补正》："拿:用手指紧握其病之所在如捉物然,然后或用运、揉、搓、摩以散之。"

二、复式手法

1. 黄蜂入洞

【出处】《按摩经》。

【功效】发汗解表,宣肺通窍。

【主治】治疗外感风寒,发热无汗,急慢性鼻炎,鼻塞流涕,呼吸不畅等病证。

【文献记载】

《按摩经》："黄蜂入洞,屈儿小指,揉儿劳官,去风寒也。"

《小儿推拿方脉活婴秘旨全书》："黄蜂入洞法,大热。一掐心经,二掐劳宫,先开三关,后做此法。将左、右二大指先分阴阳;二大指并向前,众小指随后,一撮、一上,发汗可用。""黄蜂入洞治冷痰、阴证第一。"(此即《按摩经》黄蜂出洞法)

《秘传推拿妙诀》："黄蜂入洞,医将二大指跪入两耳数十次,能通气如前所云,板门掩耳门俱是,余皆非。"

《万育仙书》："黄蜂入洞治阴证,冷气冷痰俱灵应。黄蜂穴在中指边两边,将大指根掐而揉之。"

《小儿推拿广意》："黄蜂入洞法:以儿左手掌向上,医用两手中名小指托住,将两大指在三关六腑之中,左食指靠腑,右食指靠关,中指傍揉,自总经起循环转动至曲池边,横空三指,自下而复上,三四转为妙。"

《幼科铁镜》："婴儿脏腑有寒风,试问医人何处攻,揉动外劳将指屈,此曰黄蜂入洞中。"

《幼科推拿秘书》："黄蜂入洞，此寒重取汗之奇法也。洞在小儿两鼻孔，我食将二指头，一对黄蜂也。其法屈我大指，伸我食将二指，入小儿两鼻孔揉之，如黄蜂入洞之状。用此法汗必至。若非重寒阴证不宜用。盖有清天河捞明月之法在。"

按：从各家文献摘要中可知，黄蜂入洞的操作法计有6种，它们的经穴位置与操作方法相去甚远，但功效却是一样的。现操作手法多参考《幼科推拿秘书》，其机理有待研究。

2. 黄蜂出洞

【出处】《按摩经》。

【功效】性大热，发汗用之。

【主治】发热无汗等症。

【文献记载】

《按摩经》："黄蜂出洞最为热，阴证白痢并水泻，发汗不出后用之，顿教孔窍皆通泄。""黄蜂出洞大热。做法：先掐心经，次掐劳宫，先开三关，后以左右二大指从阴阳处起，一撮一上至关中、离、坎上掐穴。发汗用之。"

《保赤推拿法》："黄蜂出洞法，先掐总筋，掐内劳宫，分阴阳，次以左右两大指，从阴阳穴正中处起，一撮一上，至内关，又在坎离穴上掐。此法大热，发汗用之。"

《小儿推拿方脉活婴秘旨全书》："黄蜂入洞治冷痰、阴证第一。"（此即《按摩经》黄蜂出洞法）

3. 双龙摆尾

【出处】《幼科推拿秘书》。

【功效】行气，开通闭结。

【主治】气滞、二便闭结等病证。

【文献记载】

《秘传推拿秘诀》："双龙摆尾医人屈按病者中名二指，摇食小二指，故名双龙摆尾。"

《幼科推拿秘书》："双龙摆尾：此解大、小便结之妙法也。其法以我右手拿小儿食小二指，将左手托小儿肘肘穴，扯摇如数，似双龙摆尾之状。又或以右手拿儿小指，以我左手拿儿小指，往下摇拽，亦似之。"

按：双龙摆尾又名二龙摆尾。《窍穴图说推拿指南》中的操作法同《幼科推拿秘书》中的"又或以右手拿儿食指，以我左手拿儿小指，往下摇拽，亦似之"之操作法。故本法计有3种操作法。

4. 苍龙摆尾

【出处】《按摩经》。

【功效】退热，开胸，通便。

【主治】胸闷发热、躁动不安、大便秘结等病证。

【文献记载】

《按摩经》："用手捻小儿小指，名曰苍龙摆尾。"

《小儿推拿广意》上卷："医右手一把拿小儿左食、中、名三指，掌向上，医左手侧尝从总经起，搓磨天河及至肐肘，略重些，自肐肘又搓摩至总经。如此一上一下三四次。医又将左大、食、中担肐肘，医右手前拿摇动九次。此法能退热开胸。"

5. 乌龙摆尾

【功效】开闭结。

【主治】二便不爽。

【文献记载】

《小儿推拿方脉活婴秘旨全书》："乌龙双摆尾法：用手拿小儿小指，五指攒住肐肘，将小指并摇动，如摆尾之状，能开闭结。"

6. 双凤展翅

【出处】《小儿推拿广意》。

【功效】祛风寒，散风热，镇咳化痰。

【主治】风寒感冒、风热感冒、咳嗽痰喘等病证。

【文献记载】

《小儿推拿广意》："双凤展翅：医用两手中、食二指，捏儿两耳往上三提毕，次捏承浆，又次捏颊车及听会、太阴、太阳、眉心、人中完。"

《小儿推拿直录》："提法，凡行是法者，医用两手中、食二指，捏儿两耳，往上三提毕，次捏承浆，又次捏颊车及听会、太阴、太阳、眉心、人中，方完其面部推拿之法也。"

《厘正按摩要术》："双凤展翅法，专治肺经受寒，医用两手中、食二指，捻儿两耳尖，向上三提毕。次掐承浆，又次掐两颊，以及听会、太阴、太阳、眉心、人中诸穴。"

7. 凤凰展翅

【出处】《小儿推拿广意》。

【功效】性温，祛寒解表，和胃止呕。

【主治】由感冒引起的发热、腹胀、食欲不振、呕逆等病证。

【文献记载】

《小儿推拿广意》："凤凰展翅法：此法性温，治凉。医用两手，托儿手掌向上，于总上些，又用两手上四指在下两边爬开，二大指在上阴阳穴往两边爬开，两大指在阴阳二穴，往两边向外摇二十四下，掐住捏紧一刻，医左大食中三指侧拿儿肘，手向下轻摆三四下，复用左手托儿肐肘上，右手托儿手背，大指掐住虎口，往上向外顺摇二十四下。"

8. 凤凰鼓翅

【出处】《按摩经》。

【功效】和气血，救暴亡，舒喘胀，除噎，定惊。

【文献记载】

《按摩经》："掐精宁、威灵二穴，前后摇摆之，治黄肿也。"

《推拿抉微》认为此法"能降喉内痰响，治暴死。"

9. 凤凰单展翅

【出处】《按摩经》。

【功效】性温热，能行气消胀，顺气和血，益气补虚。

【主治】虚热寒痰、胸闷气短、气虚发热、肺虚咳喘（寒包火）等病证。

【文献记载】

《按摩经》："凤凤单展翅：温热。用右手大指掐总筋，四指翻在大指下，大指又起又翻，如此做至关中，五指取穴掐之。""凤凰单展翅，虚浮热能除。"

《小儿推拿方脉活婴秘旨全书》："十二手法主病赋：'凤凰单展翅'同'乌双龙摆尾'。"

《幼科推拿妙诀》："凤凰单展翅：医人将右手食指拿病者大指，屈压内劳官，将右手大指拿外劳宫，又将左手大指跪外一窝风，并食中二指拿住内一窝风，右手摆动。"

《万育仙书》："凤凰单展翅：顺气化痰。用右大指掐总筋，四指翻托手肘下，大指又起又翻，如此做至关中。又，用手拿儿脾、肾二经，将手肘活动，摇之。"

《幼科推拿秘书》："凤凰单展翅：此打噎能消之良法也。亦能舒喘胀，其性温，治凉法。用我右手单拿儿中指，以我左手按掐儿肕肘穴圆骨，慢摇如数，似凤凰单展翅之象，除虚气虚热俱妙。"

10. 丹凤摇尾

【出处】《按摩经》。

【功效】镇惊。

【主治】惊症。

【文献记载】

《按摩经》："以一手掐劳宫，以一手掐心经，摇之。治惊。"

《新刻幼科百效全书》："医者以一手掐劳宫，一手掐心经，两各摇之，所谓丹凤摇尾也。治惊风。"

《推拿抉微》："一手掐儿内劳宫，一手掐儿中指尖心经，治风。涂蔚生曰：此节之风字，原文亦系惊字，因此多系火热生风，故易为风字。"

11. 赤凤摇头

【出处】《按摩经》。

【功效】通窍健脾，理气定喘。

【主治】胸胁胀满、寒热往来、腹胀腹痛等病证。

【文献记载】

《按摩经》："以两手捉儿头而摇之，其处在耳前少上，治惊也。""赤凤摇头助气长。"

《小儿推拿方脉活婴秘旨全书》："赤凤摇头：此法，将一手拿小儿中指；一手五指，攒住小儿肘肘，将中指摆摇，补脾，和血也（中指属心，色赤，故名也）。""赤凤摇头治木麻。"

《小儿推拿秘诀》："赤凤摇头：医用右大食二指，拿病者大指头摇摆之，向胸内摆为补，向外摆为泄，又医将一手拿病者曲尺，将一手拿病者总心经处，揉摆之，为摇肘肘，亦向胸内为补，外为泄。"

《小儿推拿广意》："赤凤摇头法：法曰，将儿左掌向上，医左手以食中指轻轻捏儿肘肘，医大中食指先掐儿心指，即中指，朝上向外顺摇二十四下，次掐肠指，即食指，仍摇二十四下，再捏脾指，即大指，二十四，又捏肺指，即无名指，二十四，末后捏肾指，即小指，二十四，男左女右，手向右外，即男顺女逆也，再次，即是运肘肘，先做各法，完后做此法，能通关顺气，不拘寒热，必用之法也。"

《幼科推拿秘书》："赤凤摇头：此消膨胀舒喘之良法也。通关顺气，不拘寒热，必用之功。其法以我左手食将二指，掐按小儿曲池内，作凤二眼，以我右手仰拿儿小食无名四指摇之，似凤凰摇头之状。"

《推拿指南》："此法治惊风。用两手托住儿头，轻轻摇之。"

《厘正按摩要术》："赤凤摇头法：法治寒热均宜，能通关顺气。将儿左掌向上，医用左手大、食、中指，轻轻捏儿肘肘，以右手大、食、中指，先捏儿小指，朝上向外顺摇二十四下，次肝指，次脾指，次肺指，再次捏肾指，俱顺摇二十四下，女摇右手亦朝上向外，各摇二十四下，即男顺女逆也。"

《万育仙书》："赤凤摇头：和气血，惊，医以两手捉儿头摇之。"

12. 猿猴摘果

【出处】《幼科推拿秘书》。

【功效】 性温，健脾理气，消食化痰，调整阴阳。

【主治】 治疗寒热往来、惊悸怔忡等病证。

【文献记载】

《按摩经》："猿猴摘果势，化痰能动气。""猿猴摘果，以两手摄尔螺狮上皮，摘之，消食可用。"

《小儿推拿方脉活婴秘旨全书》："猿猴摘果，祛痰截疟之先锋。""猿猴摘果法：左手大指、食指交动，慢动；右手大指、食指，快，上至关中，转至总筋左边，右上至关上。"

《小儿推拿广意》："猿猴摘果法：此法性温，能治痰气、除寒退热，医用左手食中指捏儿阳穴，大指捏阴穴。寒证，医将右大指从阳穴往上揉至曲池，转下揉至阴穴，名转阳过阴；热证，从阴穴揉上至曲池，转下揉至阳穴，名转阴过阳，俱揉九次。阳穴即三关，阴穴即六腑也，揉毕再将右大指掐儿心肝脾三指，各掐一下，摇二十四下，寒证往里摇，热证往外摇。"

《幼科推拿秘书》："猿猴摘果：此剿疟疾，并除犬吠人喝之证之良法也，亦能治寒气除痰退热。其法以我两手大食二指提孩儿两耳尖，上往若干数，又扯两耳坠，下垂若干数，如猿猴摘果之状。"

《万育仙书》："猿猴摘果：消食化痰，医以两指摄儿螺蛳骨上皮摘之；又用两手拿儿两手虎口，朝两耳揉之。"

13. 二龙戏珠

【**出处**】《医门秘旨》。

【**功效**】性温和，镇惊定搐，调和气血。

【**主治**】用于寒热不和，惊症，四肢掣跳。

【**文献记载**】

《医门秘旨》："用手掐小儿中指第一节，名曰二龙戏珠，外止吐，内止泻。"

《按摩经》："二龙戏珠：以两手摄儿两耳轮戏之，治惊。眼向左吊则右重，右吊则左重；如初受惊，眼不吊，两边轻重如一，如眼上则下重，下则上重。"

《幼科推拿秘书》："此止小儿四肢掣跳之良法也，其法性温。以我食将二指自儿总经上，参差以指头按之。战行直至曲池陷中，重揉，其头如圆珠乱落。故名戏珠。"

14. 运土入水

【**出处**】《按摩经》。

【**功效**】健脾，润燥通滞。

【**主治**】腹泻，消化不良，二便闭结。

【**文献记载**】

《按摩经》："照前法（运水入土法）反回是也。"

《幼科推拿秘书》："土者，脾土也，在大指。水者，坎水也，在小天心穴上。运者从大指上，推至坎宫。盖因丹田作胀，眼睁，为土盛水枯。运以滋之，大便结甚效。"

15. 运水入土

【**出处**】《按摩经》。

【**功效**】滋肾利尿。

【**主治**】主治小便赤涩，频数，少腹胀痛，大便秘结等病证。

【**文献记载**】

《按摩经》："以一手从肾经推去，经兑、乾、坎、艮至脾土按之，脾土太旺，水火不能既济，用之，盖治脾土虚弱。"

16. 水底捞月

【出处】《按摩经》。

【功效】大凉，有清心、退热、泻火之功。

【主治】一切高热神昏、热入营血、烦躁不安、便秘、口臭等实热病证。

【文献记载】

《按摩经》："水底捞月：大寒。做法：先清天河水。后五指皆跪，中指向前跪，四指随后，右运劳宫，以凉气呵之，退热可用。若先取天河水至劳宫，左运呵暖气，主发汗，亦属热。""水底捞月最为良，止热清心此是强。"

《小儿推拿方脉活婴秘旨全书》："水底捞明月主化痰，潮热无双。""水底捞明月法，大凉。做此法，先掐总筋，清天河水，后以五指皆跪，中指向前，众指随后，如捞物之状，以口吹之。"

《秘传推拿妙诀》："水里捞明月，凡诸热证热甚，以水置病者手中，医人用食指杆从内劳宫左旋，如播物状，口呵气，随指而转数回，径推上天河，又仍前法行数次，此退热之良法也，但女右旋。"

《小儿推拿广意》："法曰：以小儿掌向上，医左手拿住，右手滴水一点于儿内劳宫，医即用右手四指扇七下。再滴水于总经中，即是心经。又滴水天河，即关腑居中。医口吹上四五口。将儿中指屈之，医左大指掐住，医右手捏卷，将中指节，自总上按摩到曲池，横空二指，如此四五次。在关踢凉行背上，在腑踢凉入心肌。此大凉之法，不可乱用。"

17. 打马过天河

【出处】《万育仙书》。

【功效】清热通络，行气活血。

【主治】高热烦躁、惊风、抽搐等实热病证。

【文献记载】

《按摩经》："打马过河：温凉。右运劳宫毕，屈指向上，弹内关、阳池、间使、天河边，生凉退热用之。"

《小儿推拿方脉活婴秘旨全书》："打马过天河止呕，兼乎泻痢。""打马过天河：温凉。以三指在上马穴边，从手背推到天河头上。与捞明月相似（俗以指甲弹响过天河者，非也）。"

《秘传推拿妙诀》："打马过天河，中指午位属马，医人开食中二指弹病者中指甲十余下，随拿上天河位摇按数次，随用食中二指从天河上密密打至手弯止，数次。"

《万育仙书》："打马过天河，温和法，通经行气。先右运劳宫，后以左手拿儿大、小二指，向后用食、中、无名三指从天河打至手弯止"。

《小儿推拿广意》："打马过天河法：此法性凉去热。医用左大指掐儿总筋，右大中指如弹琴，当河弹过曲池，弹九次。再将右大指掐儿肩井、琵琶、走马三穴，掐下五次是也。"

《幼科推拿秘书》："打马过天河，此能活麻木，通关节脉窍之法也。马者，二人上马穴也，在天门下。其法以我食将二指，自小儿上马处打起，摆至天河，去四回三，至曲池内弹。如儿辈嬉戏打破之状。此法退凉去热。"

按：本法又称"打马过河""打马过天门"，从文献摘要中可知本法有6种操作方法，但临床上以《万育仙书》中记载的操作方法为常用。

18. 引水上天河

【出处】《幼科铁镜》。

【功效】性凉。

【主治】发热。

【文献记载】

《幼科铁镜》："心热额色红燥，或舌红紫，或舌红而肿，或小便赤，赤而涩，涩而痛，或烧热，皆心热也。推法运掌从坎入艮，退下六腑，水底捞明月，引水上天河，治用犀角解毒汤。虚热症面白，唇舌惨淡，小便清利，口亦作渴，治用人参、白茯神、远志、白术、甘草，服三四剂自愈。"

19. 取天河水

【出处】《厘正按摩要术》。

【功效】性大凉。

【主治】高热证。

【文献记载】

《厘正按摩要术》："取天河水法主大凉，病热者用之。将儿手掌向上，蘸冷水由天河水推至内劳宫。如蘸冷水由横纹推至曲池，为推天河水法。蘸冷水由内劳宫直推至曲池为大推天河水法。"

20. 孤雁游飞

【出处】《按摩经》。

【功效】和气血。

【主治】黄肿、虚胀。

【文献记载】

《按摩经》："孤雁游飞：以大指自脾土外边推去，经三关、六腑、天门、劳宫边，还止脾土，亦治黄肿也。"

《推拿抉微》："从儿大指尖脾经外边推上去，经肱面左边，至肱下节大半处，转至右边，经手心，仍到儿大指头止，治黄肿虚胀。"

21. 飞经走气

【出处】《按摩经》。

【功效】性温，能行一身之气，清肺利咽，化痰定喘。

【主治】失音、咽痛、咳喘、外感风寒等病证。

【文献记载】

《按摩经》："飞经走气能通气。""飞经走气：先运五经，后五指开张一滚，做关中用手打拍，乃运气行气也，治气可用。又以一手推心经，至横纹住，以一手揉气关，通窍也。"

《小儿推拿方脉活婴秘旨全书》："飞筋走气专传送之。""飞经走气法：化痰，动气。先运五经文。后做此法。用五指关张，一滚，一笃，做至关中，用手打拍乃行也。"

《秘传推拿妙诀》："飞经走气：传送之法，医人将大指对病者总心经位立住，却将食中名三指一站，彼此递向前去，至手弯止，如此者数次。"

《万育仙书》："飞经走气：传送行气法，先运五经，医用身靠儿背，将两手从腋下出奶傍，揉之，又三周。"

《小儿推拿广意》："飞经走气法：此法性温，医用右手奉拿儿手四指不动，左手四指从腕曲池边起，轮流跳至总上九次，复拿儿阴阳二穴，医用右手向上往外一伸一缩，传逆其气，徐徐过关是也。"

《厘正按摩要术》："飞经走气法：法主温。医用右手拿儿手，四指不动。左手四指，从儿曲池边起，轮流跳至总经上九次，复拿儿阴阳二穴，将右手向上往外，一伸一缩，传送其气，徐徐过关也。"

22. 飞金走气

【出处】《幼科推拿秘书》。

【功效】性凉，泻火清热。

【主治】肺热金破不鸣之失音，阳明热盛膨胀。

【文献记载】

《幼科推拿秘书》："此法去肺火，清内热，消膨胀，救失声音之妙法也。金者，能生水也，走气者，气行动也。其法性温。以我将指蘸凉水置内牢宫，仍以将指引牢宫水上天河去，前行三次，后转一次，以口吹气微嘘跟水行，如气走也。"

23. 按弦搓摩

【出处】《按摩经》。

【功效】理气化痰，健脾消积。

【主治】胸胁不畅、咳嗽气喘、痰涎壅盛、食积、食滞等病证。

【文献记载】

《按摩经》："按弦搓摩：先运八卦，后用指搓病人手，关上一搓，关中一搓，关下搓，拿病人手，轻轻慢慢而摇，化痰可用。""按弦走搓摩，动气化痰多。"

《小儿推拿广意》："医用左手拿儿手，拿向上，右手大食二指，自阳穴上轻轻按摩至曲池，又轻轻按摩至阴穴止，如此一上一下九次为止。阳证关轻腑重，阴证关重腑轻。再用两手从曲池搓摩至关腑三四次。医又将右大食中指掐儿脾指，左大食中掐儿肘肘，往外摇二十四下，化痰是也。"

《幼科推拿秘书》："按弦走搓摩，此法治积聚，屡试屡验。此运开积痰、积气、痞疾之要法也。弦者，勒肘骨也，在两胁上。其法着一人抱小儿坐在怀中，将小儿两手抄搭小儿两肩上，以我两手对小儿两胁上搓摩至肚角下，积痰积气自然运化。若久痞则非一日之功，须久搓摩方效。"

24. 老汉扳缯

【**出处**】《按摩经》。

【**功效**】健脾消食。

【**主治**】食积痞块、脘腹胀满、食少纳呆、疳积体瘦等病证。

【**文献记载**】

《按摩经》："老汉扳缯：以手掐大指根骨，一手掐脾经摇之，治痞块也。"

《小儿推拿方脉活婴秘旨全书》："老翁绞缯合猿猴摘果之用。"

《保赤推拿法》："（老汉扳缯法）能消食治痞。"

25. 捧耳摇头

【**出处**】《保赤推拿法》。

【**功效**】和气血。

【**主治**】惊症。

【**文献记载**】

《保赤推拿法》："将两手捻儿两耳下垂揉之，再将两手捧儿头摇之。"

26. 开璇玑

【**出处**】《幼科集要》。

【**功效**】宣通气机，消食化痰。

【**主治**】痰闭胸闷、咳喘气促、食积、腹胀、腹痛、呕吐、泄泻、外感发热、神昏惊搐等病证。

【**文献记载**】

《幼科集要》："武宁杨光斗曰：璇玑者，胸中、膻中、气海穴（在脐下）也。凡小儿气促，胸高，风寒痰闭，夹食腹痛，呕吐泄泻，发热搐搦，昏迷不醒，一切危险急症，置儿密室中，不可当风。医用两手大指蘸姜葱热汁，在病儿胸前左右横推，至两乳上近胁处，三百六十一次。口中记数，手中推周天之数，乃为奇。璇玑推毕，再从心坎用两大指左右分推至胁肋六十四次。再从心坎推下脐腹六十四次。再用热汁入右手掌心，合儿脐上，左挪六十四次，右挪六十四次。挪毕，用两手自脐中推下少腹六十四次。再用热汁入右手掌心，合儿脐上，左挪六十四次，右挪六十四次。挪毕，用两手自脐中推下少腹六十四次。再用两大指蘸汁推尾尻穴，至命门两肾间，切不可顺推，此法屡试屡验。"

27. 摇䏶肘

【出处】《按摩经》。

【功效】行气，顺气，生血，通经，活络。

【主治】痞症等。

【文献记载】

《按摩经》："䏶肘走气：以一首托儿䏶肘运转，男左女右，一手捉儿手摇动，治痞。"

《幼科推拿秘书》："在手肘曲处高起圆骨处"，"膀膊下肘后一团骨也"。

28. 天门入虎口

【出处】《按摩经》。

【功效】顺气生血，健脾消食。

【主治】脾胃虚弱、气血不和之证。

【文献记载】

《按摩经》："用右手大指掐儿虎口，中指掐住天门，食指掐住总位，以左手五指聚住揉䏶肘，轻轻慢慢而摇，生气顺气也。又法：自干宫经坎艮入虎口按之，清脾。"

《幼科推拿秘书》："此顺气生血之法也。天门即神门，乃干宫也。䏶肘，膀膊下肘后一团骨也。其法以我左手托小儿肘，复以我右手大指叉入虎口。又以我将指管定天门，是一手拿两穴，两手三穴并做也。然必曲小儿手揉之，庶肘处得力，天门虎口处又省力也。"

29. 龙入虎口

【出处】《按摩经》。

【功效】性凉，能退热，调和脾胃。

【主治】发热，脾胃不和吐泻，除百病。

【文献记载】

《小儿按摩经·诸穴治法》："板门穴，往外推之，退热除百病；往内推之，治四肢掣跳。用医之手大拇指，名曰：龙入虎口。"

30. 老虎吞食

【出处】《小儿推拿方脉活婴秘旨全书》。

【功效】开窍镇惊。

【主治】用于昏厥、惊症。

【文献记载】

《小儿推拿方脉活婴秘旨全书·脚上诸穴图》："仆参穴：治小儿吼喘，将此上推下掐，必然苏醒。如小儿急死，将口咬之，则回生，名曰老虎吞食。"

31. 揉脐及龟尾并擦七节骨

【出处】《幼科推拿秘书》。

【**功效**】泄热通便，又能温阳止泻。

【**主治**】小儿腹泻、便秘、急慢惊风等。

【**文献记载**】

《幼科推拿秘书》："揉脐及龟尾并擦七节骨：此治痢疾、水泻神效。此治泻痢之良法也。龟尾者，脊骨尽头间尾穴也；七节骨者，从头骨数第七节也。其法以我一手，用三指揉脐；又以我一手，托揉龟尾。揉讫，自龟尾擦上七节骨为补，水泻专用补。若赤白痢，必自上七节骨擦下龟尾为泄。推第二次，再用补。盖先去大肠热毒，然后可补也。若伤寒后，骨节痛，专擦七节骨至龟尾。"

32. 总收法

【**出处**】《幼科推拿秘书》。

【**功效**】提神，开通气血。

【**主治**】感冒、上肢酸痛等症。

【**文献记载**】

《幼科推拿秘书》："诸症推毕，以此法收之。久病更宜用此，永不犯。其法以我左手食指，掐按儿肩井陷中，乃肩膊眼也。又以我右手紧拿小儿食指无名指，伸摇如数，病不复发矣。"

第三节　手法补泻特点

补虚泻实是中医推拿治疗的基本法则。推拿手法补泻是指在中医学和现代医学理论指导下，通过改变医者手法的轻重、方向、频率、时间给机体不同的刺激，通过调整人体的阴阳与虚实从而达到扶正祛邪、防治疾病、促进患儿康复的目的。

一、轻重补泻

一般规律而言，轻手法为补，重手法为泻。即作用时间较短的重刺激，谓之"泻"；作用时间较长的轻刺激，谓之"补"。具体运用时应根据患儿年龄大小、寒热虚实、标本缓急灵活掌握。正如《幼科推拿秘书》曰："标本缓急重与轻，虚实参乎病证，初生轻描点穴，二三用力方凭，五七十岁推渐深，医家次第审明。"

二、方向补泻

1. 直推

一般来讲，常以气血运行方向考虑，多主张向心为补，离心为泻，如心经、肝经、肺经、脾经、小肠经，向指根（向心性）方向直推为补，向指尖（离心性）方向直推为泻。《幼科推拿秘书》曰："自龟尾擦上七节骨为补……自上七节骨擦下龟尾为泄……推肚脐须蘸汤往小腹下推，则泻；由小腹往上推，则补。"

2. 旋推

《幼科推拿秘书》："补泻分明寒与热，左转补兮右转泻……虚者补之实者泻。"《小儿按摩经》："掐脾土，曲指左转为补，直推之为泻……"《小儿推拿广意》："运太阳，经耳转为泻，经眼转为补。""补者，往指根里推也，如推脾土，须屈小儿大指，从指之外边侧推到板门，此为补，伸儿指者非也。泻者，向指根任外推也。推脾不宜，惟推肝肾肺以泻火如此。"

三、缓急补泻

在推拿补泻中，一定的速度是施术部位得气、产生热量、发生传递并维持其效果的基本条件，也是手法作用于机体，产生机体反应，以达到调整阴阳、补虚泻实作用的基本条件。《厘正按摩要术》中言："缓摩为补，急摩为泻。"手法徐缓，频率低，幅度小，则刺激量小，为补，有疏通气血、扶正补虚的作用，适合于病程长、病情缓、体质差的患儿；手法疾快，频率高，幅度大，为泻，有开窍醒脑、活血化瘀、消肿止痛等作用，适合于病势急迫、病情重、体质强健的患儿。

四、次数补泻

手法持续操作时间的长短，也是调控手法补泻效应的重要因素，一般认为推拿时间长为补法，推拿时间短为泻法。由于长时间的刺激，特别是轻手法的长时间刺激，患者感受相当舒适，能得到身心的极大放松，从而精神振奋、气血蓄积，因而被认为属补；反之，推拿时间短，达不到阈上刺激，根本谈不上治疗作用。如徐谦光《推拿三字经》曰："大三万，小三千，婴三百，加减良。"《保赤推拿法》："儿之大者，病之重得，用几千次，少则几百次。"由此可知，手法次数的多寡，应据患儿年龄大小、病证虚实灵活掌握补泻。

五、平补平泻

手法平补平泻，指医者以手法在患儿穴位上来回推，或左右各推揉半数。《实用小儿推拿》言："左右顺逆转揉之为平补平泻。"《推拿三字经》："若泻肚，推大肠……来往忙。"如患儿腹胀，食欲不振虚实不甚明显时，常用摩法于腹部左右各摩100次，每日1次，6次为1疗程，常获满意疗效。又如腹泻虚实不明显时，可侧推大肠、推脾经，来回各推300次，亦获良效。

六、手法和穴位属性相结合补泻

有些推拿手法和穴位的作用具备双向性，例如重力按揉足三里具有解痉止痛（泻法）的作用，轻轻按揉足三里具有温补脾胃（补法）的作用；推上七节骨具有温阳止泻的作用，推下七节骨具有泄热通便的作用。而有些推拿手法和穴位的作用不具备双向性，只有单一的作用补或泻，例如擦腰骶部（八髎）只具有补肾壮阳的作用；清天河水就只有清热泻火的作用（反向推拿也不具有温阳的作用）；推三关只具有温阳散寒的作用（反向推拿也不具有清热的作用）。说明推拿手法补泻还与推拿手法或穴位的属性有关。

第四节　手法和穴位作用归类

一、单式手法作用归类

1. 止吐类

掐法："掐肺经络节与离……冒风咳嗽并吐逆，此筋推掐抵千金。"

2. 通络类

揉法：《厘正按摩要术》："周于蕃曰：揉以和之……是从摩法生出者，可以和气血，可以活经络。"

二、复式手法作用归类

1. 清热类

（1）水底捞月：《按摩经》："水底捞月最为良，止热清心此是强。"《幼科推拿秘书》："水底捞明月，此退热必用之法也。"《厘正按摩要术》："水中捞月法，法主大凉。"

（2）推天河水：《厘正按摩要术》："推天河水，天河水在总筋之上，曲池之下，蘸水由横纹推至天河为清天河水，蘸水由内劳宫推至曲池为大推天河水，蘸水由曲池推至内劳宫为取天河水。"均是以水济火，取清凉退热之义。

2. 补益类

（1）揉脐及龟尾并擦七节骨：《幼科推拿秘书》："揉脐及龟尾并擦七节骨……自龟尾擦上七节骨为补，水泻专用补。"

（2）运土入水：《小儿推拿广义》："运土入水，丹田作胀、眼睁，为土盛水枯，推以资之。"《幼科推拿秘书》："运土入水补，土者脾土也，在大指。水者，坎水也，在小天心穴上……运以滋之，大便结甚效。"

（3）天门入虎口：《万育仙书》："天门入虎口：生气顺血。"

3. 消食化滞类

猿猴摘果：《按摩经》："猿猴摘果势，化痰能动气。""猿猴摘果，以两手捏儿螺蛳骨上皮，摘之，消食可用。"

4. 止吐类

推天柱骨："本症是胃气上逆，需降逆止呕，推天柱骨一穴可止。"

5. 止泻类

运土入水：《按摩经》："运土入水，照前法（按：运水入土）反回是也。肾水频数无统用之，又治小便赤涩。"

6. 化痰类

（1）按弦走搓摩：《按摩经》："按弦走搓摩，动气化痰多。"

（2）飞经走气：《小儿推拿秘诀》："能行一身之气，可化痰。"

7. 发汗通窍类

黄蜂出洞：《按摩经》："黄蜂出洞最为热……发汗不出后用之，顿叫孔窍皆通泄。"《保赤推拿法》："黄蜂出洞法：此法大热，发汗用之。"

8. 通络和血类

赤凤摇头：《小儿推拿方脉活婴秘旨全书》："赤凤摇头：此法宝补脾，和血也。"

三、穴位归类

根据小儿推拿穴位的作用特点，将小儿穴位按其作用分类归纳为 19 类。

1. 发散风寒类

开天门（推攒竹）、推坎宫（推眉弓）、运太阳（揉太阳）（泻）、运（揉）耳后高骨、黄蜂入洞、按揉风池、揉迎香、推三关、拿肩井、掐揉二扇门、凤凰展翅、擦上背部膀胱经透热等。

2. 发散风热类

清天河水、推太阳、清肺经、挤捏大椎、揉大椎、揉曲池、揉外关、揉合谷、推脊、擦上背部膀胱经温热。

3. 清热类

清肝经、清心经、清脾经、清肾经、清大肠、清小肠、清胃经、清天河水、取天河水、引水上天河、退六腑、掐揉小天心、掐揉内劳宫、清板门、打马过天河、水底捞明月、推小横纹、揉掌小横纹、掐四横纹、推脊、揉肾纹、推涌泉、掐十王、掐商阳、掐关冲、揉曲池、掐乾位、苍龙摆尾、运土入水、飞金走气。

4. 补益类

补脾经、补肺经、补肾经、推三关、补心经、补大肠、补小肠、揉二人上马、揉丹田、揉肾俞、摩腹（逆时针）、揉肚脐（逆时针）、捏脊、揉中脘、揉气海、揉足三里、揉肺俞、揉脾俞、揉胃俞、运水入土、丹凤摇尾、天门入虎口。

5. 温阳散寒类

揉一窝风、揉外劳宫、推三关、摩中脘、摩肚脐（补）、揉丹田、揉关元、掐揉二扇门、补肾经、按脾俞、按揉阳关、按揉肾俞等。

6. 消食化滞类

揉板门（运板门）、顺运内八卦、清补脾经、摩中脘、分手阴阳、分腹阴阳、揉天枢、掐揉四横纹、揉足三里、揉脾俞、揉胃俞、猿猴摘果、运水入土、老汉扳缯、天门入虎口、乌龙摆尾、双龙摆尾、清大肠、向下推按后承山、揉摩肚脐（泻）、推下七节骨、揉龟尾。

7. 止泻类

推上七节骨、补大肠、板门推向横纹、运土入水、掐中指头第一节内纹、向上推按后承山、揉左端正、揉龟尾、捏脊、揉脐及龟尾并擦七节骨、摩肚脐、揉天枢、拿肚角、揉足三里、右揉涌泉、右转揉仆参。

8. 通便类

清大肠、按揉膊阳池、向下推按后承山、摩揉肚脐（泻）、摩揉腹（泻）、推下七节骨、揉龟尾、苍龙摆尾、搓摩胁肋、运手背八穴（外八卦）等。

9. 止痛类

揉一窝风、掐四横纹、拿肚角、按中脘、按足三里、按脾俞、按胃俞、摩腹、捏脊、拿后承山等。

10. 止吐类

推天柱骨、横纹推向板门、分腹阴阳、掐揉右端正、推下中脘、揉按天突、掐拇腮、按弦走搓摩、左揉涌泉、逆运内八卦、清胃经等。

11. 利小便类

推箕门、清小肠、摩揉按丹田、揉小天心、清肾经、揉三阴交、揉膊阳池等。

12. 止咳化痰类

推揉膻中、揉乳根、揉乳旁、揉肺俞、清肺经、掐揉五指节、顺运内八卦、揉按天突、挤捏天突、按弦走搓摩、揉掌小横纹、推小横纹、开璇玑、推八道、合推大横纹、分推肩胛骨、飞经走气、推抹桥弓、赤凤点头等。

13. 理气类

顺运内八卦、顺时针摩腹、推揉膻中、搓摩胁肋、揉足三里、开璇玑、开阑门、摩揉中脘、揉脾俞、揉胃俞、擦胸背法。

14. 镇惊安神类

捣、揉小天心，掐、揉五指节，清肝经，开天门，猿猴摘果，二龙戏珠，按揉百会，推坎宫，掐山根，掐按印堂，揉囟门，清心经等。

15. 醒神开窍类

掐人中、掐十王、掐老龙、掐精宁、掐威灵、按合谷、掐山根、拿仆参、掐少商、掐中冲等。

16. 通鼻窍类

揉迎香、黄蜂入洞、推囟门、摩囟门、揉准头、拿风池、清肺经。

17. 止抽搐类

掐人中、掐承浆、按牙关、拿百虫窝、按拿委中、拿前承山、拿后承山、拿曲池、拿仆参。

18. 固表止汗类

揉肾顶、运太阳（向眼前方向）、补肺经、补肾经等。

19. 通络调气血类

掐揉四横纹、运五经、按摇洪池、摇肘肘、揉一窝风、按肩井、擦胸背、总收法、天门入虎口、丹凤摇尾、凤凰鼓翅、孤雁游飞、揉耳摇头。

临床篇

LIN CHUANG PIAN

第七章 脾胃病证

第一节 泄 泻

小儿腹泻（infantile diarrhea）是一组由多病原、多因素引起的以大便次数增多和大便性状改变为特点的消化道综合征。本病一年四季均可发生，夏秋季节尤其易于发病，不同季节发生的腹泻，临床表现有所不同。6 个月～2 岁婴幼儿发病率高，是造成小儿营养不良、生长发育障碍和死亡的主要原因之一。

小儿腹泻属中医"泄泻"范畴。

一、古籍文献阐释

泄泻一病，最早在《黄帝内经》中就有与之相类似病证的记载，如《素问·气交变大论》中"飧泄""注下"等病名。同时，对其病因病机等有较全面的论述。《素问·生气通天论》载："春伤于风，邪气流连，乃为洞泄。"《素问·金匮真言论》载："长夏善病洞泄寒中。"《素问·举痛论》载："寒气客于小肠，小肠不得成聚，故后泄腹痛矣。"《素问·至真要大论》载："暴注下迫，皆属于热。"《素问·阴阳应象大论》云："湿盛则濡泄。""春伤于风，夏生飧泄。"《素问·阴阳应象大论》载："清气在下，则生飧泄。"《素问·气交变大论》载："岁木太过，风气流行，脾土受邪。民病飧泄食减，体重烦冤，肠鸣腹支满。"《素问·脏气法时论》载："脾病者，虚则腹满肠鸣，飧泄食不化。"《素问·脉要精微论》载："胃脉实则胀，虚则泄。"

继《内经》之后，《难经·五十七难》提出了五泄的病名和症状，谓："泄凡有五，其名不同。有胃泄，有脾泄，有大肠泄，有小肠泄，有大瘕泄。胃泄者，饮食不化，色黄。脾泄者，腹胀满泄注，食即呕吐逆。大肠泄者，食已窘迫，大便色白，肠鸣切痛。小肠泄者，溲而便脓血，少腹痛。大瘕泄者，里急后重，数至圊而不能便，茎中痛。"《金匮要略·呕吐哕下利病脉证治》将泄泻与痢疾统称为下利，并分为虚寒、实滞及气利三种类型。

汉代以后，医家对泄泻的治疗原则与治疗方法多有研究。宋代陈无择《三因极一病证方论·泄泻叙论》载："喜则散，怒则激，忧则聚，惊则动，脏气隔绝，精神夺散，以致澹泄。"认为不仅外邪可导致泄泻，情志失调亦可引起泄泻。元代朱丹溪《丹溪心法·泄泻》载："泄泻有湿火气虚，痰积、食积之分。"明代张景岳《景岳全书·泄泻》说："泄泻之本，无不由于脾胃。凡泄泻之病，多由水谷不分，故以利水为上策。"然分利之法，"唯暴注新病者可利，形气强壮者可利，酒湿过度、口腹不慎者可利，实热闭塞者可利……若病久者不可利，阴不足者不可利，脉症多寒者不可利，形气虚弱者不可利，口干非渴而不喜冷者不可利。务须察其所病之本，否则愈利愈虚。"明代李中梓对泄泻的治法做了进一步的概括，《医宗必读·泄泻》提出了"淡渗、升提、清凉、疏利、甘缓、酸收、燥脾、温肾、固涩"的治泄九法。清代叶天士在《临证指南医案·泄泻》中认为久患泄泻，"阳明胃土已虚，厥阴肝风振动"，创泄木安土之法。

推拿治疗方面，古代医家多分为寒证和热证两类进行治疗，如《小儿推拿广意》曰："推三关、心经，清肾水，补脾胃，掐左端正，侧推大肠、外劳宫、阴阳、八卦，揉脐及龟尾，掐肚角两旁，补涌泉，掐承山。寒证加黄蜂入洞、三关、六腑、肫肘。热证加捞明月、打马过天河、三关、六腑、肫肘。"《小儿推拿直录》曰："寒泻，推三关，推心经，清肾水，补脾胃，捏右端正，侧推大肠，分阴阳、外劳宫、八卦，揉肫肘，揉脐龟尾，捏肚角两旁，补涌泉，捏承山、三关、六腑、肫肘、黄蜂入洞。热泻，加水里捞明月，打马过天河，余同寒泻法。"同时提出内治宜分消，宜温补的治疗原则，如《厘正按摩要术》曰："泄泻者，胃中水谷不分，并入大肠，多因脾湿不运。《内经》所谓湿多成五泄也。小儿致病之原，或内由生冷乳食所伤，或外因风寒暑湿所感，抑或饥饱失时，脾不能运，冷热相干，遂成泄泻。甚至久泻不止，元气渐衰，必成慢惊重症。内治宜分消，宜温补。"进一步完善了小儿泄泻的治疗手段。

二、病因及发病机理

小儿泄泻发生的原因，以感受外邪、内伤饮食、脾胃虚弱为多见。其病变主要在脾胃。因胃主受纳腐熟水谷，脾主运化水湿和水谷精微，若脾胃受病，则饮食入胃后，水谷不化，精微不布，清浊不分，合污而下，致成泄泻。故《幼幼集成·泄泻证治》说："夫泄泻之本，无不由于脾胃。盖胃为水谷之海，而脾主运化，使脾健胃和，则水谷腐化而为气血，以行荣卫。若饮食失节，寒温不调，以致脾胃受伤，则水反为湿，谷反为滞，精华之气不能输化，乃致合污下降，而泄泻作矣。"

1. 感受外邪 小儿脏腑柔嫩，肌肤薄弱，冷暖不知自调，易为外邪侵袭而发病。外感风、寒、暑、热诸邪常与湿邪相合而致泻，盖因脾喜燥而恶湿，湿困脾阳，运化失职，湿盛则濡泄，故前人有"无湿不成泻""湿多成五泻"之说。由于时令气候不同，长夏多湿，故外感泄泻以夏秋季节多见，其中又以湿热泻最常见，风寒致泻则四季均有。

2. 伤于饮食 小儿脾常不足，饮食不知自节，若调护失宜，哺乳不当，饮食失节或不洁，过食生冷瓜果或难以消化之食物，皆能损伤脾胃，发生泄泻。如《素问·痹论》所说："饮食自倍，肠胃乃伤。"小儿易为食伤，发生伤食泻，在其他各种泄泻证候中亦常兼见伤食证候。

3. 脾胃虚弱 小儿素体脾虚，或久病迁延不愈，脾胃虚弱，胃弱则腐熟无能，脾虚则运化失职，不能分清别浊，清浊相干并走大肠，而成脾虚泄泻。亦有暴泻实证，失治误治，迁延不愈，风寒、湿热外邪已解而脾胃损伤，转成脾虚泄泻者。

4. 脾肾阳虚 脾虚致泻者，一般先耗脾气，继伤脾阳，日久则脾损及肾，造成脾肾阳虚。阳气不足，温煦失职，阴寒内盛，水谷不化，并走肠间，而致澄澈清冷，洞泄而下的脾肾阳虚泻。

由于小儿稚阳未充、稚阴未长，患泄泻后较成人更易于损阴伤阳发生变证。重症泄泻，因泻下过度，易于伤阴耗气，出现气阴两伤，甚至阴伤及阳，导致阴竭阳脱的危重变证。若久泻不止，脾气虚弱，土虚木亢，肝旺而生内风，可成慢惊风；脾虚失运，生化乏源，气血不足无以荣养脏腑肌肤，久则可致疳证。

三、症状识辨及辨证

1. 症状识辨

（1）辨舌脉及指纹：舌质淡，苔薄白，脉浮紧，指纹淡红，多为风寒泻；舌质红，苔黄腻，脉滑数，指纹紫，多为湿热泻；舌苔厚腻，或微黄，脉滑实，指纹滞，多为伤食泻；舌淡苔白，脉缓弱，指纹淡，多为脾虚泻。

（2）辨大便：大便为水样，或如蛋花汤样，量多次数多，气味臭，有时有少量黏液，多为湿热泻；大便清稀，夹有泡沫，气味不臭，多为风寒泻；大便稀溏，夹有乳凝块或不消化的食物，气味酸臭，多为伤食泻；大便稀溏，色淡不臭，多于食后作泻，多为脾虚泻。

2. 辨证要点

（1）辨寒热虚实：常证按起病缓急、病程长短分为暴泻、久泻，暴泻多属实，久泻多属虚或虚中夹实。湿热泻发病率高，便次多，便下急迫，色黄褐，气秽臭，或见少许黏液，舌苔黄腻；风寒泻大便清稀多泡沫，臭气轻，腹痛重，伴外感风寒症状；伤食泻有伤食史，纳呆腹胀，便稀夹不消化物，泻下后腹痛减。久泻辨证，脾虚泻病程迁延，脾气虚弱证象显露。

（2）识轻重缓急：轻者便次不多，便溏如糊状或如蛋花，身热不甚或不发热，无呕吐，能进食，精神尚好；重者便次较频，可达日十多次或数十次以上，或有呕吐、身热、精神萎靡或烦躁不安、口渴不止，甚或眼眶凹陷，尿量减少，四肢不温等。

四、证治要点

本病以八纲辨证为主，常证重在辨寒、热，虚、实；变证重在辨阴、阳。泄泻治疗主要以运脾化湿为基本法则。实证以祛邪为主，根据不同的证型分别治以疏风散寒、清肠化湿、消食导滞。虚证以扶正为主，分别治以健脾益气，温补脾肾。

五、分型条辨

1. 寒湿泻

【证候特点】大便清稀多沫，色淡不臭；肠鸣腹痛，面色淡白，口不渴，小便清长；苔白腻，脉濡，指纹色红。

【辨证要点】本证以大便清稀夹有泡沫，臭气不甚，肠鸣腹痛为临床特征。

【治法】温中散寒，化湿止泻。

【处方】补脾经，推三关，补大肠，揉外劳，揉脐，推上七节骨，揉龟尾，按揉足三里。

【方义】推三关，揉外劳温阳散寒，配补脾经，揉脐与按揉足三里能健脾化湿，温中散寒；补大肠，推上七节骨，揉龟尾温中止泻。

加减：腹痛，肠鸣重者加揉一窝风，拿肚角；体虚加捏脊；惊惕不安加清肝经，掐揉五指节。

※孙重三流派

处方：分手阴阳，多推三关，少退六腑，运八卦，补脾土，侧推大肠，补肺经，补肾水，天门入虎口，推上七节骨，揉龟尾，掐足三里，按肩井。

操作：

①分手阴阳：医者两手食指固定患儿掌根之两侧，中指托住患儿手背，无名指、小指固定患儿的四指，然后以两拇指自小天心处向两旁分至阳池、阴池，推 100 ~ 150 次。

②多推三关：用拇指罗纹面或食、中指指面自腕向肘做直推 300 ~ 500 次。

③少退六腑：令患儿侧置其左掌，手心向内，医者以左手持患儿之左手，食指在上伸直，扶患儿前臂，再以右手食、中二指自肘尖推至大横纹头，推 100 ~ 200 次。

④运八卦：用拇指面自乾向坎运至兑为一遍，在运至离时轻轻而过，运 100 ~ 300 次。

⑤补脾土：医者以左手握住患儿之手，同时以拇、食二指捏患儿拇指，使之微屈，再以右手拇指自患儿拇指尖推向板门，推 300 ~ 500 次。

⑥侧推大肠：医者以左手托住患儿之手，使掌侧置，右手食、中二指，夹住患儿之拇指，然后以拇指侧面沿患儿食指桡侧边，自指尖推向虎口，推 100 ~ 300 次。

⑦补肺经：用推法自无名指指尖向末节指纹方向做直推 100 ~ 300 次。

⑧补肾水：医者先以左手握住患儿之手，使手掌向上，再以右手拇指由阴池推到小指尖，推 100 ~ 200 次。

⑨天门入虎口：自小儿拇指端尺侧推至虎口处，推 100 ~ 200 次。

⑩推上七节骨：患儿俯卧，医者用拇指桡侧面或食、中二指面自下而上做直推100～200次。

⑪揉龟尾：用拇指端或中指端揉龟尾穴100～300次。

⑫掐揉足三里：用拇指端掐揉200～300次。

⑬按肩井：用指端按肩井穴10～30次。

方义：分手阴阳配合多推三关、少退六腑能温阳散寒，调和气血，行滞消食；运八卦、补脾土、天门入虎口、掐揉足三里能健脾和胃，强壮身体，益气和血；侧推大肠能温阳化湿；补肺经能宣畅肺气，逆流挽舟；补肾水温阳化气利水；推上七节骨、揉龟尾能通调大肠，温阳止泻；按肩井为结束手法。

※张汉臣流派

处方：主穴为补脾土穴7分钟，揉乙窝风穴5分钟（微慢，微用力），揉外劳宫穴4分钟，捏挤神阙穴、天枢穴。配穴为逆运内八卦穴2分钟，推四横纹穴4分钟，补肾水穴5分钟，揉二人上马穴3分钟。

方义：补脾土、揉乙窝风，健脾温中，治本病之本；揉外劳宫，配捏挤神阙、天枢两穴，可温下元，助消化，止腹痛及腹泻；逆运内八卦、推四横纹，行气消滞消胀；补肾水、揉二人上马，滋肾阴，助肾阳，利小便，巩固疗效。

※刘开运流派

处方：

常例开窍：开天门、推坎宫、推太阳、掐总筋、分阴阳各24次。

推五经：补脾经300次，清肝经250次，清心经100次，补肺经150次，补肾经200次。

配穴：清大肠150次，揉外劳100次，推三关70次，推六腑50次，按揉足三里60次，揉中脘150次，揉脐200次，按揉龟尾100次，推上七节骨50次，推肺俞至发红。

关窍：按肩井2～3次。

方义：常例开窍，推五经调理脏腑；其中重补脾经，揉中脘、足三里、肚脐能健脾化湿，温中散寒；补肺经、肾经助脾健运；揉龟尾、推上七节骨调理大肠固涩而止泻；肺与大肠相表里，推肺俞至发红宣肺气，清大肠而止泻止痛；按肩井关窍。

※津沽流派

处方：补脾土，泻大肠，推后溪，推上三关，旋揉腹部（逆时针），拿肚角，推上七节骨，揉龟尾。

方义：推上三关、推上七节骨为君，推上三关为温法代表手法，温阳以散寒，能帮助祛除体内及体表之寒邪，推上七节骨有温阳止泻之功，进一步加强推上三关散寒作用；配合补脾土、泻大肠以健脾利湿，再以推后溪利小便实大便；佐以拿肚角、揉龟尾行气调中，逆时针旋揉腹部以止泻。

※盛京流派

处方：分阴阳，推三关，揉外劳宫，推脾经，推上七节骨，拿肚角。

方义：分阴阳为代表手法。推三关、揉外劳宫温阳散寒为主；配以推脾经能健脾化湿；佐以推上七节骨止泻，拿肚角行气调中。

※滇南流派

处方：补脾经，板门推向横纹，补大肠，推三关，揉外劳宫，摩腹，振腹，揉龟尾，推上七节骨，捏脊，擦腰骶部。

操作：补脾经 300 次，板门推向横纹 100 次，补大肠 200 次，推三关 100 次，揉外劳宫 50 次，摩腹 3 分钟，振腹 1 分钟，揉龟尾 100 次，推上七节骨 100 次，捏脊 3 ~ 5 遍，横擦腰骶部以透热为度。

方义：补脾经健脾化湿；板门推向横纹、补大肠、揉龟尾、推上七节骨可以健脾止泻；推三关、揉外劳宫能温中散寒；摩腹、振腹、擦腰骶部、捏脊具有温阳散寒，健脾化湿之功。

2. 湿热泻

【证候特点】大便水样，或如蛋花汤样，泻下急迫，量多次频，气味秽臭，或泻下不爽；腹痛时作，食欲不振，或伴呕恶，神疲乏力，或发热烦闹，口渴，小便短黄；舌质红，苔黄腻，脉滑数，指纹紫。

【辨证要点】本证以大便水样，泻下急迫，量多气臭为临床特征。若泻下过度，本证易于转为伤阴甚至阴竭阳脱变证。

【治法】清肠解热，化湿止泻。

【处方】清脾胃，清大肠，清小肠，退六腑，揉天枢，揉龟尾。［推拿学 . 上海人民出版社 . 1976.］

【方义】清脾胃以清中焦湿热；清大肠、揉天枢清利肠腑湿热积滞；退六腑、清小肠清热利尿除湿；配揉龟尾以理肠止泻。

※三字经流派

处方：平肝经，清胃经，清天河水，清补大肠。

操作：

①平肝经：在食指掌面，由指根推至指尖 5 分钟。

②清胃经：从大鱼际外缘赤白肉际处，自腕横纹推至拇指根部 5 分钟。

③清天河水：自腕横纹中央推至肘横纹中央 10 分钟。

④清补大肠：在食指外侧，由指尖到指根来回推 10 分钟。

方义：平肝经意在清泻肝火，行气导滞；清胃经意在清内湿热；清天河水可清一切热邪，以增强清热利湿之效；清补大肠以调理肠腑，渗湿止泻。

※孙重三流派

处方：分手阴阳，少推三关，多退六腑，水底捞明月，推脾土，推心经，清肾水，侧推大肠，揉外劳宫，运八卦，揉脐及龟尾，掐足三里，分腹阴阳，苍龙摆尾。

操作：

①分手阴阳：医者两手食指固定患儿掌根之两侧，中指托住患儿手背，无名指、小指固定患儿的四指，然后以两拇指自小天心处向两旁分至阳池、阴池，推 100～150 次。

②少推三关：用拇指罗纹面或食、中指指面自腕向肘做直推 100～150 次。

③多退六腑：令患儿之掌侧置，手心向内，医者以左手持患儿之左手，食指在上伸直，抚患儿前臂，再以右手食、中二指自肘尖推至大横纹头，推 300～500 次。

④水底捞明月：医者先以左手持患儿之四指，再以右手食、中二指固定患儿之拇指，然后以拇指自患儿小指尖，推至小天心处，再转入内劳宫为一遍，推 30～50 次。

⑤推脾土：医者以左手握住患儿之手，同时以拇、食二指捏患儿拇指，使之伸直，医者以右手拇指自板门推向指尖为泻，推 100～300 次。

⑥推心经：医者先以左手握住患儿之手，使手指向上、手掌向外，再以右手拇指掌面，由患儿中指末节向上推之为清，推 100～200 次。

⑦清肾水：医者先以左手握住患儿之手，使手掌向上，再以右手拇指从患儿小指尖推到阴池，推 100～200 次。

⑧侧推大肠：医者以左手托住患儿之手，使掌侧置，右手食、中二指，夹住患儿之拇指，然后以拇指侧面沿患儿食指桡侧边，自虎口推向指尖，推 100～300 次。

⑨揉外劳宫：用食指或中指揉 100～500 次。

⑩运八卦：用拇指面自乾向坎运至兑为一遍，在运至离时轻轻而过，运 100～300 次。

⑪揉脐及龟尾：患儿仰卧位，医者坐其身旁，用一手手掌或食、中、无名三指指面着力揉脐，一手用中指指面揉龟尾穴 100～300 次。

⑫掐足三里：用拇指端掐按 20～30 次。

⑬分腹阴阳：以拇指罗纹面沿肋弓角边缘向两旁做分推 50～100 次。

⑭苍龙摆尾：医者用左手托患儿之肘肘时，右手拿患儿食、中、无名、小指，左右摇动如摆尾之状，摇 20～30 次。

方义：分手阴阳、少推三关、多退六腑能平衡阴阳，清泻里热；推脾土、侧推大肠能清热利湿；揉外劳宫能和血顺气，升阳举陷；揉脐及龟尾能调理肠腑，温阳止泻；推心经、清肾水、水底捞明月能清心、退热、泻火；运八卦、掐足三里、分腹阴阳能健脾和胃，理气消食；苍龙摆尾能退热、开胸、通便。

※张汉臣流派

处方：主穴为揉小天心穴 5 分钟，补肾水穴 5 分钟，清天河水穴 1 分钟，清小肠穴 10 分钟，揉二人上马穴 5 分钟，分阴阳 1 分钟。配穴为逆运内八卦 2 分钟，推四横纹穴 4 分钟，清大肠穴 3 分钟，曲泽穴、天枢穴、神阙穴先用三棱针刺出血，继用捏挤法。

方义：揉小天心穴，解暑邪；补肾水、清天河水，滋肾阴，泻心热，解口渴；清小肠穴配分阴阳，分别清浊；再揉二人上马，通利小便，以助疗效；逆运内八卦、推四横纹，和中健胃，助消化；推四横纹，消腹胀，又善消脏腑积热；清大肠穴，再配针刺和捏挤曲泽、天枢等穴，可固肠止泻；针刺和捏挤神阙穴，通结散滞，可止腹痛。

※海派

处方：基本方为补脾经，补大肠，清小肠，摩腹，揉脐，揉龟尾，推上七节骨。取穴为基本方（改清小肠为清大肠，改推上七节骨为推下七节骨）加退六腑。

操作：

①补脾经：用拇指罗纹面着力，在小儿拇指罗纹面做旋推，约 300 次。

②补大肠：用拇指罗纹面着力，在小儿食指桡侧缘自指尖向虎口处直推，约 100 次。

③摩腹：用手掌掌面或食、中、无名指罗纹面在小儿的腹部做摩法，约 5 分钟。

④揉脐：用掌根或中指端着力，在小儿的脐部做揉法，约 5 分钟。

⑤揉龟尾：用拇指端或中指端着力，于小儿龟尾穴做揉法，约 100 次。

⑥清大肠：从虎口直推向食指尖，约 100 次。

⑦推下七节骨：用拇指桡侧面或食、中二指面沿第四腰椎至尾椎骨端（长强）自上向下做直推，约 100 次。

⑧退六腑：用拇指面或食、中指面沿前臂尺侧自肘推向腕。

方义：补脾经以健脾利湿；补大肠以固肠止泻；摩腹、揉脐、揉龟尾，通调胃肠系统共奏涩肠止泻功效；推下七节骨、清大肠以疏调肠腑；退六腑以清利湿热。

※刘开运流派

处方：

常例开窍：开天门、推坎宫、推太阳、掐总筋、分阴阳各 24 次。

推五经：清脾经 300 次，清肝经 250 次，清心经 200 次，清肺经 100 次，补肾经 150 次。

配穴：清大肠 200 次，清后溪 150 次，推六腑 120 次，推三关 40 次，按揉足三里 60 次，揉中脘 150 次，揉脐 200 次，拿肚角 3 ~ 5 次，揉龟尾 100 次。

关窍：按肩井 2 ~ 3 次。

大便泻下不畅，里急后重感者，加推下七节骨；患儿泻势急迫且病情较重者，推擦肺俞至发红，再结合针刺肺俞放血治之。

方义：常例开窍，推五经用"清四补一"法，以清热为主，重清脾经以清中焦湿热为主，清大肠、后溪，推六腑清利湿热；按揉足三里、中脘、肚脐，拿肚角，揉龟尾，调中理气止痛止泻；按肩井关窍。

※津沽流派

处方：补脾土，泻大肠，退下六腑，旋揉腹部（逆时针），拿肚角，推下七节骨，揉龟尾。

方义：退下六腑、推下七节骨为君，二者分别为清法与下法的代表手法，合用以通腑泄热，取"通因通用"之意，祛其湿热之邪则泄泻可止。配合补脾土、泻大肠、揉龟尾以健脾利湿，脾胃健运则升发清阳，佐以拿肚角行气宽中，逆时针旋揉腹部以止泻。

※盛京流派

处方：分阴阳，推脾经，退六腑，清大肠，揉龟尾，清小肠。

方义：分阴阳为代表手法。推脾经、退六腑清利中焦湿热为主；配以清大肠消肠腑积滞；佐以揉龟尾调理大肠，清小肠清热利尿，利小便以实大便。

※滇南流派

处方：补脾经，板门推向横纹，清大肠，清天河水，退六腑，摩腹，揉脐及天枢，揉龟尾，推下七节骨，擦腰骶部。

操作：补脾经 300 次，板门推向横纹 100 次，清大肠 200 次，清天河水 100 次，退六腑 100 次，摩腹 3 分钟，揉脐及天枢各 50 次，揉龟尾 100 次，推下七节骨 100 次，擦腰骶部以透热为度。

方义：补脾经健脾化湿；板门推向横纹、揉龟尾、推下七节骨可以清利下焦湿热，清大肠可以除湿热，导积滞；清天河水、退六腑可以清热；摩腹、揉脐及天枢、横擦腰骶部能健脾和胃。

3. 伤食泻

【证候特点】大便稀溏，夹有乳凝块或食物残渣，气味酸臭，或如败卵；脘腹胀满，便前腹痛，腹痛拒按，泻后痛减，嗳气酸馊，或有呕吐，不思乳食，夜卧不安；舌苔厚腻，或微黄，脉滑实，指纹滞。

【辨证要点】本证常有乳食不节史，临床以便稀夹不消化食物，气味酸臭，脘腹胀痛，泻后痛减为特征。

【治法】消食化滞，运脾和胃。

【处方】补脾经，清大肠，揉板门，运内八卦，揉中脘，摩腹，揉天枢，揉龟尾。

[推拿学. 上海人民出版社. 1976.]

【方义】补脾经、揉中脘、运内八卦、揉板门、摩腹健脾和胃，行滞消食；清大肠、揉天枢疏调肠腑积滞；配揉龟尾以理肠止泻。

※三字经流派

处方：清胃经，清天河水，顺运八卦，清补大肠。

操作：

①清胃经：从大鱼际外缘赤白肉际处，自腕横纹推至拇指根部 10 分钟。

②清天河水：自腕横纹中央推至肘横纹中央 5 分钟。

③顺运八卦：在患儿左手掌面，以掌心为圆心，从圆心至中指根横纹约 2/3 处为半径，画一圆圈，此为八卦穴，顺时针运八卦 5 分钟。

④清补大肠：在食指外侧，由指尖到指根来回推 10 分钟。

方义：清胃经以消食化积，顺应升降；食积多有郁热，清天河水以清散郁热；顺运八卦可宽胸理气，消积导滞；清补大肠具有调理肠腑，渗湿止泻之功。

※孙重三流派

处方：分手阴阳，推三关，退六腑，天门入虎口，补脾土，运八卦，侧推大肠，揉中脘，揉神阙，拿肚角，掐足三里，苍龙摆尾。

操作：

①分手阴阳：医者两手食指固定患儿掌根之两侧，中指托住患儿手背，无名指、小指固定患儿的四指，然后以两拇指自小天心处向两旁分至阳池、阴池，推 100~150 次。

②推三关：令患儿侧置其掌，手心向内，医者以左手持患儿之左手，食指在下伸直，托患儿前臂，再以右手食、中二指，自桡侧大横纹头直上推至曲池，推 100~300 次。

③退六腑：令患儿之掌侧置，手心向内，医者以左手持患儿之左手，食指在上伸直，抚患儿前臂，再以右手食、中二指自肘尖推至大横纹头，推 200~500 次。

④天门入虎口：自小儿拇指端内侧推至虎口处，推 100~200 次。

⑤补脾土：医者以左手握住患儿之手，同时以拇、食二指捏患儿拇指，使之微屈，再以右手拇指自患儿拇指尖推向板门，推 100~300 次。

⑥运八卦：医者先以左手持患儿左手之四指，使掌心向上，同时拇指按定离宫，再以右手食、中二指夹住患儿之拇指，然后以拇指自乾向坎运至兑宫为一遍。在运至离宫时，应从左手拇指上运过，否则恐动离火，运 200~500 次。

⑦侧推大肠：医者以左手托住患儿之手，使掌侧置，右手食、中二指，夹住患儿之拇指，然后以拇指侧面沿患儿食指桡侧边自虎口推向指尖，推 200~300 次。

⑧揉中脘：令患儿仰卧，医者以右手四指按而揉之，揉 100~200 次。

⑨揉神阙：令患儿仰卧，医者以右手掌心，按患儿肚脐，揉摩 100~200 次。

⑩拿肚角：部位在脐下 2 寸，旁开 2 寸两大筋。操作时令患儿仰卧，医者站于患儿左侧，医者双手拇指置于肚角穴上，而双手食、中两指置于腰背部与肚角相对的位置，然后两手相对用力拿住肚角穴，一紧一松，向腹部两侧反复操作，力度以患儿能耐受为度，拿 10~50 次。

⑪掐足三里：医者以拇指掐而揉之，掐揉 100~200 次。

⑫苍龙摆尾：医者用左手托患儿之肘肘，右手拿患儿食、中、无名、小指，左右摇动如摆尾之状，摇 20~30 次。

方义：分手阴阳、推三关、退六腑、天门入虎口合用能平衡阴阳，调和气血，行滞消食；补脾土、运八卦、侧推大肠能健脾胃，行气血，清湿热；揉中脘、揉神阙、拿肚角能健脾和胃、理气消滞；掐足三里能健脾和胃，强壮身体；苍龙摆尾能退热、开胸、通便。

※**张汉臣流派**

处方：主穴为揉小天心穴3分钟，揉乙窝风穴3分钟，补肾水穴5分钟，清板门穴5分钟。配穴为逆运内八卦穴2分钟，推四横纹穴4分钟，揉合谷穴1分钟，揉二人上马穴5分钟，清天河水穴1分钟，清大肠穴3分钟。

方义：揉小天心，配揉乙窝风，发汗透表，疏散风寒；补肾水、清板门，滋阴清热，退发烧，又清胃热；逆运内八卦、推四横纹、揉合谷，和中健胃，助消化，止呕吐，又消胃腑胀热；揉二人上马、清天河水，清热利尿；再清大肠，固肠涩便。

※**海派**

处方：基本方为补脾经，补大肠，清小肠，摩腹，揉脐，揉龟尾，推上七节骨。取穴为基本方加清胃经，揉中脘，拿肚角。

操作：

①补脾经：用拇指罗纹面着力，在小儿拇指罗纹面做旋推，约300次。

②补大肠：用拇指罗纹面着力，在小儿食指桡侧缘自指尖向虎口处直推，约100次。

③清小肠：用拇指罗纹面着力，在小儿小指尺侧缘自指根向指尖直推，约100次。

④摩腹：用手掌掌面或食、中、无名指罗纹面在小儿的腹部做摩法，约5分钟。

⑤揉脐：用掌根或中指端着力，在小儿的脐部做揉法，约5分钟。

⑥揉龟尾：用拇指端或中指端着力，于小儿龟尾穴做揉法，约100次。

⑦推上七节骨：用拇指罗纹面或食、中两指罗纹面自小儿尾椎骨端向命门穴直推，约100次。

⑧清胃经：拇指掌面近掌端第一节，自掌根向拇指方向直推，约100次。

⑨揉中脘：用一指禅或掌根揉中脘穴，约100次。

⑩拿肚角：用拇、食、中三指做拿法，称拿肚角，3~5次。

方义：补脾经以健脾利湿；补大肠以固肠止泻；清小肠以利小便实大便；摩腹、揉脐、揉龟尾、推上七节骨乃止泻四大手法，通调胃肠系统共奏涩肠止泻功效；清胃经、揉中脘、拿肚角可消食化积，顺应升降。

※**津沽流派**

处方：补脾土，泻大肠，揉板门，分腹阴阳，旋揉腹部（逆时针），拿肚角，推下七节骨，揉龟尾。

方义：分腹阴阳、揉板门为君，以行气和胃，消食下积；配合拿肚角行气宽中；再以推下七节骨、揉龟尾、泻大肠清肠腑积滞；佐以逆时针旋揉腹部止泻；补脾土以助固护脾胃。

※盛京流派

处方：分阴阳，推脾经，揉板门，运内八卦，清大肠，揉龟尾。

方义：分阴阳为代表手法。推脾经、揉板门健脾消食为主；配以运内八卦和中理气；佐以清大肠、揉龟尾调理大肠，行气导滞。

※滇南流派

处方：补脾经，清大肠，清胃经，揉板门，摩腹，揉中脘，揉脐及天枢，分腹阴阳，揉龟尾，推下七节骨。

操作：补脾经 300 次，清大肠 200 次，清胃经 300 次，揉板门 50 次，摩腹 3 分钟，揉中脘 50 次，揉脐及天枢各 50 次，分腹阴阳 100 次，揉龟尾 100 次，推下七节骨 100 次。

方义：补脾经健脾和胃；清大肠可以除湿热，导积滞；清胃经能清利中焦湿热，和胃降逆；揉板门可以消食导滞；摩腹，揉中脘，揉脐及天枢，分腹阴阳能健脾助运；揉龟尾，推下七节骨消食导滞。

4. 脾虚泻

【证候特点】大便稀溏，色淡不臭，多于食后作泻，时轻时重；神疲倦怠，面色萎黄，腹胀纳呆；舌淡苔白，脉缓弱，指纹淡。

【辨证要点】本证病程较长，临床以大便稀溏，色淡不臭，多于食后作泻，腹胀纳呆为特征。本证进一步发展，则由脾及肾，易转成脾肾阳虚泻，或久泻而成疳证。

【治法】健脾益气，助运止泻。

【处方】补脾经、补大肠、推三关、摩腹、揉脐、推上七节骨、揉龟尾、捏脊。

[推拿学. 上海人民出版社. 1976.]

【方义】补脾经、补大肠健脾益气，固肠实便；推三关、摩腹、揉脐、捏脊温阳补中；配推上七节骨、揉龟尾以温阳止泻。

※三字经流派

处方：清补大肠，清补脾经，补脾经。

操作：

①清补大肠：在食指外侧，由指尖到指根来回推 10 分钟。

②清补脾经：在拇指外侧，由指尖到指根来回推 10 分钟。

③补脾经：在拇指外侧，由指尖推至指根 5 分钟。

方义：清补大肠意在调理肠腑，化湿止泻；清补脾经意在健脾助运而止泻；补脾经意在健脾益气而止泻。

※孙重三流派

处方：推三关，多补脾土，运八卦，天门入虎口，运水入土，补肾水，侧推大肠，揉中脘，揉脐及龟尾，推上七节骨，掐足三里，按肩井。

操作：

①推三关：用拇指罗纹面或食、中指指面自腕向肘做直推 300~500 次。

②多补脾土：医者以左手握住患儿之手，同时以拇、食二指捏患儿拇指，使之微屈，再以右手拇指自患儿拇指尖推向板门，推 100~200 次。

③运八卦：用拇指面自乾向坎运至兑为一遍，在运至离时轻轻而过，运 100~300 次。

④天门入虎口：医者以左手拇、中二指捏患儿拇指，食指托患儿指根，右手食、中二指夹住患儿的食、中、无名、小四指，使手指向上，手掌向外，再以拇指侧面自患儿拇指尖尺侧沿赤白肉际，推到虎口，推 100~200 次。

⑤运水入土：医者左手握住患儿之手指，使手掌向上，同时拇、中二指捏患儿拇指，再以右手拇指侧面，自患儿小指端，循手掌边缘，向上推运，至大指梢为一遍，推运 100~200 次。

⑥补肾水：医者先以左手握住患儿之手，使手掌向上，再以右手拇指由阴池推到小指尖，推 100~200 次。

⑦侧推大肠：医者以左手托住患儿之手，使掌侧置，右手食、中二指，夹住患儿之拇指，然后以拇指侧面沿患儿食指桡侧边自指尖推向虎口，推 100~300 次。

⑧揉中脘：令儿仰卧，医者以右手四指按而揉之，揉 100~200 次。

⑨揉脐及龟尾：患儿仰卧位，医者坐其身旁，用一手手掌或食、中、无名三指指面着力揉脐，一手用中指指面揉龟尾穴 100~300 次。

⑩推上七节骨：用拇指桡侧面或食、中二指指面自下而上做直推 100~200 次。

⑪掐足三里：用拇指端掐按足三里穴 20~30 次。

⑫按肩井：用指端按肩井穴 10~30 次。

方义：推三关、补脾土能温阳散寒，益气活血；运八卦、天门入虎口能宽胸理气，行滞除痞；运水入土、补肾经能健脾燥湿，温养下元；揉中脘能健脾和胃，消食和中；侧推大肠、揉脐及龟尾、推上七节骨能温阳止泻，调理肠腑；掐足三里能健脾和胃，强壮身体；按肩井为总收法。

※张汉臣流派

处方：主穴为补脾土穴 7 分钟，揉乙窝风穴 5 分钟（微慢，微用力），揉外劳宫穴 4 分钟，捏挤神阙穴、天枢穴。配穴为顺运内八卦穴 2 分钟，推四横纹穴 4 分钟，补肾水穴 5 分钟，揉二人上马穴 3 分钟。

方义：补脾土、揉乙窝风，健脾温中，治本病之本；揉外劳宫，配捏挤神阙、天枢两穴，可温下元，助消化，止腹痛及腹泻；顺运内八卦，敛中气，治食后作泻有效；推四横纹，行气消滞消胀；补肾水、揉二人上马，滋肾阴，助肾阳，利小便，巩固疗效。

※海派

处方：基本方为补脾经，补大肠，清小肠，摩腹，揉脐，揉龟尾，推上七节骨。取穴为基本方加揉板门，推运内八卦，揉脾俞，揉胃俞，捏脊，揉足三里。

操作：

①补脾经：用拇指罗纹面着力，在小儿拇指罗纹面做旋推，约300次。

②补大肠：用拇指罗纹面着力，在小儿食指桡侧缘自指尖向虎口处直推，约100次。

③清小肠：用拇指罗纹面着力，在小儿小指尺侧缘自指根向指尖直推，约100次。

④摩腹：用手掌掌面或食、中、无名指罗纹面在小儿的腹部做摩法，约5分钟。

⑤揉脐：用掌根或中指端着力，在小儿的脐部做揉法，约5分钟。

⑥揉龟尾：用拇指端或中指端着力，于小儿龟尾穴做揉法，约100次。

⑦推上七节骨：用拇指罗纹面或食、中两指罗纹面自小儿尾椎骨端向命门穴直推，约100次。

⑧揉板门：用指端揉手掌鱼际平面，约100次。

⑨运内八卦：用拇指罗纹面着力，在小儿掌心四周做推运，约50次。

⑩揉脾俞：一指禅推或指揉小儿背部第十一胸椎棘突下两侧旁开1.5寸脾俞处，约100次。

⑪揉胃俞：一指禅推或指揉小儿背部第十二胸椎棘突下两侧旁开1.5寸胃俞处，约100次。

⑫捏脊：自下而上沿长强至大椎成一直线用捏法，约10遍。

⑬揉足三里：用拇指端着力，在小儿外膝眼下3寸、胫骨旁开1寸处做按揉法，约50次。

方义：补脾经以健脾利湿；补大肠以固肠止泻；清小肠以利小便实大便；摩腹、揉脐、揉龟尾、推上七节骨乃止泻四大手法，通调胃肠系统共奏涩肠止泻功效；揉板门、运内八卦、捏脊可和脏腑、培元气；揉足三里、脾俞、胃俞能健脾止泻。

※刘开运流派

处方：

常例开窍：开天门、推坎宫、推太阳、掐总筋、分阴阳各24次。

推五经：补脾经400次，清肝经250次，先补心经300次，后清心经150次，补肺经200次，补肾经350次。

配穴：清大肠150次，揉外劳100次，揉中脘（补中法）300次，摩腹100次，捏脊5次，揉脐200次，揉龟尾120次，推上七节骨60次，推肺俞至发红。

关窍：按肩井2~3次。

肾阳虚者，加重补肾经，揉外劳；久泻不止有中气下陷者，加按揉百会或用灸百会法。

方义：常例开窍，重推脾经。配揉中脘（补中法）健脾益气助运化；清肝经以防肝旺乘脾土；补肺、肾、心三经温阳助脾，后清心以防火动；摩腹、捏脊、揉外劳、揉脐温阳补中；推大肠、揉龟尾、推上七节固肠实便，为止泻之要穴；推揉肺俞至发红宣肺气，助脾运而止泻；按肩井关窍。

※津沽流派

处方：补脾土，旋揉腹部（逆时针），拿肚角，揉足三里，推上七节骨，揉龟尾，捏脊。

方义：补脾土、揉足三里、捏脊为君，揉足三里穴以益气健脾，助脾胃运化；捏脊则可调和气血，从整体上调整小儿脏腑功能，三者合而用之补脾益气、健脾化湿；配合推上七节骨、揉龟尾可温阳止泻；佐以拿肚角行气宽中；逆时针旋揉腹部以止泻。

※盛京流派

处方：分阴阳、补脾经、捏脊、推上七节骨、揉龟尾、掐十指节。

方义：分阴阳为代表手法；补脾经健脾固脱止泻为主；配以捏脊温阳补中；佐以推上七节骨、揉龟尾涩肠止泻，掐十指节止痉预防慢惊风。

※滇南流派

处方：补脾经，板门推向横纹，补大肠，推三关，揉外劳宫，振腹，揉脐、气海、关元，揉龟尾，推上七节骨，擦腰骶部，捏脊。

操作：补脾经300次，板门推向横纹100次，补大肠200次，推三关100次，揉外劳宫50次，振腹1分钟，揉脐、气海、关元各50次，揉龟尾100次，推上七节骨100次，擦腰骶部以透热为度，捏脊3~5遍。

方义：补脾经健脾益气；板门推向横纹，补大肠，揉龟尾，推上七节骨可以健脾止泻；推三关，揉外劳宫能温中散寒；振腹，揉脐、气海、关元能健脾益气；擦腰骶部，捏脊具有调理脏腑、通经络、培元气之功。

5. 风寒泻

【证候特点】泄泻清稀，中多泡沫，臭气不甚，肠鸣腹痛；或兼恶寒发热；舌苔白腻。

【治法】疏风散寒，温中止泻。

※三字经流派

处方：揉一窝风，揉外劳宫，清补大肠。

操作：

①揉一窝风：在手背腕横纹正中凹陷中，顺时针、逆时针各揉2.5分钟。

②揉外劳宫：在掌背中指、无名指两骨中间凹处，顺时针、逆时针各揉2.5

分钟。

③清补大肠：在食指外侧，由指尖到指根来回推 10 分钟。

方义：揉一窝风以发散风寒；揉外劳宫温中散寒而止痛；清补大肠以调理肠腑，渗湿止泻。

※海派

处方：基本方为补脾经，补大肠，清小肠，摩腹，揉脐，揉龟尾，推上七节骨。取穴为基本方加揉外劳宫，推三关。

操作：

①补脾经：用拇指罗纹面着力，在小儿拇指罗纹面做旋推，约 300 次。

②补大肠：用拇指罗纹面着力，在小儿食指桡侧缘自指尖向虎口处直推，约 100 次。

③清小肠：用拇指罗纹面着力，在小儿小指尺侧缘自指根向指尖直推，约 100 次。

④摩腹：用手掌掌面或食、中、无名指罗纹面在小儿的腹部做摩法，约 5 分钟。

⑤揉脐：用掌根或中指端着力，在小儿的脐部做揉法，约 5 分钟。

⑥揉龟尾：用拇指端或中指端着力，于小儿龟尾穴做揉法，约 100 次。

⑦推上七节骨：用拇指罗纹面或食、中两指罗纹面自小儿尾椎骨端向命门穴直推，约 100 次。

⑧揉外劳宫：在掌背中指、无名指两骨中间凹处做揉法，约 100 次。

⑨推三关：用拇指桡侧面或食、中指面沿前臂桡侧，自腕推向肘，约 100 次。

方义：补脾经以健脾利湿；补大肠以固肠止泻；清小肠以利小便实大便；摩腹、揉脐、揉龟尾、推上七节骨乃止泻四大手法，通调胃肠系统共奏涩肠止泻功效；揉外劳宫、推三关温中散寒而止泻。

6. 热证吐泻

【证候特点】吐逆不止，泄泻黄水；口渴饮冷，身热烦躁，小便短赤，喜冷恶热；舌红苔黄。多为感受暑热所致。

【辨证要点】吐逆不止，泄泻黄水，身热烦躁。

【治法】清热利湿。

※孙重三流派

处方：分手阴阳，多推脾土，运八卦，运土入水，侧推大肠，清肾水，掐小天心，掐二人上马，掐四横纹，清天河水，按肩井。

操作：

①分手阴阳：医者两手食指固定患儿掌根之两侧，中指托住患儿手背，无名指、小指固定患儿的四指，然后以两拇指自小天心处向两旁分至阳池、阴池，推 100 ~ 150 次。

②多推脾土：医者以左手握住患儿之手，同时以拇、食二指捏患儿拇指，将患儿拇指伸直，自板门推向指尖为泻，推 300～500 次。

③运八卦：用拇指面自乾向坎运至兑为一遍，在运至离时轻轻而过，运 100～300 次。

④运土入水：医者以左手握住患儿之手指，使手掌向上，同时，拇、中二指捏患儿拇指，再以右手拇指侧面，自患儿拇指端，循手掌边缘，向上推运至小指端为一遍，推运 100～200 次。

⑤侧推大肠：医者以左手托住患儿之手，使掌侧置，右手食、中二指，夹住患儿之拇指，然后以拇指侧面沿患儿食指桡侧边，自虎口推向指尖，推 100～300 次。

⑥清肾水：医者先以左手握住患儿之手，使手掌向上，再以右手拇指从患儿小指尖推到阴池 100～200 次。

⑦掐小天心：用拇指指甲掐揉小天心 50～100 次。

⑧掐二人上马：以拇指指甲掐二人上马穴，继以揉之 100～300 次。

⑨掐四横纹：以拇指指甲依次掐之，继而揉之 100～300 次。

⑩清天河水：医者以左手持患儿之手，使掌心向上，食指在下伸直，托患儿前臂，再以右手拇指侧面或食、中二指正面，自总经（筋）向上成直线推之，推 100～200 次。

⑪按肩井：用指端按肩井穴 10～30 次。

方义：分手阴阳，平衡阴阳；运土入水、推脾土（清法）、清肾水化湿清热；掐小天心、清天河水、掐二人上马加强清热利小便的作用；侧推大肠（清法）荡涤肠腑；掐四横纹、运八卦调畅气机；按肩井为总收法。

7. 寒证吐泻

【证候特点】面白神倦，时吐时泻，乳食不化，泻下清稀；口渴不欲饮，喜热恶冷，多由脾虚感寒所致。

【辨证要点】时吐时泻，乳食不化，泻下清稀。

【治法】温阳散寒利湿。

※孙重三流派

处方：分手阴阳，多推三关，少退六腑，补脾土，天门入虎口，运八卦（不按离宫），侧推大肠，补肾水，推上七节骨，按肩井。

操作：

①分手阴阳：医者两手食指固定患儿掌根之两侧，中指托住患儿手背，无名指、小指固定患儿的四指，然后以两拇指自小天心处向两旁分至阳池、阴池，推 100～150 次。

②多推三关：令患儿侧置其掌，手心向内，医者以左手持患儿之左手，食指在下伸直，托患儿前臂，再以右手食、中二指，自桡侧大横纹头，直上推至曲池，推 300～500 次。

③少退六腑：令患儿手掌侧置，手心向内，医者以左手持患儿之左手，食指在上伸直，抚患儿前臂，再以右手食、中二指自肘尖推至大横纹头，推100~200次。

④补脾土：医者以左手握住患儿之手，同时以拇、食二指捏患儿拇指，使之微屈，再以右手拇指自患儿拇指尖推向板门推100~200次。

⑤天门入虎口：医者以左手拇、中二指捏患儿拇指，食指托患儿指根，右手食、中二指夹住患儿的食、中、无名、小四指，使手指向上，手掌向外，再以拇指侧面自患儿拇指尖尺侧沿赤白肉际推到虎口，推100~200次。

⑥运八卦：用拇指面自乾向坎运至兑为一遍，运50~100次。

⑦侧推大肠：医者以左手托住患儿之手，使掌侧置，右手食、中二指，夹住患儿之拇指，然后以拇指侧面沿患儿食指桡侧边，自指尖推向虎口。推100~300次。

⑧补肾水：医者先以左手握住患儿之手，使手掌向上，再以右手拇指由阴池推到小指尖，推100~200次。

⑨推上七节骨：用拇指桡侧面或食、中二指面自下而上做直推100~200次。

⑩按肩井：用指端按肩井穴10~30次。

方义：分手阴阳、多推三关、少退六腑调整阴阳平衡，和血顺气；补脾土、补肾水以温补中阳、健脾化湿；侧推大肠、推上七节骨调理肠腑；运八卦、天门入虎口能理气消胀，行滞消食；按肩井为总收法。

8. 肾虚泻

【证候特点】黎明时肠鸣作痛，泻下稀溏，或伴有黏液或绿色奶块等，泻后即安，昼无大便；面色青黑，下腹畏寒等。

※张汉臣流派

处方：主穴为补肾水10~15分钟，分阳穴2分钟，揉外劳宫穴4分钟，捏挤神阙穴、天枢穴，清大肠穴3分钟。配穴为揉小天心穴3分钟，揉二人上马穴3分钟，清天河水穴半分钟。

方义：补肾水，可大滋肾阴，温肾阳，为止黎明泄泻主穴，退面色青黑，以治肾虚作泻之本；分阳一穴，可使阴阳平衡，消便物色绿；揉外劳宫，捏挤神阙，温下元，散凝寒，助消化，又消便物中黏液和奶块，并治下腹畏寒和止腹痛；清大肠穴，配捏挤天枢穴，消腹胀，又能固肠止泻；揉小天心，配揉二人上马，清天河水，三穴配伍有清热、利湿、利尿作用，又可使患儿黎明安静睡眠。

9. 惊泻

【证候特点】夜睡不宁，昼则惊惕，粪稠若胶，色青如苔。

※张汉臣流派

处方：主穴为揉小天心穴5分钟，补肾水穴7分钟，清天河水穴1分半钟，分阴阳1分钟。配穴为揉外劳宫穴4分钟，清大肠穴3分钟，揉二人上马穴3分钟。

方义：揉小天心，镇惊安眠；补肾水，滋阴涵肝，以防肝损及脾；清天河水，泄心热，又能制惊；以上三穴为治惊泻之本。分阴阳，可调阴阳平衡；揉外劳宫，温下元，助消化；再清大肠一穴，可固肠涩便；揉二人上马，潜阳利尿，以助疗效。

10. 脾肾阳虚泻

【证候特点】久泻不止，大便清稀，澄澈清冷，完谷不化；或见脱肛，形寒肢冷，面色㿠白，精神萎靡，睡时露睛；舌淡苔白，脉细弱，指纹色淡。

【辨证要点】完谷不化，形寒肢冷，面色㿠白，舌淡苔白。

【治法】健脾益肾，和中止泻。

※张汉臣流派

处方：主穴为补脾土穴7分钟，补肾水穴7分钟，揉外劳宫穴4分钟，先用针刺神阙穴继用捏挤法，清大肠穴3分钟。配穴为逆运内八卦穴2分钟，推四横纹穴4分钟，揉小天心穴3分钟，揉二人上马穴3分钟，清天河水穴半分钟。

方义：补脾土、补肾水，可助脾肾两脏之阳，以治本病之本，并能助神，又退面部青、黄、黑三色，止夜间便泻；揉外劳宫，配针刺和捏挤神阙穴，清大肠，助命门火，温下元，散凝寒，止肠鸣、腹痛及便物色绿及黏液等；逆运内八卦、推四横纹，和中健胃，进乳饮，助消化，又消腹胀；再揉小天心穴、二人上马，清天河水，三穴配伍有清神、镇静安眠、利尿作用。

※海派

处方：基本方为补脾经，补大肠，清小肠，摩腹，揉脐，揉龟尾，推上七节骨。取穴为基本方加擦八髎，揉脾俞，揉肾俞，捏脊。

操作：

①补脾经：用拇指罗纹面着力，在小儿拇指罗纹面做旋推，约300次。

②补大肠：用拇指罗纹面着力，在小儿食指桡侧缘自指尖向虎口处直推，约100次。

③清小肠：用拇指罗纹面着力，在小儿小指尺侧缘自指根向指尖直推，约100次。

④摩腹：用手掌掌面或食、中、无名指罗纹面在小儿的腹部做摩法，约5分钟。

⑤揉脐：用掌根或中指端着力，在小儿的脐部做揉法，约5分钟。

⑥揉龟尾：用拇指端或中指端着力，于小儿龟尾穴做揉法，约100次。

⑦推上七节骨：用拇指罗纹面或食、中两指罗纹面自小儿尾椎骨端向命门穴直推，约100次。

⑧擦八髎：用掌根或小鱼际着力，在小儿骶部八髎部做擦法，擦至局部发热，约100次。

⑨揉脾俞：一指禅推或指揉小儿背部第十一胸椎棘突下两侧旁开1.5寸脾俞处，约300次。

⑩揉肾俞：一指禅推或指揉小儿背部第二腰椎棘突下两侧旁开1.5寸肾俞处，约

300 次。

⑪捏脊：自下而上沿长强至大椎成一直线用捏法，约 10 遍。

方义：补脾经以健脾利湿；补大肠以固肠止泻；清小肠以利小便实大便；摩腹、揉脐、揉龟尾、推上七节骨乃止泻四大手法，通调胃肠系统共奏涩肠止泻功效；擦八髎能温阳而止泻；揉脾俞、肾俞能健脾益肾；捏脊可和脏腑、培元气。

※滇南流派

处方：补肾经，板门推向横纹，补大肠，推三关，揉外劳宫，振腹，揉脐及丹田，揉龟尾，推上七节骨，擦腰骶部，捏脊。

操作：补肾经 300 次，板门推向横纹 100 次，补大肠 200 次，推三关 100 次，揉外劳宫 50 次，振腹 1 分钟，揉脐及丹田各 50 次，揉龟尾 100 次，推上七节骨 100 次，擦腰骶部以透热为度，捏脊 3 ~ 5 遍。

方义：补肾经能温补下元；板门推向横纹、补大肠、揉龟尾、推上七节骨可以涩肠止泻；推三关，揉外劳宫能温阳散寒；振腹，揉脐及丹田能温补脾肾；擦腰骶部培元固本，捏脊具有调阴阳、理气血、和脏腑、培元气之功。

11. 湿热伤阴泻

【证候特点】泄泻时缓时急，便物有奶块或伴有水及黏液等，便色或黄或绿，甚则肛门红肿，或伴有腹痛等；多伴有湿疹，或兼有咳嗽，喉有痰鸣声，头汗多，手心及头后部热，精神正常，乳食量正常。

※张汉臣流派

处方：主穴为补脾土穴 5 分钟，补肾水穴 5 分钟，揉外劳宫穴 4 分钟，清大肠穴 3 分钟。配穴为清板门穴 5 分钟，揉小天心穴 3 分钟，揉二人上马穴 3 分钟，清天河水穴 1 分钟，先用针刺神阙、天枢穴继用捏挤法。

加减：

①如伴有感冒时，去补脾土穴。另外，首先揉小天心穴，次再揉乙窝风穴 3 分钟，两穴配伍可解表发汗；清板门穴，放在补肾水穴后操作；其他穴可按以上次序进行。

②如见便物水多，小便少，于揉小天心穴后，加清小肠穴 10 分钟，以利小便。

③便物色绿甚的，属寒，可首先加分阳穴 2 分钟，用重手法。

④如见肛门红肿，或肛门周围有水泡的，清大肠用重手法并增加 10 ~ 15 分钟。

⑤如见乳食量减，或伴有溢奶和呕吐的，逆运内八卦穴，操作时间加 2 分钟（共 4 分钟），加推四横纹穴 4 分钟，加揉合谷穴 1 分钟。

⑥如见手心热甚的，为阴血不足，内热烦扰现象。清板门穴放在补肾水穴后操作，用重手法。

⑦如见湿疹透发较剧的，补脾土穴暂停不用。因本穴性燥，推补本穴后，往往多见湿疹透发更剧。待湿疹稍有缓解后，再推本穴。

方义：补脾土、补肾水，以治先天、后天不足之本；揉外劳宫，助消化；清大肠穴，祛肠热，又能固肠涩便；清板门穴，再配补肾水穴，有滋阴清虚热作用；揉小天心穴、揉二人上马穴、清天河水穴，有镇静安眠，清心热，利湿、利尿作用；再捏挤神阙、天枢两穴，消腹胀，止腹痛，止泄泻。

12. 吐泻兼作

【证候特点】吐泻并重，每日数次或十余次；口渴引饮，饮后即吐，中等程度发热，烦躁不安，面色苍白无华，口干唇赤；舌边尖红，苔黄腻，指纹紫，脉洪数。

【治法】清泄肠胃湿热。

※刘开运流派

处方：

常例开窍：开天门、推坎宫、推太阳、掐总筋、分阴阳各 24 次。

推五经：清脾经 400 次，清肝经 300 次，清心经 250 次，清肺经 350 次，补肾经 200 次。

配穴：清大肠 200 次，清后溪 150 次，揉外劳 100 次，推六腑 150 次，推三关 50 次，揉中脘 150 次，揉脐 200 次，按揉足三里 80 次，揉龟尾 100 次，推上七节 60 次，推揉板门 100 次，推天柱 100 次，推擦肺俞至发红。

关窍：按肩井 2~3 次。

方义：常例开窍，推五经用"清四补一"法以清热为主；其中重清脾经以清中焦湿热，次清肺经，助脾经清热，利大肠，再清肝经、心经，助脾经清热又能防止肝旺火动而伤脾阴，补肾经助脾化湿；清大肠、后溪，推六腑通利二便以泻湿热；按揉足三里、龟尾理肠止泻；推揉板门既能止泻又能止呕，合推天柱止呕之功更强；推肺俞宣肺降逆而利大肠，能助止吐止泻之功；按肩井关窍。

六、特色技法

1. 三字经流派（独穴治疗）

名称：清补大肠。

主治：脾虚泄泻。

穴位：大肠穴位于食指外侧，由指尖到指根。

操作：来回推为清补，40 分钟。

2. 孙重三流派

名称：揉脐及龟尾并擦七节骨。

操作：先令患儿仰卧，医者一手揉脐，另一手揉龟尾。揉毕再令患儿伏卧，自龟尾推至七节骨为补；反之为泻。

方义：运用揉脐及龟尾并擦七节骨法治疗热泻时，须向下擦七节骨，达到泻热通便的目的，而在治疗脾虚泻时，须向上擦七节骨，起到补虚固涩的作用。

3. 海派（独穴治疗）

名称：天枢治疗泄泻。

穴位：腹部，横平脐中，前正中线旁开 2 寸处。

操作：揉 5 分钟。

4. 滇南流派

手法：直推法、振法、擦法。

名称：健脾止泻法治疗脾虚泻。

穴位：脾经、腹、腰骶部。

操作：补脾 300 次；振腹 3 分钟；横擦腰骶部，以透热为度。

七、现代医学认识

（一）诊断要点

根据发病季节、病史（包括喂养史和流行病学资料）、临床表现和大便性状易于做出临床诊断。必须判定有无脱水（程度和性质）、电解质紊乱和酸碱失衡；肠道内感染的病原学诊断比较困难，注意寻找病因。

（二）临证鉴别

可先根据大便常规有无白细胞将腹泻分为两组。

1. 大便无或偶见少量白细胞者

为侵袭性细菌以外的病因（如病毒、非侵袭性细菌、寄生虫等肠道内、外感染或喂养不当）引起的腹泻，多为水泻，有时伴脱水症状，应与下列疾病鉴别：

（1）生理性腹泻：多见于 6 个月以内婴儿，外观虚胖，常有湿疹，生后不久即出现腹泻，除大便次数增多外，无其他症状，食欲好，不影响生长发育。近年来发现此类腹泻可为乳糖不耐受的一种特殊类型，添加辅食后，大便即转为正常。

（2）导致小肠消化吸收功能障碍的各种疾病：如乳糖酶缺乏、葡萄糖－半乳糖吸收不良、失氯性腹泻、原发性胆酸吸收不良、过敏性腹泻等，可根据各病特点进行鉴别。

2. 大便有较多白细胞者

常由各种侵袭性细菌感染所致，仅凭临床表现难以区分，必要时应进行大便细菌培养、细菌血清型和毒性检测，尚需与下列疾病鉴别：

（1）细菌性痢疾：常有流行病学接触史，便次多，量少，脓血便伴里急后重，大便镜检有较多脓细胞、红细胞和吞噬细胞，大便细菌培养有痢疾杆菌生长可确诊。

（2）坏死性肠炎：中毒症状较严重，腹痛，腹胀，频繁呕吐，高热，大便糊状呈暗红色，渐出现典型的赤豆汤样血便，常伴休克，腹部 X 线摄片呈小肠局限性充气扩张，肠间隙增宽，肠壁积气等。

八、古籍辑录

1.《小儿推拿广意》 肝冷传脾臭绿青，焦黄脾土热之形，肺伤寒色脓黏白，赤热因心肾热成……胃为水谷之海，其精英流布以养五脏，糟粕传送以归大肠，内由生冷乳食所伤，外因风寒暑湿所感，饥饱失时，脾不能消，冷热相干，遂成泻利。若脾胃合气以消水谷，水谷既分，安有泻也。盖脾虚则吐，胃虚则泻，脾胃俱虚，吐泻并作，久泻不止。元气不固，必传慢惊，宜大补之……推三关、心经，清肾水，补脾胃，掐左端正，侧推大肠、外劳宫、阴阳、八卦，揉脐及龟尾，掐肚角两旁，补涌泉，掐承山。寒证加黄蜂入洞、三关、六腑、肘肘。热证加捞明月、打马过天河、三关、六腑、肘肘。

2.《厘正按摩要术》 泄泻者，胃中水谷不分，并入大肠，多因脾湿不运。《内经》所谓湿多成五泄也。小儿致病之原，或内由生冷乳食所伤，或外因风寒暑湿所感，抑或饥饱失时，脾不能运，冷热相干，遂成泄泻。甚至久泻不止，元气渐衰，必成慢惊重症。内治宜分消，宜温补……分阴阳（二百遍），推三关（一百遍），退六腑（一百遍）。推补脾土（二百遍），推心经（八十遍），推清肾水（一百遍），掐左端正（二十四遍），侧推大肠（八十遍）。揉外劳宫（四十九遍），运八卦（一百遍），揉脐及龟尾（二百遍），掐承山（三十遍），打马过天河（八十遍），摇肘肘（八十遍）。属寒者，加黄蜂入洞（二十四遍）。属热者，加捞明月（二十四遍）。

3.《小儿百病推拿法》 陈紫山曰，胃为水谷之海，其精英流布，以养五脏，糟粕传送以归大肠，内由生冷乳食所伤，外因风寒暑湿所感，饥饱失时，脾不能消，冷热相干，遂成泄泻。若脾胃气和，以消水谷，水谷既分，安有此症。古人云，脾虚则吐，胃虚则泻，脾胃俱虚，则吐泻并作，若久泻不止，元气必脱，宜大补之。

4.《幼科推拿秘书》 胃为水谷之海，其精英流布，以养五脏，糟粕传送，以归大肠。若内由生冷乳食所伤，外因风寒暑湿所感，饥饱失时，脾不能消，冷热相干，遂成水泻。苟脾胃合气以消水谷，水谷既分，安有水泻也，盖脾虚则吐，胃虚则泻，脾胃两虚，吐泻并作，久泻不止，元气下脱，必传慢惊，宜大补之。法宜分阴阳，运八卦，侧推大肠到虎口，补脾土，推三关，运水入土，揉脐及龟尾讫，推补七节骨。如热加捞明月，打马过天河。诗云，肝冷传脾臭绿青，焦黄脾土热之形，肺伤寒色脓黏白，赤热因心肾热成。

5.《小儿推拿直录》 寒泻，推三关，推心经，清肾水，补脾胃，捏右端正，侧推大肠，分阴阳、外劳宫、八卦，揉肘肘，揉脐龟尾，捏肚角两旁，补涌泉，捏承山、三关、六腑、肘肘、黄蜂入洞。热泻，加水里捞明月，打马过天河，余同寒泻法。

6.《万育仙书》 吐泻，脾虚胃弱痛根源，食谷水何运化行，清浊相干成吐泻，久传虚弱便风生。热泻，肚不响粪黄。退六腑二百，分阴阳、捞明月五十，脾土一百，揉脐、龟尾各三百。冷泻，肚响粪白。推三关二百，分阴阳一百，推脾土五十，黄蜂入洞、揉脐及龟尾各三百，天门入虎口、揉肘肘三十，后用灯火薪之不止。补涌泉，大肠经，五指节，外劳宫一百，掐威灵精宁。

7.《小儿按摩术》 泄泻者，胃中水谷不分，并入大肠，多因脾湿不运，内经所谓湿多成五泄也，小儿致病之原，或内由生冷乳食所伤，或外因风寒暑湿所感，抑或饥饱失时，脾不能运；冷热相干，遂成泄泻，甚至久泻不止，元气渐衰，必成慢泻重症，内治宜分消，宜温补。分阴阳二百遍，推三关一百遍，退六腑一百遍，推补脾土二百遍，推心经八十遍，推清肾水一百遍，掐左端正二十四遍，侧推大肠八十遍，揉外劳宫四十九遍，运八卦一百遍，揉脐及龟尾二百遍，掐承山三十遍，打马过天河八十遍，摇肘肘八十遍。属寒者加黄蜂入洞二十四遍，属热者加捞明月二十四遍。案泄泻证皆兼湿，初宜分理中焦，渗利下焦，久则升举，必至脱滑不禁，方以涩药固之。李士材治泻有九法：淡渗、升提、清凉、疏利、甘缓、酸收、燥脾、温肾、固涩，然有因痰而泄者，又宜以痰泄之法治之，若仅以按摩施之，则拘矣。

8.《小儿百病推拿法》 推三关、心经，清肾水，补脾胃，掐左端正，倒推大肠、外劳宫，分阴阳，运八卦，揉脐及龟尾，掐肚角两旁，掐承山。寒证加黄蜂出洞、三关、六腑、肘肘。热证加水底捞明月，打马过天河，三关，六腑，揉肘肘。

九、循证推拿

循证 1 [推拿治疗婴幼儿急性腹泻病：多中心随机对照研究. 中国针灸，2011，31（12）：1116 - 1120.]

【处方】

选脾经、大肠、阑门、脐、腹、上七节骨、龟尾、脊柱、足三里主穴 9 个；根据辨证加配穴 4 个：①伴呕吐者，加板门穴（位于手掌大鱼际平面）；②风寒者配推三关；③湿热泻配退六腑，将主穴的补大肠改为清大肠；④伤食泻配中脘、天枢。

【操作】

患儿体位以自然舒适、利于放松，便于医生操作为宜，一般患儿取坐位或卧位，医生可选择立位及坐位。使用麻油或爽身粉为介质。操作从上肢—胸腹部—背部或下肢穴。操作顺序脾经—大肠—阑门—脐—腹—上七节骨—龟尾—脊柱—足三里。

（1）主穴

①补脾经：取双侧拇指桡侧偏锋处，从指尖推向指根。

②补大肠：取双侧从示指桡侧缘指尖推至虎口成一直线。

③按揉阑门：上腹部前正中线、脐上 1.5 寸处取穴，医者右手中指指腹向下按压

阑门穴，同时做缓慢的旋揉动作，注意"迎随呼吸"，即患儿吸气腹部隆起时，按压之指略放松，呼气时向下稍加力。

④揉脐：医者右手中指伸直，指端按于脐穴上，同阑门揉法。

⑤摩腹：医者掌心贴于患儿脐部，先从脐开始摩腹渐扩大范围至全腹，之后再逐渐缩小至脐，如此循环3遍，300~400次。

⑥推上七节骨：腰骶部正中线上，从患儿尾骨端直推至第4腰椎棘突止。

⑦揉龟尾：医者中指指端按于尾骨端至肛门连线的中点处，顺逆时针揉动次数相同。

⑧捏脊：医者双手拇指指腹桡侧缘抵住患儿尾骶部正中线两侧皮肤后向前上方推挤，同时示、中两指指腹挪按患儿两侧皮肤向后，医者双手交替捻动所捏起的皮肤，边捏边向前推进，从尾椎两侧一直沿脊捏捻到大椎穴两侧止。捏脊中注意观察患儿表情，以患儿能忍耐和局部皮肤微红为宜。

⑨按揉足三里：医者用双手拇指指腹分别在患儿犊鼻下3寸、胫骨前旁开1横指（同身寸）处按揉100次。

（2）根据辨证使用配穴

①推板门：医者用拇指指腹从患儿腕横纹经大鱼际推向拇指根。

②推三关：医者用拇指指腹沿患儿前臂桡侧，成一直线由腕横纹推向肘横纹（阳池—曲池）。

③退六腑：医者用拇指指腹沿患儿前臂内侧尺侧，成一直线由肘横纹推向腕横纹[肘—阴池（掌根横纹部，靠拇指侧的为阳池，靠小指侧的为阴池）]。每日治疗1次，连续治疗5天，5天为一疗程。

【按语】

选用的9个主穴中，脾经能健脾胃、补气血，本穴宜补（升）不宜泻。阑门穴为七冲门之一，在水分穴、下脘之间，是脏腑推拿流派治疗疾病主穴，有调理胃肠气机、分清泌浊之功效，加强脾胃运化功能，除湿化滞作用较佳，为本技术选用的独特穴位。通过按揉阑门穴，有顺通上下气机的作用，顺应了脾胃运化功能，符合脾胃转枢之机，使脾运功能迅速恢复。揉脐、摩腹则采用点面结合的方法，逆时针方向揉摩，透过摩腹之热来健脾和胃，理气消食，温化寒湿，补益气血。揉龟尾、推上七节骨有调中行气、涩肠止泻之功；捏脊有健脾和胃、祛滞消积、促进消化吸收之功，并能调阴阳、理气血、补益元气，使疗效持久性增强。诸穴合用，使"脾胃合气以消水谷，水谷既分，安有水泻"。

循证2 [运脾调中推拿治疗脾胃虚弱型小儿慢性腹泻30例. 南京中医药大学学报，2011，27（03）：290—292.]

【处方】

选脾经、大肠、脐、腹、上七节骨、龟尾、脊柱、足三里、脾俞、胃俞主穴

10 个。

【操作】

①补脾经：将患儿拇指屈曲，医者以拇指偏锋循患儿拇指桡侧边缘向掌根方向直推 300～500 次。

②补大肠：医者用拇指桡侧从患儿食指尖直推向虎口，连续推 200～300 次。

③摩腹：患儿仰卧，以上脘和关元穴的连线为直径确定一圆，医者 4 指并拢，沿该圆以顺时针方向摩腹 300～500 圈。

④揉脐：医者用中指指端放于脐上，力度以皮肤凹陷 3～5mm 为宜，顺时针方向揉 100～300 次。

⑤推上七节骨：医者用拇指桡侧面自下向上直推七节骨 100～300 次。

⑥揉龟尾：患儿俯卧，医者拇指指腹着力于患儿尾骨处，其余 4 指放于骶部起附着作用，以拇指揉龟尾 100～300 次。

⑦捏脊：患儿俯卧，医者两拇指桡侧缘顶住患儿背部皮肤，余 4 指放于拇指前方，两手同时用力提拿皮肤，沿两侧膀胱经，先从大杼穴开始向下至下髎穴重复捏提 3～6 遍，再从下髎穴向上至大杼穴处重复捏提 6～9 遍。

⑧揉脾俞、胃俞、足三里各 30 秒。

【按语】

本次研究运用运脾调中推拿手法治疗小儿慢性腹泻，主要通过手法刺激脾经、大肠经、腹、脐、龟尾、七节骨等有关穴位，达到改善胃肠功能的目的。补脾经、补大肠、摩腹能调节胃肠蠕动，增强消化吸收功能，从而健脾和胃止泻；揉脐可以改善肠道微循环，促进肠道消化吸收功能的恢复，协同抑制肠管运动，从而使腹泻症状缓解，揉龟尾、推上七节骨可兴奋支配肛门括约肌的神经，调整肛门括约肌功能。

循证3 ［推拿治疗小儿腹泻疗效观察．上海中医药杂志，2009，43（05）：48－49．]

【处方】

（1）基本治法

摩腹 5 分钟，揉脐 5 分钟，推上七节 200 次，揉龟尾 100 次。

（2）随症加减

寒湿型腹泻加揉外劳宫 50 次，补脾土 300 次，推三关 300 次。

伤乳食型腹泻加擦板门 50 次，清大肠 200 次，揉天枢 30 次。

脾虚型腹泻加补脾土 400 次，按揉足三里 50 次，按揉脾俞、胃俞各 10 次，捏脊 3～5 遍。

脾肾阳虚型腹泻加补脾土 500 次，补肾经 300 次，揉肾俞、脾俞、胃俞各 50 次，捏脊 5～7 遍，擦八髎至透热。

每日治疗 1 次，3 次为 1 个疗程，共治疗 2 个疗程。

【按语】

推拿脾经、胃经的穴位，可以使脾胃的运化和升清降浊功能增强，能促进肠内消化酶及胃酸的分泌，提高酶的活力，从而提高小儿的消化功能和机体的免疫力，抵御外邪的侵袭，促使小儿迅速康复。大量的临床实践证明，推拿治疗是一种有效、安全、简便易行的方法。

在基本治法中，摩腹、揉脐、推上七节、揉龟尾穴具有健脾胃、止泄泻作用。寒湿型腹泻加揉外劳宫、推三关、补脾土、推大肠，有温阳散寒止泻功效，以补为主；伤乳食型腹泻加揉板门、清大肠、揉天枢，用清法以消食止泻；脾虚型腹泻加补脾土、补大肠、按揉足三里、按胃俞及捏脊，用补法以温脾止泻；脾肾阳虚型腹泻加补脾土、补大肠、按脾俞以温脾，揉肾俞、擦八髎以温肾阳，捏脊以培补元气，强健身体，最终起到止泻作用。通过相关穴位和手法，调整内脏气机、增强脏腑机能，通调阴阳，从而达到治愈疾病的目的，充分体现中医学的优势与特色。本临床观察发现，推拿为治疗小儿腹泻的简易、有效方法，值得在临床推广应用。

循证4 ［小儿推拿疗法佐治婴幼儿腹泻体会. 辽宁中医杂志，2009，36（06）：1009 - 1011.］

【处方】

（1）基本治法

补脾经300次，推大肠、清小肠各100次，摩腹约5~10分钟，揉脐约3分钟，揉龟尾300次，推上七节骨300次，捏脊3~5遍。

（2）辨证加用

伤食泻：腹泻腹胀，大便量多味酸臭，泻前哭闹，泻后痛减，伴口臭纳呆，呕吐酸馊，夜卧不安，舌苔厚，脉滑。加运板门30次，运内八卦50次，清大肠100次，揉中脘50次，拿肚角3~5次。

脾虚泻：久泻不愈，或易反复发作，或每于食后即泻，便稀溏，色淡不臭，面色苍白，食欲不振，乏力，肌肉消瘦，舌淡苔薄，指纹淡红，脉虚弱。加补大肠100次，推上三关300次，揉足三里30次。

寒湿泻：大便清稀，中多泡沫，色淡不臭，肠鸣腹痛，面色淡白，口不渴，小便清长，苔薄白腻，指纹色红或青。加补大肠300次，揉外劳30次，揉足三里30次。

湿热泻：腹痛即泻，急迫暴注，色黄褐热臭，身有微热，口渴，尿少色黄，舌红苔黄腻，指纹色紫，脉滑数。加清脾经300次，清大肠100次，推上三关300次，退下六腑300次，揉天枢30次。

【按语】

推拿治疗本病以健脾燥湿为基本原则，通过对脾、胃经，任脉，督脉等经脉为主的相关小儿穴位的推拿手法治疗，共奏健脾化湿、理肠实便止泻之功。目前，有很多研究为推拿疗法提供了现代医学的理论依据。以捏脊为例，中医学认为，脊柱为人体督脉之循行部位，总诸阳经之所汇，布有脾、胃、肾、大肠等重要俞穴。运捏此处，促进脏腑经气振奋，共奏疏通经络、和调气血、化滞消食、抵御邪毒、阴阳平衡、宽中止泻之效。

现代医学认为，捏脊能直接刺激神经根，促进胃肠血液、淋巴循环，改善消化系统功能，对人体的消化系统等机能起重要的神经、体液调整作用，人体的植物神经节干大部分分布于脊柱两侧，有兴奋和抑制的双向调节作用。另外，现代医学认为，小儿的手指是神经末梢最丰富之处，且小儿神经反射网尚未发育完全，故小儿手指是推拿治疗作用最敏感之处，也是调节脏腑功能最灵敏处。另有研究表明，推拿还可增加白细胞的吞噬能力及血清中补体的效价。

循证5 [推拿治疗小儿迁延性腹泻 30 例疗效观察. 新中医，2011，43（09）：81 - 82.]

【处方】

（1）基本取穴为补脾经，顺运内八卦，推上三关，揉双侧足三里，逆时针摩腹，捏脊。

（2）辨证施治

①伤食泻：治法为消食导滞，调中止泻。基本取穴加清胃经，清天河水。

②风寒泻：治法为温中散寒，健脾止泻。基本取穴加揉外劳宫，清胃经。

③湿热泻：治法为清热利湿止泻。基本取穴加清大肠，清胃经。

④脾虚泻：治法为健脾止泻。基本取穴加平肝经，揉外劳宫，揉二马。

频率：每穴 150～200 次/分钟；时间：每穴作用 3～5 分钟。操作顺序为先上肢，再下肢，再腹部，最后捏脊。每天 1 次，治疗 5 次为 1 疗程，疗程间休息 2 天。

【操作】

补脾经：拇指桡侧自指尖至指根；医者用右手拇指罗纹面或桡侧缘沿患儿拇指桡侧缘从指尖推向指根。

顺运内八卦：以手掌中心为圆心，以圆心至中指指根横纹约 2/3 为半径，所形成的圆圈；医者用右手拇指罗纹面顺时针运内八卦。

推上三关：前臂桡侧，腕横纹（太渊）到肘横纹（曲池）成一直线；医者用拇指或食中二指并拢，自下（太渊）向上（曲池）推。

揉双侧足三里：外膝眼下 3 寸，胫骨外侧约一横指；医者用拇指罗纹面顺时针揉。

逆时针摩腹：医者用手掌或四指或全手轻贴腹部，逆时针旋转摩动。

清胃经：大鱼际外侧，赤白肉际之间；医者用拇指罗纹面自上向下（离心性）推。

清天河水：前臂正中，腕横纹（总筋）至肘横纹（曲泽）成一直线；医者用食、中二指指腹自下（腕横纹）向上（肘横纹）推。

揉外劳宫：在手背，位于 3、4 掌骨交接处凹陷中，与内劳宫相对；医者用拇指罗纹面顺时针揉。

清大肠：食指桡侧缘；医者用拇指罗纹面或拇指桡侧缘由虎口推向指尖。

平肝经：食指罗纹面；医者用拇指罗纹面由指间关节推向指尖。

揉二马：手掌背面，第4、5掌骨小头后凹陷中；医者用拇指尖顺时针揉。

捏脊：医者自下（龟尾）至上（大椎）用捏法，捏三下再将背脊皮提一下，每次操作3~5遍。

【按语】

推补脾经，可健脾益气和中；顺运内八卦，可消宿食，降胃逆，调五脏；推上三关，可培补元气，行气活血；揉双侧足三里，可健脾和胃，调中理气；逆时针摩腹，捏脊，可温阳补中；清胃经，清天河水，可消食导滞，健脾利尿止泻；揉外劳宫，可温中散寒，健脾止泻；清大肠，可清利肠道湿热之邪；揉二马，可大补元气，利水通淋止泻。选取上述适当穴位配合应用，以达止泻之效。通过小儿推拿脾经、胃经、大肠经，摩腹等对特定穴位的刺激以补虚泻实，能改善胃肠之血运，减缓肠蠕动，增强消化酶与抗体的分泌，及自身调节作用，促使其胃肠运化传导功能恢复正常。

循证6［辨证推拿治疗小儿抗生素相关性腹泻临床观察．四川中医，2008（09）：112 - 113.］

【处方】

（1）辨证施治

脾虚泻：治宜健脾益气，温阳止泻。处方：补脾经，补大肠，推三关，顺运八卦，摩腹（补法），揉脐（补法），揉百会，推上七节骨，揉龟尾（轻），捏脊。

湿热泻：治宜清热利湿，调中止泻。处方：清补脾经，清胃经，清大肠，清小肠，清天河水，揉天枢，揉龟尾（稍重）。

（2）随症加减：腹泻合并呕吐，加横纹推向板门，推天柱骨；夜啼加揉小天心；咳嗽，加推清肺经，揉膻中；脾虚泻兼发热加清天河水；日久营养不良，按揉足三里，补肾经，揉肾俞。

【按语】

脾虚泻治宜健脾益气，温阳止泻。补脾经，健脾胃，止腹泻。补大肠，温中止泻，涩肠固脱。推三关，温阳散寒，补气行气。顺运八卦，理气行滞。逆时针摩腹，健脾益气，止泻。揉脐（补法），推上七节骨，揉龟尾（轻），温阳散寒，补益气血，健脾和胃。《幼科推拿秘书》载："揉脐及龟尾并擦七节骨，此治泻痢之良法也……自龟尾擦上七节骨为补，水泻专用补。"揉百会，升阳举陷。捏脊，调阴阳，理气血，和脏腑，培元气。

湿热泻治宜清热利湿，调中止泻。清补脾经，清利湿热。清胃经，清利湿热，除烦止渴。清大肠，清利肠腑，除湿热，导积滞。清小肠，清热利尿，泌别清浊。清天河水，清热除烦止渴，泻热而不伤阴。揉天枢，疏调大肠，理气消滞。揉龟尾（稍重），统调督脉经气，调理大肠功能。以上手法，配伍应用，共奏平衡阴阳、调理脾胃、涩肠止泻之功。

循证 7 ［推拿对寒湿型小儿秋季腹泻预后影响的比较研究. 浙江中医药大学学报，2013，37（06）：774 - 776.］

【处方】

首先横推胃经、脾经各 100 次补运脾胃，推三关、揉按外劳宫及天枢各 100 次以温阳散寒，配补大肠、清小肠各 50 次健脾化湿。术者以拇指揉足三里 3 次，再点按 1 次，3 揉 1 点为 1 次，共操作 200 次，以健脾化湿。再以右手全掌轻摩患儿全腹，顺、逆时针方向，各 200 次。最后术者用拇指桡侧缘顶住皮肤，食、中指前按，三指同时用力提拿皮肤，双手交替捻动向前，操作方向由尾椎向大椎，3 捏 1 提，过程中重点提拿脾俞和胃俞穴，操作 10 遍。以上推拿操作均在温暖室温下进行，以防复受风寒。操作时双手蘸清水以作润滑剂。治疗手法轻重依患儿体质、病情而定，以治疗部位发热微红为度。每天 1 次，7 天为 1 个疗程。

【按语】

寒湿证使用推三关、揉外劳宫以温阳散寒；补脾经、胃经以健脾化湿，温中散寒；补大肠、揉足三里有止泻固涩作用，摩腹、捏脊则能调理脾胃功能。小儿推拿可以纠正患儿胃肠功能紊乱，使肠蠕动减慢，延长食糜在小肠中的停留时间，有利于营养物质的吸收和非特异性消炎作用。

循证 8 ［推拿治疗小儿腹泻. 辽宁中医杂志，2009，36（10）：1779 - 1780.］

【操作】

（1）基本操作

摩腹：用掌心在患儿腹部做顺时针方向抚摩 5 分钟。

运揉中脘：用中指端的掌根在脐上 4 寸处揉按 3 分钟。

运推上七节骨：用拇指面在尾椎骨端向上推至第 3 腰椎处 200 次。

揉龟尾：在尾椎骨断端处，用中指端做揉法 200 次。

按揉足三里：用拇指端在足三里部按揉 30 次。

捏脊：双手用捏法自尾椎向上至大椎处 3 遍。

（2）辨证加用

脾虚型：加用补脾土：用拇指罗纹面贴在小儿拇指罗纹面上做旋转推法 400 次；补大肠：用拇指自小儿食指尖推向虎口 200 次；揉外劳宫：用中指端在手背中央揉 30 次；推三关：用拇指桡侧面在小儿的前臂桡侧缘，从腕部推向肘部 200 次。

伤食型：加用清大肠：用拇指从小儿虎口推向食指尖 200 次；运内八卦：用拇指在掌心周围顺时针方向运转 50 次；揉天枢：用中指端在脐旁 2 寸处按揉 50 次；揉板门：用拇指在大鱼际部揉 50 次。

【按语】

推拿手法处方中，摩腹、揉中脘能起健脾和胃、理气消食之功效；揉龟尾、推上七节骨可起止泻作用。《幼科推拿秘书》中云："揉脐及龟尾，并揉七节骨，此治泻痢之良法也。"捏脊可健脾和胃，消积导滞，调整阴阳，疏通经络，促进气血通行，改善脏腑功能，足三里为足阳明胃经穴，能健脾和胃，调中理气，同时根据辨证分型加用其他手法处方，以共奏治疗之效果。

推拿治疗小儿腹泻是根据中医的辨证方法以及小儿的生理特点，在小儿特定的穴位、部位施行与成人不同的各种手法，而取得疗效的。因此，正确的穴位、部位的选用，合理的手法操作，手法施行的轻重缓急，是保证治疗效果的基础。

经过临床实践发现，运用推拿治疗小儿腹泻，摩腹、揉中脘、推上七节骨及捏脊是关键手法。在施行摩腹时，"摩法不宜急，不宜缓，不宜轻，不宜重，以中和之施"。揉中脘时，手法要柔和深透，切忌在腹部表皮移动。推上七节骨要轻快有力连续，一拂而过，推之以皮肤不发红为宜。捏脊是一种刺激性手法，应放在整套手法结束后完成，以免小儿哭闹，从而影响疗效，只要各种手法合理有序地配合施用，就能达到调整脾胃，健脾止泻之目的。笔者发现，若小儿腹泻日行6次以上者，上下午各治疗1次的，其疗效要比1天治疗1次的更为显著、巩固。

循证9［小儿推拿法治疗婴幼儿乳糖不耐受腹泻60例临床观察．新中医，2003（01）：49 - 50.］

【处方】

（1）取穴：脾经、大肠、内八卦、六腑、三关、神阙、龟尾、脊柱、上七节骨、足三里。

（2）操作

湿热泻：清脾经150次，清大肠100次，运内八卦150次，退六腑30次，顺时针摩腹150次，揉龟尾50次，捏脊从下至上3遍，推下七节骨50次，按揉足三里1分钟。

脾虚泻：补脾经150次，补大肠100次，运内八卦150次，推三关30次，逆时针摩腹150次，揉龟尾50次，捏脊从下至上3遍，推上七节骨100次，按揉足三里1分钟。

推拿时手法宜轻柔渗透，以滑石粉为介质，推拿前不宜过饱，推拿后15分钟饮温水。以一指禅直推为主，每天1次，5次为1疗程。

【按语】

小儿推拿治疗腹泻所取各穴均在经络气血运行的路线，内连五脏六腑，外连四肢百骸，形成一个有机的整体，所以在有关经脉穴位上进行推拿按摩，能调节人体各部位的机能。如大肠穴位居大肠经循行的路线，三关是大肠经之腧穴，故清大肠能清热除湿，利肠导滞；补大肠能涩肠固脱，温中止泻；推三关能补气行血，温阳散寒，发汗解表，主治一切虚寒病证，两穴均可调理大肠的功能。六腑是心经循行路线，退六腑可清心除烦，凉血解毒，主治一切实热病证。清脾土能清热利湿，化痰止呕；补脾土能健脾胃，补益气血；摩腹能健脾理气消食；推上七节骨能温阳止泻；揉龟尾能通督脉，调肠胃；捏脊能理气血，和脏腑，调阴阳，培元气，以扶正祛邪。

循证 10 ［辨证推拿治疗小儿腹泻 34 例临床观察．上海中医药杂志，2004（08）：39 - 40．］

【处方】

（1）基本操作：推脾经 200～300 次，推大肠 200～300 次，摩腹 3～5 分钟，揉龟尾 50～100 次，推七节骨 50～100 次，捏脊 5～7 次。

（2）辨证加减：伤食型加揉板门 50 次，运内八卦 50 次，揉脐、揉天枢 200～300 次，以消食导滞；寒湿型加推三关 100 次，揉外劳 50 次，揉中脘 200～300 次，以温中散寒；湿热型加清小肠 200～300 次，清天河水 300 次，退六腑 300 次，以清解湿热；脾虚型加揉中脘 200～300 次，揉脾俞、胃俞各 50 次，按揉足三里 50 次，以健脾和胃，理气调中。

【操作】

小儿皮肤娇嫩，医者操作时双手须蘸葱姜汁、滑石粉以作润滑剂。在腹背部行手法时，需在温暖室温下进行，以防复受风寒。捏脊时，先在背部撒上滑石粉，轻轻按摩几遍，使皮肤润滑，肌肉放松，捏时每捏 3 次向上提 1 次，捏脊后两手拇指分别点揉脾俞、胃俞各 50 次。治疗手法轻重及次数依患儿体质、病情而定，以治疗部位发热微红为度。

【按语】

摩腹能调节胃肠蠕动，增强消化吸收功能，而健脾和胃止泻，逆时针为补，顺时针为泻，补其脾胃，消其积滞，以达止泻目的。揉龟尾可兴奋支配肛门括约肌的神经，调整肛门括约肌功能，而止泻清热。实验证明，捏脊能使大脑皮层自主神经活动得以改善，使消化液、消化酶分泌增加，血清蛋白存留率增高，改善造血功能，并能调节机体酶活力，改善小肠吸收功能。推拿不仅能对脾胃起调整作用，促进人体消化、吸收和排泄的功能，而且对全身各个组织、器官起到调整和促进作用。

循证 11 ［推拿治疗小儿秋季腹泻 186 例疗效观察．山东中医杂志，2000（02）：92 - 93．］

【处方】

清大肠、推脾土、运土入水各 100 次；摩腹，顺时针 200 次，逆时针 200 次；揉天枢，点中脘、气海、关元各 100 次，揉龟尾 100 次，推上七节骨 100 次，捏脊 8 次，每日 1 次，3 天为 1 个疗程。

辨证加减手法：发热，清天河水 100 次；腹痛点揉建里、足三里各 100 次；食欲不振，搓摩胁肋 100 次；大便常规检查有脓细胞者，应增加摩腹次数。

【按语】

推拿手法治疗小儿腹泻，多采用清大肠、补脾土、运土入水等穴位治疗。摩腹健脾和胃止泻，可调节胃肠蠕动，增强消化吸收功能，逆时针为补，顺时针为泻，补其脾胃，泻其湿热，以达止泻目的。揉龟尾止泻清热，可兴奋支配肛门括约肌的神经，调整肛门括约肌功能。捏脊健脾，能直接刺激神经根，使交感和副交感神经功能协调，促进胃肠血液、淋巴循环，改善消化系统功能，提高机体免疫功能，增强胃肠蠕动和营养物质的吸收。

循证 12 ［温热药酒推拿治疗小儿寒湿型腹泻86例．陕西中医，2007（11）：1534 - 1535.］

【处方】

药酒制作：吴茱萸、丁香、肉桂、鲜葱白各25g，上药置于玻璃容器中，用95%的医用酒精加蒸馏水配成60%的酒精浸泡，密封备用。患儿仰卧位，取上述药酒适量，电磁炉文火炖热，趁热将手帕浸透后绞干折成四方形，待温度适宜时置于手掌中摩腹6～8分钟，并施以震颤法，以使患儿腹部温热；推上中脘200次；补脾经200次；推三关100次；然后患儿俯卧位，以两手食指屈曲轻抵脾俞，两拇指交替推上七节骨300次；揉龟尾3分钟；最后捏脊3～5遍；中、重型腹泻患儿可嘱家人每日睡前艾灸神阙15～20分钟。

【按语】

推上中脘、补脾经、屈指点揉脾俞能健脾和胃，理气消食；推三关能散寒解表；推上七节骨能温阳止泻；捏脊能调阴阳，理气血，培元气。运用中医理论，辨证准确，取穴合理，手法到位，效果较用西药好，而且简单，安全，无副作用，易为患儿及其家人接受。

循证 13 ［推拿治疗小儿腹泻病58例．陕西中医，2005（09）：956 - 957.］

【处方】

采用推、按、运、点、搓、提捏、摩等手法。选穴：脾土、板门、八卦、手阴阳、大肠、小肠、七节骨、龟尾。

加减：伤食型加中脘、足三里。风寒型加天门、坎宫、太阳、耳后高骨、一窝风、外劳宫。湿热型加小天心、箕门、天河水、涌泉。寒湿型加三关、劳宫、肾或肾俞。暴泻伤阴型加三阴交、涌泉、二马。暴泻伤阳型加三关、足三里、丹田、外劳宫、捏脊。

3次为1疗程，每日1次，病情严重时1天2次。

【按语】

治疗时经过推拿脾经穴位，运化和升清功能增强。补小肠，清大肠，使小肠得以泌别清浊，大肠传导速度减慢，使亢进的功能得以抑制。水谷精微得以化生，营养全身，腹泻自止。推拿为绿色疗法，无任何副作用，通过协调各器官之间的互动关系而产生疗效，实在是立竿见影的好办法，值得临床推广。

循证 14 ［推拿治疗小儿腹泻50例．陕西中医，2008（02）：213 - 214.］

【处方】

补脾经和运板门100次，推三关、退六腑、清天河水各50次，揉脐、按揉足三里、揉龟尾逆时针各50次，推上七节骨30次，捏脊2次，自尾骶部开始，一直捏到项枕部为止，每捏3次提1下，每日1次，5次为1疗程。

【按语】

推拿手法采用补脾经、运板门，可健脾和胃、消食化滞、止呕；推三关、推上七节骨温阳散寒，退六腑、清天河水清热化湿；按揉足三里、揉脐缓解胃肠痉挛、补脾健胃；揉龟尾调理大肠；捏脊调和阴阳、疏通经络、调整脏腑功能，近年来的试验研究证实，捏脊能提高患儿的血红蛋白、血浆蛋白、血清淀粉酶指数，加强小肠的吸收功能。通过临床大量的反馈资料显示，单纯的推拿手法治疗小儿腹泻，患儿不仅痛苦少、易接受、临床效果好，而且还能增强机体的免疫力，从而整体提高机体的防病和抗病能力。

循证15 [推拿治疗小儿腹泻疗效观察．辽宁中医杂志，2005（12）：1301.]

【操作】

采用推拿手法治疗。

①患儿仰卧于床，裸露腹部，医者按顺时针方向施缓慢摩法并配合震颤手法于患儿腹部，时间约1分钟。

②患儿俯卧，医者以左手托住其左手，右手施补脾经、揉板门、清大肠、运土入水等手法各100次。

③揉龟尾：医者以拇指或中指指腹揉患儿龟尾100次。

④推上七节骨：医者双拇指罗纹面或偏锋交替快速向上推七节骨50次。

⑤捏脊：自下向上提捏患儿脊柱及其双侧皮肤3~5遍。

⑥按揉腰骶部，结束治疗。

【按语】

推拿手法治疗小儿腹泻，以摩法和震颤法直接作用于患儿腹部，渗透力强，可以振奋脾胃阳气，促进胃肠蠕动，使脾胃清阳上升，浊阴下降；补脾胃、揉板门、清大肠、运土入水等手法，补中有泻，补其不足，泻其糟粕，健脾助运，消积导滞，进一步促进消化，改善患儿食欲；揉龟尾，推上七节骨，具有调中行气、涩肠止泻之功；捏脊则具有平衡阴阳，调整躯体脏腑的功能。多种手法联用，使患儿脾胃功能健旺，身体强健。现代医学研究亦证明：捏脊等多种推拿治疗手法可以促进胃液分泌，提高消化酶的活性，增强胃肠蠕动，加强消化系统对蛋白质和淀粉的消化能力，提高机体的免疫功能，真正做到标本兼治，使患儿脾胃功能恢复正常。

循证16 [手法推拿与物理治疗小儿腹泻临床观察．河北中医，2009，31（07）：1048 - 1049.]

【处方】

寒湿泻处方：补脾经、补大肠、推三关、揉外劳宫、摩腹、揉脐、推上七节骨、揉龟尾、按揉足三里。

　　湿热泻处方：清脾胃、清大肠、揉板门、运内八卦、揉中脘、摩腹、分腹阴阳、揉天枢、揉龟尾。

　　脾虚泻处方：补脾经、补大肠、推三关、摩腹、揉脐、推上七节骨、揉龟尾、捏肾。

　　脾肾阳虚泻处方：补脾经、补肾经、推三关、补大肠、揉脐、推上七节骨、揉外劳宫、按揉百会。

　　惊恐泻处方：清肝经、捣揉小天心、开天门、掐揉五指节、猿猴摘果、补脾经、补大肠、摩腹、推上七节骨、揉龟尾。

　　一般不分男女，习惯推拿左手，每日1次。

　　【按语】

　　推拿治疗小儿腹泻以经络学说为指导，调整气血，疏通经络，改善和调整脏腑功能得到平衡，穴位多分布在四肢的肘膝关节以下，尤以手掌与手背为多，正所谓小儿百脉汇于两掌。寒湿泻治宜温中散寒，化湿止泻；湿热泻治宜清热利湿，调中止泻；脾虚泻治宜健脾益气，温阳止泻；脾肾阳虚泻治宜健脾温肾，温阳止泻；惊恐泻治宜平肝止惊，健脾止泻。

　　循证 17　[推拿治疗小儿腹泻150例. 山东中医杂志，2004（02）：88－89.]

　　【处方】

　　补脾经、揉外劳宫、运八卦、分腹阴阳、摩腹、捏脊。

　　非感染性腹泻配合清三关、补大肠、推上七节骨；感染性腹泻配合退六腑、清天河水、清大肠、清小肠、推下七节骨。

　　【操作】

　　每个穴位推200次，每天推拿1次，3天为1个疗程。疗程结束，需继续推拿者，复查大便常规，作为下个疗程取穴参考。

　　【按语】

　　补脾经、揉外劳宫、捏脊、运八卦、分腹阴阳、摩腹可健脾益气助运化，为治疗腹泻的要穴；配合清三关、补大肠、推上七节骨温阳散寒，治疗非感染性腹泻；配合退六腑、清天河水、清大肠、清小肠、推下七节骨清热利湿，治疗感染性腹泻。诸穴相配使脾胃功能正常，水谷得以运化而泻止。

　　循证 18　[推拿治疗小儿腹泻100例. 云南中医中药杂志，2009，30（06）：47.]

　　【处方】

　　补脾土、分腹阴阳、摩腹、揉天枢、推七节骨、揉龟尾各100次，揉足三里300次，捏脊3~5次。

　　伴呕吐加揉板门、涌泉穴各100次；寒湿、伤食、脾虚者推上七节骨；湿热者推下七节骨，清补大肠。

　　每天1~2次，3天为1个疗程，共治疗2个疗程。

【按语】

补脾土可调中健脾；分腹阴阳能健脾和胃，消食导滞；摩腹能温阳散寒，补益气血，健脾和胃，消食导滞；揉天枢和中消滞，揉龟尾通调督脉经气，揉足三里能调理大肠、健脾和胃、调中理气、导滞通络；揉板门、涌泉降逆止呕；推上七节骨可温阳止泻；推下七节骨、清补大肠泻热通便、引湿热下行，湿热去则泻自止；捏脊则能调阴阳、理气血、温通经络。神阙穴位于任脉之上，是治疗小儿腹泻的要穴之一。本穴具有疏调胃肠气机，止痛止泻的作用，可通过调整胃肠功能起到止泻之功。

循证 19 ［推拿治疗小儿腹泻 68 例. 辽宁中医杂志, 2006（11）：1460 – 1461.］

【操作】

患儿俯卧：提捏夹脊穴，从长强至大椎，提捏 5 ~ 7 次。当最后 2 次提捏至大肠俞、胃俞、脾俞时可用按揉，每穴约 1 分钟。

患儿仰卧：用手掌揉推腹部数次，按揉水风、天枢、足三里各 5 分钟。

患儿坐位：用拇指罗纹面贴在小儿拇指罗纹面上做旋转推法 300 次以补脾土，自虎口推向指尖 200 次以清大肠。

根据辨证取穴，每次取穴 3 ~ 5 个。

风寒泄泻：按揉外劳宫、补脾、补大肠、推上七节骨。

伤食泄泻：取穴八卦、胃经、六腑。腹痛加外劳宫；腹胀加四横纹；尿少加利小便。

湿热泄泻：偏湿泻：运八卦、清胃、利小便；偏热泻：清脾胃、退六腑、清大肠、揉四横纹；发热者加清肝经、肺经；有脱水征象时加揉二马；脾虚无呕吐者去清脾胃加补脾经。

惊泻：平肝、清补脾、清天河水、按揉小天心。腹痛、便青夹带黏液者加外劳宫。

脾虚泄泻：运八卦、清补脾、揉外劳宫。

伤阴、伤阳泄泻取穴分别为：二马、补脾、外劳宫、天河水。

每次推拿 0.5 小时左右，每日 1 次，重症每日 2 次。1 ~ 3 周为 1 个疗程。

【按语】

风寒泄泻治宜温之，取穴外劳宫、补脾，温中散寒，健脾止泻；补大肠固肠涩便，调理大肠功能；三者合用风寒祛，脾气健，肠腑涩，而泄止。伤食泄泻治宜消之，取穴八卦消宿食降胃逆；清胃、六腑清胃热、消食导滞；腹痛配外劳宫缓急止痛，尿少配利小便穴，实为疗效独特。湿热泻中偏湿泻宜燥渗之，取穴八卦升清降浊，顺气宽胸；清胃可除烦降逆，佐利小便穴以达燥渗作用，利小便而实大便。偏热泻宜清利之，故取穴清脾胃泻脾胃湿热，胃气得降；六腑、清大肠清泄肠道湿热之邪，此乃通因通用之法；四横纹以消胀散结；发热者去清大肠加清肝肺，镇静安神，开郁除烦，防木克土；又清肺经，因肺与大肠相表里，是中医腑病治脏、下病上治之宣肺止泻法的具体用法。佐配揉二马使热退神清，邪不伤正。惊泻中主穴清补脾平肝健脾，疏肝止泻；天河水、小天心安神镇惊，惊火由小便而解；配穴外劳宫治腹痛。脾虚泻宜涩之。外劳宫、清补脾温中散寒、健脾助运。脾肾阳虚泻宜升提之，故取穴外劳补脾升阳举陷、益气健脾，二马温补肾阳。伤阴、伤阳泄泻宜补之，外劳宫、二马大补元气、温阳救逆，补脾健脾止泻；天河水泻心火利小便。四穴合用，回阳救逆，健脾益肾，结合液体疗法治疗轻中度脱水，纠正酸碱平衡、水电解质紊乱等重症病例，实为黄金搭档。

循证 20 ［推拿治疗小儿腹泻及护理体会. 云南中医中药杂志，2013，34（09）：80－81.］

【处方】

伤食泻治疗方法：揉板门，运内八卦，清大肠，揉中脘，分腹阴阳，拿肚角，按弦走搓摩。

寒湿泻治疗方法：清大肠，清小肠，运土入水，补脾经，掐十指节，分腹阴阳，摩腹，揉龟尾，推上七节骨，捏脊。

湿热泻治疗方法：清板门，清大肠，清小肠，退六腑，清补脾经。

脾虚泻治疗方法：推三关，补脾经，推补大肠，摩腹，推上七节骨，捏脊。

以上方法推拿每日 1 次，一般需 3~5 次治疗，至大便成形后再巩固治疗 1 次。

【按语】

健脾养胃，温中止泻，选取补脾经、补大肠 2 个穴位健脾胃，补气血；腹泻常伴随肠痉挛，所以拿肚角止腹痛，除腹胀；摩腹揉脐以温阳散寒，理气消食；上推七节骨、揉龟尾为补，适用于久泄伤阳，可以温阳止泻；捏脊是小儿保健的主要手法之一，对治疗胃肠疾病更有其独特疗效，本穴在脊柱，属督脉，督脉行走方向为由上而下，贯脊属脑络肾，督率阳气，统摄真气。顺经捏脊，能调阴阳，理气血，和脏腑，通经络，培元气。

循证 21 ［推拿治疗小儿腹泻 50 例. 云南中医中药杂志，2010，31（08）：56.］

【处方】

伤食泻：补脾经，清大肠，摩腹，揉脐及天枢，揉龟尾，推上七节骨，横擦八髎。

寒湿泻：补脾经，推三关，摩腹，揉脐及天枢，振腹，揉龟尾，推上七节骨，横擦八髎。

湿热泻：补脾经，清大肠，清天河水，退六腑，摩腹，揉龟尾，推下七节骨。

脾虚泻：补脾经，摩腹，揉气海、关元，捏脊，按揉脾俞及胃俞，揉龟尾，推上七节骨。

以上各型均每日治疗 1 次，治疗 3~5 次后观察疗效。

【按语】

古代医籍对推拿治疗小儿腹泻论述较多，如《幼科铁镜》载："大指脾面旋推，味似人参，白术。泻之，则为灶土，石膏。""脾土，曲指左旋为补，直推之为泻。"笔者在临床实践中认为补脾经，推上七节骨，摩腹是治疗腹泻关键穴位。《厘正按摩要术》曰："大指脾胃，宜多补。"《幼科推拿秘书》曰："七节骨，水泻，从龟尾向上擦如数，立刻即止。"《厘正按摩要术》曰："摩腹，用掌心团摩满腹上，治伤乳食。"脾经只能补，在邪气较甚的实证，可以清胃来代替，但最终是以补脾经为主。推上七节骨可依据腹泻的次数来灵活增加，次数在 100～300 次，腹泻次数太多可推至 300 次，腹泻好转则推上七节骨次数减少。摩腹时间可在 15 分钟左右，以患儿腹中有热感为宜，若患儿不能述说，则以医者得气感为主。

循证 22 [推拿治疗小儿腹泻 86 例疗效观察. 河北中医，2009，31（01）：100.]

【处方】

寒湿型：补脾经 400 次，运水入土 100 次，推三关 300 次，揉脐 200 次，熨腹 200 次（双手搓热按于腹部），推上七节骨 400 次。

湿热型：清脾经 300 次，清大肠 300 次，退六腑 400 次，推三关 300 次，揉天枢 50 次，揉龟尾 500 次。

伤食型：补脾经 300 次，揉中脘 400 次，分推腹阴阳 200 次，揉龟尾 400 次，拿肚角 10 次。

脾虚型：补脾经 500 次，补大肠 300 次，推三关 300 次，揉脐 200 次，熨腹 20 次，推上七节骨 500 次。

肾阳虚者加补肾经 300 次，揉外劳宫 50 次，捏脊 5 遍。

每日治疗 1 次，3 天后统计疗效。

【按语】

寒湿型补脾经、运水入土以健脾祛湿，揉脐、熨腹以温中散寒，推三关、推上七节骨以止泻。湿热型清脾经、清大肠和退六腑以清热利湿，推三关、揉天枢和揉龟尾以止泻。伤食型补脾经、揉中脘和分推腹阴阳以健脾消食，揉龟尾以止泻，拿肚角以和中。脾虚型补脾经、补大肠以健脾益气，揉脐、熨腹以温阳，推三关、推上七节骨以止泻。肾阳虚者补肾经、揉外劳宫和捏脊以温阳补肾。根据不同的证型运用适当的手法治疗使腹泻症状、体征消失，达到治愈的目的。

循证 23 [推拿治疗小儿腹泻的疗效观察. 中国妇幼保健，2010，25（20）：2923.]

【处方】

寒湿泻：补脾经、推三关、补大肠、揉脐、摩腹、推上七节骨、揉龟尾、按揉足三里。

伤食泻：补脾经、清大肠、揉板门、运内八卦、揉中脘、摩腹、揉天枢、揉龟尾、推上七节骨。

脾虚泻：补脾经、补大肠、推三关、摩腹、揉脐、推上七节骨、揉龟尾、捏脊。

脾肾阳虚泻：补脾经、补大肠、推三关、摩腹、揉脐、揉关元、揉气海、推上七节骨、捏脊、擦涌泉。

上述推拿手法根据小儿腹泻类型每日推拿治疗一次。

【按语】

脾只能补，脾虚日久还应补肾固涩温阳。脾脏特点是喜温，喜燥恶湿，温补脾阳，局部病灶需摩腹，后边不能少了七节骨。《幼科推拿秘书》中有"七节骨，水泻，从龟尾向上擦如数，立刻即止"。以上三穴是治疗小儿脾虚三要穴，病位在腹，其根在脾胃，表现在大便。在手法操作上动作宜轻柔不滞，防止暴力，同时为防小儿擦伤，根据情况酌情选择使用介质。小儿治疗时体位宜舒适，腹部、手、下肢穴操作应仰卧位，后背穴宜俯卧位。

循证 24 ［推拿治疗小儿腹泻. 山东中医杂志，2005（10）：594.］

【处方】

推脾胃经、大肠经，清小肠经，摩腹揉脐，推龟尾七节等。

伤食者加清脾胃、大小肠经，顺时针摩腹，拿肚角等。推拿每日 1 ~ 2 次，共推 3 ~ 6 次。

湿热者加清大小肠经，推上三关，下六腑，并解表。每日 1 ~ 2 次，推 6 ~ 12 次。

寒湿者加揉外劳宫、上三关，按脾俞、胃俞，并解表。每日 1 ~ 2 次，推 6 ~ 12 次。

脾虚者加补脾经，推揉板门，揉脾俞、胃俞，运内八卦，按足三里，捏脊。每日 1 次，推 6 ~ 9 次。

脾肾阳虚者加肾俞，补大肠、小肠经，捏脊，揉臀部。日 1 ~ 2 次，约推 9 次。

【按语】

推拿可泻实，可补虚，可清热，可散寒。用健脾利湿法达到治疗目的。以推脾胃经、大肠经，清小肠经为首选穴，有很好的健脾止泻作用。摩腹揉脐有很好的调理肠胃功能。肛门灼热，用下七节；加强脾胃功能，按脾俞、胃俞；助消化，强身体，温经散寒，应揉板门、足三里、上三关等。脾肾阳虚及脾虚泻，捏脊能收到事半功倍的疗效。

循证 25 ［推拿治疗婴幼儿腹泻 30 例观察. 山西中医，2010，26（S1）：46.］

【处方】

补脾土 100 ~ 300 次，补大肠 100 ~ 200 次，清小肠 100 ~ 200 次，顺运内八卦 50 次左右，逆时针方向摩腹 100 ~ 200 次，按摩中脘 30 ~ 50 次，分推腹阴阳 10 ~ 20 次，按揉足三里穴 30 ~ 50 次，推上节骨 100 ~ 150 次，按揉龟尾 30 ~ 50 次，推四横纹，运土入水。

每日推拿 1 ~ 2 次，可根据病情再增加穴位。如呕吐者可下推天柱穴（右手拇指、中指指面自上而下推，颈椎正中区）；发热者可清天河水（医者用右手食指面、中指面自患儿腕部正中直推向肘部），也可以采用捏脊疗法（位于 C7 ~ L5 正中线两旁旁开

1.5 寸，医者从双手拇指食指相对而捏自下向上捏 3 ~ 5 遍）。5 天为 1 疗程。

【按语】

在临床上采用一般治疗的基础上配合推拿，以清脾胃、揉板门为主，调和脾胃。清大肠，清利肠腑湿热；清小肠以清利脾胃湿热；运内八卦，推四横纹能调气通畅；运土入水有以土制水之意，利水湿，推七节骨；揉龟尾以理肠止泻。经临床观察证实，推拿治疗婴幼儿腹泻确实具有良好的效果。

循证 26 ［推拿按摩治疗婴幼儿腹泻. 中国针灸，2001（06）：34.］

【处方】

捏脊、补脾土、按摩足三里。

【操作】

①捏脊疗法：让小儿俯卧于医生的双腿或床上，取头高臀低位，术者用双手微握拳置于脊柱两侧，用食指中节桡侧顶住皮肤，拇指前按，两指同时用力捏拿皮肤，双手同时进行边推、边捏、边提拿，自长强穴开始沿着督脉向上至大椎穴止为 1 遍，每次捏 3 ~ 6 遍。为了加强刺激，可每捏 3 次向上提拿 1 次，最后用两拇指在脾俞、胃俞、肾俞、大肠俞穴处按摩 1 分钟以加强疗效。

②补脾土：脾土穴在拇指桡侧缘赤白肉际处，术者以拇指指腹沿患儿拇指桡侧缘至大鱼际近端向上直推 200 次。

③按摩足三里穴：用双拇指分别按摩患儿双侧足三里穴 1 分钟。

每日或隔日治疗 1 次，3 次为一疗程。治疗 1 疗程后观察疗效。

【按语】

捏脊能改善大脑皮层植物神经活动过程，增加小肠的吸收功能，使食欲好转，脾胃功能加强；推补脾土穴能增进食欲，帮助消化；按摩足三里穴对脾胃功能失调而引起的种种疾病能起到调整作用。

循证 27 ［非传统推拿法治疗小儿腹泻 36 例疗效观察. 苏州医学院学报，1998（07）：778 - 779.］

【处方】

补脾土 300 次，揉板门 100 次，清大肠 200 次，揉足三里 100 次，摩腹 5 分钟（脾虚泻逆时针摩，其余各证皆顺时针摩），揉脐 100 次，揉脾俞、胃俞各 300 次，平推七节骨 200 次，揉龟尾 200 次，捏脊 3 遍。每天上午 9 时左右治疗 1 次，共 5 次。

【按语】

治疗以健脾和胃为基础（补脾经，揉脾俞、胃俞、足三里），加揉板门、清大肠、摩腹、揉脐、平推七节骨、揉龟尾，可消食导滞，调虚实寒热，促精微输布，使糟粕传化，达到“标本兼治”的目的；捏脊则可因势调阴阳，理气血，和脏腑，培元气，增强患儿自身的抗病能力。另中医时间学认为，上午 9 时左右是脾胃经气充盈、流畅旺盛之时。此时治疗，可增强健脾和胃之效。

循证 28 [穴位推拿治疗婴幼儿腹泻100例. 中医杂志, 1985 (07): 46 - 47.]

【处方】

七节、龟尾、神阙、气海、脾土、大肠、小肠。发热加清天河水、退六腑, 虚弱者加捏脊。一般每天1次, 个别患儿每天2次。

【操作】

第一个推拿穴位是七节, 其部位在命门与尾椎骨端（长强）之间的连线上, 手法以拇指或食中二指自下向上或自上向下直推。第二是龟尾穴, 在尾椎骨端, 以拇指端或中指端揉, 称揉龟尾。第三是神阙, 第四是气海（脐下1.5寸）, 第五是脾土（部位在拇指外侧缘）, 第六是大肠（部位在食指外侧缘）。如腹泻次数多、尿少、清浊不分, 则加用小肠穴以分清降浊, 小肠穴的部位在小指外侧缘。综观上述常规六穴和小肠穴的辨证施治, 还可另加穴位以配合治疗, 如遇有发热等感染征象的患儿, 加清天河水（前臂掌侧正中腕横纹至肘横纹）和退六腑（前臂尺侧肘端至腕端）即为增加祛邪的穴位, 可达到攻补兼施, 标本同治的目的。

【按语】

上述常规六穴和小肠穴的部位都是胃肠系统的强壮或机能调节穴位, 或为胃肠系统在体表或四肢的相应反应穴。如拇指外侧缘的脾土穴, 其功能为补虚扶弱, 补血生肌, 进饮食, 化痰涎, 主治消化不良、泄泻。食积有滞而邪实者操作手法宜快, 用力宜重, 补脾土而泻邪积, 补中有泻。又如七节穴, 是大肠的体表相应反应穴, 主治水泻, 如合并感染则改变手法和按摩方向, 以去肠中之热。龟尾穴以指端揉掐并揉脐, 亦治水泻、腹胀。神阙及气海是小肠的直接体表反应部位, 揉按后, 可助长小肠之吸收, 分清降浊而利尿, 并调整小肠之功能, 直接治疗食积气滞、腹胀吐泻。

循证 29 [推拿治疗婴幼儿腹泻. 湖北中医杂志, 1981 (06): 35 - 36.]

【处方】

主要穴位及手法: 摩腹、揉脐、按足三里以清补脾土。

虚寒者加补肾; 湿热者加清大肠、小肠; 风寒者加推三关, 运太阳; 伤食者加揉内关, 清大肠; 兼有发热加推天河水; 脱肛加揉龟尾。

每日推拿一次。每次操作15～20分钟或推拿至局部潮红为度。操作时在局部擦少许润滑剂, 以免损伤患儿皮肤。

【按语】

推拿治疗婴幼儿腹泻, 应选用调理脾胃之穴位、手法为主, 再根据病人之病因、症状, 加上消食化积, 清热利湿, 疏风散寒, 化湿祛邪或温补脾肾等配穴。在调理脾胃方面选用揉脐, 摩腹, 清补脾土。按足三里为基本手法, 揉脐、摩腹, 手法应轻软柔和, 才能达到健脾和胃, 理气消食之功。足三里属足阳明胃经之合穴, 主治消化系统疾病, 对胃肠机能有明显的调节作用。脾土, 在《幼科铁镜》中记载: "大指面属脾……于指正面旋推为补, 直推至指甲为泻。" 故在大拇指面以手法清补可补脾温中而不滞，起到健运脾气之治本作用。上述四穴及手法合用共奏调理脾胃之功，使泄泻得止。其他穴位及手法则可随症加减，主次分明，简便易行，见效亦速。

循证 30 [推拿疗法治疗婴幼儿急性腹泻58例.浙江中医杂志，2010，45（12）：898.]

【处方】

推脾经 200～300 次，推大肠 200～300 次，摩腹 3～5 分钟，揉龟尾 50～100 次，推上七节骨 50～100 次，捏脊 5～7 次，从腰四捏至大椎，三捏一提。

辨证加减：伤食型加揉板门 50 次，运内八卦 50 次，揉脐、揉天枢 200～300 次；寒湿型加推三关 100 次，揉外劳宫 50 次，揉中脘 200～300 次；湿热型加清小肠 200～300 次，清天河水 300 次，退六腑 300 次；脾虚型加揉中脘 200～300 次，揉脾俞、胃俞各 50 次，按揉足三里 50 次。

在操作中用介质以防皮肤损伤。

【按语】

推脾经、推大肠、摩腹能调节胃肠蠕动，增强消化吸收能力，健脾和胃止泻，手法操作逆时针为补，顺时针为泻，补脾胃，消积滞，以达止泻目的。推上七节骨、揉龟尾可兴奋支配肛门括约肌的神经，调整肛门括约肌功能而止泻清热。捏脊能直接刺激神经根，使交感和副交感神经功能恢复协调，大脑皮层自主神经活动得到改善，疗效显著，无副作用。只要辨证准确，取穴合理，手法适当，即可取得事半功倍的疗效。

循证 31 [推拿治疗婴幼儿腹泻89例临床观察.大家健康（学术版），2014，8（03）：180.]

【处方】

补脾经 300～500 次，补大肠 200～500 次，清小肠 200～300 次。揉板门、摩腹 30 次，推上七节骨 30～50 次，捏脊 5 次，自上而下捏一提三。揉膀胱俞，小肠俞，大肠俞，肾俞，胃俞，脾俞。每日治疗 1 次，5 次为一个疗程。

【按语】

《景岳全书·泄泻》云："泄泻之本，无不由于脾胃。"故补脾经以健脾胃，补气血；揉板门能健脾和胃；揉脾俞、胃俞，以健脾胃；补大肠能涩肠固脱，温中止泻；揉小肠俞能清利下焦湿热，泌别清浊；推上七节骨是从督脉之长强推至命门，能温阳止泻；摩腹可理气消胀导滞，既有扶正之功，又为"通因通用"之法；揉膀胱俞、肾俞增强气化行水之功，以利小便而实大便。

循证 32 [布拉氏酵母菌联合推拿治疗小儿秋季腹泻的临床疗效观察.山西中医学院学报，2014，15（02）：36－37.]

【处方】

补脾经：将患儿拇指屈曲，沿拇指桡侧缘向掌根方向直推 30 次；推大肠：在食指桡侧缘，自食指尖至虎口，来回推约 100 次；捏脊 5 遍。

伤食证加揉中脘 30 次；湿热证加运土入水：自拇指根沿手掌缘推至小指根，成半圆形；寒湿证加揉外劳宫 30 次；脾虚证加推三关：在前臂桡侧自腕横纹推至肘横纹呈一条直线约 100 次。伤食证和湿热证推拿方向逆经脉循行方向，寒湿证和脾虚证顺经脉循行方向推拿。

【按语】

中医辨证推拿疗法补脾经能健脾和胃，清热利湿；推大肠经能涩肠止泻，固脱温中，清利肠腑，除湿热，导积滞；捏脊能消食导滞；运土入水能清脾胃湿热，利尿止泻；揉外劳宫，能温阳散寒，升阳举陷而止泻；推三关能补脾益气，温阳散寒而止泻。

循证 33 ［加减参苓白术散配合小儿推拿疗法治疗小儿秋季腹泻效果.当代医学，2014，20（16）：157-158.］

【处方】

推脾土、捏脊、清补大肠、揉肚等。

【按语】

小儿脾胃薄弱，不宜攻伐太甚，故实证泄泻选用清补脾土手法调理脾胃功能。清大肠以荡涤肠腑邪热积滞，行气导滞；清补脾土、拿肚角，并配合按揉足三里健脾和胃，补虚扶弱，理气调中。虚证泄泻以健脾益气，调理气血，行滞通络为治疗原则，手法中选择补大肠、摩腹以补养气血，健脾调中；捏脊调整阴阳，通经活络，调和气血，增强脏腑功能。现代医学研究亦证明，捏脊等多种推拿治疗手法可以促进胃液分泌，提高消化酶的活性，增强胃肠蠕动，加强消化系统对蛋白质和淀粉的消化能力，提高机体的免疫功能，真正做到标本兼治，使患儿脾胃功能恢复正常。

循证 34 ［推拿治疗小儿非感染性腹泻 36 例临床疗效观察.北方药学，2014，11（07）：83.］

【处方】

以小儿特定穴位作为主要推拿区域，脾经、胃经、板门、内八卦、腹部、上七节骨、龟尾、肚角、小肠、大肠、脊柱等穴位并辅以常用成人穴位天枢、神阙等。采用强生婴儿润肤油作为推拿介质，运用推、揉、捏、拿、清、摩等手法对穴位进行刺激。注意在治疗过程中控制力度，手法尽量柔和，不要对患儿的皮肤产生损伤。每天推拿治疗一次，共进行 3 天，3 天后停止治疗。

【操作】

补脾经、胃经：用拇指罗纹面按压穴位做旋推运动约 300 次；运内八卦：用拇指罗纹面对穴位进行环形匀推，约 150 次；清小肠、大肠：拇指罗纹面于穴位直推 100 次左右；揉足三里：拇指端着力轻揉穴位 100 次；揉天枢、神阙穴：食、中、无名指共同指端用力，轻揉穴位 50 次；摩腹：从里到外做逆时针呈环形运动约 300 次；推上七节骨 200 次，点按龟尾 200 次，捏脊 5 次，患儿腹痛明显时加拿肚角 5 次，呕吐者加推板门 100 次。

【按语】

通过对以上穴位的推拿治疗从功能角度可调整患儿气血，增加患儿免疫力，调节胃肠消化功能，温阳散寒，缓解脾胃虚寒，从而达到治疗小儿非感染性腹泻的目的。

循证 35 ［胃苓汤加减辅助推拿辨治小儿急性非细菌感染性腹泻的临床研究．中国中医基础医学杂志，2014，20（07）：1002 – 1003.］

【处方】

对伤食泻患儿、湿热泻患儿及风寒泻患儿进行实证泄泻推拿：①清板门：1 岁以下（含 1 岁）100 次；1 岁以上约 200 次；②清大肠：1 岁以下（含 1 岁）200 次，1 岁以上 300 次；③清补脾土：按先清后补的顺序 1 岁以下（含 1 岁）先清后补各 100 次；1 岁以上先清后补各 150 次；④退六腑：1 岁以下（含 1 岁）200 次，1 岁以上 300 次；⑤拿肚角：用拇指、食指及中指用力提起、揉捏肚角，进行 3～5 次；⑥推上七节骨：1 岁以下（含 1 岁）30 次，2 岁以上 50 次；⑦按揉足三里 100 次。

对脾肾虚弱患儿进行虚证泄泻推拿：①补脾土、补大肠：1 岁以下（含 1 岁）200 次，1 岁以上 300 次；②推上三关：1 岁以下（含 1 岁）100 次，1 岁以上 200 次；③摩腹：1 岁以下（含 1 岁）100 次，1 岁以上 150 次；④推上七节骨：1 岁以下（含 1 岁）30 次，1 岁以上 50 次；⑤捏脊：重复捏脊 5 次，第 2 次以后进行提拿大肠俞、脾俞，提拿后对患儿背部进行按揉 30 秒。

【按语】

对小儿急性非细菌感染性腹泻患儿行辨证推拿，进行清板门、清大肠、补大肠、清补脾土、退六腑、拿肚角、摩腹、推上七节骨、按揉足三里、捏脊等推拿手法，可以有效调节患儿的脏腑功能、疏通经络、增强患儿体质。

循证 36 ［推拿治疗小儿腹泻 45 例的临床疗效观察．中国社区医师，2013，15（19）：74.］

【处方】

基本处方：清补脾经 200 次，推大肠 200 次，推上七节骨 100 次，揉龟尾 100 次，摩腹 5 分钟，利小肠 100 次，揉天枢 50 次，揉足三里 50 次，捏脊 6 次。

加减法：脾虚者加揉脐 100 次，推三关 100 次以健脾益气；伤食者加揉中脘 150 次，揉板门 150 次，掐揉四横纹 100 次以消食和中；寒湿者加推三关 150 次，揉脐 100 次以温阳散寒；湿热者加清脾经 100 次，清大肠 200 次，退六腑 150 次，推箕门 200 次，以清热利尿除湿。以上治法每日 1 次，每次 10～15 分钟。

【按语】

清补脾经、摩腹、推大肠、揉天枢、揉足三里健脾助运，行气止泻；推上七节骨、揉龟尾涩肠止泻；利小肠利尿化湿，利小便以实大便；捏脊调理脏腑。

循证 37 ［推拿治疗小儿腹泻的临床研究．中国医药指南，2013，11（25）：509 – 510.］

【处方】

分阴阳穴 80～120 次，顺三关 80～120 次，顺运内八卦 80～120 次，清天河水

80 ~ 120 次，下六腑 80 ~ 120 次，推脾土 200 ~ 300 次，推大肠穴 200 ~ 300 次，揉板门 200 ~ 300 次，揉二马穴 200 ~ 300 次。

如果患儿伴有呕吐，加顺运内八卦 200 ~ 300 次；如果患儿伴有流涕、鼻塞、发热，加清天河水、揉一窝风穴各 200 ~ 300 次；如果患儿伴有大便久泄，带有食物残渣或是白色奶块，加揉二马穴、推脾土穴各 200 ~ 300 次；如果患儿有脓样的粪便，加 100 次推大肠穴，揉二马穴、推脾土穴各 120 ~ 200 次；如果患儿伴有时而惊厥、烦躁不宁，加揉小天心穴 500 次，以及清天河水 120 ~ 300 次。

治疗时间为 7 天。

【按语】

顺三关、推大肠、下六腑、运内八卦、清天河水穴可以和胃降逆，清肠胃积滞。

循证38 ［健脾除湿推拿法治疗小儿秋季腹泻 136 例．中国中医药科技，2013，20（06）：691.］

【处方】

采用健脾除湿推拿法，每日推拿 1 次，3 次为 1 疗程。

【操作】

①补脾经：小儿正坐或仰卧，术者在其侧旁，一手捏拿患儿手掌指部，使其掌心向上，患儿拇指微屈，用另一手拇指桡侧缘自患儿拇指桡侧面自指尖向指根直推 200 次。

②揉板门：继上势，术者用拇指端揉患儿的手掌大鱼际平面 200 次。

③清大肠：继上势，术者一手捏拿患儿尺侧三指部，使其掌心向外，手指放在术者的虎口上，用另一手指中末节罗纹面从患儿的虎口向手指尖直推 200 次。

④清小肠：继上势，术者一手捏拿患儿手中、无名指，使其掌心向外，用另一手食、中末节罗纹面从患儿的小指根尺侧边缘向手指尖直推 200 次。

⑤清天河水：继上势，一手捏拿患儿掌指部，使其掌心向上，用另一手食、中末节罗纹面自患儿的腕沿前臂正中推向肘 200 次。

⑥摩腹：小儿仰卧，术者以手掌面或食、中、环指指面附着于患儿腹部做顺时针方向的环形摩动 100 次。

⑦推箕门：小儿仰卧，术者用食、中二指指面自患儿膝盖上缘向上推至腹股沟部 100 次。

⑧推脊：小儿俯卧，术者用食、中二指指面自患儿大椎向下直推至长强，以皮肤微红为度。

⑨推下七节骨：小儿俯卧，术者用食、中二指指面自患儿第 4 腰椎向下直推至尾椎骨端长强穴 100 次。

【按语】

采用推拿疗法以循经取穴，健脾燥湿而治之。健脾选用补脾经、推板门、摩腹以助运化；清小肠、推箕门利尿除湿；推脊、清大肠、清天河水、推下七节骨以清除湿热，相得益彰，共奏健脾清热除湿之功。但要注意，有高热及严重脱水患者不采用本法；久泻患儿泄泻之后用平补平泻及补法调理以巩固治疗。

循证39 ［推拿治疗脾虚型婴儿腹泻30例．中国民间疗法，2013，21（02）：12．］

【操作】

①补脾经：用拇指罗纹面着力，在小儿拇指罗纹面做旋推，约200次。

②补大肠：用拇指罗纹面着力，在小儿食指桡侧缘，自食指尖至虎口做直推，约200次。

③推三关：用食、中二指指面从前臂桡侧，自阳池穴推向曲池穴，约200次。

④摩腹：用四指逆时针摩腹，约5分钟。

⑤揉脐：用中指端揉肚脐正中，约5分钟。

⑥按揉足三里：用拇指端用力，按揉足三里穴，约200次。

⑦推上七节骨：用拇指桡侧面自尾椎骨端向第四腰椎直推，约200次。

⑧揉龟尾：用拇指端揉尾椎骨端，约200次。

⑨捏脊：用捏法从长强至大椎往上捏提，重提并按揉脾俞、胃俞、大肠俞，5遍。每日治疗1次，每次30分钟。

【按语】

运用小儿推拿治疗小儿腹泻，以健脾助运为主，温中止泻为辅，疗效确切。补脾经，揉脐，摩腹与按揉足三里，能健脾化湿，温中散寒；补大肠，推上七节骨，揉龟尾，能温中止泻；推三关能温阳止泻；督脉为"阳脉之海"，总督诸阳，捏脊具有强健身体，提高自身免疫力的功能，配合重提膀胱经的背俞穴，能加强其相应脏腑功能，提高疗效。

循证40 ［小儿推拿治疗慢性腹泻20例临床分析．吉林医学，2013，34（20）：4109－4111．］

【处方】

推补脾土穴10分钟，补大肠5分钟，揉一窝风5分钟，运内八卦5分钟，推四横纹5分钟，揉二人上马5分钟，揉天枢5分钟，捏脊。

加减：水样泻加推清小肠穴5分钟；伴恶心呕吐加揉板门10分钟；久泻不止者加揉百会2分钟；肾阳虚者加补肾经5分钟等。

每天1次。7次为1个疗程，做3个疗程。

【操作】

以滑石粉作为介质，操作者双手在相应的穴位施以推、揉、运等不同手法，从而使人体的气血流畅，经络疏通。

【按语】

推补脾土穴、补大肠、揉一窝风穴可健脾温中，是治本病之本；运内八卦、推四横纹可行气消滞消胀，和中健胃，助消化，止呕吐，又消胃腑之胀热；揉二人上马可滋肾阴，助肾阳，利小便；推清小肠穴可分别清浊，利小便；揉天枢穴可温下元，助消化，止腹痛；揉板门可清胃热，止吐泻；揉百会可升阳举陷。

循证 41 ［虚实分型推拿配合平胃散治疗小儿非感染性腹泻 39 例疗效观察. 中国中西医结合儿科学，2013，5（03）：257 – 258.］

【处方】

实证推拿以清大肠、清板门、补脾土、退六腑、拿肚角及按揉足三里等手法为主，而虚证推拿以补脾土、补大肠、推上三关、摩腹、推上七节骨及捏脊等手法为主，并根据患儿年龄适当调整推拿时间。连续治疗 5～7 天。

【按语】

摩腹、揉脐及推上七节骨等推拿手法能有效缓解腹泻病患儿临床症状。以中医理论为基础，以辨证论治为原则，根据小儿泄泻实证和虚证分型推拿，抓住小儿"稚阴稚阳、脏腑娇嫩、脾常不足"的生理特点，实证和虚证均采用补脾土手法，其中实证加做清大肠、揉板门等以清泻实热，虚证加做补大肠、捏脊等补养气血。

循证 42 ［中药配合推拿治疗小儿抗生素相关性腹泻疗效观察. 贵阳中医学院学报，2013，35（02）：262 – 263.］

【处方】

脾虚型腹泻推拿主穴：补脾经 200 次，补大肠 100 次，推三关 100 次，摩腹（逆时针）5 分钟，揉脐（逆时针）150 次，推上七节骨 100 次，揉龟尾 100 次，捏脊 3 遍，重揉脾俞穴 20 次。

湿热型腹泻推拿主穴：补脾经 200 次，清大肠 100 次，清小肠 100 次，清天河水 100 次，揉天枢 100 次，揉龟尾 100 次，可随症加减。

每日治疗 1 次，3 次为 1 疗程。

【按语】

推拿不仅可调整小儿消化系统的运动、分泌和吸收功能，还具有抗炎、退热、提高免疫力的作用。本研究对于脾虚型腹泻与湿热型腹泻给予不同的推拿手法治疗，脾虚型治宜健脾益气，温阳止泻。补脾经，健脾胃；补大肠，温中止泻，涩肠固脱；推三关，温阳散寒，补气行气；逆时针摩腹，健脾益气，止泻；揉脐、推上七节骨、揉龟尾，温阳散寒，补益气血，健脾和胃；捏脊调阴阳，理气血，和脏腑，培元气。湿热型治宜清热利湿，调中止泻。清补脾经，清利湿热；清大肠，清利肠腑，除湿热，导积滞；清小肠，清热利尿，泌别清浊；清天河水，清热除烦止渴，泻热而不伤阴；揉天枢，疏调大肠，理气消滞；揉龟尾，统调督脉经气，调理大肠。

循证 43 ［推拿配合中药治疗小儿迁延性及慢性腹泻临床观察. 中国伤残医学，2013，21（04）：227 – 228.］

【处方】

①寒湿型：推三关，揉外劳，补脾经，揉脐，按揉足三里，补大肠，推上七节骨，揉龟尾。

②湿热型：清脾经，清胃经，清大肠，揉天枢，退六腑，清小肠，揉龟尾。

③脾虚型：补脾经，补大肠，推三关，摩腹，揉脐，捏脊，推上七节骨，揉龟尾。

15 天为 1 个疗程。

【按语】

脾虚型用补脾经、补大肠能健脾益气，固肠止泻；推三关、摩腹、揉脐、捏脊可温阳补中；推上七节骨、揉龟尾以理肠止泻。寒湿型用推三关、揉外劳、补脾经、补大肠以温阳散寒，揉脐、推上七节骨、揉龟尾可温中调肠止泻，按揉足三里以健脾化湿。湿热型用清脾经、清胃经以清中焦湿热，清大肠、揉天枢能清利肠腑湿热积滞，退六腑、清小肠以利尿清热除湿，揉龟尾能理肠止泻。

循证 44 ［推拿治疗小儿腹泻 56 例疗效分析．浙江中医学院学报，1997（05）：44.］

【处方】

旋推脾经 200 次，推补大肠 200 次，按揉中脘 200 次，按揉脐和丹田 150 次，摩腹 5 分钟，推上七节骨 150 次，捏脊 5 遍。以上穴位推拿每日 1 次，一般需 4 次治疗，至大便成形后再巩固治疗 1~2 次。

【按语】

治疗中通过缓慢而规律的摩腹运动，使患儿的胃肠蠕动较为规律，消化腺体的分泌较为合适，使肠内失调的内环境及时得到平衡，使损伤的组织能及时修复。另外，推上七节骨的操作（部位在骶骨处），由于手法的作用，间接地刺激了骶丛神经，调节了植物神经功能，使大肠对水的重吸收功能增强，使大便能够成形。再加一些健脾、止泻穴位的共同作用，最终达到止泻的目的。

循证 45 ［推拿治疗小儿秋季腹泻 40 例．广西中医药，1996（06）：26.］

【处方】

摩腹，揉脐，揉天枢，揉龟尾（即长强），按揉足三里。

【操作】

患儿仰卧于床，医者左手固定患儿双下肢，右手食、中、无名、小指四指并拢，绕脐顺时针方向反复按摩 3~5 分钟；然后天枢与脐同时操作，以右手中指按脐，食指与无名指各按两侧天枢，同时揉动 3~5 分钟；令患儿俯卧，以医者左手固定患儿双下肢，右手中指端揉龟尾 3~5 分钟；再令患儿取坐位，医者左手固定患儿操作侧足胫，右手拇指按揉足三里 50~150 次。所有动作要轻快柔和，平稳着实，操作时用滑石粉作为介质，免伤患儿皮肤，3 天为 1 疗程。

【按语】

摩腹、揉脐健脾和胃，理气消食；天枢为大肠之募穴，疏调大肠，理气消滞；龟尾穴性平和，可调理大肠；按揉足三里可调节脾胃升清降浊功能，健脾和胃。诸穴共施，可促进胃肠蠕动，激发脏腑功能，推陈出新，使清阳升，浊阴降，泌清别浊，疾病得愈。

第二节　厌　食

厌食（anorexia）是以较长时期食欲不振，见食不贪，食量减少，但精神尚好为临床特征的脾胃病证。本病各年龄阶段均可发生，以 1～6 岁多见，城市儿童发病率较高。发病无明显季节性，但夏季暑湿当令之时，可使症状加重。患儿除食欲不振外，一般无特殊不适，预后良好。但长期不愈者，可使气血生化乏源，抗病能力下降，而易罹患他病，甚或日渐消瘦转为疳证。

一、古籍文献阐释

古代文献对厌食的专门记载不多。有关本病的论述，如《灵枢·脉度》曰："脾气通于口，脾和则口能知五谷矣。"说明脾气调和，则知饥纳谷，食而知味，这一论述为我们认识小儿厌食的病理生理奠定了基础。《小儿药证直诀·胃气不和》采用益黄散为治疗不思食的主方，开调脾助运为主治疗厌食之先河。在病因方面，明代《赤水玄珠全集·卷十三·伤饮伤食》说："不能食者，由脾胃馁弱，或病后而脾胃之气未复，或痰客中焦，以故不思食。非心下痞满而恶食也。"《幼科发挥·脾经兼证》说："诸困睡，不嗜食，吐泻皆脾脏之本病也。"指出不嗜食为脾脏本脏病变，一般不涉及他脏。在治疗方面，明《奇效良方》载运脾散（人参、白术、藿香、肉豆蔻、丁香、砂仁、甘草）对脾虚失运者颇为适宜。清代《类证治裁·脾胃论治》说："治胃阴虚不饥不纳，用清补，如麦冬、沙参、玉竹、杏仁、白芍、石斛、茯神、粳米、麻仁、扁豆子。"认为胃阴不足之厌食宜清补而不宜腻补，并列举了具体用药。推拿治疗方面，《幼科推拿秘书》强调了脾土穴在厌食治疗中的作用，指出："屈小儿大指内推为补，直指外推为清，盖因小儿虚弱，乳食少进，必推此有效。"

二、病因及发病机理

本病多与喂养不当、病后失调、先天禀赋不足以及情志失调等因素有关，病机关键为脾失健运。

1. 喂养不当　小儿脾常不足，且乳食不知自制，若哺喂不当，或添加辅食杂乱，或过食肥甘厚味之物，或滥食滋养之品，或过于溺爱，纵其所好，恣意零食、偏食，或饥饱无常，均可损伤脾胃，影响脾胃的受纳运化功能，导致厌食。

2. 病后失调　小儿脏腑娇嫩，形气未充，若患他病，误用攻伐，或过用苦寒，或过用温燥，或病后失于调养，均可使脾胃受纳运化失常，而致厌食。

3. 先天不足 若母亲孕期营养摄入不足，或体弱多病，或早产、多产之儿，导致胎禀怯弱，元气不足，脾胃薄弱，故食欲欠佳，不思乳食。

4. 情志失调 小儿神气怯弱，若暴受惊吓，或打骂体罚，或所欲不遂，或环境改变，均可导致情志抑郁，肝气不疏，乘脾犯胃，形成厌食。

总之，本病病位主要在脾胃，病机为脾失健运。病久因气血化生乏源而影响小儿生长发育，可转为疳证。

三、症状识辨及辨证

1. 症状识辨
辨舌脉及指纹

舌质淡，苔薄白或薄腻，脉和缓或指纹淡紫，多为脾失健运；舌质淡，苔薄白，脉缓无力或指纹淡红，多为脾胃气虚；舌红少津，苔少或花剥，脉细数或指纹偏紫，多为脾胃阴虚；舌淡红苔白，脉弦，指纹滞，多为肝脾不和。

2. 辨证要点
本病病变脏腑主要在脾胃，临证重在辨虚实。凡病程短，仅表现纳呆食少，食而乏味，形体尚可，舌脉正常者为实证；病程长，除食欲不振，食量减少外，尚伴面色少华，形体偏瘦，大便不调者为虚证。其中伴面色少华或萎黄，大便溏薄，舌淡苔薄者属脾胃气虚；伴大便秘结，舌红少津，苔少或剥脱者为脾胃阴虚。

四、证治要点

本病以运脾开胃为基本治则，根据临床表现分别治以运脾和胃，健脾益气，滋养胃阴，调和肝脾等法。同时，应注意患儿的饮食调养，纠正不良饮食习惯。

五、分型条辨

1. 脾失健运
【证候特点】有喂养不当伤食史，突然食欲不振，口臭，大便秽臭；食物无味，脘腹胀满，拒按，睡不安宁；苔白腻，脉濡，指纹滞。

【辨证要点】有伤食史，突然食欲不振，口臭，大便如败卵。

【治法】健脾助运，消积导滞。

【处方】掐揉四横纹 10 遍，运板门 20 遍，运内八卦 100 遍，清胃经 100 遍，清大肠 200 遍，配掐揉小横纹 10 遍，推中脘 60 遍，点脾俞 20 遍，点胃俞 20 遍，揉天枢 20 遍。[小儿推拿学．人民卫生出版社．2016.]

【方义】掐揉四横纹、运板门为消食化积要穴，板门为脾胃之门，主要功能是升清降浊，消积导滞；运内八卦行气降逆；清胃经、清大肠为通下中焦，配掐揉小横纹，推中脘，点脾俞，点胃俞，揉天枢化积消食。

加减：胸口呕恶者可加揉合谷以止恶心又降胃气；口臭症重者加清天河水，清热，利湿。[自拟]

※三字经流派

处方：清胃经，清补脾经，推四横纹。

操作：

①清胃经：从大鱼际外缘赤白肉际处，自腕横纹推至拇指根部 5 分钟。

②清补脾经：在拇指外侧，由指尖到指根来回推 20 分钟。

③推四横纹：食指、中指、无名指、小指连掌之纹，来回推 5 分钟。

方义：清胃经可开胃消食而化积；清补脾经可健脾益气而助运化；推四横纹以行气消积而增进食欲。

※孙重三流派

处方：补脾经，运内八卦，掐揉四横纹，摩中脘，按揉脾俞、胃俞、肝俞。

操作：

①补脾经：医者以左手握住患儿之手，同时以拇、食二指捏患儿拇指，使之微屈，再以右手拇指自患儿拇指尖推向板门，推 100～200 次。

②运内八卦：医者先以左手持患儿左手之四指，使掌心向上，同时拇指按定离宫，再以右手食、中二指夹住患儿之拇指，然后以拇指自乾向坎运至兑宫为一遍，在运至离宫时，应从左手拇指上运过，否则恐动离火，运 50～100 次。

③掐揉四横纹：医者以左手握患儿之手掌，使掌面向上，手指略屈，再以右手拇指指甲，自患儿食指依次掐至小指，继以揉之，每穴 24 次，掐揉 3～5 遍。

④摩中脘：用食、中、无名三指并指或掌摩中脘穴，摩 100～200 次。

⑤按揉脾俞、胃俞和肝俞：用拇指或中指指端按揉脾俞、胃俞和肝俞穴，每穴 100～300 次。

方义：补脾经、摩中脘配按揉脾俞、胃俞、肝俞健脾助运，和胃消食；运内八卦、掐揉四横纹以增强运脾理气作用。

※海派

处方：基本方为补脾经，摩腹，揉中脘，按揉足三里，捏脊。取穴为基本方加清胃经，揉板门，清天河水，揉脾俞，揉胃俞。

操作：

①补脾经：用拇指罗纹面着力，在小儿拇指罗纹面做旋推，约 300 次。

②摩腹：用手掌掌面或食、中、无名指罗纹面在小儿腹部做抚摸，约 5 分钟。

③揉中脘：用手掌大鱼际或掌根部或食、中指罗纹面着力，在小儿肚脐正中直上 4 寸处做揉法，约 300 次。

④按揉足三里：用拇指指端在外膝眼下 3 寸、胫骨旁开 1 寸处做按揉法，约 50 次。

⑤捏脊：用拇指桡侧缘顶住皮肤，食、中两指前按，三指同时用力提拿肌肤，沿患儿脊柱，自下而上，双手交替捻动向前推行 3~5 次。

⑥清胃经：拇指掌面近掌端第一节，自掌根向拇指方向直推，约 100 次。

⑦揉板门：用指端揉手掌鱼际平面，约 100 次。

⑧清天河水：用食、中二指面沿前臂正中自腕推向肘，约 100 次。

⑨揉脾俞：一指禅推或指揉小儿背部第十一胸椎棘突下两侧旁开 1.5 寸脾俞处，约 100 次；

⑩揉胃俞：一指禅推或指揉小儿背部第十二胸椎棘突下两侧旁开 1.5 寸胃俞处，约 100 次。

方义：补脾经、按揉足三里可健脾胃，促运化；摩腹、揉中脘、捏脊调畅气机，消积导滞；清胃经、揉板门以消食化积，顺应升降；清天河水清脾胃积热；揉脾俞、胃俞能健脾助运。

※刘开运流派

处方：

常例开窍：开天门、推坎宫、推太阳、掐总筋、分阴阳各 24 次。

推五经：补脾经 300 次，清肝经 250 次，补肺经 150 次，补肾经 200 次。

配穴：运水入土 20 次，掐揉四横纹 5 遍，揉中脘（调中法）、揉足三里各 100 次，捏脊 5~8 遍。

关窍：按肩井 2~3 次。

方义：常例开窍，推五经调理脏腑；其中重补脾经，配掐四横纹、揉中脘、运水入土、按揉足三里和脾助运，增进饮食；清肝经疏肝理脾；补肺、肾二经益气助脾；按肩井关窍。

※津沽流派

处方：补脾土，泻大肠，推四横纹，揉板门，逆运内八卦，运腹，捏脊。

方义：掐四横纹、逆运内八卦、揉板门为君，掐四横纹、逆运内八卦皆为消法代表手法，与揉板门合用以加强消食化滞之功；配合补脾土、运腹、捏脊以健脾化湿，理气宽中，调和气血；佐以泻大肠有助于清肠腑，导积滞。

※盛京流派

处方：掐四横纹，推脾经，揉脾俞，捏脊，按揉足三里，揉板门。

方义：掐四横纹为代表手法；推脾经运脾调中为主；配以揉脾俞、捏脊、按揉足三里健脾益气；佐以揉板门和胃消食。

※滇南流派

处方：揉板门，补脾经，清胃经，顺运内八卦，掐四横纹，摩中脘，摩腹，分腹阴阳，按揉足三里，捏脊。

操作：揉板门 50 次，补脾经 300 次，清胃经 300 次，顺运内八卦 300 次，掐四横纹 5 次，摩中脘 1 分钟，摩腹 3 分钟，分腹阴阳 100 次，按揉足三里 50 次，捏脊 3~5 遍。

方义：揉板门、补脾经、清胃经、顺运内八卦、掐四横纹、分腹阴阳能健脾和胃，消积导滞；摩中脘、摩腹、按揉足三里可以益气健脾；捏脊能调阴阳，补气血，和脾胃。

2. 脾胃气虚

【证候特点】较长时间胃口不开，见食不贪，易胃胀神疲；形体瘦弱，抗病力弱，便下不消化物；苔薄白，脉弱，指纹淡。

【辨证要点】较长时间胃口不开，见食不贪，易胃胀，神疲。

【治法】补脾益气，和中健胃。

【处方】补脾经 120 遍，揉足三里 120 遍，捏脊 9 遍，揉胃俞 100 遍，揉脾俞 100 遍，推上三关 100 遍，揉关元 100 遍，振神阙 1 分钟。[小儿推拿学．人民卫生出版社．2016.]

【方义】补脾经主要加强本脏运化功能，治其本；揉足三里健脾和胃，调中理气，导滞通络；捏脊调和气血促进饮食，配合揉脾俞、胃俞助运化消宿食；推上三关、揉关元，振神阙可助阳益气。

加减：食欲差加推四横纹、内八卦，可消食消胀，增加食欲；揉合谷，降胃气，止恶心。[自拟]

※**三字经流派**

处方：平肝经，清胃经，清补脾经。

操作：

①平肝经：在食指掌面，由指根推至指尖 5 分钟。

②清胃经：从大鱼际外缘赤白肉际处，自腕横纹推至拇指根部 10 分钟。

③清补脾经：在拇指外侧，由指尖到指根来回推 20 分钟。

方义：平肝经以疏肝和胃而助纳运；清胃经可开胃消食而化积；清补脾经可健脾益气而助运化。

※**孙重三流派**

处方：补脾经，推大肠，补肾经，摩腹，推上七节骨，捏脊。

操作：

①补脾经：医者以左手握住患儿之手，同时以拇、食二指捏患儿拇指，使之微屈，再以右手拇指自患儿拇指尖推向板门，推 100~200 次。

②推大肠：医者以左手托住患儿之手，使掌侧置，右手食、中二指夹住患儿之拇指，然后以拇指侧面自患儿食指桡侧边推向虎口 100~300 次。

③补肾经：医者先以左手握住患儿之手，使手掌向上。再以右手拇指由阴池推到小指尖，推 100~200 次。

④摩腹：用手掌或四指摩腹5分钟。

⑤推上七节骨：用拇指桡侧面或食、中二指面自下而上做直推100～200次。

⑥捏脊：在脊柱用捏法自下而上捏100～300次，重提脾俞、胃俞、肾俞穴。

方义：补脾经、摩腹健脾和胃，益气生血；推大肠、推上七节骨温中固肠止泻；补肾经温养下元；捏脊健脾和胃，并有强壮体格的作用。

※海派

处方：基本方为补脾经，摩腹，揉中脘，按揉足三里，捏脊。取穴为基本方加推三关，揉外劳宫，揉脾俞，揉胃俞。

操作：

①补脾经：用拇指罗纹面着力，在小儿拇指罗纹面做旋推，约300次。

②摩腹：用手掌掌面或食、中、无名指罗纹面在小儿腹部做抚摸，约5分钟。

③揉中脘：用手掌大鱼际或掌根部或食、中指罗纹面着力，在小儿肚脐正中直上4寸处做揉法，约300次。

④按揉足三里：用拇指指端在外膝眼下3寸、胫骨旁开1寸处做按揉法，约50次。

⑤捏脊：用拇指桡侧缘顶住皮肤，食、中两指前按，三指同时用力提拿肌肤，沿患儿脊柱，自下而上，双手交替捻动向前推行3～5次。

⑥推三关：用拇指桡侧面或食、中指面沿前臂桡侧，自腕推向肘，约100次。

⑦揉外劳宫：用拇指或中指端揉掌背中，与内劳宫相对处，约100次。

⑧揉脾俞：一指禅推或指揉小儿背部第十一胸椎棘突下两侧旁开1.5寸脾俞处，约100次。

⑨揉胃俞：一指禅推或指揉小儿背部第十二胸椎棘突下两侧旁开1.5寸胃俞处，约100次。

方义：补脾经、按揉足三里可健脾胃，促运化；摩腹、揉中脘、捏脊调畅气机，消积导滞；推三关、揉外劳宫以温补脾胃；揉脾俞、胃俞能健脾助运。

※津沽流派

处方：补脾土，推四横纹，摩关元，运腹，层按（补法）建里，揉足三里，捏脊。

方义：补脾土、摩关元、层按（补法）建里、揉足三里、捏脊为君，诸法合用，益气健脾，使气血生化有源；配合运腹、推四横纹以和胃宽中，行气除胀。

※盛京流派

处方：掐四横纹，补脾经，捏脊，揉足三里，运内八卦，揉板门。

方义：掐四横纹为代表手法。补脾经、捏脊、按揉足三里健脾益气为主；配以运内八卦和中理气；佐以揉板门和胃消食。

※滇南流派

处方：揉板门，补脾经，清胃经，补大肠，推三关，揉外劳，揉中脘，摩腹，揉气海及关元，揉龟尾，推上七节骨。

操作：揉板门 50 次，补脾经 300 次，清胃经 300 次，补大肠 200 次，推三关 100 次，揉外劳 50 次，揉中脘 50 次，摩腹 3 分钟，揉气海及关元 50 次，揉龟尾 100 次，推上七节骨 100 次。

方义：揉板门、补脾经、清胃经、补大肠、推三关、揉外劳能健脾和胃，调理肠腑功能；揉中脘、摩腹、揉气海及关元能益气健脾，调和气血；揉龟尾、推上七节骨可温阳益气，健脾开胃。

3. 脾胃阴虚

【证候特点】食欲不振，口渴欲饮，好动，五心烦热；皮肤干燥，大便干涩，烦躁不安；舌红少苔，脉细数，指纹浮红。

【辨证要点】食欲不振，口渴欲饮，好动，五心烦热。

【治法】益胃滋阴。

【处方】补脾经 200 遍，揉足三里 200 遍，捏脊 9 遍，揉内劳宫 120 遍，清天河水 120 遍，揉二马 200 遍，推三关 100 遍，分手阴阳 100 遍，掐承浆 10 遍，掐廉泉 10 遍。［小儿推拿学．人民卫生出版社．2016.］

【方义】补脾经健脾助运，促气血化生；揉足三里、捏脊为调理脾胃脏腑功能之要穴，助脾胃功能恢复，增进食欲；推三关、分手阴阳、掐承浆、掐廉泉益气滋阴；揉内劳宫、清天河水、揉二马，清热，利尿，利湿。

加减：脘腹满闷，恶心欲呕加清板门，揉合谷；脘腹疼痛明显者加揉外劳宫。［自拟］

※三字经流派

处方：清胃经，清补脾经，揉二马。

操作：

①清胃经：从大鱼际外缘赤白肉际处，自腕横纹推至拇指根部 5 分钟。

②清补脾经：在拇指外侧，由指尖到指根来回推 10 分钟。

③揉二马：掌背小指及无名指关节后凹陷处，左右旋揉同数，揉 10 分钟。

方义：清胃经可开胃消食而化积；清补脾经可健脾益气而助运化；揉二马滋阴养胃助消化。

※孙重三流派

处方：分手阴阳（阴重阳轻），揉板门，补胃经，补脾经，运内八卦，揉中脘、关元，按揉胃俞、三焦俞、肾俞穴。

操作：

①分手阴阳：医者两手食指固定患儿掌根之两侧，中指托住患儿手背，无名指、小指固定患儿的四指，然后以两拇指自小天心处向两旁分至阳池、阴池，阴池侧略

重，推 100 ~ 150 次。

②揉板门：用拇指或中指指端揉板门穴 50 ~ 100 次。

③补胃经：用拇指或食指沿大鱼际赤白肉际自指根推向掌根 100 ~ 200 次。

④补脾经：医者以左手握住患儿之手，同时以拇、食二指捏患儿拇指，使之微屈，再以右手拇指自患儿拇指尖推向板门，推 100 ~ 200 次。

⑤运内八卦：用拇指面自乾向坎运至兑为一遍，在运至离时轻轻而过，运 100 ~ 300 次。

⑥揉中脘、关元：医者用拇指、食指或中指端或掌根按揉中脘、关元穴 100 ~ 300 次。

⑦按胃俞、三焦俞、肾俞穴：用拇指或中指指端按胃俞、三焦俞、肾俞穴 100 ~ 300 次。

方义：分手阴阳、揉板门、补胃经、揉中脘、揉胃俞养胃生津，和中消导；补脾经、运内八卦健脾助运；按揉三焦、肾俞加强养胃生津作用。

※**津沽流派**

处方：补脾土，推四横纹，揉二人上马，揉手背，旋揉腹部（逆时针），运腹，捏脊。

方义：补脾土、揉二人上马、捏脊为君，其中二人上马为滋阴之核心特定穴，捏脊为和法之代表手法，三者合用可养阴和胃；配合揉手背以养血柔阴，中脘为胃之募穴，以中脘为中心逆时针旋揉腹部可健运脾胃；佐以运腹、推四横纹开胃助运。

※**盛京流派**

处方：掐四横纹，揉二马，补胃经，补脾经，捏脊，揉板门。

方义：掐四横纹为代表手法。揉二马、补胃经养阴益胃生津为主；配以补脾经健脾调中；捏脊调理阴阳；佐以揉板门和胃消食。

※**滇南流派**

处方：揉板门，补脾经，揉外劳宫，揉二人上马，揉中脘，摩腹，揉丹田，按揉血海、三阴交。

操作：揉板门 50 次，补脾经 300 次，揉外劳宫 50 次，揉二人上马 300 次，揉中脘 50 次，摩腹 3 分钟，揉丹田 50 次，按揉血海、三阴交各 50 次。

方义：揉板门、补脾经、揉外劳宫、揉二人上马能滋阴养胃；揉中脘、摩腹、揉丹田可以益气健脾助运；按揉血海、三阴交可调气血，和脏腑。

4. 肝脾不和

【证候特点】常常眉头紧锁，没有食欲，唉声叹气；脘腹胀痛，胸口满闷，嗝逆；苔薄，脉弦，指纹滞。

【辨证要点】常常眉头紧锁，没有食欲，唉声叹气，脉弦。

【治法】疏肝和胃。

【处方】清肝经 100 遍，搓摩胁肋 10 遍，推膻中 10 遍，横擦肝俞 100 遍，掐揉四横纹 10 遍，运板门 20 遍，运内八卦 100 遍，清胃经 100 遍，清大肠 200 遍。[小儿推拿学.人民卫生出版社.2016.]

【方义】清肝经、搓摩胁肋、推膻中、横擦肝俞清肝和胃，疏肝理气；掐揉四横纹、运板门、运内八卦和中健胃，消食消胀，促进食欲；清胃经、清大肠消积导滞，增加食欲。

※津沽流派

处方：补脾土，泻肝木，推四横纹，运腹，推按肝经皮部（腹部段），捏脊。

方义：推四横纹、运腹为君，具有理气和胃助运之功效；配合泻肝木、推按肝经皮部（腹部段）以缓肝急，疏肝气；佐以补脾土、捏脊，健运脾胃，调和气血。

5. 脾胃积热

※刘开运流派

证候特点：厌食或拒食，形体偏瘦，精神尚好，面色少华；口干多饮，皮肤干燥，缺乏润泽，或伴有低热，手掌心热，容易汗出，大便多干结，口唇干红；舌质红，薄黄或无苔少津，指纹深红，脉细数。

治法：清热养阴，健脾益气。

处方：

常例开窍：开天门、推坎宫、推太阳、掐总筋、分阴阳各 24 次。

推五经：先清脾经 400 次，再补脾经 100 次，清肝经 300 次，清心经 200 次，补肺经 150 次，补肾经 350 次。

配穴：清大肠 150 次，推六腑 120 次，揉按足三里 100 次，掐揉四横纹 4~5 遍，运土入水 20 次，揉中脘、肚脐各 100 次，捏脊 5~8 遍。

关窍：按肩井 2~3 次。

便干结者，加推下七节，揉龟尾；久热不退者，加揉按涌泉。

方义：常例开窍；推五经先清脾胃积热，后补脾经健中，以防清太过伤正而调之；清肝、心二经，以助脾经清热；补肺、肾二经，益气养阴而助脾胃，配清大肠、推六腑，运土入水清热养阴；掐揉四横纹，揉中脘、肚脐，捏脊，揉按足三里健脾益气，和中开胃；按肩井关窍。

6. 脾胃虚寒

※刘开运流派

证候特点：精神较差，面色萎黄不华，厌食或拒食；若稍进食，大便中夹有不消化残渣，或大便不成形；舌质淡，苔薄白，脉细弱，指纹淡红。

治法：温中散寒，健脾益气。

处方：

常例开窍：开天门、推坎宫、推太阳、掐总筋、分阴阳各 24 次。

推五经：补脾经 400 次，补心经 150 次，清心经 80 次，补肺经 200 次，补肾经 100 次。

配穴：揉外劳 200 次，掐四横纹 4~5 遍，按揉足三里 60 次，揉中脘 200 次，摩腹 100 次，揉脐 100 次，揉丹田 200 次，揉龟尾 80 次，捏脊 5~8 遍。

关窍：按肩井 2~3 次。

方义：常例开窍；推五经重补脾经，配揉外劳，掐揉四横纹，揉中脘、肚脐、丹田，摩腹温中散寒，健脾益气；清肝经疏肝理脾；补心经助脾阳；补肺、肾二经益气温阳，助脾温化；揉龟尾、捏脊调理脾胃，增进饮食；按肩井关窍。

六、特色技法

1. 海派——独穴治疗

名称：揉左侧梁门穴。

穴位：足阳明胃经穴位，位于脐中上 4 寸，前正中线左侧旁开 2 寸。

操作：饭前揉 5 分钟。

2. 滇南流派——一指禅推法、振法

名称：健脾益气法治疗厌食。

穴位：神阙，气海，关元，腹。

操作：①一指禅推神阙、气海及关元自上而下 3~5 遍。②振腹 3 分钟。

七、现代医学认识

（一）诊断要点

有喂养不当、病后失调、先天不足或情志失调等病史；以较长时期食欲不振，食量明显少于正常同龄儿为主症，可伴面色少华，形体偏瘦，但精神尚好，活动如常。除外其他因季节因素、感染、药物、肝功能损伤等因素所致的厌食症状。

（二）临证鉴别

1. 气候因素 天气过热或湿度过大，可影响神经调节功能和消化液的分泌而致食欲不振，夏季常见。

2. 神经性厌食 本病属于一种进食障碍的精神障碍。患儿因对身体形象产生不正常认识，担心发胖，缺乏进食欲望。

八、古籍辑录

1.《幼科推拿秘书》 脾土，在大拇指上罗纹，男左旋，女右旋。而程公权

云，不如屈小儿大指内推为补，直指外推为清。盖因小儿虚弱，乳食少进，必推此有效。

2.《小儿推拿广意》　补中益气汤，治中气虚弱，体疲食少，或发热烦渴等症。

九、循证推拿

循证 1 ［"扶土调枢"推拿干预小儿厌食症 35 例. 中医外治杂志，2015，24（06）：8. ］

【处方】

①脾升法：补脾经，推三关，运内八卦。

②胃降法：清板门，清胃经，清大肠。

③和法：推四横纹，揉中脘穴、足三里、脾俞、胃俞。

④辨证加减：脾胃气虚加揉外劳宫，捏脊；胃阴不足加清天河水，揉内劳宫，揉二马，推涌泉。

【操作】

①介质及疗程：以滑石粉为介质，每天 1 次，10 次为 1 疗程，共治疗 2 疗程，每疗程间休息 2～4 天。

②清补次数：补法：1 岁以内 150～200 次，1～3 岁 200～500 次，4～6 岁 300～600 次。清法：1 岁以内 20～60 次，1～3 岁 50～150 次，4～6 岁 100～300 次。和法：1 岁以内 50～100 次，1～3 岁 100～150 次，4～6 岁 150～300 次。

【按语】

由于小儿脾常不足与小儿生长发育稚阴稚阳的生理特性，容易出现饮食需求与脾胃功能不完善相矛盾性，从而导致厌食症的发生。所以，扶土以恢复脾升胃降的功能，是治疗小儿厌食症的重要途径。补脾经、推三关、运内八卦以健脾益气，助运化以升清；大肠为胃腑的延续，清板门，清胃经，清大肠，清降胃腑之滞以疏通中下焦；推四横纹、揉中脘穴、足三里、脾俞、胃俞以健脾消食，和气血。如此，脾升运胃通降，气血和顺，饮食自调。

循证 2 ［推拿疗法治疗小儿厌食症 53 例. 中医外治杂志，2013，22（03）：33－34. ］

【处方】

（1）常规方法：轻揉中脘，再点按中脘，然后分推腹阴阳，揉天枢，摩腹，再补脾经，补胃经，运板门，推四横纹，按揉足三里，捏脊。

（2）对症治疗：①脾失健运：加清大肠，揉板门，运内八卦，按揉胃俞。②脾胃气虚：补脾经，揉脾俞，揉摩中脘，运水入土，运内八卦。

【操作】

（1）常规方法：轻揉中脘 100～200 次，再点按中脘 1～2 分钟，然后分推腹阴阳 100～300 次，揉天枢 100 次，摩腹 5 分钟，再补脾经 200 次，补胃经 200 次，运板门 200 次，推四横纹 300 次，按揉足三里 100～200 次，根据患儿年龄捏脊 5～10 次。

（2）对症治疗

①脾失健运证：加清大肠200次，揉板门100~200次，运内八卦100~300次，按揉胃俞100~300次，以疏理肠胃，消食导滞。

②脾胃气虚证：补脾经加至400~500次，揉脾俞100次，揉摩中脘3分钟，以健脾助运，增强脾胃消化功能。

③脾胃阴虚证：清肝经100~200次，补肾经100~200次，运水入土200~300次，运内八卦200次，以滋养胃阴，佐以助运。

操作介质为滑石粉，操作时肢体穴位可双侧推拿，根据患儿年龄适当增加次数，1天1次，每疗程10天。

【按语】

中医理论中推拿在临床上对脾胃的调节主要是通过加强胃腑功能、调畅气机来实现的，通过摩腹、揉中脘、按揉天枢穴来促进胃的通降功能，通过按揉足三里、脾俞、胃俞以及背部捏脊以促进脾的运化。此外，还可通过手法直接作用于肌肤来改变气血运行，共同起到改善脾胃功能，激发食欲，刺激神经内在调节系统，进而增强患儿体质的作用。再者，小儿脏腑娇嫩，形气未充，皮肤感触灵敏，外界刺激更易于激发其内在神经调节系统，根据健脾养胃的治疗原则，结合临床特点辨证，针对不同证型，对厌食症患儿的不同时期施用不同的按摩手法，通过手法的变换与特定穴位相结合，可起到消食化积、健脾助运、增加食欲、增强体质的功效。

循证3 ［捏脊推拿治疗小儿厌食症30例疗效观察. 浙江中医杂志，2016，51（09）：652-653.］

【处方】

捏脊自骶部由下而上至大椎穴处，捻捏递送至大肠俞、肾俞、脾俞、胃俞穴；然后双拇指按揉双肾俞，补脾经；顺运内八卦；揉中脘、摩腹、揉足三里。

【操作】

患儿取俯卧位，裸露腰背，医者坐或站于患儿左侧，在患儿背部中央及两侧从上到下涂以防止擦伤的滑石粉，两手指微屈，双手拇指抵住腰长强穴附近脊柱两侧皮肤，食、中二指指腹与拇指相对合力将皮肤捏起，做捻捏递送动作，自骶部由下而上至大椎穴处，每次捻捏递送至大肠俞、肾俞、脾俞、胃俞穴时，双手呈90度稍用力将皮肤向上提拉并抖动一下，可听到"咯"声，如此为1遍，共做8~10遍；然后双拇指按揉双肾俞3~5分钟；用拇或食指侧面在小儿拇指近端桡侧面补脾经200次；顺运内八卦（用拇指罗纹面以患儿掌心为圆心至中指根约2/3为半径做顺时针旋转）100次；揉中脘、摩腹、揉足三里各50~100次。

诊室温度22~25℃，手法宜轻。每日1次，8天为1疗程，疗程间休息2~3天，共4个疗程。

【按语】

捏脊疗法主要作用于背部督脉以及膀胱经，涉及的穴位包括夹脊穴以及膀胱经上的背俞穴，具有调理脾胃、通经活络、消积之功。揉肾俞能补先天，温通上下；顺运内八卦能开胸利膈，宣通气机；补脾经、揉中脘、摩腹可健脾和胃，消食和中。足三里位于足阳明胃经，主治胃痛、呕吐、腹胀、肠鸣、消化不良等，对胃肠蠕动有良好的调节作用。捏脊配合小儿推拿之法，能振奋小儿全身阳气，推动气血运行，疏通经脉，调理气机，平衡阴阳，从而调理脾胃，恢复脏腑功能。

循证 4 ［推拿疗法治疗小儿厌食症 55 例. 云南中医中药杂志，2009，30（04）：82.］

【处方】

清补脾，清胃，揉板门，推四横纹，摩腹，揉中脘，揉足三里。

偏于脾气虚者，重补脾，加揉脾俞，推三关；偏胃阴虚者，重清胃，加揉胃俞，揉内劳宫。气阴两虚者，则可交互使用。

【操作】

清补脾、清胃、揉板门、推四横纹、摩腹、揉中脘、揉足三里，每个穴位揉推100～300 次；捏脊 3～5 遍，第 2 遍为提高疗效每捏脊 3 次向上提 1 次，每天 1 次，5次为 1 个疗程，共治疗 3 个疗程。

【按语】

揉板门、推四横纹、揉中脘及摩腹能健脾和胃，理气消食；揉足三里能健脾和胃，调中理气，导滞通络；清补脾健脾助运；清胃开胃纳消食积，其中脾俞、胃俞对调节脾胃功能有较好的效果。捏脊能调阴阳、理气血、和脏腑、通经络、培元气，对调整五脏六腑的功能及推动气血的正常运行，有积极促进作用。

循证 5 ［推拿疗法治疗小儿厌食症 74 例疗效分析. 中国中西医结合儿科学，2009，1（02）：195－196.］

【处方】

主穴：顺运内八卦，捏揉四横纹，清天河水，分手阴阳。

兼穴：伴口渴咽干，手足心热（胃阴不足型）加运水入土；伴大便稀薄，食少消瘦者（脾胃虚弱型）加补脾土，运板门，按揉足三里；伴呕吐冷恶，腹胀腹痛者（食积内热型）加清板门穴。

每日 1 次，每次 20～30 分钟，1 周为 1 个疗程。

【按语】

顺运内八卦可调理气机，升清降浊，消食导滞；分手阴阳能平衡阴阳，调理气机；清天河水，清热除烦；补脾土、运板门能健脾和胃，诸穴共奏调理脾胃、平衡阴阳、疏通经络、消积导滞之功。推捏二法合之，使全身气血通畅，脾阳得振，胃阴伤复，胃纳大开，脾胃纳运之功恢复正常，厌食之症可豁然而除。

循证 6 ［推拿配合点穴治疗小儿厌食症 70 例疗效观察. 新中医，2004（06）：42－43.］

【处方】

①捏脊：自长强穴向上捏拿至大椎穴。

②点穴：捏脊后选双侧足三里、内关及肾俞、天枢、气海，用拇指指腹按压。

【操作】

①捏脊：患儿俯卧，脊背放松，先在背部轻轻按摩使肌肉充分放松后开始。用拇指桡侧缘顶住皮肤，食、中指前按，三指同时用力，将皮下脂肪层捏起，随推、随捏、随搓，自长强穴向上捏拿至大椎穴，每捏 3 下将脊背皮肤提 1 下，做 6 遍。

②点穴：捏脊后选双侧足三里、内关及肾俞、天枢、气海，用拇指指腹按压，每穴 3 分钟。

疗程：每天 1 次，3 周为 1 疗程，共治两个疗程。

【按语】

足太阳膀胱经所循行经线，其上部有五脏六腑之俞穴，也是脏腑精气转输背阳之所，运捏此处，可促进脏腑精气振奋，疏通经络，和调气血，化滞消食宽中。捏脊疗法是通过对督脉和足太阳经的捏拿，调整阴阳，通经活络，调和气血，恢复脏腑功能。点穴法可以开启闭塞，祛寒止痛。捏脊配合点穴，以振奋小儿全身阳气，推动气血运行，疏通经脉，平衡阴阳，调理气机，补肾健脾，消补兼施，从而达到调整脾胃功能而治愈厌食的目的。

循证7 [推拿配合捏脊治疗脾失健运型小儿厌食症 25 例. 河南中医，2013，33 （08）：1319 - 1320.]

【处方】

推脾经（清补脾土），顺运内八卦，推四横纹，揉中脘、天枢，摩腹，按揉足三里。捏脊疗法：自长强穴开始沿督脉向上至大椎穴。

【操作】

患儿取仰卧位或由医生抱着，左上肢在外侧。

①推脾经（清补脾土）：医者左手握住患儿左手，以右手拇指沿患儿左拇指桡侧赤白肉际，从指尖到指根来回推 500 次。

②顺运内八卦：医者左手将患儿左手固定，医者左手大拇指按于患儿左手中指根下离卦处，右手拇指以患儿掌心为圆心，从圆心至中指根的横纹约 2/3 处为半径，自乾卦经坎卦、离卦向兑卦推运 100 次，运至离卦时应轻轻而过，恐动离火。

③推四横纹：将患儿掌面食指、中指、无名指、小指并拢，在四指第一指间关节横纹处，医者用拇指罗纹面从食指横纹处推向小指横纹处 100 次。

④揉中脘、天枢，摩腹：用食指、中指两指端按揉患儿中脘、天枢各 100 次，然后用手掌面顺、逆时针摩全腹各 50 次。

⑤按揉足三里：医者用双手拇指分别按揉双侧足三里 100 次。

捏脊疗法：患儿俯卧位或趴在医生腿上，医者用两手拇指罗纹面顶住脊柱及其两侧皮肤，食指、中指两指前按，其余三指同时用力捏拿皮肤，两手交替向前移动，边推边捏边提拿，自长强穴开始沿督脉向上至大椎穴，操作 3 遍；第 4 遍时，每捏 3 次向上提拿 1 次，即"捏三提一"法，操作 3 遍，共捏 6 遍，最后轻轻按摩背部，使背部肌肉放松，按揉脾俞、胃俞各 50 次，结束治疗。

【按语】

捏脊疗法作用于患儿背部，背为阳，督脉为"阳脉之海"，有调节全身阳气的作用，其贯脊属脑络肾，督率阳气，统摄真元。足太阳膀胱经所循行经线有五脏六腑之背俞穴，是脏腑精气传输之所。捏脊通过机械刺激，直接作用于人体脊背部经穴，自下而上调节阴阳平衡，促进气血运行，改善脏腑功能，刺激五脏六腑，增强胃肠蠕动，清除积滞，促进消化吸收，提高人体抗病能力。"补脾土"与"清脾土"均有健脾胃、补气血作用，二者合为推脾土，有双向调节作用，能清热利湿，化痰，消积导滞，促进肠的蠕动；顺运内八卦能宽胸利膈，消宿食，除腹胀；推四横纹能健脾助运消积，促使体内消化液增加，增强脾胃功能，以全面调整消化道功能；按揉足三里、摩腹有健脾消食，通便止泻的作用，可支配腹内各器官的神经兴奋，使微循环畅通，从而加强胃肠等消化器官蠕动，促进食物残渣液体的下行移动和排泄，加强食物的分解和吸收。

循证 8 ［推拿配合中药治疗小儿厌食 60 例疗效观察．中国中西医结合儿科学，2011，3（03）：195 – 196.］

【处方】

（1）常规手法：摩腹，揉脐，捏脊。

（2）加减应用：偏于脾气虚者，重补脾，加揉脾俞，推三关；偏胃阴虚者，重清胃，加揉胃俞，揉内劳宫；气阴两虚者，则可交互使用上述穴位。

【操作】

摩腹：用掌心或四指在腹部做顺时针方向（或逆时针方向）抚摩，每次 600 次。

揉脐：以掌心或中指端在脐中揉之。顺时针方向为泻，逆时针方向为补，顺逆揉之为平补平泻。每次 300 次。

捏脊：患儿俯卧在床上，做捏脊法 3 ~ 5 遍，每 3 次提 1 次，以局部皮肤微红为度，在肝俞、胆俞、脾俞、胃俞处重点施法。

操作介质为滑石粉。每日 1 次，7 天为 1 个疗程。

【按语】

摩腹既可增强胃肠蠕动，促进消化吸收功能的改善，亦可改善胃肠道自身的营养供给，使胃气旺盛，肠道津液分泌充足，有效防止因肠燥津枯而产生的大便秘结。逆时针缓摩中脘可健脾助运，配摩揉神阙以增加消化、吸收能力，有醒脾助运之效；顺时针缓摩脐周，可增强胃肠的蠕动，使补中寓消，和中开胃；捏脊疗法主要是刺激督脉，特别是对五脏六腑的俞穴有较大的刺激作用，通过调阴阳，理气血，和脏腑，通经络，培元气，调整脏腑功能及气血的正常运行，从而达到祛病健身功效，尤其对脾胃虚弱所致的厌食有独特的疗效。

循证 9 [推拿配合中药治疗小儿厌食 88 例疗效观察. 亚太传统医药, 2017, 13 (02): 124 – 125.]

【处方】

摩腹；常规揉脐；常规捏脊，重点捏肝俞、胆俞、脾俞、胃俞穴。

【操作】

常规摩腹手法：用掌心于患儿腹部行顺时针方向抚摩，600 次；常规揉脐手法：用掌心于患儿脐中揉之，顺时针揉之为泻，逆时针揉之为补或平补平泻，300 次；常规捏脊手法：取腹卧位体位，行捏脊法 3 遍，每 3 次提 1 次，见皮肤微红停止，重点捏肝俞、胆俞、脾俞、胃俞穴。

【按语】

中医推拿治疗的要义在于帮助患儿健脾和胃，补脾经，补胃经。中医捏脊法能够更好地调节患儿阴阳平衡，推动其气血运行，改善脏腑功能，强化脾胃运化机能，对脾胃虚弱引起的厌食有独特疗效，配合辨证加减可提高治疗的针对性。

循证 10 [推拿治疗脾失健运型小儿厌食 60 例. 中医外治杂志, 2017, 26 (06): 42 – 43.]

【处方】

清补脾经 10 分钟，清胃经 5 分钟，揉板门 1 分钟，推四横纹 5 分钟，揉中脘 3 分钟，摩腹揉脐 3 分钟，揉按肺俞、脾俞、胃俞每穴约 1 分钟，捏脊 5 遍，三捏一提 5 遍。

【操作】

推拿手法柔和、平稳、着实，操作频率每分钟 150 ~ 300 次。每天推拿 1 次，10 天为 1 疗程，休息 2 天可进行下一疗程治疗，共治疗 3 个疗程。

【按语】

补脾经、揉板门可健脾和胃，消食化滞；清胃经可消食化积，降逆和胃，推四横纹健脾助运，消积除胀，四穴合用，使胃中食积得消，脾胃得健，厌食自愈。揉中脘、摩腹揉脐可健脾和胃，温中散寒，消食化积，增强脾胃运化能力。捏脊是通过对督脉和膀胱经的捏拿，调节阴阳，疏通经络，调理气血，调和脏腑，增强脾胃受纳运化机能，从而达到健脾助运消积之效。治疗期间，还需注意合理膳食，改善患儿的饮食内容和习惯，注意情绪的变化，保证充足睡眠，不可强迫患儿进食。

循证 11 [推拿治疗脾胃不和型小儿厌食症 60 例临床观察. 现代医药卫生, 2016, 32 (08): 1231 – 1233.]

【处方】

旋推脾土 3 分钟，按揉板门 2 分钟，顺运内八卦 1 分钟，掐揉四横纹（揉三掐一）10 遍，顺时针摩腹 5 分钟，揉脐 1 分钟，点揉足三里 3 分钟，捏脊 6 ~ 8 次，捋脊 3 ~ 5 次，点揉脾俞、胃俞、肾俞各 5 次。

推拿介质选用凡士林。每次 15 ~ 20 分钟，每天 1 次，10 天为 1 个疗程。

【按语】

所选取的小儿推拿手法，旋推脾土、点揉脾俞和胃俞穴能健脾和胃，消食导滞，化生气血，促进运化；顺运内八卦能升清降浊，理气健脾，调理全身脏腑气机；四横纹是治疗厌食症要穴，掐揉之能促进胃纳，通畅百脉，调脾和胃；板门为脾胃之门，足三里为足阳明胃经穴，也是胃经合穴，按揉板门、点揉足三里有健脾和中，补益气血，扶正培元之效；腹部为多条经脉循行所过之处，摩之可导引元气，健脾胃，调大小肠。点揉肾俞穴、捏脊、捋脊意在通过刺激背部督脉和膀胱经，激发脏腑经络之气，先后天同补，达到调理全身五脏六腑之作用。

循证 12 ［推拿治疗小儿厌食 80 例临床观察. 中国中西医结合儿科学，2010，2（03）：213 - 214.］

【处方】

基本穴位：补脾 500 次，清胃 500 次，揉板门 50 次，推四横纹 300 次，摩腹 500 次，捏脊 3～5 遍。

加减：脾胃不和型加运八卦 300 次；脾胃气虚型补脾 500～1000 次，清补大肠 300 次；脾胃阴虚型清大肠 300 次，清天河水 300 次；肝旺脾虚型平肝 300 次，清天河水 300 次。

推拿介质选用滑石粉。每日 1 次，每周 6 次，10 次为 1 个疗程。

【按语】

推拿主穴选用补脾、清胃以健脾助运，消食和胃。《小儿推拿方脉活婴秘旨全书》中说："脾经有病食不进，推动脾土必效应。"四横纹具有理中行气、化积消胀、退热除烦之功效。中医经络学说认为，胸腹为五脏六腑所居之处，而腹部是阴中之阴，腹部有任脉、足少阴肾经、足阳明胃经、足厥阴肝经及足太阴脾经五条经脉循行，摩腹可以"通和上下，分理阴阳，去旧生新，充实五脏。驱外感之诸邪，清内生之百症"。现代医学认为，摩腹能强健腹部肌肉，促进血液及淋巴液循环，增强胃肠蠕动，加强消化液分泌，改善消化吸收功能。推拿配穴的选用，以"个体化"为原则，脾胃气虚者增加补脾次数，加揉外劳宫穴，以健脾温中益气；脾胃不和者加运八卦以升清降浊、调和脏腑；脾胃阴虚者加揉二马、运水入土以滋阴养胃；阴虚多热者加清天河水以滋阴退热；偏肝旺者加清肝经、掐五指节以清热平肝；恶心、呕吐者配清胃、揉板门健脾和胃止吐。诸法合用，从而达到治疗厌食的目的。

循证 13 ［推拿治疗小儿厌食证 48 例. 陕西中医，1994（12）：538.］

【处方】

补脾土 300 次，补大肠 300 次，清肝经 300 次，清胃经 150 次，推四横纹 100 次，运内八卦 100 次，退六腑 300 次，分腹阴阳 5 遍，捏脊 5 遍。

【按语】

在治疗时选用补脾土，补大肠，运内八卦，捏脊等推拿手法以达到补脾、助胃、健运之功。其作用为促进消化腺的分泌和胃肠蠕动，排除胃肠积滞。小儿厌食证病位虽在脾胃，但脾胃病升降失司可导致肝体失用，所谓"土奎则木郁""土湿则木腐"。因此治疗时健脾之法虽很重要，然疏肝之则亦不可丢，方中采用清肝经，清胃经，推四横纹，退六腑，分腹阴阳等手法解郁疏肝，理气和胃，通调全身气机。故所选手法用于临床，疗效显著。

循证 14 ［推拿治疗小儿厌食症 47 例. 中国中西医结合消化杂志，2012，20（08）：375 - 376.］

【处方】

补脾经 100 次，补胃经 100 次，运内八卦 100 次，揉板门 300 次，推四横纹 100 次，摩腹 200 次，捏积 6 遍（捏第 5 遍时，根据患儿的厌食症状，重提背部的小肠俞、大肠俞、胃俞、脾俞穴，6 遍结束后，对腰部的肾俞穴揉按数次）。每日 1 次，6 天为 1 个疗程。治疗 1 个疗程。

【按语】

所选取的小儿推拿手法，补脾经、补胃经、揉板门可健脾胃，促运纳，改善食欲，增加食量；推四横纹、运内八卦，以调畅气机，平衡阴阳，从而改善脾胃症状，气机调畅则肝气亦舒，烦急症状可减；摩腹可补脾健胃，调和消导，故可改善大便症状；捏积一法，消积导滞，可刺激背部督脉、膀胱经及脊柱两侧夹脊穴，振奋一身阳气，气血运行，并通过对肝俞、脾俞、胃俞、大肠俞及肾俞的刺激可疏肝解郁，理气健脾，补肾益气。

循证 15 ［推拿治疗小儿厌食症 60 例临床观察. 中国民族民间医药，2010，19（19）：166 - 167.］

【处方】

推脾经（脾土）、补胃经、揉板门、运内八卦各约 100 次；横抹小横纹、掐四缝穴 100 次；摩腹 3 分钟，掌揉中脘穴、分腹阴阳各 200 次；揉按肺俞、脾俞、胃俞每穴约 1 分钟；捏脊 7 遍，三捏一提 3 遍；拿肩井 10 次。

脾胃气虚加揉足三里 1 分钟，胃阴不足加揉运水入土 200 次，肝旺脾虚加清肝经 200 次，揉足三里 1 分钟。以清水为介质，每次 30 分钟，每天 1 次，10 次为 1 疗程，共治疗 3 疗程，每疗程间休息 2 ~ 5 天。

【按语】

背俞穴合用重在调理胃肠气机，使阴阳气血调和，传化通畅，肠胃蠕动正常，从而增强脾升胃降的功能。小儿皮肤柔薄，腠理疏松，本推拿处方健脾和胃，清补兼施，使气血通畅，经络疏通，阴阳平衡，气机调达而达到治疗目的。

循证 16 ［推拿治疗小儿厌食症 60 例临床疗效观察. 按摩与导引，1998（01）：20 - 21.］

【处方】

顺运八卦穴 2 分钟，清胃 2 分钟，平补脾 2 分钟，刮四缝半分钟，推四横纹 2 分钟，逆揉巨阙 2 分钟，揉中脘 1 分钟，揉阑门、建里各 1 分钟，分腹阴阳 1 分钟，揉足三里 2 分钟。理脊（推脊、捏脊）：让小儿俯卧，医者用右手食、中、无名指分开，中指按大椎穴，食指及无名指分开，各按脊柱旁开 1.5 寸的两行俞穴，向下擦至尾骨穴，连擦 3 遍。然后，用拇指桡侧顶住皮肤，食中指捏住皮肤肌肉，从尾骨端开始，沿脊柱由下而上，直至大椎为止，连捏 3 遍，第 4 遍开始捏两下，向左右上方提一下，提到平肩胛骨处的膏肓穴位置，连做 5~6 遍。最后以两拇指从命门推到肾俞穴，反复 10~20 次。这样，每日 1 次，连续 5 天 1 个疗程。

【按语】

推拿通过手法作用于人体皮肤、肌肉、关节、经络、血脉等部位，使之产生机械性刺激，从而达到调理气血，平衡阴阳，恢复脏腑功能的作用。腹部为脾、胃、大小肠、肝脏所居之处，神阙穴是内通五脏六腑之要道，腹部推拿直接刺激了胃肠，使胃肠消化器官蠕动增强，同时，又增加了胆汁的分泌和代谢，促进了食物的消化和吸收，从而使胃的排空时间提前，引起饥饿感，使食欲增加，饮食增多，失调的胃肠功能恢复正常。总之，腹部按摩法具有疏通经络、和中理气、消食导滞、健脾和胃之功。捏脊疗法，如葛洪著《肘后备急方》中云："……拈取其脊骨皮，深取痛引之，从龟尾至顶乃止，未愈更为之。"书中对捏脊部位、手法、疗程均做了概述。捏脊机理是受经络学说指导的，因其背部属阳，脊在背部正中，乃督脉所在，督脉既统帅一身之阳，又统全身阳气。脊柱两侧是膀胱经穴所在，有助于改善各个脏腑的功能。通过捏脊，使其经脉舒通，气血流畅，阴阳平衡，以达安和脏腑，治病健身的目的。

循证 17 ［推拿治疗小儿厌食症 81 例. 陕西中医，1997（08）：362.］

【处方】

推补脾土，逆运内八卦，摩腹，捏脊，捏后按摩揉脾俞、胃俞。

【操作】

推补脾土：医者左手握住患儿左手，以右手拇指沿患儿左拇指桡侧面，从指尖向指根推 200 次。

逆运内八卦：将患儿左手掌固定，以患儿掌心为圆心，以掌心至中指根横纹约 2/3 处为半径，逆时针方向做运法 100 次。

摩腹：医者用手掌根据患儿情况，在其腹部以脐为中心做逆时针摩法（若便秘做顺时针摩法）100 次。

捏脊：医者用拇指和食指将患儿尾骨尖皮肤捏起，食指向前推动，拇指向下形成捏拿，推捻动作，一捏一放，两手交替，沿着脊柱中线徐徐向前推进，一直捏到大椎为止，计 5~7 遍。捏后按摩揉脾俞、胃俞。

过食生冷瓜果者加推三关 100 次，兼有呕吐者加推天柱骨，兼有腹泻者加推大肠 150 次，推上七节骨 100 次，属脾胃阴虚者加补肾水 200 次，揉二人上马 100 次。

一般以 6 天为 1 疗程，每天 1 次，以两个疗程为宜。

【按语】

推补脾土，可促进胃蠕动，使其频率增加，收缩力加大，促进胃液分泌。逆运内八卦和摩腹，能开胸利膈，和胃消食，调节胃肠机能。捏脊可和调脏腑，疏通经络。诸法同用，共奏启脾助运、开胃消食之效。

循证 18 ［推拿治疗小儿厌食症 175 例．河北中医，2005（03）：201.］

【处方】

根据辨证取穴，每次推拿 30 分钟左右，每日 1 次，7 日为 1 疗程。

手法：均推患儿左手，要轻推轻揉，轻而不浮，重而不滞。因小儿皮肤娇嫩，所以取滑石粉作为滑润剂。

（1）脾失健运型：分阴阳 2 分钟，补脾土 5 分钟，补肾水 5 分钟，推板门 3 分钟，揉一窝风 3 分钟，逆运内八卦 3 分钟，推四横纹 3 分钟。

（2）脾胃气虚型：补脾土、补肾水、清板门各 5 分钟，逆运内八卦 3 分钟，推四横纹 2 分钟，补胃经 2 分钟，推三关 2 分钟。

（3）胃阴不足型：补脾土 5 分钟，清胃经 3 分钟，补肾水 3 分钟，推板门 3 分钟，推四横纹 3 分钟，揉小天心 2 分钟。

【按语】

小儿为稚阴稚阳之体，其脏腑娇嫩，脾常不足，脾胃为后天之本，气血生化之源，脾不和则食不化，胃不和则食不消，脾病则四肢不用，形体消瘦，胃不和则睡眠欠安。六腑以通为用，以降为顺，实而不满，泻而不藏，通降失常，则厌食纳差。因小儿皮肤柔薄，腠理疏松，故推拿能振奋全身阳气，推动气血运行，疏通经脉，平衡阴阳，调理气机，健脾和胃，清补兼施，从而达到调整脾胃功能，治愈厌食的目的。脾为后天之本，中焦气化之枢。补脾土能健脾胃，使阴阳平衡，增进食欲。诸穴合用重在调理胃肠气机，使阴阳气血调和，传化通畅，肠胃蠕动正常，从而增强脾胃功能，促进食欲的增加。

循证 19 ［推拿治疗小儿厌食症脾胃气虚型 67 例．按摩与导引，2006（09）：24 – 25.］

【处方】

揉板门 50 次，掐四横纹 3 次，摩腹 5 分钟，揉中脘 2 分钟，揉足三里 50 次，捏脊 3～5 遍。10 次为 1 个疗程，每天 1 次。

【按语】

揉板门、掐四横纹、揉中脘及摩腹能健脾和胃，理气消食；揉足三里能健脾和胃，调中理气，导滞通络；捏脊能调阴阳，理气血，和脏腑，通经络，培元气。

循证 20 ［推拿治疗小儿厌食症 480 例．中国妇幼保健，2004（17）：73.］

【处方】

基本手法：补脾经，运内八卦，捏脊，分推阴阳，揉足三里。

随症加减：伴腹泻，便多量大加补大肠、推三关；伴食积内热之象加清胃经、清天河水、揉二马、掐揉四横纹；伴呕吐加清板门、揉脾俞、揉胃俞；伴便秘加揉膊阳池、掐揉四横纹、揉二马、揉腹。

以上方法每天治疗 1 次，1 周为 1 疗程。

【按语】

方中补脾经、按揉足三里能健脾胃，助运化；捏脊能调和脏腑，畅通气血；分腹阴阳能消积导滞；运内八卦则善调中焦气机。诸穴合用则能加强脾胃功能，提高消化与吸收能力，而达到能强食欲，提高食量，解除厌食的目的。

循证 21 ［推手摩腹捏脊推拿法治疗小儿厌食症 40 例观察．实用中医药杂志，2012，28（01）：36.］

【处方】

用推手摩腹捏脊推拿法。①推手：补脾土 200～300 次，运八卦 100～200 次，推四横纹 100～200 次。②摩腹 3～5 分钟。③捏脊 3～5 次。

【按语】

运八卦有升清降浊、调和脏腑之效，四横纹有理中行气、化积消胀、退热除烦之功。胸腹为五脏六腑所居之处，而腹部是阴中之阴，有任脉、足少阴肾经、足阳明胃经、足厥阴肝经及足太阴脾经经脉循行，故摩腹可"通和上下，分理阴阳，去旧生新，充实五脏。驱外感之诸邪，清内生之百症"。捏脊具有疏通经络、调整阴阳、促进气血运行、改善脏腑功能以及增强机体抗病能力等作用。

循证 22 ［中药散剂配合推拿疗法治疗小儿厌食症 68 例．中国中医药信息杂志，2005（06）：76－77.］

【处方】

清脾补脾 6 分钟，清胃补胃 3 分钟，清肝补肝 3 分钟，揉板门 2 分钟，掌揉中脘 3 分钟，按揉足三里 3 分钟，并捏脊 3 遍，刺四缝穴。

【操作】

医者左手持患儿手，用右手推拿。沿小儿弯曲的大拇指桡侧手指尖，推向指根为推脾土，旋推为补直推为清；拇指掌面近掌端第一节为胃经，旋推为补，向指根方向直推为清，补胃经和清胃经统称推胃经；食指罗纹面为肝经，旋推为补直推为清，均谓推肝经；用指端揉患儿的大鱼际中点为揉板门；用掌揉患儿中脘部称揉中脘；用指端按揉足三里穴称按揉足三里；捏脊时患儿俯卧，医者先在患儿脊背部轻按揉 2～3 遍，使肌肉放松，再以双手的拇、食、中三指将皮肤捏起，前行交替至大椎穴。刺四缝穴即以粗毫针点刺四缝穴，深约 2 分，并挤出黄白色黏液或少量血液，隔日点刺 1 次，共 3～4 次。推拿按摩以滑石粉作为介质，每日 1 次，7 次为 1 个疗程。

【按语】

推拿脾经、胃经两穴，具有补脾和胃、化湿消积的作用；揉板门能通调三焦之气；直推肝经穴位为清，具有平肝泻火、解郁除烦作用；按揉足三里穴健脾和中；掌揉中脘穴能疏通足阳明胃经、手太阳小肠经、手少阳三焦经的经脉，理气活血，促进胃肠蠕动，提高消化功能；刺四缝穴能调中行气，散结消胀，清热生津。脊柱为督脉所过，督脉贯脊属脑络肾，督帅阳气，统摄真元。捏脊可疏通经络，调整阴阳，促进气血运行，改善脏腑功能，尤其能增强脾胃运化机能。

循证 23 [中药配合推拿治疗小儿厌食症 45 例. 吉林中医药, 2007 (05): 32.]

【处方】

补脾经 300 次，补胃经 200 次，运内八卦 300 次，推四横纹 100 次，摩腹 5 分钟，按揉足三里、脾俞、胃俞各 50 次，捏脊 3 ~ 5 次。

对症手法：脾失健运型补脾经加至 500 次，运内八卦加至 400 次以加强纳运之力；脾胃气虚型补脾经加至 500 次，揉脾俞加至 100 次，加推三关 200 次，揉外劳 100 次以助阳益气，摩中脘 5 分钟以健脾益胃，促进胃肠蠕动，增强消化功能；脾胃阴虚型加揉板门 100 次，揉内劳 100 次，清天河水 200 次。

操作介质：滑石粉。

操作程序：肢体穴位推单侧即可，左右侧隔日交替。

疗程：每天操作 1 次，7 天为 1 疗程。

【按语】

推拿治疗以健脾和胃为原则，补脾经，补胃经，按揉足三里、脾俞、胃俞具有健脾胃、助纳运的作用，脾健胃和，则水谷得以化生气血；运内八卦、推四横纹调畅气机，以助纳运；摩腹健脾和胃，直接作用于脾胃，可增强疗效；捏脊可调整机体阴阳平衡，促进气血运行，改善脏腑功能，尤其能增强脾胃运化机能。

循证 24 [推拿治疗脾胃不和型小儿厌食症 60 例临床观察. 现代医药卫生, 2016, 32 (08): 1231 – 1233.]

【处方】

小儿厌食症分虚证和实证，虚证以补为主，扶助正气，健运脾胃。

具体手法：补脾经 300 次，揉板门 100 次，推四横纹 100 次，顺运内八卦 100 次，摩腹 3 ~ 5 分钟，点揉足三里 100 次，捏脊 5 遍。

偏脾胃气虚者，加强补气力量加揉外劳宫 300 次，推三关 100 次，揉脾俞穴、胃俞穴各 100 次，摩揉神阙 100 次；偏脾胃阴虚者，加清胃经 300 次，清板门 100 次，揉内劳宫、清天河水、揉二人上马各 100 次，运水入土 300 次；偏脾虚肝旺者，加分推腹阴阳 100 次，清肝经、清心经 300 次，下推膻中 100 次，点揉心俞穴、肝俞穴各 100 次。

实证以化积滞为主，邪去则正安。

具体手法：掐揉推四横纹（掐 3 揉 1 共 10 遍，推四横纹 20 ~ 50 次），运板门 100 次，清胃经、清大肠经各 300 次，顺时针摩腹各 3 ~ 5 分钟，捏脊 5 遍。

脾虚肝旺者，加分推腹阴阳 100 次，清肝经、清心经 300 次，下推膻中 100 次，点揉心俞穴、肝俞穴各 100 次。兼食积者，加点脾俞穴、胃俞穴各 100 次，推小横纹 100 次，振中脘 50 次，揉双天枢 100 次；兼痰湿中阻者，加点揉天突穴、膻中穴、丰隆穴 100 次，分推膻中 50 次，拿肚角 1 ~ 3 次。行推拿手法时可使用生姜汁或凡士林作为润滑剂。

【按语】

小儿推拿手法中，补脾经、揉脾俞胃俞穴、揉足三里、捏脊均可调补脾胃，助运化；运八卦、摩腹可宽胸理气；揉板门、推四横纹、揉天枢消食化积，相互配合可补可运，补中有消，脾运胃纳，则口能食而化之。应注意小儿皮薄肉脆，推拿时动作应轻柔，勿过度重压重按。

循证 25［用推拿疗法治疗小儿厌食症的效果观察. 当代医药论丛，2015，13（23）：21 - 22.］

【处方】

①以补脾经、补大肠经、运八卦为治疗原则，对患儿进行四横纹掐揉、腹部按摩及捏脊。

②在捏脊完毕后，用拇指纹面对患儿双侧的足三里穴、肾俞穴、胃俞穴、脾俞穴、内关穴、天枢穴及气海穴进行按压。

③对于患有食滞伤脾型厌食症的患儿，可另外对其板门穴进行按揉；对于患有胃阴不足型厌食症的患儿，可另外对其二马穴、三阴交穴及涌泉穴进行按揉；对于患有脾胃虚弱型厌食症的患儿，可另外对其七节骨部位进行按摩，并为其推三关。

④每日可为患儿推拿 1 次，每个穴位连续推拿 3 分钟，连续治疗 21 天为 1 个疗程。

【按语】

通过捏脊疗法能够调整阴阳，调和气血，并且能够通经活络，恢复脏腑元气，配合点穴部位，能够提振全身阳气，对气血运行起到推动作用。通过规律性点穴能够使阴阳平衡，对气机进行调节，从而对脾胃失常进行调节，使脾胃功能得到恢复，将厌食症治愈。除选择捏脊法之外，同时选择揉中脘、足三里以及掐揉四横纹与清胃经等方法，能够达到腹部通顺、健脾和胃的目的。

循证 26［以推拿脾、胃腧穴为主治疗小儿厌食症. 针刺研究，1998（03）：222 - 223.］

【处方】

乳食积滞型，揉胃俞、中脘、脐，按足三里；脾胃气虚型，揉脾俞、章门，摩腹，按足三里。

【操作】

揉脾俞：患者俯卧，于第十一胸椎棘突下脊中（督脉）两旁各 1.5 寸，医者用拇指指端紧紧附着于穴位上，顺时针各揉 3 分钟。

揉胃俞：患者俯卧，于第十二胸椎棘突下脊中（督脉）两旁各 1.5 寸，同揉脾俞。

揉章门：在侧腹部第十一浮肋游离端之下际取之，医者用中指指端紧紧附着于穴位上，逆时针各揉 3 分钟。

揉中脘：脐上 4 寸，腹正中线上。令患者仰卧，医者用中指指端紧紧附着于穴位上，逆时针各揉 3 分钟。

揉脐：脐部（包括脐周腹部）。令患者仰卧，医者以右手鱼际在脐部顺时针揉 3 分钟。

摩腹：令患者仰卧，医者以右手食、中、无名指指面急摩 3 分钟，再以右手掌心缓摩 3 分钟。

按足三里：位置在外膝眼下 3 寸，胫骨外侧约一横指处。令患者仰卧，医者用拇指指端用力在穴位上按压半分钟。

【按语】

"腧穴"乃是经气脉气的转输之处，"俞穴"是脏腑经气输注于背部的腧穴，五脏六腑各有一俞穴，由膀胱经脉所属。根据《难经》"阴病行阳"的道理，故善治阴分为病。配合推拿脾胃之募穴章门和中脘，募是经气脉气聚集之处，五脏六腑各有一募穴均居于胸、腹。按《难经》"阳病行阴"的道理，善治阳分为病。取一俞穴配一募穴，一阳一阴的取穴方法，更善于治脏腑的发病。在推拿过程中采用刚柔相济的手法，推拿穴道以疏通经络，通畅气机，使脏腑经气、脉气得以正常循行以温煦、濡养脾胃，使脾气得升，胃气得降。

循证 27 ［消导方配合推拿手法治疗儿童功能性厌食 76 例临床观察．中国妇幼保健，2011，26（28）：4477 - 4478.］

【处方】

补脾土，捏脊。

【操作】

①补脾土：医者以左手持患儿右手，沿拇指桡侧缘，从指尖到指根成一直线方向直推 100 次，每 10 次按压四缝穴 1 分钟。

②捏脊：医者站在患儿左后侧，双手拇食二指将患儿背部下方长强穴处皮肤捏起，沿背部脊柱两旁，一边拿，一边捏，一边向前捻推，一直向上捏拿至大椎穴为 1 遍，如此反复 3 ~ 5 遍，最后 1 遍时，每捏拿 5 次将皮肤略提高一下，最后再在双肾俞穴以双拇指揉按 3 ~ 5 分钟。

【按语】

有效按摩可使脾气得生，胃气得降，促进胃的排空，不影响胃液分泌，能有效地治疗宿食不消，食欲不振的功能性厌食。四缝穴为经外奇穴，位于手四指掌面近侧指关节中节横纹中点，具有消积导滞、健脾和胃之作用。捏脊疗法是通过手法的机械刺激直接施治于人体体表，达到增强体质治病保健的目的，可改善微循环，改善细胞供氧和组织代谢，调节人体免疫系统功能，维持人体防御机能的平衡，调节脾气虚患儿胃肠运动，提高小肠吸收功能，增加酶的分泌及活性。

第三节 便 秘

便秘是指大便干燥坚硬，秘结不通，排便时间间隔延长，或虽有便意但排出困难的一种病证。本病可发生于任何年龄，一年四季均可发病。由于排便困难，部分小儿可发生食欲不振，睡眠不安，或可由于便时努力，引起肛裂、脱肛或痔疮。若便秘长期未能得到适宜治疗，可影响患儿生长发育及身心健康。

西医学的"功能性便秘"属本病范畴。

一、古籍文献阐释

中医古籍中对便秘的论述较多。就病名而言，《素问》称"后不利""大便难"。《伤寒杂病论》称"不大便""脾约"。唐代孙思邈在《备急千金要方》中除沿用《素问》"大便难"外，又以"大便不通"名之，其目的在于区别便秘轻重程度不同。宋朱肱《活人书》载有"大便秘"。宋金元明时期，如《丹溪心法》《医学正传》多以"燥结"或"大便燥结"称之。清沈金鳌《杂病源犀烛》正式命名为"便秘"，并沿用至今。

小儿便秘病因可以是多方面的，如《诸病源候论·小儿杂病诸候》云："小儿大小便不通者，脏腑冷热不调，大小肠有游气，气壅在大小肠，不得宣散，故大小便涩，不流利也。"《幼幼新书·卷第三十》云："杨大邺曰，儿乳食失度，使四大不调。滋味有贪，遂五脏受病。甘甜聚食，咸酸滞涎，留结于胃肠，风壅渍癖于心肺，气脉不顺，水谷不行，虽不逆于上焦，即秘结于下部，儿不知疼痛，难说因由。惊啼以频频，但怒胀而不知乳，不知痛刺连脐，但面色青黄。"

辨证论治方面，有从热结论治者。如《素问·举痛论》曰："热气流于小肠，肠中痛，外热焦渴，则坚干不得出，故痛而闭不通矣。"汉张仲景《伤寒论·辨阳明病脉证并治》曰："太阳阳明，脾约是也。正阳阳明，胃家实是也。少阳阳明，发汗利小便已，胃中燥烦实，大便难是也"。隋巢元方《诸病源候论·解散大便秘难候》曰："将适失宜，犯温过度，散热不宜，热气独留肠胃，故大便难也。"有从气机郁滞论治者。如方贤《奇效良方》曰："气秘，因气滞后重迫痛，烦闷胀痛，大便结燥，而不通。"秦景明《病因脉治·大便秘结论》曰："诸气怫郁，则气壅大肠，而大便乃结；若元气不足，肺气不能下达，则大肠不得传食导之令，而大便亦结矣。"从阴寒内结、腑气凝滞论治。如戴元礼《证治要诀·大便秘》曰："冷秘由冷气横于肠胃，凝阴固结，津液不通，肠道秘塞。其人肠内气攻，喜热恶冷。"有从肾阴不足、气血亏少、肠津失润者。如《素问·至真要大论》曰："大便难，阴气不用……病本于肾。"虞拓《医学正传·秘结论》曰："夫肾主五液，故肾实则津液足，而大便滋润，肾虚则津液竭，而大便燥结。"推拿治疗方面，《小儿推拿广意》指出："大便秘结，多推六腑、小横纹，揉肾水。秘者，烧酒在肾俞推上龟尾，推膀胱，推下承山，但脚里边在承山旁抽骨处。亦要推下，而推此顺气之法，无急胀之患。"

二、病因及发病机理

小儿便秘常见病因有饮食失调、情志失和、燥热内结、气血亏虚。本病病位在大肠，病机关键是大肠传导失常。

1. 饮食失调 小儿脾常不足，乳食不知自节，若喂养不当，饥饱失常，或过食辛辣香燥、油煎炙煿、生冷肥甘之品，或偏食挑食等，皆可损伤脾胃，致运化失常，乳食停滞中焦，久而成积，积热蕴结而致肠腑传导失常，引起便秘。

2. 情志失调 小儿肝常有余，若所欲不遂，情志不舒，肝气郁结，气机郁滞；或情绪紧张，气机郁结；或久坐不动，气机不利，均可致腑气郁滞，通降失常，糟粕内停，不得下行，而致便秘。

3. 燥热内结 温热病后，余热留恋，或肺热下移大肠，或过用辛温药物，或恣食炙煿辛辣之物，伤津耗液；或胎热素盛，肠道燥热等，均可导致肠胃积热，耗伤津液，燥热内结，肠道干涩，传导不利，粪质干燥坚硬，难于排出而便秘。

4. 气血亏虚 小儿脏腑娇嫩，形气未充，若禀赋不足，气亏血少，或进食过少，气血生化乏源，或吐衄便血，或壮热大汗，或因病过用发汗、通利、燥热之剂，耗气损阴伤津，致身体虚弱，气血虚衰。气虚则脾胃运化传导无力，血虚则津液不足以滋润大肠，均可致大便下行不利，糟粕难行而致便秘。

总之，便秘是由于多种原因引起大肠传导功能失常所致，病位在大肠，与脾胃肺肝肾等脏腑功能失调密切相关。

三、症状识辨及辨证

1. 症状识辨

（1）辨便秘：便秘时间较短，伴有鼻塞、流涕、脉浮等表证，随着外感病的治愈而好转，为外感所致的便秘。大便先干后稀，伴有腹中不适，便意频频，便时明显延长，纳呆，为积滞所致的便秘。大便干结，烦躁不安，腹胀腹痛拒按、壮热或日晡潮热，为阳明腑实之便秘。大便干燥，甚至如羊屎状，便时极其困难，可伴有肛裂出血，为肠燥津亏之便秘。大便并不干硬，虽有便意，但排便困难，用力努挣则汗出气短，为气虚便秘。大便干结，面色无华，口唇色淡，为血虚便秘。大便艰涩，腹中冷痛，手足不温，为阳虚便秘。便意频频但便出困难，大便酸臭，气短乏力，面色无华，为脾虚夹积，虚实夹杂之便秘。

（2）辨腹胀：腹胀自我感觉明显，常伴胸胁苦胀，情志不舒时加重，虽胀但纳食影响不大，多为气机郁滞之腹胀。以上腹胀为主，嗳气，矢气多，气味腐臭，不思进食，为积滞所致腹胀。初起不明显，日久腹胀逐渐加重，常伴口干、尿少，为热结津伤。

（3）辨腹痛：便秘而见腹痛，以上腹痛为主，胀痛拒按，常伴嗳腐酸臭，恶闻食气，呕吐，为积滞所致；腹痛起病较急，得温痛减，兼恶寒或呕吐清水白沫，口不渴或只喜热饮，为寒邪犯胃；胃脘隐隐作痛，纳食减少，喜温喜按，遇冷加剧，或吐清水，为脾胃虚寒；胃脘隐隐灼痛，嘈杂如饥，或饥而不欲食，口干唇燥，为胃阴虚；腹胀攻冲作痛，连及两胁，胸闷喜太息，嗳气，纳食减少，为肝气郁滞；胃脘烧灼疼痛，拒按，痛势较急，或吐苦水，口干口苦，烦躁易怒，小便黄，为肝火犯胃；阵发性腹痛而痛无定时，痛时剧烈，或可见腹部积块突起，痛止则如常人，为蛔虫内扰；痛有定处，拒按，如针刺如刀割，舌质紫暗或有瘀点，为瘀血阻络；腹痛以下腹明显，腹热且痛而拒按，为阳明腑实证。

2. 辨证要点

（1）辨虚实：实证多为乳食积滞、燥热内结、气机郁滞所致，粪质干燥坚硬，常伴腹胀拒按，口苦口臭，口腔溃疡，睡眠不安等症状。虚证多因气血亏虚，失于濡养，传导无力所致。病程较长，粪质不甚干结，但欲便不出或便出不畅，腹胀喜按，常伴神疲乏力，面白无华等虚证表现。

（2）辨寒热：热证便秘多有面赤身热，口干，尿黄，腹胀腹痛，舌红苔黄等症状。寒证便秘常见四肢不温，面色青白，喜温恶寒，小便清长，舌淡苔白等表现。

四、证治要点

本病的治疗，当分虚实论治。实证以驱邪为主，常用清热通导、疏肝理气、消积导滞之法；虚证以扶正为先，多用健脾益气、滋阴养血、润肠通便、温阳益肾等法。同时，必须注意调整不合理的饮食结构，建立良好的排便习惯。

五、分型条辨

1. 乳食积滞

【证候特点】大便干结，排便困难，腹胀满疼痛，不思乳食，或恶心呕吐；手足心热，心烦，睡眠不安，小便短黄；舌红苔黄厚，脉沉有力，指纹紫滞。

【辨证要点】有伤乳、伤食史，便秘腹胀，舌苔厚腻。

【治法】消积导滞，清热通便。

【处方】补脾经、清胃、清大肠、揉支沟各 300～500 次，摩腹 10～15 分钟，揉脐、揉龟尾、推下七节骨各 100～300 次。[自拟]

【方义】补脾经能健脾和胃；清胃、清大肠、揉支沟能消积导滞，清热通便；揉脐、揉龟尾、推下七节骨能调理大肠，理气行滞。

加减：手足心热、心烦夜啼，加推涌泉 50~100 次；腹胀腹痛加揉外劳宫 300~500 次；积滞化热加清天河水 300~500 次；呕恶加推天柱骨 50~100 次。［自拟］

2. 燥热内结

【证候特点】大便干硬，排出困难，甚至秘结不通，面红身热；口干口臭，或口舌生疮，腹胀腹痛，小便短赤；舌质红，苔黄燥，脉滑数，指纹紫滞。

【辨证要点】大便干硬，排出困难，口臭，舌质红，苔黄燥。

【治法】清热导滞，润肠通便。

【处方】清大肠 800~1200 次，退六腑、揉支沟各 300~500 次，运水入土、推下七节骨各 100~300 次。［自拟］

【方义】清大肠、退六腑及推下七节骨能清泄肠道热结、顺气导滞通便，运水入土、揉支沟能润肠通便。

加减：口干口臭，或口舌生疮，小便短赤加揉掌小横纹 300~500 次；食积加清胃 300~500 次；腹胀腹痛加揉外劳宫 300~500 次。［自拟］

※**三字经流派**

处方：平肝，清胃，退六腑，清大肠。

操作：

①平肝经：在食指掌面，由指根推至指尖 5 分钟。

②清胃经：从大鱼际外缘赤白肉际处，自腕横纹推至拇指根部 5 分钟。

③退六腑：将左臂顺正，小指在下，推的部位保持在手臂的下侧，自肘横纹推至腕横纹 10 分钟。

④清大肠：在食指外侧，由指根到指尖推 10 分钟。

方义：平肝经具有疏肝理气、顺其行滞以达排便之功能；清胃经可清泻胃火以消口臭而降气；退六腑具有清脏腑郁热、导滞通便的作用；清大肠经可荡涤肠腑邪热，达到热泄通便的目的。

※**孙重三流派**

处方：退六腑，清天河水，清脾经，运五经，清大肠，摩腹，拿天枢，推下七节骨。

操作：

①退六腑：令患儿之掌侧置，手心向内，医者以左手持患儿之左手，食指在上伸直，抚患儿前臂，再以右手食、中二指自肘尖推至大横纹头，推 100~200 次。

②清天河水：医者以左手持患儿之手，使掌心向上，食指在下伸直，托患儿前臂，再以右手拇指侧面或食、中二指正面，自总经（筋）向上成直线推之，推 100~200 次。

③清脾经：医者以左手握住患儿之手，将患儿拇指伸直，自板门推向指尖，推 100~200 次。

④运五经：用拇指或食中指指端运肝经、心经、脾经、肺经、肾经 100～200 次。

⑤清大肠：用右手拇指桡侧面，自虎口直推至指尖 100～200 次。

⑥摩腹：用手掌或四指摩腹 5 分钟。

⑦拿天枢：用拇、食指拿患儿天枢穴 3～5 次。

⑧推下七节骨：用拇指桡侧面或食、中二指面自上而下做直推 100～200 次。

方义：退六腑、清天河水、配运五经清热以通泄脏腑闭塞；清脾经、摩腹清阳明之热，行气消滞；清大肠、拿天枢、推下七节骨荡涤积滞。

※张汉臣流派

处方：主穴为推四横纹穴 6～8 分钟，清肺金 5～7 分钟，退下六腑穴 5～7 分钟（以上三穴，手法用力，速度微快），揉阳池穴 1 分钟。配穴为清板门穴 5 分钟，补肾水穴 5 分钟，清天河水穴 1 分钟，揉小天心穴 3 分钟，揉二人上马穴 3 分钟。

方义：推四横纹穴，消积消胀，消唇裂、唇疮、身热等有效；清肺金，退下六腑，行气通郁，润燥通便结；再揉阳池穴，可促进大便迅速排出；清板门，凉膈清胃热，又除口臭；补肾水，清天河水，揉小天心与二人上马，滋阴泻火，通利小便。

※海派

处方：基本方为按揉膊阳池，揉中脘，摩腹，揉龟尾，推下七节骨。取穴为基本方加清胃经，推六腑，按弦搓摩，揉天枢。

操作：

①按揉膊阳池：用中指端着力，于小儿腕横纹中点上 3 寸处做揉法，约 50 次。

②揉中脘：用中指指端面着力，在小儿脐上 4 寸处做揉法，约 3 分钟。

③摩腹：用手掌掌面或食、中、无名指指面着力，在小儿腹部做抚摸，约 5 分钟。

④揉龟尾：用拇指端或中指端着力，在小儿尾椎骨端龟尾穴做揉法，约 100 次。

⑤推下七节骨：用拇指或食、中两指罗纹面着力，自小儿命门穴向下直推至尾椎骨端，约 100 次。

⑥清胃经：自拇指第一指节向指根直推，约 100 次。

⑦推六腑：用拇指面或食、中指面自前臂尺侧肘横纹端推向腕横纹端，约 300 次。

⑧按弦搓摩：用双掌在小儿胁肋搓摩，自上而下多次。

⑨揉天枢：食、中二指同时按揉天枢穴，约 50 次。

方义：按揉膊阳池疏风解表，通二便；揉中脘能温里散寒，补益气血；摩腹能通和上下，分理阴阳；揉龟尾通调督脉之经气；推下七节骨泄热通便；清胃经能清中焦湿热，和胃降逆，泻胃火；推六腑能清热凉血解毒；按弦搓摩能通调肠腑；揉天枢能健胃消食，理气行滞。

※刘开运流派

处方：

常例开窍：开天门，推坎宫，推太阳，掐总筋，分阴阳各 24 次。

推五经：清脾经 400 次，清肝经 300 次，清肺经 200 次，清心经 150 次，补肾经 300 次。

配穴：清大肠 150 次，推六腑 90 次，推三关 30 次，推中脘（用消导法）、揉脐、摩腹各 100 次，按揉足三里 100 次，揉龟尾 80 次，推下七节 60 次，推揉肺俞至发红。

关窍：按肩井 2～3 次。

身热、烦躁者，加清天河水，水底捞明月；小便短黄者，加清后溪。

方义：常例开窍，推五经，清脾、肝、心、肺经以清泻脏腑之实热，补肾经以滋阴润燥；清大肠、六腑，揉中脘、脐、龟尾，摩腹，推下七节合用，以清理肠腑积热，导滞通便；推肺俞宣肺以助大肠；按肩井关窍。

※津沽流派

处方：泻大肠，揉板门，退下六腑，层按（泻法）中脘，旋揉腹部（顺时针），拿肚角，推下七节骨。

方义：泻大肠、推下七节骨、退下六腑为君，六腑为清法的核心特定穴，退下六腑可通腑泄热，三者合用效如大黄，以攻积泻热通便，配合拿肚角、层按（泻法）中脘、顺时针旋揉腹部以行气消积，佐以揉板门可进一步加强消食导滞之功。

※盛京流派

处方：推下七节骨，清大肠，清肺经，退六腑，摩腹，揉膊阳池。

方义：推下七节骨为代表手法。清大肠清肠道热结为主；配以清肺经、退六腑，肺和大肠相表里，清肺助清肠之功；佐以摩腹、揉膊阳池导滞通便。

※滇南流派

处方：揉迎香，清大肠，清胃经，揉板门，按揉膊阳池，退六腑，摩腹，揉脐及天枢，揉龟尾，推下七节骨。

操作：双指揉迎香 50 次，清大肠 200 次，清胃经 300 次，揉板门 50 次，按揉膊阳池 50 次，退六腑 100 次，逆时针摩腹 3 分钟，揉脐及天枢各 50 次，揉龟尾 100 次，推下七节骨 100 次。

方义：双指揉迎香、按揉膊阳池、逆时针摩腹、揉脐及天枢、揉龟尾、推下七节骨可以泻肺通腑，理肠通便；清大肠、清胃经、揉板门、退六腑能消食导滞，泻热通便。

3. 气机郁滞

【证候特点】大便闭涩，胸胁痞闷；嗳气频作，肠鸣矢气，腹中胀痛；舌质红，苔薄白，脉弦，指纹滞。

【辨证要点】情志不畅或久坐少动，大便闭涩，胸胁痞闷。

【治法】疏肝理气，导滞通便。

【处方】清肝经、清大肠、运内八卦、揉支沟各 300～500 次，搓摩胁肋 50～100 次，推下七节骨 100～300 次。[自拟]

【方义】清肝经、搓摩胁肋、运内八卦能疏肝理气，清大肠、揉支沟与推下七节骨能导滞通便。

加减：嗳气频作，肠鸣矢气，腹中胀痛加摩腹 10 分钟，拿肚角 3～5 次；恶心呕吐加推天柱骨 50～100 次。[自拟]

4. 气血亏虚

【证候特点】粪质干结，或并不干硬，虽有便意，但努挣乏力，难于排出；汗出气短，便后疲乏，神倦懒言，面白无华，唇甲色淡，头晕心悸，健忘，多梦；舌淡，苔白，脉弱，指纹淡。

【辨证要点】虽有便意，排出困难，神倦懒言，面白无华。

【治法】补气养血，润肠通便。

【处方】补脾经与揉二人上马各 800～1200 次，运水入土、揉支沟各 300～500 次，揉外关 200 次。[自拟]

【方义】补脾经能健脾和胃，益气养血；揉二人上马能补肾滋阴；运水入土、揉支沟可滋阴与润肠通便；外关统筹调节气、火、水，枢转表里之气。[自拟]

加减：汗出气短、便后疲乏及健忘多梦者加揉肾顶 300～500 次，脱肛加补肾经 300～500 次，揉龟尾 100～300 次。[自拟]

※三字经流派

处方：揉外劳宫，清补脾，清补大肠。

操作：

①揉外劳宫：在掌背中指、无名指两骨中间凹处，顺时针、逆时针各揉 2.5 分钟。

②清补脾经：在拇指外侧，由指尖到指根来回推 10 分钟。

③清补大肠：在食指外侧，由指尖到指根来回推 10 分钟。

方义：揉外劳宫温阳散寒；清补脾经具有健脾益气助运之功；清补大肠经可调理气机，以恢复正常的通便功能。

※孙重三流派

处方：分手阴阳，补脾经，推三关，清大肠，揉天枢，摩脐，按揉足三里，补肾经，推下七节骨。

操作：

①分手阴阳：医者两手食指固定患儿掌根之两侧，中指托住患儿手背，无名指、小指固定患儿的四指，然后以两拇指自小天心处向两旁分至阳池、阴池，推 100～

150 次。

②补脾经：医者以左手握住患儿之手，同时以拇、食二指捏患儿拇指，使之微屈，再以右手拇指自患儿拇指尖向板门推 100 ~ 200 次。

③推三关：令患儿侧置其掌，手心向内，医者以左手持患儿之左手，食指在下伸直，托患儿前臂，再以右手食、中二指，自桡侧大横纹头，直上推至曲池，推 100 ~ 200 次。

④清大肠：用右手拇指桡侧面，自虎口直推至指尖 100 ~ 200 次。

⑤揉天枢：医者用中指端或掌根揉天枢 100 ~ 300 次。

⑥补肾经：医者先以左手握住患儿之手，使手掌向上。再以右手拇指由阴池推到小指尖，推 100 ~ 200 次。

⑦摩脐：用手掌或四指摩神阙 5 分钟。

⑧按揉足三里：用拇指端按揉足三里穴 20 ~ 30 次。

⑨推下七节骨：用拇指桡侧面或食、中二指面自上而下做直推 100 ~ 200 次。

方义：分手阴阳、补肾经补虚损润肠以助通便；补脾经、推三关、按揉足三里健脾调中，益气养血；清大肠、揉天枢、摩脐、推下七节骨调理肠腑，通便泻浊。

※**海派**

处方：基本方为按揉膊阳池，揉中脘，摩腹，揉龟尾，推下七节骨。取穴为基本方加推三关，捏脊，按揉足三里。

操作：

①按揉膊阳池：用中指端着力，于小儿腕横纹中点上 3 寸处做揉法，约 50 次。

②揉中脘：用中指指端面着力，在小儿脐上 4 寸处做揉法，约 3 分钟。

③摩腹：用手掌掌面或食、中、无名指指面着力，在小儿腹部做抚摸，约 5 分钟。

④揉龟尾：用拇指端或中指端着力，在小儿尾椎骨端龟尾穴做揉法，约 100 次。

⑤推下七节骨：用拇指或食、中两指罗纹面着力，自小儿命门穴向下直推至尾椎骨端，约 100 次。

⑥推三关：用拇指面或食、中指面在前臂桡侧缘，自腕横纹端推向肘横纹端。

⑦捏脊：用拇指桡侧缘顶住皮肤，食、中两指前按，三指同时用力提拿肌肤，沿患儿脊柱，自下而上，双手交替捻动向前推行 3 ~ 5 次。

⑧按揉足三里：用拇指指端在外膝眼下 3 寸、胫骨旁开 1 寸处做按揉法，约 50 次。

方义：按揉膊阳池疏风解表，通二便；揉中脘能温里散寒，补益气血；摩腹能通和上下，分理阴阳；揉龟尾通调督脉之经气；推下七节骨泄热通便；推三关用以补气行气，温阳散寒；捏脊以提升阳气，调整脏腑功能，促进气血运行；按揉足三里能消积导滞，补益脾胃。

※刘开运流派

处方：

常例开窍：开天门、推坎宫、推太阳、掐总筋、分阴阳各 24 次。

推五经：补脾经 400 次，清肝经 200 次，先补心经 300 次，再清心经 100 次，补肺经 300 次，补肾经 400 次。

配穴：摩腹 60 次，揉中脘（用补中法）100 次，揉脐、丹田各 100 次，揉龟尾 150 次，按揉足三里 80 次，捏脊 5~8 遍。

关窍：按肩井 2~3 次。

方义：常例开窍，推五经，补脾、肺、肾经以益气养血，滋阴润燥；清肝经以疏肝理脾；摩腹、揉脐、揉龟尾以理肠通便；揉中脘（补中法）、丹田、足三里，捏脊以健脾气，温阳调中，强壮身体；按肩井关窍。

※津沽流派

处方：补脾土，泻大肠，推上三关，层按（平补平泻法）中脘，旋揉腹部（顺时针），拿肚角，揉足三里，推下七节骨。

方义：补脾土、揉足三里、推上三关为君，足三里为胃的下合穴，补脾土、揉足三里可健运脾胃，使气血生化有源，推上三关助阳化气；配合泻大肠、推下七节骨泻下通便；佐以拿肚角、层按（平补平泻法）中脘、顺时针旋揉腹部行气通便。

※盛京流派

处方：推下七节骨，揉二马，补脾经，捏脊，按揉足三里，摩腹。

方义：推下七节骨为代表手法；揉二马滋阴润燥通便为主；配以补脾经、捏脊、按揉足三里健脾益气养血；佐以摩腹理气导滞。

※滇南流派

处方：揉迎香，补脾经，运水入土，推三关，揉膊阳池，摩腹，揉脐及丹田，揉龟尾，推下七节骨，捏脊。

操作：揉迎香 50 次，补脾经 300 次，运水入土 100 次，推三关 100 次，揉膊阳池 50 次，顺时针方向摩腹 3 分钟，揉脐及丹田 50 次，揉龟尾 100 次，推下七节骨 100 次，捏脊 3~5 遍。

方义：双指揉迎香、揉膊阳池、揉龟尾、推下七节骨能理肠通便；补脾经能健脾益气；运水入土能润燥通便；推三关补气行气；摩腹、揉脐及丹田、捏脊能和脏腑，通经络，调肠通便。

5. 冷秘

※张汉臣流派

证候特点：面色白青，腹中气攻，腹痛，大便艰涩不畅；小便清长，四肢冷，喜热恶寒等。

处方：主穴为补肾水穴 7 分钟，补脾土穴 5 分钟，揉乙窝风穴 3 分钟，揉外劳宫穴 4 分钟，捏挤神阙穴。配穴为揉小天心穴 3 分钟，推四横纹穴 4 分钟，清肺金穴 5 分钟。

方义：补肾水穴，可补气以治先天不足；补脾土穴，可补血以治后天体虚；揉乙窝风与外劳宫穴，再捏挤神阙穴，温阳而散凝寒固结，又止腹痛，以治冷秘之本；揉小天心、推四横纹，可调气开秘结；再清肺金穴，行津通便。

六、特色技法

1. 孙重三流派

名称：顺摩腹。

操作：从右下腹开始（升结肠近端）先重按一下，接着向上摩，手法稍轻些，到右肠曲（横结肠）开始处先重按一下然后轻摩，到左肠曲近处重按一下后即轻摩，到降结肠处与直肠交接处重按一下再轻摩，周而复始。

方义：本法师承于孙重三先生。摩腹具有导滞通便作用，用于治疗先天性巨结肠及顽固性便秘。孙先生建议用充气的猪膀胱作为练习教具，一手扶猪膀胱，由下而上，由右而左，再由上而下，由左而右，先重后轻，由轻而重地用掌根掌心持续不断地周而复始练习，在教具上练熟后可应用到人体。操作时要求肩关节放松，肘关节屈伸，腕关节微曲，手法轻重适度，刚柔得体，动作灵活自如，身体可随手的位置变化不同而轻微调整。

2. 海派

（1）揉脐、揉天枢

穴位：神阙、天枢（双侧）。

操作：以食、中、无名指三指同时按揉三穴。

方义：同时按揉三个穴位，加强疗效的同时也能节约临床治疗时间。

（2）复式手法操作

手法：按弦搓摩。

操作：用双掌在小儿胁肋搓摩，自上而下多次。

方义：复式操作法既不同于单一手法操作，也不同于复合手法。按弦搓摩具有宣通气机、理气化痰的作用，在此取其宣通气机、通调肠腑之用。

3. 刘开运流派

便秘实证：因肺与大肠相表里，本流派在便秘实证常配伍推背法。

4. 滇南流派

手法：一指禅推法、摩法、振法。

名称：消食导滞法治疗便秘。

穴位：中脘、腹。

操作：一指禅推中脘 3 分钟，摩腹 3 分钟，振腹 2 分钟。

七、现代医学认识

（一）诊断要点

1. 有排便疼痛或费力史。
2. 大便干燥坚硬，秘结不通，或虽有便意但排出困难。
3. 排便时间间隔延长，每周排便 ≤2 次。
4. 直肠内存在大量粪便团块，或有大量粪便潴留史或有与粪便潴留有关病史。
至少出现上述 2 条症状，持续 1 个月以上。

（二）临证鉴别

1. 先天性巨结肠　小儿先天性肠道畸形，主要表现为胎粪排出延迟，顽固性腹胀便秘，呈进行性加重；常有营养不良，食欲不振，高度腹胀；肛肠指检有空虚感或裹手感；钡剂灌肠 X 线检查显示近直肠—乙状结肠处狭窄，上段结肠异常扩大。

2. 肛裂　肛管皮肤破裂形成棱形裂口或溃疡，以排便时刀割样疼痛、便时出血为特点，反复发作，患儿常因疼痛而忍便，长期忍便就会出现大便干结形成便秘。

八、古籍辑录

1.《幼科铁镜》　热痛则面赤，口气热，口渴唇红，大便秘小便赤，时痛时止，痛来迅厉，腹形如常，不肿不饱，弹之不响，以热手按之其痛愈甚，肚皮滚热，此真热也。推用下六腑，水底捞月。盖热痛主心脾两热，用灯心、车前、伏龙肝加木香磨水稍许入服。

2.《小儿推拿广意》　大便秘结，多推六腑、小横纹，揉肾水。秘者，烧酒在肾俞推上龟尾，推膀胱推下承山，但脚里边在承山旁抽骨处，亦要推下，而推此顺气之法，无急胀之患。

九、循证推拿

循证 1　[手法推拿治疗小儿开塞露依赖性便秘. 中国针灸，2011，31（3）：258－259.]

【处方】

取穴：脾经、大肠、肺经、天河水、六腑、腹、大横、七节骨、龟尾、脊。每日推拿 1 次，5 日为一疗程，一般治疗 1～2 个疗程。由于小儿皮肤娇嫩，治疗时手法宜轻柔，并以滑石粉为介质起润滑作用，以免损伤皮肤。

【操作】

①补脾经：于拇指罗纹面，操作时旋推拇指罗纹面 300～500 次。

②清大肠：于示指桡侧缘，操作时由虎口推向指尖 300～500 次。

③清肺经：于无名指罗纹面，操作时旋推无名指罗纹面 300～500 次。

④清天河水：于前臂正中内侧，腕横纹至肘横纹成一直线，操作时用示、中二指指腹，从腕横纹推向肘横纹 300 ~ 500 次。

⑤退六腑：于前臂尺侧缘，腕横纹至肘横纹成一直线，操作时以示、中二指指腹，自肘关节推至腕横纹 100 ~ 300 次。

⑥摩腹：患儿取仰卧位，医者位于患儿一侧，用掌或四指轻贴腹部，按顺时针方向摩腹进行治疗，持续时间约为 5 分钟。

⑦推大横：患儿取仰卧位，医者位于患儿右侧，以两手拇指从大横穴处向下推揉至近腹股沟处 5 ~ 10 次。

⑧推下七节骨：患儿取俯卧位，医者位于患儿的一侧，用示、中二指沿第 4 腰椎至尾骨端由上向下推 100 ~ 200 次。

⑨揉龟尾：患儿取俯卧位，医者中指端于尾骨端下陷中向内上触及穴位施以揉法 100 次。

⑩捏脊：于大椎至龟尾呈一直线，操作时两手拇指末节与示指、中指末节相对，拇指在后，示中指在前，捏住皮肤，双手交替向前捻动，随捏随捻，随提随放，捻动向前 3 个动作后，可向上稍用力提一下，每次顺序提捏 6 遍为宜，一般采用从上（大椎）向下（龟尾）的手法。

【按语】

中医认为，小儿便秘的发生与饮食不当有很大关系，小儿脏腑娇嫩，形气未充，饮食不知自节，寒温不知自调，加之脾常不足，运化无力，常易导致便秘。根据小儿这一生理病理的特点并结合临床体会，选用补其不足、泻其有余的方法，运用手法推拿小儿的特定穴位及针灸穴位进行治疗，以补脾经促使脾健气行，推动有力，增强肠胃蠕动功能；肺与大肠相表里，肺之燥热可移于大肠，致大肠传导失职，以清肺经、清大肠、清天河水、退六腑清腑泻热；摩腹、推大横有调和脾胃、降逆消导、补脾健胃之功效，能直接顺应肠道走向，促进肠蠕动；推七节骨清热通便；揉龟尾通调督脉之气，调整大肠功能；捏脊能调阴阳、理气血、和脏腑、通经络、培元气。诸法合用，补泻兼施，共奏健脾和胃、清热通便之功。大横虽为针灸穴位，但在常规治疗便秘的取穴基础上加用此穴治疗每获佳效。

循证2 ［推拿联合金双歧治疗对儿童功能性便秘结肠动力影像学的影响．中国中西医结合杂志，2012，32（5）：709 – 710.］

【操作】

（1）虚证便秘：以健脾补气、导滞通络为法。手法为补脾经、推肾水、清大肠、推三关各 300 次，摩腹，即医者用手掌或四指沿升结肠、横结肠至降结肠方向做顺时针按摩（泻法）10 分钟，捏脊 5 遍。

（2）实证便秘：以清热通便、和胃健脾、疏通气机为原则。手法为摩腹 10 分钟，清大肠、运内八卦各 300 次，按揉膊阳池 500 次，推下七节骨 3 分钟，揉足三里 2 分钟，退六腑 3 分钟。

每天治疗 1 次，7 天为 1 个疗程，连续治疗 4 个疗程。

【按语】

中医推拿疗法，通过刺激体表穴位调节气血，鼓舞脾胃正气，增加胃肠蠕动，调整脏腑机能，使大肠传导正常而便秘自愈。

循证 3［推拿疗法治疗小儿便秘 46 例临床观察. 新中医，2008，40（2）：70 – 71.］

【操作】

（1）实证便秘：清大肠 300 次（3 分钟），退六腑 200 次（2 分钟），清补脾土（先清后补）各 150 次（3 分钟），运内八卦 300 次（3 分钟），摩腹 200 次（2 分钟），按揉足三里 100 次（2 分钟），推下七节骨 300 次（2 分钟）。

（2）虚证便秘：补脾经 300 次（3 分钟），推肾水 300 次（3 分钟），清大肠 200 次（2 分钟），推上三关 100 次（1 分钟），摩腹 200 次（2 分钟），捏脊 5 遍，按揉足三里 100 次（2 分钟）。

以上推拿手法每天 1 次，5 天为 1 疗程，治疗 1~2 疗程。

【按语】

小儿脏腑娇嫩，形气未充，体质和功能较脆弱，故在临诊时医生须仔细观察，对小儿便秘首当辨明虚实。在运用推拿疗法治疗便秘时，应根据虚实来选择推拿手法，方能取得良效。

实证便秘多为乳食积滞，燥热内结和气机郁滞所致。治疗以清热通便，疏通气机为原则，同时注意小儿"脾常不足"之特点，兼以和胃健脾。手法中选择清大肠以荡涤肠腑邪热积滞，行气导滞；退六腑、推下七节骨泻热通便；运内八卦理气行滞，以助纳运；清补脾土、摩腹，并配合按揉足三里健脾和胃，补虚扶弱，理中顺气，直接作用于脾胃，增强疗效。

虚证便秘多因患儿禀赋不足，气虚血亏，失于濡润，传导无力所致。治疗以健脾益气，调理气血，行滞通络为原则。手法中选择补脾经、推上三关、摩腹、按揉足三里以补养气血，健脾调中，强壮身体，治后天体虚；推肾水以增补元气，治先天不足；捏脊能调整阴阳，通经活络，调和气血，增强和改善脏腑功能；并配合清大肠以攻补兼施，顺气导滞。

循证 4［推拿治疗儿童功能性便秘 29 例. 上海中医药杂志，2003，37（8）：38 – 38.］

【操作】

（1）基本方法：揉小天心 3~5 分钟；推清肺金穴 5~8 分钟；推四横纹，每条横纹推 1~2 分钟；摩腹 50~100 次，顺时针方向，同时用手指拨揉左少腹部（相当于降结肠部位）10~20 次。10 天为 1 个疗程，所有病例均治疗 3 个疗程（1 个月）。

（2）分型施治

①实热型：大便干结，坚如羊屎，伴口唇干燥，渴喜冷饮，舌苔黄厚，脉数，指

纹紫，加清天河水 1~3 分钟，推退下六腑 3~10 分钟。

②气虚型：大便干燥，或便质不干而临厕努挣，欲排不畅，伴体弱多汗，食欲不振，舌淡，脉沉缓，指纹淡红，减清肺金，加推补脾土穴 5~10 分钟，捏脊 3 遍。

③阴虚型：便质偏干，排而不畅，伴胃纳欠佳，盗汗乏力，舌质偏红，少苔或地图舌，脉细数，指纹细紫，加推补肾水穴 5~10 分钟，运水入土 1~3 分钟。

④湿滞型：便干或不干而黏，黏于便池不易冲净，排便不爽，伴呕恶厌食，舌苔白腻，脉缓或濡，指纹淡紫或淡红，加推龟尾穴，向下推 2~3 分钟。

【按语】

便秘一症，看似小恙，但治疗棘手，痛苦异常。疗效欠佳者，多着眼于临时通便，忽略治本之法，或屡用苦寒攻下，损伤脾胃阳气，故难收远期疗效。本组病例在对症治疗的基础上，结合辨证论治调整穴位及手法，综合调理患儿体质，故收效满意。揉小天心穴可协调脏腑之阴阳气血；推四横纹、摩腹可以调中行气，导滞通便；肺与大肠相表里，推清肺金可清肺宣肺，以助大肠传导。余穴各按其功能主治分型选用，治疗时间要充足，力度应适当，每次取穴不超过 4~6 个，以免作用分散，影响疗效。

循证 5 [推拿治疗小儿便秘 52 例. 陕西中医，1993（9）：416-416.]

【操作】

基本方法：清大肠 2 分钟，用右手拇指桡侧从小儿左手食指指根推向指端。揉中脘 2 分钟，用右手食指并拢的指端面压住从脐中到剑突下连线的中点逆时针揉动。摩腹 1 分钟，用右手掌从患儿右下腹经升结肠、横结肠、降结肠推拿到乙状结肠部位。迎揉龟尾 2 分钟，用右手拇指端或食、中指指端在尾骨与肛门之间做逆时针揉动。推下承山 1 分钟，让患儿俯卧，用拇指或食、中指并拢的掌面从小腿肚由上往下推。推下七节骨 2 分钟，用右手拇指或食、中指端从小儿第四腰椎推到尾骨。逆揉神阙 2 分钟，用拇指或食、中指指端压住脐中做逆时针揉动。揉迎香，用食、中指指端顺时针或逆时针揉动或上下推擦，以发热或局部微红为度。

分型加减：肠热便秘者加退下六腑 2 分钟，清天河水 2 分钟，清肺 2 分钟；虚寒便秘者加推上三关 2 分钟，揉外劳宫 2 分钟，顺揉天枢 2 分钟；气滞便秘者加顺运八卦 2 分钟，推四横纹 1 分钟；气虚便秘者加补脾 2 分钟，揉百会 2 分钟，揉补肾 2 分钟；如头晕气短者，加揉内关、印堂穴。

【按语】

《保赤推拿法》曰："虎口推大肠经法。儿有积滞从虎口穴侧推到大肠经，能使儿泻。"又根据推法向心性为补、离心性为泻的道理，从食指根沿桡侧推到手指端为通腑导滞法，故能治疗便秘。摩腹是根据现代医学解剖位置，从小儿盲肠部位开始沿升结肠、横结肠、降结肠、乙状结肠推动，促使粪便下行，排出肛外，通过摩腹还可使燥结的硬便变软而易于排出。龟尾穴为肛门之"锁"，逆时针为开，顺时针为关，而且逆时针揉动能使闭锁的肛门松弛开泄，大便排除。《小儿推拿广意》曰："便秘者，烧酒肾俞推下龟尾，推膀胱，推下承山。"七节骨从上往下推乃泻火通便法。迎香穴为手阳明大肠经穴，据临床报道，临厕前或临厕时揉迎香，可使大便通畅易解。

循证6 ［推拿治疗小儿便秘180例. 陕西中医，2006，27（3）：336 - 336.］

【操作】

（1）手部取穴：清大肠、运内八卦各200～300次，按揉膊阳池500次；腹部取穴：摩腹（泻法，即医者用手掌或四指沿升结肠、横结肠至降结肠方向做顺时针摩）10分钟，揉中脘、天枢各2分钟；背部取穴：揉龟尾2分钟，推下七节骨300次；腿部取穴：揉足三里2分钟。

（2）随证加减

实秘：手部取穴加清肺经、清肝经各300次，揉板门300～500次，揉二马200次；手臂取穴加清天河水、退六腑各200次。

虚秘：手部取穴加补脾经300～500次，揉内劳宫200次，补肾经、揉板门各300次，揉二马200次；手臂取穴加推三关300次；背部取穴加按揉脾俞、胃俞、肾俞各100次；足部取穴，揉涌泉穴100次，捏脊5遍。

每日一次，10天为1个疗程

【按语】

中医学认为本病病因多为大肠积热，或气滞，或寒，或阴阳气血亏虚，或津液失调。虽病因各异，但病机多为脏腑功能紊乱，大肠传导功能失职，糟粕内停，不得下行，而大便秘结。推拿疗法可以通过刺激体表穴位调节气血，鼓舞脾胃正气，增加胃肠蠕动，调整脏腑机能，使大肠传导正常而便秘自愈。正如张介宾在《景岳全书·小儿则》中所述："其脏气清灵，随拨随应……"故治疗小儿便秘，采用推拿治疗，疗效显著且无服药之不便，简便易行，患儿易接受，值得推广。手法中，清大肠、运内八卦、退六腑、按揉膊阳池、揉板门荡涤肠腑积滞邪热，行气导滞；摩腹（泻法）、揉中脘、揉天枢、分推腹阴阳调理脾胃，消积化滞；推脾经、揉足三里健脾和胃，补气血；揉龟尾、推下七节骨清热通便；按揉脾俞、胃俞、肾俞，捏脊健脾益气助运。诸法配伍，法证合析，共奏健脾润肠，消滞通腑之功。

第四节　积　滞

积滞（retention of food）是指小儿内伤乳食，停聚中脘，积而不化，气滞不行所形成的一种胃肠道疾患。临床主要表现为不思乳食，食而不化，脘腹胀满，嗳气酸腐，大便酸臭等。本病一年四季均可发生，夏秋季节发病率较高。各种年龄均可发病，尤以婴幼儿最为多见。本病一般预后良好，少数患儿可因迁延失治，进一步损伤脾胃，致气血生化乏源，而转化为疳证。

积滞属于"食积""食滞""乳滞""伤食""食不消""乳积"等范畴。

一、古籍文献阐释

早在《素问·痹论》中便有关于积滞的描述，即"饮食自倍，脾胃乃伤"，指的是乳食量增多，易伤肠胃。隋代巢元方《诸病源候论·小儿杂病诸候·宿食不消候》云："宿食不消，由脏气虚弱，寒气在于脾胃之间，故使谷不化也。宿谷未消，新谷又入，脾气既弱，故不能磨之，则经宿而不消也。"唐代孙思邈著《备急千金要方·卷五·少小婴孺方》指出："小儿衣甚薄，则腹中乳食不消……"但均未将"积滞"作为一个病名提出。

宋代刘昉所著的《幼幼新书》中最早出现"积滞"一词，其书中提及小儿有"奶积候""食积候""气积候""中脾积候""虚中积候""实积候"等，详细阐述了各种积候的症状及治疗。《幼幼新书·卷二十二》云："夜间肚微热，或呕，或泻，为食积。"宋宣和元年（公元1119年）《小儿药证直诀·食不消》云："脾胃冷，故不能消化。"小儿为少阳之体，不耐寒热，衣物添加不合时宜，或热天贪凉裸睡，湿地玩耍，脐腹受寒风湿冷之气侵袭，均会影响脾胃运化而伐伤阳气，影响乳食的腐熟，停积不化而形成积滞。宋代杨士瀛撰《仁斋小儿方论·积》说："亦有伤乳伤食而身体热者，惟腹肚之热为甚。人知伤积肚热，粪酸极臭，而夜间有热，伤积之明验，人未识也。"元代曾世荣《活幼口议·积证》认为："小儿食肉太早，无不有积，因积不化，无不成疳。"明代王肯堂《证治准绳·幼科·宿食》云："小儿宿食不消者，胃纳水谷而脾化之，儿幼不知撙节胃之所纳，脾气不足以胜之，故不消也。"其指出不正确的饮食喂养也是引起积滞的一个重要原因。万密斋《育婴家秘》云："育婴家秘无多术，要受三分饥与寒……过于热也，热生风；过于饱也，饱成积。"提出了小儿正确的喂养方式。《婴童百问·积滞第四十九问》曰："小儿有积滞，面目黄肿，肚热胀痛，覆睡多困，哭啼不食，或大肠闭涩，小便如油，或便利无禁，粪白酸臭，此皆积滞也。"描述了积滞的特点。

清代沈金鳌《幼科释迷·食积》云："小儿之病，多由乳食未化，即或六淫相干成疾，亦必兼宿食。"指出了本病与外感六淫相关。清朝陈复正《幼幼集成·伤食证治》云："大凡小儿元气完固，脾素强者，多食不伤过时不饥，若儿先因本气不足，脾胃素亏者，多食易伤。"指出本证多由脾胃虚损，运化失职，乳食难以磨消，停聚中焦，滞而不化，形成虚中夹实之证。陈守真认为本病与父母溺爱有关，其在《儿科萃精·卷七积滞门》云："乳贵有时，食贵有节，若父母过爱，乳食无度，虽曰爱之，其实害之。脾虚不运，气不流行，而积滞成矣。"《儿科萃精·卷七·积滞门》曰："乳积之儿，其候睡卧不宁，不时啼叫，口中气热，频吐乳片，肚胀腹热，大便酸臭，古法主消乳丸。"指出消乳丸可治疗本病。

推拿治疗方面，《推拿捷径》指出："治食积痰滞，应摩左右肋，左右肋在胸腹两旁肋膊处。法以掌心横摩两边，得八十一次。治食积气滞，应摩丹田，丹田在脐下。以掌心由胸口直摩之，得八十一次。"《幼科推拿秘书》指出："小儿乳食不节，或过食生冷坚硬之物，致令脾胃不能克化，积滞中脘，壮热，足冷腹胀，昏睡不思饮食者，宜攻其积。法宜分阴阳，运八卦，运五经，掐小横纹，揉板门，推大肠，推三关，退六腑，天门虎口，肚肘，重补脾土，揉中脘。发热，加捞明月，揉脐及龟尾；腹痛，掐一窝风，揉中脘；膨胀，加按弦走搓摩；不化饮食，揉外劳宫。因过餐积滞，郁遏成热，脾家一脏有积热不清，传之别脏，遂成五疳之疾。若脾家病去，余脏皆安。法宜分阴阳，运八卦，推大肠，运土入水，推脾土，揉中脘，捞明月，虎口，肚肘，掐总筋，少推三关，多退六腑，揉涌泉。"《小儿推拿广意》则指出："疳热者，皆因过餐饮食，积滞于中，郁过成热，脾家一脏，有积不治，传之别脏，而成五疳之疾，若脾家病去，则余脏皆安矣。治法：推三关，补脾土，推大小肠，三焦，运八卦，掐总筋，分阴阳，捞明月，推上三关（二十四），退下六腑（八十），飞经走气，运肚肘。夫儿所患积症，皆因乳哺不节，过餐生冷坚硬之物，脾胃不能克化，积滞中脘，外为风寒所袭。或因夜卧失盖，致头疼面黄身热，眼胞微肿，肚腹膨胀，足冷肚热，喜睡神昏，饮食不思，或呕或哕，口噫酸气，大便酸臭，此为陈积所伤，先宜发表，后宜攻积。治宜推三关，六腑，多补脾土，掐四横纹，补肾水，分阴阳，掐大肠，揉板门，小横纹，运八卦（退艮重），二扇门，天门入虎口。发热腹痛，加水里捞明月；大便秘结，多推六腑，小横纹，揉掐肾水；腹痛泄泻，掐一窝风，揉脐及龟尾。"

二、病因及发病机理

积滞的发生多由喂养不当，伤及脾胃；或脾胃虚损，复伤乳食所致，其病变主要在脾胃。因胃主受纳，脾主运化，一纳一化，饮食物得以消化。若脾胃受损，纳化失和，乳食停聚不消，积而不化，气滞不行，则成积滞。

1. 乳食内积　小儿脾常不足，乳食不知自节。若调护失宜，喂养不当，则易伤于乳食而成积滞。伤于乳者，多因哺乳不节，过急过量，冷热不调；伤于食者，多由喂养不当，饮食不节，暴饮暴食，或过食膏粱厚味，煎炸炙煿，或贪凉饮冷，或过食坚硬难化之物，或添加辅食不合理所致。乳食不节，脾胃受损，纳化不及，宿食停聚，积而不化，乃成积滞。伤于乳者，为乳积；伤于食者，则为食积。

2. 脾虚夹积　先天禀赋不足，脾胃素虚；或病后失调，脾气亏虚；或过用苦寒攻伐之品，损伤脾胃；或积滞日久，脾胃虚损，致腐熟运化不及。若饮食稍有增加，即可停滞不化，而成积滞。正如清朝陈复正《幼幼集成·伤食证治》云："如小儿之怯弱者，脾胃素虚，所食原少，或因略加，即停滞不化，此乃脾虚不能消谷，转运迟耳。"

总之，积滞一证在病理上因滞致虚和因虚致滞常同时存在，相互影响。若积久不消，迁延失治，进一步损伤脾胃，则可致气血生化乏源，营养及生长发育障碍，形体日渐消瘦而转为疳证。《证治准绳·幼科》云："积是疳之母，所以有积不治乃成疳候。"

三、症状识辨及辨证

1. 症状识辨

（1）辨舌脉及指纹：舌质红，苔白厚或黄厚腻，脉象弦滑，指纹紫滞，多为乳食内积证；舌质淡，苔白腻，脉细滑，指纹淡滞，多为脾虚夹积证。

（2）辨大便：大便酸臭为乳食内积，根据患儿饮食种类，可判定伤乳与伤食。属热积或积久化热者，肚腹热甚，渴喜冷饮，头汗蒸蒸，便秘溲赤；属寒积者，脘腹冷痛，得热则舒，渴喜热饮。若大便稀溏酸腥，夹有乳片或不消化食物残渣多为脾虚夹积。

2. 辨证要点

（1）辨寒热：凡素体阴虚或阳盛，喜食肥甘辛辣之品，致不思乳食，并伴有脘腹胀痛，得凉稍缓，遇热加重，口气臭秽，烦躁易怒，面赤唇红，手足心热，大便臭秽，舌红苔黄厚腻者为热积；若素体阳虚，贪食生冷，或过用寒凉攻伐药物，致脘腹胀满，喜温喜按，神疲肢倦，面白唇淡，四肢欠温，大便溏薄，舌淡苔白腻者为寒积。

（2）辨虚实：一般初病多实，积久则虚实夹杂；由脾胃虚弱引起者，初起即见虚实夹杂证候。此外，腹部触诊对辨别虚实也至关重要。《证治准绳·幼科·腹痛》云："按之痛者为积滞，不痛者为里虚。"积滞属实者，脘腹胀满，疼痛拒按，并伴食入即吐，嗳吐酸腐，大便秘结酸臭等；若见食则饱胀，腹满喜按，大便溏薄或夹有不消化食物者多为虚中夹实。

（3）辨轻重：轻证病势缓，病程较短，仅有不思乳食，口气酸腐，腹部稍胀，大便酸臭等表现；重证则病势急或病程较长，症见烦躁拒食，脘腹胀满，呕吐酸腐，大便酸臭，稀溏不化或秘结难下，或面黄消瘦，神倦乏力等。

四、证治要点

本病以八纲辨证为纲，根据体质特点、发病原因、伴随症状及病程长短，以分清虚实、寒热与轻重。积滞治疗主要以消食化积、理气行滞为基本法则。积滞轻者，仅需节制饮食即可。积滞重属实者，宜消食导滞，偏热者，辅以清解积热；偏寒者，佐以温阳助运；积热结聚者，当通腑泄热导滞。属虚实夹杂者，宜消补兼施，积重而脾虚轻者，宜消中寓补；积轻而脾虚重者，宜补中寓消，以期消积不伤正。治疗中应注意，食积常伴气滞，气滞又可加重食积不化，故治疗积滞常配伍理气药物；小儿脾胃稚弱，应用攻下导滞药宜中病即止，以平为期；健脾补虚不可甘厚壅中，妨碍脾运；

积滞消除后，又宜调理脾胃以善后。

五、分型条辨

1. 乳食内积

【证候特点】不思乳食，嗳腐酸馊或呕吐食物、乳片；脘腹胀满或疼痛拒按，大便酸臭，烦躁啼哭，夜眠不安，手足心热；舌质红，苔白厚或黄厚腻，脉象弦滑，指纹紫滞。

【辨证要点】病程短，不思乳食，脘腹胀满，嗳吐酸腐，大便酸臭。

【治法】消乳化食，和中导滞。

【处方】清胃经，运板门，运内八卦，清补脾经。

【方义】本证因乳食积滞，内阻胃肠，气机壅塞，故见脘腹胀满疼痛，故以清胃经可清胃热，止呕降逆，消乳化积；运板门健脾和胃，消食积，除腹胀；运内八卦理气导滞，消宿食，降胃逆；清补脾经和中健脾，消食滞；诸穴相伍，攻补兼施，攻邪而不伤正，气行热散，食消积去则脾胃自和。

加减：食积重者加清大肠助消食化积；腹胀明显者加分腹阴阳消食导滞；腹痛拒按者加揉一窝风、退六腑行气止痛；大便秘结者加横纹推向板门、推下七节骨下积导滞；恶心呕吐者加推天柱骨降逆止呕；大便稀溏者补脾经健脾渗湿；烦躁不安者加清天河水清热安神。

※孙重三流派

处方：补脾经，揉板门，清大肠，推四横纹，运内八卦，分腹阴阳，拿天枢，推下七节骨。

操作：

①补脾经：医者以左手握住患儿之手，同时以拇、食二指捏患儿拇指，使之微屈，再以右手拇指自患儿拇指尖推向板门，推 100~200 次。

②揉板门：用拇指或食指在大鱼际平面的中点上做揉法 100~300 次。

③清大肠：用右手拇指桡侧面，自虎口直推至指尖 100~200 次。

④推四横纹：以拇指桡侧在四横纹穴左右推 100~300 次。

⑤运内八卦：用拇指面自乾向坎运至兑为一遍，在运至离时轻轻而过，运 100~300 次。

⑥分腹阴阳：两手拇指或两手食、中、无名和小指并拢，指腹同时自中脘穴斜向下分推至腹两旁，分推 100~300 次。

⑦拿天枢：用拇、食指拿天枢穴。

⑧推下七节骨：用拇指桡侧面或食、中二指面自上而下做直推 100~200 次。

方义：补脾经、揉板门、分腹阴阳疏调胃腑，健脾和中；运内八卦、推四横纹消积理气；清大肠、拿天枢、推下七节骨清肠导滞。

※滇南流派

处方：补脾经，清胃经，顺运内八卦，推四横纹，清大肠，摩中脘，摩腹，分腹阴阳，按揉足三里，揉龟尾，推下七节骨。

操作：补脾经 300 次，清胃经 100 次，顺运内八卦 100 次，推四横纹 100 次，清大肠 200 次，摩中脘 1 分钟，摩腹 3 分钟，分腹阴阳 100 次，按揉足三里 50 次，揉龟尾 100 次，推下七节骨 100 次。

方义：补脾经、清胃经、顺运内八卦、推四横纹、清大肠能健脾和胃，消食导滞；摩腹、揉龟尾、推下七节骨能导滞通便；摩中脘、分腹阴阳、按揉足三里可以健脾和胃，理气和中。

2. 脾虚夹积

【证候特点】面色萎黄，神疲肢倦，不思乳食，食则饱胀；形体消瘦，腹满喜按，大便稀溏酸腥，夹有乳片或不消化食物残渣；舌质淡，苔白腻，脉细滑，指纹淡滞。

【辨证要点】本证常由上证转来，或素有脾虚、复伤乳食而成。以面黄神疲、腹满喜按、嗳吐酸腐、大便酸腥稀溏不化、指纹紫滞为特征。若病情进一步发展，影响气血生化，则可转化为疳证。

【治法】健脾助运，消食化滞。

【处方】补脾经，清胃经，运内八卦，揉神阙。

【方义】本证因脾胃虚弱，运化失常，食积停滞所致。治当健脾与消食并举，故以补脾经健脾调中，补气助运；清胃经消食积，清积热；运内八卦理气化滞，升清降浊；揉神阙补虚温阳消积；诸穴相伍，补气健脾与消食行气共用，补而不滞，消不伤正，补重于消，脾健则泻止，食消则胃和，诸症自愈。

加减：腹痛喜按加揉外劳宫温中散寒，缓急止痛；神疲肢倦，四肢不温加推三关培补元气；呕吐加运板门和胃止呕。

※孙重三流派

处方：补脾经，运内八卦，揉四横纹，揉二马，揉外劳宫，揉一窝风，补肾经，摩中脘，按弦走搓摩。

操作：

①补脾经：医者以左手握住患儿之手，同时以拇、食二指捏患儿拇指，使之微屈，再以右手拇指自患儿拇指尖推向板门，推 100～200 次。

②运内八卦：用拇指面自乾向坎运至兑为一遍，在运至离时轻轻而过，运 100～300 次。

③揉四横纹：用拇指揉四横纹 100～300 次。

④揉二马：以拇指或中指揉 100～200 次。

⑤揉外劳宫：用拇指或中指指端揉 100～200 次。

⑥揉一窝风：用拇指或中指揉 100～300 次。

⑦补肾经：医者先以左手握住患儿之手，使手掌向上，再以右手拇指由阴池推到小指尖，推100~200次。

⑧摩中脘：用掌心或四指摩中脘100~300次。

⑨按弦走搓摩：医者在患儿身后，用双掌在患儿两腋下至胁肋处自上而下做搓摩50~100次。

方义：补脾经、摩中脘健脾益气；揉外劳宫、一窝风温阳化湿；揉二马、补肾经益肾填精；运内八卦、揉四横纹、按弦走搓摩行气消积，理脾而助运化。

※滇南流派

处方：补脾经，清胃经，揉板门，顺运内八卦，推四横纹，揉中脘，揉脐及丹田，揉龟尾，捏脊。

操作：补脾经300次，清胃经300次，揉板门50次，顺运内八卦300次，推四横纹100次，揉中脘50次，揉脐及丹田50次，揉龟尾100次，捏脊3~5遍。

方义：补脾经、清胃经、揉板门、运内八卦、推四横纹能健脾助运；揉中脘、揉脐及丹田能益气健脾；揉龟尾能导滞通便；捏脊调和气血，健脾和胃。

六、特色技法

1. 孙重三流派

名称：掐揉四横纹。

操作：四横纹在食、中、无名、小指的掌面，第二节横纹中间。医者以左手握患儿之手掌，使掌面向上，手指略屈，再以右手拇指指甲，自患儿食指依次掐至小指，继以揉之，各24次。

方义：四横纹与民间常用于治疗疳积的"四缝"是同一部位。本穴掐之能除烦散结，调中消胀，行气和血，常用来治疗体虚消化不良。张素芳教授常以掐揉四横纹与捏脊、推脾经、揉板门合用，治疗虚实夹杂的乳食积滞、消化不良、腹胀、厌食等病证。还可与运八卦、推肺经、推膻中等合用治疗胸闷痰喘。

2. 滇南流派

手法：振法、分推法。

名称：消食导滞法治疗积滞。

穴位：腹。

操作：振腹3分钟，分推腹阴阳100次。

七、现代医学认识

（一）诊断要点

1. 有喂养不当，伤乳伤食史。

2. 临床以厌食、餐后饱胀、早饱、嗳气、恶心、呕吐、上腹痛等为特征。

3. 大便化验检查，可见不消化食物残渣、脂肪滴。

4. 排除消化道器质性疾病、精神障碍及其他系统疾病。

（二）临证鉴别

1. 厌食　厌食以长期食欲不振，厌恶进食为主要特征，一般无腹胀、大便酸臭、嗳吐酸腐等症状，可资鉴别。

2. 肠易激综合征　肠易激综合征是一种以腹痛或腹部不适伴排便习惯改变为特征的功能性肠病，与积滞不难鉴别。

八、古籍辑录

1.《推拿捷径》　治食积痰滞，应摩左右肋，左右肋在胸腹两旁肋膊处。法以掌心横摩两边。得八十一次。治食积气滞，应摩丹田，丹田在脐下。以掌心由胸口直摩之。得八十一次。

2.《幼科推拿秘书》　小儿乳食不节，或过食生冷坚硬之物，致令脾胃不能克化，积滞中脘，壮热足冷腹胀，昏睡不思饮食者，宜攻其积。法宜分阴阳，运八卦，运五经，掐小横纹，揉板门，推大肠，推三关，退六腑，天门虎口，肘肘，重补脾土，揉中脘，发热，加捞明月，揉脐及龟尾。腹痛，掐一窝风，揉中脘；膨胀，加按弦走搓摩；不化饮食，揉外劳宫。因过餐积滞，郁遏成热。脾家一脏有积热不清，传之别脏，遂成五疳之疾。若脾家病去，余脏皆安。法宜分阴阳，运八卦，推大肠，运土入水，推脾土，揉中脘，捞明月，虎口，肘肘，掐总筋，少推三关，多退六腑，揉涌泉。

3.《小儿推拿广意》　疳热者，皆因过餐饮食，积滞于中，郁过成热，脾家一脏，有积不治，传之别脏，而成五疳之疾，若脾家病去，则余脏皆安矣。

治法：推三关，补脾土，推大小肠、三焦，运八卦，掐总筋，分阴阳，捞明月，推上三关（二十四），退下六腑（八十），飞经走气，运肘肘。

头疼身热腹微胀，足冷神昏只爱眠。因食所伤脾气弱，下宜迟缓表宜先。

夫儿所患积症，皆因乳哺不节，过餐生冷坚硬之物。脾胃不能克化，积滞中脘，外为风寒所袭，或因夜卧失盖。

致头疼面黄身热，眼胞微肿，肚腹膨胀，足冷肚热，喜睡神昏，饮食不思，或呕或哕，口噫酸气，大便酸臭，此为陈积所伤，先宜发表，后宜攻积。

治宜：推三关、六腑，多补脾土，掐四横纹，补肾水，分阴阳，掐大肠，揉板门，小横纹，运八卦（退艮重）、二扇门，天门入虎口。发热腹痛，加水里捞明月；大便秘结，多推六腑，小横纹，揉掐肾水，腹痛泄泻，掐一窝风，揉脐及龟尾。

九、循证推拿

循证1 [推拿治疗小儿食积. 浙江中医药大学学报，2007，31 (5)：608－610.]

【处方】

摩腹2分钟，揉中脘、天枢、神阙穴各2分钟，分推腹阴阳、拿肚角3～5次，补脾土、揉板门500次，推掐四横纹200次，清六腑30次，按揉足三里10次，捏脊3～5遍。

【操作】

用葱姜水作为介质，上肢取穴均为左手，治疗顺序为先手掌、掌心、上肢、腹部，最后背部。1日1次，5次为1个疗程。治疗手法前2次均以泻法为主，以后均以补法治疗。通过以上治疗方法2个疗程后，记录疗效。

仰卧位：顺时针方向摩腹2分钟，揉中脘、天枢、神阙穴各2分钟，分推腹阴阳、拿肚角3～5次，补脾土、揉板门500次，推掐四横纹200次，清六腑30次，按揉足三里10次。俯卧位：捏脊3～5遍，从下往上拿捏，以皮肤灼红为度。

【按语】

由于食积主要是积滞损伤脾胃，而致脾胃运化失司，积聚留滞于中与脾胃虚弱互为因果，故通过推拿止泻、消食导滞、疏调肠胃积滞，并用捏脊法扶正祛邪以振奋阳气，补脾经、按揉足三里以健脾开胃，消食和中。

循证2 [推拿治疗小儿食积31例报道. 贵阳中医学院学报，2014，36 (5)：61－62.]

【处方】

补脾经100～300次，清大肠100～300次，推中脘100～200次，摩腹100～300次，捏脊3～5遍，推天柱骨100～300次，推板门100～300次，清胃经200～300次，清天河水100～300次。

【操作】

①补脾经：脾经穴位于拇指桡侧第一指节，有健脾胃的作用。次数为100～300次。

②清大肠：大肠穴位于食指桡侧缘处，将患儿掌侧置，手心向内，用食、中二指夹住患儿之拇指，从食指桡侧缘，由虎口直推至指尖，有清热利湿作用。次数为100～300次。

③推中脘：中脘穴位于脐上4寸，用食、中二指自剑突向下直推至中脘，有健脾益气、消食和胃作用。次数为100～200次。

④摩腹：腹穴位于全腹，用掌根摩法。向里揉摩为补，向外揉摩为泻，有消食化滞、降逆止呕、健脾止泻作用。次数为100～300次。

⑤捏脊：脊柱穴，位于背部正中线，大椎至长强成一直线。在捏前先在背部轻轻按摩几遍，使肌肉放松后自下而上捏脊，有调阴阳、理气血、和脏腑、通经络作用。

次数为 3~5 遍。

⑥推天柱骨：位于颈后，后发际中点至大椎穴成一直线，以拇指或食、中二指面自上向下直推，有降逆止呕、清热解表作用，次数为 100~300 次。

⑦推板门：位于手掌大鱼际平面，从腕横纹经大鱼际推向拇指根，有健脾和胃、消食化滞、运达上下之气的作用。次数为 100~300 次。

⑧胃经：位于拇指掌面第一掌指关节处，从大拇指掌面第一掌指关节推至拇指根部，有健脾胃、助运化作用。次数为 200~300 次。

⑨清天河水：位于前臂内侧正中，用食、中二指指腹，从腕横纹起，推至肘横纹。有清热解表、泻心火作用，次数为 100~300 次。

注意推拿手法应轻快、柔和、均匀，5 次为一疗程，每次 20~30 分钟，每天一次，推拿介质为麻油或爽身粉。

【按语】

患儿若为乳食内积则面黄肌瘦，烦躁多啼，夜卧不安，食欲不振或呕吐酸馊乳食，腹部胀实，小便短黄，大便酸臭或清薄，发低热；若为脾虚夹积则面色萎黄，困倦无力，夜睡不安，不思乳食，食则饱胀，满腹喜按，呕吐酸馊乳食，大便溏薄酸臭，唇舌色淡。以上均为胃失和降、脾失健运的结果，因推中脘可健脾益气，消食和胃；摩腹能健脾和中，理气消食；清大肠有清热利湿功效；捏脊则调和脾胃，扶正祛邪。伴呕吐时推天柱骨则能降逆止呕，清热解表；伴有低热时清天河水可清热解表，泻火除烦，清胃经可清中焦湿热，和胃降逆。以上诸穴合用，则能消乳消食，健脾助运，健脾益气，调理气机。

循证 3 ［推拿治疗小儿食积的体会. 按摩与导引，2002，18（6）：55.］

【处方】

摩腹，揉中脘、天枢、神阙穴，分腹阴阳，拿肚角，补脾土，揉板门，推掐四横纹，捏脊，按揉足三里。

【操作】

仰卧位：顺时针方向摩腹 2 分钟，揉中脘、天枢、神阙穴各 2 分钟，分腹阴阳，拿肚角 3~5 次，补脾土、揉板门 500 次，推掐四横纹 200 次。

俯卧位：捏脊自下向上 50~100 次，从上往下推 200 次，按揉足三里 100 次。

【按语】

婴幼儿食积，主要是由于积滞损伤脾胃，而致脾胃运化失司，积聚留滞于中与脾胃虚弱互为因果，故用揉板门、揉中脘、分腹阴阳、揉天枢消食导滞，疏调肠胃积滞；推掐四横纹、揉脐、揉天枢穴以止泻；捏脊法扶正祛邪以振奋阳气；补脾经、按揉足三里以健脾开胃，消食和中。另外在对患儿进行按摩治疗的同时，一定要适当地控制患儿的饮食，不能过食厚味，以免加重病情或转化为疳证。

第五节　肥胖症

肥胖症是由于长期能量摄入超过人体的消耗，使体内脂肪过度积聚，体重超过了一定范围的一种慢性营养障碍性疾病。95%～97%肥胖症患儿不伴有明显的神经、内分泌及遗传代谢性疾病，称之为单纯性肥胖；而由各种内分泌、遗传、代谢性疾病所致的肥胖，称之为继发性肥胖。继发性肥胖不仅有体质的分布不均，而且常有智能障碍和特殊的外表。本节主要讨论单纯性肥胖症。

近年来，随着生活水平的提高，膳食结构和生活方式的改变，小儿肥胖症的发病率呈明显上升趋势。肥胖可发生于任何年龄，但最常见于婴儿期、5～6岁和青春期，会不同程度影响小儿健康，并增加了成年时期肥胖及心血管疾病、糖尿病、高脂血症、肝脏疾病、胆石症等众多疾病的患病率和死亡风险。此外，由于肥胖儿性发育较早，其最终身高常低于正常小儿。同时肥胖儿常有心理障碍，如自卑、胆怯、孤独等。

肥胖症属于西医病名，中医对此没有专门病名，但中医文献中有相关证候的记载。

一、古籍文献阐释

肥胖症的相关记述最早见于《黄帝内经》。《灵枢·卫气失常》载："人有脂有膏有肉……肉䐃坚，皮满者，肥。肉䐃不坚，皮缓者，膏。皮肉不相离者，肉。"最早将肥胖分为"有肥""有膏""有肉"三种。

《脾胃论》中记载："脾胃俱旺，则能食而肥。"明确指出肥胖与饮食过多有关。《素问灵枢集注》也持相同观点，其中记载："中焦之气，蒸津液，化其精微……溢于外则皮肉膏肥，余于内则膏肓丰满。"

《石室秘录》说："肥人多痰，乃气虚也。虚则气不能运行，故痰生之。"认为肥胖与脾胃气虚，健运失司，酿湿生痰有关。

二、病因及发病机理

正常情况下，饮食物需经胃的收纳腐熟，脾的运化转为精微，再由肺的输布、肝的疏泄、肾的蒸腾气化而输布营养全身。如饮食过多，致壅滞难化，损伤脾胃，或运动过少，"久卧伤气"，脾气亏虚，或先天禀赋不足，脾肾亏虚，均可致使水湿不运，聚湿成痰，痰湿、膏脂内停而致肥胖。

本病的基本病机是脾胃运化失常，痰湿、膏脂内停。痰湿、膏脂是其主要病理产物，病变部位主要在脾、胃，涉及肝、肺、肾，属本虚标实之证。

1. 胃腑热盛　小儿素体热盛，或过食肥甘厚味，食积化热，导致胃中积热，胃强脾弱，消谷善饥，摄食过量，导致脾胃运化失司，气血津液运化失常，痰湿、膏脂内停，发生肥胖。

2. 脾虚痰阻 小儿脾常不足，若饮食不节，嗜食肥甘厚味，损伤脾气，脾不能为胃行其津液，津液失布，聚湿生痰，膏脂内停，外至四肢百骸，内至脏腑，而发为肥胖。

3. 脾肾两虚 先天禀赋不足，脾肾两虚，或肝之疏泄功能、肺之输布功能失调等，都可引起津液及膏脂的生成、输布失常，导致痰湿、膏脂停于体内，发生肥胖。

三、症状识辨及辨证

1. 症状识辨

（1）辨舌脉及指纹：舌质红，舌苔黄厚，脉滑数，指纹紫滞，多为胃腑热盛证；舌质淡红，苔白腻，脉沉缓，指纹淡红，多为脾虚痰阻证；舌质淡红，苔白，脉沉缓无力，指纹淡红多为脾肾两虚证。

（2）辨兼夹症：形体肥胖，兼见消谷善饥，喜食肥甘，口渴便秘，多为胃腑热盛证；肥胖臃肿，兼见困重乏力，少气懒言，纳呆腹满，多为脾虚痰阻证；肥胖虚浮，兼见疲乏无力，腰膝酸软，畏寒肢冷，多为脾肾两虚证。

2. 辨证要点

（1）辨寒热虚实：本病属本虚标实之证，故临证需仔细辨清本虚与标实。虽形体肥胖，但皮肉紧实，且消谷善饥，口渴喜饮，大便秘结，则以胃热为主；若形体肥胖，身体困重，纳呆腹满，多以痰湿内阻为重；若肥胖虚浮，疲乏无力，气短懒言，或腰膝酸软，畏寒肢冷，则为本虚为主，多为气虚、阳虚。

（2）辨病位：除形体肥胖外，如若消谷善饥，喜食肥甘，病位在胃；如疲乏无力，少气懒言，纳呆腹满，病位在脾；如腰膝酸软，畏寒肢冷，则病位在肾。

四、证治要点

本病总治法为运脾除湿。病初以邪实为主，治以清胃泻热；若脾虚与痰湿并见，虚实夹杂，则补虚泻实并重，治疗以调理中焦脾胃、化湿涤痰为原则；后期以补虚为主，治疗以补为要，健脾益肾。

五、分型条辨

1. 胃腑热盛

【证候特点】肥胖臃肿；消谷善饥，喜食肥甘，口渴喜饮，大便秘结；舌质红，舌苔黄厚，脉滑数。

【辨证要点】本证见于肥胖早期，以形体肥胖，消谷善饥，喜食肥甘为临床特征。

【治法】清胃泻热。

【处方】清脾经，清肺经，清胃经，清大肠，清小肠，清天河水，退六腑，掐揉四横纹，推下七节骨，揉板门，揉脾俞、胃俞，顺时针摩腹，点按天枢，摩中脘，揉膊阳池。

【方义】清脾经、清胃经、清肺经清肺热而泻胃火；清大肠、推下七节骨、清天河水、退六腑攻积导滞，泻火逐瘀；揉板门、掐揉四横纹可消肉积；揉膊阳池、点按天枢、顺时针摩腹行气消胀，通便泻热；按揉脾俞、胃俞健脾渗湿，使滞去胖减而正气不损。

加减：面目虚胀，身困乏力者，加揉三阴交、阴陵泉；头晕多梦者，加揉百会、神门；小便频数清长者，加补肾经、揉肾俞。

※滇南流派

处方：清胃经，清大肠，揉板门，运内八卦，摩腹，分腹阴阳，揉脐及天枢，按揉滑肉门、外陵、大横，按弦走搓摩，捏脊，按揉足太阳膀胱经，分背阴阳，揉龟尾，推下七节骨，拿风池、肩井、曲池、合谷、委中、承山、昆仑。

操作：清胃经300次，清大肠300次，揉板门200次，运内八卦100次。摩腹10分钟，分腹阴阳300次；揉脐及天枢100次；按揉滑肉门、外陵、大横等穴，每穴约半分钟。按弦走搓摩100次。捏脊3~5遍，按揉足太阳膀胱经背部第一侧线和第二侧线，由上而下3~5遍；分背阴阳100次。揉龟尾500次，推下七节骨300次。拿风池、肩井、曲池、合谷、委中、承山、昆仑等穴，每穴5~10次。

方义：清胃经、清大肠、揉板门、运内八卦、摩腹、分腹阴阳、揉龟尾、推下七节骨能消积导滞，泻热通便；揉脐及天枢，按揉滑肉门、外陵、大横，捏脊能健脾助运；按弦走搓摩可疏肝理气；按揉足太阳膀胱经，分背阴阳，拿风池、肩井、曲池、合谷、委中、承山、昆仑能疏经通络，祛瘀消脂。

2. 脾虚痰阻

【证候特点】形体虚胖、困重；疲乏无力，少气懒言，纳差腹满，小便少；舌质淡红，苔白腻，脉沉缓。

【辨证要点】肥胖臃肿，身重乏力，纳差腹满。

【治法】健脾除湿。

【处方】补脾经，清胃经，清大肠，清小肠，揉板门，运内八卦，掐揉四横纹，按揉百会、膻中、气海、关元，按揉脾俞、胃俞、肾俞、丰隆、足三里，补脾经，捣小天心，揉足三里、血海、三阴交，推三关，擦肾俞、命门。

【方义】补脾经，揉脾俞、胃俞、足三里健脾祛湿；揉肾俞，擦肾俞、命门，推三关补肾壮阳，祛风除湿；揉三阴交、血海，清小肠，推箕门活血祛瘀利湿；揉百会、膻中、气海、关元行气利湿；推三关，擦肾俞、命门温阳燥湿，体胖自消。

加减：头晕目眩者，加按揉百会、丰隆；胸胁胀满者，加按揉膻中、章门、肝俞；腰腿酸痛者，加揉肾俞，擦八髎；大便溏薄，加揉足三里。

※滇南流派

处方：补脾经，补肾经，推三关，揉外劳宫，摩腹振腹，摩中脘，揉脐、天枢、气海、关元、足三里、血海、三阴交，捏脊，擦肺俞、脾俞、胃俞、肾俞、大肠俞、八髎穴，推箕门。

操作：补脾经 500 次，补肾经 300 次，推三关 100 次，揉外劳宫 100 次。摩腹 10 分钟，摩中脘 3 分钟，振腹 1 分钟，揉脐、天枢、气海、关元各 100 次。捏脊 3~5 遍，擦肺俞、脾俞、胃俞、肾俞、大肠俞和八髎穴，以热为度。推箕门 100 次，按揉足三里、血海、三阴交，每穴约半分钟。

方义：推三关、揉外劳能温阳益气；补肾经，擦肾俞、八髎穴能温肾助阳；补脾经，摩腹，振腹，摩中脘，揉脐、天枢、气海、关元、足三里、血海、三阴交，捏脊，擦肺俞、脾俞、胃俞、大肠俞能健脾益气，化痰消脂；推箕门能利水渗湿。

3. 脾肾两虚

【证候特点】肥胖虚浮；疲乏无力，懒言少动，腰膝酸软，畏寒肢冷；舌质淡红，苔白，脉沉缓无力。

【辨证要点】肥胖虚浮，疲乏无力，腰膝酸软，畏寒肢冷。

【治法】补益脾肾，温阳化湿。

【处方】开天门，推坎宫，运太阳，揉风池，补脾经，补肾经，运内八卦，按揉脾俞、肾俞、命门，揉中脘，顺时针摩腹，揉三阴交、阴陵泉、涌泉，捏脊，推三关，揉外劳，擦八髎。

【方义】补脾经补气固表；补肾阳、推三关、揉外劳、擦八髎回阳温中，益肾阳之火，以消虚胖；揉中脘、摩腹、揉三阴交和阴陵泉、捏脊和中化湿，揉涌泉养阴，减肥而不损阴血。

加减：眩晕者，加按揉百会、太冲；多梦健忘者，加按揉内关、神门；心慌气喘者，加按揉膻中、肺俞，清肺经；腰腿酸痛者，擦八髎。

※滇南流派

处方：补脾经，补肾经，推三关，揉外劳宫，摩腹振腹，摩中脘，揉脐、天枢、气海、关元、足三里、血海、三阴交，捏脊，擦肺俞、脾俞、胃俞、肾俞、大肠俞、八髎穴，推箕门

操作：补脾经 500 次，补肾经 300 次，推三关 100 次，揉外劳宫 100 次。摩腹 10 分钟，摩中脘 3 分钟，振腹 1 分钟，揉脐、天枢、气海、关元各 100 次。捏脊 3~5 遍，擦肺俞、脾俞、胃俞、肾俞、大肠俞和八髎穴，以热为度。推箕门 100 次，按揉足三里、血海、三阴交，每穴约半分钟。

方义：推三关、揉外劳能温阳益气；补肾经，擦肾俞、八髎穴能温肾助阳；补脾经，摩腹，振腹，摩中脘，揉脐、天枢、气海、关元、足三里、血海、三阴交，捏

脊，擦肺俞、脾俞、胃俞、大肠俞能健脾益气，化痰消脂；推箕门能利水渗湿。

六、特色技法

滇南流派

手法：一指禅推法、摩法、擦法。

名称：化痰消脂法。

穴位：中脘、天枢、腹、脊柱、脾俞、胃俞、八髎。

操作：一指禅推法推中脘、天枢各 2 分钟，摩腹 10 分钟，捏脊 5～7 遍，擦脾俞、胃俞、八髎，以热为度。

七、现代医学认识

（一）诊断要点

1. 身高标准体重法

体重超过同性别、同身高参照人群均值 10%～19% 者为超重；超过 20% 者可诊断为肥胖症，其中 20%～29% 者为轻度肥胖，30%～49% 者为中度肥胖，超过 50% 者为重度肥胖。应注意除外继发性肥胖。

2. 体脂指数法

体脂指数法是指体重和身高平方的比值（kg/m^2），是评价肥胖的另一种指标。当体脂指数（BMI）> 同年龄、同性别的第 95 百分位数可诊断肥胖；BMI > 同年龄、同性别的第 85～95 百分位数为超重，并具有肥胖的风险。

（二）临证鉴别

1. 性幼稚—低肌张力综合征（Prader – Willi syndrome）

本病为常染色体显性遗传病。1～3 岁开始发病，呈周围型肥胖，面部特征为杏仁样眼、鱼样嘴、小鞍状鼻和内眦赘皮，身材矮小，智能低下，手脚小，肌张力低，外生殖器发育不良，到青春期常并发糖尿病。

2. 幼稚多指畸形综合征（Bardet – Biedl syndrome）

本病为常染色体隐性遗传病。呈周围型肥胖，1～3 岁开始肥胖，智力轻度低下，视网膜退行性病变，性腺发育不良，男性睾丸小、小阴茎，女性月经失调，多指（趾）、并指（趾）或短指（趾）。

3. 先天性黑蒙

本病是遗传性先天性视网膜病，为常染色体隐性遗传病。呈中央型肥胖，2～5 岁开始肥胖。仅男性有性功能减低，视网膜色素变性、失明，神经性耳聋，糖尿病，智商正常。

4. 肥胖性生殖无能综合征（Frohlich syndrome）

本病继发于下丘脑及垂体病变如肿瘤，其体脂主要分布在颈、颏下、乳房、下肢、会阴及臀部，手指、足趾纤细，身材矮小，低血压、低体温，第二性征延迟或不出现。

5. 其他内分泌疾病

如肾上腺皮质增生症、甲状腺功能减低症、生长激素缺乏症等虽有体脂增多的表现，但均有其特点，故不难鉴别。

八、循证推拿

循证 1 ［中医推拿对单纯性肥胖儿童血脂及性激素影响的临床观察．特色疗法中国民间疗法，2015，23（5）：19－21.］

【处方】

摩腹 5 分钟，提拿中脘穴、气海穴，揉按及拍打臀部及肩背部。

【操作】

①摩腹：以神阙穴为中心，在腹部顺逆时针各进行摩腹 5 分钟，使腹部产生微微发热并渗透到肌层的感觉。

②提拿肌肤：分别提拿中脘穴、气海穴处肌肤，拿起时轻轻揉搓，后逐渐用力使局部产生酸胀感、温热感。

③大腿部以揉按法为主，臀部及肩背部以揉按法及拍打法为主。

④消谷善饥者加拇指按揉足三里穴，便秘者揉按天枢穴、巨虚穴，嗜睡者揉按丰隆穴、足三里穴。

【按语】

依据《内经》"经脉所过，主治所及"的理论，采用中医推拿法，以神阙穴为中心摩腹，脾、胃两经循行于腹部，司水谷精微的吸收、利用，推拿此两处能健腹助运，通调胃肠积滞，泄热通便，促使腹部储存的脂肪燃烧或化生为其他能量消耗；提拿、按揉局部穴位，如中脘、天枢、足三里、丰隆、三阴交等补益脾胃，清热利湿化痰，能使胃具有饱胀感并延迟胃排空，促进肠系膜物质交换及排便，加强胃液分泌及胃蠕动等，通过引起局部经络反应，激发和调整人体经脉之气，调节疏导经络系统及脏腑功能，达到少摄入、多消耗的目的。

循证 2 ［按摩治疗幼儿单纯性肥胖症的研究．按摩与导引，2000，16（1）：9－12.］

【处方】

推脊 5～7 遍，揉按两侧肾俞、脾俞各 50 次，摩腹 100 次，推按后承山 100 次，为一疗程。

【操作】

基本手法：①推脊 5～7 遍，医者手掌从患儿后大椎沿脊柱两侧向下推，推毕后再揉按两侧肾俞、脾俞各 50 次。②摩腹 100 次，医者用手掌顺时针方向摩腹，然后用两手拇指自患儿剑突处沿两边肋下分推 50 次。③推按后承山 100 次，医者用拇指向下推按两侧后承山穴至足跟部。

随症加减：①胃肠实热证，加清大肠、退六腑、清胃经各 100 次。②肝郁气滞证，加清肝经、拿肩井各 50 次。③脾虚湿阻证，加运脾土、运八卦、揉按足三里各 50 次。

【按语】

临床施治时通过足太阳膀胱经的背部推脊，捏提相应背俞穴位刺激，再配合摩腹循经传导，以推按后承山疏通经脉而发挥作用，改善代谢功能，从而达到减肥目的。临床胃肠实热、肝郁气滞、脾虚湿阻三证施治用"泻之手法"主要以推、清、运为主，如推脊、推按后承山、清大肠、清胃经、清肝经、运脾土、运八卦等，来以此针对肥胖儿食欲亢进，胃肠吸热多，机体耗能少的病根，抓住病变本质，采取相应措施，应用泻之手法，随症加减腧穴，调节脏腑，抑制亢进的胃肠消化吸收，减少能量的摄入，达到消除痰实、荡涤肠胃、推陈致新、调理阴阳、安和五脏的作用。

循证 3 ［全身调理结合局部消脂推拿法治疗小儿单纯性肥胖的临床分析．光明中医，2017，32（5）：1475 – 1477.］

【处方】

拿风池穴、肩井穴约 2 分钟，摩腹和揉腹各 3 分钟，梳理膀胱经 3 ~ 5 遍，横擦腰骶。

【操作】

全身调理结合局部消脂推拿法治疗。

①全身调理推拿。全身调理推拿部位包括头项部、脘腹部、腰背部、上下肢等。头项部进行推拿时揉太阳，拿风池穴，拿肩井穴，每个穴位推拿约 2 分钟。对脘腹部进行推拿时为患儿摩腹和揉腹各 3 分钟，然后依次点按中脘、关元、天枢等穴位，最后揉束带脉、宗筋。推拿腰背部时需从上到下梳理膀胱经 3 ~ 5 遍，然后用小鱼际纵向擦脊之两侧令发热，再用拇指从大椎起向下逐推至腰骶，最后横擦腰骶部。推拿上下肢时采用按、拿、揉、搓、抖等方法使患儿放松，然后对上下肢进行旋转、屈伸等活动，确保关节灵活。

②局部消脂法。局部消脂法用于肩部时先用双掌合揉肩部，然后对肩部进行点按，最后推擦。对于腹部可使用荡腹法、挪腹法、挤捻法等。使用荡腹法时推拿者需先用手指将腹部推回，然后用掌根推向对侧，从上至下移动，推拿约 3 分钟。荡腹法推拿完毕后可行挪腹法，推拿者先进行按压，然后进行内旋，操作 3 ~ 5 遍为宜。最后用挤捻法，推拿者以一手手掌置于脂肪堆积旁，另一手呈握拳姿势，用拳背将脂肪抵于另一边，拳背与手掌同时反方向用力，对局部脂肪进行挤捻。对腰臀部进行推拿时，推拿者先用前臂揉患儿腰臀部，然后挤捻臀部，时间以 3 分钟为宜。

【按语】

全身调理的头项部操作可增益精神，升举阳气，腰背部推拿可通行阳气，上下肢放松与推拿可引导人体阳气，调节人体气血平衡，使机体达到阴阳平衡的状态。局部消脂推拿方法可直接作用于局部，更加具有针对性，通过局部被动运动，促进机体代谢，有效消除局部堆积的脂肪。肥胖患儿经坚持推拿治疗，体质量可有效降低。

第六节　疳　证

疳证是由喂养不当，或多种疾病影响，导致脾胃受损，气液耗伤，而形成的一种慢性病证。临床以形体消瘦，饮食异常，面色无华，毛发干枯，精神萎靡或烦躁不安为特征。本病一年四季均可发病，无明显季节性。多见于5岁以下小儿。本病经积极恰当治疗，一般预后良好，仅少数重症或有严重兼证者预后较差。

西医学的营养不良和多种维生素、微量元素缺乏症等属本病范畴。

一、古籍文献阐释

"疳"有两种含义：一是"疳者，甘也"，指小儿因恣食肥甘厚味，损伤脾胃，形成疳证；二是"疳者，干也"，是指由于脾胃受损，气血津液干涸，而导致形体干瘪羸瘦。

疳证的命名首见于隋代巢元方《诸病源候论·虚劳骨蒸候》："蒸盛过伤，内则变为疳，食人五脏。""久蒸不除，多变成疳。"唐代孙思邈《备急千金要方·少小乳婴方》言疳"皆由暑月多食肥浓油腻，取冷睡眠之所得也"，将疳证称为"疳湿"，亦即"疳者，甘也"的由来。在《颅囟经》中也有疳证的记载。到了宋代，钱乙指出"疳皆表脾胃病，亡津液之所作也"，进一步认识了疳证的病位及病机变化。分类方面，历代医家认识不一。有以五脏分，如肝疳、心疳、脾疳、肺疳、肾疳；有以病因分，如食疳、蛔疳、哺乳疳等；有以病位分，如眼疳、鼻疳、口疳等；有以病证分，如疳泻、疳嗽、疳肿胀等。南宋《小儿卫生总微论方》首先提出以五疳分类："小儿疳病诸论丛杂，惟五疳之说为当。其证候，外则传变不同，内则悉属五脏。"目前临床一般是结合病程和病情，将疳证分为疳气、疳积、干疳三类证候及眼疳、口疳、疳肿胀等兼证。

推拿治疗方面，《幼科推拿秘书》指出："五脏俱能成疳，先从脾伤而起，其儿面黄口白，肌瘦肚大，发稀竖，必脾家病去，诸脏方安，故以补脾为主。法宜分阴阳，运八卦，少推三关，多退六腑，侧推大肠到虎口，清天河，清肾水，按弦走搓摩，重补脾土。"《小儿推拿广意》指出："五疳五脏五般看，治法详推事不难，若见面黄肌肉瘦，齿焦发竖即为疳……治宜推三关，六腑，脾土，运八卦，大肠，五经，心经，清天河水，运水入土。"

二、病因及发病机理

疳证的病因分为内因和外因。内因跟小儿生理特点密切相关，小儿脾常不足，先天禀赋不足。而外因则是饮食不节，喂养不当，营养失调，疾病影响。本病的病位主要在脾、胃，还可影响他脏。主要病机是脾胃失调，化源不足，气血津液亏耗。

1. 脾胃虚弱，气液不足 胃主腐熟，脾主运化，共为后天之本。由于多种原因，如饮食失节，喂养不当，乳食无度，或过食肥甘厚味、生冷坚硬难化之物，或过于溺爱，偏食，挑食，妄投滋补，或因胎禀不足，罹患他病，药物损伤等，以致脾胃虚损，运化不及，积滞内停，化源不足，气液耗损，肌肤明显失养时，则形成疳证。

2. 营养失调，气液不足 乳哺不足，未及时添加辅食等，或量少、质次、偏食，而至水谷少入，水谷精微不足，脾胃化生乏源，长期不能满足机体生长发育的需要，脏腑肌肉、四肢百骸失于濡养，气液亏损，形体日渐消瘦，腹胀而四肢细小，而发生疳证。

3. 脾气虚弱，阴阳两虚 疳气日久不愈，病情进一步发展，脾胃日渐衰败，气血亏耗，元气衰惫，津液消亡，则形成干疳。严重者可因脾气衰败，元气耗竭，阴阳离决而猝然死亡。

疳证的病变脏腑主要在脾胃，也可累及心、肝、肺、肾四脏。脾胃虚损严重，气血津液化生不足，影响他脏而产生诸多兼证。脾病及肝，肝阴不足，肝火上炎，则致肝疳；脾病及心，心火循经上炎，则致心疳；脾病及肺，肺气亏虚，卫外不固，反复外感，则成肺疳；脾病及肾，肾精不足，骨失所养，则致肾疳；脾虚失运，水湿内停，泛滥肌肤，则致疳肿胀；脾虚失摄，血不归经，溢出脉外，则可见皮肤瘀点瘀斑。

三、症状识辨及辨证

1. 症状识辨

（1）辨消瘦：消瘦为本病的主症，乃脾胃受损，脾胃生化乏源而成。脾虚久泻所致的，可见大便稀溏，经久不愈，纳呆，面色苍白；脾虚卫外乏力，可见反复外感，多汗，睡眠不安，食欲不振；摄入不足，早期多能食，但能食消瘦，大便量少；脾胃积滞，积久不消，可见纳呆，拒食，腹胀，消化功能减退；若因虫积，吸食人体阴津血液，则见形体消瘦，面色萎黄，白睛蓝斑，面见白斑，脐周痛，嗜食异物，能食形瘦，或大便中可见蛔虫，粪检见虫卵；疳积久治不愈，脾气衰败，阴液败亡，则见日益羸瘦，神萎息微，杳不思食，阴液消亡，阴阳离决，可猝然死亡；若脾不统血，血不归经，可伴见皮肤紫癜、鼻衄、齿衄。

（2）辨饮食异常：因积滞发展为疳证者，主要缘于脾失健运，食滞胃肠，因腹胀无法进食，勉强进食则容易作呕、嗳腐。积而化热者，则胃火消谷，故可见能食善饥。因偏食挑食，膳食调配失衡，五脏营养偏失，所致五脏疳，见证不同。肾失所养致齿迟、囟陷、龟背、膝软，并见喜咬硬物、盗汗、夜惊。

（3）辨大便异常：积滞可见大便滞而酸臭；进食明显减少或津液亏耗，则见大便燥结，轻者数日一行，重者可数周一解。脾胃虚寒者，则见大便溏薄；虫积者可致便溏，伴有脐周痛，也可因虫团阻滞而致大便不通，腹胀腹痛，少腹触及蛔虫包块。

（4）辨精气神：疳证后期，脾胃衰败，脏腑失于濡养，精气神俱虚，则进行性或长时间性的精神不振，神萎懒言，甚至神志不清，呼吸骤停，脉微欲绝，昏迷，乃至心力衰竭，甚至死亡。

（5）辨兼并症：脾肾阳虚，气化失常，水湿内停，可见全身浮肿，常伴面色无华，小便短少，四肢欠温，此为疳肿胀，见于疳积重症及干疳；脾病及肝，耗损精血，致肝阴不足，不能上营于目，而致入暮视物不清，或眼角干涩，畏光羞明，黑睛混浊，白睛生翳，眼痒赤烂，目胞肿痛，此为眼疳；脾病及心，心阴不足，心火上炎，熏蒸口舌，见口舌生疮，口腔糜烂；热扰心神，则烦躁易哭，惊悸不安，此为口疳。

2. 辨证要点

（1）辨轻重：初起阶段为疳气，由脾胃失和引起，病情轻浅，仅表现面黄发疏，食欲欠佳，形体略瘦，大便不调等；中期阶段为疳积，由脾虚夹积所致，病情较重，除形体明显消瘦外，尚见肚腹膨隆，烦躁多啼，夜卧不宁，善食易饥或嗜食异物等；后期阶段为干疳，证见形体极度消瘦，貌似老人，杳不思食，腹凹如舟，精神萎靡等，为脾胃衰败，津液消亡之重证。重证常易发生脱证，而危及生命。

（2）辨兼证（脏腑）：由于所犯脏腑不一样，兼证表现不一样。脾病及心（心疳）见口舌生疮，五心烦热，甚或吐舌、弄舌；脾病及肝（肝疳）见目生云翳，干涩夜盲，目赤多泪；脾病及肺（肺疳）见潮热咳嗽，气喘痰鸣；脾病及肾（肾疳）见囟陷齿迟，鸡胸龟背，腰膝酸软。

四、证治要点

根据本病的病因病机，本病的治疗原则当以"健脾益气"为主。其中疳气以和为主；疳积以消为主，或消补兼施；干疳以补为要；兼证结合主证，随证治之。首先要顾护脾胃：疳证的治疗应重视顾护脾胃，注意津液消长，辨明虚实，消补合度。组方选药应比较平和，避免大补大消之品，可补脾运脾法同用。用药大致有以下四类：①健脾益气药，如党参、黄芪、白术、大枣等；②健脾化湿药，如薏苡仁、茯苓、苍术、砂仁等；③健脾消食药，如谷麦芽、鸡内金、山楂等；④健脾行气药，如青皮、陈皮、枳壳等。经临床运用表明，补运兼施是治疗疳证的可靠疗法，在促进患儿消化吸收功能方面有较为确切的疗效，值得深入研究。

此外除顾护脾胃外，还须肝脾同治，因"食气入胃，全赖肝木之气以疏泄之，而水谷乃化"，所以肝之疏泄功能对维护脾胃正常运化起着重要的作用。疳证病机特点不离乎脾胃，也不局限于脾胃，特别是疳气证，脾病及肝，土虚木旺，所以肝脾同治亦是治疗疳证的重要方法之一。

五、分型条辨

1. 疳气

【证候特点】形体略瘦，精神欠佳，不思饮食；面色萎黄，毛发稀疏，性急易怒；舌质略淡，苔薄微腻，脉细或指纹淡紫。

【辨证要点】形体略瘦，食欲不振。

【治法】启脾助运，化湿和中。

【处方】补脾经、清胃、清大肠各300次，运内八卦、揉板门、推四横纹、揉外关各200次，按揉足三里、顺时针摩腹各100次。

【方义】补脾经、运内八卦、按揉足三里以健脾助运，揉板门、推四横纹以消食和中，上述五穴的推拿方法为疳证的基础方。清胃、清大肠可清肠胃食积，理气通腑；摩腹可消食导滞，理气和中；外关可调节一身之气及阴阳。

加减：性急易怒加清肝经300次，揉阳陵泉，以疏肝理气。[自拟]

※三字经流派

处方：平肝，运八卦，清补脾。

操作：

①平肝经：在食指掌面，由指根推至指尖10分钟。

②运八卦：在患儿左手掌面，以掌心为圆心，从圆心至中指根横纹约2/3处为半径，画一圆圈，此为八卦穴，顺时针运八卦5分钟。

③清补脾经：在拇指外侧，由指尖到指根来回推15分钟。

方义：疳积初期就有脾虚肝旺的表现，所以治以平肝经开郁除烦；运八卦调理脏腑之气血；清补脾经以健脾助运。

※海派

处方：基本方为掐四横纹，揉板门，摩腹，捏脊，按揉足三里；取穴为基本方加清大肠，分推腹阴阳。

操作：

①掐四横纹：用拇指指甲着力，在小儿掌面食、中、无名、小指第1指间关节横纹处做掐法，各掐5次。

②揉板门：用拇指罗纹面着力，在小儿大鱼际板门部做揉法，约50次。

③摩腹：用手掌掌面或食、中、无名指指面在小儿腹部做摩法，约5分钟。

④捏脊：用拇指桡侧缘顶住皮肤，食、中两指前按，三指同时用力提拿肌肤，沿

患儿脊柱，自下而上，双手交替捻动向前推行3～5次。

⑤按揉足三里：用拇指指端在外膝眼下3寸、胫骨旁开1寸处做按揉法，约50次。

⑥清大肠：从虎口直推向食指尖，约100次。

⑦分推腹阴阳：沿肋弓边缘向两旁分推，约200次。

方义：掐四横纹化食消导，为治疗疳积之要穴；揉板门健脾和胃；摩腹通和上下，分理阴阳；捏脊通理经络，促进气血运行；按揉足三里补中益气；清大肠能清利肠腑，除湿热，导积滞；分推腹阴阳可健脾和胃，理气消食。

※刘开运流派

处方：

常例开窍：开天门、推坎宫、推太阳、掐总筋、分阴阳各24次。

推五经：清脾经300次，后补脾经100次，清肝经250次，补肾经200次。

配穴：分腹阴阳20次，清大肠150次，推六腑90次，揉中脘（消导法）300次，掐四横纹4～5遍，揉按足三里100次，揉脐150次，捏脊5～8遍。

关窍：按肩井2～3次。

腹胀甚者，加摩腹；积滞伴有热象者，脾经清后加补；后期若无积滞者，脾经以补为主，再重补肾肺二经；便秘或便溏者，加推龟尾、七节、大肠。

方义：常例开窍。清补脾经消积健脾而不伤中；清肝经疏肝理脾；补肺肾二经、分腹阴阳益气养阴而助脾；掐揉四横纹、揉中脘（消导法）、揉脐、分腹阴阳消食导滞，疏调肠胃积滞；清大肠、推六腑清肠腑之积热；捏脊、按揉足三里健脾开胃，消食和中；按肩井关窍。

注：每日推1次，连推2次后，揉中脘之消导法则要改为调中法；脾经不再用清法，改用补法；肠腑积热既去，应减推六腑、大肠。

※滇南流派

处方：补脾经，揉板门，掐四横纹，清胃经，运内八卦，揉中脘。

操作：补脾经300次，揉板门100次，掐四横纹5次，清胃经10分钟，顺运内八卦5分钟，揉中脘3分钟。

方义：补脾经能补脾益气；揉板门可健脾和中；掐四横纹可调中理气；清胃经以消食化积，顺应升降；顺运八卦可宽胸理气，消积导滞；揉中脘具有调脾健运之功。

2. 疳积

【证候特点】形体明显消瘦，四肢枯细，肚腹膨胀，甚则青筋暴怒；食欲不振或善食易饥，或嗜食异物。面色萎黄，毛发稀疏结穗，精神烦躁，夜卧不宁，或揉眉挖鼻，吮指磨牙，动作异常，食欲不振或善食易饥，或嗜食异物，大便酸臭、夹有不消化食物。舌质淡红，苔腻，脉沉细，指纹紫滞。

【辨证要点】形体明显消瘦，四肢枯细，肚腹膨胀，饮食异常。多由疳气发展而成，因脾虚夹积而致。

【治法】消积理脾，消食导滞。

【处方】补脾经、揉中脘、分推腹阴阳、揉天枢各 300 次，运内八卦、揉板门、推四横纹各 200 次，按揉足三里、清肝经、退六腑、揉阳陵泉各 100 次。

【方义】补脾经、运内八卦、按揉足三里、揉板门与推四横纹为疳证的基础方。清肝经、退六腑可理气通腑泄热；揉中脘、分推腹阴阳、揉天枢可消食导滞；揉阳陵泉以疏经消食。

加减：精神烦躁，夜卧不宁加清心经 300 次，揉神门 300 次；善食易饥，或嗜食异物，大便酸臭，加清胃经 300 次。[自拟]

※三字经流派

处方：平肝，清补脾，揉二马。

操作：

①平肝经：在食指掌面，由指根推至指尖 5 分钟。

②清补脾经：在拇指外侧，由指尖到指根来回推 15 分钟。

③揉二马：掌背小指及无名指关节后凹陷处，左右旋揉同数，揉 10 分钟。

方义：疳积多由疳气发展而来，平肝经可开郁除烦；清补脾经健脾助运；揉二马大补元气，补肾益精，强筋健骨。

※张汉臣流派

处方：主穴为补脾土穴 7 分钟，补肾水穴 7 分钟，清板门穴 5 分钟，逆运内八卦穴 2 分钟，推四横纹穴 4 分钟，揉合谷穴 1 分钟，揉小天心穴 3 分钟，推上三关穴 3 分钟。配穴为揉外劳宫穴 4 分钟，揉二人上马穴 3 分钟，清天河水穴 1 分钟。

方义：补脾土，以治后天之本；补肾水，以治先天之不足；再配清板门，滋阴清热，又治夜间烦躁，并退虚热；逆运内八卦、推四横纹、揉合谷健胃和中，消积消食，又消腹胀，增进饮食；揉小天心，配推上三关，治皮肤甲错和皮毛枯焦；再配补脾土，可使身体转胖；揉外劳宫，助消化；揉二人上马、清天河水，清热利尿，可消小便浑浊不清。

※海派

处方：基本方为掐四横纹，揉板门，摩腹，捏脊，按揉足三里。取穴为基本方加推三关，揉中脘，揉脾俞，揉胃俞。

操作：

①掐四横纹：用拇指指甲着力，在小儿掌面食、中、无名、小指第 1 指间关节横纹处做掐法，各掐 5 次。

②揉板门：用拇指罗纹面着力，在小儿大鱼际板门部做揉法，约 50 次。

③摩腹：用手掌掌面或食、中、无名指指面在小儿腹部做摩法，约 5 分钟。

④捏脊：用拇指桡侧缘顶住皮肤，食、中两指前按，三指同时用力提拿肌肤，沿

患儿脊柱，自下而上，双手交替捻动向前推行3~5次。

⑤按揉足三里：用拇指指端在外膝眼下3寸、胫骨旁开1寸处做按揉法，约50次。

⑥推三关：用拇指面或食、中指面在前臂桡侧缘自腕推向肘。

⑦揉中脘：用一指禅或掌根揉中脘穴，约5分钟。

⑧揉脾俞：一指禅推或指揉小儿背部第十一胸椎棘突下两侧旁开1.5寸脾俞处，约300次。

⑨揉胃俞：一指禅推或指揉小儿背部第十二胸椎棘突下两侧旁开1.5寸胃俞处，约300次。

方义：掐四横纹化食消导，为治疗疳积之要穴；揉板门健脾和胃；摩腹通和上下，分理阴阳；捏脊通理经络，促进气血运行；按揉足三里补中益气；推三关性温热，能补气行气，温阳散寒；揉中脘能温阳散寒，补益气血；揉脾俞，胃俞能健脾助消化。

※滇南流派

处方：清胃经，清大肠，清心经，摩腹，揉龟尾，推下七节骨。

操作：清胃经300次，清大肠300次，清心经100次，摩腹3分钟，揉龟尾100次，推下七节骨100次。

方义：清胃经能消食化积，顺应升降；清大肠以清利肠腑，消导积滞；清心经以退热消积；揉龟尾以通调督脉之经气；推下七节骨可泄热通便。

3. 干疳

【证候特点】形体极度消瘦，皮肤干瘪起皱，大肉已脱，皮包骨头，貌似老人，腹凹如舟，杳不思食；毛发干枯，面白无华，精神萎靡，啼哭无力，大便稀溏或便秘；舌质淡嫩，苔少，脉细弱。

【辨证要点】形体极度消瘦，精神萎靡，杳不思食。

【治法】补益气血，化源生津。

【处方】补脾经、补肺经、补肾经、揉二人上马各300次，运内八卦、揉中脘、揉板门、推四横纹、揉涌泉、揉照海各200次，按揉足三里100次，捏脊30次。

【方义】补脾经，运内八卦，按揉足三里，揉板门，推四横纹与涌泉为疳证的基础方。补肺经、揉中脘、捏脊可健脾助运，补益气血，增进饮食；补肾经、揉二人上马可滋阴补虚，生津止渴；涌泉、照海具有滋阴清热、化源生津之功。

加减：大便稀溏加揉外劳宫100次，便秘加清大肠300次。[自拟]

※三字经流派

处方：平肝经，清胃经，清补脾经，揉二马。

操作：

①平肝经：在食指掌面，由指根推至指尖5分钟。

②清胃经：从大鱼际外缘赤白肉际处，自腕横纹推至拇指根部 5 分钟。

③清补脾经：在拇指外侧，由指尖到指根来回推 15 分钟。

④揉二马：掌背小指及无名指关节后凹陷处，左右旋揉同数，揉 10 分钟。

方义：在疳积治疗基础上，平肝经开郁除烦；清补脾经健脾助运；揉二马大补元气，补肾益精，强筋健骨；清胃经以降胃气。

※刘开运流派

处方：

常例开窍：开天门，推坎宫，推太阳，掐总筋，分阴阳各 24 次。

推五经：补脾经 400 次，清肝经 250 次，先补心经 300 次，后清心经 150 次，补肺经 200 次，补肾经 350 次。

配穴：推大肠 120 次，揉外劳 150 次，掐捻四横纹 3~5 次，揉按足三里 60 次，揉中脘 300 次（补中法），揉脐 100 次，捏脊 5~8 遍。

关窍：按肩井 2~3 次。

方义：常例开窍。重推脾肾二经，温补脾肾；补肺经益气，补心经补血，后清心经防心火妄动，清肝经疏肝理脾；揉外劳宫温阳助运；推大肠、揉中脘（补中法）、揉脐消积导滞，疏调肠腑；捏脊、掐捻四横纹主治疳积，两穴合足三里可调和气血，消积滞，强健身体，是治疗疳积的最佳方案；揉肩井关窍。

※滇南流派

处方：补脾经，补肾经，揉二人上马，推三关，揉外劳宫，摩中脘，按揉脾俞、肾俞。

操作：补脾经 500 次，补肾经 300 次，揉二人上马 100 次，推三关 300 次，揉外劳宫 100 次，摩中脘 3 分钟，按揉脾俞 3 分钟，按揉肾俞 3 分钟。

方义：补脾经可补脾益气；补肾经能滋阴补肾；揉二马可退虚热；推三关、揉外劳可温下元虚寒；摩中脘可调脾健脾助运；按揉脾俞、肾俞能温补脾肾，益气养血。

4. 眼疳

【证候特点】形体消瘦，精神萎靡不振，两目干涩，畏光羞明；眼角赤烂，甚则黑睛混浊，白翳遮睛或有夜盲等；舌红苔少，脉弦细数，指纹淡紫。

【辨证要点】形体消瘦，两目干涩，畏光羞明。

【治法】养血柔肝，滋阴明目。

【处方】补脾经、补肾经各 300 次，运内八卦、揉板门、推四横纹各 200 次，按揉足三里、揉阳陵泉各 100 次。[自拟]

【方义】补脾经，运内八卦，按揉足三里，揉板门与推四横纹为疳证的基础方。补肾经以补肾养肝，滋阴明目；揉阳陵泉以利胆明目。

加减：眼角赤烂，甚则黑睛混浊，白翳遮睛，加揉肾纹 300 次。[自拟]

5. 口疳

【证候特点】形体消瘦，精神萎靡不振，虚烦不安，口舌生疮；或口腔糜烂，秽臭难闻，面赤唇红，烦躁哭闹，惊惕不安，夜卧不宁，小便短黄，或吐舌、弄舌；舌红苔薄黄或少苔，脉细数，指纹淡紫。

【辨证要点】形体消瘦，虚烦不安，口舌生疮。

【治法】清心泻火，滋阴生津。

【处方】补脾经、补肾经、清胃与清小肠各300次，运内八卦、揉板门、推四横纹各200次，按揉足三里、神门、少府各100次。[自拟]

【方义】补脾经，运内八卦，按揉足三里，揉板门与推四横纹为疳证的基础方。清胃、清小肠、按揉神门、按揉少府以清心泻火，补肾经以滋阴生津。

加减：口腔糜烂，秽臭难闻，加清胃300次；惊惕不安，夜卧不宁，吐舌、弄舌，加掐小天心5次，捣小天心20次。[自拟]

6. 疳肿胀

【证候特点】形体消瘦，足踝浮肿，甚则全身浮肿，按之凹陷难起；面色无华，四肢欠温，小便不利；舌淡胖，苔薄白，脉沉缓。

【辨证要点】形体消瘦，面色无华，肢体浮肿。相当于西医的营养性水肿。实验室检查血清总蛋白大多在45g/L以下，血清白蛋白常在20g/L以下。

【治法】温阳运脾，利水消肿。

【处方】补脾经、补肾经、推三关、揉二人上马各300次，运内八卦、揉板门、推四横纹各200次，按揉足三里、复溜各100次。[自拟]

【方义】补脾经，运内八卦，按揉足三里，揉板门与推四横纹为疳证的基础方。补肾经、揉二人上马补肾温阳，推三关亦能温阳发表，与补脾经合用，以温阳运脾，利水消肿。复溜名水湿之气在此处可吸热蒸发之意。

加减：小便不利，加清小肠300次。[自拟]

六、特色技法

1. 海派

（1）穴部：腹。

名称：分推腹阴阳。

操作：沿肋弓边缘向两旁分推，约200次。

（2）融合成人穴位

穴位：足三里。

操作：用拇指指端做按揉法，约50次。

2. 滇南流派

手法：掐法。

名称：掐四横纹。

穴位：掌面食、中、无名、小指第一指间关节横纹处。

操作：拇指指甲各掐 10 次。

七、现代医学认识

（一）诊断要点

1. 有先天禀赋不足，长期喂养不当或病后失调等病史。

2. 形体消瘦，面色不华，毛发稀疏枯黄，饮食异常，大便不调，或脘腹膨胀，烦躁易怒，或精神不振，或喜揉眉擦眼，或吮指磨牙。

3. 体重低于正常同龄儿平均值 15% 以上。

4. 实验室检查：血红蛋白及红细胞减少；疳肿胀者，血清总蛋白大多在 45g/L 以下，血清白蛋白常在 20g/L 以下。

（二）临证鉴别

1. 厌食本病由喂养不当，脾胃运化功能失调所致，以长期食欲不振，厌恶进食为主证，无明显消瘦，精神尚好，病在脾胃，不涉及他脏，一般预后良好。

2. 营养不良轻度（即 Ⅰ 度营养不良）体重低于正常值 15%～25%；中度（即 Ⅱ 度营养不良）体重低于正常值 25%～40%；重度（即 Ⅲ 度营养不良）体重低于正常值 40% 以上。

八、古籍辑录

1.《幼科推拿秘书》　五脏俱能成疳，先从脾伤而起。其儿面黄口白，肌瘦肚大，发稀竖，必脾家病去，诸脏方安。故以补脾为主，法宜分阴阳，运八卦，少推三关，多退六腑，侧推大肠到虎口，清天河，清肾水，按弦走搓摩，重补脾土。方用延寿丹，决明良方，其效如神，救活甚易。

2.《幼科铁镜》　疳者，干而瘦也。此由寒热失理，饮食不节，或因吐久、泻久、痢久、疟久、热久、汗久、咳久、疮久，以致脾胃亏损，亡失津液而成也。心疳者，面黄颊赤，小便赤涩，口舌生疮，烦渴，治宜宁心丸。肝疳者，肌肉消瘦，目胞赤肿，翳生泪多，白膜遮睛，泻多青色，治用肝疳丸。脾疳，黄瘦腹大，或吃土吃米吃茶，宜调脾汤。肺疳，潮热喘嗽，鼻烂流涕，宜先用清肺汤……疳肿者，乃由疳久脾衰，不能制水，故头面四肢发肿，胀甚者褐子丸，大喘者不治……宜芦荟丸。

3.《小儿推拿广意》　五疳五脏五般看，治法详推事不难。若见面黄肌肉瘦，齿焦发竖即为疳。大抵疳之为病，皆因过餐饮食，于脾家一脏，有积不治，传之余脏而成五疳之疾。若脾家病去，则余脏皆安。苟失其治，日久必有传变，而成无辜之疾，多致不救，可不慎哉。治宜推三关，六腑，脾土，运八卦，大肠，五经，心经，清天河水，运水入土。

九、循证推拿

循证 [儿疳积颗粒配合推拿治疗小儿疳积疗效观察. 现代中西医结合杂志，2014，23（8）：872－873.]

【操作】

揉板门，用拇指揉大鱼际平面中点，每次 100～150 下；推四横纹，将小儿四指并拢，从小儿的示指横纹处推向小指横纹，推 50～100 次；运内八卦，以内劳宫为圆心，以圆心至中指根横纹约 2/3 为半径所形成的圆圈，运 200～300 次；补脾经，从小儿拇指指尖推向拇指根，推 50～100 次，单方向直推；分推腹阴阳，患儿取仰卧位，医者以左右两手的手指，分别自胸骨下端，沿肋弓的下方，同时分推至腋中线 200 下；捏脊；揉中脘；揉天枢；按揉足三里。便溏者加补大肠，便秘者加清大肠，推下七节骨。每天 1 次，推拿 7 天，休息 3 天，反复 3 次为 1 个疗程。

【按语】

推拿治疗疳症历史悠久，疗效肯定，孩子容易接受。可以调节脏腑、疏通经络、调和气血、平衡阴阳，达到消食导滞、和胃健脾的目的。

第七节　呕　吐

呕吐（emesis）是因胃失和降，气逆于上，胃中乳食从口而出的一种病证。本病任何年龄均可发生，且无季节性，以新生儿、乳婴儿最为多见。呕吐是儿科常见病证，除脾胃系病证以外，其他多种急慢性病证中也常常出现呕吐症状。呕吐病证经积极治疗，一般预后良好；但若呕吐严重则耗伤津液，日久可致脾胃虚损，气血化源不足而影响生长发育。

一、古籍文献阐释

对于呕吐，《内经》早有记载。如《素问·举痛论》云："寒气客于胃肠，厥逆上出，故痛也。"《素问·至真要大论》云："诸呕吐酸，暴注下迫，皆属于热。"《素问·脉解》云："食则呕者，物盛满而上溢，故呕也。"其认识到寒、热、饮食是致病的主要原因，病位在胃肠。《金匮要略》专立呕哕下利病脉证治篇，把本病分为实热、虚热、虚寒、寒热错杂及水饮停蓄五类，并列 15 首处方治疗。巢元方《诸病源候论·小儿杂病诸候》说："儿啼未定，气息未调，乳母忽遂以乳饮之，其气尚逆，乳不得下，停滞胸膈，则胸满气急，令儿呕逆变吐。又乳母将息取冷，冷气入乳，乳变坏，不捻除之，仍以饮儿。冷乳入腹，与胃气相逆，则腹胀痛，气息喘急，亦令呕吐。又解脱换易衣裳，及洗浴露儿身体，不避风冷，风冷因客肌肤，搏血气则冷，入于胃则腹胀痛，而呕吐也。"指出了小儿呕吐有哺乳不当、母乳污染、感受风寒多种病因所致。

《颅囟经·病证》说："小儿哕逆吐，皆胃气虚，逆气客于脏气所作，当和胃气。"简述了小儿呕吐的病因病理，并提出了治疗大法——"当和胃气"。宋代《小儿卫生总微论方》将呕吐分为热吐、伤风吐、伤食吐、惊吐、胃气不和吐、胃虚冷吐和峴乳等7类，论治亦详，切合实际。元代《活幼心书·明本论》对小儿呕吐，除用药物外，还十分重视饮食调护，提出："诸吐不止，大要节乳，徐徐用药调治必安。节者，搏节之义，一日三次或五次，每以乳时不可过饱，其吐自减。及间稀粥投之，亦能和胃解吐。"清代医家陈复正认为："盖小儿呕吐，有寒、有热、有伤食，然寒吐热吐，未有不因饮食者，其病总属于胃。"概括了呕吐的主要病因为伤食，病位在胃。

推拿治疗方面，《小儿推拿广意》一书分为热吐、冷吐、伤食吐和虚吐进行论治，曰："热吐者，夏天小儿游戏日中，伏热在胃，或乳母感冒暑气，乘热乳儿。或过食辛热之物，多成热吐，其候面赤唇红，五心烦热，吐次少而出多，乳片消而色黄是也。治法：推三关、脾胃、肺经、十王穴、掐右端正、运水入土、八卦、分阴阳、赤凤摇头、揉总筋、六腑、肐肘。冷吐者，冬月感冒风寒，或乳母受寒，乘寒乳儿，冷气入腹，或食生冷，或伤宿乳，胃虚不纳，乳片不化，喜热恶寒，四肢逆冷，脉息沉微，吐次多而出少者，是也。治法：推三关、补脾胃、肺经、掐右端正、八卦、分阴阳、黄蜂入洞、赤凤摇头、三关（八十）、六腑（二十四）、肐肘。伤食吐者，夹食而出，吐必酸臭，恶食胃痛，身发潮热是也。治法：推三关、五指尖、掐右端正、推脾土、八卦、分阴阳、捞明月、打马过天河、六腑、肐肘。虚吐者，胃气虚弱，不能停留乳食而作吐也。治法：推三关、补五经、多补脾胃、掐右端正、运土入水、八卦、分阴阳、赤凤摇头、三关（二十四）、六腑、补大肠、肐肘。"

《厘正按摩要术》则分为热吐、寒吐、实吐及虚吐进行论治，指出："热吐，小儿为稚阳之体，邪热易感，或则乳母过食浓味，以致热积胃中，将热乳吮儿，或则小儿过食煎爆之物，以及辛热诸品，遂令食入即吐。其证面赤唇红，口渴饮冷，身热便赤，吐次虽少而所出甚多，乳汁化而色黄也。内治，以温胆加黄连麦冬主之。分阳阴（二百遍），推三关（一百遍），退六腑（一百遍），推肺经（一百遍），推脾经（一百遍），运水入土（一百遍），运八卦（一百遍），赤凤摇头（五十遍），掐十王穴（二十四遍），掐右端正（二十四遍），揉总筋（八十遍），揉肐肘（八十遍）。寒吐，因小儿过食生冷，或乳母当风取凉，使寒气入乳，将寒乳吮儿，以致胃虚不纳，乳汁不化。其证喜热恶寒，面唇色白，四肢逆冷，朝食暮吐。吐出之物，不臭不酸，吐次多而所出少也。内治宜温中主之。分阴阳（二百遍），推三关（一百遍），退六腑（一百遍），推补脾土（一百遍），推肺经（八十遍），运八卦（一百遍），掐右端正（三十六遍），黄蜂入洞（二十四遍），赤凤摇头（二十四遍），摇肐肘（五十遍）。

实吐，内伤食滞，胃不能纳，每吐必有酸臭之味，身发潮热，见食则恶，胸腹胀满，二便秘涩，痞硬疼痛，口渴思饮寒凉也。内治以下法主之。分阴阳（二百遍），推三关（一百遍），退六腑（一百遍），推脾土（一百遍），运八卦（八十遍），掐五指尖（二十四遍），掐右端正（二十四遍），捞明月（三十六遍），打马过天河（三十六遍），摇肘肘（五十遍）。虚吐，胃气虚弱，不能消纳乳食。其证精神困倦，囟门煽动，睡卧露睛，自利不渴，时常呕吐者是也。内治以四君加丁香、沉香主之。分阴阳（二百遍），推三关（一百遍），退六腑（一百遍），运八卦（八十遍），推补脾土（二百遍），掐右端正（二十四遍），运土入水（八十遍），赤凤摇头（二十四遍），推补大肠（五十遍），揉肘肘（八十遍），推补五经（八十遍）。"丰富和发展了中医学关于呕吐的证治内容。

二、病因及发病机理

小儿呕吐主要是由感受外邪，乳食不节，脾胃虚寒，暴受惊恐，情志失和等原因，使胃失和降，胃气上逆所致，病位在胃。

1. 感受外邪　感受风寒暑湿燥火六淫之邪，或秽浊之气，邪犯胃腑，气机不利，胃失和降，气逆于上则呕吐。

2. 乳食不节　多由喂养不当，乳食过多，或进食太急，恣食生冷、厚味、油腻等不易消化食物，乳食积滞，壅塞中焦，以致胃不受纳，脾失健运，气机升降失调，胃气上逆而呕吐。

3. 胃中蕴热　胃为阳土，性喜清凉，如胃有积热或乳食积滞，郁而化热，胃火上冲，气逆于上则发呕吐。

4. 脾胃虚寒　素体脾胃虚寒，中阳不足，或久病气虚，或贪食生冷之品，寒邪内生，客于肠胃，胃失和降，气逆于上则发呕吐。

5. 暴受惊恐　小儿神气怯弱，易受感触，若暴受惊恐，惊则气乱，恐由气下，气机逆乱，横逆犯胃，胃失和降，气逆而上则发呕吐。

6. 情志失和　环境不适，所欲不遂，或被打骂，均可致情志怫郁，肝气不疏，横逆犯胃，食随气逆而致呕吐。

总之，小儿呕吐病机关键为胃失和降，胃气上逆，病变主要在胃，与肝脾关系密切。

三、症状识辨及辨证

1. 症状识辨

（1）辨舌脉及指纹：舌质淡红，舌苔白或腻，多为外邪犯胃；舌质红，舌苔厚腻，指纹紫滞，多为乳食积滞；舌质红，舌苔黄，指纹紫滞，多为胃中蕴热；舌质淡，舌苔白，指纹淡红，多为脾胃虚寒；舌淡红或红，苔薄白，脉弦多为情志呕吐。

（2）辨呕吐物：突发呕吐，呕吐物清稀，多为外邪犯胃；呕吐频频，以吐为快，呕吐物多为酸臭乳块或不消化食物残渣，多为乳食积滞；食入即吐，呕吐频繁，呕吐物臭秽，多为胃中蕴热；食后良久方吐，或朝食暮吐，吐出多为清稀痰水，或不消化残余乳食，酸臭味不大，时吐时止，多为脾胃虚寒；跌仆惊恐后呕吐清涎，多为惊恐呕吐；呕吐吞酸，每因情志不遂而呕吐加重，多为肝气犯胃。

2. 辨证要点

（1）辨病因：感受外邪，多有寒热表证；伤食则有饮食不节、不洁，暴饮暴食的病史，同时可有呕吐酸馊，胃脘作痛的症状；肝气犯胃则常有情志不畅史，多伴胁痛、嗳气等症状。

（2）辨寒热：寒吐多朝食暮吐，暮食朝吐，吐物清冷淡白，伴不消化食物残渣，同时兼有里寒证；热吐则食入即吐，吐物酸馊腐败，兼有里热证。

（3）辨虚实：实证呕吐，多因外邪、饮食、情志因素所致，起病急，病程较短，呕吐量较多，脉实有力；虚证呕吐，常为体质虚弱、脾胃虚寒所致，起病缓慢，病程较长，呕而无力，时作时止，常伴精神不振，脉弱无力。

四、证治要点

呕吐治疗主要以和胃降逆为基本法则。实证以祛邪为主，根据不同的证型分别治以疏风散寒，清肠化湿，清热和胃，消食导滞，抑肝和胃。虚证以扶正为主，分别治以健脾益气，温补脾肾。

五、分型条辨

1. 外邪犯胃

【证候特点】喷嚏连连，恶心，呕吐，寒战；鼻塞流涕，头痛，颈项后紧，胸口满闷，发冷发热；苔薄白，脉浮，指纹紫或红。

【辨证要点】喷嚏连连，呕吐，胸口满闷，发冷发热。

【治法】驱邪外出，和胃降逆。

【处方】开天门100遍，分推坎宫100遍，运太阳100遍，揉耳后高骨100遍，清大肠100遍，清胃经200遍，揉一窝风100遍，按弦走搓摩10遍，运内八卦200遍，横纹推向板门100遍。[自拟]

【方义】开天门、分推坎宫、推太阳、揉耳后高骨、清大肠、清胃经、揉一窝风解表化浊，驱邪外出；配运内八卦能和胃降逆，行气消导；横纹推向板门、按弦走搓摩理气，降气化痰。

加减：鼻塞，流涕重者加迎香，黄蜂入洞；体虚加捏脊；发烧加清天河水，打马

过天河。［自拟］

※**海派**

处方：基本方为推板门，推膻中，揉中脘，摩腹，按揉足三里。取穴为基本方加开天门，推坎宫，揉太阳，清大肠，揉外劳宫，拿风池。

操作：

①推板门：用拇指桡侧缘着力，自小儿大鱼际的掌根处直推向其拇指指根，约100次。

②推膻中：用食、中两指罗纹面着力，自小儿喉往下直推至其肚脐正中直上4寸处中脘穴，约300次。

③揉中脘：用掌根或大鱼际着力，在小儿中脘部做揉法，约300次。

④摩腹：用手掌掌面或食、中、无名指指面在小儿的腹部做摩法，约5分钟。

⑤按揉足三里：用拇指端着力，在小儿外膝眼下3寸、胫骨旁开1寸处做按揉法，约50次。

⑥开天门：两拇指自下而上沿两眉中间至前发际交替直推，约50次。

⑦推坎宫：两拇指自眉心向眉梢做分推，约50次。

⑧揉太阳：用中指端揉眉后凹陷处，约50次。

⑨清大肠：从虎口直推向食指尖，约100次。

⑩揉外劳宫：用拇指或中指端揉掌背中，与内劳宫相对处，约100次。

⑪拿风池：以拇指和其余四指的指腹，相对用力紧捏项部枕骨下方，斜方肌上部外缘与胸锁乳突肌上端后缘之间凹陷处，约10次。

方义：板门为脾胃之门，中脘为胃之募穴，足三里为胃之下合穴，功在健脾以促运化；摩腹、推膻中消积导滞，降逆止呕；开天门、推坎宫、揉太阳、拿风池可以疏风解表，祛邪外出；清大肠可清利肠腑，除湿热，导积滞；揉外劳宫可温阳散寒，发汗解表。

※**滇南流派**

处方：开天门，推坎宫，横纹推向板门，推三关，揉外劳宫，顺运内八卦，摩腹，揉中脘，推下中脘，推天柱骨。

操作：开天门50次，推坎宫50次，横纹推向板门100次，推三关100次，揉外劳50次，顺运内八卦300次，摩腹3分钟，揉中脘50次，推下中脘100次，推天柱骨100次。

方义：开天门，推坎宫能疏风解表；横纹推向板门、推天柱骨能降逆止呕；推三关、揉外劳能温阳散寒；顺运内八卦、摩腹、揉中脘、推下中脘具有健脾化湿和中之功。

2. 乳食积滞

【**证候特点**】呕吐食物，胸腹胀满，嗳腐吞酸；见食则恶，二便不畅，泻下酸臭；

苔白厚腻，脉滑，指纹紫色。

【辨证要点】 呕吐食物，胸腹胀满，嗳腐吞酸，泻下酸臭。

【治法】 和中消食，降逆止呕。

【处方】 分阴阳 200 遍，推三关 100 遍，退六腑 100 遍，推补脾土 100 遍，运八卦 80 遍，掐五指尖 24 遍，掐右端正 24 遍，捞明月 36 遍，打马过天河 36 遍，摇肘肘 50 遍。[厘正按摩要术. 北京市中国书店出版. 1986.]

【方义】 此方治疗内伤食滞，胃不能纳，每吐必有酸臭之味，胸腹胀满，痞硬疼痛。分阴阳、推三关、退六腑调和阴阳；推补脾土健脾和胃；逆运八卦能行气降逆止呕；配五指尖调理五脏；掐右端正降逆，止呕；捞明月、打马过天河、摇肘肘能清热，导滞。

加减：脘腹胀满，腹痛重者加揉一窝风，拿肚角；体虚加捏脊。[自拟]

※**三字经流派**

处方：揉板门，运八卦，清胃经，清补脾经。

操作：

①揉板门：按住大鱼际正中，左右旋揉同数，揉 5 分钟。

②运八卦：在患儿左手掌面，以掌心为圆心，从圆心至中指根横纹约 2/3 处为半径，画一圆圈，此为八卦穴，顺时针运八卦 5 分钟。

③清胃经：从大鱼际外缘赤白肉际处，自腕横纹推至拇指根部 10 分钟。

④清补脾经：在拇指外侧，由指尖到指根来回推 10 分钟。

方义：揉板门以健脾和胃，消食化积，通调三焦之气；顺运八卦行滞消食，降逆止呕；清胃经具有和胃降逆止呕之功；清补脾经运脾消食化积。

※**张汉臣流派**

处方：主穴为揉小天心穴 3 分钟，清板门穴 5 分钟，逆运内八卦穴 2 分钟，推四横纹穴 4 分钟，揉合谷穴 1 分钟。配穴为清肺金穴 5 分钟，揉二人上马穴 3 分钟，清天河水穴 1 分钟，捏挤大椎穴、曲泽穴、委中穴。

方义：揉小天心、清板门，解邪退潮热，又清胃热，并除口臭；逆运内八卦、推四横纹，和中健胃，消食滞，又消腹胀和腹热；揉合谷，捏挤大椎、曲泽、委中三穴，降胃逆，止恶心，并止呕吐；清肺金，顺气通便；揉二人上马、清天河水，清热利尿泻火，以助疗效。

※**海派**

处方：基本方为推板门，推膻中，揉中脘，摩腹，按揉足三里。取穴为基本方加清胃经，清大肠，推运内八卦，推下七节骨。

操作：

①推板门：用拇指桡侧缘着力，自小儿大鱼际的掌根处直推向其拇指指根，约 100 次。

②推膻中：用食、中两指罗纹面着力，自小儿喉往下直推至其肚脐正中直上 4 寸处中脘穴，约 300 次。

③揉中脘：用掌根或大鱼际着力，在小儿中脘部做揉法，约 300 次。

④摩腹：用手掌掌面或食、中、无名指指面在小儿的腹部做摩法，约 5 分钟。

⑤按揉足三里：用拇指端着力，在小儿外膝眼下 3 寸、胫骨旁开 1 寸处做按揉法，约 50 次。

⑥清胃经：拇指掌面近掌端第一节，自掌根向拇指方向直推，约 100 次。

⑦清大肠：从虎口直推向食指尖，约 100 次。

⑧运内八卦：用拇指罗纹面着力，在小儿掌心四周做推运法，约 50 次。

⑨推下七节骨：用拇指桡侧面或食、中二指指面沿第四腰椎至尾椎骨端（长强）自上向下做直推，约 100 次。

方义：板门为脾胃之门，中脘为胃之募穴，足三里为胃之下合穴，功在健脾以促运化；摩腹、推膻中消积导滞，降逆止呕；清胃经、清大肠以消食化积，顺应升降；运内八卦可宽胸理气，消积导滞；推下七节骨能通便消积。

※刘开运流派

处方：

常例开窍：开天门、推坎宫、推太阳、掐总筋、分阴阳各 24 次。

推五经：清脾经 200 次，后补脾经 100 次，清肝经 250 次，清心经 150 次，清肺经 100 次，补肾经 200 次。

配穴：止呕穴为推天柱 100 次，揉板门 90 次；消食导滞穴为推大肠 100 次，揉中脘（消导法）、足三里各 90 次。

关窍：按肩井 2~3 次。

便秘腹胀甚者，加推下七节骨，摩腹；食纳不佳者，加掐四横纹，捏脊。

方义：常例开窍；推五经调理脏腑，补脾经、肾经，清肝经，清心经以防肝旺火动；按揉足三里以助脾胃运化；推大肠、揉中脘，通腑消积导滞；推天柱、板门降逆止呕，效果更佳；按肩井关窍。

※津沽流派

处方：泻大肠，逆运内八卦，掐四横纹，揉板门，推按胃经皮部（腹部段），分腹阴阳，摩建里。

方义：掐四横纹、逆运内八卦、揉板门、分腹阴阳为君，掐四横纹亦为消法代表手法，可消积滞，四者合用以健脾和胃、消食化滞；配合皮部推按足阳明胃经腹部段、摩建里以健脾理气，和胃降逆止呕；佐以泻大肠清利中焦湿热，消导胃肠积滞。

※滇南流派

处方：补脾经，清胃经，清大肠，横纹推向板门，顺运内八卦，摩腹，分腹阴阳，推下中脘，推天柱骨，按揉脾俞、胃俞，揉龟尾，推下七节骨。

操作：补脾经 300 次，清胃经 300 次，清大肠 200 次，横纹推向板门 100 次，顺运内八卦 100 次，摩腹 3 分钟，分腹阴阳 100 次，推下中脘 100 次，推天柱骨 100 次，按揉脾俞、胃俞各 50 次，揉龟尾 100 次，推下七节骨 100 次。

方义：补脾经、清大肠、顺运内八卦、摩腹、分腹阴阳、推下中脘、按揉脾俞胃俞可以健脾和胃，消食导滞；清胃经、横纹推向板门、推天柱骨可降逆止呕；揉龟尾、推下七节骨能导滞通便。

3. 脾胃虚寒

【证候特点】呕吐物不酸不臭，喜热恶寒，饮食稍多即吐，喜温喜按；不欲饮食，肌体倦怠，四肢逆冷，大便溏薄；唇舌淡红，苔淡白，脉虚缓，指纹淡。

【辨证要点】呕吐物不酸不臭，喜热恶寒，喜温喜按，饮食稍多即吐。

【治法】温中和胃。

【处方】分阴阳 200 遍，推三关 100 遍，退六腑 100 遍，推补脾土 100 遍，推肺经 80 遍，运八卦 100 遍，掐右端正 36 遍，黄蜂入洞 24 遍，赤凤摇头 24 遍，摇肘肘 50 遍。[厘正按摩要术. 北京市中国书店出版. 1986.]

【方义】此型主要因小儿过食生冷，或乳母当风取凉，使寒气入乳，将寒乳吮儿，以致胃虚不纳。治疗以分阴阳、推三关、退六腑平衡阴阳，调和脏腑；配推补脾土、推肺经、运八卦、掐右端正能行气，理气降逆；黄蜂入洞、赤凤摇头、摇肘肘能发汗解表，顺气和血，通经活络，温中散寒。

※三字经流派

处方：揉外劳宫，揉板门，平肝经，清胃经，运八卦。

操作：

①揉外劳宫：在掌背中指、无名指两骨中间凹处，顺时针、逆时针各揉 5 分钟。

②揉板门：按住大鱼际正中，左右旋揉同数，揉 5 分钟。

③平肝经：在食指掌面，由指根推至指尖 5 分钟。

④清胃经：从大鱼际外缘赤白肉际处，自腕横纹推至拇指根部 5 分钟。

⑤运八卦：在患儿左手掌面，以掌心为圆心，从圆心至中指根横纹约 2/3 处为半径，画一圆圈，此为八卦穴，顺时针运八卦 5 分钟。

方义：揉外劳宫温中散寒；揉板门运脾和胃，通调三焦之气；平肝经疏肝理气和胃；清胃经和胃降逆止呕；顺运八卦以理气导滞止呕。

※孙重三流派

处方：分手阴阳，多推三关，少退六腑，补脾土，运八卦，揉中脘，掐足三里，推天柱骨，天门入虎口，按弦搓摩，按肩井。

操作：

①分手阴阳：医者两手食指固定患儿掌根之两侧，中指托住患儿手背，无名指、

小指固定患儿的四指，然后以两拇指自小天心处向两旁分至阳池、阴池，推100~150次。

②多推三关：令患儿侧置其掌，手心向内，医者以左手持患儿之左手，食指在下伸直，托患儿前臂，再以右手食、中二指，自桡侧大横纹头，直上推至曲池，推300~500次。

③少退六腑：令患儿之掌侧置，手心向内，医者以左手持患儿之左手，食指在上伸直，抚患儿前臂，再以右手食、中二指自肘尖推至大横纹头，推100~200次。

④补脾土：医者以左手握住患儿之手，同时以拇、食二指捏患儿拇指，使之微屈，再以右手拇指自患儿拇指尖推向板门，推100~200次。

⑤运八卦：医者先以左手持患儿左手之四指，使掌心向上，同时拇指按定离宫，再以右手食、中二指夹住患儿之拇指，然后以拇指自乾向坎运至兑宫为一遍。在运至离宫时，应从左手拇指上运过，否则恐动离火，运50~100次。

⑥天门入虎口：医者以左手拇、中二指捏患儿拇指，食指托儿指根，右手食、中二指夹住患儿的食、中、无名、小四指，使手指向上，手掌向外，再以拇指侧面自患儿拇指尖尺侧沿赤白肉际，推到虎口，推100~200次。

⑦掐足三里：医者以拇指掐而揉100~200次。

⑧推天柱骨：医者以左手扶患儿之前额，右手拇指或食指自后发际上一寸处向下推至第一椎骨，推20~40次。

⑨揉中脘：令儿仰卧，医者以右手四指按而揉之，揉100~200次。

⑩按弦搓摩：令人抱患儿于怀中，最好能将患儿两手交叉搭在两肩上，医者以两手从患儿两胁搓摩至肚角处50~100次。

⑪按肩井：医者以左手中指，掐按患儿之肩井穴（在缺盆上，大骨前一寸凹陷中），再以右手拇、食、中三指紧拿患儿之食指和无名指，使患儿之上肢伸直摇之，摇20~30次。

方义：分手阴阳、多推三关、少退六腑，调整阴阳平衡；补脾土、运八卦、掐足三里、揉中脘配合能温脾阳、健脾气、助脾运，以治脾阳不振之本；天门入虎口、按弦搓摩、推天柱骨，调畅气机，以治胃气上逆；标本同治，诸症易除，继以按肩井以和阴阳、调气血。

※张汉臣流派

处方：主穴为补脾土穴7分钟，揉乙窝风穴5分钟，逆运内八卦穴2分钟，推四横纹穴4分钟，揉合谷穴1分钟。配穴为揉外劳宫穴4分钟，捏挤神阙穴，补肾水穴5分钟，揉二人上马穴3分钟，清天河水穴1分钟。

方义：补脾土、揉乙窝风，健脾温中祛寒；逆运内八卦、推四横纹、揉合谷，和中健胃，助消化，降胃逆，并止呕吐；揉外劳宫、捏挤神阙，温下元，助肾阳，散寒凝；补肾水、揉二人上马、清天河水，滋阴清热，利湿利尿，可助疗效。

※海派

处方：基本方为推板门，推膻中，揉中脘，摩腹，按揉足三里。取穴为基本方加补脾经，分推腹阴阳，捏脊，揉脾俞，揉胃俞。

操作：

①推板门：用拇指桡侧缘着力，自小儿大鱼际的掌根处直推向其拇指指根，约100次。

②推膻中：用食、中两指罗纹面着力，自小儿喉往下直推至其肚脐正中直上4寸处中脘穴，约300次。

③揉中脘：用掌根或大鱼际着力，在小儿中脘部做揉法，约300次。

④摩腹：用手掌掌面或食、中、无名指指面在小儿的腹部做摩法，约5分钟。

⑤按揉足三里：用拇指端着力，在小儿外膝眼下3寸、胫骨旁开1寸处做按揉法，约50次。

⑥补脾经：旋推拇指末节罗纹面，约500次。

⑦分推腹阴阳：沿肋弓边缘向两旁分推，约200次。

⑧捏脊：自下而上沿长强至大椎成一直线用捏法，约10遍。

⑨揉脾俞：一指禅推或指揉小儿背部第十一胸椎棘突下两侧旁开1.5寸脾俞处，约100次。

⑩揉胃俞：一指禅推或指揉小儿背部第十二胸椎棘突下两侧旁开1.5寸胃俞处，约100次。

方义：板门为脾胃之门，中脘为胃之募穴，足三里为胃之下合穴，功在健脾以促运化；摩腹、推膻中消积导滞，降逆止呕；补脾经能健脾胃，补气血；分推腹阴阳可健脾和胃，理气消食；捏脊可和脏腑，培元气；揉脾俞、胃俞能健脾助运。

※刘开运流派

处方：

常例开窍：开天门、推坎宫、推太阳、掐总筋、分阴阳各24次。

推五经：补脾经300次，清肝经250次，清心经100次，补肺经200次，补肾经150次。

配穴：揉外劳200次，揉中脘300次，揉足三里80次，推天柱100次，推板门100次，推三关90次，推六腑30次，捏脊3~5遍。

关窍：按肩井2~3次。

方义：常例开窍；推五经，以调五脏，重推脾经，兼按揉足三里、揉中脘以健脾和胃，温中散寒，降逆止呕；揉外劳、推三关温阳散寒以加强温中作用；推六腑调理脏腑之气；推天柱、板门和胃降逆，善止一切呕吐；按肩井关窍。

※津沽流派

处方：补脾土，逆运内八卦，揉外劳宫，推上三关，层按（补法）关元，推按胃经皮部（腹部段），摩建里，推天柱骨。

方义：推上三关、揉外劳宫、层按（补法）关元为君，三关、外劳宫为温法的核心特定穴，关元穴性温热，三者合用可温补阳气以疏散寒邪，且手法具有收敛之力，不至温散太过；配合逆运内八卦、推按足阳明胃经皮部、摩建里、推天柱骨以行气降逆止呕；佐以补脾土调和气血。

※滇南流派

处方：补脾经，清胃经，清大肠，横纹推向板门，推三关，揉外劳宫，揉脐及丹田，摩腹，振腹，推天柱骨，捏脊。

操作：补脾经300次，清胃经300次，清大肠200次，横纹推向板门100次，推三关100次，揉外劳宫50次，揉脐及丹田50次，摩腹3分钟，振腹1分钟，推天柱骨100次，捏脊3~5遍。

方义：补脾经、清胃经、清大肠、推三关、揉外劳宫、揉脐及丹田、摩腹、振腹能健脾和胃，温中散寒；横纹推向板门、推天柱骨能降逆止呕；捏脊能调阴阳，理气血，和脏腑，通经络，培元气。

4. 胃中蕴热

【证候特点】呕吐物酸臭，面赤唇红，口渴欲饮；心中烦闷，二便赤秘，头昏痛，汗多；舌干苔黄，脉洪，指纹紫色。

【辨证要点】呕吐物酸臭，面赤唇红，口渴欲饮。

【治法】清泻胃热，和中降逆。

【处方】分阴阳200遍，推三关100遍，退六腑100遍，推肺经100遍，推脾经100遍，运水入土100遍，逆运八卦100遍，赤凤摇头50遍，掐十王穴24遍，掐右端正24遍，揉总筋80遍，揉斗肘80遍。[厘正按摩要术．北京市中国书店出版．1986.]

【方义】此型是因小儿为纯阳之体，易感热邪，或因母亲过食厚味，以致热积胃中。方中分阴阳、推三关、退六腑，调和阴阳；推肺经通大肠泄蕴热；推脾经助运化；运水入土润燥通滞；逆运八卦治呕恶；赤凤摇头、掐十王、掐右端正、揉总筋、揉斗肘可疏解热邪，降逆止呕以泻脾胃清肠热之火。

※三字经流派

处方：清胃经，平肝经，清天河水，运八卦。

操作：

①清胃经：从大鱼际外缘赤白肉际处，自腕横纹推至拇指根部10分钟。

②平肝经：在食指掌面，由指根推至指尖5分钟。

③清天河水：自腕横纹中央推至肘横纹中央10分钟。

④运八卦：在患儿左手掌面，以掌心为圆心，从圆心至中指指根横纹约2/3处为

半径，画一圆圈，此为八卦穴，顺时针运八卦5分钟。

方义：清胃经和胃降逆止呕；平肝经疏肝理气和胃，配合清天河水达到清胃泻火之功；顺运八卦以顺气降逆而止呕。

※孙重三流派

处方：分手阴阳，少推三关，多退六腑，运八卦，清肺经，运土入水，推脾土，运内劳宫，水底捞明月，按弦走搓摩，揉涌泉，赤凤点头。

操作：

①分手阴阳：医者两手食指固定患儿掌根之两侧，中指托住患儿手背，无名指、小指固定患儿的四指，然后以两拇指自小天心处向两旁分至阳池、阴池，推100～150次。

②少推三关：令患儿侧置其掌，手心向内，医者以左手持患儿之左手，食指在下伸直，托患儿前臂，再以右手食、中二指，自桡侧大横纹头，直上推至曲池，推100～150次。

③多退六腑：令患儿之掌侧置，手心向内，医者以左手持患儿之左手，食指在上伸直，抚患儿前臂，再以右手食、中二指自肘尖推至大横纹头，推300～500次。

④运八卦：用拇指面自乾向坎运至兑为一遍，在运至离时轻轻而过，运50～100次。

⑤清肺经：用推法自无名指掌面末节指纹起向指尖推100～200次。

⑥运土入水：医者以左手握住患儿之手指，使手掌向上，同时拇、中二指捏患儿拇指，再以右手拇指侧面自患儿拇指端，循手掌边缘向上推运至小指端为一遍，推运100～200次。

⑦推脾土：医者以左手握住患儿之手，同时以拇、食二指捏患儿拇指，将患儿拇指伸直，自板门推向指尖为泻，推100～200次。

⑧运内劳宫：医者先以左手握患儿之四指，使手伸直，再以右手食、中二指夹住患儿之拇指，然后以拇指指甲揉运内劳宫，推运100～200次。

⑨水底捞明月：医者先以左手持患儿之四指，再以右手食、中二指固定患儿之拇指，然后以拇指自患儿小指尖，推至小天心处，再转入内劳宫为一遍，推30～50次。

⑩按弦走搓摩：令人抱患儿于怀中，最好能将患儿两手交叉搭在两肩上，医者以两手从患儿两胁搓摩至肚角处50～100次。

⑪揉涌泉：医者以左手托住患儿足跟，再以右手拇指面揉100～200次。

⑫赤凤点头：医者用左手拿患儿之肘肘，右手拿患儿中指上下摇之，如赤凤点头之状，摇20～30次。

方义：分手阴阳、少推三关、多退六腑调整阴阳平衡；清肺经、赤凤点头、水底捞明月能清解上、中、下焦积热；运内劳宫、运土入水、揉涌泉清心泻火，引热下行；按弦走搓摩、推脾土能顺气化痰，除胸闷，开积聚；配运八卦调畅脏腑气机，恢复身体正常机能。

※张汉臣流派

处方：主穴为揉小天心穴 3 分钟，揉乙窝风穴 3 分钟，补肾水穴 5 分钟，清板门穴 5 分钟（重手法），大清天河水穴 0.5～1 分钟。配穴为逆运内八卦穴 2 分钟，推四横纹穴 4 分钟，揉合谷穴 1 分钟，清肺金穴 5 分钟，退下六腑穴 5 分钟，揉二人上马穴 3 分钟，委中穴先针刺，继用捏挤法。

方义：揉小天心穴、乙窝风穴，疏解邪热；补肾水、清板门，滋阴清热退烧，又清胃火；再配大清天河水，泻心火，除烦躁，解口渴，又退面赤唇红；逆运内八卦、推四横纹，和中健胃，消食消积；揉合谷，降胃逆，止呕吐；清肺金、退下六腑，行气通滞，润燥通便；揉二人上马，清利小便；再用针刺委中，降胃气，止呕吐，巩固疗效。

※刘开运流派

处方：

常例开窍：开天门、推坎宫、推太阳、掐总筋、分阴阳各 24 次。

推五经：清脾经 350 次，清肝经 300 次，清心经 250 次，清肺经 300 次，补肾经 200 次。

配穴：和胃降逆止呕穴为推天柱、板门、中脘、足三里各 90 次；通利二便以清热泻火穴为清大肠经、后溪各 60 次，推六腑 60 次，捏脊 3～5 遍。

关窍：按肩井 2～3 次。

方义：常例开窍，调理脏腑；推五经用"清四补一"法以清热为主；配推天柱、板门，按揉足三里、揉中脘健脾和中，和胃降逆止呕；清大肠经、后溪，推六腑通利二便，可加强清热泻火之功；按肩井关窍。

※津沽流派

处方：逆运内八卦，揉板门，揉二人上马，退下六腑，推按胃经皮部（腹部段），层按（泻法）中脘，摩建里，推天柱骨。

方义：退下六腑、揉板门为清肠腑热代表手法，二者合用以清胃泻火，配合逆运内八卦、层按（泻法）中脘、摩建里以理气导滞；推天柱骨具有降逆止呕之特殊功效；与皮部推按足阳明胃经腹部段合用可和胃降逆止呕；佐以揉二人上马养阴和胃。

※滇南流派

处方：补脾经，清胃经，清大肠，清小肠，横纹推向板门，清天河水，退六腑，揉脐及天枢，推天柱骨，揉龟尾，推下七节骨。

操作：补脾经 300 次，清胃经 300 次，清大肠 200 次，清小肠 200 次，横纹推向板门 100 次，清天河水 100 次，退六腑 100 次，揉脐及天枢各 50 次，推天柱骨 100 次，揉龟尾 100 次，推下七节骨 100 次。

方义：补脾经、清胃、清大肠、清小肠、揉脐及天枢能健脾和胃，消食导滞；清天河水及退六腑可清热泻火；横纹推向板门、推天柱骨可以降逆止呕；揉龟尾、推下七节骨能泻热通便。

5. 惊恐气逆

【证候特点】受恐或惊吓后呕吐频作，猝然啼哭，频吐清涎；夜卧不宁，神情慌张，山根青；舌青紫，脉促，指纹青。

【辨证要点】受恐或惊吓后呕吐频作，尖叫哭闹，神态紧张，睡卧不安。

【治法】镇惊止呕。

【处方】分阴阳100遍，捣小天心100遍，推膻中100遍，掐揉五指节200遍，掐揉左右端正10遍，清胃经200遍，逆运内八卦100遍，横纹推向板门100遍。［小儿推拿学.人民卫生出版社.2016.］

【方义】分阴阳调和阴阳；捣小天心镇惊安神；推膻中宣肺平喘；掐揉五指节安神定惊；掐揉左右端正清热降逆；清胃经和胃降逆；逆运内八卦降逆止呕；横纹推向板门降逆止呕；全方镇静安神，降逆止呕。

加减：夜啼、惊叫重者加清肝经、揉二马、补肾水、大清天河水；体虚加捏脊。［小儿推拿学.人民卫生出版社.2016.］

※三字经流派

处方：平肝经，清胃经，顺运八卦，清天河水，捣小天心。

操作：

①平肝经：在食指掌面，由指根推至指尖5分钟。

②清胃经：从大鱼际外缘赤白肉际处，自腕横纹推至拇指根部10分钟。

③顺运八卦：在患儿左手掌面，以掌心为圆心，从圆心至中指根横纹约2/3处为半径，画一圆圈，此为八卦穴，顺时针运八卦5分钟。

④清天河水：自腕横纹中央推至肘横纹中央10分钟。

⑤捣小天心：上下左右捣或直捣大小鱼际交接之中点凹陷处2分钟。

方义：小儿神气怯弱，惊则气乱，肝失疏泄，横逆犯胃。平肝经疏肝镇惊，降逆止呕；清胃经以加强降逆止呕之功效；顺运八卦理气导滞，以调和阴阳；清天河水以清心泻火，除扰心之邪热；捣小天心以镇惊安神。

※孙重三流派

处方：分手阴阳，推脾土，运八卦，推心经，推肝经，推天柱骨，掐五指节，掐外劳宫，掐十王，揉涌泉，赤凤点头。

操作：

①分手阴阳：医者两手食指固定患儿掌根之两侧，中指托住患儿手背，无名指、小指固定患儿的四指，然后以两拇指自小天心处向两旁分至阳池、阴池，推100～150次。

②推脾土：医者以左手握住患儿之手，同时以拇、食二指捏患儿拇指，使之微屈，再以右手拇指自患儿拇指尖推向板门为补，推 100 ~ 200 次。

③运八卦：医者先以左手持患儿左手之四指，使掌心向上，同时拇指按定离宫，再以右手食、中二指夹住患儿之拇指，然后以拇指自乾向坎运至兑宫为一遍，在运至离宫时，应从左手拇指上运过，否则恐动离火，运 50 ~ 100 次。

④推心经：医者先以左手握住患儿之手，使手指向上、手掌向外，再以右手拇指掌面，由患儿中指末节向上推之为清，推 100 ~ 200 次。

⑤推肝经：医者先以左手握住患儿之手，使手指向上、手掌向外，然后再以右手拇指掌面由患儿食指末节向指尖推之为清，推 100 ~ 200 次。

⑥掐外劳宫：用拇指指甲掐 3 ~ 5 次。

⑦掐五指节：用拇指指甲掐 3 ~ 5 次。

⑧赤凤点头：医者用左手拿患儿之肘，右手拿患儿中指上下摇之，如赤凤点头之状，摇 20 ~ 30 次。

⑨掐十王：用拇指指甲掐十指尖指甲内赤白肉际处 3 ~ 5 次。

⑩推天柱骨：医者以左手扶患儿之前额，右手拇指或食指自后发际上一寸处向下推至第一椎骨，推 20 ~ 40 次。

⑪揉涌泉：用拇指端按在穴位上揉 30 次左右。

方义：推心经、掐五指节、赤凤点头清心镇惊；推肝经、掐十王以平肝息风，使君主、将军气行令施，则惊恐自愈；推脾土、运八卦培土健脾，以制肝木之横克；推天柱骨、揉涌泉能降胃气；分手阴阳、揉外劳宫平衡全身阴阳气血。

※张汉臣流派

处方：主穴为分阴阳 1 分钟，揉小天心穴 5 分钟，补肾水穴 5 分钟，清天河水穴 1 分钟。配穴为清板门穴 5 分钟，逆运内八卦穴 2 分钟，推四横纹穴 4 分钟，揉合谷穴 1 分钟，揉二人上马穴 3 分钟。

方义：分阴阳，调节阴阳紊乱；揉小天心，镇惊安神，并解惊邪；补肾水，滋阴涵肝，又能清神；清天河水，泻心火，又能制惊，并除烦躁不宁；清板门，清胃热以退烧；逆运内八卦、推四横纹、揉合谷，健胃和中，并止恶心及呕吐；揉二人上马，潜阳利尿，以助疗效。

※津沽流派

处方：补脾土，揉小天心，掐揉五指节，逆运内八卦，推按胃经皮部（腹部段），摩建里，推天柱骨。

方义：小天心与五指节分别为津沽小儿推拿清法与消法的核心特定穴，二者合用可镇惊安神，正如《小儿推拿秘诀》云："小儿若是受惊吓，五指节掐莫停歇。"配合逆运内八卦、推天柱骨、推按足阳明胃经腹部段、摩建里以行气止呕；佐以补脾土调和气血。

6. 肝气犯胃

【证候特点】呕吐酸苦水，吐后得舒，胸腹胀满；嗳声叹气，不思乳食，烦躁易怒；苔厚腻，脉弦，指纹紫滞。

【辨证要点】呕吐酸苦水，吐后得舒，胸腹胀满。

【治法】疏肝理气，和胃降逆。

【处方】分阴阳 100 遍，推三关 100 遍，退六腑 100 遍，掐揉四横纹 300 遍，苍龙摆尾 300 遍，猿猴摘果 100 遍，搓摩胁肋 10 遍，清胃经 200 遍，运内八卦 200 遍，横纹推向板门。[小儿推拿学．人民卫生出版社．2016.]

【方义】分阴阳、推三关、退六腑平衡阴阳，调和脏腑；掐揉四横纹化积，除烦，散结；苍龙摆尾、猿猴摘果、搓摩胁肋疏肝理气，行气开胸，消食化积；清胃经、运内八卦、运板门和胃降逆，行气消积，升降脾胃之气；全方共奏行气、理气、和胃降逆之功效。

※滇南流派

处方：补脾经，清胃经，清大肠，清肝经，横纹推向板门，推天柱骨，揉龟尾，推下七节骨。

操作：补脾经 300 次，清胃经 300 次，清大肠 200 次，清肝经 300 次，横纹推向板门 100 次，推天柱骨 100 次，揉龟尾 100 次，推下七节骨 100 次。

方义：补脾经、清胃经、清大肠、清肝可疏肝理气，健脾和胃；横纹推向板门、推天柱骨能降逆止呕；揉龟尾、推下七节骨可导滞通便。

7. 胃阴不足

※三字经流派

证候特点：呕吐反复发作，常呈干呕，饥而不欲进食；口燥，咽干，唇红，大便干结如羊屎；舌红少苔。

治法：清补脾胃，降逆止呕。

处方：揉二马，清胃经，运八卦，清补脾经。

操作：

①揉二马：掌背小指及无名指关节后凹陷处，左右旋揉同数，揉 5 分钟。

②清胃经：从大鱼际外缘赤白肉际处，自腕横纹推至拇指根部 5 分钟。

③运八卦：在患儿左手掌面，以掌心为圆心，从圆心至中指根横纹约 2/3 处为半径，画一圆圈，此为八卦穴，顺时针运八卦 5 分钟。

④清补脾经：在拇指外侧，由指尖到指根来回推 10 分钟。

方义：揉二马以健脾和胃，消食化积，通调三焦之气；顺运八卦行滞消食，降逆止呕；清胃经具有和胃降逆止呕之功；清补脾经运脾消食化积。

8. 痰饮吐

※张汉臣流派

证候特点：吐物多伴有黏液，恶心，腹胀，便秘，食欲不振。

处方：主穴为补脾土穴 7 分钟，揉乙窝风穴 5 分钟（微用力，微慢），揉外劳宫穴 4 分钟，捏挤神阙穴。配穴为逆运内八卦穴 2 分钟，推四横纹穴 4 分钟，揉合谷穴 1 分钟，清肺金穴 5 分钟，补肾水穴 5 分钟，揉二人上马穴 3 分钟，清天河水穴 0.5 ~ 1 分钟，捏挤委中穴。

方义：补脾土、揉乙窝风，健脾温中，为化痰饮之本；揉外劳宫，配捏挤神阙穴，温下元，回生脾土，加强脾胃运化机能，腐熟水谷，又能缓解冲、任二脉上逆，可治痰饮呕吐之源；逆运内八卦，推四横纹，和胃助消化，消腹胀，增进乳食；清肺金，顺气化痰，润便秘；揉合谷、捏挤委中，止恶吐；补肾水、揉二人上马、清天河水，滋阴清热，利湿利尿，加强疗效。

9. 上吐下泻

※张汉臣流派

证候特点：胸脘痞闷，腹痛，先吐后泻；继发寒热等。

处方：主穴为揉小天心穴 3 分钟，揉乙窝风穴 3 分钟，补肾水穴 5 分钟，清板门穴 5 分钟，逆运内八卦穴 2 分钟，推四横纹穴 4 分钟，揉合谷穴 1 分钟。配穴为分阴阳 1 分钟，揉外劳宫穴 4 分钟，清大肠穴 3 分钟，清小肠穴 10 分钟，揉二人上马穴 4 分钟，清天河水穴 1 分钟，委中、曲泽、天枢、神阙顺序先用三棱针刺，继用捏挤法。

方义：揉小天心穴，配揉乙窝风，疏风解邪；再配补肾水、清板门，滋阴清热，又退寒热往来；逆运内八卦、推四横纹，和中健胃，助消化；再揉合谷一穴，利咽降胃逆；分阴阳，调节阴阳，使之平衡；揉外劳宫、清大肠，助消化，固肠止泻；清小肠、揉二人上马、清天河水，清热利尿，分别清浊；针刺并捏挤委中、曲泽、神阙、天枢等穴，可消滞消胀，止吐，止泻，止腹痛。

按语：①以上主、配穴的手法要用力，速度微快。如临症见患儿吐泻急剧要依本次序。②重症患儿，每日可推拿 2 ~ 3 次，第一次推拿后，可间隔半小时左右继续第二次；第二次推拿后，可间隔 1 小时左右继续第三次。委中、曲泽、天枢、神阙等穴第一次针刺，第二、三次不针刺，单用捏挤法。③止泻以清小肠穴为主穴，推拿时间要长一些，使小便通利，吐泻即可见缓解。治疗吐泻，以先止吐为主，有时往往止泻过急，泻止其吐加剧。临床当须注意。④推拿后要控制乳饮（据情可控制 3 ~ 4 小时不吃乳）。如见患儿口干时，可用少量温开水润口，但不能多饮；如吐止后，可先少量饮水，逐渐增加饮量。⑤推拿后，多见患儿即入睡，应使其很好休息，切勿惊动。

六、特色技法

1. 孙重三流派

名称：推天柱骨。

操作：医者以左手扶患儿之前额，右手拇指或食指，自后发际上 1 寸处向下推至第一椎骨。推 20~40 次。操作特点是用拇指面或食指面做自上而下直推。

方义：本穴对各种原因引起的呕吐都有很好的治疗效果。孙重三先生治呕吐，以推天柱骨配运八卦为主，伤食加分腹阴阳，运板门；脾虚加补脾经；湿热加清天河水，推箕门；寒吐加推三关等，进行辨证施治。

2. 海派——独穴治疗

名称：内关穴治疗脾虚呕吐。

穴位：属手厥阴心包经腧穴，位于前臂掌侧，当曲泽与大陵的连线上，腕横纹上 2 寸，掌长肌腱与桡侧腕屈肌腱之间。

操作：间歇按压 5 分钟。

3. 刘开运流派

刘氏复式操作法：推腹法。

操作：推腹法有安中调中、补中和消导三种方法。用中指指腹在中脘做顺时针方向揉转，称安中调中法。用中指指腹做逆时针方向揉转，称补中法。先做安中调中法，继用食、中两指从小儿剑突下，轻轻直推至脐，次数为揉转次数的 1/2，称消导法。操作均为 100~200 次。以上三法总称"推腹法"。

4. 滇南流派

手法：振法、推法。

名称：散寒止呕法治疗呕吐。

穴位：腹、中脘。

操作：振腹 5 分钟，推下中脘 3 分钟。

七、现代医学认识

（一）诊断要点

询问呕吐发生的时间，是否与饮食、外伤等因素有关，呕吐时的状态、呕吐物量及性状、气味；询问病史，以及伴随症状，如是否有头痛、发热、抽搐、大便失调等情况。积极寻找呕吐原因，进行体格检查，特别应注意腹部切诊；若反复剧烈呕吐，需行腹部 X 线平片、腹部 B 超及血液生化、头颅 CT 等检查，以便明确诊断。

（二）临证鉴别

1. 呕吐的伴随症状

呕吐伴发热，考虑感染性疾病；呕吐伴不洁饮食或集体发病，考虑食物或药物中毒；呕吐伴腹痛，考虑腹腔脏器炎症、肠道梗阻或腹腔脏器破裂；腹痛于呕吐后暂时缓解，考虑急性胃炎或胃肠道梗阻性疾病；呕吐后腹痛不能缓解，考虑胆道疾病、急性胰腺炎、急性阑尾炎等；呕吐伴头痛，考虑颅内高压、鼻炎、鼻窦炎等。

2. 呕吐的方式和特征

喷射状呕吐多见于颅内压增高，通常不伴恶心，如颅内感染、颅内出血、颅内占位性病变等；此外，也可见于青光眼和第8对脑神经病变。

呕吐物量大且含有腐烂食物多见于幽门梗阻伴胃潴留，小肠上段梗阻等；呕吐物为咖啡样或血性多见上消化道出血；呕吐物含胆汁常见于频繁剧烈呕吐、十二指肠乳头以下的十二指肠或小肠梗阻、胆囊炎、胆石症及胃大部切除术后等；呕吐物有酸臭味，或胃内容物有粪臭味多见于小肠低位梗阻、麻痹性肠梗阻、结肠梗阻而回盲瓣关闭不全或胃结肠瘘等。

3. 呕吐与进食时间的关系

进食过程中或进食后早期发生呕吐，常见于幽门管溃疡或精神性呕吐；进食后期或餐后呕吐，见幽门梗阻、肠梗阻、胃轻瘫或肠系膜上动脉压迫导致。

八、古籍辑录

1. 《小儿推拿广意》

有物有声名曰呕，干呕则无物，有物无声名曰吐。呕者有痰，吐则无声，呕吐出物也。胃气不和，足阳明经胃脉络而兼之，气下行则顺。今逆上行作呕吐，有胃寒胃热之不同，伤食胃虚之各异，病既不一，治亦不同。诸吐不思食要节乳，凡吐不问冷热，久吐不止，胃虚生风，恐成慢惊之候，最宜预防。如已成慢脾风证，常呕腥臭者，胃气将绝之兆也。

热吐者，夏天小儿游戏日中，伏热在胃，或乳母感冒暑气，乘热乳儿。或过食辛热之物，多成热吐，其候面赤唇红，五心烦热，吐次少而出多，乳片消而色黄是也。

治法：推三关、脾胃、肺经、十王穴、掐右端正、运水入土、八卦、分阴阳、赤凤摇头、揉总筋、六腑、揉肘肘。

冷吐者，冬月感冒风寒，或乳母受寒，乘寒乳儿，冷气入腹，或食生冷，或伤宿乳，胃虚不纳，乳片不化，喜热恶寒，四肢逆冷，脉息沉微，吐次多而出少者，是也。

治法：推三关、补脾胃、肺经、掐右端正、八卦、分阴阳、黄蜂入洞、赤凤摇头、三关（八十）、六腑（二十四）、肘肘。

伤食吐者，夹食而出，吐必酸臭，恶食胃痛，身发潮热是也。

治法：推三关、五指尖、掐右端正、推脾土、八卦、分阴阳、捞明月、打马过天河、六腑、肘肘。

虚吐者，胃气虚弱，不能停留乳食而作吐也。

治法：推三关、补五经、多补脾胃、掐右端正、运土入水、八卦、分阴阳、赤凤摇头、三关（二十四）、六腑、补大肠、肘肘。

2. 《幼科铁镜》

胃虚发吐，其候面白神疲，不热不渴，口气温和而带微冷，额前微汗。治宜助胃膏。胃热发吐，面赤唇红，烦渴溺赤，口气蒸手。宜用熟石膏七分八分研细末，以茶送下。胃气不和发吐，其候恶食，此由积滞在胃复为伤食，摇儿之头便嗳气。治用火酒曲一枚，火煨黄色研细，白汤调下，用枳壳、木香、陈皮、半夏、香附服之。有盛夏外感暑气吐者，宜六和汤。有霍乱而吐者、吐不出者，手足厥冷，脐腹之上绞痛，名曰转筋火。治用滚水一碗，冷水一碗相和，饮下即愈。有内伤饮食、外感风邪而吐者，身热眼烧疲倦，治用藿香正气散。有伤风嗽吐者，治用清金饮。

3. 《厘正按摩要术》

吐证有三，曰呕、曰吐、曰哕。哕，即干呕也。先贤谓呕属阳明，有声有物，气血俱病也。吐属太阳，有物无声，血病也。哕属少阳，有声无物，气病也。独李东垣谓呕、吐、哕，俱属脾胃虚弱。洁古老人又从三焦以分气、积、寒之三因，然皆不外诸逆上冲也。宜分虚实、寒热以治之。

热吐，小儿为稚阳之体，邪热易感，或则乳母过食浓味，以致热积胃中，将热乳吮儿，或则小儿过食煎爆之物，以及辛热诸品，遂令食入即吐。其证面赤唇红，口渴饮冷，身热便赤，吐次虽少而所出甚多，乳汁化而色黄也。内治，以温胆加黄连麦冬主之。

分阴阳（二百遍），推三关（一百遍），退六腑（一百遍），推肺经（一百遍），推脾经（一百遍），运水入土（一百遍），运八卦（一百遍），赤凤摇头（五十遍），掐十王穴（二十四遍），掐右端正（二十四遍），揉总筋（八十遍），揉肐肘（八十遍）。

寒吐，因小儿过食生冷，或乳母当风取凉，使寒气入乳，将寒乳吮儿，以致胃虚不纳，乳汁不化。其证喜热恶寒，面唇色白，四肢逆冷，朝食暮吐。吐出之物，不臭不酸，吐次多而所出少也。内治宜温中主之。

分阴阳（二百遍），推三关（一百遍），退六腑（一百遍），推补脾土（一百遍），推肺经（八十遍），运八卦（一百遍），掐右端正（三十六遍），黄蜂入洞（二十四遍），赤凤摇头（二十四遍），摇肐肘（五十遍）。

实吐，内伤食滞，胃不能纳，每吐必有酸臭之味，身发潮热，见食则恶，胸腹胀满，二便秘涩，痞硬疼痛，口渴思饮寒凉也。内治以下法主之。

分阴阳（二百遍），推三关（一百遍），退六腑（一百遍），推脾土（一百遍），运八卦（八十遍），掐五指尖（二十四遍），掐右端正（二十四遍），捞明月（三十六遍），打马过天河（三十六遍），摇肐肘（五十遍）。

虚吐，胃气虚弱，不能消纳乳食。其证精神困倦，囟门煽动，睡卧露睛，自利不渴，时常呕吐者是也。内治以四君加丁香、沉香主之。

分阴阳（二百遍），推三关（一百遍），退六腑（一百遍），运八卦（八十遍），推补脾土（二百遍），掐右端正（二十四遍），运土入水（八十遍），赤凤摇头（二十四遍），推补大肠（五十遍），揉斜肘（八十遍），推补五经（八十遍）。

4.《推拿捷径》

治呕吐发汗，应按肩井。其穴在缺盆上大骨前寸半，以三指按其上，当中指下陷中是也。法用右手大指按之。

第八节　鹅口疮

鹅口疮（thrush）是以口腔、舌面散在或满布白色分泌物为临床表现的一种口腔疾病。因其白屑状如鹅口、色白如雪片，故又称"鹅口""雪口"。西医认为本病是由白色念珠菌感染所致的口腔炎。本病一年四季均可发生，临床多见于新生儿、早产儿以及体质虚弱、营养不良、久病久泻、长期使用广谱抗生素或免疫抑制剂的小儿。

本病证状一般较轻，经积极治疗，预后良好；重者可蔓延至鼻腔、咽喉、气道，影响吮乳、呼吸、消化，甚至危及生命。

一、古籍文献阐释

"鹅口"之名首见于《诸病源候论》，并明确指出鹅口疮是由心脾积热所致。唐代《备急千金要方·少小婴孺方》曰："凡小儿初出腹有鹅口者，其舌上有白屑如米，剧者，鼻中亦有之，此由儿在胞胎中受谷气盛故也。"之后，《外科正宗》《幼幼集成》等书对鹅口疮均有详细描述，并能与口疮、口糜等病相鉴别，提出了相应的治疗方法，如用冰硼散外擦患处的治疗方法，一直沿用至今。推拿治疗方面，《厘正按摩要术》指出："鹅口……推食指三关一百遍，退六腑一百遍，分阴阳三十六遍，捞明月三十六遍，打马过天河三十六遍。"丰富了鹅口疮的治疗。

二、病因及发病机理

本病主要由胎热内蕴，或体质虚弱，或调护不当，口腔不洁，感受湿热邪毒所致。

1. 心脾积热　孕妇平素喜食辛热炙煿之品，热留脾胃，儿在胎中禀受其母热毒，蕴积心脾；或出生时孕母产道秽毒侵入儿口；或喂养不当，嗜食肥甘厚味，脾胃蕴热；或护理不当，口腔不洁，则秽毒之邪乘虚而入，内外合邪，热毒蕴积心脾。舌为心之苗，口为脾之窍，火热循经上攻，熏灼口舌，发为鹅口疮。

2. 脾虚湿困　素体脾虚，或后天失养，伤及脾阳，以致脾运化水湿功能受阻，湿浊内蕴，湿浊秽毒循经上攻，熏蒸口舌而散布白屑。

3. 虚火上炎　先天禀赋不足，素体阴虚；或热病之后灼伤阴津；或久泻伤阴，以致肾阴亏虚，阴虚阳亢，水不制火，虚火上浮，熏蒸口舌而散布白屑。

总之，本病病位主要在心脾，临床上有虚实之分：实证多由心脾积热循经熏灼口舌而起；或湿浊秽毒熏蒸口舌而致；虚证则因虚火上炎所致。

三、症状识辨及辨证

1. 症状识辨

（1）辨舌脉及指纹：舌质红，苔黄厚，脉滑数，指纹紫滞为心脾积热；舌质淡红，舌苔厚腻，脉滑，指纹滞为脾虚湿困；舌质嫩红，苔少，脉细数，指纹淡紫为虚火上炎。

（2）辨白屑（白屑量，周围黏膜色泽）：白屑多，周围黏膜焮红，为心脾积热；白屑稀少，周围黏膜色淡，为脾虚湿困；白屑稀少，周围黏膜焮红不甚，为虚火上炎。

2. 辨证要点

（1）辨虚实：实证多见于体壮儿，起病急，病程短，口腔白屑较多甚或堆积成块，周围黏膜红赤，可伴发热、面赤、心烦口渴、尿赤、便秘等症，舌苔较为厚腻；虚证多见于早产、久病体弱儿，或大病之后，起病缓，病程长，常迁延反复，口腔白屑稀散，周围黏膜色淡，常伴消瘦、神疲虚烦、面白颧红或低热等症状。

（2）识轻重：轻证白屑较少，全身症状轻微或无，饮食睡眠尚可；重证白屑堆积，甚或蔓延到鼻腔、咽喉、气道、胃肠，可伴高热、烦躁、吐泻、气促及吮乳困难等，极重者可危及生命。

四、证治要点

本病辨证以八纲辨证为主，重在辨明虚实。本病的治疗，实证宜清泻心脾积热，湿困宜运脾化湿；虚证宜滋肾养阴降火。病灶在口腔局部，除内服药物外，常配合外治疗法。

五、分型条辨

1. 心脾积热

【证候特点】口腔内及舌上白屑散布，拭去复生，状如鹅口；啼哭不安，哭声不出，饮食困难；苔黄，舌质红，脉滑，指纹紫滞。

【辨证要点】口腔内及舌上白屑散布，拭去复生，状如鹅口，乳食困难。

【治法】清热泻脾。

【处方】推食指三关100遍，退六腑100遍，分阴阳36遍，捞明月36遍，打马过天河36遍。[厘正按摩要术. 北京市中国书店出版. 1986.]

【方义】推食指三关、退六腑、分阴阳平衡阴阳，调和脏腑；捞明月、打马过天河壮水制火，能清心热，消口内白屑，消舌尖及舌面口疮最快。

加减：消化不良，加一窝风、板门；咽喉肿痛，加揉猿猴摘果、合谷、少商穴。[自拟]

2. 虚火上炎

【证候特点】病程日久，口腔、舌上白屑稀疏；形体怯弱，面白颧红，手足心热，口干不渴；苔少，舌嫩红，脉细数，指纹淡或紫。

【辨证要点】病程日久，口腔、舌上白屑稀疏，面白颧红，手足心热。

【治法】滋肾降火。

【处方】清心经100遍，清小肠100遍，补脾经100遍，掐廉泉10遍，掐承浆10遍，掐揉肾纹10遍，揉内劳宫100遍，天河水100遍，揉二马100遍，搓涌泉300遍。[小儿推拿学. 人民卫生出版社. 2016.]

【方义】清心经、清小肠，清心火，利小便；补脾经清热化湿；掐廉泉、掐承浆去虚火，生津止痛，消口内白屑；掐揉肾纹、揉内劳宫、天河水、揉二马、搓涌泉滋肾养阴降火，润燥利小便，增加疗效。

加减：如伴有发热时，可加揉一窝风、小天心解表发汗；如伴有大便秘涩，加清肺金，六腑穴。[自拟]

3. 脾虚湿困

【证候特点】口腔内生出白屑苔状物，白屑糜烂缠绵难愈；胃口不开，面色发黄，疲乏懒动，便溏；苔白腻，脉滑，指纹淡滞。

【辨证要点】口腔内白屑糜烂缠绵难愈，疲乏懒动，便溏。

【治法】健脾化湿。

【处方】清补脾经200遍，逆运八卦100遍，揉总筋200遍，清胃经100遍，揉板门200遍，掐揉四横纹10遍，掐揉承浆30遍，掐揉廉泉30遍。[小儿推拿学. 人民卫生出版社，2016.]

【方义】清补脾经健脾化湿；逆运八卦运化湿浊；揉总筋敛疮消口效果最快；清胃经、揉板门、掐揉四横纹助运积滞化湿邪；掐揉承浆、掐揉廉泉清热生津，止痛，敛疮，助疗效。[小儿推拿学. 人民卫生出版社. 2016.]

六、现代医学认识

（一）诊断要点

根据相关病史、临床表现易于做出临床诊断；取白屑少许涂片镜检，可见白色念珠菌芽孢及菌丝。

（二）临证鉴别

1. 口疮　口舌黏膜上出现黄白色溃疡，周围红赤，不能拭去，拭去后出血，局部灼热疼痛。

2. 白喉　由白喉杆菌引起的急性传染病。咽、扁桃体甚则鼻腔、喉部可见灰白色的假膜，坚韧，不易擦去，若强力剥离则易出血。多伴有发热、咽痛、进行性喉梗阻、呼吸困难、疲乏等全身症状，病情严重。

3. 残留奶块　其外观与鹅口疮相似，但以棉棒蘸温开水轻轻擦拭，即可除去，其下黏膜正常，易于鉴别。

七、古籍辑录

清代张筱衫辑《厘正按摩要术》曰："鹅口……推食指三关一百遍，退六腑一百遍，分阴阳三十六遍，捞明月三十六遍，打马过天河三十六遍。"

第九节　腹　痛

腹痛（abdominal pain）是以胃脘以下、脐之四旁以及耻骨以上部位发生疼痛为主要症状的一种临床证候。疼痛位于胃脘以下、脐部以上部位者为大腹痛；发生于脐周部位者为脐腹痛；发生于小腹两侧或一侧者为少腹痛；发生于脐下腹部正中者为小腹痛。本病可发生于任何年龄与季节，年长儿多能自诉腹部疼痛，婴幼儿往往不能正确表达，常以无故啼哭为临床表现。

腹痛属于"腹皮痛""腹冷痛""腹中干痛""腹中绞痛""腹满痛""绕脐痛"等范畴。

一、古籍文献阐释

腹痛一词，最早见于《山海经》。《山海经·北次二经》云："又北三百五十里，曰梁渠之山，无草木，多金玉……有鸟焉。其状如夸父，四翼、一目、犬尾，名曰嚣，其音如鹊，食之已腹痛。"《素问·举痛论》说："寒邪客于肠胃之间，膜原之下，血不得散，小络引急，故痛。""热气留于小肠，肠中痛，瘅热焦渴则坚干不得出，故痛而闭不通矣。"隋代巢元方《诸病源候论·小儿杂病诸候·腹痛候》云："小儿腹痛，多由冷热不调，冷热之气与脏器相击，故痛也。其热而痛者，则面赤或壮热，四肢烦，手足心热是也。面冷而痛者，面色或青或白，甚者乃至面黑，唇口爪皆黑是也。"均指出腹痛的发生与寒热相关。

《小儿卫生总微论方·心腹痛》云："小儿心腹痛者，由于脏腑虚而寒冷之气所干，邪气与脏气相搏，上下冲击，上则为心痛，下则为腹痛，上下俱作，心腹皆痛。"《小儿药证直诀·脉证治法》将腹痛分为积痛、虫痛、胃冷虚之证，并提出"积痛，口中气温，面黄白，目无精光，或白睛多，及多睡，畏食，或大便酸臭者，当磨积，宜消积丸；甚者，当白饼子下之，后和胃。"万全《幼科发挥·积痛》曰："小儿腹痛，属食积者多。"《证治准绳·杂病》云："食积作痛，痛甚欲大便，利后痛减，其脉必弦或沉滑。"均认为本病和食积有关。《医学正传·腹痛》载："如饮食过伤而腹痛者，宜木香槟榔丸下之；如气虚之人，伤饮食而腹痛，宜调补胃气并消导药，用人参、白术、山楂、神曲、枳实、麦芽、木香、砂仁之类。"指出了饮食腹痛的治疗。

辨证方面，《寿世保元·腹痛》云："治之皆当辨其寒热虚实，随其所得之症施治，若外邪者散之，内积者逐之，寒者温之，热者清之，虚者补之，实者泻之，泄则调之，闭则通之，血则消之，气则顺之，虫则追之，积则消之，加以健理脾胃，调养气血，斯治之要也。"指出本病辨治需分清寒热虚实。《医宗必读》卷八载："腹痛分为三部，脐以上痛者太阴脾，当脐而痛者为少阴肾，少腹痛者为厥阴肝及冲、任、大小肠。"《症因脉治·腹痛论》载："痛在胃之下，脐之四傍，毛际之上，名曰腹痛。"陈复正《幼幼集成·腹痛证治》云："凡心腹痛者，有上、中、下三焦之别。上焦者痛在膈上，此胃脘痛也；中焦者痛在中脘，脾胃间病也；下焦痛在脐下，肝肾病也。然有虚实之分，不可不辨。"均指出了腹痛的部位。《临证指南医案·腹痛》载："腹处乎中，痛因非一，须知其无形及有形之为患，而主治之机宜，已先得其要矣。所谓无形为患者，如寒凝火郁，气阻营虚，及夏秋暑湿痧秽之类是也；所谓有形为患者，如蓄血食滞，癥瘕蛔蛲内疝及平素偏好成积之类是也。"认为腹痛原因分有形及无形之邪。

推拿治疗方面，《幼科推拿秘书》将腹痛分为热痛、伤食痛及冷痛进行论治，指出："小儿腹痛有三：或冷，或热，或食积……热痛面赤腹胀，时痛时止，暑月最多，法宜分阴阳，阴重阳轻，运八卦，运五经，推三关少，退六腑多，揉一窝风，大陵推上外劳讫，补脾土，虎口，肚肘。伤食痛，面如常，心胸高起，手不可按，肠结而痛，食生冷硬物所伤，其气亦滞，法宜分阴阳，运八卦，运五经，侧推虎口，补脾土，揉一窝风，揉中脘，揉板门，天门虎口，肚肘，揉脐及龟尾，大陵推上外劳宫讫，运土入水。冷痛，面青肚响，唇白，痛无增减，法宜分阴阳，阳重阴轻，运八卦，运五经，掐一窝风，按弦走搓摩，推三关，推肚角穴，揉脐，推脾土，天门虎口，揉肚肘，大陵推上外劳泄讫，补脾土。冷气攻心痛者，手足冷，遍身冷汗，甚之手足甲青黑，脉沉细微是也，法宜分阴阳，运八卦，推三关，补肾水，揉二扇门，黄蜂入洞。"《小儿推拿广意》则分为热痛、寒痛及气滞食积痛，指出："热腹痛者，乃时痛时止是也，暑月最多，治法：三关，六腑，推脾土，分阴重阳轻，黄蜂入洞，四横纹。寒腹痛者，常痛而无增减也，治法：三关，运五经，二扇门，一窝风，按弦搓摩，八卦，揉脐及龟尾。气滞食积而痛者，卒痛便秘，心胸高起，手不可按是也，治法：推三关，分阴阳，推脾土，揉脐及龟尾，掐威灵。若腹内膨胀推大肠，冷气心痛者，手足厥逆，偏身冷汗，甚则手足甲青黑，脉沉细微是也，治法：推三关，八卦，分阴重阳轻，补肾，二扇门，黄蜂入洞，鸠尾前后重揉要葱姜推之发汗。"

二、病因及发病机理

小儿腹痛发生的原因，主要有感受寒邪、乳食积滞、热结胃肠、脏腑虚寒、气滞血瘀等，尤以感受寒邪为多见。其病变部位主要在肝、脾、六腑和经脉。肝喜条达而恶抑郁，脾喜运而恶滞，六腑以通为用，经脉以流通为畅，若肝、脾、六腑、经脉受损，则可导致脏腑气机阻滞，气血运行不畅，经脉痹阻，不通则痛，或脏腑经脉失养，不荣则痛，而发生腹痛。

1. 感受寒邪　小儿脏腑娇嫩，寒暖不知自调，若调护不当，衣被单薄，腹部为风冷寒气所侵；或饮食当风，过食生冷瓜果，寒邪凝滞中焦，中阳受戕。寒主收引，寒凝则气滞而血瘀，气血不畅，经络不通而发生腹痛。

2. 乳食积滞　小儿素体脾虚，乳贵有时，食贵有节。若乳食不节，暴饮暴食，饱食强食或过食坚硬、厚腻难消之物，则可致脾胃受损，食停中焦，气机壅塞不通，而发生腹痛。

3. 热结胃肠　若积滞不消，郁而化热，热积胃肠；或平素妄加滋补，过食辛辣香燥、膏粱厚味，胃肠积热；或外感时邪，入里化热，热灼肠腑，津液受损，致燥屎内结，肠腑不通，而发生腹痛。

4. 脏腑虚寒　禀赋不足，脾阳素虚；或过用苦寒攻伐之物，损伤脾阳。脾阳不运，水谷停而不行，壅遏气机，失于温煦，则腹部绵绵作痛。

5. 气滞血瘀　小儿起居不慎，跌仆损伤；或因暴力，损伤腹部；或腹部手术损伤脉络，瘀血内留；或腹部脏腑内伤，久病积瘀以致瘀血内停，脏腑气机不得宣通，而形成腹痛。此外，亦有因小儿情志不畅，肝失条达，或进食啼哭，气食相结，肝脾不和，气机阻滞而发生腹痛者。

三、症状识辨及辨证

1. 症状识辨

（1）辨舌脉及指纹：舌淡红，苔白滑，脉沉弦紧，指纹青红，多为腹部中寒；舌质偏红，苔厚腻，脉象沉滑，指纹紫滞，多为乳食积滞；舌质红，苔黄燥，脉滑数，指纹紫滞，多为胃肠结热；唇舌淡白，脉沉缓，指纹淡红，多为脾胃虚寒；舌紫暗或有瘀点，脉涩，指纹紫滞，多为气滞血瘀。

（2）辨腹痛：突发腹痛，疼痛剧烈，阵阵发作，痛处喜暖，得温则舒，遇寒痛甚，多为腹部中寒；脘腹胀满，疼痛拒按，不思乳食，嗳吐酸腐，或腹痛欲泻，泻后痛减，时有呕吐，吐物酸腐，多为乳食积滞；腹痛胀满，疼痛拒按，喜冷饮，大便秘结，多为胃肠结热；腹痛绵绵，时作时止，痛处喜温喜按，多为脾胃虚寒；腹部刺痛或胀痛，经久不愈，痛有定处，按之痛剧，或腹部有癥瘕结块，拒按，多为气滞血瘀。

2. 辨证要点

（1）辨腹痛部位与脏腑的关系：大腹痛多属脾胃、大肠、小肠的病证，以胃部疾患、积滞疼痛多见；脐腹痛多为小肠病证，以虫积多见；小腹痛多见于膀胱病证；少腹痛多见于肝经、大肠病证。

（2）辨寒、热、虚、实：新病暴痛属实；久病隐痛，时作时止属虚。腹痛坚满拒按属实；腹软喜温喜按属虚。得食痛甚属实；进食暂缓属虚。腹痛拘急，遇凉加重属寒；攻痛阵作，口渴喜凉属热。面赤气热、烦躁便秘、舌红苔黄、脉数有力、指纹紫滞者属热；面白气冷、下利清谷、小便清利、舌淡苔白、脉迟紧、指纹淡者属寒。

（3）辨气、食、虫、瘀：腹痛属气滞者，有情志失调病史，走窜胀痛，部位不定，气聚则痛而见形，气散则痛而无迹，痛连两胁，嗳气或矢气后痛减。属食积者，有乳食不节史，腹痛伴脘腹胀满，嗳腐吞酸，痛而欲泻，泻下酸臭，便后痛减，腹痛拒按或夜卧不安。属虫积者，脐周疼痛，时作时止，有大便排虫史，或镜检有虫卵。属血瘀者，有跌仆损伤及手术史，腹部刺痛，痛有定处，局部满硬，按之痛剧。

四、证治要点

本证应以八纲辨证为纲，结合病史、症状等以分清病因，判定病位，确定属性。本病总由脏腑气机阻滞，气血运行不畅，经脉痹阻，不通则痛，或脏腑经脉失养，不荣则痛而导致。治疗腹痛多以"通"字立法，在通法的基础上，结合审证求因，标本兼治。根据病因不同，分别治以温散寒邪、消食导滞、通腑泄热、温中补虚、活血化瘀等。

五、分型条辨

1. 腹部中寒

【证候特点】突发腹痛，疼痛剧烈，痛处喜暖，得温则舒，遇寒痛甚；肠鸣辘辘，面色苍白，痛甚者，额冷汗出，唇色紫暗，肢冷，或兼吐泻，小便清长；舌淡红，苔白滑，脉沉弦紧，指纹青红。

【辨证要点】腹部疼痛拘急，肠鸣切痛，得温较舒，遇冷痛甚，面白肢冷。

【治法】温中散寒，理气止痛。

【处方】揉一窝风，揉外劳宫，运板门。

【方义】小儿腹痛多因受寒或冷食伤胃所致，寒凝脾胃，积而不化，发为腹痛，治当以健脾暖胃为主。方中一窝风能温经通络散寒，是止腹痛要穴；揉外劳宫温中散寒，行气止痛；运板门健脾和胃，除腹胀；全方温中行气，使寒邪得温而散，气血畅行，阳气敷布，脏腑得以温养，腹痛可得缓解。

加减：若腹胀明显者加运内八卦理气消胀；恶心呕吐者横纹推向板门，加推天柱骨降逆止呕；泄泻者板门推向横纹，加推上七节骨温阳止泻；兼寒积者加推三关，如有形寒积，加清大肠；腹痛剧烈者加拿肚角以行气止痛。

※三字经流派

处方：揉一窝风，揉外劳宫，揉板门，运八卦。

操作：

①揉一窝风：在手背腕横纹正中凹陷中，顺时针、逆时针各揉5分钟。

②揉外劳宫：在掌背中指、无名指两骨中间凹处，顺时针、逆时针各揉5分钟。

③揉板门：按住大鱼际正中，左右旋揉同数，揉5分钟。

④运八卦：在患儿左手掌面，以掌心为圆心，从圆心至中指根横纹约2/3处为半径，画一圆圈，此为八卦穴，顺时针运八卦5分钟。

方义：揉一窝风散寒理气而止痛；揉外劳宫温中助阳而散寒；揉板门具有通调三焦气机之功；顺运八卦调理脏腑之气血，气血通畅则痛止。

※孙重三流派

处方：分手阴阳（阳重阴轻），多推三关，少退六腑，补脾土，掐足三里，摩神阙，拿肚角，天门入虎口，掐揉一窝风。

操作：

①分手阴阳：医者两手食指固定患儿掌根之两侧，中指托住患儿手背，无名指、小指固定患儿的四指，然后以两拇指自小天心处向两旁分至阳池、阴池，阳池侧略重，推100~150次。

②多推三关：令患儿侧置其掌，手心向内，医者以左手持患儿之左手，食指在下伸直，托患儿前臂，再以右手食、中二指，自桡侧大横纹头，直上推至曲池，推300~500次。

③少退六腑：令患儿之掌侧置，手心向内，医者以左手持患儿之左手，食指在上伸直，抚患儿前臂，再以右手食、中二指自肘尖推至大横纹头，推100~200次。

④补脾土：医者以左手握住患儿之手，同时以拇、食二指捏患儿拇指，使之微屈，再以右手拇指自患儿拇指尖推向板门，推100~200次。

⑤天门入虎口：医者以左手拇、中二指捏患儿拇指，食指托儿指根，右手食、中二指夹住患儿的食、中、无名、小指四指，使手指向上，手掌向外，再以拇指侧面自患儿拇指尖尺侧沿赤白肉际，推到虎口，推100~200次。

⑥掐揉一窝风：以右手拇指或食指掐3~5次，继以揉100~300次。

⑦摩神阙：以食、中、无名指三指指面或手掌面摩脐100~300次。

⑧拿肚角：医者用拇、食、中三指向深处拿之，一拿一松为一次，拿3~5次。

⑨掐足三里：医者以拇指掐而揉20~30次。

方义：分手阴阳、多推三关、少退六腑平衡阴阳；补脾土、摩神阙温中健脾，散寒行气；掐揉一窝风、拿肚角为缓急止痛特效穴；天门入虎口、掐足三里健脾畅中。

※张汉臣流派

处方：主穴为推补脾土穴5分钟，揉乙窝风穴5分钟，揉外劳宫穴4分钟，先针刺神阙穴继用捏挤法。配穴为推补肾水穴5分钟，逆运内八卦穴2分钟，推四横纹穴4分钟，揉二人上马穴3分钟。

方义：推补脾土、揉乙窝风，健脾温中扶脾阳；揉外劳宫穴，配针刺并捏挤神阙穴，温下元，散凝寒，可止腹痛；推补肾水、揉二人上马，滋肾阴，温肾阳，助疗效；逆运内八卦、推四横纹，和中健胃，增进食欲。

※海派

处方：基本方为摩腹，揉脐，拿肚角，推、揉胃俞，按揉足三里，揉中脘。取穴为基本方加揉一窝风，揉外劳宫。

操作：

①摩腹：用手掌掌面或食、中、无名指指面在小儿腹部做摩法，约5分钟。

②揉脐：用中指端着力，在小儿脐部做揉法，约3分钟。

③拿肚角：用拇、食、中三指做拿法，称拿肚角，3~5次。

④推、揉胃俞：一指禅推或指揉小儿背部第十二胸椎棘突下两侧旁开1.5寸处，约300次。

⑤按揉足三里：用拇指端着力，在小儿外膝眼下3寸、胫骨旁开1寸处做按揉法，约50次。

⑥揉中脘：用一指禅或掌根揉中脘穴，约5分钟。

⑦揉一窝风：拇指或中指端揉手背腕横纹正中凹陷处，约100次。

⑧揉外劳宫：用中指罗纹面着力，在小儿掌背第三、四掌骨骨歧缝间凹陷中，与内劳宫穴相对处做揉法，约100次。

方义：摩揉脘腹部及拿肚角对病变部位直接作用，推揉胃俞、足三里可调理肠胃，共奏通腹止痛之功；揉一窝风、揉外劳宫以解表散寒。

※刘开运流派

处方：

常例开窍：开天门、推坎宫、推太阳、掐总筋、分阴阳各24次。

推五经：补脾经300次，清肝经250次，补心经100次，清心经50次，补肺经150次，补肾经200次。

配穴：揉外劳80次，掐揉一窝风50次，揉中脘、揉肚脐、摩腹各200次，拿肚角4~5次，按揉足三里40次，捏脊3~5遍。

关窍：按肩井2~3次。

呕吐者，加推天柱，揉板门；腹泻者，加揉龟尾，推上七节。

方义：常例开窍，推五经，调理脏腑。其中重推脾经，配揉中脘、肚脐、足三里，摩腹，温中健脾，再配揉外劳助阳散寒；掐揉一窝风，拿肚角理气止痛；按肩井关窍。

※津沽流派

处方：补脾土，揉一窝风，揉外劳宫，推上三关，运腹，层按（平补平泻法）中脘，揉丹田，拿肚角。

方义：揉一窝风、揉外劳宫、推上三关为君，以温通经络，疏散寒邪；一窝风、外劳宫、三关皆为温法的核心特定穴，三者合用可增强温中散寒之效。配合补脾土、层按（平补平泻法）中脘、拿肚角、运腹以健脾行气，理气止痛，佐以揉丹田有助于培补元气以温中散寒。

※滇南流派

处方：推三关，揉外劳宫，揉一窝风，揉中脘，摩腹，拿肚角，按揉足三里，擦命门、八髎。

操作：推三关 100 次，揉外劳宫 50 次，揉一窝风 100 次，揉中脘 50 次，摩腹 3 分钟，拿肚角 5 次，按揉足三里 50 次，擦命门、八髎，以透热为度。

方义：推三关、揉外劳宫、揉一窝风能温中行气止痛；揉中脘、摩腹、拿肚角、按揉足三里可以健脾和胃，理气止痛；擦命门、八髎能温经散寒。

2. 乳食积滞

【证候特点】脘腹胀满，疼痛拒按，不思乳食，嗳吐酸腐，或腹痛欲泻，泻后痛减，或时有呕吐，吐物酸腐；矢气频作，粪便臭秽，夜卧不安；舌质偏红，苔厚腻，脉象沉滑，指纹紫滞。

【辨证要点】有饮食不节，伤乳伤食病史，脘腹胀满，疼痛拒按，腹痛欲泻，泻后痛减。

【治法】消食导滞，行气止痛。

【处方】清胃经，清大肠，运内八卦，运板门。

【方义】小儿伤食不化，停积于内，发为腹痛，治当以消导为主。方选清胃经、清大肠消食化积，可清肠胃食积，通腑止痛；运八卦理气化滞，消食止痛；运板门清胃消食，通调三焦之气以止痛。诸穴合用，即可理气以助消积，又可清解食积所生之热，使食积得化，胃气得和，则腹痛自除。

加减：腹胀明显者加摩腹揉脐和胃行气；大便不通者加推下七节骨通导积滞；兼感寒邪者加揉外劳宫温中散寒；食积化热者加退六腑清热通腑，荡涤肠胃之积热；兼脾虚者加补脾经益气补脾。

※三字经流派

处方：平肝经，清胃经，清大肠，运八卦。

操作：

①平肝经：在食指掌面，由指根推至指尖 5 分钟。

②清胃经：从大鱼际外缘赤白肉际处，自腕横纹推至拇指根部 5 分钟。

③清大肠：在食指外侧，由指根到指尖推 15 分钟。

④运八卦：在患儿左手掌面，以掌心为圆心，从圆心至中指根横纹约 2/3 处为半径，画一圆圈，此为八卦穴，顺时针运八卦 5 分钟。

方义：平肝经意在疏肝理气而止痛；清胃经以和胃消食化积；清大肠经有通导积滞之功；顺运八卦有宽胸理气之功，气机通畅，疼痛自止。

※孙重三流派

处方：分手阴阳，推脾土，天门入虎口，运八卦，按弦搓摩，揉中脘，摩肚脐，拿肚角，掐一窝风，推下七节骨，苍龙摆尾。

操作：

①分手阴阳：医者两手食指固定患儿掌根之两侧，中指托住患儿手背，无名指、小指固定患儿的四指，然后以两拇指自小天心处向两旁分至阳池、阴池，推 100 ~ 150 次。

②推脾土：医者以左手握住患儿之手，同时以拇、食二指捏患儿拇指，将患儿拇指伸直，自板门推向指尖为泻，推 100 ~ 200 次。

③天门入虎口：医者以左手拇、中二指捏患儿拇指，食指托儿指根，右手食、中二指夹住患儿的食、中、无名、小指四指，使手指向上，手掌向外，再以拇指侧面自患儿拇指尖尺侧沿赤白肉际，推到虎口，推 100 ~ 200 次。

④运八卦：用拇指面自乾向坎运至兑为一遍，在运至离时轻轻而过，运 100 ~ 300 次。

⑤掐一窝风：以右手拇指或食指掐 3 ~ 5 次。

⑥揉中脘：令儿仰卧，医者以右手四指按而揉之，揉 100 ~ 200 次。

⑦摩肚脐：用三指并指或掌摩肚脐 3 ~ 5 分钟。

⑧拿肚角：医者用拇、食、中三指向深处拿之，一拿一松为一次，拿 3 ~ 5 次。

⑨按弦搓摩：医者在患儿身后，用双掌在儿两腋下至胁肋处自上而下做搓摩 50 ~ 100 次。

⑩推下七节骨：用拇指桡侧面或食、中二指面自上而下做直推 100 ~ 200 次。

⑪苍龙摆尾：医者用左手托患儿之肘肘时，右手拿患儿食、中、无名、小指，左右摇动如摆尾之状，摇 20 ~ 30 次。

方义：分手阴阳、运八卦行气消食，宽胸利膈；摩肚脐、揉中脘、推脾土健脾和胃，消积化食；拿肚角、掐一窝风缓急止痛；推下七节骨、苍龙摆尾泄热通便；天门入虎口、按弦搓摩健脾理气，消食除痞。

※张汉臣流派

处方：主穴为逆运内八卦穴 2 分钟，推四横纹穴 4 分钟，清板门穴 5 分钟。配穴为推清肺金穴 5 分钟，退下六腑穴 6 分钟，捏挤神阙穴。

方义：逆运内八卦、推四横纹，和中健胃，消食消积，又消腹满；清板门，清胃热，除口臭，又止吐酸；清肺金、退下六腑穴，行气下积，润燥通便结；捏挤神阙穴，散结止腹痛。

※海派

处方：基本方为摩腹，揉脐，拿肚角，推、揉胃俞，按揉足三里，揉中脘。取穴为基本方加清胃经，清大肠，分推腹阴阳，揉天枢。

操作：

①摩腹：用手掌掌面或食、中、无名指指面在小儿腹部做摩法，约5分钟。

②揉脐：用中指端着力，在小儿脐部做揉法，约3分钟。

③拿肚角：用拇、食、中三指做拿法，称拿肚角，3~5次。

④推、揉胃俞：一指禅推或指揉小儿背部第十二胸椎棘突下两侧旁开1.5寸处，约300次。

⑤按揉足三里：用拇指端着力，在小儿外膝眼下3寸、胫骨旁开1寸处做按揉法，约50次。

⑥揉中脘：用一指禅或掌根揉中脘穴，约5分钟。

⑦清胃经：拇指掌面近掌端第一节，自掌根向拇指方向直推，约100次。

⑧清大肠：从虎口直推向食指尖，约100次。

⑨分推腹阴阳：沿肋弓边缘向两旁分推，约200次。

⑩揉天枢：揉腹部，横平脐中，前正中线旁开2寸处，约100次。

方义：摩揉脘腹部及拿肚角对病变部位直接作用，推揉胃俞、足三里可调理肠胃，共奏通腹止痛之功；清胃经、清大肠以消食化积，顺应升降；分推腹阴阳可宽胸理气，消积导滞；揉天枢具有调理肠府、渗湿止泻之功。

※刘开运流派

处方：

常例开窍：开天门、推坎宫、推太阳、掐总筋、分阴阳各24次。

推五经：清脾经300次，清肝经250次，清心经100次，补肺经150次，补肾经200次。

配穴：清大肠90次，掐揉四横纹3~4次，揉板门60次，揉中脘（消导法）200次，揉天枢、摩腹各120次，拿肚角4~5次，揉按足三里100次，捏脊5~8遍。

关窍：按肩井2~3次。

呕吐者，加推天柱，横纹推向板门；腹胀满，便秘者加推下七节，揉龟尾；积滞日久发热者，加推六腑，清天河水。

方义：常例开窍，推五经，调理脏腑；其中重推脾经，配揉板门、掐揉四横纹、揉中脘、摩腹、按揉足三里、捏脊健脾和胃，消食导滞，理气止痛；清大肠、揉天枢疏调胃肠积滞；拿肚角止痛；按肩井宣通气血，关窍。

※**津沽流派**

处方：补脾土，泻大肠，揉板门，推四横纹，摇肘肘，运腹，层按（平补平泻法）中脘，拿肚角。

方义：泻大肠、揉板门、推四横纹运腹为君，泻大肠与推四横纹分别为下法与消法的代表手法，四者合用可增强消食导滞之功效；配合补脾土、拿肚角、层按（平补平泻法）中脘以健脾行气，和胃止痛；佐以摇肘肘通经顺气。

※**盛京流派**

处方：拿肚角，揉板门，推脾经，运内八卦，清大肠，摩腹。

方义：拿肚角为代表手法。揉板门、推脾经、运内八卦健脾消食，理气导滞为主；配以清大肠、摩腹清利肠腹积滞。

※**滇南流派**

处方：补脾经，清大肠，清胃经，揉一窝风，摩腹，拿肚角，按揉足三里，揉龟尾，推下七节骨。

操作：补脾经300次，清大肠200次，清胃经300次，揉一窝风100次，摩腹3分钟，拿肚角5次，按揉足三里50次，揉龟尾100次，推下七节骨100次。

方义：补脾经、清大肠、清胃经、摩腹、按揉足三里可以健脾和胃，消食导滞；揉一窝风、拿肚角能行气止痛；揉龟尾、推下七节骨可以导滞通便。

3. 胃肠结热

【**证候特点**】腹痛胀满，疼痛拒按，烦躁口渴，喜冷饮；面赤唇红，手足心热，大便秘结，小便黄赤；舌质红，苔黄燥，脉滑数，指纹紫滞。

【**辨证要点**】本证多见于阳盛体实患儿，有过食香燥，食积郁热，感受邪热之病史。临床以腹痛胀满，疼痛拒按，大便秘结，兼里热证候为特征。

【**治法**】通腑泄热，行气止痛。

【**处方**】清胃经，清大肠，运八卦，推下七节骨。

【**方义**】本证为胃肠热盛，邪热与肠中燥屎互结成实，腑气不通所致腹痛，故采用清胃经、清大肠以清肠胃热结，通腑止痛；运八卦理气破结，消痞除满，推下七节骨泻热通便，荡涤胃肠；合而用之，既能消积除满去有形之燥屎，又能通降痞塞不通之腑气，使胃肠所积实热随之得下，共奏泄热止痛之功。

加减：胃肠热盛者加退六腑清泄里热；口干舌红，大便干结者加揉二马；兼肝热犯胃而腹痛者，加平肝经。

※**三字经流派**

处方：平肝经，清胃经，退六腑，揉板门。

操作：

①平肝经：在食指掌面，由指根推至指尖5分钟。

②清胃经：从大鱼际外缘赤白肉际处，自腕横纹推至拇指根部5分钟。

③退六腑：将左臂顺正，小指在下，推的部位保持在手臂的下侧，自肘横纹推至腕横纹 10 分钟。

④揉板门：按住大鱼际正中，左右旋揉同数，揉 5 分钟。

方义：平肝经意在疏肝理气而止痛；清胃经清泻胃肠积热，与退六腑共奏通腑泄热而止痛之功；揉板门具有通调三焦气机之功，气机通畅则痛止。

※**孙重三流派**

处方：分手阴阳（阴重阳轻），少推三关，多退六腑，推脾土，运八卦，掐一窝风，拿肚角，分腹阴阳，摩神阙，清天河水，水底捞明月，按肩井。

操作：

①分手阴阳：医者两手食指固定患儿掌根之两侧，中指托住患儿手背，无名指、小指固定患儿的四指，然后以两拇指自小天心处向两旁分至阳池、阴池，阴池侧略重，推 100 ~ 150 次。

②少推三关：令患儿侧置其掌，手心向内，医者以左手持患儿之左手，食指在下伸直，托患儿前臂，再以右手食、中二指，自桡侧大横纹头，直上推至曲池，推 100 ~ 150 次。

③多退六腑：令患儿之掌侧置，手心向内，医者以左手持患儿之左手，食指在上伸直，抚患儿前臂，再以右手食、中二指自肘尖推至大横纹头，推 300 ~ 500 次。

④推脾土：医者以左手握住患儿之手，同时以拇、食二指捏患儿拇指，将患儿拇指伸直，自板门推向指尖为泻，推 100 ~ 200 次。

⑤运八卦：医者以拇指自乾向坎运至兑宫为一遍，运 50 ~ 100 次。

⑥掐一窝风：以右手拇指或食指掐 3 ~ 5 次。

⑦清天河水：医者以左手持患儿之手，使掌心向上，食指在下伸直，托患儿前臂，再以右手拇指侧面或食、中二指正面，自总经（筋）向上成直线推之，推 100 ~ 200 次。

⑧水底捞明月：医者先以左手持患儿之四指，再以右手食、中二指固定患儿之拇指，然后以拇指自患儿小指尖，推至小天心处，再转入内劳宫为一遍，推 30 ~ 50 遍。

⑨分腹阴阳：沿季胁处做分推 100 ~ 300 次。

⑩摩神阙：以食、中、无名指三指指面或手掌面摩脐 100 ~ 300 次。

⑪拿肚角：医者用拇、食、中三指向深处拿之，一拿一松为一次，拿 3 ~ 5 次。

⑫按肩井：医者以左手中指，掐按患儿之肩井穴（在缺盆上，大骨前一寸半陷中），再以右手紧拿患儿之食指及无名指，使患儿之上肢伸直摇之，摇 20 ~ 30 次。

方义：清天河水、退六腑、水底捞明月清泻脏腑之热，拿肚角、掐一窝风缓急止痛，运八卦、推脾土、分腹阴阳、摩神阙宽中除满，理气止痛。

※**滇南流派**

处方：清肺经，清大肠，清小肠，揉一窝风，水底捞明月，揉脐及天枢，摩腹，拿肚角。

操作：清肺经 300 次，清大肠 200 次，清小肠 200 次，揉一窝风 100 次，水底捞明月 50 次，揉脐及天枢 50 次，摩腹 3 分钟，拿肚角 5 次。

方义：清肺经、清大肠、清小肠、水底捞明月可以清热凉血，宁心除烦；揉一窝风、拿肚角可以行气止痛；揉脐及天枢、摩腹能消食散结止痛。

4. 脾胃虚寒

【证候特点】腹痛绵绵，时作时止，痛处喜温喜按；腹痛得食稍缓，面白少华，精神倦怠，手足不温，乳食减少，食后作胀，大便稀溏；唇舌淡白，脉沉缓，指纹淡红。

【辨证要点】本证多见于形瘦体弱，脾胃素虚，或病中过用苦寒攻伐、峻加消削之患儿。以腹痛绵绵，喜温喜按，反复发作，伴脾胃虚寒之象为主要特点。

【治法】温中理脾，缓急止痛。

【处方】揉外劳宫，补脾经，运板门，推三关。

【方义】本证为中阳不足，寒从中生，阳虚失温，寒凝中焦以致脘腹绵绵作痛，故以揉外劳宫温中补虚，缓急止痛；补脾经健脾助运，运板门调气助运；推三关温阳散寒，补虚逐邪；纵观四穴，温补并用，以温为主，温中益气而止腹痛。

加减：气血不足者加揉足三里、揉中脘健中和胃；肾阳不足者加揉关元、揉神阙壮肾阳，散下焦之寒；兼气滞者加按弦搓摩、推八道疏肝和胃行气。

※三字经流派

处方：揉外劳宫，清补脾，揉板门，推四横纹。

操作：

①揉外劳宫：在掌背中指、无名指两骨中间凹处，顺时针、逆时针各揉 2.5 分钟。

②清补脾经：在拇指外侧，由指尖到指根来回推 10 分钟。

③揉板门：按住大鱼际正中，左右旋揉同数，揉 5 分钟。

④推四横纹：食指、中指、无名指、小指连掌之纹，来回推 5 分钟。

方义：揉外劳宫以温阳散寒而止痛；清补脾经以健脾助运而达到消积止痛的目的；揉板门能通达气机，顺其升降而止痛；推四横纹能化积行气而止痛。

※海派

处方：基本方为摩腹，揉脐，拿肚角，推、揉胃俞，按揉足三里，揉中脘。取穴为基本方加补脾经，补胃经，推三关。

操作：

①摩腹：用手掌掌面或食、中、无名指指面在小儿腹部做摩法，约 5 分钟。

②揉脐：用中指端着力，在小儿脐部做揉法，约 3 分钟。

③拿肚角：用拇、食、中三指做拿法，称拿肚角，3~5 次。

④推、揉胃俞：一指禅推或指揉小儿背部第十二胸椎棘突下两侧旁开 1.5 寸处，约 300 次。

⑤按揉足三里：用拇指端着力，在小儿外膝眼下 3 寸、胫骨旁开 1 寸处做按揉法，约 50 次。

⑥揉中脘：用一指禅或掌根揉中脘穴，约 5 分钟。

⑦补脾经：旋推拇指罗纹面，约 300 次。

⑧补胃经：用拇指罗纹面着力，在小儿拇指掌面近掌端第一节做旋推，约 300 次。

⑨推三关：用拇指桡侧面或食、中指面沿前臂桡侧，自腕推向肘，约 100 次。

方义：摩揉脘腹部及拿肚角对病变部位直接作用，推揉胃俞、足三里可调理肠胃，共奏通腹止痛之功；补脾经、补胃经以补益脾胃；推三关温里散寒。

※刘开运流派

处方：

常例开窍：开天门，推坎宫，推太阳，掐总筋，分阴阳各 24 次。

推五经：补脾经 350 次，清肝经 250 次，补心经 150 次，补肺经 200 次，补肾经 300 次。

配穴：揉外劳 100 次，掐四横纹 4~5 次，揉中脘、摩腹各 200 次，按揉足三里 80 次，揉丹田 100 次，捏脊 5~8 遍。

关窍：按肩井 2~3 次。

腹泻者，加揉龟尾，推上七节。

方义：常例开窍，推五经重在补脾肾二经，温补脾肾阳气，清肝经能疏肝理脾，以防肝火旺乘脾土，次补心经以助脾阳；配揉外劳，推三关，揉丹田温补脾肾之阳气；揉中脘、肚脐、足三里，摩腹，捏脊，掐四横纹健脾和胃，温中散寒，增进食欲；按肩井关窍。

※津沽流派

处方：补脾土，揉外劳宫，推上三关，运腹，层按（补法）关元，拿肚角，揉命门。

方义：揉外劳宫、推上三关、补脾土为君，以温中散寒补虚，揉外劳宫与推上三关均为温法的代表手法，二者合用可加强温热作用，配合拿肚角、运腹以缓急止痛，佐以揉命门、层按（补法）关元，可以起到培补阳气的作用，适用于一切虚寒证候。

※盛京流派

处方：拿肚角，揉一窝风，揉外劳宫，揉天枢，按揉足三里，摩腹。

方义：拿肚角为代表手法。揉一窝风、揉外劳宫温中补虚，缓急止痛为主；配以揉天枢、按揉足三里调中理气；佐以摩腹导滞止痛。

※滇南流派

处方：推三关，揉外劳宫，揉一窝风，揉脐及丹田，摩腹，振腹，拿肚角。

操作：推三关100次，揉外劳宫50次，揉一窝风100次，揉脐及丹田各50次，摩腹3分钟，振腹1分钟，拿肚角5次。

方义：推三关、揉外劳宫、揉一窝风能温中散寒，行气止痛；揉脐及丹田、摩腹、振腹能温阳散寒，理气止痛；拿肚角止腹痛。

5. 气滞腹痛

※三字经流派

证候特点：脘腹胀痛，走窜攻冲，痛引两胁，或痛引小腹，疼痛多于晨起发作，嗳气或矢气则痛减；舌淡苔薄。

治法：理气止痛。

处方：平肝，运八卦，推四横纹，揉板门。

操作：

①平肝经：在食指掌面，由指根推至指尖10分钟。

②运八卦：在患儿左手掌面，以掌心为圆心，从圆心至中指根横纹约2/3处为半径，画一圆圈，此为八卦穴，顺时针运八卦10分钟。

③推四横纹：食指、中指、无名指、小指连掌之纹，来回推5分钟。

④揉板门：按住大鱼际正中，左右旋揉同数，揉5分钟。

方义：平肝经疏肝理气而止痛；顺运八卦调理脏腑之气血；推四横纹能消食化积，理气止痛；揉板门具有通调三焦气机之功，脏腑气血通畅则腹痛自止。

※盛京流派

处方：拿肚角，揉天枢，摩腹，按揉足三里。

方义：拿肚角为代表手法。配以揉天枢、按揉足三里调中理气；佐以摩腹导滞止痛。

6. 虫积腹痛

※张汉臣流派

证候特点：面多蟹爪纹，乍赤、乍白、乍青，腹中作痛，时痛时止，或腹部起块状，按之则消；口吐涎沫，或吐清水，腹热喜饮，遇腥味食物，必多饱食。

处方：主穴为揉乙窝风穴3分钟，揉外劳宫穴4分钟，捏挤神阙穴。配穴为逆运内八卦穴2分钟，推四横纹穴4分钟，补肾水穴5分钟，清天河水穴1分钟。

方义：揉乙窝风、外劳宫、捏挤神阙穴，可温中散结，安虫止痛；逆运内八卦、推四横纹，和中健胃，顺气消胀；补肾水、清天河水，滋阴清热，止吐涎沫和清水。

按语：推拿治疗小儿腹痛症，疗效较好。唯虫痛，推拿只可安虫止痛，而治其标；必须配合药物治疗，以求根治。

※海派

处方：基本方为摩腹，揉脐，拿肚角，推、揉胃俞，按揉足三里，揉中脘。取穴为基本方加搓脐，推脐。

操作：

①摩腹：用手掌掌面或食、中、无名指指面在小儿腹部做摩法，约5分钟。

②揉脐：用中指端着力，在小儿脐部做揉法，约3分钟。

③拿肚角：用拇、食、中三指做拿法，称拿肚角，3~5次。

④推、揉胃俞：一指禅推或指揉小儿背部第十二胸椎棘突下两侧旁开1.5寸处，约300次。

⑤按揉足三里：用拇指端着力，在小儿外膝眼下3寸、胫骨旁开1寸处做按揉法，约50次。

⑥揉中脘：用一指禅或掌根揉中脘穴，约5分钟。

⑦搓脐：用食、中、无名指指面着力，搓摩小儿脐腹部，约3分钟。

⑧推脐：用食、中两指罗纹面着力，自小儿脐部直推至趾骨联合上缘，约100次。

方义：摩揉脘腹部及拿肚角对病变部位直接作用，推揉胃俞、足三里可调理肠胃，共奏通腹止痛之功；搓脐、推脐温通气血，使虫安气行而痛止。

六、特色技法

1. 孙重三流派

名称：拿肚角。

操作：患儿仰卧，医者站于患儿左侧，医者双手拇指置于肚角穴上，而双手食、中两指置于腰背部与肚角相对的位置，然后两手相对用力拿住肚角穴，一提、一紧、一拉、一松的动作反复操作以患儿能耐受为度。

方义：本穴是止腹痛的要穴，主治受寒、伤食引起的腹痛、腹泻，及其他各种原因引起的腹痛，若配一窝风可加强止痛效果。孙重三先生的操作方法有自己的特色，用于治疗腹胀、腹痛、泄泻、痢疾及小儿先天性巨结肠时有奇效。

2. 海派——独穴治疗

名称：内关穴。

穴位：在前臂掌侧，当曲泽与大陵的连线上，腕横纹上2寸，掌长肌腱与桡侧腕屈肌腱之间。

操作：用拇、食指相对用力，间歇性按压内关穴。

3. 刘开运流派

拿肚角：拿以强之，拿以止之；肚角为治疗腹痛的要穴，拿肚角在该流派属重刺激手法，具体操作时，一般放在治疗结束前。

4. 滇南流派

手法：振法、擦法。

名称：散寒止痛法治疗腹痛。

穴位：腹，命门，八髎。

操作：振腹 3 分钟。擦命门、八髎，以透热为度。

七、现代医学认识

（一）诊断要点

1. 病史

（1）年龄：不同年龄小儿的常见腹痛原因有所不同，如肠痉挛多见于 3 个月以下的幼婴，常由于喂养不当或吞咽空气过多所致。肠套叠、嵌顿性疝以及肠道感染多见于两岁内小儿，急性阑尾炎、肠道寄生虫病则相对少见。胃肠道感染、肠寄生虫病、肠系膜淋巴结炎、胆道蛔虫病、大叶性肺炎、腹型癫痫、过敏性紫癜等以年长儿为多见。

（2）发病情况：起病急缓对鉴别诊断往往具有重要意义。发病急骤或阵发性加剧者常为外科性疾病，如急性阑尾炎、绞窄性肠梗阻、胃肠道穿孔、肠套叠及腹股沟疝嵌顿等。发病缓慢而疼痛持续者常为内科性疾病，如肠蛔虫症、胃及十二指肠溃疡、肠炎及病毒性肝炎等。但要注意有时慢性腹痛和急性腹痛的病因可以相同，这是因为疾病在不同阶段其性质发生变化所致。如溃疡病原属慢性腹痛，在合并穿孔时即为急腹症，故对原有慢性腹痛者，如腹痛转为持续性或突然剧痛，应注意急腹症的可能。

（3）腹痛性质：轻度钝痛或隐痛，短期内减弱或消失者，多为内科性疾病；持续性剧痛者，多见于肠胃穿孔、腹膜炎；阵发性剧烈绞痛多见于肠道蛔虫、胆道蛔虫、肠套叠、尿路结石等；而在持续性钝痛基础上出现阵发性绞痛时，常提示炎症合并梗阻存在，如肠蛔虫合并感染等。

（4）腹痛部位：不同部位的疼痛，可提示相关部位脏器发生了病变，如中上腹部疼痛时，腹内疾病多见于胃、十二指肠、膈部病变，腹外疾病多为心脏病变等；右上腹部疼痛时，腹内疾病多为肝、胆、膈下病变，腹外疾病多为右下大叶性肺炎、右下胸膜炎、右侧肾结石、右侧肾盂肾炎等；左上腹部疼痛时，腹内疾病可见于胰腺炎、脾肿大，腹外疾病见于左下大叶肺炎、左下胸膜炎、左肾结石、左肾盂肾炎等；右下腹部疼痛时，常见于回肠、肠系膜、阑尾、卵巢、疝、髂窝及输尿管的病变；左下腹部疼痛时，多见于结肠、疝、卵巢、髂窝、输尿管的病变及顽固性便秘等；脐周围疼痛时，腹内疾病见于肠蛔虫症、肠炎、肠痉挛、食物过敏、坏死性肠炎、结核性腹膜炎、肠系膜淋巴结炎、回肠远端憩室炎、局限性肠炎、溃疡性结肠炎、肠梗阻、肠套叠、肠穿孔、腹膜炎等，腹外疾病见于上呼吸道感染、过敏性紫癜、腹型癫痫、再发性腹痛、急性溶血、传染性单核细胞增多症、结节性多发性动脉炎、癫病、糖尿病、铅中毒等；腰腹部疼痛时，见于肾盂肾炎、肾结核等。

（5）其他伴随症状：如伴有发热，多提示炎症性疾病。先发热后腹痛者，多属内科性腹痛，反之则属外科性腹痛；伴有呕吐、腹胀与肛门不排气者，提示为肠梗阻；伴有便血者，应注意肠套叠、绞窄性肠梗阻与坏死性小肠炎；伴有尿频、尿急、尿痛者，大多为泌尿道疾患；伴有寒战、高热、咳嗽者，应考虑大叶性肺炎；伴有休克者需注意急性胰腺炎、急性坏死性肠炎；腹痛前有外伤史者，要考虑内脏出血或挫伤；腹痛后迅速入睡且反复发作者，见于腹型癫痫。

（6）既往史：应详细询问患儿既往有无类似腹痛发作，大便排虫和皮肤紫癜史，应了解发病前有无外伤，饮食卫生和进食何种食物等，均有助于腹痛原因的诊断。

2. 体格检查

除测体温、脉搏、呼吸、血压外，应注意观察小儿的面色、表情、体位和精神状态，须仔细进行全身体格检查，尤其注意腹部检查。

（1）腹部望诊：注意有无腹胀，肠型，肠蠕动波和腹式呼吸。如腹式呼吸运动受限时，提示有腹内炎症存在；全腹膨胀时，常见于肠梗阻、肠麻痹及晚期腹膜炎；中上腹部胀满时，见于急性胃扩张；胆囊扩张时，可见到随呼吸上下移动的右上腹梨型包块；见有肠型与肠蠕动波时，提示肠梗阻。此外，还要注意有无脐疝、腹股沟疝及腹部静脉怒张等。

（2）腹部触诊：全腹部平软，无压痛、反跳痛，或压迫后腹痛减轻者，基本可排除外科性腹痛（某些外科疾病的早期也可见有上述情况，必须密切随访）；反之，如腹部膨胀，腹肌紧张，有压痛（特别是固定性压痛）时，多提示疼痛部位即病变部位，如同时合并反跳痛者提示有腹膜炎存在，或有阑尾炎、溃疡病、憩室炎穿孔；腹痛伴有肿块者，应考虑肠套叠、肠扭转、炎症包块、肿瘤等；腹痛缓解时如扪及多数不规则、部位不定的条索肿块，可能为蛔虫性肠梗阻。

（3）腹部叩诊：鼓音明显者提示肠充气，有肠梗阻存在；肝浊音区消失是胃穿孔的表现；如有移动性浊音则提示为腹水。

（4）腹部听诊：肠鸣音减弱或消失是肠麻痹的征象，常见于急性腹膜炎；反之，肠鸣音亢进，有气过水声及金属音，则应注意肠梗阻等。

3. 实验室检查

（1）血、尿、粪常规检查：血红蛋白及红细胞逐渐下降，需警惕有内脏出血；白细胞升高为炎症的表现；尿内有红细胞、白细胞、脓细胞提示有泌尿系感染；粪便有黏液、脓细胞、巨噬细胞时多为结肠炎或痢疾。必要时需检测血和尿的胰淀粉酶等。

（2）肛指检查：穹隆触痛提示有腹膜炎、髂窝脓肿；血便应考虑肠套叠；有肿块应怀疑卵巢囊肿扭转等。

（3）X线检查：肠梗阻时肠内有梯形液平面，肠内充气较多；腹膜炎时肠间隙加宽；钡灌肠或肠腔充气见有杯形气影或缺损时，为肠套叠表现；腹腔内见有游离气体时，应考虑胃肠穿孔。

（4）B 型超声及其他检查：疑有胆石症、肝脓肿、膈下脓肿时做腹部 B 型超声检查。疑有腹型癫痫可做脑电图。疑腹腔有积液或出血，可进行腹腔诊断性穿刺，吸取液体进行常规检查和细胞学检查，可以确定病变性质。

（二）临证鉴别

1. 鉴别腹痛为内科性与外科性

有以下情况者多考虑外科性疾病：①急骤起病，剧痛，特别是疼痛持续超过 3 小时者；②先腹痛，后发热者；③先腹痛后频繁呕吐，但无腹泻，尤其伴有便秘、肛门不排气、腹胀等更提示梗阻性疾病可能；④有压痛及腹肌紧张；⑤摸到包块。

2. 区别腹痛为腹内病变与腹外病变

腹内病变：①胃肠道感染如急性胃肠炎、痢疾、急性坏死性肠炎、肠系膜淋巴结炎、肠寄生虫病时，除有腹痛外，还有饮食不调史及感染病史，粪、血常规检查异常等；②肝胆系统疾病如胆道蛔虫、肝炎、胆囊炎、胆结石症时，常有右上腹疼痛和压痛，肝功能及 B 超检查异常等；③泌尿系统疾病如感染、结石、尿路畸形、急性肾炎时，常有腰痛、下腹痛、尿道刺激症状，尿检异常，X 线检查异常等；④下腹痛对少女要注意是否为卵巢囊肿蒂扭转、痛经。

腹外病变：①呼吸系统疾病引起的腹痛常有咳嗽，或扁桃体红肿，肺部听诊有啰音等；②心血管系统疾病引起的腹痛常伴有心悸，心脏杂音，心电图异常；③神经系统疾病引起的腹痛常反复发作，脑电图异常，腹型癫痫服抗癫痫药有效；④变态反应性疾病如腹型紫癜、荨麻疹，腹痛部位不固定，患儿可有便血、尿血和皮肤皮疹、紫癜等；⑤血液系统疾病引起的腹痛常伴有血及骨髓象异常；⑥代谢性疾病引起的腹痛，如糖尿病有血糖、尿糖增高，铅中毒有指甲、牙齿染黑色，卟啉病有尿呈红色，曝光后色更深等可助诊断。

八、古籍辑录

1.《幼科推拿秘书》 小儿腹痛有三：或冷，或热，或食积。脐上者热，脐中者食，脐下者冷。小儿不能言，须察面色，热痛面赤腹胀，时痛时止，暑月最多。法宜分阴阳，阴重阳轻，运八卦，运五经，推三关少，退六腑多，揉一窝风，大陵推上外牢讫，补脾土……伤食痛，面如常，心胸高起，手不可按，肠结而痛，食生冷硬物所伤，其气亦滞。法宜分阴阳，运八卦，运五经，侧推虎口，补脾土，揉一窝风，揉中脘……冷痛，面青肚响，唇白，痛无增减。法宜分阴阳，阳重阴轻，运八卦，运五经，掐一窝风，按弦走搓摩，推三关，推肚角穴，揉脐，推脾土，天门虎口，揉肘肘……冷气攻心痛者，手足冷，遍身冷汗，甚之手足甲青黑，脉沉细微是也。法宜分阴阳，运八卦，推三关，补肾水，揉二扇门，黄蜂入洞。

2.《幼科铁镜》 腹痛，脐以上属火，脐以下属寒，其因不一，有寒痛、热痛、伤食痛、积滞痛，气不和而痛，脾虚而痛，肝下乘脾而痛，蛔动而痛数种。寒痛则面白，口气冷，大便青色，小便清利，痛之来也迂缓而不速疾，绵绵不已，痛时以热手按之其痛稍止，肚皮冰冷是也。推法：曲儿小指重揉外劳宫，推上三关，揉脐五十，药用干姜、肉桂等分，煎热加木香磨水入服之自愈。热痛则面赤，口气热，口渴唇红，大便秘小便赤，时痛时止，痛来迅厉，腹形如常，不肿不饱，弹之不响，以热手按之其痛愈甚，肚皮滚热，此真热也。推用下六腑，水底捞月。盖热痛主心脾两热，用灯心、车前、伏龙肝加木香磨水稍许入服。伤食痛者必恶食，眼胞必浮肿，或泻下酸臭，腹必饱胀，弹如鼓声，或身作热是也。如气不旺者不宜取泻，只用消导二陈汤。积滞痛者今日伤、明日伤、逐日伤之而滞于脾胃间，不以饮食得其伤不痛，既有滞而后以乳食伤碍，故痛也。面色黄，嗳气，大便臭，便后痛减，足冷嗜卧，不思饮食是也。治宜枳壳、槟榔、木香下之，下后即以小异功散补之。气不和而痛者，儿下地后或地多湿，儿脐受风，以裹肚束脐过紧，不知儿体渐长束带未松，则上气不通下气，以故内气不和，故作痛也。审其非寒非热，问其母而脐果有束缚之弊，则气不和之痛必矣。治以木香磨水服之，随用灯火脐轮六，脐下气海一，心口窝一，其痛即止。大儿之气不和者，其候眼胞不肿，面色不黄，饮食如故，腹肿可如鼓声，摇其头而嗳气是也，宜用木香、陈皮、枳壳、甘草服之。脾虚痛者，其候面无血气，微黄带微白，大便少而色白，治以补脾开胃为主，用六君子汤加橘皮。肝木乘脾痛者，肝木克脾，脾虚不胜其克则肝气无所泄，故乘脾之衰而作痛也。其候唇白，口中色淡，面多青色，痛则腹连两胁，重按其腹则痛止，起手又痛是也。治用四君子汤加柴胡、白芍。蛔痛者，腰曲扑身口流清涎，痛久不歇少顷又痛，或一时或二时而止，或歇半日又痛，面黄唇白，此蛔痛也。治用使君子去壳，火煨，吃十余粒，少顷又吃，即止。以上婴儿腹痛，口不能言何以知之，盖儿痛必哭，无故而哭者痛也。哭声雄惨而双眉蹙皱是也。如使君子食之不止，莫妙于苦楝子树根皮约一、二两许，水煎一茶盅，吃下虫即尽出，但体弱者不可轻用。

3.《小儿推拿广意》 盖小儿腹痛，有寒有热，有食积，瘕，偏坠。寒疝，及蛔虫动痛。诸痛不同，其名亦异，故不可一概而论之。热腹痛者，乃时痛时止是也，暑月最多。治法：推三关，退六腑，推脾土，分阴重阳轻，黄蜂入洞，四横纹。寒腹痛者，常痛而无增减也。治法：推三关，运五经，揉二扇门，揉一窝风，按弦搓摩，运八卦，揉脐及龟尾。气滞食积而痛者，卒痛便秘，心胸高起，手不可按是也。治法：推三关，分阴阳，推脾土，揉脐及龟尾，捣威灵；若腹内膨胀推大肠。冷气心痛者，手足厥逆，偏身冷汗，甚则手足甲青黑，脉沉细微是也。治法：推三关，运八卦，分阴重阳轻，补肾，揉二扇门，黄蜂入洞，鸠尾前后重揉要葱姜推之发汗。

第十节 食欲不振

食欲不振是儿科临床多种疾病中出现以食欲不振为主要症状的证候。由于小儿脾常不足，容易受各种病理因素影响，导致脾失健运、胃失和降而出现食欲不振为主的系列脾胃系证候。尤其是 1~6 岁小儿最为常见。食欲不振的发生无明显季节性，但夏季暑湿当令之时，可使症状加重。患儿除食欲不振外，一般无特殊不适，预后良好。但较长时期不愈者，可致厌食，甚或气血生化乏源，日渐消瘦转为疳证。

西医学的"消化功能紊乱"属于本证候范畴。

一、古籍文献阐释

本病与古代文献所记载的"不思食""不嗜食"等大致相同。《圣济总录·卷第三十二·伤寒后不思食》曰："伤寒后不思食者，脾胃虚弱故也，由汗下之后，邪气已除，谷气未复，脾胃虚弱。故不思饮食。"《张氏医通》认为："人之善饥而不嗜食者，精气并于脾，热气留于胃，胃热则消谷，故善饥。胃气逆上，则胃脘寒，故不嗜食也。"《小儿药证直诀·虚羸》载："脾胃不和，不能食乳。亦因大病或吐泻后，脾胃尚弱，不能传化谷气也。"《赤水玄珠全集·卷十三·伤饮伤食门》曰："不能食者，由脾胃馁弱，或病后而脾胃之气未复，或痰客中焦，以故不思食。"《婴童百问·胃气不和虚冷》认为："凡人以胃气为本，惟治病亦然……胃气有实有虚，实者则痞满内热之证，虚则有呕吐不食之证，虚者益之，实者损之，欲得其平则平矣。"《幼科发挥·脾经兼证》载："诸困睡，不嗜食，吐泻，皆脾脏之本病也。"《杂病广药》云："脾不和则食不化，胃不和则不思食。"《诸病源候论·小儿杂病诸候》曰："时气之病，是四时之间，忽有非节之气伤人，客于肌肤，与气血相搏，故头痛壮热。热歇之后，不嗜食而面青者，是胃内余热未尽，气满，故不嗜食也。诸阳之气，俱上荣于面，阳虚未复，本带风邪，风邪挟冷，冷搏于血气，故令面青也。"

二、病因及发病机理

本病多与喂养不当、病后失调、先天禀赋不足以及情志失调等因素有关，病机关键为脾失健运。

1. 乳食损伤 小儿脾常不足，且乳食不知自节，若哺喂不当，或添加辅食杂乱，或过食肥甘厚味之物，或滥食滋养之品，或过于溺爱，纵其所好，恣食零食、偏食，或饥饱无常，均可乳食不化，伤及脾胃，致脾胃的受纳运化功能失司，导致食欲不振。

2. 外邪犯胃 小儿肺常不足，寒暖不能自调，若调护不慎，致外感入侵，肺气失宣，子病及母，脾运失司，稍有饮食不节而致乳食停滞，阻滞中焦，则脘腹胀满，不思饮食。

3. 病后失调 小儿脏腑娇嫩，形气未充，若患他病，误用攻伐，或过用苦寒，或过用温燥，或病后失于调养，均可使脾胃受纳运化失常，而致食欲不振。

4. 先天不足 若母亲孕期营养摄入不足，或体弱多病，或早产、多产之儿，导致胎禀怯弱，元气不足，脾胃薄弱，故不思乳食，食欲欠佳。

5. 情志失调 小儿神气怯弱，若暴受惊吓，或打骂体罚，或所欲不遂，或环境改变，均可导致情志抑郁，肝气不疏，乘脾犯胃，导致食欲不振。

总之，本病病位主要在脾胃，病机为脾胃功能受损，运纳失司。较长时期不愈者，可致厌食，甚或气血生化乏源，日渐消瘦转为疳证。

三、症状识辨及辨证

1. 症状识辨

（1）辨食欲不振：食欲不振或食而乏味，为脾胃失于健运。不思饮食，食而不化，食少便多或大便夹杂未消化物，为脾气亏虚，运化无力。外感过后，食欲不佳，外邪犯胃，脾胃失于健运。食少饮多，伴大便干结，肌肤干燥，为胃阴不足。

（2）辨呕吐：脾胃受纳失职，胃气上逆，呕吐酸腐或夹杂不消化食物残渣，为乳食积滞中焦，损伤脾胃所致。兼干呕无物，呃逆嗳气，或胸闷不舒，为肝郁乘脾。

（3）辨腹胀：腹胀伴食渣不化，大便稀溏，为脾胃运化失健，中焦腐熟失常，食积胃肠。腹胀伴精神不快，烦躁哭闹，情绪易变，则为气机不调。

2. 辨证要点

本病重在辨虚实。凡病程短，仅表现纳呆食少，食而乏味，或伴有外感表实证者，为实证；除食欲不振，食量减少外，伴面色少华，大便不调者为虚证。其中伴面色少华或萎黄，大便溏薄，舌淡苔薄者属脾胃气虚；伴大便秘结，舌红少津，苔少或剥脱者为脾胃阴虚。

四、证治要点

本病以运脾开胃为基本治法，根据临床表现分别治以运脾和胃，健脾益气，滋养胃阴，消食化滞等法。同时，应注意患儿的饮食调养，纠正不良饮食习惯，方能取效。

五、分型条辨

1. 脾失健运

【**证候特点**】食欲不振，食量减少，食而乏味；形体正常，精神如常；淡红，苔薄白或薄腻，脉和缓。

【**辨证要点**】食欲不振，食量减少，形体、精神如常。

【治法】运脾开胃。

【处方】补脾经 200～500 次，揉板门 200～300 次，揉阳陵泉 100～300 次，摩腹 10～15 分钟。［自拟］

【方义】补脾经能健脾助运，摩腹与揉板门能开胃进食。阳陵泉为八会穴之一，揉之对消化系统症状尤为适宜，如厌食油腻、食后腹胀、恶心等。

加减：虽形体正常、精神如常，亦可加用捏脊 5～8 遍。［自拟］

※张汉臣流派

处方：主穴为补脾土 7 分钟，逆运内八卦 2 分钟，推四横纹 4 分钟，揉合谷 1 分钟。配穴为推补肾水 5 分钟，揉外劳宫 4 分钟，揉二人上马 3 分钟，清天河水 1 分钟。

方义：补脾土穴，可健脾加强本脏运化机能，以治其本；逆运内八卦、推四横纹，和中健胃，增进食欲；再揉合谷穴，可清咽止恶心，又降胃气，增加食量；补肾水，揉外劳宫、二人上马，滋肾阴，温肾阳，又助消化；再配清天河水一穴，清热，利湿，利尿，加强疗效。

2. 外邪犯胃

【证候特点】咳嗽，鼻塞，流涕，食欲不振，食量减少，食而乏味；或恶寒，或发热，恶心呕吐，便溏或便秘；舌淡或红，苔薄白或薄黄，脉浮。

【辨证要点】外感之后，食欲不振，食量减少。

【治法】疏风散邪，运脾开胃。

【处方】补脾经 200～500 次，揉风池 300 次，揉外劳宫与揉一窝风各 100～300 次，摩腹 10～15 分钟。

【方义】补脾经能健脾助运；风池通阳维脉，可疏风散邪，宣畅经气；揉外劳宫与揉一窝风能疏散风寒外邪，摩腹能开胃进食。

加减：恶寒或发热，头痛，加揉太阳与揉耳后高骨各 50～100 次，翳风与外关各 100～300 次；恶心呕吐加推天柱骨 50～100 次，阳陵泉 100～300 次；便溏加推三关 100～300 次，便秘加揉龟尾 100～300 次。

※张汉臣流派

处方：主穴为逆运内八卦穴 2 分钟，推四横纹穴 4 分钟，揉合谷穴 1 分钟。配穴为清肺金穴 5 分钟，揉小天心穴 3 分钟，揉二人上马穴 3 分钟，清天河水穴 1 分钟。

方义：逆运内八卦、推四横纹，和中健胃，消食消胀，增进食欲；揉合谷穴，降胃气，止恶心；清肺金，行气润便秘；揉小天心与二人上马、清天河水，清热，利尿，利湿，可助疗效。

3. 乳食壅滞

【证候特点】不欲吮乳，呕吐乳片，或不思进食，口气酸馊，大便臭秽；腹胀或腹泻，恶心，呕吐酸腐食物残渣；舌苔厚腻，脉弦滑，指纹紫滞。

【辨证要点】不欲吮乳或不思进食，口气酸馊，大便臭秽。

【治法】消食化滞，健运脾胃。

【处方】补脾经、清胃各 200~500 次，推四横纹、揉阳陵泉各 100~300 次。

【方义】补脾经健运脾胃以消食；清胃、推四横纹与阳陵泉调中顺气，消食化滞。

加减：腹胀加运内八卦 500~800 次；腹泻，恶心，呕吐，加揉板门 50~100 次。

[自拟]

4. 气机郁滞

【证候特点】不思饮食，精神不快，烦躁哭闹；情绪易变，腹胀，腹痛；舌红，脉弦缓，指纹紫滞。

【辨证要点】不思饮食，精神不快。

【治法】疏肝解郁，健运和胃。

【处方】补脾经、清肝经各 200~500 次，搓摩胁肋 50~100 次，揉阳陵泉 100~300 次。

【方义】补脾经健脾和胃；清肝经与搓摩胁肋疏肝解郁，顺气和胃；阳陵泉能疏经络，疏肝理气。

加减：情绪易变，腹胀腹痛，加运内八卦 500~800 次。

5. 脾胃气虚

【证候特点】不思乳食，食量减少，面色少华，肢倦乏力；形体偏瘦，大便溏薄，夹有不消化食物残渣；舌质淡，苔薄白，脉缓无力或指纹淡红。

【辨证要点】不思乳食，食量减少，面色少华，肢倦乏力。

【治法】健脾益气。

【处方】补脾经 500~800 次，揉外关 300 次，摩腹 10~15 分钟，按揉足三里 100 次。

【方义】补脾经与按揉足三里能健脾益气；外关统筹调节气、火、水，枢转表里之气；摩腹能健脾和胃，理气消食。

加减：大便溏薄，夹有不消化食物残渣，加推三关与推四横纹各 100~300 次；汗多易感，加清补肺经 300~500 次。

※张汉臣流派

处方：主穴为补脾土穴 5 分钟，揉乙窝风穴 4 分钟，逆运内八卦穴 2 分钟，推四横纹穴 4 分钟，揉合谷穴 1 分钟。配穴为揉外劳宫穴 4 分钟，补肾水穴 5 分钟，揉二人上马穴 3 分钟，清天河水穴 1 分钟。

方义：补脾土、揉乙窝风，健脾温中，温化湿浊；逆运内八卦、推四横纹，和中健胃，促进食欲；揉合谷穴，止恶又降胃气；揉外劳宫穴、补肾水、揉二人上马，温补肾阳，又助消化；再配清天河水，清热利湿，加强疗效。

6. 脾胃阴虚

【证候特点】不思进食，食量减少，口干饮多；形体偏瘦，大便偏干，或心烦少寐；舌质红少津，苔少或剥脱，脉细数。

【辨证要点】食少饮多，大便偏干，舌质红，苔少或剥脱。

【治法】养阴和胃。

【处方】补脾经、揉涌泉各 300～500 次，揉二人上马 800～1200 次，运水入土 100～300 次。

【方义】补脾经能健脾和胃，揉二人上马与运水入土养阴和胃，涌泉可滋阴清热。

加减：心烦少寐加揉神门 100～300 次，捣小天心 300 次。

※张汉臣流派

处方：主穴为补脾土穴 5 分钟，揉乙窝风穴 4 分钟，逆运内八卦穴 2 分钟，推四横纹穴 4 分钟，揉合谷穴 1 分钟。配穴为揉外劳宫穴 4 分钟，补肾水穴 5 分钟，揉二人上马穴 3 分钟，清天河水穴 1 分钟。

方义：补脾土、揉乙窝风，健脾温中，温化湿浊；逆运内八卦、推四横纹，和中健胃，促进食欲；揉合谷穴，止恶又降胃气；揉外劳宫穴、补肾水、揉二人上马，温补肾阳，又助消化；再配清天河水，清热利湿，加强疗效。

六、现代医学认识

（一）诊断要点

1. 有喂养不当、外感之后、病后失调、先天不足或情志失调等病史。

2. 以食欲不振，不思饮食，食量减少，见食不贪或饥不欲食为主症，可伴面色少华，但精神尚好，活动如常。

（二）临证鉴别

1. 疰夏　为季节性疾病，有"春夏剧、秋冬瘥"的特点。除以食欲不振为主外，同时还见全身倦怠，大便不稠，或发热等症。

2. 厌食　厌食较长时期的食欲不振，不思乳食，至少持续 2 周以上。

3. 畏食　畏食是因为各种原因导致的不敢进食，主要是疼痛不敢进食，而不是不想进食。如口、咽疾病，食管疾病，神经系统疾病及消化系统疾病等。

第十一节　口　疮

口疮是儿科常见的口腔疾患，临床以口腔黏膜局部出现溃疡为主要特征，可伴见发热、疼痛、流涎，甚至全身不适感。致病原多为病毒、真菌和细菌等。本病以婴幼儿多见，发病无明显季节性，可单独发生，亦可继发于全身性疾病如急性感染、腹泻、营养不良、久病体弱和维生素 C、维生素 B 缺乏等。一般预后良好，惟素体虚弱，久病患儿，则病程长，易复发，预后较差。

大致相当于西医的"溃疡性口炎""复发性口腔溃疡""口炎""口角炎""舌炎""疱疹性口炎"等口腔黏膜疾病。

一、古籍文献阐释

口疮最早见于《素问·气交变大论》"岁金不及，炎火乃行，生气乃用，长气专胜，庶物以茂，燥烁以行……民病口疮，甚则心痛"的记载，提出了"口疮"的病名，并指出本病由于四时不正之气，火烈上炎所致。

隋代《诸病源候论·唇口病诸候》载："手少阴，心之经也，心气通于舌；足太阴，脾之经也，脾气通于口。腑脏热盛，热乘心脾，气冲于口与舌，放令口舌生疮也。诊其脉，浮则为阳，阳数者，口生疮。"条文中提出心脾热盛为口疮的病机。

宋代《小儿药证直诀》未论及口疮，但钱乙门人阎季忠所著《阎氏小儿论》有载治口疮方药。南宋《小儿卫生总微论方·唇口病论》载："风毒湿热，随其虚处所着，搏于血气，则生疮疡……若发于唇里，连两颊生疮者，名曰口疮。"指出风毒湿热乘虚而入侵，热郁化火为口疮的病机。

明代《幼科类萃·论小儿耳目口鼻诸证》载："口疮者，乃小儿将养过温，心脏积热，熏蒸于上，故成口疮也。宜南星末醋调贴两脚心，乳母宜服洗心散，以泻心汤主之。"指出使用南星末外敷脚心、内服泻心汤可以治疗小儿口疮，同时指出乳母可以与患儿同服药物，以提高治疗效果。

清代《幼幼集成·口疮证治》载："口疮者，满口赤热。此因胎禀本厚，养育过温，心脾积热，熏蒸于上，以成口疮。"指出孕母怀胎，对胎儿的影响不容忽视，提出胎禀因素为口疮发病原因之一。又《幼科释谜·耳目鼻口舌齿咽喉·口病原由症治》载："小儿口内白烂于舌上，口外糜溃于唇弦，疮少而大，不甚痛，常流清水，此脾胃虚热上蒸，内已先发而后形于外也。"又说："大抵此疾，不拘肥瘦，血气盛，又将养过温，或心脾有热，或客热在胃，熏逼上焦而成，此为实证。"指出小儿口疮分虚热、实热，而以实证为多。

推拿治疗方面，《小儿推拿广意》指出："小儿口内生疮，治宜退六腑（一百），分阴阳（一百），捞明月（二十），清天河（一百），清肾水（二十），凤凰单展翅（十下）。"《幼科推拿秘书》则提出："治口内生疮，退六腑，清心经，捞明月，清天河，补肾水，生疮破裂。胃有湿热，四肢壮热，是其候也，法宜分阴阳，运八卦，清心经，清脾经，清肝经，捞明月，清天河，宜服延寿丹。"

二、病因及发病机理

小儿口疮的发生有外因和内因之分，内因责之于素体积热或阴虚，外因责之于感受外邪。由于脾开窍于口、舌为心之苗、肾脉连舌本、胃经络齿龈，故本病的病变部位在心、脾胃、肾，病机关键是火邪灼伤口舌。

1. 风热乘脾　小儿脏腑娇嫩，卫外不固，若调护失宜，易为外邪侵袭。六淫之中尤以风热所致口疮者最为常见。外感风热之邪，从口鼻及肌表而入，首先犯于肺卫，继则内侵脾胃，脾开窍于口，火热循经上炎，熏灼口舌牙龈，故口腔黏膜破溃，形成口疮。风热之邪也可夹毒夹湿，侵袭肺卫，化热化火，内乘心脾，火热循经上炎，熏灼口舌而生口疮。

2. 心脾积热　孕母过食辛辣厚味之品，致使胎热内蕴移患于胎儿；或护养过温、喂养不当，恣食肥甘厚味、辛辣炙煿，蕴而生热，循经上炎；或由口腔不洁和破损，秽毒入侵，内热与外热相合，均可致邪热积于心脾，循经上炎而致口舌生疮。

3. 虚火上炎　先天禀赋不足，体虚多病，气阴两虚；或热病、久病、久泻耗伤阴液，肾阴内亏，水不制火，虚火上炎，熏灼口舌而生口疮。

三、症状识辨及辨证

1. 症状识辨

（1）辨舌脉及指纹：舌质红，苔薄黄，脉浮数，指纹浮紫，多为风热乘脾证；舌边尖红，苔薄黄，脉细数，指纹紫滞，多为心火上炎证；舌质红，舌苔黄，脉数，指纹紫滞，多为脾胃积热证；舌质红，舌苔少或花剥，脉细数，指纹淡紫，多为虚火上炎证。

（2）辨溃疡（部位、颜色、疼痛）：口腔溃疡较多，分布于口颊、口角、上颚、齿龈、口唇等处，周围焮红，灼热疼痛，多为风热乘脾证；口腔溃疡或糜烂，以舌边尖为多，红肿灼热，疼痛较重，多为心火上炎证；口腔溃疡多见于颊内、上颚、唇角、齿龈等处，色白或黄，呈圆形或椭圆形，溃疡较深，大小不一，可融合成片，边缘鲜红，灼热疼痛，多为脾胃积热证；口腔溃烂，周围色不红或微红，无疼痛或微痛，多为虚火上炎证。

2. 辨证要点

（1）辨虚实：凡起病急，病程短，口腔溃烂疼痛较重，局部有灼热感，口臭流涎，或伴发热、烦躁、哭闹拒食等症状者，多为实证；起病缓，病程长，反复发作，口腔溃烂疼痛较轻，或伴低热，颧红盗汗，或神疲、面白、纳呆、便溏等症状者，多为虚证。

（2）辨病位：实证病位多在心脾，虚证病位多在肾。若舌上、舌边溃烂，伴有烦躁哭闹、夜眠不安、尿短赤者，多属心；若口颊部、上颚、齿龈、口角溃烂为主，伴有口臭、流涎、大便秘结者，多属脾胃；口疮稀散色淡，反复发作，病程长，疼痛轻，病多在肝肾。

四、证治要点

本病先以八纲辨证分虚实，再结合脏腑辨证以定病位。治疗以清热降火为基本法则。实证以清热解毒泻火为主，根据病因、部位不同，分别配以疏风、化滞、利湿、通腑等法，以上病下取，引热下行，邪有出路，热由下泻。虚证应治以滋阴降火，引火归原。

五、分型条辨

1. 风热乘脾

【证候特点】口腔溃疡较多，分布于口颊、口角、上颚、齿龈、口唇等处，周围掀红，灼热疼痛；流涎拒食，烦躁多啼，发热恶风，或咽红肿痛；舌质红，苔薄黄，脉浮数，指纹浮紫。

【辨证要点】本证起于外感风热之后，起病急，溃疡较多，周围掀红，多伴发热。

【治法】疏风散火，健脾助运。

【处方】清脾经，清肺经，清肝经，揉太冲，清天河水，清大肠，推下七节骨，清心经，揉小天心，清小肠，开天门，推坎宫，揉太阳，揉风池，掐揉小横纹。

【方义】清脾经、清肺经、清天河水清热解毒，清大肠、推下七节骨通腑泻火，清心经、揉小天心、清小肠、清肝经、揉太冲清心除烦，开天门、推坎宫、揉太阳、揉风池升散郁火，外解表热。

加减：发热恶风、咽红，加捏挤天突，揉大椎，掐揉少商、商阳；咳嗽加揉肺俞，分推肩胛骨；大便干，加揉一窝风，清大肠，推下七节骨。

※三字经流派

处方：清胃，退六腑，清补脾。

操作：

①清胃经：从大鱼际外缘赤白肉际处，自腕横纹推至拇指根部10分钟。

②退六腑：将左臂顺正，小指在下，推的部位保持在手臂的下侧，自肘横纹推至腕横纹10分钟。

③清补脾经：在拇指外侧，由指尖到指根来回推10分钟。

方义：外感后以口疮为主症，多见于脾胃积热，清胃、退六腑以清理胃肠积热，加清补脾经，以健脾助运，促运化功能正常，使积热自清。

2. 心火上炎

【证候特点】口腔溃疡或糜烂，以舌边尖为多，红肿灼热，疼痛较重；心烦不宁，叫扰啼哭，面赤唇红，口干欲饮，小便短黄；舌边尖红，苔薄黄，脉细数，指纹紫滞。

【辨证要点】舌上、舌边溃烂，色赤疼痛，心烦不安，舌尖红赤，苔薄黄。

【治法】清心凉血，泻火解毒。

【处方】清心经，水底捞明月，清天河水，清小肠，揉涌泉，揉三阴交，揉二马，补肾经，掐揉小横纹，掐揉小天心，揉二马，揉涌泉，推箕门，清小肠。

【方义】清心经、水底捞月、清天河水、掐揉小天心泻心火，清心除烦；揉涌泉导热下行；揉三阴交、揉二马滋阴；掐揉小横纹退热散结；补肾经壮水制火；清小肠、推箕门清心利尿。

加减：口干欲饮加揉二马、揉涌泉清热生津；小便短黄加推箕门、清小肠。

※三字经流派

处方：平肝，清胃，清天河水，捣小天心。

操作：

①平肝经：在食指掌面，由指根推至指尖5分钟。

②清胃经：从大鱼际外缘赤白肉际处，自腕横纹推至拇指根部5分钟。

③清天河水：自腕横纹中央推至肘横纹中央15分钟。

④捣小天心：上下左右捣或直捣大小鱼际交接之中点凹陷5分钟。

方义：心火上炎之证多伴有烦躁不安，清胃以清胃腑积热；清天河水以泻心火；平肝经、捣小天心以安神除烦。

3. 脾胃积热

【证候特点】口腔溃疡多见于颊内、上颚、唇角、齿龈等处，色白或黄，呈圆形或椭圆形，溃疡较深，可融合成片，甚则满口糜烂，边缘鲜红，灼热疼痛；口臭，涎多黏稠，可兼发热，面赤唇红，大便秘结；舌质红，舌苔黄，脉数，指纹紫滞。

【辨证要点】本证多有伤食、伤乳史，起病急，颊内、上颚、唇角、齿龈等处溃疡较多，边缘鲜红，疼痛重，口臭，涎多黏稠，大便秘结。

【治法】清胃解毒，通腑泻火。

【处方】清脾经，清胃经，清大肠，退六腑，掐揉四横纹，揉板门，推下七节骨，顺时针摩腹，按揉脾俞、胃俞，分手阴阳（重分阳池）。

【方义】清板门清胃凉膈；掐揉四横纹、小横纹通窍散结；揉总筋泻邪热，清口疮；清脾经、清胃经除脾胃积热；退六腑清热凉血，消肿止痛；顺时针摩腹、清大肠、推下七节骨泻热通便。

加减：溃烂不收口加揉涌泉、揉二马、掐揉小横纹；口渴烦躁加水底捞明月、清天河水、揉涌泉；小便短赤加捣小天心、清小肠、推箕门。

4. 虚火上炎

【证候特点】口腔溃烂，周围色不红或微红，无疼痛或微痛，反复发作或迁延不愈；神疲颧红，手足心热，口干不渴；舌质红，舌苔少或花剥，脉细数，指纹淡紫。

【辨证要点】本证病程日久，口腔溃疡稀疏色淡，反复发作，神疲颧红，舌红苔少。

【治法】滋阴降火，引火归原。

【处方】补肾经，揉二马，水底捞明月，揉涌泉。

【方义】补肾经、揉二马滋阴补肾；水底捞明月清热降火；揉涌泉引火下行。

加减：若久泻之后，而见口舌生疮，神疲面白，大便溏薄，舌淡苔白者，改用补脾经，补肾经，退六腑，推三关，加揉丹田，擦肾俞、命门以温补脾肾，引火归原。

※三字经流派

处方：清天河水，清胃，揉二马。

操作：

①清天河水：自腕横纹中央推至肘横纹中央15分钟。

②清胃经：从大鱼际外缘赤白肉际处，自腕横纹推至拇指根部5分钟。

③揉二马：掌背小指及无名指关节后凹陷处，左右旋揉同数，揉10分钟。

方义：虚火上炎引起的口疮常反复发作或迁延不愈，清胃以清胃腑积热；清天河水以泻心火；揉二马滋阴而退虚热。

六、现代医学认识

（一）诊断要点

1. 病史　有喂养不当，过食炙煿，或外感发热病史。

2. 证候特点　初起口腔内黏膜发生红肿或散在小疮，继而糜烂，形成黄白色溃疡，可见于齿龈、舌体、两颊、上颚等处，大小不等，甚则满口糜腐。疼痛流涎，可伴有发热或颌下淋巴结肿大、疼痛。

3. 辅助检查　血常规示白细胞总数及中性粒细胞偏高或正常。

（二）临证鉴别

1. 鹅口疮　鹅口疮是由白色念珠菌引起的口腔黏膜疾病。多发生于初生婴儿、久病体弱或过用抗生素的婴幼儿。以口腔、舌上、齿龈等处满布白屑，周围有红晕为特点，一般无疼痛或流涎。

2. 手足口病　手足口病是由柯萨奇病毒、EV71等病毒感染引起的急性传染病。多见于4岁以下的儿童，一般在夏秋季节流行。以发热，口腔黏膜疱疹、溃疡，伴手、足、臀部皮肤出现斑丘疹、疱疹为特征。

七、古籍辑录

1.《小儿推拿广意》

口舌生疮者，心脾蓄热也。舌本乎心，口属乎脾，二经郁热，则口舌生疮。各宜推类而治之。其脉左寸洪数，心经实热。右关沉实，脾经实热。治宜清凉之剂。脾虚中气不足，口疮服凉药不愈者，内以理中汤，外以阴阳散主之。小儿口内生疮，治宜退六腑（一百），分阴阳（一百），捞明月（二十），清天河（一百），清肾水（二十），凤凰单展翅（十下）。五福化毒丹，治胎热，目闭颊赤，鹅口疮疡，重舌木舌，喉痹垂痈，游风丹毒，二便闷结。玄参（三两），桔梗（三两），甘草（七钱），牙硝（五钱），青黛（一两），人参（七钱），茯苓（一两五钱），末之，炼蜜为丸，如芡实大，朱砂为衣，薄荷汤下。小儿上有白点，如粟米状，名曰鹅口，以青布蘸苦茶刮去恶血，不至落下喉中，即以釜墨涂之，又以甘草黄连汁，和朱砂末、生蜜饮之解毒。水雄散治小儿鹅口马牙，重舌木舌。雄黄（一钱），硼砂（一钱），甘草末（五分），冰片（一分）。为末擦口内。

凡重舌生于舌下，挺露如舌，故曰重舌。然脾之络脉系舌旁，肝之络脉系舌本，心之络脉系舌根，此三经或为湿热风寒所中，则舌卷缩，或舒长，或肿满。木舌者，舌肿硬而妨乳食，此为风热盛也。盖舌者心之苗，心热则生疮破裂，肝壅则血出如涌，脾闭则白苔如云，热则肿满，风则强木，口合不开，四肢壮热，气喘语涩，即其候也。

治法：推三关心经脾经（各一百），六腑八卦，运水入土（五十），分阴阳（二十四），天河水。

凡鹅口者，始生婴孩，自一月内外，至半岁已上，忽口内白屑满舌，则上戴碍，状如鹅口，开而不合，语声不出，乳食多艰；或生于牙龈上下，名曰马牙，皆由热毒上攻，名虽异治法一也。

治法：推三关、退六腑（各一百），分阴阳，捞明月，打马过天河。

再用扁银簪脚，将牙龈刮破出血，以软绢拭净，古墨涂之。夫胎热者，儿生三朝，旬月之间，目闭而赤，眼胞浮肿，常作呻吟，或啼叫不已，时复惊烦，遍体壮热，小便黄色，此因在胎之时，母受时气热毒，或误服温剂，过食五辛，致令热蕴于内，熏蒸胎气，生下因有此症，名曰胎热。若经久不治，则成鹅口，重舌木舌，赤紫丹瘤等症。又不可以大寒之剂攻之，热退则寒起，传作他症，切宜慎之。

治法：推三关，退六腑三焦，分阴阳，天河，揉外劳，运八卦（自坤至坎宜多二次），掏肾水，五总十王穴，运斗肘，水里捞明月，虎口曲池各用灯火一。

2.《幼科推拿秘书》

治口内生疮，退六腑，清心经，捞明月，清天河，补肾水。

生疮破裂，胃有湿热，四肢壮热，是其候也。法宜分阴阳，运八卦，清心经，清脾经，清肝经，捞明月，清天河，宜服延寿丹。小儿胎火攻心，致上有白点，状如粟米，名曰乳蛾，或口内白沫满舌，上戴碍，状如鹅口，开而不合，语声不出，乳食多艰，皆由热毒上攻也。治法宜分阴阳，运八卦，清心经，捞明月，宜服延寿丹。

3. 《幼科铁镜》

此病由胎中受热而成口疮，或牙床疳生走马，治宜导赤散，并清胃汤。如久病之后，瘦弱之极，难治之症。

4. 《推拿捷径》

治口内生疮，遍身潮热，夜间啼哭，四肢抽搐等症。应掐总筋，总筋在掌后。由总筋掐过天河水，即可清心降火。

第八章　肺系病证

第一节　咳　嗽

咳嗽（cough）是小儿常见的肺系病证，以咳嗽为主症。咳以声言，嗽以痰名，有声有痰谓之咳嗽。西医学的气管炎、支气管炎属于本病范畴。

本病一年四季均可发生，冬春季多见。多数预后良好，部分可致反复发作，日久不愈。外感或内伤所致的多种急慢性疾病都可引起咳嗽，临床以咳嗽为主症者，均可参照本节进行辨证论治。

一、古籍文献阐释

早在《内经》一书中，有关咳嗽的病因已有论述，并指出咳嗽的病变在肺而涉及五脏六腑。《金匮要略·痰饮咳嗽病》论述痰饮可引起咳嗽，提出"病痰饮者，当以温药和之"的治疗原则。其中有不少方剂如苓桂术甘汤、小青龙汤、苓甘五味姜辛汤、葶苈大枣泻肺汤等至今仍为治疗咳嗽的常用方。《小儿药证直诀》将咳嗽分为"肺盛"和"肺虚"两类，认识到肺与痰关系之密切，并总结了治咳大法，即"盛则下之，久则补之，更量虚实，以意增损"的治疗原则。《素问病机气宜保命集·咳嗽论》对咳嗽的治疗提出："咳嗽者，治痰为先，治痰者，下气为上，是以南星半夏胜其痰而咳嗽自愈，枳壳陈皮利其气而痰自下。"《幼科金针》指出小儿咳嗽的转归，并在治疗方面提出了"风则散之"的法则。《景岳全书》把咳嗽明确地分为外感内伤两大类。《医宗金鉴·幼科心法要诀》将小儿咳嗽分为风寒咳嗽、火热咳嗽、食积咳嗽等。

推拿治疗方面，《小儿推拿广意》指出："咳嗽虽然分冷热，连声因肺感风寒。眼浮痰盛喉中响，戏水多因汗未干。治宜：推三关，六腑，肺经（往上一百二十），二扇门，二人上马，五总（六转六掐），多揉肺俞穴，掐五指节，合谷，运八卦，多揉大指根，掐精宁穴，涌泉，天门入虎口，板门。痰壅气喘，掐精灵穴，再掐板门；痰结壅塞，多运八卦；干咳，退六腑；痰咳，退肺经、推脾、清肾、运八卦；气喘掐飞经走气，并四横纹。"《小儿推拿直录》则指出："风寒咳嗽，推三关、六腑、肺经，往上一百二十下。六捏六转二扇门、二人上马、五经。多揉肺俞穴、大指根，捏五指节、合谷，运八卦。若痰者，分运之，捏精灵穴、板门，天门入虎口。若痰涌气喘者，多捏精灵、板门二穴。干咳者，退六腑。气喘者，飞经走气、捏四横纹。"

二、病因及发病机理

本病病因分外感与内伤，外邪犯肺、痰浊内生、肺气亏虚、肺阴不足等为常见病因。其病变主要在肺、脾。外感咳嗽病起于肺，内伤咳嗽可因肺病迁延，也可由他脏先病累及于肺所致。其病理因素主要为痰。外感咳嗽为六淫之邪，侵袭肺系，致肺气壅遏不宣；清肃之令失常，痰液滋生。内伤多为脾虚生痰，痰阻气道，影响肺气出入，致气逆作咳。若小儿肺脾两虚，气不化津则痰湿更易滋生。若痰湿蕴肺，遇感引触，转从热化，则可出现痰热咳嗽。小儿禀赋不足，素体虚弱，若外感咳嗽日久不愈，可耗伤气阴，发展为肺阴耗伤或肺脾气虚之证。

1. 外邪犯肺　风邪从皮毛或口鼻而入，小儿寒暖不知自调，肺卫受邪，肺失宣肃，肺气上逆而发为咳嗽。风邪为百病之长，其他外邪多随风而侵袭人体，故在外感咳嗽中，寒或热或湿热之邪，均以风邪为先导。风为阳邪，化热最速，且小儿为纯阳之体，故小儿风寒咳嗽，大多为时短暂，并化热入里，出现热性咳嗽。

2. 痰浊内生　小儿脾常不足，饮食不知自节，若饮食喂养不当，致脾失健运，水湿内停，酿湿成痰，上渍于肺，肺失宣肃而为咳嗽，此即"脾为生痰之源，肺为贮痰之器"。加之外邪干肺，肺不能宣布津液，聚而为痰；若其他脏腑功能失常，也可导致咳嗽的发生，如肝火亢盛或木火刑金，则煎液为痰，蕴结于肺而发为咳嗽。

3. 肺气亏虚　小儿肺常不足，肺气不足或久咳耗气伤肺，导致咳嗽日久不愈，咳嗽无力。

4. 肺阴不足　小儿脏腑娇嫩，若遇外感咳嗽，日久不愈，正虚邪恋，肺热伤津，燥热耗液，肺阴受损，阴虚生热或化燥，伤于肺络，而导致久咳不止，干咳无痰，金破不鸣之声音嘶哑。

总之，咳嗽有外感、内伤之不同，但其主要病机为肺脏受邪，失于宣降，肺气上逆而致。咳嗽一症虽为肺脏所主，但与其他脏腑功能失调也有密切联系，故《素问·咳论》云："五脏六腑皆令人咳，非独肺也。"

三、症状识辨及辨证

1. 辨外感、内伤　根据病程的长短和表证的有无辨别。起病急，病程短，伴有发热、鼻塞流涕等表证者为外感咳嗽；起病缓，病程较长，伴有不同程度的脏腑功能失调的证候者为内伤咳嗽。

2. 辨寒热、虚实　在辨外感、内伤的基础上，结合咳嗽的声音、咳痰性状及咳嗽多发时间进行辨别。辨咳嗽声音：咳声洪亮有力，多为实证；咳而声低气怯，多为虚证；咳嗽声重咽痒，多为风寒咳嗽；咳声高亢，或声浊暗哑，多为风热咳嗽；咳嗽痰鸣漉漉，多为痰湿咳嗽；咳声嘶哑，气涌作呛，多为燥热咳嗽；咳声嘶哑，气短声低，多为肺阴不足。辨咳痰性状：痰白稀薄易咳，多属风寒或痰湿；痰稠色黄，多为风热或痰热；痰少而黏，多为燥热或阴虚。辨咳嗽多发时间：咳嗽昼重夜轻，多为外感咳嗽；咳嗽昼轻夜重，多为肺燥阴虚。

四、证治要点

本病常见于感冒之后，临床以咳嗽、咳痰为主要表现。X线胸片检查无异常或可见肺纹理增粗。以宣肃肺气为基本治法。外感咳嗽者，佐以疏风解表；内伤咳嗽者，佐以燥湿化痰；或清热化湿，或养阴润肺等法随证施治。

五、分型条辨

1. 风寒咳嗽

【证候特点】咳嗽频作，咳痰稀白，咽痒声重；鼻流清涕，恶寒无汗，头身疼痛；舌苔薄白，脉浮紧。

【辨证要点】咳嗽痰稀，鼻流清涕，舌苔薄白，脉浮紧。

【治法】疏风散寒，宣肃肺气。

【处方】开天门、推坎宫、揉太阳、清肺经各200次，运内八卦、推揉膻中各100次，推三关、揉外劳宫、揉掌小横纹、揉擦肺俞各100次。［小儿推拿学.中国中医药出版社.2012.］

【方义】开天门、推坎宫、揉太阳、清肺经疏风解表；推揉膻中、运内八卦宽胸理气，化痰止咳；揉掌小横纹、揉擦肺俞、推三关、揉外劳宫温阳散寒，宣肺止咳。

加减：发热者，加清天河水200次；发热无汗，流清涕者，加揉迎香100次，拿风池100次。［小儿推拿.中国中医药出版社，2015.］

※三字经流派

处方：平肝清肺，运八卦，推四横纹。

操作：

①平肝经：在食指掌面，由指根推至指尖10分钟。

②清肺经：无名指掌面由指根横纹处推至指尖10分钟。

③运八卦：在患儿左手掌面，以掌心为圆心，从圆心至中指根横纹约2/3处为半径，画一圆圈，此为八卦穴，顺时针运八卦5分钟。

④推四横纹：食指、中指、无名指、小指连掌之纹，来回推5分钟。

方义：平肝经行气化痰而止咳；清肺经解表宣肺，化痰止咳；顺运八卦能宽胸顺气而化痰；推四横纹宽胸理气，化痰止咳。

※海派

处方：基本方为清肺经，按天突，推揉膻中，推揉乳旁，推揉乳根，擦膻中，擦肺俞。取穴为基础方加揉外劳宫，揉二扇门，推三关。

操作：

①清肺经：用拇指罗纹面着力，自小儿无名指指端直推向指节处，约 100 次。

②按天突：用中指指端着力按胸骨切迹上缘凹窝处，约 300 次。

③推揉膻中：用一指禅推或中指端揉胸骨正中、两乳连线中点处，约 30 次，再用食、中指指端自胸骨切迹向下推至剑突，约 150 次。

④推揉乳旁：用一指禅推或中指端揉乳头外旁开 2 分处，约 300 次。

⑤推揉乳根：用一指禅推或中指端揉乳头下 2 分处，约 300 次。

⑥擦膻中：用食、中、无名指罗纹面着力沿胸骨柄上下摩擦，以擦热为度。

⑦擦肺俞：用食、中、无名指指面或小鱼际擦第三胸椎下旁开 1.5 寸处，擦至局部发热。

⑧揉外劳宫：用拇指或中指端揉掌背中，与内劳宫相对处，约 100 次。

⑨揉二扇门：以一手食、中指端揉之，掌背中指根本节两侧凹陷处，约 100 次。

⑩推三关：用拇指桡侧面或食、中指面沿前臂桡侧，自腕推向肘，约 100 次。

方义：清肺经、擦肺俞以清肃肺气；按天突、推揉膻中、推揉乳旁、推揉乳根、擦膻中以宣降肺气，化痰止咳；揉外劳宫、揉二扇门、推三关以温肺散寒，发汗解表。

※刘开运流派

处方：

常例开窍：开天门、推坎宫、推太阳、掐总筋、分阴阳各 24 次。

推五经：先清脾经 100 次，再补脾经 200 次，清肝经 250 次，清心经 150 次，清肺经 300 次，补肾经 100 次。

配穴：揉外劳宫 60 次，推三关 150 次，推膻中 120 次，推肺俞至发红，捏脊 3 ~ 5 遍。

关窍：按肩井 2 ~ 3 次。

偏风寒者加风池、二扇门；痰多而咳嗽者，加天突、丰隆。

方义：常例开窍，其中开天门、推坎宫、推太阳又能疏风解表，配揉外劳宫、推三关加强解表之功；重清肺经、推膻中、推肺俞能宣肺止咳化痰；清脾经以祛湿，再补脾经，既能防止清后伤脾，又能助脾运；按肩井关窍。偏寒者加风池、二扇门解表散寒；痰多而咳喘者加天突、丰隆止咳化痰。

※津沽流派

处方：清肺金（以泻为主），顺运内八卦，揉外劳宫，推坎宫，揉太阳，揉风池，推揉膻中，推揉肺俞。

方义：小儿外感咳嗽者治宜疏散风邪，宣降肺气，清肺金应以泻为主，风寒咳嗽者以泻肺金、揉外劳宫、推坎宫、揉太阳、揉风池为君，揉外劳宫为温法代表手法，与推坎宫、揉太阳、揉风池合用可起到疏风解表散寒的作用；配合顺运内八卦、推揉肺俞以宣肺化痰止咳；推揉膻中则有助于宽胸理气。

※盛京流派

处方：掐揉天突，清补肺经，分推膻中，运内八卦，推三关，掐揉二扇门。

方义：掐揉天突为代表手法。清补肺经宣肺止咳为主；配以分推膻中、运内八卦理气宽胸；推三关、掐揉二扇门疏风散寒。

※滇南流派

处方：开天门，推坎宫，揉太阳，清肺经，顺运内八卦，推三关，揉外劳宫，揉二扇门，按揉天突，双指揉乳根及乳旁，按揉膻中，双指揉风门、肺俞，拿风池、肩井、合谷，摩脊柱。

操作：开天门50次，推坎宫50次，揉太阳100次，清肺经300次，顺运内八卦（在患儿手掌面，以掌心为圆心，从掌心至中指根横纹的2/3为半径，画一圆圈，此为八卦穴，自乾卦推运至兑卦）100次，推三关100次，揉外劳50次，揉二扇门100次，按揉天突50次，双指揉乳根及乳旁各50次，按揉膻中50次，双指揉风门、肺俞各50次，拿风池、肩井、合谷各5次，摩脊柱3~5遍。

方义：开天门、推坎宫、揉太阳能解表散邪；清肺经能宣肺解表；推三关能温阳散寒；揉外劳、揉二扇门具有发汗解表之功；顺运内八卦、按揉天突、双指揉乳根及乳旁、按揉膻中能宽胸理气，化痰止咳；双指揉风门、肺俞能祛风寒，调肺气；拿风池、肩井、合谷能宣通气血，发汗解表；摩脊柱能疏经通络，调和气血。

2. 风热咳嗽

【证候特点】咳嗽不爽，痰黄量少，不易咳出；鼻流黄涕，或有发热口渴，咽喉疼痛；舌质红，苔薄黄，脉浮数，指纹浮紫。

【辨证要点】咳嗽不爽，痰黄，鼻流黄涕，咽红，舌质红。

【治法】疏风清热，宣肃肺气。

【处方】开天门、推坎宫、揉太阳、清肺经各200次，退六腑、清天河水、清肺经各200次，推膻中、揉掌小横纹、揉肺俞各100次。[小儿推拿学. 中国中医药出版社. 2012.]

【方义】开天门、推坎宫、揉太阳、清肺经疏风解表，清天河水、清肺经、退六腑清热宣肺，推膻中、揉掌小横纹、揉肺俞止咳化痰，宽胸理气。

加减：痰多咳嗽者，加揉丰隆、揉脾俞各200次；肺部有湿啰音者，加揉掌小横纹200次；肺部有干啰音者，加推小横纹200次。[小儿推拿. 中国中医药出版社. 2015.]

※三字经流派

处方：退六腑，运八卦，平肝，清肺，清胃。

操作：

①退六腑：将左臂顺正，小指在下，推的部位保持在手臂的下侧，自肘横纹推至

腕横纹 10 分钟。

②顺运八卦：在患儿左手掌面，以掌心为圆心，从圆心至中指根横纹约 2/3 处为半径，画一圆圈，此为八卦穴，顺时针运八卦 5 分钟。

③平肝经：在食指掌面，由指根推至指尖 5 分钟。

④清肺经：无名指掌面由指根横纹处推至指尖 5 分钟。

⑤清胃经：从大鱼际外缘赤白肉际处，自腕横纹推至拇指根部 10 分钟。

方义：退六腑清热通腑以除热痰；顺运八卦能宽胸顺气而化痰；平肝经、清肺经宣肺清热，化痰止咳；清胃经清胃降逆，利咽止咳。

※**海派**

处方：基本方为清肺经，按天突，推揉膻中，推揉乳旁，推揉乳根，擦膻中，擦肺俞；取穴为基本方加清天河水，退六腑。

操作：

①清肺经：用拇指罗纹面着力，自小儿无名指指端直推向指节处，约 100 次。

②按天突：用中指指端着力按胸骨切迹上缘凹窝处，约 300 次。

③推揉膻中：用一指禅推或中指端揉胸骨正中、两乳连线中点处，约 30 次，再用食、中指指端自胸骨切迹向下推至剑突，约 150 次。

④推揉乳旁：用一指禅推或中指端揉乳头外旁开 2 分处，约 300 次。

⑤推揉乳根：用一指禅推或中指端揉乳头下 2 分处，约 300 次。

⑥擦膻中：用食、中、无名指罗纹面着力沿胸骨柄上下摩擦，以擦热为度。

⑦擦肺俞：用食、中、无名指指面或小鱼际擦第三胸椎下旁开 1.5 寸处，擦至局部发热。

⑧清天河水：用食、中二指面沿前臂正中自腕推向肘，约 100 次。

⑨退六腑：用拇指面或食、中指面沿前臂尺侧自肘推向腕，约 100 次。

方义：清肺经、擦肺俞以清肃肺气；按天突、推揉膻中、推揉乳旁、推揉乳根、擦膻中以宣降肺气，化痰止咳；清天河水、退六腑以清肺泄热。

※**刘开运流派**

处方：

常例开窍：开天门、推坎宫、推太阳、掐总筋、分阴阳各 24 次。

推五经：先清脾经 100 次，再补脾经 200 次，清肝经 250 次，清心经 150 次，清肺经 300 次，补肾经 100 次。

配穴：揉外劳宫 60 次，推三关 150 次，推膻中 120 次，推肺俞至发红，捏脊 3 ~ 5 遍。

关窍：按肩井 2 ~ 3 次。

偏风热者加天河水、大椎。

方义：常例开窍，其中开天门、推坎宫、推太阳又能疏风解表，配揉外劳宫，推三关加强解表之功；重清肺经，推膻中，肺俞能宣肺止咳化痰；清脾经以祛湿，再补脾经，既能防止清后伤脾，又能助脾运；按肩井关窍，偏风热者加天河水、大椎清热。

※津沽流派

处方：清肺金（以泻为主），顺运内八卦，清天河水，推坎宫，揉太阳，揉风池，推揉膻中，推揉肺俞。

方义：风热咳嗽者治以疏风解热，宣肺止咳；清肺金与推坎宫、揉太阳、揉风池合用起到疏风解表的作用；顺运内八卦、推揉肺俞以宣肺化痰止咳；推揉膻中则有助于宽胸理气；清天河水以清热生津解表。

※盛京流派

处方：掐揉天突，清补肺经，分推膻中，运内八卦，清天河水，退六腑。

方义：掐揉天突为代表手法。清补肺经宣肺止咳为主；分推膻中、运内八卦理气宽胸；清天河水、退六腑疏风清热。

※滇南流派

处方：开天门，推坎宫，运太阳，分推迎香，清肺经，运内八卦，分腕阴阳，清天河水，按揉天突，双指揉乳根及乳旁，按揉膻中，分背阴阳，推脊柱。

操作：开天门50次，推坎宫50次，运太阳100次，分推迎香50次，清肺经300次，运内八卦（患儿掌面，以掌心为圆心，从掌心至中指根横纹的2/3为半径，画一圆圈，此为八卦穴，自乾卦推运至兑卦）300次，分腕阴阳50次，清天河水100次，按揉天突10次，双指揉乳根及乳旁各50次，按揉膻中50次，分背阴阳100次，直推脊柱，从上到下20~30遍。

方义：开天门、推坎宫、运太阳能解表散邪；分推迎香能宣肺气，通鼻窍；清肺经能宣肺解表；运内八卦能宽胸理气；分腕阴阳可以行痰散结；清天河水可退热；按揉天突、双指揉乳根及乳旁、按揉膻中能宽胸理气，化痰止咳；分背阴阳具有调肺气，理气血之功；推脊柱可以清热。

3. 风燥咳嗽

※海派

证候特点：干咳无痰或痰少不易咳出；鼻燥口渴，大便干燥，小便黄赤，或有形寒、身热等表证；舌苔薄黄而干，尖红，脉数。

辨证要点：干咳无痰或痰少不易咳出，鼻燥口渴，大便干燥，小便黄赤；舌苔薄黄而干。治法：疏风清肺，润燥止咳。

处方：基本方为清肺经，按天突，推揉膻中，推揉乳旁，推揉乳根，擦膻中，擦肺俞。取穴为基本方加揉二人上马，揉内劳宫。

操作：

①清肺经：用拇指罗纹面着力，自小儿无名指指端直推向指节处，约100次。

②按天突：用中指指端着力按胸骨切迹上缘凹窝处，约 300 次。

③推揉膻中：用一指禅推或中指端揉胸骨正中、两乳连线中点处，约 30 次，再用食、中指指端自胸骨切迹向下推至剑突，约 150 次。

④推揉乳旁：用一指禅推或中指端揉乳头外旁开 2 分处，约 300 次。

⑤推揉乳根：用一指禅推或中指端揉乳头下 2 分处，约 300 次。

⑥擦膻中：用食、中、无名指罗纹面着力沿胸骨柄上下摩擦，以擦热为度。

⑦擦肺俞：用食、中、无名指指面或小鱼际擦第三胸椎下旁开 1.5 寸处，擦至局部发热。

⑧揉二人上马：拇指端揉手背无名及小指掌指关节后陷中，约 100 次。

⑨揉内劳宫：中指端揉掌心中，屈指时中指、无名指之间中点，约 100 次。

方义：清肺经、擦肺俞以清肃肺气；按天突、推揉膻中、推揉乳旁、推揉乳根、擦膻中以宣降肺气，化痰止咳；揉二人上马、揉内劳宫以养阴清热。

4. 痰热咳嗽

【证候特点】咳嗽痰多，色黄黏稠难咳；或伴发热口渴，烦躁不安，小便黄少，大便干燥；舌质红，苔黄腻，脉滑数，指纹青紫。

【辨证要点】咳嗽痰多色黄，舌质红、苔黄腻等里热症状。

【治法】清热泻肺，宣肃肺气。

【处方】清天河水、清肺经各 200 次，推揉膻中、揉乳旁、揉乳根各 200 次，掐揉板门、揉掌小横纹、顺运内八卦、按揉天突、按弦走搓摩各 100 次。［小儿推拿．中国中医药出版社．2015．］

【方义】清天河水、清肺经宣肺泄热，化痰止咳；掐四横纹、掐小横纹、掐肾纹、掐揉板门、揉掌小横纹清热化痰，散结排痰；按揉天突、按弦走搓摩化痰散结，降气平肝；推揉膻中、揉乳旁、揉乳根、顺运内八卦宽胸理气，化痰止咳。

加减：痰多者，加揉丰隆、揉脾俞各 200 次；心烦甚者，加揉小天心 200 次。

※**津沽流派**

处方：清肺金（以泻为主），泻大肠，揉掌小横纹，顺运内八卦，清天河水，揉乳根乳旁，推揉膻中，推揉肺俞。

方义：清肺金、揉乳根乳旁、揉掌小横纹、顺运内八卦为君，以宽胸理气，止咳化痰，其中揉乳根乳旁、揉掌小横纹、推揉膻中、推揉肺俞有助于通肺气，止咳喘，化痰湿；清天河水与泻大肠分别为清法与下法的核心特定操作，二者配合施用可引热下行，给热邪以出路，清泄肺热。

※**盛京流派**

处方：掐揉天突，清补肺经，分推膻中，运内八卦，退六腑，揉丰隆。

方义：掐揉天突为代表手法。清补肺经宣肺止咳为主；配以分推膻中、运内八卦理气宽胸；痰热咳嗽加退六腑、揉丰隆清肺化痰。

※滇南流派

处方：清肺经，清胃经，清大肠，顺运内八卦，清天河水，退六腑，揉掌小横纹，按揉天突，双指揉乳根及乳旁，按揉膻中，摩腹，分背阴阳，揉龟尾，推下七节骨，摩脊柱。

操作：清肺经 300 次，清胃经 300 次，清大肠 200 次，顺运内八卦 100 次，清天河水 100 次，退六腑 100 次，揉掌小横纹 100 次，按揉天突 50 次，双指揉乳根及乳旁各 50 次，按揉膻中 50 次，摩腹 3 分钟，分背阴阳 100 次，揉龟尾 100 次，推下七节骨 100 次，摩脊柱，从上到下 3~5 遍。

方义：清肺经能宣肺清热；清胃经能清利中焦湿热；清大肠可以清利肠腑；顺运内八卦可宽胸理气；清天河水、退六腑能清脏腑实热；揉掌小横纹可清热散结，宣肺化痰；按揉天突、双指揉乳根及乳旁、按揉膻中可宽胸理气，止咳化痰；摩腹能理气消食；分背阴阳具有调肺气，理气血之功；揉龟尾、推下七节骨能泻热通便；摩脊柱能疏经通络，调和气血。

5. 痰湿咳嗽

【证候特点】咳嗽痰多，色白清稀；胸闷纳呆，困倦乏力；舌质淡红，苔白滑，脉滑。

【辨证要点】咳痰清稀，色白量多，纳呆，舌质淡红，苔白滑。

【治法】燥湿化痰，宣肃肺气。

【处方】补肺经、补脾经、揉脾俞、摩中脘、按揉足三里、按揉阴陵泉各 200 次，按揉天突、推揉膻中、揉乳旁、揉乳根各 200 次，顺运内八卦、按弦走搓摩各 100 次。[小儿推拿. 中国中医药出版社. 2015.]

加减：痰多者，加揉丰隆 200 次；腹泻者，加补大肠、推上七节骨、揉龟尾各 100 次；久咳体虚者，加捏脊 5 次，揉肾俞、补肾经各 100 次。

※三字经流派

处方：清肺，清补脾，运八卦。

操作：

①清肺经：无名指掌面由指根横纹处推至指尖 10 分钟。

②清补脾经：在拇指外侧，由指尖到指根来回推 5 分钟。

③运八卦：在患儿左手掌面，以掌心为圆心，从圆心至中指根横纹约 2/3 处为半径，画一圆圈，此为八卦穴，顺时针运八卦 5 分钟。

方义：清肺经宣肺化痰止咳；清补脾经运脾化湿，脾能健运，痰湿渐化，则咳嗽可愈；顺运八卦宽胸理气，化痰止咳。

※津沽流派

处方：清肺金（以泻为主），补脾土，顺运内八卦，揉五指节，推揉膻中，推揉肺俞。

方义：清肺金、顺运内八卦、揉五指节、推揉膻中、推揉肺俞为君，以宣肺化痰止咳；配合补脾土健脾化湿，燥湿化痰。

※盛京流派

处方：清补肺经，运内八卦，分推膻中，揉天突，补脾经，揉丰隆。

方义：清补肺经、揉天突宣肺止咳；分推膻中、运内八卦理气宽胸；痰湿咳嗽加补脾经、揉丰隆健脾利湿。

※滇南流派

处方：清肺经，补脾经，清胃经，揉板门，顺运内八卦，按揉天突，双指揉乳根及乳旁，按揉膻中，揉中脘，揉脐及天枢，摩腹，双指揉风门、肺俞，摩脊柱。

操作：清肺经 300 次，补脾经 300 次，清胃经 100 次，揉板门 50 次，顺运内八卦 100 次，按揉天突 50 次，双指揉乳根及乳旁 50 次，按揉膻中 50 次，揉中脘 50 次，揉脐及天枢各 50 次，摩腹 3 分钟，双指揉风门、肺俞各 50 次，摩脊柱 3~5 遍。

方义：清肺经能宣肺清热；补脾经可以健脾助运；清胃经能清利中焦湿热；揉板门可消食导滞，运达上下之气；顺运内八卦可理气化痰；按揉天突、双指揉乳根及乳旁、按揉膻中可宽胸理气，止咳化痰；揉中脘、揉脐及天枢、摩腹能理气消食；双指揉风门、肺俞祛风寒，调肺气；摩脊柱能疏经通络，调和气血。

6. 阴虚咳嗽

【证候特点】久咳不愈，干咳少痰或痰黏难咳；口咽干燥，声音嘶哑，手足心热或潮热盗汗，唇红；舌质红，苔少或花剥，脉细数，指纹淡紫。

【辨证要点】久咳不愈，干咳少痰，舌质红，苔少或花剥，脉细数。

【治法】养阴润肺，化痰止咳。

【处方】清肺经、清肝经、补肾经、推揉膻中、揉乳旁、揉乳根各 200 次，揉二马、点揉天突、按弦走搓摩各 100 次，揉肾俞、揉三阴交、推擦涌泉各 200 次。[小儿推拿. 中国中医药出版社. 2015.]

【方义】清肺经、清肝经清肺平肝，降气化痰；补肾经、推擦涌泉、揉肾俞、揉三阴交、揉二马补肾滋阴，退虚热，润肺止咳；点揉天突、按弦走搓摩化痰散结，降气平肝，引气下行而止咳；推揉膻中、揉乳旁、揉乳根宽胸理气，化痰止咳。

加减：久咳体虚者，加捏脊 5 次，揉足三里 100 次；虚热甚者，加清天河水 100 次。

※三字经流派

处方：清肺（加重），清补脾，揉二马。

操作：

①清肺经：无名指掌面由指根横纹处推至指尖 10 分钟。

②清补脾经：在拇指外侧，由指尖到指根来回推 5 分钟。

③揉二马：按住大鱼际正中，左右旋揉同数，揉5分钟。

方义：清肺经宣肺化痰止咳，加重推拿手法以清其余热；清补脾经以健脾益肺；揉二马以养阴生津，使阴液充沛则燥咳自止。

※津沽流派

处方：清肺金（以补为主），补肾水，补脾土，揉二人上马，顺运内八卦，清天河水，推揉膻中，推揉肺俞。

方义：清肺金、补肾水、揉二人上马、推揉肺俞为君，四者合用金水相生，养阴润肺；天河水为清热之核心特定穴，清天河水与揉二人上马配合施用可清热润燥；推揉膻中、顺运内八卦以宣肃肺气；补脾土益气培中，调和气血。

※盛京流派

处方：掐揉天突，清补肺经，分推膻中，运内八卦，补肾经，揉二马。

方义：掐揉天突为代表手法；清补肺经宣肺止咳为主；配以分推膻中、运内八卦理气宽胸补肾经、揉二马滋补肺阴。

※滇南流派

处方：补肺经，补肾经，揉二人上马，清天河水，运内劳宫，按揉天突，双指揉乳根及乳旁，按揉膻中，推涌泉，按揉肺俞、脾俞、肾俞，捏脊。

操作：补肺经300次，补肾经300次，揉二人上马100次，清天河水100次，运内劳宫30次，按揉天突50次，双指揉乳根及乳旁各50次，按揉膻中50次，推涌泉（自足掌心前1/3与后2/3交界处的凹陷向足趾方向直推）100次，按揉肺俞、脾俞、肾俞各50次，捏脊3~5遍。

方义：补肺经能补益肺气；补肾经能补肾纳气；揉二人上马可以滋阴补肾，顺气散结；清天河水、运内劳、推涌泉可以清虚热；按揉天突、双指揉乳根及乳旁、按揉膻中可宽胸理气，止咳化痰；按揉脾俞、肺俞、肾俞可以调肺气，健脾胃，补肾气；捏脊能调阴阳，理气血，和脏腑。

7. 肺虚久咳

※三字经流派

证候特点：咳而无力，痰白清稀；面色㿠白，气短懒言，动则汗出，食少便溏；舌淡。

治法：滋阴润燥，培土生金。

处方：揉二马，清补脾。

操作：

①揉二马：按住大鱼际正中，左右旋揉同数，揉10分钟。

②清补脾经：在拇指外侧，由指尖到指根来回推10分钟。

方义：肺金在上宜清肃，肾水在下宜上滋，金水相生，揉二马以滋阴润肺，顺气化痰而除久咳；清补脾经以健脾助运，达培土生金之功。

8. 久咳气虚

※津沽流派

证候特点：咳嗽日久，咳声无力，痰白清稀；气短懒言，语声低微，倦怠乏力，畏寒肢冷，动则汗出，面色苍白；舌质淡嫩，指纹色淡而细，脉细无力。

治法：健脾补肺，益气化痰。

处方：清肺金（以补为主），补脾土，顺运内八卦，揉丹田，推揉膻中，推揉肺俞。

方义：补肺金、补脾土、揉丹田培土生金，补益脾肺之气，健脾以燥湿化痰；丹田可调和腹部气血，使小儿经气得疏，正气得复；配合运内八卦、推揉膻中、推揉肺俞以宣肺化痰止咳。

※盛京流派

处方：掐揉天突，清补肺经，分推膻中，运内八卦，补脾经，揉肺俞。

方义：掐揉天突为代表手法。清补肺经宣肺止咳为主；配以分推膻中、运内八卦理气宽胸；补脾经、揉肺俞健脾益气补肺。

9. 脾肺气虚

※滇南流派

证候特点：咳嗽日久，咳声低微；神倦好卧；舌淡苔薄，脉弱。

治法：健脾益肺，化痰止咳。

处方：补肺经，补脾经，揉板门，揉外劳，推三关，按揉天突，双指揉乳根及乳旁，按揉膻中，按揉肺俞、脾俞、足三里，捏脊。

操作：补肺经 300 次，补脾经 300 次，揉板门 50 次，揉外劳 50 次，推三关 100 次，按揉天突 50 次，双指揉乳根及乳旁各 50 次，按揉膻中 50 次，按揉肺俞、脾俞、足三里各 50 次，捏脊 3~5 遍。

方义：补肺经能补益肺气；补脾经能健脾益气；揉板门可以消食导滞，运达上下之气；揉外劳能温阳散寒；推三关能补气行气；按揉天突、双指揉乳根及乳旁、按揉膻中可宽胸理气，止咳化痰；按揉脾俞、肺俞、足三里可以调肺气，健脾胃；捏脊能调阴阳，理气血，和脏腑。

10. 外感咳嗽

※孙重三流派

证候特点：初起咳嗽痰稀；鼻塞流涕，头身疼痛，恶寒无汗；苔薄白，脉浮紧，指纹浮红。

治法：疏风解表，宣肺止咳。

处方：开天门，运太阳，运耳后高骨，运八卦，推揉膻中，揉肺俞，推肺经，分手阴阳，掐二扇门，天门入虎口，按肩井。

操作：

①开天门：医者用两拇指自眉心向额上交替直推至天庭30~50次。

②运太阳：用中指端运太阳穴30次。

③运耳后高骨：用拇指或食、中指指端在耳后高骨上做由此及彼的弧形或环形运动30次。

④运八卦：医者先以左手持患儿左手之四指，使掌心向上，同时拇指按定离宫，再以右手食、中二指夹住患儿之拇指，然后以拇指自乾向坎运至兑宫为一遍。在运至离宫时，应从左手拇指上运过，否则恐动离火。运50~100次。

⑤掐二扇门：以两手拇指或食指掐100~500次。

⑥天门入虎口：医者以左手拇、中二指捏患儿拇指，食指托儿指根，右手食、中二指夹住患儿的食、中、无名、小四指，使手指向上，手掌向外，再以拇指侧面自患儿拇指尖尺侧沿赤白肉际，推到虎口。推100~200次。

⑦推肺经：用推法自无名指掌面末节指纹起推至指尖为清，推100~200次。

⑧分手阴阳：用两手拇指指腹，从小天心穴向两侧分推至阴池和阳池，推100~300次。

⑨推揉膻中：用食指、中指自胸骨切迹向下推揉至剑突，100~300次。

⑩揉肺俞：用两拇指或食、中二指端揉，称揉肺俞，揉50~100次。

⑪按肩井：医者以左手中指，掐按患儿之肩井穴，再以右手拇、食、中三指紧拿患儿之食指和无名指，使患儿之上肢伸直摇之。摇20~30次。

方义：开天门、运太阳、运耳后高骨疏风解表；揉肺俞、推肺经宣肺止咳；揉膻中、运八卦理气化痰止咳；天门入虎口健脾理气；按肩井行一身之气血，收敛肌表。

※张汉臣流派

证候特点：咳嗽，鼻流清涕，面赤唇红，鼻塞，声重，胸闷等。

处方：主穴为揉小天心穴3分钟，揉乙窝风穴3分钟，推补肾水穴5分钟，推清板门穴3分钟，推清天河水穴1分钟。配穴为逆运内八卦穴2分钟，推四横纹穴4分钟，推清肺金穴5分钟，揉小横纹穴5分钟，揉二人上马穴3分钟。

方义：揉小天心穴，配揉乙窝风穴，疏风解表；补肾水、清板门、清天河穴，滋阴清热，泻心火，消面赤唇红；逆运内八卦、推四横纹，宽中利膈，并除胸闷，又能消食消胀；清肺金穴、揉小横纹穴，顺气化痰，肃肺止咳；再揉二人上马，利湿利尿，加强疗效。

11. 内伤咳嗽

※孙重三流派

证候特点：久患咳嗽，入夜则甚，身发微热，口干恶饮，肌肉消瘦。

治法：健脾益肺，顺气止咳。

处方：分手阴阳（阳轻阴重），运八卦，推脾土，推肺经，补肾水，按弦搓摩，推揉膻中，揉肺俞，推三关，退六腑，掐二人上马，天门入虎口。

操作：

①分手阴阳（阳轻阴重）：医者两手食指固定患儿掌根之两侧，中指托住患儿手背，无名指、小指固定患儿的四指，然后以两拇指自小天心处向两旁分至阳池、阴池，阴池侧略重。推100~150次。

②运八卦：用拇指面自乾向坎运至兑为一遍，在运至离时轻轻而过，运100~300次。

③推脾土：医者以左手握住患儿之手，同时以拇、食二指捏患儿拇指，使之微屈，再以右手拇指自患儿拇指尖推向板门为补。推100~200次。

④推肺经：用推法自无名指掌面自指尖向末节指纹推100~200次。

⑤补肾水：医者先以左手握住患儿之手，使手掌向上，再以右手拇指由阴池推到小指尖，推100~200次。

⑥推三关：令患儿侧置其掌，手心向内，医者以左手持患儿之左手，食指在下伸直，托患儿前臂，再以右手食、中二指，自桡侧大横纹头，直上推至曲池。推100~200次。

⑦退六腑：令患儿之掌侧置，手心向内，医者以左手持患儿之左手，食指在上伸直，抚患儿前臂，再以右手食、中二指自肘尖推至大横纹头。推100~200次。

⑧掐二人上马：以拇指指甲掐之，继以揉之，3~5次。

⑨天门入虎口：医者以左手拇、中二指捏患儿拇指，食指托患儿指根，右手食、中二指夹住患儿的食、中、无名、小四指，使手指向上，手掌向外，再以拇指侧面自患儿拇指尖尺侧沿赤白肉际，推到虎口，推100~200次。

⑩推揉膻中：用食指、中指自胸骨切迹向下推揉至剑突，100~300次。

⑪揉肺俞：用两拇指或食、中二指端揉，称揉肺俞，揉50~100次。

⑫按弦搓摩：令人抱患儿于怀中，最好能将患儿两手交叉搭在两肩上，医者以两手从患儿两胁搓摩至肚角处50~100次。

方义：脾为生痰之源，肺为储痰之器，推肺经、推脾土、揉肺俞化痰止咳；推揉膻中、运八卦、按弦搓摩调理气机；掐二人上马、补肾水滋阴补肾；推三关、退六腑平衡阴阳；天门入虎口健脾理气；分阴阳（阳轻阴重）重在调阴，以平衡阴阳。

※张汉臣流派

证候特点：久咳，身微热，或干咳，身体羸瘦。

处方：主穴为补脾土穴5分钟，揉乙窝风穴4分钟，逆运内八卦穴2分钟，推四横纹穴4分钟。配穴为推补肾水穴7分钟，清板门穴5分钟，清肺金穴5分钟，揉二人上马穴3分钟，清天河水穴1分钟。

方义：补脾土、揉乙窝风，健脾温中化痰；逆运内八卦、推四横纹，和中利膈，又解胸闷，增进乳食，加强消化；补肾水、清板门，滋阴清虚热；清肺金、揉二人上马、清天河水，顺气化痰，清热止咳，利湿利尿。

※海派

处方：补脾经，补肾经，补肺经，按揉足三里，揉肺俞，揉肾俞。

操作：

①补肺经：用拇指罗纹面着力，在小儿无名（环）指罗纹面做旋推，约300次。

②补脾经：用拇指罗纹面着力，在小儿拇指罗纹面做旋推，约300次。

③补肾经：用拇指罗纹面着力，在小儿小指罗纹面做旋推，约300次。

④揉足三里：用拇指端着力，在小儿外膝眼下3寸、胫骨旁开1寸处做按揉法，约50次。

⑤揉肾俞：一指禅推或指揉小儿背部第二腰椎棘突下两侧旁开1.5寸肾俞处，约100次。

⑥揉肺俞：一指禅推或指揉小儿背部第三胸椎棘突下两侧旁开1.5寸肺俞处，约100次。

方义：补脾经、补肾经、补肺经、按揉足三里、揉肺俞、揉肾俞大补肺脾肾，固本培元。

※刘开运流派

证候特点：久咳不止，咳嗽频作或阵作，尤以早晚为甚，或干咳少痰，或咳痰不爽；身微热，盗汗，或咳而无力，神疲气短，形体消瘦，食欲不振，面色白，自汗；唇舌淡红，指纹青蓝。

治法：养肺止咳，健脾益气。

处方：

常例开窍：开天门、推坎宫、推太阳、掐总筋、分阴阳各24次。

推五经：补脾经250次，清肝经200次，清肺经100次，补肺经300次，补肾经150次。

配穴：推膻中120次，揉中脘120次，按揉足三里100次，推肺俞至发红，捏脊3~5遍。

关窍：按肩井3~5次。

久咳气虚者，捏脊、推肺俞、补肾经首次加倍；阴虚久咳者揉按二马；兼痰多喘咳者加天突、定喘、风门、创新、丰隆。

方义：常例开窍；推五经调理脏腑，其中重补脾经、肺经，健脾养肺；清肝经以防止肝火旺而伤脾肺，补肾经以助脾肺；推膻中、推肺俞，宽胸理气，宣肺止咳；揉中脘、按揉足三里健脾胃，助运化；按肩井关窍。

六、特色技法

1. 孙重三流派

名称：推揉膻中，推胸八道。

操作：

①推揉膻中时，医者以两手二至五指，扶患儿两胁，两拇指同时于膻中穴（在胸骨中央，即两乳中间）向左右分推 20 ~ 30 次；再以右手食、中二指由胸骨柄向下推至膻中穴，推 20 ~ 30 次；最后以中指按膻中穴揉之。

②推胸八道是医者以两手拇指桡侧缘，自胸骨柄起，沿 1 ~ 5 肋间隙顺序向左右分推，推 20 ~ 50 次。

方义：推揉膻中和推胸八道是孙重三流派较为常用的特色手法。膻中穴为气之会穴，居胸中，胸背属肺，推揉膻中能宽胸理气，止咳化痰，对各种原因引起的胸闷、吐逆、痰喘咳嗽均有效。分推八道是孙重三先生的特色操作，其他历代文献未见记载。该法有理气宽胸、宣畅肺气的作用。两法相配，作用于前胸后背，其理气止咳化痰的作用更佳，外感咳嗽、内伤咳嗽、痰壅喘鸣、胸闷等都可应用。

2. 海派——独穴治疗

名称：天突穴治疗咳嗽痰湿阻肺证。

穴位：胸骨切迹上缘凹窝处。

操作：用中指指端着力，按胸骨切迹上缘凹窝处，约 100 次。

3. 滇南流派

手法：振法、搓法、擦法。

名称：燥湿化痰法治疗咳嗽。

穴位：腹、胁肋、肺俞。

操作：①振腹 3 分钟；②在背部，双手紧贴胁肋部从上至下搓摩，搓动快，移动慢，以胁肋部发热为度；③双手擦双侧肺俞，以热为度。

七、现代医学认识

（一）诊断要点

1. 注意了解咳嗽发生、加剧的时间，咳痰色、量、性状及伴随症状。
2. 注意咽喉部、鼻部及胸部的望诊；注意咳嗽的声音及肺部的体征。
3. 咳嗽剧烈伴发热或病程长者，做血常规、痰培养、胸部 X 线、肺功能等检查。

（二）临证鉴别

1. 肺炎　喘嗽以发热、咳嗽、痰壅、气急、鼻煽为主要症状，重者涕泪俱闭、面色苍白或面唇发绀，肺部听诊可闻及中细湿啰音。

2. 哮喘　哮喘可伴有咳嗽，但哮喘以反复发作性的哮鸣气喘为主症，典型发作时肺部可闻及呼气延长及哮鸣音。

八、古籍辑录

1.《素问·咳论》 黄帝问曰：肺之令人咳，何也？岐伯对曰：五脏六腑皆令人咳，非独肺也。帝曰：愿闻其状。岐伯曰：皮毛者，肺之合也，皮毛先受邪气，邪气以从其合也。其寒饮食入胃，从肺脉上至于肺，则肺寒，肺寒则外内合邪，因而客之，则为肺咳。

2.《小儿药证直诀·咳嗽》 有肺盛者，咳而后喘，面肿，欲水，有不饮水者，其身即热，以泻白散泻之。有肺虚者，咳而哽气，时时长出气，喉中有声，此久病也，以阿胶散补之。

3.《小儿卫生总微论方·咳嗽论》 治嗽大法，盛则下之，久则补之，风则下之，更量大小虚实，意以施治……又有停饮作痰者，由儿乳饮失宜，致脾胃不和，停滞其饮不散，留结成痰，随气上干于肺而嗽者，此为痰嗽。

4.《小儿推拿广意》 咳嗽虽然分冷热，连声因肺感风寒。眼浮痰盛喉中响，戏水多因汗未干……治宜：推三关、六腑、肺经（往上一百二十）、二扇门、二人上马、五总（六转六掐）；多揉肺俞穴、掐五指节、合谷、运八卦、多揉大指根、掐精宁穴、涌泉、天门入虎口、板门……痰壅气喘，掐精灵穴，再掐板门。痰结壅塞，多运八卦。干咳，退六腑。痰咳，退肺经、推脾、清肾、运八卦。气喘掐飞经走气，并四横纹。

5.《小儿推拿直录》 风寒咳嗽，推三关、六腑、肺经，往上一百二十下。六捏六转二扇门、二人上马、五经。多揉肺俞穴、大指根、捏五指节、合谷、运八卦。若痰者，分运之，捏精灵穴、板门，天门入虎口，若痰涌气喘者，多捏精灵、板门二穴。干咳者，退六府。气喘者，飞经走气、捏四横纹。

6.《厘正按摩要术》 咳嗽……分阴阳二百遍，推三关一百遍，退六腑一百遍，推肺经二百遍，掐二扇门二十四遍，掐二人上马二十四遍，揉肺俞穴二百遍，掐五指节二十四遍，掐合谷二十四遍，运八卦一百遍，揉大指根一百遍，掐精灵三十六遍，掐板门二十四遍。痰结壅塞加运八卦一百遍，干咳加退六腑一百遍，痰咳加推肺经加脾经、加清肾水、加运八卦各一百遍，气喘加飞经走气五十遍，凡推用葱水。

7.《推拿捷径》 治咳嗽痰多吐泻等症，应掐大横纹，大横纹即总心经。小天心在掌根，为诸经之祖。以指甲掐之，众经皆动，百病皆效。咳甚再掐中指一节，痰多再掐手背一节。指甲为筋之余，掐内侧止吐，掐外侧止泻……治咳嗽多痰，昏迷呕吐，应掐肺经，肺经在无名指第一节。又掐离宫及乾宫……治咳嗽痰多，应推肺金，其穴即无名指端。法以蘸汤推之。性主温通，能止嗽化痰。

九、循证推拿

循证 1 [小儿推拿"肃肺法"治疗小儿风寒咳嗽的临床效果观察．中国继续医学教育，

2017，9（12）：211－212.]

【处方】

"肃肺法"操作方法：

（1）患儿取仰卧位或医生抱坐位，医者以拇指指腹自眉心交互推至前发际，连续进行 50～100 次。

（2）以双手中指和食指点揉两侧云门、中府穴 1～2 分钟。

（3）患儿取仰卧位，以拇指从璇玑穴起，沿着肋间隙由中间向两侧推摩，从上到下沿肋间隙到鸠尾穴止，反复连续进行 10～20 遍。

（4）患儿抱坐，医者双掌一前一后夹持患儿前胸后背，从上至下依次推摩、搓揉、叩击并挤压，从上到下为 1 遍，操作 5～10 遍。

（5）取坐位，以左手固定头部，右手掌小鱼际放置在头颈相交的位置及胸脊柱两旁，对其进行反复摩擦直至发烫，再用拇指和食指由轻到重点揉双侧风池穴 5～10 下。

（6）点揉双侧外劳宫 1 分钟，逆运八卦 2 分钟，再按推揉双侧前臂肺经线，男患儿由右侧太渊穴按揉到右侧尺泽穴，再从左侧尺泽穴按揉到左侧太渊穴 3～5 分钟，女患儿则反之。

以上手法每日一次。5 天为一疗程。

【按语】

推拿治疗中通过开天门作为起式，可发挥调和阴阳气血，疏风解表之功效，云门、中府穴为肺气出入之门户，点揉之具有宣肺止咳之效；对璇玑穴至鸿尾穴肋间部按摩推揉可宽胸理气，宣发肺气之功效；同时通过小鱼际摩擦脊旁两侧，头颈相交如风池穴、风府穴等部位，通过对该部位进行摩擦生温，可促使经络疏通，发汗解表；肃肺法主要是以双掌对患儿前胸、后背进行挤压、搓揉，其可实现对肺阳气的激发，从而达到散寒降逆、化痰止咳的功效；另对外劳宫穴、内八卦及肺经（男患儿右升左降，女患儿左升右降）线的按推揉，即可较好地达到补益阳气，温里散寒之效。

循证2 [推拿治疗小儿外感咳嗽的疗效观察.湖北中医杂志，2015，37（10）：67.]

【处方】

手法选用推法、揉法、捏法、擦法、搓法。术者手温暖，介质为滑石粉，手法柔和均匀，患儿每天均坚持推拿。基本方法：清肺经 500 次，清肝经 500 次，运内八卦 400 次，清天河水 500 次，开天门 200 次，推坎宫 200 次，揉太阳 200 次，耳后高骨 200 次，揉丰隆穴 500 次，掌小横纹 400 次，工字搓，捏脊 3 遍，1 天 2 次，时间在半个小时内，上下午各 1 次，6 天为 1 个疗程。在基本手法的基础上，辨证加减。风热咳嗽加二人上马 600 次，涌泉穴 300 次，清板门 300 次；风寒咳嗽加推三关 300 次，补脾经 500 次，补肾经 300 次。

【按语】

由于小儿属稚阴稚阳之体，脏腑娇嫩，形气未充，不耐邪侵，外邪侵犯肺卫，壅遏肺络，气机宣降失司，肺气上逆，则致咳嗽。小儿一般少有寒、虚体质，即使是受了风寒，也容易入里化热，因此所患病以热病为主。清天河水、清板门、二人上马推拿手法均有滋阴清热，泄心火的作用；清肺经、清肝经、运内八卦、揉丰隆均可宽胸理气化痰，肃肺止咳。捏脊和工字搓，分别作用于督脉及膀胱经，可调阴阳，通经络，和脏腑元气，从而达到阴阳平衡，调和脏腑，治病强身的目的。

循证3 ［小儿推拿治疗儿童感冒后咳嗽64例. 广西中医药大学学报，2015，18（02）：25 - 26.］

【处方】

补脾经：在拇指桡侧赤白肉际处从指尖推向指根300次；清肺经：在无名指掌面从指根推向指尖300次；运八卦：掌中围绕掌心内劳宫穴1周，运300次。痰湿者加丰隆、阴陵泉，各按揉100次；食滞者清大肠经200次；虚寒者推三关100次。每天治疗1次，1周为1个疗程，治疗2个疗程。

【按语】

《医学三字经·咳嗽》曰："肺为脏腑之华盖，呼之则虚，吸之则满，只受得本脏之正气，受不得外来之客气，客气干之则呛而咳矣。"《幼幼集成·咳嗽证治》云："初伤于肺，继动脾湿也，在小儿由风寒乳食，不慎而致病者尤多。"脾土为中宫，肺主清肃，位居于中宫之上，畏热畏寒，赖中央中和之气以为养。肺为贮痰之器，中宫健运水湿，则痰不生而肺得宁静；肺属金而脾属土，土能生金；肺吸之则满，升之则气上，所以不宜用补法，如欲补肺，可用补脾法以培土生金；大抵补则气升，清则气降，清补则通和气血；运八卦具有宽胸利膈，助气调气之功，可加强中气的运化力量。

小儿脏气轻灵，随拨随应，根据五行相生原理，实则清之，虚则补之。本研究主要采用小儿推拿补脾经、清肺经、运八卦等手法治疗儿童感冒后咳嗽，疗效满意。

循证4 ［推拿治疗小儿咳嗽60例疗效观察. 湖北中医杂志，2014，36（10）：49 - 50.］

【处方】

基本方为双凤展翅，清肺平肝，运内八卦，点揉天突，肃肺，搓摩胁肋。

辨证加减：风寒咳嗽加揉外劳宫，拿风池与颈夹脊；风热咳嗽加清天河水，大椎；痰湿咳嗽加纹路推法，按揉丰隆，捶背法；痰热咳嗽加纹路推法，揉膻中并乳旁乳根；阴虚咳嗽加补肾经，揉二马，水底捞明月；气虚咳嗽基本方去清肺平肝，加补肺，补脾，揉足三里。

【操作】

双凤展翅（先提双耳，每3次1节拍，提9个节拍，后依次点掐承浆、颊车、听宫、太阳、眉心和人中，每穴点掐5~8次）3~5遍，清肺平肝3分钟，运内八卦2~

3 分钟，点揉天突（点揉或振揉约 1 分钟，或拨揉 1~3 次），肃肺（抱儿侧向坐于医之大腿上，双掌一前一后挟持患儿前胸后背，从上至下依次推抹，搓揉、振和叩击各 5~8 次）3~5 遍，搓摩胁肋 1 分钟。上述操作 1 日 1 次，每次 20~30 分钟，6 次为 1 疗程。

【按语】

在选取穴位时尽可能的灵活全面，在治疗选穴上应远端取穴和近端取穴相结合，远端取穴如取了手上的内外八卦穴、肺经穴、四横纹穴等；近端取穴都在胸背部，如肃肺法，按揉肺俞。而且治疗时需要注意运用五脏间的相生相克法，如可以通过补脾以培土生金法来补肺金，通过补肾以金水相生法来补肺阴，还可以通过通大便来泄肺热等。治疗时还应注意在穴位下探查有无小块状、条索状阳性物，常可在肺俞、脾俞等处发现。用推法、拨法、按揉法使之消散，有利于咳嗽的治疗。

循证 5 ［补脾益气推拿法治疗小儿慢性咳嗽的临床研究．光明中医，2015，30（03）：559－560.］

【处方】

补脾经 300 次，补肺经 300 次，揉板门 2 分钟，运内八卦 300 次，捏脊 5~8 遍，按揉天突、膻中、脾俞、肺俞每穴各 2 分钟。加减：痰多者加按揉丰隆穴 2 分钟，气虚者加揉气海、关元穴各 2 分钟，鼻塞流涕者加揉迎香穴 2 分钟，大便秘结加清大肠经 300 次，便溏加补大肠 300 次，发热者加清天河水 300 次。推拿治疗每日 1 次。

【按语】

中医学认为，小儿慢性咳嗽多因禀赋不足、素体虚弱，或感受外邪后日久不愈，或饮食不洁，耗伤正气，使疾病迁延难愈，患儿大都陷于正虚邪恋的状态，常虚实夹杂。《脾胃论》曰："脾胃虚则肺最受病。"脾胃为后天之本，脾气健旺则水谷精微之气上注于肺，故肺气之强弱与否，赖于后天脾胃之气。江育仁提出的"易感儿病机关键不在邪多而在正虚"，也是强调抵抗力的重要性。若脾胃虚弱，土不生金，肺主表，肺卫失养腠理疏松，外邪侵袭，肺首当其冲，邪气侵入，迁延难愈。同时，由于脾与肺是母子相关，肺气不足，亦会影响及脾，意即"子盗母气"，故本治疗确立"虚则补其母"，使用"培土生金"之法，即运用补脾法来补肺气，健全肺之卫外功能，使脾健胃强，气血化源充足，肺气得养，提高机体免疫功能，增强患儿体质，进而扶助小儿的正气，正气足则外邪难以入侵。从而治疗小儿的慢性咳嗽。

循证 6 ［推拿治疗小儿外感咳嗽 64 例．河南中医，2013，33（12）：2205.］

【处方】

手法选用运法、推法、揉法、捏法、擦法。介质为滑石粉。

基本方法：推坎宫、揉太阳、开天门、清肺经、分推膻中、揉肺俞、提捏肺脏在背部体表投影。

辨证加减：①风寒咳嗽：加揉外劳宫、运内八卦、推三关、清肺经、推坎宫、揉太阳、开天门各 200 下，运内八卦、推三关、揉外劳宫、分推膻中、揉肺俞各 100 下，提捏肺脏在背部体表投影以皮肤发红为度。②风热咳嗽：加清肝经、清天河水、退六腑、揉掌小横纹、清肺经、推坎宫、揉太阳、开天门各 200 下，清肝经、清天河水、退六腑、揉掌小横纹、分推膻中、揉肺俞各 100 下，提捏肺脏在背部体表投影以皮肤发红为度。

每日 1 次，5 次为 1 个疗程。手法要求柔和均匀。

【按语】

方中推坎宫、揉太阳、开天门、清肺经奏疏风解表之功；分推膻中、运八卦能宣通气机，宽胸顺气，化痰止咳；清肺经、清天河水、退六腑清热宣肺；推三关、揉外劳宫温阳散寒，宣肺止咳；揉掌小横纹以止咳化痰。由于小儿肺脏娇嫩，外邪易侵，肝常有余，反侮肺金，此理论放在治疗呼吸系统疾病时，清肺平肝同用，则相得益彰。小儿稚阴稚阳之体，感邪后极易化热，初期为风寒，旋即入里转为风热，故而对于外感咳嗽，当以疏风、宣肺为主。小儿易虚易实，虽然形气未充，但生机勃勃。常见咳嗽大多病邪尚浅，正气不亏，通过推拿因势利导，可使病邪易散，正气易复。

循证 7 ［推拿治疗小儿咽喉源性咳嗽 52 例. 福建中医学院学报，2001（02）：34.］

【处方】

揉按合谷穴（双）、风池穴（双）、天突穴、风门穴（双）、肺俞穴（双）各 1 分钟，拿捏大椎穴 100 次，二龙戏珠 100 次，沿胸锁乳突肌内侧自上而下进行边摩边推 50 次；属内伤性加揉按太溪和照海穴。可采用薄荷水或滑石粉作为介质。

【按语】

揉按合谷、风池、肺俞，拿捏大椎有疏风散邪，清热宣肺之效；揉按天突穴有止咳之功；二龙戏珠和胸锁乳突肌周围按摩，促进局部腺体分泌，能止咽喉之痒痛。诸穴合用，风可去，热可除，津液自生，咽痒可止，咳嗽可平。在临床治疗过程中，常见到经过推拿治疗的患儿口中津液增多，感到咽喉部舒适，可能是手法刺激使咽喉部周围的腺体分泌增多，使得咽喉部的干痒症状得到缓解的缘故。

循证 8 ［按摩治疗小儿咳嗽（附 69 例报告）. 中国民间疗法，1994（01）：12 - 13.］

【处方】

（1）外感咳嗽者：治疗上采用补脾土、补肺金、补肾水、揉膻中、捏脊背（三补，两揉，一捏脊）的方法。

补脾土：患儿手掌心向上，医者右手拇指沿患儿左或右手拇指桡侧面的指尖，向指根直推 100 ~ 300 次。

补肺金：患儿手掌心向上，医者右手拇指沿患儿左或右手无名指掌面，由指尖向指根方向直推 100 ~ 300 次。

补肾水：患儿手掌心向上，医者以右手指沿患儿小指尖，向指根方向直推 100 ~ 300 次。

揉擅中：医者以中指紧按膻中穴，顺时针方向按揉 60 次。

捏脊背：医者用双手拇指、食指、中指从长强穴至大椎穴，自下而上捏三下，再将脊皮提一下，为三捏一提法。捏脊前先在背部轻轻按摩几遍，使肌肉放松。

（2）内伤咳嗽：治疗上采用推三关、推脾土、揉肺俞、揉肾俞（二推二揉）的手法。

推三关：医者大拇指桡侧面或食、中指面沿患儿手腕直上推至曲池 100～300 次。

推脾土：手法同补脾土。

揉肺俞：手法同上。

揉肾俞：医者用双手拇指紧按肾俞穴，按揉 100～300 次。

（3）咳喘：治疗除选择上述常规按摩手法外，补肺金改用清肺经。

清肺经：患儿掌心向上，医者左或右手拇指沿患儿无名指掌面，由指根向指尖方向直推 100～200 次。

疗程：每天按摩一次，6 天为 1 个疗程。疗程间隔为 1～2 天。

【按语】

肺为娇脏，主呼吸，开窍于鼻，系喉，外合皮毛。小儿肺脏娇嫩，卫外功能较差，寒暖不能自调，脾常功能不足。故在治疗上采用三补、两揉、一捏脊的按摩手法，通过扶脾益肾、补土生金，使患儿营卫气血得以调整。提高机体卫外固表，抗病邪之能力。揉膻中和揉肺俞，一在胸前，一在背后，乃阴阳相对，互为贯通。膻中穴为气之会穴；后胸中为足太阴、足少阴、手太阳、手少阳、任脉之会。胸背属肺，推揉能宽胸理气，止咳化痰，可用来治疗肺受寒风邪热之气的咳喘之证。

手法最后用捏脊方法来调整阴阳、疏通经络，从外通内，且通肺气，理气化痰。捏脊时不仅捏拿了脊柱正中的督脉，而且捏拿了脊柱两旁的膀胱经，而膀胱经上，分布着各个脏腑的俞穴，故有助于改善各脏腑的功能，从而达到有病治病，无病健身之目的。

循证9 ［推拿治疗小儿咳嗽 23 例分析．职业与健康，2000（03）：43.］

【处方】

基本方：揉小天心 300 次，清肺平肝 300 次，逆运八卦 300 次，推四横纹 300 次，清天河水 50 次，补肾水 100 次。

加减法：如外感风寒，加运太阳，揉一窝风；外感风热，去天河水，加退六腑；肺部有干性啰音加推小横纹；有湿性啰音加揉掌小纹；纳呆、呕吐加清胃；体虚多汗，加推脾土，补肾经，二人上马；惊悸烦躁，睡眠差加揉小天心。

以上均为每天推拿 1 次，3 次为 1 个疗程。

【按语】

无论风寒、风热，治疗均以疏散外邪、宣通肺气为大法。揉小天心通窍，清热，定惊。运八卦、四横纹宣通气机，宽胸利隔，并除胸闷，又能消食消胀，化痰止咳。运太阳、揉一窝风开窍，醒神，疏风解表，宣通表里；清肺平肝、清天河水能解表清热，除烦，化痰止咳。以上诸穴合用，则解表祛邪，宣通肺气，咳嗽自平，故为治疗外感咳嗽的基本方。内伤咳嗽是外感咳嗽日久不愈耗伤正气，更易复感外邪，使咳嗽累作肺气逾伤，清肃功能难复，脾肺功能受损，而成内伤咳嗽。在治疗时以健脾养肺，止咳化痰。虚实夹杂者，以扶正祛邪之法。

循证 10 ［推拿治疗小儿咳嗽60例. 山东中医杂志，1995（10）：459.］

【处方】

主穴：揉大椎 20～30 次，拿风池 5～10 次，推三关 100～300 次，清肺经 100～300 次，捣（或揉）小天心 100～200 次。

加穴：流清涕、鼻塞者，加揉一窝风 100～200 次；发热加清天河水 100～200 次，退六腑 100～200 次；纳差者加运内八卦 100～200 次，补脾 100～200 次；便秘者加清大肠 100～200 次。脾虚易感儿于热退、咳嗽减轻后，加捏脊疗法，每日 1～3 次。

【按语】

理肺气的宣降功能是治疗小儿咳嗽的重要环节。从临床观察中我们发现，选取拿风池、退六腑、清天河水等穴位配合治疗，可促进发汗，清热解表，使患儿体温明显下降；清肺经、推三关能宣肺理气，化痰止咳；揉一窝风能疏风散寒，宣通表里，为治疗鼻塞、流清涕之要穴。另外，因小儿具有肝常有余的病理特点，为治疗和预防木（肝）克脾土、木盛侮肺金，对伴有发热的患儿，平肝、捣小天心以泻热除烦，也可收到良好的效果。捏脊疗法以捏、揉、提、按等手法，作用于督脉诸穴，疏通经脉，平补阴阳，调理气血，安和脏腑，收效显著。

循证 11 ［推拿治疗小儿咳嗽56例观察. 按摩与导引，1998（04）：38－39.］

【处方】

选用拇指推法、拇指运法、食指推法。介质为滑石粉。手法为补脾经、揉二马、清肺经、清天河水。痰壅稀白配运内八卦，痰黏难咳配推四横纹。根据患儿年龄及病程，操作时间为 5～10 分钟。手法要求柔和均匀、持久有力、轻而不浮、快而不乱、平稳扎实、作用深透。每日治疗 1 次，不间断直至痊愈。

【按语】

推拿选用补脾经可健脾益气，培土生金，脾气健运而痰湿渐化；揉二马大补元气，滋养肺肾，肾液充沛燥咳自止、虚热自退；清肺经、清天河水能清肺中余热，清宣肺气，化痰止咳；运内八卦可宽胸理气化痰，升清降浊，调和五脏；推四横纹可清肺涤痰，宽中行气。以上诸穴配伍运用，共奏益气宣肺、顺气化痰、扶正祛邪、固表强卫之功，从而在治病的同时增强婴幼儿的抗病能力，使处在生长发育旺盛阶段的婴幼儿的免疫功能更加完善，减少和预防滥用抗生素和激素给婴幼儿造成的不良影响。

循证 12 ［推拿祛痰为主治疗小儿咳嗽23例临床体会. 按摩与导引，1997（02）：27－28.］

【处方】

（1）基本方：揉小横纹、掌小横纹、小天心，运内八卦，清肺经，揉肺俞。

（2）加减

①若风寒重者，加用风池、一窝风。

②风热重者，加用清天河水，平肝，以疏风清热。

③痰热甚者，加用取天河，退六腑，运水入土，清脾经，清胃经，揉涌泉，以清热化痰止咳。

④痰湿甚者，加用合阴阳，揉中脘，清脾经，清胃经，运水入土，清小肠。于施术两次后，去后3项，改用清补脾经（补多），改清肺为清补肺，加揉丰隆，以去湿化痰。

⑤阳虚痰寒者，加搓肾俞、命门，揉丹田，揉外劳宫，以祛湿化寒痰。

⑥气虚痰多而咳者，加用清补脾（前2次清重，后补重），揉脾俞、中脘，改清肺为补肺。

⑦阴虚燥咳，加用分阴阳，揉总筋、四横纹，运水入土，而润燥化痰。

⑧痰咸者，重用揉二马；痰甜者，重用清补脾。

⑨痰寒甚者，重用推三关，揉外劳宫。

⑩闷重者，重用推拿膻中，开玄机，运中脘。

⑪痰涎阴盛或痰多而黏者，可采用中脘推至玄机，点颤天突，掐揉右端正，上推天柱骨，以催痰外出；或重用清大肠，配以揉涌泉，运水入土，由坎弓运至兑弓，引痰下行。

【按语】

小横纹与掌小横纹分别对消除肺的干啰音和湿啰音有较好疗效，能促进呼吸道炎性分泌物的吸收与消散，二穴相配，功能化痰止咳；运内八卦能宽胸理气，化痰止咳；小天心功于镇静止咳；清肺经、揉肺俞能宣调肺气，化痰止咳。再根据痰的具体情况辨其寒虚实而侧重配穴疗效更佳。

循证13［掐揉列缺穴在推拿治疗小儿痰湿蕴肺型咳嗽中的应用．甘肃中医，2009，22（06）：43－44.］

【处方】

手法选用运法、推法、揉法、掐法。介质为滑石粉。穴位配方：运内八卦，清肺经，补脾经，揉掌小横纹，推揉膻中、乳根、乳旁，分推肩胛，揉肺俞穴，掐揉丰隆，掐揉列缺穴。经6次治疗后观察疗效。

【按语】

本研究中运内八卦、推揉膻中宽胸理气，止咳化痰；清肺经、揉掌小横纹、揉乳根、揉乳旁、分推肩胛、揉肺俞穴、掐揉丰隆穴能宣肺止咳化痰；补脾经能够健脾化痰，同时间接补足肺金，达到益气止咳化痰的目的。诸穴共奏祛痰止咳，健脾消痰之功。列缺穴在桡骨茎突上方，腕横纹上 1.5 寸，是手太阴肺经的络穴，八脉交会穴之一，通于任脉。络穴是络脉由经脉别出部位的腧穴，也是表里两经联络之处，在临床上具有主治表里两经有关病证的作用。痰湿蕴肺型咳嗽，其病机主要是痰湿蕴肺，阻遏了肺部气机，使肺气失于宣降。其病机在里，病所在肺。掐揉列缺穴起到了沟通表里，宣畅气机的作用，使痰湿得通，肺气得以宣降。

循证 14 ［推拿治疗小儿外感咳嗽 38 例疗效观察. 新中医，2004（01）：51.］

【处方】

基础方为运内八卦、清肺平肝各 300 次，清天河水 200 次，开天门、推坎宫、推揉太阳各 50 次。

加减法：若外感风寒，鼻塞流清涕加揉一窝风 300 次，发热加推三关 200 次；若外感风热，发热流浊涕、苔薄黄或厚腻加退六腑 200 次；少痰或无痰，肺部听诊有干啰音加推四横纹 200 次；痰多或听诊有痰鸣音加揉小横纹 300 次；纳呆呕吐加清胃经 300 次；体虚多汗加揉二人上马 200 次；惊悸烦躁，睡眠不宁加捣小天心 30～50 次；咳嗽日久，气短而咳，纳少神疲加补脾经 300 次，捏脊柱骨 5 遍，清肺改为补脾经 300 次；胸闷咳喘加揉膻中、分推肩胛骨、揉肺俞各 50 次。

推拿每天 1 次，5 次为 1 疗程。手法要求柔和均匀。推拿介质用滑石粉。

【按语】

运八卦能宣通气机，宽胸顺气，化痰止咳。清肺平肝、清天河水解表清热，化痰止咳。由于小儿肺脏娇嫩，外邪易侵，肝常有余反侮肺金，故在治疗呼吸系统疾病时，清肺平肝同用，则相得益彰。小儿阳气偏盛，感邪后极易化热，即便是风寒咳嗽，也多为时短暂，旋即化热入里，出现痰热壅肺之象。清天河水功擅清热透散，配清肺平肝二穴，最能清热解表，化痰止咳。开天门、推坎宫、揉太阳疏风解表。以上诸穴合用则表解邪祛，肺气通宣，咳嗽自平，故为治疗外感咳嗽的基础方。临床常见体弱多汗的小儿，表虚卫气不固，反复感冒，常年咳嗽不断，配揉二人上马能益气，固表止汗，纳气止咳，功似玉屏风散。咳嗽日久，脾肺气虚，配补脾经、补肺经、捏脊以健脾益肺，化痰镇咳。对胸闷咳喘的小儿，再配揉膻中、分推肩胛骨、揉肺俞，能加强宽胸理气，化痰止咳的功效，使患儿呼吸畅快。平素医生对体弱易感冒的小儿，独取二人上马，多揉大椎，可起预防保健的作用。观察表明，推拿治疗外感咳嗽安全简便，小儿免受针药贬石之苦，值得推广。

循证 15 ［推拿治疗小儿咳嗽 20 例. 山东中医杂志，1995（09）：412.］

【处方】

治疗以宣肺止咳为主，并根据病证适当加减。主穴为运内八卦 100～200 次，平肝、平肺各 100～200 次，推四横纹 100～200 次，捣（或揉）小天心 100～200 次。流清涕者，加揉一窝风 100～200 次；纳差者，加补脾 100～200 次，揉足三里 100～200 次；发热者，加清天河水 100～200 次；便秘者，加清大肠 100～200 次。上述穴位，一般每天推拿 1 次，重症患儿每天推拿 2 次。

【按语】

肺气的宣降功能是治疗小儿咳嗽的重要环节。运（内）八卦，能宽胸利隔，调和气血，行滞消食。此属整体治疗，机体气血和畅则正气充，有助于抗御和祛除病邪，即所谓"正胜则邪退"。平肺能宣肺理气，疏风解表，化痰止咳，是为主穴，在治疗过程中起重要作用。《小儿推拿广意》曰："肺金，推之止咳化痰，性主温和。"平肝既能泻火除烦，息风镇惊，又能预防和治疗木旺克土、木胜侮金所致的久咳不愈、纳差、神疲、乏力等症。推四横纹能宽胸宣肺，化痰止咳，清热散结，咳嗽较重者配合推小横纹则疗效更佳。捣小天心可清心除烦，镇静安神。揉一窝风可疏风散寒，宣通表里，为治疗鼻塞、流清涕之要穴。补脾和揉足三里能健脾和胃，助运化，补气血，同时还能起到培土生金、补益肺气的作用。有关资料表明，健脾益气能提高机体免疫力。清天河水可清热解表，泻火除烦。临床对高热、实热患儿常采用打马过天河或配伍退六腑，疗效较好。清大肠能清利肠腑，除湿热，导积滞。因肺与大肠相表里，肺失宣降常影响大肠的传导功能致患儿便秘，所以清大肠既可使肠腑通利，亦有助于肺气的宣降。

循证 16 ［推拿治疗小儿咳嗽 23 例体会．按摩与导引，1987（06）：16 – 17.］

【处方】

（1）基础方

①头面部：患儿仰卧，术者用双拇指依次从攒竹至神庭交替向上直推，后从眉心向眉梢做分推（即推坎宫），再揉太阳（向耳方向揉）各 50 次。

②上肢部：术者用拇指或中指推脾经、肺经、掌小横纹、板门、天河水、三关、上马各穴 300 次。

③胸背部：患儿仰卧，术者用双拇指自天突至膻中从上至下推，后向两侧分推各50 次，再揉乳根、乳旁、膻中各 50 次；令患儿俯卧或坐位，术者用双拇指分别自肩胛内缘从上至下推 100 次，再揉肺俞穴 100 次。

④下肢部：揉丰隆 30 次。

（2）加减：如外感者加推头面部穴位；属风寒者加推三关；风热者加推天河水；痰多喘咳加推拿小横纹；风重痰盛者，于肺俞穴加拔罐以助祛风消痰；内伤咳嗽加补肺经、脾经；久咳体虚喘促者加补肾经及推三关；阴虚咳嗽加揉上马；吐痰不利加揉丰隆、天突。

（3）在辨证确定各部取穴的基础上均按先头面，次上肢，再胸背，后下肢的顺序进行。每天推拿一次，5 次为一疗程。

【按语】

本组病例以外感六淫而致者为多，内伤咳嗽者少。小儿由于形气未充，肌肤柔弱，卫外功能未固，寒暖衣着不能自理，易为外邪所侵，致肺之宣降失常，而发为咳嗽。又有小儿因体质素虚或外感咳嗽日久不愈，耗伤正气，更易复感外邪，使咳嗽累作，肺气逾伤，清肃功能难复，脾肺功能受损，而成内伤咳嗽。在治疗上，外感咳嗽以疏风解表，宣肺止咳为主；内伤咳嗽以健脾养肺，止咳化痰为主；虚实夹杂者以扶正祛邪为主。

肺俞乃肺之背俞穴，膻中为气之会穴，乳根、乳旁、肩胛部均属肺之分野，胸背属肺。以胸背部穴位为主，以辨证选用头面部及上下肢穴位为辅，通过手法刺激经络及穴位，使之直捣病所，达宽胸理气，宣肺化痰止咳之功效。

第二节 感 冒

感冒是以发热、恶风寒、鼻塞、流涕、喷嚏、咳嗽、头痛、全身酸痛等为主要临床表现的肺系病证。又称"伤风"。相当于西医学的急性上呼吸道感染。

本病一年四季均可发病，气候骤变时或冬春季节多见。发病率居儿科疾病首位，任何年龄均可发病。感受外邪，轻浅在表者，与今之普通感冒相似；病情较重且有流行趋势者，称为"重伤风"，或时行感冒，与今之流行性感冒相似。

因小儿肺脏娇弱，脾常不足，神气怯弱，肝气未充，心火易炽，感邪之后，易出现夹痰、夹滞、夹惊的兼证。若是表邪不解，由表及里，可发展为咳嗽、肺炎喘嗽，或邪毒内传，发生水肿、心悸等变证。

一、古籍文献阐释

《素问·骨空论》云："风从外入，令人振寒，汗出头痛，身重恶寒。"最早记载了感冒的病因和症状。《素问·阴阳应象大论》提出"其在皮，汗而发之"的治疗原则。张仲景提出外感风寒为伤寒的重要病因，设立辛温解表、调和阴阳法，以桂枝汤解太阳中风、麻黄汤疗太阳伤寒，风寒感冒的理法方药悉备。"感冒"一词首见于北宋代杨仁斋的《仁斋直指方·诸风》，其云："感冒风邪，发热头痛，咳嗽声重，涕唾稠黏。"《丹溪心法·中寒》提出："伤风属肺多，宜辛温或辛凉之剂散之。"王肯堂的《证治汇补·伤风》提出"虚人伤风"，"当补中而佐以和解"。感冒作为病名，始于明代吴昆《医方考·感冒门第三》，其云："外感风寒，俗称感冒。感冒，受邪肤浅之名也。"明清温病学说逐渐繁荣，认为感冒之因，风寒暑湿燥火及时行疫邪皆可为患，治疗时温补凉泻，各随所宜，辨证施治，不拘泥于一法一方。

因小儿具有三不足、两有余的生理病理特点，感邪之后，易出现夹痰、夹滞、夹惊的兼证，故治疗小儿感冒，常有别于成人。如《婴童百问·第五十二问》所言："小儿感冒与大人无异，所异，兼惊而已，有因夹惊夹食而得，治法与大人同，但小儿其分别，使药性少差耳。"

推拿治疗方面，《推拿捷径》指出："治外感风寒，应推坎宫，其穴在两眉上。宜蘸汤由小儿眉心分两旁推之。"

二、病因及发病机理

小儿感冒发生的病因，以感受风邪为主，风为百病之长，常夹寒、热、暑、湿、燥邪及时邪疫毒等致病。若小儿正气不足，并遇气候变化，寒温交替，调护失宜等诱因，六淫之邪均可乘虚而入，发为感冒。感冒的病位主要在肺卫，病机关键为肺卫失宣。

1. 外邪侵袭 六淫邪气侵入小儿肌体，以风邪为主因，在不同季节与当令之时气相合而伤人，如冬春多属风寒，春夏多属风热，秋季多兼燥，梅雨季节多夹湿邪，或气候骤变、冷热失常、衣着不适、汗出受风等，使外邪入侵，肺失清肃，而致本病。外因以感受风邪为主，常兼杂寒、暑、湿、燥、火邪，亦有感受时邪疫毒所致。

2. 正气不足 先天发育不良或后天饮食不节，营养失调，而致营养不良、佝偻病、先天性心脏病等，皆表现为正气不足，无力抗邪，每当外邪入侵，即发为本病。内因有虚实两端，虚常有肺脾肾不足，实多发于素蕴内热体质，饮食肥甘厚腻或喜夜食常见，食积生湿生热，阴阳失衡，容易招致外邪，表里同病。

外邪自口鼻或皮毛而入，客于肺卫，肺卫失宣。卫表失司则恶寒、无汗或汗出不畅；肺窍不利则鼻塞、流涕、喷嚏，肺气上逆则咳嗽；咽喉为肺胃之门户，外邪循经上犯，则咽喉红肿疼痛，甚见溃脓、疱疹等症。病变主要在肺卫，因小儿发病容易、传变迅速，可累及心、肝、脾，出现兼夹证。肺脏受邪，失于宣肃，气机不利，津液停聚为痰，痰壅气道，则咳嗽加剧，咳声重浊，喉间痰鸣，为感冒夹痰；子病及母，或饮食失宜，脾胃失和，口气臭秽，或伴呕吐，腹泻酸臭，或大便秘结，为感冒夹滞；小儿神气怯弱，肝气未盛，肺卫受邪后金侮心火或金克肝木，热扰心肝，易导致心烦躁扰，惊惕啼叫，睡卧不宁，甚或惊厥抽搐，舌尖红，为感冒夹惊。

三、症状识辨及辨证

1. 症状识辨

（1）恶寒：有一分恶寒即有一分表证。流清涕、鼻塞、微恶风寒、舌淡苔薄、指纹浮浅色红，其邪轻浅，是风寒轻证；恶寒而索衣被、皮肤粟粒、肢体酸楚、发热无汗、头痛如匝、脉浮紧小，属风寒重症；恶寒发热、有汗，是风寒表虚证；若发热、咳痰黄稠、舌质红、恶风寒、流清涕、苔白、脉浮而紧，为表寒里热；不恶寒而恶风、有汗但汗出热不退、咽喉痛、舌质红、苔薄黄，为风热感冒。

（2）发热：发热兼恶寒、无汗、头身痛、舌质淡、舌苔薄白而润，为风寒证；发热兼恶风、有汗、舌红、舌苔薄白微黄，为风热证；身热不扬、头重、困倦、恶心、呕吐、纳差、便溏、舌苔腻，为湿热证；长期低热、烦劳则甚、兼少气自汗、倦怠乏力，为气虚发热；午后或夜间低热，兼颧红、盗汗，为阴虚潮热；恶寒发热往来，为邪在半表半里。

（3）鼻塞流涕：鼻为肺窍，在液为涕。鼻塞流清涕为寒，鼻塞流浊涕为热。正如《素问·至真要大论》所云："诸病水液，澄澈清冷，皆属于寒；诸转反戾，水液浑浊，皆属于热。"

（4）咽红：咽喉为肺胃之门户，感冒常见咽红。风寒咽不红或微红不痛；风热咽红热痛；热毒重可见咽部腐烂溃脓；咽喉见疱疹以湿热居多。

（5）咳嗽：咳嗽重浊、咳痰清稀色白、舌苔薄白而润、脉浮紧，均为风寒之象；咳嗽清脆，咳痰量少、黏稠色黄、舌苔薄白微黄、脉浮数，均为风热或温燥之象；咳而声低、痰多易咳出为寒咳、湿咳或痰饮；无力作咳、咳声低微、咳出白沫兼气促为气虚；咳如犬吠、少痰咽干为阴虚。

（6）兼证

1）夹痰：咳嗽加剧，喉间痰鸣，为感冒夹痰；痰稠色黄为痰热；痰稀色白为痰湿；痰少难咳为燥咳或阴伤。

2）夹滞：脘腹胀满、不思乳食、嗳腐、呕吐或泻下臭秽，为感冒夹滞；口臭、喜伏卧或辗转不宁、便秘、手足心热、苔黄垢腻，为积滞化热；口淡不和、嗳酸、呕吐清稀、便溏色淡、苔白腻，为脾虚兼寒湿积滞。

3）夹惊：心神不安、睡卧不宁、惊厥抽搐，为感冒夹惊；兼热盛、面赤、口渴、心烦、舌尖红，为热扰心神；见抽搐神昏、双目直视、角弓反张、舌边红，为热扰肝经。

2. 辨证要点

本病辨证，重在辨风寒、风热、暑湿、表里、虚实。

（1）辨寒热：冬春两季多为风寒、风热感冒；凡无汗，恶寒，流清涕，咽不红，舌淡，苔薄白，脉浮紧，指纹红为风寒之证；若发热恶风，有汗，鼻塞，流浊涕，咽红，舌苔薄黄，脉数，指纹紫为风热之证。

（2）辨暑湿：夏季多为暑邪感冒；暑邪感冒发热较高，无汗或少汗，口渴心烦为暑热偏盛之证；若胸闷，泛恶，身重困倦，食少纳呆，舌苔腻为暑湿偏盛之证。

（3）辨虚实：感冒为外感疾病，病在肌表肺卫，属表证、实证；若反复感冒，体质虚弱，汗多，畏寒，多为虚实夹杂证。

（4）辨四时感冒与时疫感冒：症状轻，无流行趋势者为四时感冒；症状重，发病呈流行者多为时疫感冒。时疫感冒一般表现为起病急，发热，恶寒，无汗或少汗，烦躁不安，头痛，肢体酸痛，恶心，呕吐，腹胀，腹痛，大便稀薄，面红目赤等。

（5）辨兼证：感冒病程中，若咳嗽较剧，咳声重浊，喉中痰鸣，舌苔白腻，脉浮滑，为感冒夹痰；若脘腹胀满，不思乳食，呕吐吞酸，口气秽浊，大便酸臭，为感冒夹滞；若惊惕啼叫，睡卧不宁，甚或惊厥，舌尖红，脉弦数，为感冒夹惊。

感冒的兼证，不论轻重，其证候与感冒有关，感冒缓解，兼证减轻。若感冒减轻而兼证加重，辨证时应注意有无其他病证。

四、证治要点

治疗感冒，以疏风解表为基本原则。根据不同的证型分别采用辛温解表、辛凉解表、清暑解表、清瘟解毒等治法。兼证的治疗应在解表基础上，分别佐以化痰、消积、镇惊为法。治疗中以轻清疏解为主，不宜过汗，防止耗伤津液；慎用下法，以防苦寒伤伐脾胃；体质虚弱者可采用扶正解表法，益气、养阴以助正气祛邪外出。

五、分型条辨

（一）主证

1. 风寒束表

【证候特点】恶寒，发热，无汗，头痛，身痛，鼻流清涕，喷嚏；口不渴，咽无红肿及疼痛；舌淡红，苔薄白，脉浮紧，或指纹浮红。

【辨证要点】发热，恶寒重，无汗，鼻流清涕，咽不红，苔薄白。

【治法】辛温解表。

【处方】揉小天心，揉一窝风，推补肾水，清板门，分阴阳，黄蜂入洞，逆运内八卦，推四横纹，揉合谷，推清肺经，揉小横纹，揉二人上马，清天河水，掐攒竹、鱼腰、丝竹空。[实用小儿推拿.人民卫生出版社.1962.]

【方义】揉小天心、一窝风，可温解寒邪，透汗退烧；推补肾水、清板门，滋阴清热，又退体温；分阴阳，可调节阴阳紊乱；黄蜂入洞，可通鼻塞；逆运内八卦、推四横纹，和中利膈，健胃进食；揉合谷，清利咽喉；推清肺金、揉小横纹、揉二人上马、清天河水，清热利气化痰，止咳保肺，利湿利尿，又泻心热；再掐攒竹、鱼腰、丝竹空等穴，清脑止头痛。

※**三字经流派**

处方：揉一窝风，平肝清肺。

操作：

①揉一窝风：在手背腕横纹正中凹陷中，顺时针、逆时针各揉2.5分钟。

②平肝经：在食指掌面，由指根推至指尖10分钟。

③清肺经：在无名指掌面，由指根推至指尖10分钟。

方义：揉一窝风可通经络、解肌表，可奏发汗祛邪之功；平肝经行气解郁，以防肝火旺盛；清肺经有疏风解表、化痰止咳的作用。

※**孙重三流派**

处方：开天门，推坎宫，揉太阳，揉耳后高骨，黄蜂入洞，拿风池，拿合谷，揉二扇门，清肺经，掐阳池，推三关。

操作：

①开天门：医者用两拇指自眉心向额上交替直推至天庭 30~50 次。

②推坎宫：医者用两拇指自眉心向两侧眉梢做分推 30~50 次。

③揉太阳：用中指端揉太阳穴 30~50 次。

④揉耳后高骨：医者用两拇指或中指端揉 30 次。

⑤黄蜂入洞：医者用食、中两指指端在患儿两鼻孔做上下揉 20~50 次。

⑥拿风池：医者用拇、食两指相对用力拿患儿风池穴 5~10 次。

⑦拿合谷：医者用拇、食两指相对用力拿患儿合谷穴 5~10 次。

⑧揉二扇门：以两手拇指揉二扇门 100~500 次。

⑨清肺经：用推法自无名指掌面末节指纹向指尖推 300~500 次。

⑩掐阳池：医者用拇指指甲掐患儿阳池穴 3~5 次。

⑪推三关：令患儿侧置其掌，手心向内，医者以左手持患儿之左手，食指在下伸直，托患儿前臂，再以右手食、中二指，自桡侧大横纹头，直上推至曲池。推 100~200 次。

方义：开天门、推坎宫、揉太阳、揉耳后高骨能祛风解表，清利头目；揉二扇门、拿风池、拿合谷、推三关、黄蜂入洞可发汗散寒；清肺经、掐阳池宣肺解表，止咳嗽，通鼻窍。

※张汉臣流派

处方：主穴为揉小天心 3 分钟，揉乙窝风 3 分钟，补肾水 5 分钟，清板门 5 分钟，分阴阳 1 分钟，黄蜂入洞 1 分钟；配穴为逆运内八卦 2 分钟，推四横纹 4 分钟，揉合谷 1 分钟，清肺金 5 分钟，揉小横纹 3 分钟，揉二人上马 3 分钟，清天河水 1 分钟，攒竹、鱼腰、丝竹空各掐 3~5 次。

方义：揉小天心、乙窝风，可温解寒邪，透汗退烧；补肾水、清板门，滋阴清热，又退体温；分阴阳，可调节阴阳紊乱；黄蜂入洞，可通鼻塞；逆运内八卦、推四横纹，和中利膈，健胃消食；揉合谷，清利咽喉；清肺金、揉小横纹、揉二人上马、清天河水，清热利气化痰，止咳保肺，利湿利尿，又泻心热；掐攒竹、鱼腰、丝竹空等穴，清脑止头痛。

※海派

处方：抹印堂，按揉太阳，按揉迎香，按风池，拿肩井，推肺俞。

操作：

①抹印堂：用双手拇指罗纹面着力于两眉连线中点印堂穴，做上下左右往返抹法，约 10 次。

②按揉太阳：用拇指罗纹面于颞部眉梢与目外眦间，向后约 1 横指凹陷处，带动皮下组织做环形运动，约 50 次。

③按揉迎香：用双手拇指罗纹面着力，分别按揉鼻翼旁 0.5 寸、鼻沟中之迎香穴

部，约 1 分钟。

④按风池：用双手拇指罗纹面对称着力，按压两侧胸锁乳突肌与斜方肌之间、平风府穴之风池，约 1 分钟。

⑤拿肩井：用拇指与食指、中指指端对称用力，拿大椎与肩峰连线中点之肩井部，3~5 次。

⑥推肺俞：用一指禅推或指揉推第三胸椎棘突下两侧旁开 1.5 寸处，约 300 次。在背部自上而下分推称"开背"。

方义：补肺经能敛肺滋肾，补气平喘；抹印堂合按揉太阳具有开窍醒神，解表的功效；拿合谷、按风池、拿肩井均有散寒解表的功效；推三关性温热，能温阳散寒；擦肺俞可宽胸理气，补肺平喘。

※津沽流派

处方：泻肺金，掐揉二扇门，开天门，推坎宫，黄蜂入洞，推揉肺俞，拿肩井。

方义：掐揉二扇门、黄蜂入洞以发汗解表散寒；开天门、推坎宫以疏风解表；配合拿肩井宣通气血以助解表；佐以泻肺金、推揉肺俞以宣肺宽中。

※盛京流派

处方：开天门，推坎宫，揉外劳宫，推三关，拿风池，揉太阳。

方义：开天门、推坎宫为代表手法。揉外劳宫、推三关发散风寒为主；配以拿风池发汗解肌以助解表；佐以揉太阳以疏散外邪。

2. 风热犯表

【证候特点】 发热重，恶风，有汗或少汗，头痛，鼻塞流浊涕，喷嚏，咳嗽，痰稠色白或黄；咽红肿痛，口干渴；舌质红，苔薄黄，脉浮数，或指纹浮紫。

【辨证要点】 发热重，恶寒轻或恶风，有汗，鼻流浊涕，咽红肿痛，苔薄黄。

【治法】 辛凉解表。

【处方】 揉小天心，揉一窝风，推补肾水，清天河水，清板门，分阴阳，逆运内八卦，推四横纹，推清肺经，退下六腑，揉二人上马，揉小横纹，掐攒竹、鱼腰、丝竹空。[实用小儿推拿.人民卫生出版社.1962.]

【方义】 揉小天心，配揉一窝风，疏风解表，发汗透邪；推补肾水、清天河水、清板门，滋阴泻火，又清膈热，退热有效；分阴阳，调节阴阳紊乱；逆运内八卦、推四横纹，和中健胃，增进乳食；推清肺经、推退下六腑，清肺顺气化痰，润燥通便，又退身热；揉二人上马、小横纹，止咳保肺，利湿利尿；掐攒竹、鱼腰、丝竹空，清脑止头痛。

※三字经流派

处方：清天河水，平肝清肺。

操作：

①清天河水：自腕横纹中央推至肘横纹中央 10 分钟。

②平肝经：在食指掌面，由指根推至指尖 10 分钟。

③清肺经：在无名指掌面，由指根推至指尖 10 分钟。

方义：清天河水有清热解表的作用；平肝经以行气解郁；清肺经以宣肺清热，疏风解表。

※孙重三流派

处方：清天河水，退六腑，推三关，清肺经，清板门，清大肠，掐总筋，掐揉少商，拿风池，拿肩井，运斗肘。

操作：

①清天河水：用食、中二指指腹，从腕横纹起，推至肘横纹 300～500 次。

②退六腑：令患儿之掌侧置，手心向内，医者以左手持患儿之左手，食指在上伸直，抚患儿前臂，再以右手食、中二指自肘尖推至大横纹头。推 200～400 次。

③推三关：令患儿侧置其掌，手心向内，医者以左手持患儿之左手，食指在下伸直，托患儿前臂，再以右手食、中二指，自桡侧大横纹头，直上推至曲池。推 100～200 次。

④清肺经：用推法自无名指掌面末节指纹向指尖推 300～500 次。

⑤清板门：医者以左手握住患儿之手，使掌心向上，再以右手拇指侧面，自大横纹推向板门，推 100～200 次。

⑥清大肠：用右手拇指桡侧面，自虎口直推至指尖 100～200 次。

⑦掐总筋：用指甲掐总筋 3～5 次。

⑧掐揉少商：用指甲掐揉少商穴 3～5 次。

⑨拿风池：医者用拇、食两指相对用力拿患儿风池穴 5～10 次。

⑩拿肩井：医者用拇、食、中三指相对用力拿患儿肩井 5～10 次。

⑪运斗肘：医者先以左手拇、食、中三指托患儿之斗肘，再以右手拇、食二指叉入虎口，同时用中指按定天门穴，然后屈患儿之手上下摇之。摇 20～30 次。

方义：拿风池、拿肩井、运斗肘、清肺经可疏风解表，清热宣肺；清天河水、掐总筋清热除烦；清大肠、退六腑清热解毒；掐少商、清板门利咽化痰；推三关与退六腑平衡阴阳。

※张汉臣流派

处方：主穴为揉小天心 3～5 分钟，揉乙窝风 5～8 分钟，补肾水 5 分钟，清天河水 1 分钟，清板门 5 分钟，分阴阳（阴重）1 分钟。配穴为逆运内八卦 2 分钟，推四横纹 4 分钟，推肺金 3～5 分钟，退下六腑 3～5 分钟，揉二人上马 3 分钟，揉小横纹 5 分钟，攒竹、鱼腰、丝竹空各掐 3～5 次。

方义：揉小天心，配揉乙窝风，疏风解表，发汗透邪；补肾水、清天河水、清板门，滋阴泻火，又清膈热，退热有效；分阴阳，调节阴阳紊乱；逆运内八卦、推四横纹，和中健胃，增进乳食；清肺金、退下六腑，清肺顺气化痰，润燥通便，又退身热；揉二人上马、小横纹，止咳保肺，利湿利尿；掐攒竹、鱼腰、丝竹空，清脑止头痛。

　　※**海派**

　　处方：清肺经，开天门，推坎宫，揉太阳，黄蜂入洞，按风池。

　　操作：

　　①清肺经：用拇指罗纹面着力，自小儿无名指端直推向指节处，约 100 次。

　　②开天门：用双手拇指罗纹面，自小儿眉心交替向上推至发迹边缘，约 50 次。

　　③推坎宫：用双手拇指罗纹面，自小儿眉心沿眉毛向两旁至眉梢直推，约 50 次。

　　④揉太阳：用拇指罗纹面于颞部在眉梢与目外眦间，向后约 1 横指凹陷处，带动皮下组织做环形运动，约 50 次。

　　⑤黄蜂入洞：用食、中指指端在小儿两鼻下缘揉动，约 100 次。

　　⑥按风池：用双手拇指罗纹面对称着力，按压两侧胸锁乳突肌与斜方肌之间、平风府穴之风池，约 1 分钟。

　　方义：清肺经可清肺中之热；开天门、推坎宫合揉太阳可解表退热；黄蜂入洞可通窍发汗。

　　※**津沽流派**

　　处方：泻肺金，揉膊阳池，退下六腑，揉太阳，揉风池，推脊，挤大椎。

　　方义：揉膊阳池以发散风热；推脊、退下六腑可清热解毒，配合泻肺金、揉风池、挤大椎、揉太阳以疏散风热，清肺利咽，清利头目。

　　※**盛京流派**

　　处方：开天门，推坎宫，揉耳后高骨，清天河水，清肺经，揉太阳。

　　方义：开天门、推坎宫为代表手法。揉耳后高骨疏风清热为主；配以清天河水、清肺经清热解表；佐以揉太阳以疏散外邪。

　　3. 暑邪感冒

　　【**证候特点**】发热，无汗或汗出热不解，头晕、头痛，鼻塞；身重困倦，胸闷，呕恶，口渴心烦，食欲不振，或有呕吐、泄泻，小便短黄；舌质红，脉滑数，或指纹紫滞。

　　【**辨证要点**】病发夏季，发热持续无汗，身重困倦，食欲不振，舌质红，苔黄腻。

　　【**治法**】清暑祛湿解表。

　　【**处方**】开天门，推坎宫，揉太阳，掐揉耳后高骨，黄蜂出洞，清肺经，推上三关，掐揉二扇门，拿风池与肩井，拿五经，扫散头部。

　　【**方义**】头面四大手法调和阴阳，祛邪解表；掐揉耳后高骨可镇静安神，防止惊风与抽搐；清肺经清肃肺，加固藩篱；推上三关和二扇门专一发汗；拿风池祛风解表，风去正安；拿肩井为升散代表；黄蜂出洞刺激心包经，利于发汗；加拿五经、扫散头部清利湿热。

※孙重三流派

处方：开天门，推坎宫，揉太阳，清肺经，清天河水，退六腑，清板门，推脊。

操作：

①开天门：医者用两拇指自眉心向额上交替直推至天庭30~50次。

②推坎宫：医者用两拇指自眉心向两侧眉梢做分推30~50次。

③揉太阳：用中指端揉太阳穴30~50次。

④清肺经：用推法自无名指掌面末节指纹向指尖推300~500次。

⑤清天河水：医者以左手持患儿之手，使掌心向上，食指在下伸直，托患儿前臂，再以右手拇指侧面或食、中二指正面，自总经（筋）向上成直线推之。推100~200次。

⑥退六腑：令患儿之掌侧置，手心向内，医者以左手持患儿之左手，食指在上伸直，抚患儿前臂，再以右手食、中二指自肘尖推至大横纹头。推100~200次。

⑦清板门：医者以左手握住患儿之手，使掌心向上，再以右手拇指侧面，自大横纹推向板门，推50~100次。

⑧推脊：在脊柱上用食、中二指面自上而下做直推100~300次。

方义：开天门、推坎宫、揉太阳疏风解表，发散暑邪；清肺经、清天河水、退六腑宣肺清热，除烦除湿；推脊清一身之热；清板门和胃降逆。

※津沽流派

处方：泻肺金，揉膊阳池，清天河水，泻大肠，揉太阳，揉风池，拿肚角。

方义：揉膊阳池解肌祛邪；泻大肠有清利中下焦、通利大便之功，给湿邪出路以助祛暑化湿；清天河水配合泻肺金可加强清热解暑作用；揉风池、揉太阳以清利头目；佐以拿肚角理气消滞，气动则湿动，以达行气化湿之效。

※盛京流派

处方：开天门，推坎宫，退六腑，清天河水，推脾经，运内八卦。

方义：开天门、推坎宫为代表手法；退六腑、清天河水清热解暑为主；配以推脾经、运内八卦健脾理气祛湿。

4. 时疫感冒

【**证候特点**】起病急骤，高热，憎寒，无汗或汗出热不解，头痛，心烦；目赤咽红，肌肉酸痛，腹痛，或有恶心、呕吐、大便稀薄；舌质红，脉数，或指纹紫。

【**辨证要点**】有流行趋势，多人发病，症状相似，起病急骤，全身症状重，高热憎寒，无汗或汗出热不解，目赤咽红，全身肌肉酸痛，舌红苔黄。

【**治法**】清瘟解毒。

【**处方**】开天门，推坎宫，推太阳，清肺经，清脾胃经，清天河水，退六腑，推天柱骨，推脊，按揉二扇门。［海派小儿推拿．上海科学技术出版社．2014.］

【**方义**】开天门、推坎宫、推太阳祛邪解表，调和阴阳；清肺经肃肺逐邪；清脾

胃经清泻里热；清天河水清热凉血；配合退六腑、推脊，清肺通便，又退身热；按揉
二扇门、推天柱骨专于发汗。

（二）兼证

1. 夹痰

※张汉臣流派

证候特点：咳嗽频作，声重，胸闷，气逆，甚则面色青紫，并发肺风痰喘。

处方：主穴为揉小天心5分钟，揉乙窝风5分钟，补肾水5分钟，清天河水1~2
分钟，清板门5分钟，逆运内八卦2分钟，清肺金5分钟，揉合谷1分钟，捏挤天突、
新建。配穴为推四横纹4分钟，揉小横纹5分钟，揉二人上马3分钟。

方义：揉小天心、乙窝风，疏经通络，解邪调卫，退烧；补肾水、清天河水、清
板门，助阴泻火，化痰保肺，又清膈热；逆运内八卦、清肺金，宽胸利膈，顺气化
痰；再配揉合谷一穴，清咽降气逆，以防呕恶；捏挤天突、新建二穴，解郁消咽炎，
止咳嗽频作；推四横纹，调气消胀，又消脏热；揉小横纹、二人上马，止咳定喘，利
湿利尿。

※海派

处方：基本方为清肺经，开天门，推坎宫，揉太阳，黄蜂入洞，按风池。取穴为
基本方加揉膻中，揉乳根，揉肺俞。

操作：

①清肺经：用拇指罗纹面着力，自小儿无名指端直推向指节处，约100次。

②开天门：用双手拇指罗纹面，自小儿眉心交替向上推至发迹边缘，约50次。

③推坎宫：用双手拇指罗纹面，自小儿眉心沿眉毛向两旁至眉梢直推，约50次。

④揉太阳：用拇指罗纹面于颞部在眉梢与目外眦间，向后约1横指凹陷处，带动
皮下组织做环形运动，约50次。

⑤黄蜂入洞：用食、中指指端在小儿两鼻下缘揉动，约100次。

⑥按风池：用双手拇指罗纹面对称着力，按压两侧胸锁乳突肌与斜方肌之间、平
风府穴之风池，约1分钟。

⑦揉膻中：用中指端着力，揉胸骨正中、两乳头连线中点处，约50次。

⑧揉乳根：用两中指端着力，按揉乳头下2分处，约50次。

⑨揉肺俞：用食指指端着力，分别在背部第三胸椎棘突下两侧旁开1.5寸处做揉
法，约50次。

方义：揉乳根能开胸行气，宣肺降逆，配合揉膻中、揉肺俞可增强行气降逆化痰
的作用。

2. 风寒夹痰

【证候特点】感冒兼见咳嗽较剧，痰多质稀色白多泡沫，喉间痰鸣；舌质淡，苔

白腻，脉浮滑，或指纹浮红。

【辨证要点】风寒感冒病程中兼有咳嗽较剧，痰多质稀色白多泡沫，喉间痰鸣。

【治法】辛温解表，宣肺化痰。

【处方】揉小天心，揉一窝风，推补肾水，清天河水，清板门，逆运内八卦，清肺经，揉合谷，推四横纹，揉小横纹，揉二人上马。[实用小儿推拿.人民卫生出版社.1962.]

【方义】揉小天心、一窝风，疏经通络，解邪调卫，退烧；推补肾水、清天河水、清板门，助阴泻火，化痰保肺，又清膈热；逆运内八卦、清肺经，宽胸利膈，顺气化痰；再配揉合谷一穴，清咽降气逆，以防呕恶；推四横纹，调气消肝，又消脏热；揉小横纹、二人上马，止咳定喘，利湿利尿。

※盛京流派

处方：基本方为开天门，推坎宫，揉外劳宫，推三关，拿风池，揉太阳。取穴为基本方加揉丰隆、分推膻中。

方义：开天门、推坎宫为代表手法；揉外劳宫、推三关发散风寒为主；配以拿风池发汗解肌以助解表；佐以揉太阳以疏散外邪；揉丰隆、分推膻中理气化痰。

3. 风热夹痰

【证候特点】感冒兼见咳嗽较剧，痰多质黏稠色黄，喉间痰鸣；舌红，苔薄黄，脉浮数，或指纹浮紫。

【辨证要点】风热感冒病程中兼有咳嗽较剧，痰多质黏稠色黄，喉间痰鸣。

【治法】辛凉解表，清肺化痰。

【处方】揉小天心，揉一窝风，推补肾水，清天河水，清板门，逆运内八卦，清肺经，揉合谷，捏挤天突、新建，推四横纹。[实用小儿推拿.人民卫生出版社.1962.]

【方义】揉小天心、一窝风，疏经通络，解邪调卫，退烧；推补肾水、清天河水、清板门，助阴泻火，化痰保肺，又清膈热；逆运内八卦、清肺经，宽胸利膈，顺气化痰；再配揉合谷一穴，清咽降气逆，以防呕恶；捏挤天突、新建二穴，解郁消咽炎，止咳嗽频作；推四横纹，调气消胀，又消脏热。

※三字经流派

处方：清天河水，平肝清肺，运八卦。

操作：

①清天河水：自腕横纹中央推至肘横纹中央10分钟。

②平肝经：在食指掌面，由指根推至指尖10分钟。

③清肺经：在无名指掌面，由指根推至指尖10分钟。

④运八卦：在患儿左手掌面，以掌心为圆心，从圆心至中指根横纹约2/3处为半径，画一圆圈，此为八卦穴，顺时针运八卦5分钟。

方义：清天河水有清热解表的作用；平肝经以行气解郁；清肺经以宣肺清热，疏风解表；运八卦以宽胸利膈，理气化痰。

※盛京流派

处方：基本方为开天门，推坎宫，揉耳后高骨，清天河水，清肺经，揉太阳。取穴为基本方加揉丰隆，分推膻中。

方义：开天门、推坎宫为代表手法；揉耳后高骨疏风清热为主；配以清天河水、清肺经清热解表；佐以揉太阳以疏散外邪；揉丰隆、分推膻中理气化痰。

4. 夹滞

【证候特点】感冒兼见脘腹胀满，不思饮食，呕吐酸腐，口气秽浊，大便酸臭，或腹痛泄泻，或大便秘结，小便短黄；舌苔厚腻，脉滑，或指纹紫滞。

【辨证要点】在感冒病程中兼有脘腹胀满，不思饮食，大便不调。

【治法】解表兼以消食导滞。

【处方】揉小天心，推补肾水，清板门，逆运内八卦，推四横纹，揉合谷，分阴阳，推清大肠，捏挤神阙、天枢，揉二人上马，清天河水。[实用小儿推拿.人民卫生出版社.1962.]

【方义】揉小天心，通郁解邪；推补肾水、清板门，滋阴清热退烧，又清胃火而止吐；逆运内八卦、推四横纹，和中开胃，除胃饱，进乳食；重手法推四横纹，可消积，消食，消腹胀；再配揉合谷一穴，降胃逆，止呕吐；分阴阳，调节阴阳紊乱，使归平衡；推清大肠，捏挤神阙、天枢等穴，助消化，止腹泻，又止腹痛；再揉二人上马、清天河水，清热利尿，以助疗效。

※三字经流派

处方：清天河水，平肝清肺，运八卦，清补脾经。

操作：

①清天河水：自腕横纹中央推至肘横纹中央10分钟。

②平肝经：在食指掌面，由指根推至指尖10分钟。

③清肺经：在无名指掌面，由指根推至指尖10分钟。

④运八卦：在患儿左手掌面，以掌心为圆心，从圆心至中指根横纹约2/3处为半径，画一圆圈，此为八卦穴，顺时针运八卦5分钟。

⑤清补脾经：在拇指外侧，由指尖到指根来回推5分钟。

方义：清天河水有清热解表的作用；平肝经以行气解郁；清肺经以宣肺清热，疏风解表；运八卦以理气消食化积；清补脾经可运脾健胃以消积滞。

※张汉臣流派

处方：主穴为揉小天心5分钟，补肾水5分钟，清板门7分钟，逆运内八卦2分钟，推四横纹4分钟（重手法），揉合谷1分钟。配穴为分阴阳1分钟，清大肠3分钟，推二人上马3分钟，清天河水1分钟，捏挤神阙、天枢。

方义：揉小天心，通郁解邪；补肾水、清板门，滋阴清热退烧，又清胃火而止吐；逆运内八卦、推四横纹，和中开胃，除胃饱，进乳食；重手法推四横纹，可消积，消食，消腹胀；再配揉合谷一穴，降胃逆，止呕吐；分阴阳，调节阴阳紊乱，使归平衡；清大肠，捏挤神阙、天枢等穴，助消化，止腹泻，又止腹痛；再揉二人上马、清天河水，清热利尿，以助疗效。

※**海派**

处方：基本方为清肺经，开天门，推坎宫，揉太阳，黄蜂入洞，按风池。取穴为基本方加推板门，分推腹阴阳。

操作：

①清肺经：用拇指罗纹面着力，自小儿无名指端直推向指节处，约 100 次。

②开天门：用双手拇指罗纹面，自小儿眉心交替向上推至发迹边缘，约 50 次。

③推坎宫：用双手拇指罗纹面，自小儿眉心沿眉毛向两旁至眉梢直推，约 50 次。

④揉太阳：用拇指罗纹面于颞部在眉梢与目外眦间，向后约 1 横指凹陷处，带动皮下组织做环形运动，约 50 次。

⑤黄蜂入洞：用食、中指指端在小儿两鼻下缘揉动，约 100 次。

⑥按风池：用双手拇指罗纹面对称着力，按压两侧胸锁乳突肌与斜方肌之间、平风府穴之风池，约 1 分钟。

⑦推板门：用拇指端揉大鱼际部，约 100 次。

⑧分推腹阴阳：用两手拇指罗纹面着力，沿肋弓角边缘向两旁分推，200 次。

方义：清肺经可清肺中之热；开天门、推坎宫合揉太阳可解表退热；黄蜂入洞可通窍发汗；推板门可治食积腹胀，能健脾和胃，消食化滞，运达上下之气；分推腹阴阳能健脾和胃，理气消食。

※**盛京流派**

处方：基本方为开天门，推坎宫，揉耳后高骨，清天河水，清肺经，揉太阳。取穴为基本方加揉板门、运内八卦。

方义：开天门、推坎宫为代表手法；揉耳后高骨疏风清热为主；配以清天河水、清肺经清热解表；佐以揉太阳以疏散外邪；揉板门、运内八卦顺气消滞。

5. 夹惊

【**证候特点**】感冒兼见惊惕哭闹，睡卧不宁，甚至骤然抽风；舌质红，脉浮弦，或指纹青滞。

【**辨证要点**】在感冒病程中兼有惊惕哭闹，睡卧不宁，甚至抽搐。

【**治法**】解表兼以清热镇惊。

【**处方**】揉小天心，推补肾水，大清天河水，分阴阳，逆运内八卦，推四横纹，揉二人上马。［实用小儿推拿．人民卫生出版社．1962．］

【**方义**】揉小天心，镇静解邪；推补肾水，配大清天河水，滋肾阴，益肝木，又泄心热，制惊惕；分阴阳，调节阴阳紊乱；逆运内八卦、推四横纹，和中健胃，可助消化；再揉二人上马，潜阳利尿泻火，以助疗效。

　　※三字经流派

　　处方：清天河水，平肝清肺，捣小天心。

　　操作：

　　①清天河水：自腕横纹中央推至肘横纹中央 10 分钟。

　　②平肝经：在食指掌面，由指根推至指尖 5 分钟。

　　③清肺经：在无名指掌面，由指根推至指尖 5 分钟。

　　④捣小天心：5 分钟。

　　方义：小儿神气怯弱，肝常有余，感邪后易心神不宁，烦躁不安，故重用平肝经以镇惊安神，平肝息风；与清天河水并重加强清热泻火之功；清肺经以宣肺清热解表；捣小天心以加强清心安神之功。

　　※张汉臣流派

　　处方：主穴为揉小天心 5 分钟，补肾水 7 分钟，大清天河水 0.5～1 分钟，分阴阳 2 分钟。配穴为逆运内八卦 2 分钟，推四横纹 4 分钟，揉二人上马 3 分钟。

　　方义：揉小天心，镇痉解邪；补肾水，配大清天河水，滋肾阴，益肝木，又泄心热，制惊惕；分阴阳，调节阴阳紊乱；逆运内八卦、推四横纹，和中健胃，可助消化；揉二人上马，潜阳利尿泻火，以助疗效。

　　※海派

　　处方：基本方为清肺经，开天门，推坎宫，揉太阳，黄蜂入洞，按风池。取穴为基本方加清肝经，分推大横纹，揉小天心。

　　操作：

　　①清肺经：用拇指罗纹面着力，自小儿无名指端直推向指节处，约 100 次。

　　②开天门：用双手拇指罗纹面，自小儿眉心交替向上推至发迹边缘，约 50 次。

　　③推坎宫：用双手拇指罗纹面，自小儿眉心沿眉毛向两旁至眉梢直推，约 50 次。

　　④揉太阳：用拇指罗纹面于颞部在眉梢与目外眦间，向后约 1 横指凹陷处，带动皮下组织做环形运动，约 50 次。

　　⑤黄蜂入洞：用食、中指指端在小儿两鼻下缘揉动，约 100 次。

　　⑥按风池：用双手拇指罗纹面对称着力，按压两侧胸锁乳突肌与斜方肌之间、平风府穴之风池，约 1 分钟。

　　⑦清肝经：用拇指罗纹面着力，自小儿食指指尖向指节处直推，约 100 次。

　　⑧分推大横纹：拇指自掌后横纹中（总筋）向两旁分推，约 30 次。

　　⑨揉小天心：用中指端着力，在小儿掌心大、小鱼际交接之凹陷处做揉法，约 50 次。

　　方义：清肺经可清肺中之热；开天门、推坎宫、揉太阳、清肝经合揉小天心具有镇惊、安神、助眠之效；分推大横纹能平衡阴阳，调和气血。

※盛京流派

处方：基本方为开天门，推坎宫，揉耳后高骨，清天河水，清肺经，揉太阳。取穴为基本方加清肝经，捣小天心。

方义：开天门、推坎宫为代表手法；揉耳后高骨疏风清热为主；配以清天河水、清肺经清热解表；佐以揉太阳以疏散外邪；揉清肝经、捣小天心清热镇惊。

六、特色技法

1. 孙重三流派

名称：四大手法。

操作：

①开天门：医者用两拇指自眉心向额上交替直推至天庭 30~50 次。又名推攒竹。

②推坎宫：医者用两拇指自眉心向两侧眉梢做分推 30~50 次。

③揉太阳：用中指端揉太阳穴 30~50 次。

④揉耳后高骨：医者用两拇指或中指端揉 30 次。

方义：孙重三先生将小儿推拿专著中介绍的头面部推法，经过临床实践，简化为开天门、推坎宫、揉太阳、揉耳后高骨四法，称四大手法。用于头痛、头晕、感冒、发热、精神萎靡、惊风等证。在治疗感冒时，孙重三先生用四大手法为基本方，从而达到清利头目，疏散外邪的作用。

2. 海派

穴部：脊柱。

手法：推脊。

操作：用食、中二指面自上而下做直推，约 100 次。

方义：脊柱属督脉经，督率阳气，统摄真元，能调阴阳，理气血，和脏腑，通经络，培元气，具有强健身体的功效。

七、现代医学认识

（一）诊断要点

1. 气候骤变，冷暖失调，或与感冒患者接触史。

2. 症状以发热、恶寒、鼻塞、流涕、喷嚏、头痛为主，多兼咳嗽，可伴纳呆、呕吐、大便失调，偶见高热惊厥。

3. 鼻腔欠通畅，有分泌物，咽充血，咽峡部可见疱疹或黏膜内疹，乳娥红肿或化脓。

凡具有上述临床表现，注意排除多种急性传染病早期，如流感、麻疹等疾病，可诊断为急性上呼吸道感染。

（二）临证鉴别

1. 急性传染病早期

多种急性传染病早期都有类似感冒的症状，如麻疹、水痘、手足口病、幼儿急疹、百日咳、流行性脑脊髓膜炎等，应根据流行病学史、临床表现、实验室检查等加以鉴别。

2. 急性感染性喉炎

本病初起仅表现为发热、微咳、声音嘶哑，病情较重时可闻犬吠样咳嗽及吸气性喉鸣。

八、古籍辑录

《推拿捷径》："治外感风寒。应推坎宫。其穴在两眉上。宜蘸汤由小儿眉心分两旁推之。"

第三节　急性乳蛾

急性乳蛾是以起病急骤，咽痛或咽部不适，喉核红肿，表面或有黄白脓点为主要临床表现的肺系病证。相当于西医学的急性扁桃体炎。

本病是一种常见的咽部疾病，为儿科常见病、多发病，3～10岁儿童发病率最高，尤其在春秋季节气温变化时最易发病。多因肺胃热痛，火毒上冲咽喉所致。发病急剧，喉核红肿疼痛，可连及耳穴，其表面有黄白色脓性分泌物，吞咽困难，寒热大作，口臭便秘。

急性乳蛾起病急，常有受凉、疲劳、外感病史，全身症状重，多伴有发热、头痛、口渴、便秘等，若治疗不力或不当，可转变为慢性扁桃体炎或并发扁桃体周围脓肿，或全身性并发症，如风湿热、关节炎、心肌炎、肾炎、银屑病等。

一、古籍文献阐释

乳蛾是因喉核肿胀突出于喉关两侧，形似乳头，状如蚕蛾，故名乳蛾。宋以前文献未单列乳蛾一病，以咽痛、吞咽困难为主要症状的疾病，多见于喉痹、咽喉肿痛等病证中。至宋代，方书中开始出现乳蛾的病名，《太平惠民和剂局方·卷七》首先提到单蛾、双蛾；《仁斋直指方·卷二十一》明确提出乳蛾一名，其云："吹喉散，治咽喉肿痛、急慢喉痹、悬痈、乳蛾、咽物不下。"古医籍中关于本病的称谓较多，按照发病部位、病变形态、病因病机等不同，有多种名称，如以发病部位区别有喉蛾、单乳蛾、双乳蛾；以形态区别有连珠乳蛾、烂乳蛾、烂头乳蛾、死乳蛾、活乳蛾；以病因区别有风热乳蛾、虚火乳蛾、阴虚乳蛾；以阴阳属性划分有阳蛾、阴蛾。

二、病因及发病机理

急性乳蛾起病急骤，多因外感或劳倦，风热，或湿热之邪乘虚外袭，由表及里，热势渐重，邪气亢盛化为火毒，邪毒搏结喉核；或邪热入里，肺胃热盛，痰热互结，食积化热上攻咽喉而致。多为阳热亢盛之症，病位在肺卫及喉核。

1. 外邪侵袭 风热邪毒与疫疠之邪自口鼻入侵肺系，咽喉首当其冲，或六淫之邪外侵，由表及里，热势渐重，邪气亢盛化为火毒，肺气不宣，风热循经上犯，邪毒搏结于喉核，使脉络受阻，肌膜受灼而成乳蛾。

2. 脏腑失调 先天禀赋不足，体质偏弱，卫外功能不足，遇到气候骤变，调护失当，则易感受外邪，上攻咽喉而发病。小儿养育失宜，饮食不节不当，或外邪入里化热，常造成肺、脾、胃积热，上攻咽喉而为病。

三、症状识辨及辨证

1. 症状识辨

（1）咽痛：咽痛剧烈，有异物感，吞咽困难，痛连耳窍。

（2）高热：可伴有畏寒、高热、头痛、纳差、乏力、周身不适，小儿可有抽搐、呕吐、昏睡等。

（3）喉核红肿，上见黄白色脓点：检查见喉核红肿，喉核上有黄白色脓点，重者喉核表面腐脓成片，但不超出喉核范围，且易拭去。

2. 辨证要点

乳蛾的早期或轻症，多为邪毒外袭所致，常见有风寒、风热或湿热。外感风寒多表现为恶寒重，发热轻，咽部肿痛，头身困重，咳嗽痰稀薄，舌质淡红，苔白，脉浮缓。外感风热多起病较急，初起咽干、灼热感，而后出现咽痛，逐渐加重，扁桃体充血，隐窝口或有分泌物，伴有发热、微恶寒、咳嗽、鼻塞等症状。若偏于湿热或暑湿所致，病情多缠绵难愈，患儿咽痛、身体困倦、乏力纳呆、精神不振、恶心、舌质红、苔白厚腻或黄厚腻、脉滑数。此期虽有表证，但与感冒不同，外感邪毒以上攻咽喉为主，主要表现为扁桃体的红肿疼痛，而全身症状较轻。

乳蛾的极期或重期，多为邪热传里，肺胃热盛，痰、热、食积互结上攻咽喉所致。若表热不解入里，肺胃热盛；或热盛煎熬津液，痰热内生；或饮食不节，食积化热，导致痰火、积热上攻喉核所致。表现为咽痛剧烈，吞咽困难，饮食难下，痛连耳根，常伴有高热、口渴、咳嗽痰黄、口臭便秘、纳呆或消谷善饥，扁桃体红肿明显，隐窝口有黄白色脓性分泌物，舌质红，苔黄厚，脉洪大而数。此期为里实热证，引动外邪入里，导致热、痰、食积互结所致。

四、证治要点

根据病机，扁桃体炎的治疗总原则为解表、宣肺、利咽、消肿。急性扁桃体炎法以宣肺解表、利咽解毒为主。

五、分型条辨

1. 风寒外袭，邪毒郁肺

【证候特点】病初起，症见恶寒重，发热轻，咽部肿痛，咳嗽痰稀薄；舌质淡红，苔白，脉浮缓。

【辨证要点】咽痛，恶寒重，发热轻，舌淡红，苔白，脉浮缓。

【治法】疏风散寒，利咽消肿。

【处方】掐少商，揉合谷，揉小天心，揉一窝风，退六腑，清板门，分阴阳，逆运内八卦，推清肺经，清天河水，揉二人上马。[小儿推拿学概要. 人民卫生出版社. 2012.]

【方义】掐少商、揉合谷、揉小天心能通郁散结而止疼痛；揉小天心、一窝风，可温解寒邪，透汗退烧；退六腑、分阴阳有凉血消肿润燥作用；清板门，逆运内八卦以和中清胃热；推清肺经能利咽喉；再揉二人上马、清天河水，清热利气化痰，止咳保肺，利湿利尿，又泻心热。

2. 风热外侵，上犯咽喉

【证候特点】病初起，症见咽喉干燥灼热，疼痛逐渐加重，吞咽疼痛明显，检查扁桃体表面黏膜充血红肿，可波及前弓，扁桃体实质无明显肿大；全身可见发热，微恶风，头痛，咳嗽；舌红苔黄，脉浮数等风热表证。

【辨证要点】咽干咽痛，吞咽疼痛明显，发热，头痛，咳嗽，舌红苔黄，脉浮数。

【治法】疏风清热，利咽消肿。

【处方】掐少商，揉合谷，揉小天心，揉一窝风，推补肾水，退六腑，清板门，分阴阳，逆运内八卦，推清肺经，清天河水。[小儿推拿学概要. 人民卫生出版社.2012.]

【方义】掐少商、揉合谷、揉小天心能通郁散结而止疼痛；揉小天心，配揉一窝风，疏风解表，发汗透邪；推补肾水、清天河水、清板门，滋阴泻火，又清膈热，退热有效；退六腑、分阴阳有凉血消肿润燥作用；清板门、逆运内八卦以和中清胃热；推清肺经能利咽喉，再配天河水，能除烦躁并利小便。

3. 湿热郁表，困阻咽喉

【证候特点】夏暑季节，症见咽痛，发热，缠绵难愈，扁桃体上满布脓性分泌物；身体困倦，乏力纳呆，精神不振；舌质红，苔白厚腻或黄厚腻，脉滑数。

【辨证要点】咽痛，发热，缠绵难愈，身体困倦，乏力纳呆，舌红苔腻，脉滑数。

【治法】化湿解毒，利咽消肿。

【处方】掐少商，揉合谷，揉小天心，退六腑，清板门，分阴阳，逆运内八卦，推清肺经，清天河水，拿风池与肩井，拿五经，扫散头部。［小儿推拿学概要．人民卫生出版社．2012.］

【方义】掐少商、揉合谷、揉小天心能通郁散结而止疼痛；退六腑、分阴阳有凉血消肿润燥作用；清板门、逆运内八卦以和中清胃热；推清肺经能利咽喉，再配天河水，能除烦躁并利小便；拿风池祛风解表，风去正安；拿肩井为升散代表，加拿五经，扫散头部清利湿热。

4. 湿邪疫毒，闭阻咽喉

【证候特点】发热，咽痛，头痛；乏力，困倦，纳呆胸闷，大便不爽；舌质红，苔黄腻，脉滑数，指纹紫。

【辨证要点】咽痛，发热，头痛，乏力，纳呆，胸闷，大便不爽，舌红，苔黄腻，脉滑数。

【治法】化湿清热，利咽解毒。

【处方】掐少商，揉合谷，揉小天心，退六腑，清板门，分阴阳，逆运内八卦，推清肺经，清脾胃经，清天河水，退六腑，推天柱骨，推脊，按揉二扇门。［小儿推拿学概要．人民卫生出版社．2012.］

【方义】掐少商、揉合谷、揉小天心能通郁散结而止疼痛；退六腑、分阴阳有凉血消肿润燥作用；清板门、逆运内八卦以和中清胃热；推清肺经能利咽喉，再配天河水，能除烦躁并利小便；清脾胃经清泻里热，配合退六腑、推脊，清肺通便，又退身热；按揉二扇门、推天柱骨专一发汗。

5. 肺胃热盛，熏灼咽喉

【证候特点】咽喉疼痛剧烈，吞咽疼痛，咽干，有灼热感，检查见扁桃体红肿，表面有黄白色脓点，或互相融合成片，颌下淋巴结肿大、压痛；全身可见高热，口渴引饮，咳嗽痰黄稠，口臭，腹胀，便秘；舌红，苔黄厚，脉洪大。

【辨证要点】咽痛剧烈，吞咽困难，咽干灼热，高热，口渴，咳嗽痰黄，口臭，腹胀，便秘，舌红，苔黄厚，脉洪大。

【治法】泻热解毒，利咽消肿。

【处方】掐少商，揉合谷，揉小天心，退六腑，清板门，分阴阳，逆运内八卦，推清肺经，清天河水。［小儿推拿学概要．人民卫生出版社．2012.］

【方义】掐少商、揉合谷、揉小天心能通郁散结而止疼痛；退六腑、分阴阳有凉血消肿润燥作用；清板门、逆运内八卦以和中清胃热；推清肺经能利咽喉，再配天河水，能除烦躁并利小便。

6. 食积化热，上攻咽喉

【证候特点】咽痛，吞咽加重，咽干口渴，检查见扁桃体红肿，表面或有黄白色脓点，颌下淋巴结肿大、压痛；不思乳食，口气臭秽，脘腹胀满，或伴发热，大便秘结或泻下酸臭；舌质红，苔厚腻，脉滑数。

【辨证要点】 咽痛，吞咽加重，咽干口渴，不思乳食，口气臭秽，脘腹胀满，大便秘结或泻下酸臭，舌红，苔厚腻，脉滑数。

【治法】 清热消肿，化积导滞。

【处方】 掐少商，揉合谷，揉小天心，退六腑，清板门，分阴阳，逆运内八卦，推清肺经，清天河水，推四横纹，推清大肠，捏挤神阙、天枢。[小儿推拿学概要 . 人民卫生出版社 . 2012 .]

【方义】 掐少商、揉合谷、揉小天心能通郁散结而止疼痛；退六腑、分阴阳有凉血消肿润燥作用；清板门、逆运内八卦以和中清胃热；推清肺经能利咽喉，再配天河水，能除烦躁并利小便；逆运内八卦、推四横纹，和中开胃，除胃饱，进乳食；重手法推四横纹，可消积、消食、消腹胀；推清大肠，捏挤神阙、天枢等穴以助消化。

7. 急性乳蛾

※张汉臣流派

证候特点：咽部旁侧状如蛾，红肿疼痛，或发烧不退，头痛，咳嗽有痰，大便秘结，小便赤涩等。为肺胃积热，复感风火燥热之气，火气上壅所致。

处方：主穴为揉小天心 3 分钟，揉乙窝风 3 分钟，补肾水 5 分钟，清板门 5 分钟，揉合谷 1 分钟。配穴为清肺金 5 分钟，退下六腑 5 分钟，揉二人上马 3 分钟，清天河水 1 分钟，少商针刺放血，新建先用三棱针刺，继用捏挤法。

方义：揉小天心，配揉乙窝风，疏风解表发汗；补肾水、清板门，滋阴清热降温；揉合谷，清咽止痛；清肺金、退下六腑，凉血清咽部红肿，又有行气润燥通便秘作用；揉二人上马、清天河水，清热潜阳，通利小便，又泻心火；针刺少商、新建两穴，可泻咽部郁热和止疼痛。

六、现代医学认识

（一）诊断要点

常有受凉、疲劳等病史，临床表现为起病急，发热较高，咽痛剧烈，吞咽困难，痛连耳部、颌下。查体见扁桃体红肿，连及舌腭弓、咽腭弓，隐窝口可有黄白色脓点，重者融合成片，但不超过扁桃体范围，易于拭去，颌下淋巴结肿大压痛。

（二）临证鉴别

1. 咽白喉 咽痛轻，咽部检查见假膜呈灰白色，常超出扁桃体范围，不易擦去，强行剥去则易出血，有时颈淋巴结肿大呈"牛颈"状，面色苍白，精神萎靡，低热，呈中毒症状，实验室检查可找到白喉杆菌。

2. 单核细胞增 多症咽痛轻，扁桃体红肿，有时覆有白色假膜，易擦去，全身淋巴结肿大，高热，头痛，急性病容，有时出现皮疹、肝脾肿大。实验室检查可见异常淋巴细胞、单核细胞增多，可占50%以上，血清嗜异性凝集试验（＋）。

第四节　慢性乳蛾

慢性乳蛾是以反复发作咽痛或异物感，喉核肿大或干瘪，或有脓栓为特征的咽喉疾病，古多称为虚火乳蛾、木蛾、石蛾等。相当于西医学的慢性扁桃体炎。

慢性扁桃体炎是扁桃体的慢性非特异性炎症，多因急性扁桃体炎反复发作，或因扁桃体隐窝引流不畅，隐窝内感染演变为慢性炎症所致。

小儿形气未充，脏腑柔弱，易为外邪所感，邪毒留滞喉核，凝结不散，肿而为蛾。慢性发病者喉核肿大，微痛或不痛，吞咽不利，长期不愈；若感受外邪，则可出现发热恶寒等急性病变特点。多因风热乳蛾治疗不彻底，邪毒滞留喉核，灼伤阴液而成，或肝肾阴津亏损，虚火上炎，或因气滞血凝，老痰肝火结成恶血，核肿不消。其蛾如乳头，不甚疼痛，感寒易发，病难速愈。

一、古籍文献阐释

对于慢性乳蛾论述较为系统的古代文献主要集中在明清时期。明代陈实功的《外科正宗》中载："虚火之症，色淡微肿，脉亦细数……以上皆是虚火，由元气不足而来，不可误投凉药。上午痛者属气虚，补中益气汤加麦冬、五味子、牛蒡、元参；午后痛者属阴虚，四物汤加黄柏、知母、桔梗、元参；如不效，必加姜、附以为引导之用。"其较为详细地论述了慢性乳蛾的辨证论治。明代赵献可《医贯》有"肿于咽两旁者为双蛾，肿于一边者为单蛾"的说法，并记载了本病的外治疗法。清代张宇良《喉科指掌》中提出双乳蛾、单乳蛾、烂乳蛾、风寒乳蛾、白色乳蛾、石蛾、伏寒乳蛾等病名，并配有图画详以论述。清代燕山窦氏《经验喉科紫珍集》言："死乳蛾……受风热郁怒而起……此证起得缓，愈得迟，须要三四十日方愈……治后日久再行举发，咽痛，食不能下。"描述了本病取效不易、反复发作的特点。清代陈士铎《石室秘录》有云："凡人有咽喉忽肿作痛，生双蛾者，饮食不能下……凡人肾水大耗者，肾中元阳不能下藏。盖无水以养火，而火必上升，日日冲上，而咽喉口小，不能任其出入，乃结成肿痛，状似双蛾……但此症实火易治，而虚火难医。"

二、病因及发病机理

多因患儿身体素弱，肾阴不足，水不制火，虚火上扰咽部，或因急性乳蛾屡次反复发作所致。热病之后，热毒渐去而痰湿未清，脉络受阻，从而导致痰瘀互结，凝聚喉核，日久不去；或因气虚、阴虚、血虚等导致正虚邪恋，余热伏痰留之不去；乳蛾反复发作，阴津暗耗，日久肺肾阴虚，虚火上炎，蒸灼喉核；食积日久，脾胃虚弱，影响水谷精微的运化与输布，导致气血生化不足，喉核失养，或脾虚不化湿，湿浊内生，结聚于喉核而成。

三、症状识辨及辨证

1. 症状识辨

（1）咽痛：慢性乳蛾反复发作，正虚邪恋，阴津、气血暗耗，喉核失于濡养，多表现为咽痛较轻或不痛，而以咽干、痒、灼热感、异物感为主。

（2）咽干咽痒：慢性乳蛾咽痛逐渐减轻，以咽干、咽痒为主，可伴有咳嗽、清嗓，局部喉核呈慢性充血，多为肺肾阴虚，虚火上炎所致。若咽干伴咽部痰多、异物感明显，多为脾胃虚弱，喉核失养；或痰瘀互结，凝聚喉核所致。

2. 辨证要点

（1）分缓急：本病多病程迁延，反复发作，若起病急骤，多为脏腑失调，复感风寒、风热，或湿热之邪，乘虚而入，搏结喉核，治同急性乳蛾。

（2）辨虚实：虚证以肺肾阴虚或肺脾气虚为主；若兼有食积、痰浊、瘀血，则为虚实夹杂证。

四、证治要点

本病多因脏腑失调，邪毒久滞喉核所致，虚证以肺肾阴虚或肺脾气虚为主，治宜滋阴降火，健脾化痰，祛瘀散结；若兼有食积、痰浊、瘀血，则为虚实夹杂证，宜化积导滞，活血化瘀，祛痰利咽。本病还多与外感有关，与肺经关系密切，在各型扁桃体炎的治疗中都应注意利咽解毒法的应用。

五、分型条辨

1. 肺肾阴虚，虚火上炎

【证候特点】咽部干燥，微痒，微疼，哽哽不利，午后症状明显，检查见扁桃体肥大或干瘪，表面凹凸不平，色潮红，挤压扁桃体，有黄白色分泌物从隐窝口溢出；全身见手足心热，干咳少痰；舌红少苔，脉细数。

【辨证要点】咽干，微痒微痛，哽哽不利，午后明显，手足心热，舌红少苔，脉细数。

【治法】滋养肺肾，清利咽喉。

【处方】补肾经，清天河水，推天柱骨，清心经，清肝经，揉二人上马，按揉三阴交，擦涌泉。[小儿推拿学. 人民卫生出版社. 2016.]

【方义】补肾经，滋肾阴，制虚火；清天河水、推天柱骨，清虚热，利咽喉；清心经、肝经加强清热效果；揉二人上马、擦涌泉、揉三阴交，可潜阳引火归原。

2. 脾胃虚弱，喉核失养

【证候特点】咽痒，异物感，咳嗽痰多，检查见扁桃体淡红或淡暗，肥大，溢脓白黏；易恶心呕吐，口淡不渴；舌质淡，苔白腻，脉缓弱。

【辨证要点】咽部异物感，恶心易呕，口淡不渴，舌淡，苔白腻，脉缓。

【治法】健脾和胃，祛湿利咽。

【处方】补肺经，补脾经，补肾经，推上三关，捏脊，拿肩井，揉二人上马，揉合谷。［小儿推拿学．人民卫生出版社．2016.］

【方义】小儿肺、脾、肾常不足，调补肺脾肾，可增强小儿抵抗能力和适应能力，防治慢性乳蛾；推上三关穴为温、为补、为升，托毒外出；捏脊配合拿肩井益气升阳，发散外邪；揉二人上马，可潜阳引火归原；揉合谷穴，清利咽部。

3. 痰瘀互结，凝聚喉核

【证候特点】咽干涩不利，或刺痛胀痛，痰黏难咳，反复发作，检查见喉关暗红，喉核肥大质韧，表面凹凸不平；舌质暗有瘀点，苔白腻，脉细涩。

【辨证要点】咽干或刺痛，痰黏难咳，时作时休，舌质暗有瘀点，苔白腻，脉细涩。

【治法】活血化瘀，祛痰利咽。

【处方】清天河水，清天柱骨，掐揉二扇门，拿风池，挤捏板门，按揉膻中，掐揉小横纹，掐揉四横纹，顺运内八卦，分推腹阴阳。［小儿推拿学．人民卫生出版社．2016.］

【方义】清天河水、天柱骨清解余热；掐揉二扇门、拿风池清解余毒；挤捏板门和按揉膻中针对痰浊、瘀血和气滞；掐揉小横纹、四横纹加强理气化痰；顺运内八卦和胃消食，使痰浊瘀血无所附着；分腹阴阳调和阴阳。

六、现代医学认识

（一）诊断要点

1. 有急性扁桃体炎反复发作病史。
2. 咽部干痒不适，哽哽不利，或咽痛，低热。
3. 咽部黏膜暗红，扁桃体肿大或萎缩，表面凹凸不平，色暗红；或有脓栓，或挤压扁桃体后有分泌物溢出；或颌下淋巴结肿大。

（二）临证鉴别

1. 生理性扁桃体肥 大多见于儿童和青少年，多无自觉症状，扁桃体表面光滑，无充血，隐窝口无分泌物潴留，触之柔软，与周围组织无粘连。

2. 扁桃体角化症 由于扁桃体隐窝口上皮过度角化而出现的白色尖形沙粒样物，

触之坚硬，不易擦去。咽喉壁或舌根等处也可见此类角化物。

3. 扁桃体肿瘤 一侧扁桃体迅速增大，或扁桃体肿大并有溃疡，常伴有周围淋巴结肿大，活检可确诊。还应注意的是，即使是双侧扁桃体肿大，也不能完全排除肿瘤的可能性，需要仔细鉴别。

第五节 肺炎喘嗽

肺炎喘嗽是小儿时期常见的肺系疾病之一，以发热、咳嗽、痰壅、气促、鼻煽为主要临床特征。"肺炎喘嗽"一词首见于清代谢玉琼《麻科活人全书·气促发喘鼻煽胸高第五十一》，原意是指在麻疹过程中，由于热邪不清，肺气郁闭而表现出胸高、气促、鼻煽的一种证候类型。西医学的小儿肺炎以发热、咳嗽、痰壅、气促、鼻煽为主要临床表现者可参考本病论治。

本病一年四季均可发生，但多见于冬春季节；任何年龄均可患病，年龄越小，发病率越高。肺炎喘嗽的预后一般与年龄的大小、体质的强弱、受邪的轻重及护理适当与否有密切的关系。若能早期、及时治疗，预后良好；年龄幼小，体质虚弱者常反复发作，迁延难愈；病情较重者容易合并心阳虚衰及邪陷心肝等严重变证，甚至危及生命。

一、古籍文献阐释

古代《内经》中就有了类似肺炎喘嗽发病及症状的描述：《内经》中所述"肺风""肺痹""上气"等病，实际包括了肺炎喘嗽在内。《诸病源候论》阐述的肺闭喘咳的发病机理与肺炎喘嗽的发病很近似。《小儿卫生总微论方》中描述的症状不仅符合肺炎喘嗽的临床表现，病机也很接近，尤其是指出"鼻青孔燥烈"和"鼻干无涕"是肺绝的表现也是小儿重症肺炎的表现之一。《金匮要略》所创制的麻杏石甘汤现在仍是治疗肺炎喘嗽的有效方剂之一。至明代，对本病的论述更趋全面，也更为明确。随着温热学派的崛起，对本病的认识又更进一步，并对各个年龄不同阶段的肺炎喘嗽均有描述。在唐宋以前对小儿肺炎喘嗽大多以"喘鸣""肺胀"命名，金元时期朱丹溪及明代周震提到了"肺家炎"。肺炎喘嗽这一病名是清代谢玉琼在《麻科活人全书·气促发喘鼻煽胸高第五十一》中提出的，所描述的麻疹期中出现的肺闭喘嗽症状即是麻疹合并肺炎，肺炎喘嗽也即为肺炎的中医命名。

二、病因及发病机理

本病的发病原因，外因责之于感受风邪，内因责之于肺脏娇嫩。当罹患他病影响及肺时，也可发生本病。风邪无论由皮毛还是口鼻而入，皆可犯肺。邪气闭肺，肺失宣发肃降之令，故可见发热、恶寒、咳嗽等证候；风为百病之长，常夹杂其他邪气致病，故有风寒闭肺与风热闭肺的不同证候。由于小儿体质特点，临床以风热闭肺常见，风寒闭肺者较少或为之短暂。

若邪在肺卫不解，化热入里，炼液成痰，痰热互结，闭阻肺络，肺气郁闭，则出现本病典型临床表现如发热、咳嗽、气促、鼻煽、痰鸣等。

若毒热之邪郁闭于肺，肺热壅盛，灼津耗液，可见高热、咳剧、烦躁、喘促等。肺与大肠相表里，肺失肃降，大肠之气不得下行，则出现腹胀、便秘等腑实证候。

若邪热炽盛，内陷厥阴，引动肝风，则出现高热、神昏、抽搐等邪陷厥阴之变证。

气为血之帅，若肺气郁闭，影响及心，致血行不畅，脉道涩滞，则出现唇甲紫绀、舌有瘀斑等气滞血瘀证候。

甚或心失所养，心气不足，心阳虚衰，而出现面白肢冷，呼吸急促，心烦不安，右胁下痞块增大，脉微欲绝等重危之象。病情严重者，可出现内闭外脱。

本病后期，可因邪气渐退，正气耗伤，而出现正虚邪恋之象。因于邪热伤肺，肺阴耗伤，余邪留恋者，则见阴虚肺热之证候。

因于素体虚弱，或久咳伤肺，肺病及脾者，则见肺脾气虚之证候。

总之，肺炎喘嗽的病变部位主要在肺，常累及脾，亦可内窜心肝。痰热既是病理产物，也是重要的致病因素，其病理机制主要是肺气郁闭之演变。

三、症状识辨及辨证

1. 症状识辨

（1）起病较急，有发热、咳嗽、气急、鼻煽、痰鸣等症，或有发绀。

（2）病情严重时，常见喘促不安，烦躁不宁，面色苍白，口唇青紫发绀，或高热不退。

（3）新生儿患肺炎常以不乳、精神萎靡、口吐白沫等症状为主，而无上述典型表现。

（4）肺部听诊可闻及固定的中细湿啰音。

（5）X线检查可见小片状、斑片状阴影，或见不均匀的大片阴影。

（6）实验室检查

①血常规检查：细菌引起的肺炎，白细胞总数较高，中性粒细胞增多；若由病毒引起，白细胞总数正常或降低。

②病原学检查：细菌培养、病毒分离和鉴别，可获得相应的病原学诊断，病原特异性抗原或抗体检测常有助于早期诊断。

2. 辨证要点

本病辨证，重在辨常证和变证。辨常证、变证根据呼吸频率和节律、心率快慢、唇甲颜色、肝脏大小及是否有神昏、抽搐等进行辨别。

（1）变证：出现神昏、抽搐或呼吸不利、喘促、唇甲紫绀、胁下痞块增大等证候。

（2）常证：根据病程阶段，病初辨风寒与风热，根据症状、咽红与否及舌脉进行辨识；极期辨热重、痰重，根据发热高低、喉间痰鸣的轻重、呼吸喘急的程度进行辨别；后期辨气伤与阴伤，根据感邪的性质、症状、舌脉等进行辨别。

①不同年龄小儿的肺炎临床表现有较大差异，应注意患儿年龄特点。

②注意对发热、咳嗽、痰壅、喘急、鼻煽等症状以及体征轻重程度的观察。

③注意观察患儿精神状态、呼吸频率及节律、心率、指纹部位、口唇爪甲颜色、囟门、肝脏肿大等情况。

④血常规、病原学检查及胸部 X 线检查有助于临床诊断与对病情变化的判断。

四、证治要点

本病以宣肺开闭、化痰平喘为基本治法。若痰多壅盛者，宜降气涤痰；喘憋严重者，治以平喘利气；气滞血瘀者，佐以活血化瘀；壮热炽盛、大便秘结者，佐以通腑泄热。出现变证者，或温补心阳，或开窍息风，随证施治。病久肺脾气虚者，宜健脾补肺以扶正为主；阴虚肺燥，余邪留恋，宜养阴润肺化痰，兼清解余邪。

五、分型条辨

（一）常证

1. 风寒闭肺

【证候特点】恶寒发热，无汗不渴，咳嗽气促；痰稀色白，或夹有白色泡沫；舌质淡红，苔薄白，脉浮紧。

【辨证要点】恶寒，发热，无汗，咳嗽气促，舌质淡红，苔薄白。

【治法】辛温开肺，化痰降逆。

【处方】开天门、推坎宫、揉太阳各 50 次，清肝经、清肺经各 100 次，按揉外劳宫、推三关、顺运内八卦各 100 次，推四横纹 100 次，揉及分推膻中 100 次，揉擦肺俞 100 次。

【方义】开天门、推坎宫、揉太阳疏风解表；清肝经、清肺经清热宣肺；顺运内八卦宽胸理气，止咳平喘；推三关、揉外劳宫温阳散寒；推四横纹调气机止咳；揉、分推膻中，擦肺俞宽胸理气，止咳化痰。

加减：头痛者，加揉膊阳池 100 次。鼻塞者，加揉迎香 100 次。痰多者，加揉丰隆 100 次。

2. 风热闭肺

【证候特点】发热重，恶寒轻，咳嗽，气促；痰稠色黄，咽红；舌质红，苔薄白或薄黄，脉浮数，指纹青紫。

【辨证要点】发热重，咳嗽，气促，咽红，舌质红。

【治法】辛凉开肺，降逆化痰。

【处方】开天门、推坎宫、揉太阳各 50 次，退六腑、清天河水、清肝经、清肺经各 200 次，顺运内八卦 200 次，推四横纹 100 次，分推膻中 100 次，揉擦肺俞 100 次。

【方义】开天门、推坎宫、揉太阳疏风解表；退六腑通腑泄热；清天河水、清肝经、清肺经清热宣肺；顺运内八卦宽胸理气化痰；推四横纹调气机止咳；分推膻中、擦肺俞宽胸理气，止咳化痰。

加减：头痛者，加揉膊阳池 100 次。鼻塞者，加揉迎香 100 次。痰多者，加揉丰隆 100 次。

※孙重三流派

处方：分手阴阳，清肺经，清肾经，水底捞明月，清天河水，退六腑，按揉天突，分推膻中，揉肺俞，揉丰隆，开天门，推坎宫，运太阳。

操作：

①开天门：医者用两拇指自眉心向额上交替直推至天庭，称推攒竹，此操作法又称开天门，推 30 ~ 50 次。

②推坎宫：医者用两拇指自眉心向两侧眉梢做分推，称推坎宫或推眉弓，亦称分头阴阳，推 30 ~ 50 次。

③运太阳：医者用中指端揉或运太阳穴，称揉太阳或运太阳。向眼方向揉运为补，向耳方向揉运为泻，揉 30 ~ 50 次。

④分手阴阳：医者两手食指固定患儿掌根之两侧，中指托住患儿手背，无名指、小指固定患儿的四指，然后以两拇指自小天心处向两旁分至阳池、阴池。推 100 ~ 150 次。

⑤清肺经：用推法自无名指掌面末节指纹向指尖推 300 ~ 500 次。

⑥水底捞明月：医者先以左手持患儿之四指，再以右手食、中二指固定患儿之拇指，然后以拇指自患儿小指尖，推至小天心处，再转入内劳宫为一遍。推 100 ~ 300 次。

⑦清天河水：医者以左手持患儿之手，使掌心向上，食指在下伸直，托患儿前臂，再以右手拇指侧面或食、中二指正面，自总经（筋）向上成直线推之。推 300 ~ 500 次。

⑧退六腑：令患儿之掌侧置，手心向内，医者以左手持患儿之左手，食指在上伸直，抚患儿前臂，再以右手食、中二指自肘尖推至大横纹头。推 100 ~ 200 次。

⑨清肾经：医者先以左手握住患儿之手，使手掌向上。再以右手拇指从患儿小指尖推到阴池，推 100 ~ 200 次。

⑩按揉天突：用中指端按或揉，称按天突或揉天突，或先按继而揉之称按揉天

突，约 30 次。

⑪分推膻中：用两手拇指从膻中向两旁分推至乳头，名分推膻中，推 100 ~ 300 次。

⑫揉肺俞：用两拇指或食、中二指端揉，揉 50 ~ 100 次。

⑬揉丰隆：用两拇指或食、中二指端揉，揉 100 ~ 300 次。

方义：开天门、推坎宫、运太阳清热解表；分手阴阳、清肺经、按揉天突、分推膻中、按揉肺俞及丰隆可宣肺止咳化痰，利咽喉；清天河水、退六腑清肺泄热；水底捞明月、清肾经生津止渴。

※刘开运流派

处方：

常例开窍：开天门、推坎宫、推太阳、掐总筋、分阴阳各 24 次。

推五经：清脾经 300 次，清肝经 350 次，清心经 400 次，清肺经 450 ~ 600 次，补肾经 200 次（"清四补一法"以清肺经为主）。

配穴：宣肺定喘主穴为开璇玑、推胸法、按弦走搓摩各 50 次，揉中脘、天突各 120 次，推背法至肺俞发红。清热主穴为清大肠 150 次，清后溪 120 次，推六腑 150 次、水底捞明月、推天河水、打马过天河各 50 次，捏脊 3 ~ 5 遍。

关窍：按肩井 2 ~ 3 次。

热盛不退者加推脊、掐大椎；喘甚痰多者加揉按丰隆、创新、定喘；便秘者加推下七节，通腑气，和肺气。

方义：常例开窍，祛风邪。推五经用"清四补一"法，既清实热又能益阴液，重清肺经宣肺气，降气平喘；清后溪、大肠，通利二便以泻火；水底捞明月、推天河水、打马过天河、推六腑大凉清热泻火；推胸法、开璇玑、推背法，宽胸宣肺，降气平喘；揉中脘调理脾胃；按肩井关窍。

3. 痰热闭肺

【证候特点】壮热烦躁，喉间痰鸣；痰稠色黄，气促喘憋，鼻翼煽动，或口唇青紫；舌质红，苔黄腻，脉滑数。

【辨证要点】壮热，咳嗽，痰鸣，喘促，舌红苔黄腻。

【治法】辛凉开肺，降逆化痰。

【处方】逆运内八卦、清肝经、清肺经、退六腑各 200 次，揉膻中、分推膻中、揉乳旁、揉乳根各 100 次，揉掌小横纹、揉擦肺俞各 100 次。

【方义】清肝经、清肺经清热宣肺；逆运内八卦、揉膻中、分推膻中、揉乳旁、揉乳根宽胸理气化痰；揉掌小横纹、揉擦肺俞止咳化痰；退六腑通腑泄热。

加减：惊厥加直捣小天心 100 次，呕吐加清胃经 200 次。

※孙重三流派

处方：清板门，清脾经，清肺经，揉掌小横纹，清大肠，运内八卦，退六腑，水底捞明月，开璇玑，按揉乳根、乳旁，点天突。

操作：

①运内八卦：医者先以左手持患儿左手之四指，使掌心向上，同时拇指按定离宫，再以右手食、中二指夹住患儿之拇指，然后以拇指自乾向坎运至兑宫为一遍，在运至离宫时，应从左手拇指上运过，否则恐动离火，运50~100次。

②清肺经：用推法自无名指掌面末节指纹向指尖推300~500次。

③清板门：医者以左手握住患儿之手，使掌心向上，再以右手拇指侧面，自大横纹推向板门，推50~100次。

④揉掌小横纹：以食指或中指揉之，揉100~200次。

⑤清大肠：用右手拇指桡侧面，自虎口直推至指尖，推100~200次。

⑥清脾经：医者以左手握住患儿之手，将患儿拇指伸直，自板门推向指尖，推100~200次。

⑦退六腑：令患儿之掌侧置，手心向内，医者以左手持患儿之左手，食指在上伸直，抚患儿前臂，再以右手食、中二指自肘尖推至大横纹头。若女孩则从右手大横纹头推至肘尖。推100~200次。

⑧水底捞明月：医者用凉水滴于掌心内劳宫处，在掌心做旋推或由小指根推运起，经掌小横纹、坎宫至内劳宫，边推运边吹凉气，如此20次左右。

⑨点天突：以食指或中指端微屈，向下用力点之，3~5次。

⑩开璇玑：先从璇玑穴处，沿胸肋自上而下向左右旁分推，再从鸠尾穴向下直推至脐部，再由脐部向左右推摩，最后从脐中推至小腹，也可称大推法，各50~100次。

⑪按揉乳根：以食指或中指揉之，揉100~300次。

⑫按揉乳旁：以食指或中指揉之，揉100~300次。

方义：运内八卦、清板门、清脾经涤痰除气促；清肺经、退六腑、水底捞明月清热宣肺；点天突、按揉乳根、按揉乳旁、开璇玑理气降气，降气化痰；清大肠理气活血，通下清热。

4. 阴虚肺热

【证候特点】咳嗽少痰或无痰；低热盗汗，口干口渴，面色潮红，病程较长；舌质红，苔少或花剥，脉细数，指纹紫。

【辨证要点】肺炎后期干咳少痰，舌质红，苔少或花剥。

【治法】养阴清热，润肺化痰。

【处方】补脾经100次，顺运内八卦、清肺经各100次，清天河水200次，揉二马300次，揉膻中及按揉肺俞各100次，捏脊3~5遍。

【方义】顺运内八卦、按揉肺俞及膻中宽利胸膈；清肺经清肺经余热；清天河水清泻心火；补脾经健脾助运；揉二马滋补肾阴，壮水制火。

5. 肺脾气虚

【证候特点】咳嗽无力，痰多；低热起伏不定，面色少华，神疲倦怠，动则汗出，纳差便溏；舌质淡，苔薄白或腻，脉细弱无力，指纹淡红。

【辨证要点】咳嗽无力，面色少华，自汗纳差，舌质淡，苔薄白。

【治法】健脾益气，化痰止咳。

【处方】顺运内八卦、清肺经各100次，补脾经300次，按揉膻中、脾胃俞、足三里穴各100次，捏脊3~5遍。

【方义】清肺经清肺经余热；顺运内八卦宽利胸膈，益气补肺；补脾经、按揉脾胃俞及足三里穴、捏脊健脾助运。

加减：咳嗽痰多加莱菔子、瓜蒌皮；大便稀溏加山药、苍术；食欲不振，腹部胀满加山楂、六神曲、木香；汗多易感加黄芪、防风、浮小麦。

※孙重三流派

处方：补脾经，清补肺经，运内八卦，揉二马，揉肾顶，摩中脘，按揉肺俞、脾俞、胃俞。

操作：

①运内八卦：用拇指面自乾向坎运至兑为一遍，在运至离时轻轻而过，运100~300次。

②清补肺经：用推法在无名指指尖到末节指纹来回推100~200次。

③补脾经：医者以左手握住患儿之手，同时以拇、食二指捏患儿拇指，使之微屈，再以右手拇指自患儿拇指尖推向板门推100~200次。

④揉二马：以拇指或中指揉100~200次。

⑤揉肾顶：以中指或食指按揉肾顶100~500次。

⑥摩中脘：用掌心或四指摩5分钟。

⑦按揉肺俞、脾俞、胃俞：以中指或食指按揉肺俞、脾俞、胃俞100~200次。

方义：补脾经、运内八卦健脾利湿，培土生金；揉肾顶、揉二马潜阳止汗；摩中脘、按揉脾俞胃俞健脾助运；清补肺经、按揉肺俞益肺助宣。

（二）肺炎痰喘

※张汉臣流派

（1）证候特点：发病突然，先有寒战，继有高烧、无汗，呼吸急迫，鼻翼煽动，喉中有痰，咳嗽声重，舌苔白腻，或大便秘结，小便短涩。

处方：主穴为揉小天心5分钟，揉一窝风5分钟（以上二穴用力要快），补肾水7分钟，清板门5分钟，逆运内八卦3分钟，清肺金5~10分钟。配穴为推四横纹4分钟，揉小横纹5分钟，揉二人上马3分钟，清天河水1分钟。加减法：初诊时，如见患儿憋气急剧，应先行急救，然后推拿。

方义：揉小天心，配乙窝风（微用力），疏风散寒，温达经络，宣通腠理，调和营卫；配补肾水、清板门，滋阴清热退烧；逆运内八卦、清肺金，宽胸利膈，顺气化痰；推四横纹，消积消胀，又消脏腑积热；揉小横纹，可肃肺定喘，消肺中顽痰最效；揉二人上马、清天河水，消热化痰，利湿利尿，加强疗效。

（2）证候特点：高烧退后，但仍有低烧，咳嗽频作，喘而有痰。

处方：主穴为揉小天心5分钟，补肾水7分钟，揉二人上马7分钟，清板门5分钟，逆运内八卦2分钟，清肺金5分钟。配穴为推四横纹4分钟，揉小横纹5分钟，清天河水1分钟，捏挤天突、新建。

方义：揉小天心，通经络，解郁邪，又有安眠作用；补肾水、揉二人上马，滋阴潜阳，清虚热，退低烧，又能化痰利湿；清板门，凉膈又清胃热；逆运内八卦、清肺金，宽胸利膈，顺气化痰，止咳；再配推四横纹穴，行气消胀，又能促进乳食；揉小横纹，能肃肺止喘息；清天河水清心热，除烦躁，利小便，又泻心火；再捏挤天突、新建二穴，可散咽部郁热，多立止咳嗽。

（3）证候特点：低烧退后，咳不明显，微有痰饮，食欲不振，夜睡烦躁。

处方：主穴为揉小天心3分钟，补肾水7分钟，清天河水1~1.5分钟，逆运内八卦2分钟，推四横纹4分钟，揉合谷1分钟。配穴为揉二人上马5分钟，揉小横纹5分钟。

方义：揉小天心，镇静安眠；补肾水，配清天河水，滋阴清热，除烦躁；逆运内八卦、推四横纹，和中健胃进食，配揉合谷一穴，降胃气，又止恶心；揉二人上马，潜阳利湿，引火归原；再揉小横纹，肃肺化痰止咳，以助疗效。

（4）证候特点：喘嗽消失，基本恢复正常后，为巩固疗效，还应进一步健脾，促进乳食。

处方：主穴为补脾土5分钟，揉乙窝风4分钟，逆运内八卦2分钟，推四横纹4分钟，揉合谷1分钟，揉外劳宫4分钟。配穴为补肾水5分钟，揉小天心3分钟，揉小横纹3分钟，揉二人上马4分钟，清天河水1分钟。

方义：补脾土、揉乙窝风，健脾肺，扶脾阳，温化湿浊；再配逆运内八卦、推四横纹，和中健胃，增进乳食；揉合谷，利咽止恶，使乳食量增加；揉外劳宫，温下元，助消化；揉小天心、揉小横纹、推补肾水、清天河水、揉二人上马等，可通窍安神，清肺化痰，滋阴清热，利温利尿，可巩固疗效。

按：推拿治疗小儿肺风痰喘，疗效满意。初期或病情轻者每日推拿3次；病情较重者，每日推拿4次；如见病情缓解时，每日早晚各推拿1次；肺内仅听到干性啰音而其他情况好者，每日推拿1次；肺内干性啰音消失后，即停止推拿。

六、特色技法

刘开运流派
（1）刘氏复式操作法：推胸法。

操作：分别由按揉膻中、分推膻中、直推膻中、按压肋间四部分组成。用拇指或中指指腹按在膻中穴上揉转50～100次，称按揉膻中；继用两手中指指腹，从膻中穴同时向左右分推至两乳头30～50次，称分推膻中；接着用食指、中指、无名指并拢，以三指指腹从小儿胸骨上窝向下直推经膻中至胸骨下角30～50次，称直推膻中；之后用食指、中指分开，以两指腹按压小儿一至五肋间的前正中线与锁骨中线之间的部位3～5遍，称按压肋间。以上四部操作，称"推胸法"。

（2）刘氏复式操作法：推背法。

操作：推背法分别由揉肺俞、推"介"字、盐擦"八"字三部分组成。用拇指或中指指腹分别置于两侧肺俞穴上，右顺时针，左逆时针揉按50～100次，称揉肺俞。用两拇指或中指从风门穴沿肩胛骨下缘，经肺俞向外下方斜推至两肩胛骨下角50～100次，推呈"八"字型；继而从肺俞直向下推至膈俞50～100次，推呈"｜｜"型，称推"介"字。用中指指腹蘸盐粉或姜汁，沿肩胛骨内缘从上向下斜擦过肺俞，以皮肤发红为度，称盐擦"八"字。以上诸法总称推背法。

七、现代医学认识

（一）诊断要点

肺炎的诊断以发热、咳嗽、气促为主要表现。肺部体征早期可不明显或仅有呼吸音粗糙，后可闻及固定中、细湿啰音。胸部X线检查可见两肺有斑片状阴影。辅助检查如血白细胞计数及分类检查，痰、咽拭子细菌培养或病毒分离，免疫荧光检查等，可区分细菌或病毒感染，必要时做厌氧菌培养。

（二）临证鉴别

1. 咳嗽：以咳嗽为主症，可见发热，但无气喘、鼻煽。肺部听诊可闻及干啰音或不固定的粗湿啰音。

2. 哮喘：以咳嗽气喘，喉间痰鸣，呼气延长，反复发作为主症，常不发热。肺部听诊以哮鸣音为主。

3. 临床上某些特定病原体感染所致肺炎有自身特征，应注意鉴别。如小儿肺炎支原体肺炎，其诊断标准包括以下几点：①咳嗽早期呈阵发性干咳，临床症状重，但肺部体征常缺乏；②胸片以单侧肺病变为主且以右下肺发病多见；③肺部体征与症状以及影像学表现不一致；④白细胞计数高低不一，以中性粒细胞比例升高为主，血沉轻度至中度增快；⑤有肺外病变的表现；⑥病程迁延，临床上对常规治疗效果不佳，使用红霉素或阿奇霉素疗效满意。①②项者应先考虑支原体感染，具备①～⑥项者，可做出临床诊断。其影像学表现类型更为多样化，可包括大面积斑片状影、斑点状影、肺部纹理增多、条索状影、磨玻璃样影等，其中以大面积斑片状影为主。严重者合并支气管壁加厚、肺门及纵隔淋巴结肿大、空洞征象、胸腔积液等。

八、古籍辑录

1.《幼科要略·春温风温》 春月暴暖忽冷，先受温邪，继为冷束，咳嗽痰喘最多……夫轻为咳，重为喘，喘急则鼻掀胸挺。

2.《幼科金针·肺风痰喘》 小儿感冒风寒，入于肺经，遂发痰喘，喉间咳嗽不得舒畅，喘急不止，面青潮热，啼哭惊乱。若不早治，则惊风立至矣，唯月内芽儿犯此，即肺风痰喘。

3.《万氏家藏育婴秘诀·喘》 有小儿胸膈积热大喘者，此肺胀也，名马脾风，用牛黄夺命散主之。

4.《素问·通评虚实论篇第二十八》 帝曰：乳子中风热，喘鸣肩息者，脉如何？岐伯曰：喘鸣肩息者，脉实大也，缓则生，急者死。

5.《医宗金鉴·幼科心法》 暴喘俗名马脾风，胸高胀满胁作坑，鼻窍煽动神闷烦，五虎一捻服最灵。

6.《麻科活人全书·气促发喘鼻煽胸高第五十一》 气促之症，多缘肺热不清所致。

第六节　哮　喘

哮喘是小儿时期常见的一种反复发作的哮鸣气喘性肺系疾病。哮指声响言，喘指气息言，哮必兼喘，故通称哮喘。临床以反复发作性喘促气急，喉间哮鸣，呼气延长，严重者不能平卧，张口抬肩，摇身撷肚，唇口青紫为特征。常在清晨或夜间发作或加剧。本病包括了西医学所称的喘息性支气管炎、支气管哮喘。

哮喘有明显的遗传倾向，初发年龄以 1~6 岁多见。发作有较明显的季节性，以秋季、春季气候多变时易于发病。大多数患儿经治疗可缓解或自行缓解，在正确的治疗和调护下，随年龄的增长，大都可以治愈。但若失于防治，喘息持续，或反复发作，迁延不愈，可延及成年，甚至遗患终身。

一、古籍文献阐释

战国至秦汉，《黄帝内经》有"喘鸣""喘喝"之称；《素问·阴阳别论》云："阴争于内，阳扰于外，魄汗未藏，四逆而起，起则熏肺，使人喘鸣。"《灵枢·卫气失常》云："卫气之留于腹中……使人支胁胃中满，喘呼逆息者，何以去之？"《灵枢·五乱》云："黄帝曰：何为逆而乱……乱于肺，则俯仰喘喝，接手以呼……"汉代张仲景《金匮要略》又名"上气"，并有"咳而上气，喉中水鸡声"的记载；《金匮要略·痰饮咳嗽病脉证并治》云："隔上病痰，满喘咳吐……必有伏饮。"《黄帝内经》所描述的"喘鸣""喘喝"，与《伤寒杂病论》的"上气"等病名，在症状上与哮喘相似，并记述了发病原因与相关体征。《伤寒杂病论》提出了治疗方药，而且从病理上将其归属于痰饮病中的"伏饮"，堪称后世顽痰伏肺为哮病夙根认识的渊源。

隋代巢元方《诸病源候论》称本病为"呷嗽"，明确指出本病病理为"痰气相击，随嗽动息，呼呷有声"，治疗"应加消痰破饮之药"。详细记述了本病的病理因素与具体的治疗原则。

元代朱丹溪《丹溪心法·喘论》才首创"哮喘"病名，阐明病机专主于痰，提出"未发以扶正气为主，既发以攻邪气为急"的治疗原则，不仅把本病从笼统的"喘鸣""上气"中分离出来，成为一个独立的病名，而且确定了本病的施治要领。《症因脉治》指出："哮病之因，痰饮留伏，结成窠臼，潜伏于内，偶有七情之犯，饮食之伤，或外有时令之风寒，束其肌表，则哮喘之证作矣。"指出了哮喘的"痰饮留伏"宿根，并记述"哮喘必用薄滋味，专主于痰，宜大吐。药中多用醋，不用凉药，须常带表散，此寒包热也。亦有虚而不可吐者。一法用二陈汤加苍术、黄芩，作汤下小胃丹，看虚实用"。"气虚短气而喘甚，不可用苦寒之药，火气盛故也，宜导痰汤加千缗汤。有痰亦短气而喘。阴虚自小腹下火起冲于上喘者，宜降心火，补阴。有火炎者，宜降心火，清肺金；有痰者，用降痰下气为主。上气喘而躁者为肺胀，欲作风水证，宜发汗则愈。有喘急风痰上逆者，大全方千者，用劫药一二服则止。劫之后，因痰治痰，因火治火。劫药以椒目研极细末一二钱，生汤调下止之，气虚不用"。记载了许多详细的诊治方案。元代刘河间《素问玄机原病式》载："火气甚为夏热，衰为冬寒，故病寒则气衰而息微，病热则气盛而息粗。又寒水为阴，主乎迟缓，热火为阳，主乎急数，是以寒则息迟气微，热则息数气粗而为喘也。大抵哮以声响名，喘以气息言。夫喘促喉中如水鸡声者，谓之哮；气促而连属不能以息者，谓之喘。虽然未有不由痰火内郁、风寒外束而致之者欤。外有阴虚发喘，气从脐下起，直冲清道而上者。又有气虚发喘，而短气不能以接续者。是故知喘之为证，有实有虚，治法天渊悬隔者也。若夫损不足而益有余者，医杀之耳，学人不可不详辨焉。"寒凉派医家刘河间，详细论述了辨证哮喘的重要性，并首次阐述了"哮以声响名，喘以气息言"的病证特点。

宋代钱乙《小儿药证直诀》记载："有肺盛者，咳而后喘，面肿欲饮水，有不饮水者，其身即热，泻白散；若伤风嗽，五七日无热证而但嗽者，亦可用葶苈丸；后用下痰药；有肺虚者，咳而哽气，时时常出气，喉中有声，此久病也，阿胶散补之；痰盛者，先实脾，后以褊银丸微下之；痰退，即补肺如上法，盖久嗽者，肺亡津液，故必用阿胶散。治嗽大法，盛则下之，久即补之，更量虚实，以意为增损。"儿科医家钱乙在小儿哮喘证中，详细讲述了发病机理及分主证辨证论治要领，为中医儿科领域治疗哮喘做出了向导作用。

明代万密斋《育婴家秘》载："有因感寒而得之者，必恶寒发热，面赤唇红，鼻息不利，清便自调，邪在表也，宜发散之，用五虎汤主之。内有寒痰者，芎蝎散。"在中医儿科诊治哮喘方面，表述了具体主证特点，并提出了行之有效的方剂，意义非凡。明代王肯堂《证治准绳》曰："……此名乳嗽。实难调理，亦恶症也。当审虚实，实者散之，虚者补之，其症气粗痰盛，口疮眼热，发散后。"认为小儿哮喘急危症难以根治。

清代金冶田《灸法秘传》载："喘病之因有四：有因寒邪入肺而喘者，有因病阻肺气而喘者，有因水停心下而喘者，有因肾不纳气而喘者。统宜先灸天突，次灸中脘，甚则兼灸肺俞。所有哮喘不得卧者，须灸灵台。行动遂喘急者，须灸气海。得能按穴灸之，去沉犹拔刺耳。"本书对哮喘的针灸诊治方面提出了具体方案，为哮喘在针灸方面做了很大贡献。

二、病因及发病机理

哮喘的发病，内因责之于肺、脾、肾不足，痰饮内伏，以及先天禀赋遗传因素，成为哮喘之夙根；感受外邪、接触异物、饮食不慎、情志失调以及劳倦过度等，是哮喘的诱发因素。其病变主要在肺脾肾，发病机制是外因诱发，触动伏痰，痰随气升，气因痰阻，相互搏结，阻塞气道，宣肃失常，气逆而上，出现咳嗽，气喘哮鸣，呼吸困难。正如《证治汇补·哮病》曰："哮即痰喘之久而常发者，因内有壅塞之气，外有非时之感，膈有胶固之痰，三者相合，闭拒气道，搏击有声，发为哮病。"

（一）内在因素

1. 正虚痰伏 素体肺、脾、肾不足，导致津液调节失常，水湿停聚，则聚湿生痰，痰饮内伏，形成哮喘反复发作的夙根。

2. 禀赋因素 小儿哮喘多与先天禀赋相关，既往常有奶癣、瘾疹、鼻衄等病史，常有家族史。

（二）诱发因素

1. 外感六淫 气候突变，感受外邪，肺卫失宣，肺气上逆，触动伏痰，痰气交阻于气道，则发为哮喘。小儿时期感受六淫之邪是引起哮喘发作的主要原因。

2. 接触异物 如吸入花粉、螨、灰尘、烟尘、煤气、油漆、异味，以及动物毛屑、杀虫粉、棉花籽等。这些异物可由气道或肌肤而入，均犯于肺，触动伏痰，阻于气道，影响肺气的宣降，导致肺气上逆，发生哮喘。

3. 饮食不慎 如过食生冷酸咸常使肺脾受损，即"形寒饮冷则伤肺"；如过食肥甘，也常积热蒸痰，使肺气壅塞不利，每能诱发哮喘。

4. 劳倦所伤 哮喘每于过劳或游玩过度而发。劳倦过度耗伤正气，或汗出当风，触冒外邪，引动伏痰，肺气不利而发为哮喘。

5. 情志失调　小儿暴受惊恐，情绪紧张，过度悲伤，所欲不遂，气郁不舒，则气机不畅，升降失常，气逆于上，引动伏痰，发为哮喘。

以上各种诱因可单独引发哮喘，亦可几种因素相合致病。

本病主要责之于痰饮内伏，遇诱因而发。发作时，则痰随气升，气因痰阻，相互搏结，阻塞气道，宣肃失常，而出现呼吸困难，气喘哮鸣。发作期以邪实为主，表现为痰邪壅肺，形成喉中哮鸣，呼吸急促。由于病因不同，体质差异，病机演变有寒、热之分；若哮喘持续发作，经日持久，或反复多次发作，正气亏虚者，痰壅气喘，动则尤甚，可出现邪实正虚证。缓解期以正虚为主，哮喘反复发作，肺气耗散，久而不复，母病及子，子病又可及母，肺脾气虚，停湿生痰，痰浊上阻，呼吸不利，故本病往往为时发时止，反复不已。另有少数患儿素体阴虚，或者肺热阴伤、过食温热之品伤阴，则致肺肾阴虚，同样可以使哮喘反复发作。

总之，哮喘由素体肺、脾、肾不足，导致痰饮内伏，隐伏于肺，成为哮喘之夙根。诱因引发，痰气交阻，阻塞气道，反复不已。由于本病伏痰难去，外邪难防，发物难明，尤其是素体肺、脾、肾不足的体质状态难于调理，致使哮喘缠绵，难以根治。

三、症状辨识及辨证

（一）症状辨识

本病常突然发作，发作之前多有喷嚏、咳嗽等先兆症状。发作时喘促，气急，哮鸣，咳嗽，甚者不能平卧，烦躁不安，口唇青紫。查体可见桶状胸、三凹征，发作时两肺闻及哮鸣音，以呼气时显著，呼气延长。支气管哮喘如有继发感染，可闻及中细湿啰音。

（二）辨证要点

1. 发作期　辨寒热虚实哮喘发作痰白清稀或泡沫痰，伴形寒肢冷，或伴风寒表证者，多属寒证；哮喘发作痰黄质稠难咳，伴心烦便秘，面赤唇红者，多属热证；哮作喘咳痰涌，声高息粗，或新病初起者，多属实证；哮喘久发不止，咳喘息微，气短难续者，多属虚实夹杂。

2. 缓解期　辨脏腑自汗出，反复感冒，痰多，便溏，属肺脾气虚；食少便溏，动则气短，面色肢冷，则属脾肾阳虚；面色潮红，消瘦气短，干咳少痰，舌红少苔，脉细数，属肺肾阴虚。

四、证治要点

应坚持长期、规范、个体化的治疗原则，按发作期和缓解期分别施治。发作期当攻邪以治其标，分辨寒热虚实而随证施治。如寒邪应温，热邪应清，痰浊宜涤，表邪宜散，气逆宜降等。若虚实兼见、寒热并存者，治疗时又应兼顾。缓解期当扶正以治其本，以补肺固表、补脾益肾为主，调整脏腑功能，去除生痰之因。

哮喘属于顽疾，宜采用多种疗法综合治疗，除口服药外，雾化吸入、敷贴、针灸疗法，以及配合环境疗法、心身疗法可增强疗效。本病应重视缓解期的治疗，以图根治。

五、分型条辨

（一）发作期

1. 寒性哮喘

【证候特点】咳嗽气促，喉间哮鸣，咳痰清稀；鼻塞清涕，面色淡白；舌质淡红，苔白，脉浮紧，指纹红。

【辨证要点】咳嗽气促，喉间哮鸣，咳痰清稀，舌质淡红，苔白，脉浮紧，指纹红。

【治法】温肺散寒，化痰定喘。

【处方】补脾经300次，清肺经300次，推上三关1分钟，揉外劳2分钟，揉一窝风2分钟，顺运内八卦200次，揉天突、揉丰隆、搓摩胁肋、擦膻中、擦肺俞各1分钟。[小儿推拿学. 中国中医药出版社.2012.]

【方义】清肺经、揉天突、擦膻中、擦肺俞可止咳，化痰，平喘；推上三关、揉外劳、揉一窝风可温阳散寒，配补脾经能健脾化湿，温中散寒。

加减：鼻塞清涕加揉迎香2分钟。[小儿推拿学. 中国中医药出版社.2012.]

※三字经流派

处方：逆运八卦，揉外劳宫，平肝清肺，推四横纹。

操作：

①逆运八卦：在患儿左手掌面，以掌心为圆心，从圆心至中指根横纹约2/3处为半径，画一圆圈，此为八卦穴，逆时针运八卦10分钟。

②揉外劳宫：在掌背中指、无名指两骨中间凹处，顺时针、逆时针各揉2.5分钟。

③平肝经：在食指掌面，由指根推至指尖10分钟。

④清肺经：无名指掌面由指根横纹处推至指尖10分钟。

⑤推四横纹：食指、中指、无名指、小指连掌之纹，来回推5分钟。

方义：逆运八卦具有宽胸豁然、降气平喘的作用，一切喘证均以逆运八卦为主穴；外劳宫为暖穴，凡脏腑风寒、冷痛，揉此穴即可缓解；平肝经，行气化痰而止咳；清肺经，清肺化痰止咳。

※孙重三流派

处方：补脾经，清肺经，补肺经，揉掌小横纹，揉板门，揉外劳宫，分推膻中，揉乳根，揉乳旁，黄蜂入洞。

操作：

①补脾经：医者以左手握住患儿之手，同时以拇、食二指捏患儿拇指，使之微屈，再以右手拇指自患儿拇指尖推向板门推 100～200 次。

②清肺经：用推法自无名指掌面末节指纹向指尖推 100～150 次。

③补肺经：用推法自无名指掌面由指尖向末节指纹推 300～500 次。

④揉掌小横纹：以食指或中指揉掌小横纹 100～200 次。

⑤揉外劳宫：以食指或中指揉外劳宫 100～200 次。

⑥揉板门：用拇指或食指在大鱼际平面的中点上做揉法，揉 100～200 次。

⑦分推膻中：用两手拇指从膻中向两旁分推至乳头，名分推膻中，推 100～300 次。

⑧揉乳根：用食指或中指端揉乳根 50～100 次。

⑨揉乳旁：以两手食指或中指端揉 30～50 次。

⑩黄蜂入洞：用食、中两指指端在患儿两鼻孔做上下揉动，揉 20～50 次。

方义：补脾经、揉板门健脾和胃，利湿豁痰；清肺经宣肺理气；揉外劳宫加强温肺作用；黄蜂入洞温阳散寒解表；分推膻中、揉乳根、揉乳旁、揉掌小横纹宽胸理气，豁痰平喘；补肺经，温补肺气。

※津沽流派

处方：顺运内八卦，揉五指节，揉外劳宫，推上三关，推揉膻中，推揉肺俞，捏脊。

方义：推上三关、揉外劳宫为温法代表手法，有助于温化寒痰；配合顺运内八卦、揉五指节、推揉肺俞、推揉膻中以宽胸理气，止咳平喘；佐以捏脊和营养血，缓急平喘。

※海派

处方：基本方为清肺经，补脾经，按天突，揉膻中，揉乳根、乳旁穴，搓胁，揉丹田，捏脊，推、揉肺俞。取穴为基本方加补肺经，拿合谷，推三关，按风池，拿肩井，擦肺俞。

操作：

①清肺经：用拇指罗纹面着力，自小儿无名指端直推向指节处，约 100 次。

②补脾经：用拇指罗纹面着力，自小儿拇指罗纹面旋推，约 300 次。

③按天突：用中指端着力，按小儿胸骨切迹上缘、凹窝正中处，约 10 次。

④揉膻中：用中指端着力，在小儿胸骨正中，两乳连线中点做揉法，约 50 次。

⑤揉乳根、乳旁穴：用食指、中指端着力，分别在小儿乳下 2 分处，及乳外旁 2

分处做揉法，约 50 次。

⑥搓胁：用双掌在小儿两腋下胁肋处，自上而下搓动，约 50 次。

⑦揉丹田：用掌根在小儿脐下 2 寸丹田穴部揉动，3～5 分钟。

⑧捏脊：用拇指桡侧缘顶住皮肤，食、中两指前按，三指同时用力提拿肌肤，沿患儿脊柱，自下而上，双手交替捻动向前推行 3～5 次。

⑨推、揉肺俞：一指禅推或指揉第三胸椎棘突下两侧旁开 1.5 寸处，约 300 次。

⑩补肺经：用拇指罗纹面着力，顺时针推小儿无名指节罗纹面处，约 100 次。

⑪拿合谷：用拇指与食指对称用力，拿手背第一与第二掌骨之间之合谷部，3～5 次。

⑫推三关：用拇指面或食、中指面于前臂桡侧，自腕推向肘，约 300 次。

⑬按风池：用双手拇指罗纹面对称用力，按压两侧胸锁乳突肌与斜方肌之间、平风府穴之风池，约 1 分钟。

⑭拿肩井：用拇指与食指、中指指端对称用力，拿大椎与肩峰连线中点之肩井部，3～5 次。

⑮擦肺俞：用食、中、无名指罗纹面着力，擦肺俞穴部，以热为度。

方义：拿合谷、按风池、拿肩井均有散寒解表的功效；推三关性温热，能温阳散寒；按天突合揉膻中能止咳排痰；揉乳根、乳旁，搓胁能宽胸理气，宣肺降逆；揉丹田能固本培元；擦肺俞可宽胸理气，补肺平喘。

2. 热性哮喘

【证候特点】咳嗽喘促，声高息涌，喉间痰吼哮鸣，咳痰黄稠；发热面红，烦躁口渴，大便干结，小便黄少；舌质红，舌苔黄或黄腻，脉滑数，指纹紫。

【辨证要点】咳嗽喘促，声高息涌，喉间痰吼哮鸣，咳痰黄稠，舌质红，舌苔黄或黄腻，脉滑数，指纹紫。

【治法】清肺化痰，降气平喘。

【处方】清补脾经 300 次，清肺经 300 次，搓摩胁肋 1 分钟，逆运内八卦、泻大肠各 200 次，揉天突、擦膻中、擦肺俞各 1 分钟，推小横纹、清天河水各 300 次。［小儿推拿学．中国中医药出版社．2012.］

方义：清补脾、清天河水可清热，利湿化痰；清肺经、搓摩胁肋、揉天突、擦膻中、擦肺俞可宣肺平喘，止咳化痰；逆运内八卦、泻大肠可使肺热从大肠而下。

加减：发热面红，烦躁口渴加退六腑 300 次，推三关 100 次。［小儿推拿学．中国中医药出版社．2012.］

※三字经流派

处方：逆运八卦，退六腑，平肝清肺。

操作：

①逆运八卦：在患儿左手掌面，以掌心为圆心，从圆心至中指根横纹约 2/3 处为

半径，画一圆圈，此为八卦穴，逆时针运八卦5分钟。

②退六腑：将左臂顺正，小指在下，推的部位保持在手臂的下侧，自肘横纹推至腕横纹10分钟。

③平肝经：在食指掌面，由指根推至指尖10分钟。

④清肺经：无名指掌面由指根横纹处推至指尖10分钟。

方义：热性哮喘多见于胃肠积热的小儿，逆运八卦具有宽胸豁然、降气平喘的作用，一切喘证均以逆运八卦为主穴；退六腑清理胃肠积热，达到腑气通则肺气降的效果；平肝经，行气化痰而止咳；清肺经，化痰止咳。

※孙重三流派

处方：推板门，清肺经，清大肠，运内八卦，揉掌小横纹，捏挤天突、大椎，推下膻中，分推肩胛骨，推下七节骨。

操作：

①推板门：横门推向板门，以右手拇指桡侧自腕横纹推向拇指根。推100～300次。

②清肺经：用推法自无名指掌面末节指纹向指尖推300～500次。

③清大肠：用右手拇指桡侧面，自虎口直推至指尖100～500次。

④运内八卦：医者先以左手持患儿左手之四指，使掌心向上，同时拇指按定离宫，再以右手食、中二指夹住患儿之拇指，然后以拇指自乾向坎运至兑宫为一遍。在运至离宫时，应从左手拇指上运过，否则恐动离火。运50～100次。

⑤揉掌小横纹：以食指或中指揉掌小横纹100～200次。

⑥推下膻中：医者以两手二至五指，扶患儿两胁，两拇指同时于膻中穴（在胸骨中央，即两乳中间）向左右分推20～30次；再以右手食、中二指由胸骨柄向下推至膻中穴，推20～30次，最后以中指按膻中穴揉之。

⑦分推肩胛骨：两拇指分别自肩胛骨内缘从上向下推动，推100～200次，又名推肺俞。

⑧推下七节骨：用拇指桡侧面或食、中二指面自上而下直推100～200次。

⑨挤捏天突、大椎：用两手拇、食指分别捏挤天突穴，至皮下瘀血成红紫色为止，同法挤捏大椎穴。

方义：清肺经、揉掌小横纹、推板门可清肺泻热，祛痰降逆；清大肠、运内八卦、推下七节骨泻热通便，釜底抽薪；推下膻中、分推肺俞降逆平喘，宽胸宣肺，止咳化痰；捏挤天突、大椎清解瘀热。

※津沽流派

处方：清肺金（以泻为主），揉膊阳池，顺运内八卦，揉五指节，揉掌小横纹，清天河水，推揉膻中，推揉肺俞。

方义：清肺金、揉膊阳池、清天河水为君，揉膊阳池为汗法代表手法，清天河水为清法代表手法，二者合用可宣肺清热；配合顺运内八卦、揉五指节、推揉肺俞、推揉膻中以宽胸理气，止咳平喘；揉掌小横纹可化痰止咳，开胸散结，有助于降气平喘。

※海派

处方：基本方为清肺经，补脾经，按天突，揉膻中，揉乳根、乳旁，搓胁，揉丹田，捏脊，推、揉肺俞。取穴为基本方加清大肠、推六腑、推脊。

操作：

①清肺经：用拇指罗纹面着力，自小儿无名指端直推向指节处，约 100 次。

②补脾经：用拇指罗纹面着力，自小儿拇指罗纹面旋推，约 300 次。

③按天突：用中指端着力，按小儿胸骨切迹上缘、凹窝正中处，约 10 次。

④揉膻中：用中指端着力，在小儿胸骨正中，两乳连线中点做揉法，约 50 次。

⑤揉乳根、乳旁：用食指、中指端着力，分别在小儿乳下 2 分处，及乳外旁 2 分处做揉法，约 50 次。

⑥搓胁：用双掌在小儿两腋下胁肋处，自上而下搓动，约 50 次。

⑦揉丹田：用掌根在小儿脐下 2 寸丹田穴部揉动，3 ~ 5 分钟。

⑧捏脊：用拇指桡侧缘顶住皮肤，食、中两指前按，三指同时用力提拿肌肤，沿患儿脊柱，自下而上，双手交替捻动向前推行 3 ~ 5 次。

⑨推、揉肺俞：一指禅推或指揉第三胸椎棘突下两侧旁开 1.5 寸处，约 300 次。

⑩清大肠：用拇指面或食指桡侧缘从指尖直推向虎口，约 100 次。

⑪推六腑：用拇指面或食、中指面于前臂尺侧，自肘推向腕，约 300 次。

⑫推脊：用食、中二指面自上而下做直推，约 100 次。

方义：清大肠能除湿热；推六腑性凉，能清肺之实热；推脊亦有清热之妙用。

3. 寒热错杂

【证候特点】喘促气急，咳嗽哮鸣，鼻塞清涕，咳痰黏稠色黄；口渴，小便黄赤，大便干结，咽红；舌质红，舌苔薄白或薄黄，脉滑数或浮紧，指纹浮红或沉紫。

【辨证要点】喘促气急，咳嗽哮鸣，鼻塞清涕，咳痰黏稠色黄，舌质红，舌苔薄白或薄黄，脉滑数或浮紧，指纹浮红或沉紫。

【治法】散寒清热，降气平喘。

【处方】开天门 200 次，推坎宫 300 次，揉太阳 200 次，揉耳后高骨 200 次，清补脾经 300 次，清肺经 300 次，搓摩胁肋 1 分钟，擦膻中、擦肺俞各 1 分钟，揉内劳宫、推小横纹各 300 次。[小儿推拿. 中国中医药出版社. 2012.]

【方义】开天门、推坎宫、揉太阳、揉耳后高骨可疏风解表；清补脾经、清肺经、搓摩胁肋、擦膻中、擦肺俞可化痰，止咳，平喘；揉内劳宫、推小横纹可清热，宣肺，解表。

加减：鼻塞清涕，加揉迎香 2 分钟，咳痰黏稠色黄加揉掌小横纹 3 分钟。[小儿推拿学. 中国中医药出版社. 2012.]

4. 虚实夹杂

【证候特点】病程较长，哮喘持续不已，喘促胸闷，动则喘甚，咳嗽痰多，喉中痰吼；面色少华，畏寒肢冷，神疲纳呆，小便清长；舌质淡，苔薄白或白腻，脉细弱，指纹淡滞。

【辨证要点】哮喘持续不已，喘促胸闷，动则喘甚，咳嗽痰多，喉中痰吼，舌质淡，苔薄白或白腻，脉细弱，指纹淡滞。

【治法】泻肺平喘，补肾纳气。

【处方】补脾经300次，补肾经300次，推上三关200次，揉外劳宫1分钟，顺运内八卦200次，清肺经300次，揉天突、搓摩胁肋、擦膻中、擦肺俞各1分钟，捏脊6遍。[小儿推拿学.人民卫生出版社.2012.7]

【方义】补脾经、补肾经、捏脊可补先后天之本，可益气助神；推上三关、揉外劳宫可温阳散寒；顺运内八卦可宽胸理气，止咳化痰；清肺经、揉天突、搓摩胁肋、擦膻中、擦肺俞可止咳，化痰，平喘。

加减：畏寒肢冷加揉外劳宫2分钟；小便清长加揉肾顶3分钟。[小儿推拿学.中国中医药出版社.2012.]

（二）缓解期

※孙重三流派

证候特点：平素怯寒自汗，发前喷嚏，鼻塞，流清涕；或常因饮食不节而引发本病；患儿静息时也有气短，活动时加重；苔薄白，指纹淡红，脉缓无力。

治法：扶正固本，调理肺、脾、肾三脏。

处方：补脾经，推肺经，补肾经，运土入水，揉外劳宫，黄蜂入洞，按揉定喘穴，揉肺俞、脾俞、肾俞、三焦俞。

操作：

①补脾经：医者以左手握住患儿之手，同时以拇、食二指捏患儿拇指，使之微屈，再以右手拇指自患儿拇指尖推向板门，推300~500次。

②推肺经：用推法，自无名指掌面指尖向末节指纹推300~500次。

③补肾经：医者先以左手握住患儿之手，使手掌向上，再以右手拇指由阴池推到小指尖，推100~200次。

④运土入水：医者以左手握住患儿之手指，使手掌向上，同时拇、中二指捏患儿拇指，再以右手拇指侧面，自患儿拇指端，循手掌边缘，向上推运至小指端为一遍，推运100~200次。

⑤揉外劳宫：用食指或中指揉100~200次。

⑥黄蜂入洞：用食、中两指指端在患儿两鼻孔做上下揉动，揉20~50次。

⑦按揉定喘穴：用食指或中指指端按揉50~100次。

⑧揉肺俞、脾俞、肾俞、三焦俞：用食指或中指指端按揉肺俞、脾俞、肾俞、三焦俞，每穴各50~100次。

方义：补脾经、补肾经扶元培本；推肺经、揉外劳宫、黄蜂入洞强肺固卫；运土入水清利脾胃湿热；按揉定喘穴，揉肺俞、脾俞、肾俞、三焦俞调理肺、脾、肾三脏，固本益元。

1. 肺脾气虚

【证候特点】面白少华，气短自汗，咳嗽无力，神疲懒言；形瘦纳差，大便溏薄，易于感冒；舌质淡，舌苔薄白，脉细，指纹淡。

【辨证要点】面白少华，气短自汗，咳嗽无力，神疲懒言，舌质淡，舌苔薄白，脉细，指纹淡。

【治法】补肺固表，健脾益气。

【处方】补脾经、补肺经各3分钟，揉板门、揉外劳宫各2分钟，推上三关1分钟，擦膻中、擦肺俞各1分钟，按揉双侧足三里3分钟，捏脊6遍。[小儿推拿学.中国中医药出版社.2012.]

【方义】补脾经、补肺经可补中益气，补虚扶弱；擦膻中、擦肺俞可止咳化痰；揉板门可健脾胃，助运化；揉外劳宫、推上三关可温阳散寒。

加减：大便溏薄加清补大肠经3分钟。[小儿推拿学.中国中医药出版社.2012.]

2. 脾肾阳虚证

【证候特点】面色苍白，形寒肢冷，动则喘促；气短心悸，脚软无力，腹胀纳差，大便溏薄，小便清长；舌质淡，舌苔薄白，脉细弱，指纹淡。

【辨证要点】面色苍白，形寒肢冷，动则喘促，舌质淡，舌苔薄白，脉细弱，指纹淡。

【治法】温补脾肾，纳气培元。

【处方】补脾经、补肾经各3分钟，擦膻中、擦肺俞各1分钟，推上三关2分钟，顺运内八卦2分钟，按揉双侧足三里3分钟，捏脊6遍。[小儿推拿学.中国中医药出版社.2012.]

【方义】补脾经、补肾经可健脾温肾，补先后天之本；擦膻中、擦肺俞可止咳，化痰，平喘；推上三关可补虚扶弱，温阳散寒；顺运内八卦、按揉双侧足三里、捏脊可健脾和胃，强身健体。

加减：腹胀纳差，大便溏薄加分腹阴阳1分钟，揉天枢2分钟。[小儿推拿学.中国中医药出版社.2012.]

※三字经流派

处方：清补脾，揉二马。

操作：

①清补脾经：在拇指外侧，由指尖到指根来回推15分钟。

②揉二马：按住大鱼际正中，左右旋揉同数，揉 15 分钟。

方义：脾胃为后天之本，清补脾经可健脾益气，保养后天之本，使其不断滋养五脏六腑；肾为先天之本，揉二马补肾纳气固本。

※津沽流派

处方：清肺金（以补为主），补肾水，补脾土，顺运内八卦，揉五指节，推上三关，层按（补法）关元，捏脊。

方义：推上三关、捏脊、层按（补法）关元为君，三者分别为温法、和法、补法的代表手法，合而用之可起到温阳散寒，纳气培元的作用；配合补肾水与补脾土以益肾健脾；清肺金、顺运内八卦、揉五指节有助于补肺气，止咳喘。

※海派

处方：基本方为补脾经，按天突，揉膻中，揉乳根、乳旁穴，搓胁，揉丹田，捏脊，推、揉肺俞。取穴为基本方加补肺经，补肾经，揉脾俞，揉肾俞。

操作：

①补脾经：用拇指罗纹面着力，自小儿拇指罗纹面旋推，约 300 次。

②按天突：用中指端着力，按小儿胸骨切迹上缘、凹窝正中处，约 10 次。

③揉膻中：用中指端着力，在小儿胸骨正中，两乳连线中点做揉法，约 50 次。

④揉乳根、乳旁穴：用食指、中指端着力，分别在小儿乳下 2 分处，及乳外旁 2 分处做揉法，约 50 次。

⑤搓胁：用双掌在小儿两腋下胁肋处，自上而下搓动，约 50 次。

⑥揉丹田：用掌根在小儿脐下 2 寸丹田穴部揉动，3~5 分钟。

⑦捏脊：用拇指桡侧缘顶住皮肤，食、中两指前按，三指同时用力提拿肌肤，沿患儿脊柱，自下而上，双手交替捻动向前推行 3~5 次。

⑧推、揉肺俞：一指禅推或指揉第三胸椎棘突下两侧旁开 1.5 寸处，约 300 次。

⑨补肺经：用拇指罗纹面着力，顺时针推小儿无名指节罗纹面处，约 100 次。

⑩补肾经：用拇指罗纹面着力，顺时针推小儿小指节罗纹面处，约 100 次。

⑪揉脾俞：一指禅推或指揉小儿背部第十一胸椎棘突下两侧旁开 1.5 寸脾俞处，约 300 次。

⑫揉肾俞：一指禅推或指揉小儿背部第二腰椎棘突下两侧旁开 1.5 寸肾俞处，约 300 次。

方义：捏脊能通经络，培元气；补肺经、补肾经、揉肾俞可补肺益肾，温补肾阳；揉脾俞能健脾理气。

3. 肺肾阴虚证

【证候特点】面色潮红，夜间盗汗，干咳少痰；消瘦气短，手足心热；舌质红，舌苔花剥，脉细数，指纹淡红。

【辨证要点】面色潮红，夜间盗汗，干咳少痰，消瘦气短，手足心热，舌质红，舌苔花剥，脉细数，指纹淡红。

【治法】补肾敛肺，养阴纳气。

【处方】补肺经、补肾经各 3 分钟，揉肺俞、揉肾俞各 2 分钟，揉二马、揉涌泉、清天河水、揉三阴交各 2 分钟，按揉双侧足三里 1 分钟，捏脊 6 遍。[小儿推拿学. 中国中医药出版社. 2012.]

【方义】补肺经、揉肺俞可益气补肺，止咳化痰；补肾经、揉肾俞可补益肾元；揉二马、揉涌泉、清天河水、揉三阴交可清内热；按揉双侧足三里、捏脊可强身健体。

加减：干咳少痰加揉掌小横纹 2 分钟，手足心热加推五经穴 3 分钟。[小儿推拿学. 中国中医药出版社. 2012.]

※津沽流派

处方：清肺金（以补为主），补肾水，补脾土，揉二人上马，顺运内八卦，揉五指节，揉肺俞。

方义：揉二人上马为补肾滋阴的代表手法，与推揉肺俞合用可滋补肺肾之阴；配合补肾水与补脾土以益肾健脾；清肺金、顺运内八卦、揉五指节有助于敛肺止咳，化痰平喘。

六、特色技法

海派

穴部：脊柱。

手法：推脊。

操作：用食、中二指面自上而下做直推，约 100 次。

方义：脊柱属督脉经，督率阳气，统摄真元，能调阴阳理气血，和脏腑，通经络，培元气，具有强健身体的功效。

七、现代医学认识

（一）诊断要点

1. 诊断（参照 2016 年中华医学会儿科分会呼吸学组《儿童支气管哮喘诊断与防治指南》）

（1）哮喘诊断标准主要依据呼吸道症状、体征及肺功能检查，证实存在可变的呼气气流受限，并排除可引起相关症状的其他疾病。

1）反复喘息、咳嗽、气促、胸闷，多与接触变应原、冷空气、物理或化学性刺激、呼吸道感染、运动以及过度通气（如大笑和哭闹）等有关，常在夜间和（或）凌晨发作或加剧。

2）发作时双肺可闻及散在或弥漫性，以呼气相为主的哮鸣音，呼气相延长。

3）上述症状和体征经抗哮喘治疗有效，或自行缓解。

4）除外其他疾病所引起的喘息、咳嗽、气促和胸闷。

5）临床表现不典型者（如无明显喘息或哮鸣音），应至少具备以下1项：①证实存在可逆性气流受限：支气管舒张试验阳性：吸入速效 β_2 受体激动剂（如沙丁胺醇压力定量气雾剂 $200 \sim 400\mu g$）后15分钟第一秒用力呼气量（FEV_1）增加 $\geqslant 12\%$；抗炎治疗后肺通气功能改善：给予吸入糖皮质激素和（或）抗白三烯药物治疗 $4 \sim 8$ 周，FEV_1 增加 $\geqslant 12\%$；②支气管激发试验阳性；③最大呼气峰流量（PEF）日间变异率（连续监测2周）$\geqslant 13\%$。

符合第1）~4）条或第4）、5）条者，可诊断为哮喘。

（2）咳嗽变异性哮喘（cough variant asthma，CVA）的诊断

1）咳嗽持续>4周，常在运动、夜间和（或）凌晨发作或加重，以干咳为主，不伴有喘息。

2）临床上无感染征象，或经较长时间抗生素治疗无效。

3）抗哮喘药物诊断性治疗有效。

4）排除其他原因引起的慢性咳嗽。

5）支气管激发试验阳性和（或）PEF日间变异率（连续监测2周）$\geqslant 13\%$。

6）个人或一、二级亲属有过敏性疾病史，或变应原检测阳性。

以上第1）~4）项为诊断基本条件。

（3）哮喘分期与分级

1）哮喘的分期：根据临床表现，哮喘可分为急性发作期（acute exacerbation）、慢性持续期（chronic persistent）和临床缓解期（clinical remission）。急性发作期是指突然发生喘息、咳嗽、气促、胸闷等症状，或原有症状急剧加重；慢性持续期是指近3个月内不同频度和（或）不同程度地出现过喘息、咳嗽、气促、胸闷等症状；临床缓解期系指经过治疗或未经治疗，症状、体征消失，肺功能恢复到急性发作前水平，并维持3个月以上。

2）哮喘的分级：哮喘的分级包括急性发作严重度分级、病情严重程度分级和哮喘控制水平分级。哮喘急性发作严重度分级主要是根据哮喘急性发作时的症状、体征、肺功能及血氧饱和度等情况，进行严重度分级，以确定发作期的治疗方案；病情严重程度分级是通过评估过去4周的哮喘症状进行病情分级，为制定治疗方案提供依据；哮喘控制水平分级是用于评估已规范治疗的哮喘患儿是否达到治疗目标，并作为治疗方案调整的依据。

（二）临证鉴别

1. 毛细支气管炎　多由呼吸道合胞病毒及副流感病毒所致，多见于 $2 \sim 6$ 个月婴

儿，血清病毒抗体检测或咽拭分离有助于诊断。

2. 喘息性支气管炎 多见于 3 岁以内幼儿，临床见发热，咳嗽伴喘息。抗感染治疗后，喘息症状消失，但应密切注意或随访，警惕为支气管哮喘的早期。

3. 支气管淋巴结结核 该病是由肿大淋巴结压迫支气管或因结核病变损伤支气管壁导致部分或完全阻塞，临床表现为阵发性痉挛性咳嗽、喘息，伴疲乏、低热、盗汗等症状，结核菌素检查可协助诊断。

4. 呼吸道异物 有异物吸入史，剧烈呛咳，胸部 X 线检查、支气管镜检查可有助于确诊。

八、古籍辑录

马玉书《推拿捷径》："治喉喘昏迷不醒。应掐大指端。大指端即肝记穴，又名皮罢。法以大指甲按穴掐之。"

第七节　过敏性鼻炎

过敏性鼻炎，又称变态反应性鼻炎，是以突然和反复发作的鼻痒、喷嚏、流清涕、鼻塞等为主要临床表现的鼻病。本病无论年龄大小均可发病，可常年发作，亦可呈季节性发作。西医的变应性鼻炎、血管运动性鼻炎、嗜酸粒细胞增多性非变应性鼻炎等疾病可参考本病进行辨证施治。主要为吸入了致敏原而引起速发型变态反应。常年性过敏性鼻炎的致敏物多为屋内尘土、螨、霉菌、动物脱屑、禽毛等。季节性变态反应性鼻炎的致敏原多为花粉、蒿类植物，故又称花粉病。除鼻和鼻窦受累外，部分病例还可引起哮喘。

一、古籍文献阐释

《素问·脉解》曰："所谓客孙脉则头痛、鼻衄、腹肿者，阳明并于上，上者则其孙络太阴也，故头痛、鼻衄、腹肿也。"此外，在古代文献中尚有衄涕、衄鼻、衄水、鼻流清水等别称。《素问玄机原病式·卷一》谓："衄者，鼻出清涕也"，"嚏，鼻中因痒而气喷作于声也"。

二、病因及发病机理

本病多由脏腑虚损，正气不足，腠理疏松，卫表不固，风邪、寒邪或异气侵袭，寒邪束于皮毛，阳气无从泄越，故喷而上出为嚏。

1. 肺气虚寒，卫表不固 肺气虚寒，卫表不固，则腠理疏松，风寒乘虚而入，邪聚鼻窍，邪正相搏，肺气不宣，津液停聚，遂致喷嚏、流清涕、鼻塞等，发为鼻衄。

2. 脾气虚弱，清阳不升 脾为后天之本，化生不足，鼻窍失养。外邪或异气从口鼻侵袭，停聚鼻窍，发为鼻鼽。

3. 肾阳不足，温煦失职 肾阳不足，摄纳无权，气不归原，温煦失职，腠理、鼻窍失于温煦，则外邪、异气易侵，发为鼻鼽。

4. 肺经伏热，上犯鼻窍 肺经素有郁热，肃降失职，邪热上犯鼻窍，亦可发为鼻鼽。

三、症状识辨及辨证

1. 症状识辨

（1）发作时主要表现为鼻痒、喷嚏频频、清涕如水、鼻塞，具有突然发作和反复发作的特点。

（2）发作期鼻黏膜多为灰白色或淡蓝色，亦可充血色红，鼻甲肿大，鼻道有较多水样分泌物。在间歇期以上症状不明显。

2. 辨证要点

本病主要从脏腑虚实辨证。

肺气虚寒，卫表不固者，鼻痒，喷嚏频频，清涕如水，鼻塞，嗅觉减退，畏风怕冷，自汗，气短懒言，语声低怯，面色苍白，或咳嗽痰稀。

脾气虚弱，清阳不升者，鼻痒，喷嚏突发，清涕连连，鼻塞，面色萎黄无华，消瘦，食少纳呆，腹胀便溏，四肢倦怠乏力，少气懒言。

肾阳不足，温煦失职者，清涕长流，鼻痒，喷嚏频频，鼻塞，面色苍白，形寒肢冷，腰膝酸软，神疲倦怠，小便清长，或见遗精早泄。

肺经伏热，上犯鼻窍者，鼻痒，喷嚏频作，流清涕，鼻塞，常在闷热天气发作。全身或见咳嗽，咽痒，口干烦热。

四、证治要点

本病部分患儿有过敏史或家族史。发作时主要表现为鼻痒、喷嚏频频、清涕如水、鼻塞等，治疗上，肺气虚寒者给予温肺散寒；脾气虚弱者给予益气健脾；肾阳不足者给予温补肾阳；肺经伏热者给予清宣肺气。

五、分型条辨

1. 肺气虚寒，卫表不固

【证候特点】鼻痒，喷嚏频频，清涕如水，鼻塞，嗅觉减退；畏风怕冷，自汗，气短懒言，语声低怯，面色苍白，或咳嗽痰稀，下鼻甲肿大光滑，鼻黏膜淡白或灰白，鼻道可见水样分泌物；舌质淡，舌苔薄白，脉虚弱。

【辨证要点】鼻痒、鼻塞，喷嚏、清涕、嗅觉减退，气短懒言，鼻黏膜淡白，下鼻甲肿大，舌质淡，脉虚弱。

【治法】温肺散寒，益气固表。

【处方】开天门、推坎宫、揉太阳、按揉迎香、按揉鼻通各 100 次，按揉外劳宫、推三关、清肺经各 100 次，擦膻中、擦肺俞各 100 次。

【方义】开天门、推坎宫、揉太阳疏风解表；按揉迎香、鼻通通利鼻窍；按揉外劳工、推三关温阳散寒；清肺经、擦膻中、擦肺俞宽胸理气，止咳化痰。

加减：若头痛可拿揉风池 30 次，痰多者可加揉丰隆穴 100 次。

2. 脾气虚弱，清阳不升

【证候特点】鼻痒，喷嚏突发，清涕连连，鼻塞；面色萎黄无华，消瘦，食少纳呆，腹胀便溏，四肢倦怠乏力，少气懒言，检查见下鼻甲肿大光滑，黏膜淡白或灰白，可有水样分泌物；舌淡胖，边有齿痕，苔薄白，脉弱。

【辨证要点】鼻痒、鼻塞、喷嚏、清涕，纳呆腹胀，倦怠乏力，鼻黏膜淡白，下鼻甲肿大，舌淡胖有齿痕，脉弱。

【治法】益气健脾，升阳通窍。

【处方】开天门、推坎宫、揉太阳、按揉迎香、按揉鼻通各 100 次，清肺经、运内八卦、补脾经各 100 次，按揉膻中、肺俞、脾俞各 100 次，摩腹约 3 分钟，捏脊3 ~ 5 遍。

【方义】开天门、推坎宫、揉太阳疏风解表；按揉迎香、鼻通通利鼻窍；清肺经、按揉膻中、按揉肺俞宽胸理气，止咳化痰；运内八卦、补脾经、摩腹、捏脊益气健脾。

加减：若食欲不振者可加揉板门 50 次。

3. 肾阳不足，温煦失职

【临床表现】清涕长流，鼻痒，喷嚏频频，鼻塞；面色苍白，形寒肢冷，神疲倦怠，小便清长，检查见鼻黏膜苍白、肿胀，鼻道有大量水样分泌物；舌质淡，苔白，脉沉细。

【辨证要点】大量清涕、鼻痒、喷嚏、鼻塞，形寒肢冷，鼻黏膜苍白肿胀，舌淡，脉沉细。

【治法】温补肾阳，化气行水。

【处方】开天门、推坎宫、揉太阳、按揉迎香、按揉鼻通各 100 次，推三关 100 次，清肺经、补脾经、补肾经各 100 次，按揉肾俞、涌泉各 50 次并行擦法。

【方义】开天门、推坎宫、揉太阳疏风解表；按揉迎香、鼻通通利鼻窍；推三关温阳散寒；补脾经、补肾经、按揉肾俞、按揉涌泉补益脾肾。

加减：若伴有咳嗽，可加推揉膻中、肺俞各 100 次。

4. 肺经伏热，上犯鼻窍

【临床表现】鼻痒，喷嚏频作，流清涕，鼻塞，常在闷热天气发作；或见咳嗽，咽痒，口干烦热，检查见鼻黏膜红或暗红，鼻甲肿胀；舌质红，苔白或黄，脉数。

【辨证要点】鼻痒、喷嚏、清涕、鼻塞，口干烦热，鼻黏膜红或暗红，鼻甲肿胀，舌质红，脉数。

【治法】清宣肺气，通利鼻窍。

【处方】开天门、推坎宫、揉太阳、按揉迎香、按揉鼻通各 100 次，清肺经、清肝经、清天河水各 100 次。

【方义】开天门、推坎宫、揉太阳疏风解表；按揉迎香、鼻通通利鼻窍；清肺经、清肝经、清天河水清宣肺气。

加减：若伴有大便干结症状者可加清大肠 100 次。

六、现代医学认识

（一）诊断要点

本病发作时主要表现为鼻痒、喷嚏频频、清涕如水、鼻塞等症状，出现 2 项以上（含 2 项），每天症状持续或累计在 1 小时以上。可伴有眼痒、结膜充血等眼部症状。发作期查体可见鼻黏膜灰白或淡蓝色，或充血红色，鼻甲肿大，鼻道有较多水样分泌物。部分患儿有过敏史或家族史。实验室检查可见血液或鼻分泌物 IgE 升高，变应原鼻激发试验阳性，特异性皮肤试验阳性等。必要时可行鼻激发试验。

（二）临证鉴别

1. 伤风鼻塞　以鼻塞流涕喷嚏为主症，可伴有发热等全身不适，并可见鼻腔黏膜红肿。一般的感冒或呼吸道感染导致的鼻炎属急性鼻炎，不具有反复发作及接触致敏原发作的特征。

2. 血管运动性鼻炎　又称血管舒缩性鼻炎，以患者稍碰触鼻部即引起鼻痒、喷嚏、清涕、鼻塞的闪电式发作为特征，发作突然消失快，症状与过敏性鼻炎极为相似。但鼻内多不发痒，口服感冒药物症状即可得到缓解。如遇冷热变化、体位变化（起床）、情绪激动时可诱发本病。鼻分泌物嗜酸性粒细胞阴性，特异性 IgE 抗体阴性，抗组胺药治疗有效。

七、古籍辑录

1.《素问·气厥论》　胆移热于脑，则辛頞鼻渊。鼻渊者，浊涕下不止也。

2.《素问·至真要大论》　少阴之复，懊热内作，烦躁鼽嚏，甚则入肺，咳而鼻渊。

3.《黄帝内经·灵枢》　人之嚏者，何气使然？岐伯曰：阳气和利，满于心，出于鼻，故为嚏。

4.《素问·五常政大论》　少阴司天，热气下临，肺气上从，鼽衄塞窒。

5.《辨证录·卷三》 兹但流清涕而不腥臭，正虚寒之病也。热证宜用清凉之药，寒证宜用温和之剂，倘概用散而不用补，则损伤肺气，而肺金益虚寒，愈流清涕矣。方用温肺止流丹。

6.《辨证录》 人有常流清涕，经年不愈，是肺气虚寒，非脑漏也。

7.《诸病源候论·卷二十九》 肺气通于鼻，其脏有冷，冷随气入乘于鼻，故使津涕不能自收。

8.《备急千金要方·卷六上》 鼻寒脑冷清涕出方。

9.《医方考·鼻疾门第六十三》 人身之上，天之阳也，故六阳之气皆会于首。若阳气自虚，阴气凑之，令人脑寒而流清涕。

10.《康熙字典》 鼻塞曰齆，齆久涕也，久不通遂至窒塞也。

第八节　急性喉瘖

小儿急性喉炎是小儿喉黏膜的急性炎症。因发病部位多在声门下区，故又名急性声门下喉炎。好发于3岁以下儿童，以发热、阵发性犬吠样咳嗽、声音嘶哑为主要症状，甚者出现呼吸困难。如不及时诊治，可危及生命。

急性喉炎属中医"急性喉瘖"范畴。

一、古籍文献阐释

早在战国至秦汉，《五十二病方》即有"喉痹""嗌痛"的记载。《素问·阴阳别论》云："一阴一阳结，谓之喉痹。"《素问·厥论》云："手阳明、少阳脉厥逆，发喉痹，嗌肿。"《素问·咳论》云："心咳之状，咳则心痛……甚则咽肿喉痹。"《素问·缪刺》云："邪客于手少阳之络，令喉痹舌卷，口干心烦。"《素问·六元正纪大论》云："民病热中，聋瞑血溢……喉痹目赤，善暴死……少阳所至为喉痹耳鸣呕涌。"《素问·至真要大论》载："岁太阴在泉。草乃早荣……民病饮积心痛耳聋……嗌肿喉痹。""太阴之胜，火气内郁……头痛喉痹项强。""少阳司天……及为燆疮疡，呕逆喉痹。"《灵枢·经别》载："足阳明之别，名曰丰隆……其病气逆则喉痹卒喑。"《灵枢·热病》载："喉痹舌卷，口中干，烦心心痛，臂内廉痛，不可及头，取小指次指爪甲下，去端如韭叶。"《灵枢·杂病》载："喉痹不能言，取足阳明；能言，取手阳明。"《灵枢·本藏》载："肺小则少饮，不病喘喝，大则喜病胸痹喉痹逆气。"《灵枢·经脉》载："大肠手阳明之脉……目黄口干，鼽衄喉痹，肩前臑痛，大指次指痛不通。""足阳明之脉……是主血所生病……喉痹。"内经对喉痹进行了较为详细的论述，其病机可归纳为火邪、湿邪、经脉气机逆乱、脏腑失调等因，详细记录了针刺治疗方法。

晋代皇甫谧《针灸甲乙经》中云："喉痹，完骨及天容……然骨、阳交悉主之。

喉痹咽肿，水浆不下，璇玑主之……喉痹不能言温留及曲池主之。"记录了具体的治疗穴位及随证取穴。

汉代张仲景《伤寒论》云："伤寒，先厥后发热，下利必自止，而反汗出，咽中痛者，其喉为痹。发热无汗，而利必自止，若不止，必便脓血。便脓血者，其喉不痹。"东汉华佗《中藏经》记载："其脉急甚，则发狂笑……大甚则喉闭。"指出了喉痹的发展可发为急症，甚则危症。

隋代巢元方《诸病源候论·喉痹候》中云："喉痹者，喉里肿塞痹痛……风毒客于喉间，气结蕴积而生热，故喉肿塞而痹痛。"论述了喉痹的症状及病机。

唐代孙思邈《千金要方·喉病第七》中记载了喉痹不得语，服小续命汤，加杏仁一两。以及治喉痹方，治喉痹及毒瓦斯方，治喉痹、猝不得语方。记载了治疗喉痹的内服方剂及药物加减。

宋代王怀隐《太平惠民合剂局方》记载："如圣汤治风热毒瓦斯上攻于喉，咽喉喉痹，肿塞妨闷。"南宋陈言所著《三因极一病证方论·咽喉病证治》记载："诸脏热则肿，寒则缩，皆使喉闭。神效散，治喉闭热肿，语声不出。"南宋《圣济总录》中载："论曰喉痹之病，喉中肿塞痹痛，水饮不下，呼吸有妨，寒热往来，得之风热客于脾肺，熏发咽喉，小儿纯阳，尤多是疾。若不速治，毒邪入心，则烦闷懊，立致危殆。治小儿喉痹，由脾肺蕴热，血气结塞。慎勿刺破，但以此方治之，木通汤方。"宋代窦汉卿《疮疡经验全书》云："风热喉闭，其因皆由病人久积热毒，因而感风，风热相搏，故而发作。"宋代闻人耆《宋本备急灸法》云："治急喉痹，舌强不能言……急于两小指甲后各灸三炷，炷如绿豆大。"宋代对喉痹的认识有了全面的发展，对病因、病机、症状、方药及针灸等方法，均有了较大发展。这一时期对风热喉痹及治疗方法进行了较多论述。

元代罗天益《卫生宝鉴·卷十一》认为："心脾客热，热毒攻冲，咽喉赤肿红痛，或成喉痹。"元代朱丹溪《脉因症治》认为："夫少阴君火……二火皆主脉并络于喉，气热内结，结甚则肿胀，肿胀则痹甚，痹甚则不通而死矣。"金代刘完素《素问·玄机原病式》指出："喉痹，痹，不仁也，俗作闭，犹闭塞也，火主肿胀，故热客上焦，而咽嗌肿胀也。"元代朱丹溪《丹溪手镜》中曰："喉痹盖因痰热内结……火则一也。治法微以咸之，甚以辛散之。治用玉匙散以竹管吹入喉中。"金代张从正《儒门事亲》曰："喉痹急速，相火之所为也。"元代朱丹溪《丹溪心法》曰："喉痹，大概多是痰热，重者用桐油探吐。"对喉痹有了详细的认识，提出了从热、痰、火论治。

明代张景岳《景岳全书》指出："阴虚喉痹……或素禀阴气不足……皆肾阴亏损，水不制火而然。"《医学入门》指出："寒喉风，喉痹聚毒，涎唾稠实而发寒热，关上可治，关下难治。"明代王绍隆《医灯续焰·喉痹脉证》认为："喉痹之脉，数热迟寒。缠喉走马，微伏则难。痹者，闭也，闭塞不通之谓。乃火盛气结，以致喉咙肿胀，呼吸难通，壅塞痰涎，水浆不下。一二日，即能杀人。"明董宿原《奇效良方》

载："经言喉痹，则咽与舌在其中矣，以其病同是火，故不分也。"明代龚廷贤《寿世保元》载："两寸脉浮洪而溢者。喉痹也。脉微而伏者死。"并记载"开关神应散，清咽抑火汤，滋阴降火汤，通关散"对急慢性喉痹的治疗。明代张洁《仁术便览》认为："喉痹，其症先二日胸膈气紧，出气短促，蓦然咽喉肿痛，手足厥冷，气闭不通，须臾不救。属痰，属火，属热……用雄黄解毒丸、牛蒡子汤，治风热、燥热喉痹。"明代薛己《口齿类要》提出："喉痹谓喉中呼吸不通，语言不出，而天气闭塞也……其病有二：其一属火……其二属湿。"明代朱橚等《普济方·针灸》指出："治喉痹不能言，穴三里，温留，曲池，丰隆治喉痹……璇玑，鸠尾治喉痹哽噎……天突治喉痹嗌干。"明代薛铠《保婴撮要》提出："小儿喉痹，因膏粱积热，或禀赋有热，或乳母七情之火，饮食之毒，当分其邪蓄表里，与症之轻重，经之所主而治之。"明孙文胤《丹台玉案》认为："喉痹之脉，两寸洪溢，上盛下虚……祛火通关饮治喉痹不通，饮食不下。"明皇甫中《明医指掌》载："喉痹皆因二火攻，风痰壅热在喉咙。"明楼英《医学纲目》载："喉痹，乡村病皆相似，属天行运气之邪，治必先表散之，亦大忌酸药点之，寒药下之。"明虞抟《医学正传》中云："盖元气一虚，则相火随起，而喉痹等暴病作矣。"这一时期对喉痹的研究有了较大的发展，按病机进行了阴虚喉痹、阳虚喉痹、温毒喉痹的分类，按发病的缓急进行了急性喉痹和慢性喉痹的分类。并详细论述了病因病机，针灸及方药。

清沈金鳌《杂病源流犀烛》曰："喉痹。痹者，闭也，必肿甚，咽喉闭塞，为天气不通，乃风痰郁火，热毒相攻之症。"清朱世杰《外科十法》认为："喉间肿痛，名曰喉痹……有虚实之分，紧喉慢喉之别，不可不审。"清张宗良《喉科指掌》提出："烂喉痹，此症因肝胃热毒，外感时邪而发……白色喉痹因肺胃受寒，脉迟身热，六味汤……寒伏喉痹，此症肺经脉缓，寒重色紫。及单喉痹，淡红喉痹，走马喉痹。"清代怀远《古今医彻》载："火发于内，风郁于外，水波汹涌，而聚为痰，在外则喉风，缠络胸膈，在内则喉痹。"清何其伟《医学妙谛》认为："喉痹总因风热冲，血虚虚火游行攻。更挟风痰喉间客，遂有此症肿痛凶。缓者祛风与清热，急用桐油探吐松。"清代高秉钧《疡科心得集》提出："夫喉痹者，咽喉肿痛无形，肿而无形者喉痹，肿而有形即为蛾为痈。"清代何梦瑶《医碥》提出："喉痹，痹者，闭塞之谓。饮食难入，语言难出，喉中或有疮或无疮，或有块如丸……频服喉痹饮或清咽利膈汤，吹金、碧二丹或冰硼散。"清代钱乐天等《医学传心录》记载："喉痹者，乃喉咽闭塞不通也……用药之法：清热用黄连、元参……解毒用射干、牛蒡……消痰用贝母、花粉。"清代尤怡《金匮翼》认为："喉风喉痹，皆由膈间素有痰涎，或因七情不节而作。"清代吴谦等《医宗金鉴》认为："热极肿闭名喉痹，语言难出息不通，痰盛涎绕喉间响。"清代凌晓五《凌临灵方》载："良由荣阴内亏，水不涵木，木火上炎，先患眼疾，继发喉痹。"清代陈士铎《辨证录》载："喉忽肿大而作痛，吐痰如涌，口渴求水……既大且赤，其形宛如鸡冠，此喉痹之症。"清王士雄《尤氏喉科秘书》载："喉痹属痰、属风、属热，皆因郁火而兼热毒，肿甚不仁。"清杨龙九《重顶囊秘喉书》认为："酒毒喉痹，外见赤肿，内形如鸡子，其色鲜红……此心脾积热。"清代包三述《包氏喉证家宝》提出："火有虚实，实火因过食煎炒，蕴积热毒，烦渴，二便闭塞，风痰上壅，将发喉痹……虚火，因饮酒则动脾火……色欲则动肾火，火炎上攻。"清代以前对喉痹的病因病机、治法、方药及针灸虽有较详细的阐述，但未形成系统，至清代喉科逐渐成熟，出现了大量的喉科专著，据统计这一时期现存喉科专著有三百余种，对喉痹的认识也有了一个新高度。

二、病因及发病机理

急性喉痹发生的原因，以感受外邪、肺胃热盛为多见，多属实证、热证，发病脏腑多在肺胃。喉为肺所属，主发音，司呼吸。风邪袭肺，肺气失宣，气机不畅，致使脉络受阻声门开合不利，发为急喉喑，属"金实不鸣"。本病病机多为外邪犯肺，肺气不宣，邪滞喉窍；或肺胃素有积热，再感受风热疫疠之邪，内外邪毒搏结，痰火结于喉窍而发病。加之小儿脏腑娇嫩，喉腔狭小，肌膜红肿后易发生堵塞，演变为急喉风之症。隋代《诸病源候论》卷三十提出："风毒客于喉间，气结蕴积而生热，治喉肿塞而痹痛。"

1. 风热侵袭 小儿为稚阴稚阳之体，形气未充，易受外邪侵袭。加之喉位于呼吸道之上，风热侵袭，内伤于肺，上犯于喉，致喉内肌膜肿胀而为病。

2. 风寒袭肺 风寒为阴邪，滞而不发。风寒之邪犯肺，阻滞脉络，致使声门开合不利，发为喉喑。

3. 肺胃积热 肺胃素有蕴热，复感风热、疫疠之邪，外邪引动肺胃之热上攻，风火相煽，内外邪毒搏结于喉窍而为病。

4. 痰火结聚 火毒炽盛，火动痰生，痰火上壅，气血凝结，脉络瘀阻，气道堵塞而发为本病。

5. 过度用声，喉窍受损 喉为发声之器，过度用声或用声不当，使喉窍损伤，脉络受阻，声门开合不利，故喑哑。

由于小儿生理病理特点，脏腑娇嫩，形气未充，发病容易，传变迅速。起病较急，主要症状为声音嘶哑，阵发性犬吠样咳嗽，声门下喉炎，经久不愈，或失治误治，易导致急性喉阻塞，吸气性喉喘鸣和吸气性呼吸困难，甚者可出现窒息。可伴有发热，全身不适、乏力等。

三、症状识辨及辨证

1. 症状识辨

（1）辨舌脉及指纹：舌边尖红，苔薄黄，脉浮或浮数，指纹浮露，色紫在风关，为风热侵袭，上犯喉窍证；舌淡苔白，脉浮或浮紧，指纹浮露，色红在风关，为风寒袭肺，喉窍不利证；舌红，苔黄或黄腻，脉洪数，指纹紫滞，为肺胃积热，搏结喉窍证；舌红，苔黄或黄腻，脉微欲绝，指纹青紫，直透命关，为痰火壅盛，结聚喉窍证；过度用声，喉窍受损证舌脉指纹可正常。

（2）辨声音：阵发性"犬吠样"咳嗽，气急喉鸣，多为风热侵袭，上犯喉窍证；卒然声嘶，干痒，为风寒袭肺，喉窍不利证；咳嗽憎寒壮热，犬吠样或"空空"样咳嗽，喘息气粗，或语言难出，为肺胃积热，搏结喉窍证；卒然犬吠样咳嗽，喉间痰鸣，声如拽锯为痰火壅盛，结聚喉窍证；大声说话、喊叫后，突然声嘶，咽喉不适为过度用声，喉窍受损证。

2. 辨证要点

（1）辨寒热：本病多起病急，病程短。外邪侵袭发病率高，上犯咽喉，气候骤变，起居不慎，肺卫失固，易为风邪所中。风寒之邪外袭，多表现为喉黏膜微红，表面粗糙干燥，全身症状见畏寒发热；风热之邪侵袭多表现为咽喉疼痛，咳嗽，可有少量黄痰，声带充血肿胀，或黏膜下出血，全身症状见发热，鼻塞，头痛；肺胃热盛，上攻咽喉，憎寒壮热，喉间痰鸣，喘息气粗，声音嘶哑，或语言难出，口干欲饮，大便秘结，小便短赤；痰火壅盛，结聚喉窍证，喉间痰鸣，烦躁不安，口唇发绀，呼吸浅速。

（2）识轻重：轻者咽部疼痛，吞咽不利，伴有恶寒发热，身痛，咳嗽痰稀，或发热恶风头痛，咳痰黄稠；重者多见咽部疼痛较剧，吞咽困难，伴发热，口渴多饮，口气臭秽，大便干结，小便短赤，或见烦躁不安，口唇发绀，呼吸浅速。

四、证治要点

以八纲辨证为主，重在辨寒、热。急性喉炎治疗主要以清利咽喉为基本法则，根据不同的证型分别治以通风散寒，清热宣肺，清肺泄热，泻火解毒。

五、分型条辨

1. 风热侵袭，上犯喉窍

【证候特点】起病急，突然声出不扬，阵发性"犬吠样"咳嗽；咽喉疼痛不适，气急喉鸣；舌边尖红，苔薄黄，脉浮或浮数，指纹浮露，色紫在风关。

【辨证要点】起病急，突然声出不扬，阵发性"犬吠样"咳嗽，咽喉疼痛不适，气急喉鸣。

【治法】清热宣肺，利喉开窍。

【处方】揉小天心3分钟，揉一窝风3分钟，推补肾水5分钟，推清板门5分钟，揉合谷1分钟。[实用小儿推拿学．人民卫生出版社．1962.]

【方义】揉小天心，配揉一窝风，疏风解邪；推补肾水、清板门，滋阴清热退烧，清胃热；揉合谷，利咽止痛。

加减：加逆运内八卦穴 2 分钟，推清天河水 1 ～ 1.5 分钟。[实用小儿推拿学．人民卫生出版社．1962.]

2. 风寒袭肺，喉窍不利

【证候特点】多见于病初起，卒然声嘶，咽喉不适，干痒，咳嗽；畏寒发热，或不发热，鼻塞头痛；舌淡苔白，脉浮或浮紧，指纹浮露，色红在风关。

【辨证要点】卒然声嘶，咽喉不适，阵发性"犬吠样"咳嗽。

【治法】疏风散寒，宣肺开音。

【处方】揉小天心 3 分钟，揉一窝风 3 分钟，推补肾水 5 分钟，推清板门 5 分钟，揉合谷 1 分钟。[实用小儿推拿学．人民卫生出版社．1962.]

【方义】揉小天心，配柔一窝风，疏风解邪；推补肾水、清板门，滋阴清热退烧，清胃热；揉合谷，利咽止痛。

加减：加黄蜂入洞 2 分钟，掐列缺 3 分钟。[实用小儿推拿学．人民卫生出版社．1962.]

3. 肺胃积热，搏结喉窍

【证候特点】憎寒壮热，犬吠样或"空空"样咳嗽，喉间痰鸣，喘息气粗，声音嘶哑，或语言难出；口干欲饮，大便秘结，小便短赤；舌红，苔黄或黄腻，脉洪数，指纹紫滞。

【辨证要点】憎寒壮热，犬吠样或"空空"样咳嗽，喉间痰鸣。

【治法】清肺泄热，利喉开窍。

【处方】揉小天心 3 分钟，揉一窝风 3 分钟，推补肾水 5 分钟，推清板门 5 分钟，揉合谷 1 分钟。[实用小儿推拿学．人民卫生出版社．1962.]

【方义】揉小天心，配柔一窝风，疏风解邪；推补肾水，清板门，滋阴清热退烧，清胃热；揉合谷，利咽止痛。

加减：加推清肺金 5 分钟，挤捏新建穴 2 分钟。[实用小儿推拿学．人民卫生出版社．1962.]

4. 痰火壅盛，结聚喉窍

【证候特点】卒然犬吠样咳嗽，喉间痰鸣，声如拽锯；喘急汗出，烦躁不安，口唇发绀，呼吸浅速；脉微欲绝，指纹青紫，直透命关。

【辨证要点】卒然犬吠样咳嗽，喉间痰鸣，声如拽锯。

【治法】泻火解毒，涤痰开窍。

【处方】揉小天心 3 分钟，揉一窝风 3 分钟，推补肾水 5 分钟，推清板门 5 分钟，揉合谷 1 分钟。[实用小儿推拿学．人民卫生出版社．1962.]

【方义】揉小天心，配柔一窝风，疏风解邪；推补肾水、清板门，滋阴清热退烧，清胃热；揉合谷，利咽止痛。

加减：加合阴阳 3 分钟。［实用小儿推拿学．人民卫生出版社．1962.］

5. 过度用声，喉窍受损

【证候特点】因用声过度或不当，如大声说话、喊叫后，突然声嘶；咽喉不适，喉黏膜充血、干燥，声门闭合不良，全身无明显不适；舌脉指纹可正常。

【辨证要点】大声说话、喊叫后，突然声嘶，咽喉不适。

【治法】活血化瘀，清利咽喉。

【处方】揉小天心 3 分钟，揉一窝风 3 分钟，推补肾水 5 分钟，推清板门 5 分钟，揉合谷 1 分钟。［实用小儿推拿学．人民卫生出版社．1962.］

【方义】揉小天心，配柔一窝风，疏风解邪；推补肾水、清板门，滋阴清热退烧，清胃热；揉合谷，利咽止痛。

加减：加揉二人上马 5 分钟。［实用小儿推拿学．人民卫生出版社．1962.］

六、现代医学认识

（一）诊断要点

感冒或过度用声后出现声嘶，检查见声带弥漫性充血、肿胀。

（二）临证鉴别

1. 气管、支气管异物 有异物吸入史。异物吸入后立即出现剧烈呛咳，可有不同程度呼吸困难。气管内活动性异物可有阵发性呛咳。听诊时可闻及拍击声，或患侧肺呼吸音减弱。X 线透视可协助诊断。

2. 小儿喉痉挛 多见于较小的婴儿。起病急，吸气性喉喘鸣，鸣声尖而细，发作时间短，症状可自行缓解。无发热及声嘶症状。

3. 喉白喉 起病较缓，多继发于咽白喉。一般全身中毒症状较明显。检查见有灰白色伪膜不易擦去，强行剥去则易出血。分泌物涂片和培养可找到白喉杆菌。

第九节　慢性喉痹

慢性喉痹（chronic laryngitis）是喉黏膜的非特异性慢性炎症，以声音嘶哑，讲话费力，日久不愈为主要临床表现，是喉科常见的慢性疾病。多由急性喉炎等治疗不彻底发展而成，亦可因长期不良因素刺激而发。

慢性喉痹属西医"慢性喉炎"范畴。

一、古籍文献阐释

慢性喉痹相关论述较少，至明以后医家才将急性喉痹与慢性喉痹分开论述。明代张景岳《景岳全书·咽喉》云："阴虚喉痹……或素禀阴气不足，多倦少力者是，皆肾阴亏损，水不制火而然。"清代吴谦负责编修的《医宗金鉴·慢喉风》载："慢喉发缓体虚生，微肿咽干色淡红，或由暴怒五辛火，或因忧思过度成。"清代顾世澄《疡医大全·喉痹门主论》又曰："阴证下虚，令人喉痹，又当治其下寒，则痹自通矣。"对慢性喉痹的理论研究和临床实践有一定指导意义。

二、病因及发病机理

慢性喉痹发生是以急喉痹反复发作，或嗜食辛辣，或长期接触烟尘等有害气体；或温热病后，或劳伤过度，脏腑虚损，咽喉失养而为病。《景岳全书》卷二十八指出："喉痹一证……盖火有真假，凡实火可清者，即真火证也；虚火不宜清者，即水亏证也。且复有阴盛格阳者，即真寒证也。"

1. 肺肾阴虚　素体阴虚，或久咳耗液，肺阴亏损；肾阴亏损，津液不足，无以上布，喉失濡养；或因阴虚内热，虚火上炎，熏蒸咽喉，致声门开合不利而发为慢喉喑。

2. 肺脾气虚　素体虚弱，过度用声，耗伤肺气；或劳倦太过，脾气不足，以致肺脾气虚，气血不能上奉，喉窍失养，无力鼓动声门而发为本病。

3. 血瘀痰凝　患病日久，正气虚损，不能抗邪外出，邪毒结聚于喉，脉络阻塞；或用声过度，耗伤气阴，气血运行不畅，血瘀痰凝，致声带肥厚，声门开合受限而为病。

由于小儿生理病理特点，脏腑娇嫩，形气未充，发病容易，传变迅速，严重者吸气时可出现锁骨上窝、胸骨上窝、肋间及上腹部的凹陷，又称"四凹征"。甚至面色苍白，发绀，烦躁不安，神志不清。如不及时治疗，可因呼吸、循环衰竭而死亡。

三、症状识辨及辨证

1. 症状识辨

（1）辨舌脉及指纹：舌质红，苔薄，脉细数，指纹淡紫，多为肺肾阴虚，喉窍失濡证；舌质淡胖，边有齿痕，舌苔薄白，脉细弱无力，指纹色淡，为肺脾气虚，喉窍失养证；舌质暗淡，边尖有瘀点，苔白，脉涩，指纹深紫，为血瘀痰凝，阻滞喉窍证。

（2）辨声音：声音嘶哑，时轻时重，缠绵不愈，咽喉干燥，焮热微痛，痒咳少痰，常有"清嗓"习惯，多为肺肾阴虚，喉窍失濡证；声嘶日久，语音低沉，讲话费力，不能持久，劳累后症状加重，多为肺脾气虚，喉窍失养证；声音嘶哑，日久不愈，讲话费力，声出不扬，喉内有异物感，为血瘀痰凝，阻滞喉窍证。

2. 辨证要点

（1）辨脏腑：本病的发生，乃脏气虚损，喉窍失养所致。因声音出于肺而根于肾，源于脾，若肺脾肾功能健旺，精气充沛，则声音洪亮，反之则气虚声怯。加之用声劳损，邪留不去，故成本病。

（2）辨轻重：轻者声音嘶哑，时轻时重，咽喉干燥，灼热微痛，痒咳少痰；重者语音低沉，讲话费力，不能持久，劳累后症状加重或声出不扬，喉内有异物感。

四、证治要点

本病以脏腑辨证为主，常累及肺、脾、肾三脏。慢性喉痹治疗主要以调理脏腑、利咽开音为主。根据不同的证型分别治以滋养肺肾，补益肺脾，行气活血。

五、分型条辨

1. 肺肾阴虚，喉窍失濡

【证候特点】声音嘶哑，时轻时重，缠绵不愈，咽喉干燥，灼热微痛，痒咳少痰，常有"清嗓"习惯；于午后加重，声带呈暗红色，或声带干燥变薄，全身症状有头晕耳鸣，腰膝酸软，虚烦失眠，手足心热；舌质红，苔薄，脉细数，指纹淡紫。

【辨证要点】起病缓，声音嘶哑，时轻时重，缠绵不愈，咽喉干燥。

【治法】滋养肺肾，润喉开音。

【处方】推补肾水 15 分钟，揉二人上马 5 分钟，推清板门 5 分钟，揉小天心 3 分钟，推清肺金 5 分钟，揉合谷 1 分钟。[实用小儿推拿学.人民卫生出版社.1962.]

【方义】推补肾水、揉二人上马、清板门，滋肾阴，潜肾阳，引火归原，又清虚火；揉小天心、推清肺金，通郁开窍，清润咽喉，再配揉合谷穴，止嗓子疼痛。

加减：揉肺俞、肾俞 3 分钟，揉肾顶 5 分钟。[实用小儿推拿学.人民卫生出版社.1962.]

2. 肺脾气虚，喉窍失养

【证候特点】声嘶日久，语音低沉，讲话费力，不能持久；倦怠乏力，少气懒言，纳呆便溏；舌质淡胖，边有齿痕，舌苔薄白，脉细弱无力，指纹色淡。

【辨证要点】声嘶日久，语音低沉，讲话费力，不能持久。

【治法】补益肺脾，益气开音。

【处方】推补肾水 15 分钟，揉二人上马 5 分钟，推清板门 5 分钟，揉小天心 3 分钟，推清肺金 5 分钟，揉合谷 1 分钟。[实用小儿推拿学.人民卫生出版社.1962.]

【方义】推补肾水、揉二人上马、清板门，滋肾阴，潜肾阳，引火归原，又清虚火；揉小天心、推清肺金，通郁开窍，清润咽喉，再配揉合谷穴，止嗓子疼痛。

加减：补脾土 3 分钟，推肺金 3 分钟。[实用小儿推拿学.人民卫生出版社.1962.]

3. 血瘀痰凝，阻滞喉窍

【证候特点】声音嘶哑，日久不愈，讲话费力，声出不扬，喉内有异物感，咳吐黏痰；恶心欲吐，胸闷不舒；舌质暗淡，边尖有瘀点，苔白，脉涩，指纹深紫。

【辨证要点】声音嘶哑，日久不愈，讲话费力，声出不扬，喉内有异物感，咳吐黏痰。

【治法】行气活血，化痰开喑。

【处方】推补肾水 15 分钟，揉二人上马 5 分钟，推清板门 5 分钟，揉小天心 3 分钟，推清肺金 5 分钟，揉合谷 1 分钟。[实用小儿推拿学. 人民卫生出版社.1962.]

【方义】推补肾水、揉二人上马、清板门，滋肾阴，潜肾阳，引火归原，又清虚火；揉小天心、推清肺金，通郁开窍，清润咽喉，再配揉合谷穴，止嗓子疼痛。

加减：推四横纹 4 分钟，掐曲池 10 次，推上三关 5 分钟。[实用小儿推拿学. 人民卫生出版社.1962.]

六、现代医学认识

（一）诊断要点

以不同程度的声音嘶哑为主要症状，初期为间歇性，一般用嗓愈多，则声嘶愈重，逐渐发展为持续性声嘶。自觉喉内有痰液黏附，因而常作"吭咯"之声以清嗓。常有喉部不适，如异物感、咽喉灼热、干燥、发声时疼痛等。

（二）临证鉴别

1. 慢性单纯性喉炎　喉部黏膜弥漫性充血，轻度肿胀，声带由白色变为淡红色；黏膜表面常有黏液附着，声带运动、闭合尚可。

2. 慢性肥厚性喉炎　喉黏膜肥厚，以室带增厚更为明显，常遮盖部分声带；声带肥厚，边缘变钝，闭合不良。

3. 萎缩性喉炎　喉黏膜干燥萎缩，黏膜变薄，喉腔宽敞，光亮如涂蜡状；常有黄绿色痂皮附于声带后端及杓间区；声带变薄，张力减弱，声门闭合时常有梭形裂隙。

第九章　心肝病证

第一节　夜　啼

夜啼是指小儿白天能安静入睡，入夜则啼哭不安，时哭时止，或每夜定时啼哭，甚至通宵达旦的一种病证。本病多见于新生儿和小于6个月的婴儿。

啼哭是新生儿及婴儿的一种生理活动，也是新生儿或婴儿表达痛苦、饥饿、惊恐、尿布潮湿、衣被过冷或过热，或其他要求的方式。若啼哭通过喂乳食、抚摸、更换潮湿尿布、调节冷暖后很快停止，则不属病态。

本节主要论述婴儿夜间不明原因的反复啼哭，其与现代医学的"睡惊""夜惊"相似。而因发热、口疮、疖肿、腹痛和外伤等引起的啼哭，应审因论治，不属于本病范围。

一、古籍文献阐释

夜啼一病，古籍最早记载见于隋朝《诸病源候论》："如婴儿日间安静，入夜多啼，甚至通宵难以入睡，天明始渐转静。"同时指出本病的病因为"小儿神气未充，心火上乘所致"，"儿夜啼者，脏冷故也。夜阴气盛，与冷相搏则冷动，冷动与脏气相并，或烦或痛，故令小儿夜啼也"，在治疗时提出"治宜清心安神。用甘麦大枣汤合蝉花散"。

汉唐时期《华佗神方》有"华佗治小儿夜啼神方，芎蓣、防己、白术各二分，上捣筛为散，和以乳，量其多少，与儿服之。又以儿母手掩脐中；又以摩儿头及脊"的内外治疗方法。宋朝之后有《三因极一病证方论》对夜啼的描述较为详细，如"小儿忽受惊吓或见生人后，夜间啼哭，面色变化不定，睡中惊惕，口吐白沫，反侧瘛疭，状如惊痫，但眼不窜视"。《普济方》指出"夫夜啼者，有阴阳两证。阴者脏冷也，夜则阴盛，与冷相搏，冷与脏气交击，故作痛而啼。阳者脏热，夜则阳衰，与热相搏，热与脏气交击，故作痛而啼。又有冷热之气，与胎毒攻冲，亦令夜啼也。孩儿夜啼者，非是鬼神为祟也。盖因胎热伏心，冷则为阳相刑，热则与阳相搏，腹中燥闷，是以为惊啼也……婴儿气弱，腑脏有寒，每至昏夜，阴寒与正气相击，则神不得安静，腹中切痛，故令啼呼于夜，名曰夜啼。又有独犯禁忌。亦令儿夜啼者"，对夜啼病名与病因认识较深入。明代万全在《育婴家秘》中指出：

"夜啼者，脏冷也，阴虚于夜则冷动，冷动则为阴极发燥，寒甚作痛，所以夜啼而不歇也，钩藤散、益黄散主之。钩藤散腹痛夜啼，昼则安静者，又治内瘹。"《景岳全书》认为："夜啼有二，曰脾寒，曰心热也。夜属阴，阴胜则脾脏之寒愈盛，脾为至阴，喜温而恶寒，寒则腹中作痛，故曲腰而啼，其候面青，手腹俱冷，不思乳食是也，亦曰胎寒，宜钩藤饮。寒甚者，理中丸……若过用乳食，停滞作痛，邪实无虚而啼者，宜保和丸、和胃饮加减主之，甚者宜消食丸……若见灯见火愈啼者，心热也……其证面赤手腹俱暖，口中气热是也，火之微者，宜生脉散、导赤散；火之甚者，宜朱砂安神丸、人参黄连散……"指出小儿受寒、过食、脾虚失运、肝肾不足、心火偏旺、肝胆热甚以及乳母郁闷、暴怒、心肝热甚等因素均可导致夜啼发生，并提出约有二十余方的治疗方法。从上可知古籍对小儿夜啼的病因、辨证治疗等阐述较多。

推拿治疗方面，《小儿推拿广意》提出："夜啼……治法，推三关（五十），六腑（一百二十），清心经（一百），捞明月，分阴阳，掐胆经；如寒疝痛啼，宜运动四横纹、揉脐并一窝风。"《幼科推拿秘书》指出："夜啼……法宜分阴阳，运八卦，运五经，捞明月，清天河，心经，如寒推三阳。"

二、病因及发病机理

本病主要病因为脾寒、心热和惊恐。因寒则痛而啼，热则烦而啼，惊则不安而啼，故以脾寒气滞、心经蕴热、暴受惊恐为主要病机。其病位在心、在脾，以实证居多。

1. 脾寒气滞 是夜啼最常见病因病机。如孕母素体虚寒，或过食生冷，胎禀不足，脾寒内生；或用冷乳哺食，寒滞中焦脾胃；或护理不当，腹部受凉，均致寒邪直中脾胃。寒主收引，寒凝气滞，不通则痛，因痛作啼。由于夜间属阴，脾为阴中之至阴，入夜阴盛则脾寒愈甚，故腹痛阵作而啼哭不止。

2. 心经蕴热 若孕母素体内热，或喜食辛辣香燥，或产后乳母过食辛热，火热内蕴，易遗热于胎儿，内踞心经。心主神志，主火属阳。若心经火旺，阳气亢盛，致夜间阳不入阴，而不能寐；或心火过亢，阴不能制阳，故夜不能寐而啼哭不宁。

3. 暴受惊恐 心藏神而主惊，小儿神气怯弱，智慧未充，若乍见异物，忽闻异声，暴受惊恐，惊则气乱，恐则气下，扰动神明，则心神不宁，神志不安，惊惕叫扰，啼哭不止。

三、症状识辨及辨证

1. 症状识辨

（1）辨舌脉及指纹：舌质淡白，舌苔薄白，指纹淡红为脾寒气滞型；舌尖红，苔薄黄，指纹紫滞为心经火热型；舌苔正常，指纹青紫为暴受惊恐型。

（2）辨夜啼性质：夜间啼哭，哭声低弱，时哭时止为脾寒气滞型；夜间啼哭，哭声洪亮，见灯尤甚为心经火热型；夜间啼哭，哭声尖厉阵作，神情不安，面色乍青乍白，惊惕惊乍为暴受惊恐型。

2. 辨证要点

首先辨识生理性与病理性啼哭，其次辨识寒热虚实。一般以哭声高低、持续时间长短、伴随兼症等辨识寒热虚实和轻重缓急；辨证要与辨病相结合，不可将他病引起的啼哭误作夜啼，延误病情。

（1）辨生理性与病理性

1）生理性啼哭：小儿因饥饿、惊恐、尿片潮湿、衣着过冷或过热等引起的啼哭，通过给予乳食、安抚、更换尿片和调节冷暖后，啼哭即止，属生理性啼哭。此种啼哭哭声多洪亮有力。而有些婴儿的不良习惯，如习惯点灯而寐、摇摆而寐、怀抱而寐等，一旦改变也可引起啼哭不止，应注意纠正。上述夜啼均不属于本病讨论范围。

2）病理性啼哭：原因不明，入夜啼哭不安，时哭时止，或每夜定时啼哭，甚则通宵达旦，而白天如常。夜啼轻重不一，临证必须详细询问病史，仔细检查体格，必要时辅以有关实验室检查。临床引起病理性啼哭的疾病常见有急腹痛、中枢神经系统疾病、佝偻病、外感发热、口疮等，要注意排除和鉴别，以免贻误患儿病情。

（2）辨寒热虚实：一般哭声低弱而短为寒，哭声响亮而长为热。哭声绵长，面白肢冷，睡卧蜷曲，腹喜揉按为寒啼；哭声清扬、延续不休，面赤身热，烦躁不安为热啼；哭声尖厉、骤然发作，面色青灰，表情恐惧，时作惊惕为惊啼。婴儿夜啼以实证为多，虚证较少。

四、证治要点

本病以八纲辨证为主，实证居多。生理性啼哭一般不需治疗。病理性啼哭重在辨寒、热、虚、实。临证按脾寒、心热、惊恐辨治，分别以温脾、清心和镇惊为基本治疗原则。

五、分型条辨

1. 脾寒气滞

【证候特点】夜啼声低，时哭时止；睡喜蜷曲，腹喜揉按，四肢欠温，便溏尿清；舌质淡白，舌苔薄白，指纹淡红。

【辨证要点】夜啼声低，睡喜蜷曲，腹喜揉按，四肢欠温，大便溏薄。

【治法】温脾散寒，行气止痛。

【**处方**】补脾经，推三关，摩腹，揉中脘。

【**方义**】补脾经、摩腹、揉中脘以健脾温中；推三关以温经通周身阳气。

加减：寒甚加按揉一窝风；脾虚太甚加按揉足三里、脾俞，摩腹。[自拟]

※**孙重三流派**

处方：补脾经，揉外劳宫，揉一窝风，掐揉小天心，掐揉五指节，推三关，摩腹，揉中脘。

操作：

①补脾经：医者以左手握住患儿之手，同时以拇、食二指捏患儿拇指，使之微屈，再以右手拇指自患儿拇指尖推向板门，推 100～200 次。

②揉外劳宫：用食指或中指揉 100～200 次。

③揉一窝风：用食指或中指揉 100～300 次。

④掐揉小天心：用拇指指甲掐揉 100～500 次。

⑤掐揉五指节：拇指指甲掐 3～5 次后用拇、食指揉搓 20～50 次。

⑥推三关：令患儿侧置其掌，手心向内，医者以左手持患儿之左手，食指在下伸直，托患儿前臂，再以右手食、中二指，自桡侧大横纹头，直上推至曲池，推 100～200 次。

⑦揉中脘：用拇指、食指或中指端或掌根按揉 100～300 次。

⑧摩腹：用掌或四指摩患儿腹部 3～5 分钟。

方义：补脾经、摩腹、揉中脘健脾和胃，温中散寒；推三关以温通周身阳气；揉外劳宫、揉一窝风祛脏腑寒凝，温中止痛；掐揉小天心、掐揉五指节祛风镇惊安神。

※**津沽流派**

处方：补脾土，泻肝木，泻肺金，掐五指节，分手阴阳，揉外劳宫，摩关元，拿肚角。

方义：补脾土、揉外劳宫、摩关元为君，揉外劳宫为温法代表手法，三者合而用之温中散寒力强；配合拿肚角以行气止痛；泻肝木、泻肺金、掐五指节以安魂定魄，镇惊安神；佐以分手阴阳调理寒热。

※**盛京流派**

处方：捣小天心，推三关，揉一窝风，推脾经。

方义：捣小天心为代表手法；推三关温通周身阳气；揉一窝风祛寒止痛为主；配以推脾经温中散寒。

2. 热扰心经

【**证候特点**】夜啼声响，见灯尤甚；面赤唇红，烦躁不安，身腹俱暖，便干尿赤；舌尖红，苔薄黄，指纹紫滞。

【**辨证要点**】夜啼声高，见灯尤甚，面赤唇红，身腹俱暖，大便干结。

【**治法**】清心导赤，泻火安神。

【**处方**】清心经，清肝经，清天河水，揉总筋，揉内劳宫。

【**方义**】清心经、清天河水以清热退心火；清天河水以导赤而泻心火；揉总筋、揉内劳宫以清心热。

※三字经流派

处方：平肝，清胃，清天河水，捣小天心，掐五指节。

操作：

①平肝经：在食指掌面，由指根推至指尖 5 分钟。

②清胃经：从大鱼际外缘赤白肉际处，自腕横纹推至拇指根部 5 分钟。

③清天河水：自腕横纹中央推至肘横纹中央 10 分钟。

④捣小天心：上下左右捣或直捣大小鱼际交接之中点凹陷 5 分钟。

⑤掐五指节：用指端指甲里外掐、揉五指各关节两遍。

方义：平肝经以清肝泻火，镇惊除烦；清胃经以清中焦之热，消积除烦；清天河水以清心热而除心烦；捣小天心、掐五指节可镇惊安神而止啼。

※海派

处方：基本方为清心经，清肝经，揉小天心，按揉百会，摩囟门。取穴为基本方加补脾经，按揉外劳宫，推三关，摩腹，按脾俞，按揉足三里。

操作：

①清心经：用拇指罗纹面着力，自小儿中指、拇指罗纹面自指尖向指节处直推，约 100 次。

②清肝经：用拇指罗纹面着力，自小儿食指指尖向指节处直推，约 100 次。

③揉小天心：用中指端着力，在小儿掌心大、小鱼际交接之凹陷处做揉法，约 50 次。

④按揉百会：用拇指端着力，在小儿头顶正中线两耳尖连线交叉点做按揉法，约 30 次。

⑤摩囟门：用食指、中指、无名指指面抚摩小儿前发际上 2 寸囟门部，约 100 次。

⑥补脾经：用拇指罗纹面着力，旋推拇指罗纹面处，约 300 次。

⑦按揉外劳宫：用中指罗纹面着力，在小儿掌背第三与第四掌骨岐缝间凹陷中，与内劳宫相对处做揉法，约 50 次。

⑧推三关：用拇指面或食、中指面于前臂桡侧，自腕推向肘，约 300 次。

⑨摩腹：用掌或四指附着于腹部，以腕关节连同前臂做环形的顺时针方向节律的抚摩，摩 5 分钟。

⑩按脾俞：一指禅推或指揉小儿背部第十一胸椎棘突下两侧旁开 1.5 寸脾俞处，约 300 次。

⑪按揉足三里：用拇指端着力，在小儿外膝眼下 3 寸、胫骨外 1 寸处做揉法，约 50 次。

方义：清心经、清肝经、揉小天心有镇惊安神的作用；配按揉百会、摩囟门有安神助眠之效；补脾经能健脾胃，补气血，扶正祛邪；按揉外劳宫、摩腹、按脾俞、按揉足三里等均可增强调节脾胃的效果；推三关性温热，能温阳散寒。

※刘开运流派

处方：常例开窍：开天门、推坎宫、推太阳、掐总筋、分阴阳各 24 次。

推五经：清脾经 300 次，清肝经 250 次，清心经 350 次，清肺经 200 次，补肾经 150 次。

配穴：清后溪 200 次，水底捞明月、按揉小天心各 100 次。

关窍：按肩井 2~3 次。

方义：常例开窍，推五经重清心、脾两经以泻心脾伏热，与清肝经、按揉小天心合用以安神宁志；实则泻其子，故清肺经以助清心热；补肾经补阴液以降阳旺之火；按肩井关窍。

※津沽流派

处方：泻心火，泻肝木，泻肺金，推后溪，揉内劳宫，掐五指节，分手阴阳，清天河水。

方义：泻心火、推后溪为君，心与小肠相表里，通过推后溪能清心热，使心经之热自小便而出。配以清天河水、揉内劳宫，清天河水长于清心除烦，《小儿按摩经》中提到："心经有热作痰迷，天河水过作洪池。"该穴清热不伤阴，与揉内劳宫合用可增强清热除烦之功，以安心神。再配合泻肝木、泻肺金、掐五指节以助镇惊安神，佐以分手阴阳调寒热，理气血。

※盛京流派

处方：捣小天心，清心经，清天河水，清小肠经。

方义：捣小天心为代表手法；清心经、清天河水清心降火为主；配以清小肠经导热下行。

※滇南流派

处方：按揉百会，推囟门，按揉人中，揉小天心，清肝经，清心经，清大肠，清小肠，揉内劳宫，清天河水，退六腑，推涌泉，摩脊。

操作：按揉百会 50 次，推囟门 30 次，按揉人中 30 次，揉小天心 50 次，清肝经 300 次，清心经 300 次，清大肠 200 次，清小肠 200 次，揉内劳宫 50 次，清天河水 100 次，退六腑 100 次，推涌泉 100 次，摩脊 3~5 遍。

方义：按揉百会、推囟门、按揉人中、揉小天心、清肝经、清心经可以清心安神；清大肠、清小肠能泄肺通腑；揉内劳宫、清天河水、退六腑、推涌泉能清利肠腑积热；摩脊柱能调和阴阳。

3. 暴受惊恐

【证候特点】夜啼声高，尖厉阵作；神情不安，面色乍青乍白，惊惕惊乍；舌苔正常，指纹青紫。

【辨证要点】睡中突然夜啼，声高尖厉阵作，面色乍青乍白，神情不安。

【治法】定惊安神，补气养心。

【处方】开天门，清肝经，揉小天心，揉五指节。

【方义】开天门、清肝经、揉小天心以镇惊除烦；揉五指节以安神。

※三字经流派

处方：平肝，清补脾，清天河水，捣小天心，掐五指节。

操作：

①平肝经：在食指掌面，由指根推至指尖5分钟。

②清补脾经：在拇指外侧，由指尖到指根来回推5分钟。

③清天河水：自腕横纹中央推至肘横纹中央10分钟。

④捣小天心：上下左右捣或直捣大小鱼际交接之中点凹陷5分钟。

⑤掐五指节：用指端指甲里外掐、揉五指各关节两遍。

方义：平肝经以镇惊安神，平肝息风；与清天河水合用加强清心安神之功；清补脾经意在健脾益气而固后天之本；捣小天心、掐五指节可镇惊安神而止啼。

※孙重三流派

处方：清肝经，清心经，清肺经，补脾经，安魂定魄，掐揉小天心，掐揉五指节。

操作：

①安魂定魄：医者先以左手持患儿左手之四指，使掌心向上，右手食、中二指夹住患儿之拇指，然后以拇指自乾经坎、艮至震，掐运7次，为安魂；自巽经离、坤至兑，掐运7次，为定魄。

②清心经：医者先以左手握住患儿之手，使手指向上、手掌向外，再以右手拇指掌面，由患儿中指末节向指尖推100~200次。

③清肺经：用推法自无名指掌面末节指纹向指尖推300~500次。

④清肝经：医者先以左手握住患儿之手，使手指向上、手掌向外，然后再以右手拇指掌面由下往上推100~200次。

⑤补脾经：医者以左手握住患儿之手，同时以拇、食二指捏患儿拇指，使之微屈，再以右手拇指自患儿拇指尖推向板门，推100~200次。

⑥掐揉小天心：用拇指指甲掐揉100~200次。

⑦掐揉五指节：拇指指甲掐3~5次，后用拇、食指揉搓20~50次。

方义：安魂定魄能顺通气血；清心经、掐揉小天心、掐揉五指节安心神，定惊悸；清肝经疏肝理气；清肺经清解郁热；补脾经调中健脾。诸穴合用，共奏五脏调和气血之功。

※海派

处方：基本方为清心经，清肝经，揉小天心，按揉百会，摩囟门。取穴为基本方加掐肝经，掐心经，掐小天心，掐精宁。

操作：

①清心经：用拇指罗纹面着力，自小儿中指、拇指罗纹面自指尖向指节做直推，约 100 次。

②清肝经：用拇指罗纹面着力，自小儿食指指尖向指节做直推，约 100 次。

③揉小天心：用中指端着力，在小儿掌心大、小鱼际交接之凹陷处做揉法，约 50 次。

④按揉百会：用拇指端着力，在小儿头顶正中线两耳尖连线交叉点做按揉法，约 30 次。

⑤摩囟门：用食指、中指、无名指指面抚摩小儿前发际上 2 寸囟门部，约 100 次。

⑥掐肝经：用拇指指甲着力，在小儿食指罗纹面做掐法，约 5 次。

⑦掐心经：用拇指指甲着力，在小儿中指罗纹面做掐法，约 5 次。

⑧掐小天心：用拇指指甲着力，在小儿掌面大小鱼际交接处之凹陷中做掐法，约 5 次。

⑨掐精宁：用拇指指甲着力，在小儿手背无名指及小指本节后岐缝间凹陷中。

方义：清心经、清肝经、揉小天心有镇惊安神的作用；配按揉百会、摩囟门有安神助眠之效；掐肝经、掐心经合用掐小天心能镇惊安神；掐精宁能清心开窍定惊。

※刘开运流派

处方：

常例开窍：开天门、推坎宫、推太阳、掐总筋、分阴阳各 24 次。

推五经：补脾经 150 次，清肝经 250 次，清心经 300 次，补肺经 80 次，补肾经 150 次。

配穴：推大肠 80 次，揉外劳 50 次，推三关 120 次，推六腑 60 次，揉中脘 100 次，推揉肺俞、按揉小天心各 100 次，按揉精宁 80 次。

关窍：按肩井 2～3 次。

方义：常例开窍，推五经重推清心、肝两经疏肝宁心，配精宁、小天心镇静安神；补脾、肺、肾三经，健脾益气补阴，防心火肝风妄动耗阴伤气，以治未病；按肩井关窍。

※津沽流派

处方：泻肝木，泻肺金，揉小天心，掐五指节，分手阴阳。

方义：掐五指节、揉小天心为君，二者分别为消法与清法的代表手法，合而用之镇惊安神力强，同时揉小天心亦有清心火之功效，辅以清热镇惊，配合泻肝木、泻肺金以安魂定魄，佐以分手阴阳调和气血。

※盛京流派

处方：捣小天心，掐五指节，清肝经，开天门。

方义：捣小天心为代表手法；掐五指节镇惊安神为主；配以清肝经清肝定惊；佐以开天门安神。

※滇南流派

处方：按揉百会，摩囟门，开天门，揉小天心，按揉人中，清肝经，补肾经，掐揉五指节，推膻中，摩脊柱。

操作：按揉百会50次；摩囟门1分钟；开天门50次；揉小天心50次；按揉人中30次；清肝经300次；补肾经300次；掐揉五指节，掐3次，揉30次；推膻中100次；摩脊柱3~5遍。

方义：按揉百会、摩囟门、开天门、揉小天心能宁心安神；按揉人中、清肝经、补肾经、掐揉五指节可以镇惊安神；推膻中可以调畅气机；摩脊柱能调阴阳，理气血，和脏腑。

4. 脾虚中寒

※三字经流派

证候特点：入夜啼哭，时哭时止，哭声低弱，兼恶寒蜷卧，四肢不温，纳少便溏，肠鸣腹胀，口唇淡白，舌淡红苔薄白。

治法：温脾散寒，镇惊安神。

处方：补脾，揉外劳宫，捣小天心，掐五指节。

操作：

①补脾经：在拇指外侧，由指尖推至指根5分钟。

②揉外劳宫：在掌背中指、无名指两骨中间凹处，顺时针、逆时针各揉5分钟。

③捣小天心：上下左右捣或直捣大小鱼际交接之中点凹陷5分钟。

④掐五指节：用指端指甲里外掐、揉五指各关节两遍。

方义：补脾经可健脾益气以滋后天之本；揉外劳宫可散寒而缓解腹痛，使夜间安然入睡；捣小天心、掐五指节可镇惊安神而止啼。

5. 脾寒证

※海派

证候特点：面色㿠白或青，神怯困倦，四肢欠温，睡喜伏卧；啼而曲腰，下半夜更甚，啼声低微，腹部得温或抚摩则缓之，食少便溏；舌淡苔薄白，指纹淡红。

辨证要点：面色㿠白或青，神怯困倦，啼声低微，腹部得温或抚摩则缓之，食少便溏，舌淡苔薄白。

治法：温中散寒，益气健脾。

处方：基本方为清心经，清肝经，揉小天心，按揉百会，摩囟门。取穴为基本方加补脾经，按揉外劳宫，推三关，摩腹，按脾俞，按揉足三里。

操作：

①清心经：用拇指罗纹面着力，自小儿中指、拇指罗纹面自指尖向指节处直推，约100次。

②清肝经：用拇指罗纹面着力，自小儿食指指尖向指节处直推，约100次。

③揉小天心：用中指端着力，在小儿掌心大、小鱼际交接之凹陷处做揉法，约50次。

④按揉百会：用拇指端着力，在小儿头顶正中线两耳尖连线交叉点做按揉法，约30次。

⑤摩囟门：用食指、中指、无名指指面抚摩小儿前发际上2寸囟门部，约100次。

⑥补脾经：用拇指罗纹面着力，旋推拇指罗纹面处，约300次。

⑦按揉外劳宫：用中指罗纹面着力，在小儿掌背第三与第四掌骨岐缝间凹陷中，与内劳宫相对处做揉法，约50次。

⑧推三关：用拇指面或食、中指面于前臂桡侧，自腕推向肘，约300次。

⑨摩腹：用掌或四指附着于腹部，以腕关节连同前臂做环形的顺时针方向节律的抚摩，摩5分钟。

⑩按脾俞：一指禅推或指揉小儿背部第十一胸椎棘突下两侧旁开1.5寸脾俞处，约300次。

⑪按揉足三里：用拇指端着力，在小儿外膝眼下3寸、胫骨外1寸处做揉法，约50次。

方义：清心经、清肝经、揉小天心有镇惊安神的作用；配按揉百会、摩囟门有安神助眠之效；补脾经能健脾胃，补气血，扶正祛邪；按揉外劳宫、摩腹、按脾俞、按揉足三里等均可增强调节脾胃的效果；推三关性温热，能温阳散寒。

※刘开运流派

证候特点：面色㿠白或青，神怯困倦，四肢不温，或伴腹泻，痛时曲腹，啼哭，喜手按摩其腹，遇温则止。

治法：温中散寒，安神宁志。

处方：

常例开窍：开天门、推坎宫、推太阳、掐总筋、分阴阳各24次。

推五经：补脾经300次，清肝经200次，补心经200次，清心经100次，补肾经150次。

配穴：揉外劳100次，按揉小天心100次，摩腹、揉中脘、揉肚脐各100次，揉足三里 100 次，捏脊 5~8 遍。

关窍：按肩井 2~3 次。

方义：常例开窍，推五经重补脾经，配揉外劳、中脘、肚脐，摩腹温中散寒，健脾助运；补肺、肾两经益气温脾；揉足三里、捏脊健脾助运；清肝经、清心经、按揉小天心安神宁志；按肩井关窍。

※滇南流派

证候特点：哭声低顿，屈腰而卧，得热则减，遇寒加重。

治法：温中散寒，健脾安神。

处方：按揉百会，推囟门，按揉人中，揉小天心，补脾经，揉板门，分腕阴阳，摩腹，振腹，拿肚角，摩脊柱，擦腰骶部。

操作：按揉百会 50 次，推囟门 30 次，按揉人中 30 次，揉小天心 50 次，补脾经 300 次，揉板门 50 次，分腕阴阳 50 次，摩腹 3 分钟，振腹 1 分钟，拿肚角 5 次，摩脊柱 3~5 遍，擦腰骶部以透热为度。

方义：按揉百会、推囟门、按揉人中、揉小天心能宁心安神；补脾经、揉板门、摩腹、振腹、拿肚角温中散寒，健脾和胃；分腕阴阳、摩脊、擦腰骶部行气血，和脏腑，调阴阳。

6. 乳食积滞

※孙重三流派

证候特点：夜间阵发啼哭，脘腹胀满拒按，呕吐乳块，大便酸臭，舌苔厚，指纹紫。

治法：消食导滞，健脾和胃。

处方：清补脾经，揉板门，清大肠，运内八卦，摩腹，揉中脘，按揉足三里，掐揉小天心，掐揉五指节。

操作：

①清补脾经：使患儿微屈拇指，自指尖向指根来回推 100~200 次。

②揉板门：用拇指或食指在大鱼际平面的中点上做揉法 30~50 次。

③清大肠：用右手拇指桡侧面，自虎口直推至指尖，推 100~200 次。

④运内八卦：医者先以左手持患儿左手之四指，使掌心向上，同时拇指按定离宫，再以右手食、中二指夹住患儿之拇指，然后以拇指自乾向坎运至兑宫为一遍。在运至离宫时，应从左手拇指上运过，否则恐动离火，运 50~100 次。

⑤摩腹：用掌或四指摩 5 分钟。

⑥揉中脘：用拇指、食指或中指端或掌根按揉 100~300 次。

⑦按揉足三里：用拇指端按 20~30 次。

⑧掐揉小天心：用拇指指甲掐揉 100~200 次。

⑨掐揉五指节：拇指指甲掐 3~5 次后，用拇、食指揉搓 20~50 次。

方义：揉板门、运内八卦、揉中脘健脾和胃，消食导滞；清补脾经、摩腹、按揉足三里以健脾和胃，调中理气，导滞通络；清大肠以清肠通腑；掐揉小天心、掐揉五指节以镇惊安神。

※**海派**

证候特点：厌食吐乳，嗳气泛酸，脘腹胀满，睡卧不安。舌苔厚腻，指纹色紫。

辨证要点：厌食吐乳，嗳气泛酸，脘腹胀满，舌苔厚腻。

治法：健脾消食和胃。

处方：基本方为清心经，清肝经，揉小天心，按揉百会，摩囟门。取穴为基本方加清脾胃，清大肠，揉板门，推运内八卦，推中脘，推下七节骨。

操作：

①清心经：用拇指罗纹面着力，自小儿中指拇指罗纹面自指尖向指节处直推，约100次。

②清肝经：用拇指罗纹面着力，自小儿食指指尖向指节处直推，约100次。

③揉小天心：用中指端着力，在小儿掌心大、小鱼际交接之凹陷处做揉法，约50次。

④按揉百会：用拇指端着力，在小儿头顶正中线两耳尖连线交叉点做按揉法，约30次。

⑤摩囟门：用食指、中指、无名指指面抚摩小儿前发际上2寸囟门部，约100次。

⑥清脾胃：用拇指罗纹面着力，自小儿拇指端向指掌指关节面近掌端第一节做直推，约200次。

⑦清大肠：用拇指面从或食指桡侧缘指尖直推向虎口，约100次。

⑧揉板门：用拇指罗纹面着力在大鱼际处按揉，约100次。

⑨推运内八卦：用拇指面以内劳宫为圆心，以内劳宫至中指根横纹的2/3为半径做圆，运50次。

⑩推中脘：一指禅推或指揉小儿脐上4寸，正中线上，推50次。

⑪推下七节骨：用拇指面自上而下推命门至尾椎骨端成一直线。

方义：清心经、清肝经、揉小天心有镇惊安神的作用；配按揉百会、摩囟门有安神助眠之效；清脾胃、清大肠、揉板门、推运内八卦、推中脘均可健脾消食和胃；推下七节骨泻热通便。

※**刘开运流派**

证候特点：厌食吐乳，嗳腐泛酸，腹痛胀满，睡卧不宁。

治法：消食导积，镇惊安神。

处方：

常例开窍：开天门、推坎宫、推太阳、掐总筋、分阴阳各24次。

推五经：清脾经 300 次，再补脾 100 次，清肝经 250 次，清心经 200 次，补肺经 150 次，补肾经 100 次。

配穴：揉按小天心 100 次，清大肠 200 次，揉板门 60 次，捏脊 6~8 遍，揉中脘（消导法）、揉脐、摩腹各 100 次，推下七节 30 次。

关窍：按肩井 2~3 次。

腹胀积滞消除者，脾经只补不清，中脘消导法改为调中法，减七节。

方义：常例开窍，重推脾经，清补并用，健脾利湿以消积滞；清肝、心两经疏肝宁心；补肺经、肾经益气补阴以助脾运；揉按小天心以镇惊安神；清大肠、推下七节、捏脊导积滞，泻里热；揉板门、摩腹、揉中脘（消导法）、揉脐以疏调肠胃，消积导滞；按肩井关窍。

※滇南流派

证候特点：腹部胀满，大便不调，量多酸臭，泻前哭闹，泻后痛减，口臭纳呆。

治法：消食导滞，理中安神。

处方：按揉百会，推囟门，按揉人中，揉小天心，揉板门，清胃经，清大肠，运内八卦，揉中脘，揉脐及天枢，分腹阴阳，揉龟尾，推下七节骨，捏脊。

操作：按揉百会 50 次，推囟门 30 次，按揉人中 30 次，揉小天心 50 次，揉板门 50 次，清胃经 300 次，清大肠 200 次，运内八卦 300 次，揉中脘 50 次，揉脐及天枢 50 次，分腹阴阳 100 次，揉龟尾 100 次，推下七节骨 100 次，捏脊 3~5 遍。

方义：按揉百会、推囟门、按揉人中、揉小天心可以宁心安神；揉板门、清胃经、清大肠、运内八卦、揉中脘、揉脐及天枢、分腹阴阳消食导滞理中；揉龟尾、推下七节骨可导滞通便；捏脊能调阴阳，理气血，和脏腑。

六、特色技法

1. 孙重三流派

名称：安魂定魄。

操作：①安魂：自乾经坎、艮至震，掐运 7 次。有安魂定志的作用。②定魄：自巽经离、坤至兑，掐运 7 次。有宁神定魄的作用。

方义：乾震顺运能安魂：自乾经坎推至震，使血归于肝，因此具有安魂定志的作用。巽兑顺运能定魄：自巽经离推至兑，使气归于肺，因此具有宁神定魄的作用。

2. 海派

穴部：带"灵"字的穴部。

穴位：灵墟，灵道，青灵，灵台。

操作：用食、中二指面按揉，约 100 次。

3. 滇南流派

手法：摩法、振法。

名称：镇惊安神法治疗夜啼。

穴位：按揉百会，囟门。

操作：①摩百会 3 分钟。②振囟门 2 分钟。

七、现代医学认识

（一）诊断要点

现代医学无"夜啼"疾病，根据夜啼症候特点，与文献报道的"夜惊症"相似。夜惊症主要表现为在睡眠中突然坐起、尖叫、哭喊、双目睁大直视，常有自言自语但难以理解，对周围的事物毫无反应。1 分钟或数分钟后缓解，继续入睡，少数甚至下床行走。常在入睡后半小时至两小时出现，常见 4～12 岁儿童发生，发生率为 2%～3%。多认为夜惊发生与遗传、心理刺激因素有关，发作程度和频率与孩子的年龄、性格有关，年幼、敏感、胆小的孩子容易发生。一般将夜惊归属于儿童睡眠障碍疾病范畴。

（二）临证鉴别

1. 生理性啼哭

因饥饿、惊恐、尿片潮湿、衣着过冷或过热等引起的啼哭，通过给予乳食、安抚、更换尿片和调节冷暖后，啼哭即止。此种啼哭哭声多洪亮有力。

2. 病理性啼哭

需要排除以下引起病理性啼哭的疾病：

（1）中枢神经系统疾病：有啼哭音调高、哭声急的"脑性尖叫"声，常见有缺氧缺血性脑病、颅内出血、脑炎、脑膜炎、核黄疸和脑积水等疾病。

（2）急腹痛：啼哭阵作，昼夜无明显差异，伴面色苍白、出汗、呕吐和腹泻等。常见有肠痉挛、肠套叠、疝气和阑尾炎等疾病。

（3）佝偻病：夜间啼哭，易惊，烦躁不安，睡眠不宁等，结合相关体征及理化检查进行鉴别。

（4）其他：如感冒鼻塞、口腔疱疹或溃烂、中耳炎、皮肤疖肿或瘙痒、腹股沟斜疝、关节脱臼、蛲虫病等感染或损伤，应对小儿进行全身详细检查鉴别。

3. 临证鉴别

临证鉴别具体见表 9 - 1。

表 9-1　夜啼鉴别诊断

	原因	啼哭特点	其他表现
夜啼	腹部受寒、心热或惊吓	入夜啼哭不安，时哭时止，或每夜定时啼哭，甚通宵达旦，哭声响亮，声调一致	白天如常或入睡，伴腹寒或心热或惊恐诱因与症状
饥饿	饥饿或喂养奶量不够	哭声不定，饥饿则啼，口唇吸吮动作明显，喂奶则安	有奶量喂养不足情况
拗哭	有点灯或摇摆或怀抱而寐习惯	入睡熄灯或停止摇摆或放床上则啼哭，开灯或摇摆或怀抱则止	以往有类似情况
尿湿	尿布浸湿	哭声洪亮，时间不定，换尿布则安	常有臀部潮湿或红臀
其他疾病	各种原因	日夜均可啼哭	相关疾病表现

八、古籍辑录

1.《小儿推拿广意》 夜啼四症惊为一，无泪见灯心热烦。面容颊青脐下痛，睡中顿哭是神干……治法：推三关（五十），六腑（一百二十），清心经（一百），捞明月，分阴阳，掐胆经……如寒疝痛啼，宜运动四横纹、揉脐并一窝风。

2.《幼科推拿秘书》 夜啼有四，胎惊夜啼，邪火入心，心与小肠为表里，夜啼而遗溺者是也。见灯烦躁愈啼者，心热甚也。遇寒即啼者，寒疝也。面色紫黑，气郁如怒。若有恐惧，睡中惊跳者，误触神祇而夜啼也。法宜分阴阳，运八卦，运五经，捞明月，清天河，心经。如寒推三阳，方用灯心烧灰，擦母乳头与儿之。即止。

3.《幼科铁镜》 夜啼有六，面深红多泪，无灯则啼稍息，见灯则啼愈甚，此心热也。遇火两阳相搏，故见灯而啼甚也。其候手腹必热，小便赤，推用水底捞月，引水上天河，退下六腑及运八卦，推坎入艮，药用导赤散加栀仁、薄荷、天麻。哭多睡少，天明则已，面色青白，便亦青白，治宜温下焦，用备急方。为异物所侵，目有所视，口不能言，但睡中惊悸，抱母大哭，面色紫黑，治宜陈皮、生姜、茯神、远志、甘草。有脾胃两虚，吐泻少食而啼者，治宜用六君子汤加炮姜、木香。有心血不足而啼者，其候睡浓忽悸，舌色淡白，而色不重，宜用安神汤。有脏寒肠痛而啼者，以手按其腹即不啼，起手又啼，此候面必青，手必冷，口不吮乳，治用当归、白芍、人参、甘草、桔梗、橘皮，等分服之。外此而啼者，必非病也。或夜醒时为戏灯所惯，无灯而啼者有之，或乳母缺乳而啼者有之。

九、循证推拿

循证1 ［三部十法推拿治疗小儿夜啼23例. 内蒙古中医药, 2001, 33（1）: 32.］

【处方】

补脾经200次，清心经200次，清肝经200次，清天河水200次，揉内劳宫200

次，摩腹 8 分钟，揉中脘 2 分钟，揉天枢 2 分钟，指揉心俞、心包俞、脾俞、胃俞约 2 分钟，捏脊 3 遍。

【操作】

推拿治疗每天 1 次，5 次为 1 个疗程。分为手部、腹部、背部十种手法治疗，具体操作如下：

（1）基本操作

①手部操作：共 5 法，补脾经 200 次，清心经 200 次，清肝经 200 次，清天河水 200 次，揉内劳宫 200 次。

②腹部操作：共 3 法，摩腹 8 分钟，揉中脘 2 分钟，揉天枢 2 分钟。

③背部操作：共 2 法，指揉心俞、心包俞、脾俞、胃俞约 2 分钟，捏脊 3 遍。

（2）辨证加减

①脾阳亏虚：哭声低微，睡喜弯曲，腹部喜温喜按，四肢欠温，食少便溏，小便清长，面色青白，唇舌色淡，苔薄白，指纹淡红。加推三关 200 次，按揉足三里 2 分钟。

②心经积热：哭声较响，见灯光则啼哭更剧。哭时面赤唇红，烦躁不安，身暖多汗，大便秘结，小便短赤，舌尖红、苔黄，指纹红紫。加清小肠，清天河水，退六腑各 200 次，揉总筋 2 分钟。

③惊恐伤神：夜寐突然惊寐而啼哭，哭声尖锐，如见异物状，紧偎母怀，面色青灰，舌苔正常，指纹青紫。加揉精宁、威灵各 2 分钟。

【按语】

中医认为小儿"脏腑娇嫩，形气未充"，素禀虚弱，脾常不足，复因积食伤脾而致脾运不化，食积化痰火，上扰心神而致本病。推拿三部十法能健脾化痰，清心安神而达到标本兼治的目的。

循证 2 ［推拿结合穴位贴敷治疗小儿心经积热型夜啼 39 例. 中医外治杂志，2013，22（6）：20－21.］

【处方】

摩囟门推揉 3～5 分钟，摩 100 次；清心经推 300 次；清肝经 200 次；补肾水 200 次；揉小天心敲击 20 次后揉按 200 次；揉外劳宫 100 次；推三关、退六腑直推 300 次；掐揉涌泉 2 分钟；捏脊重复 3～5 遍。

【操作】

摩囟门：于前发际正中直线上 2 寸，百会前骨陷中，推揉 3～5 分钟，摩 100 次。

清心经：于中指罗纹面，自指尖向上直推 300 次。

清肝经：于食指罗纹面，由指尖向上直推 200 次。

补肾水：于小指罗纹面，自小指根推至小指尖 200 次。

揉小天心：于大、小鱼际交接处凹陷中，先用中指敲击 20 次后继续揉按 200 次。

揉外劳宫：在手背三、四掌骨交接处凹陷处用拇指按揉 100 次。

推三关：于前臂桡侧，腕横纹至肘横纹成一直线，从腕横纹至肘横纹向心方向直推。

退六腑：于前臂尺侧缘，阴池至肘肘成一直线，自肘关节推至掌根，直推 300 次。

掐揉涌泉：于足掌心前 1/3 处，掐揉 2 分钟。

捏脊：两手沿着脊柱的两旁，用捏法把皮肤捏起，边提捏边向前推进，由尾骶部捏到枕顶部，重复 3~5 遍。

脾虚食积者加补脾经，揉板门，平运内八卦，推四横纹，揉神阙、天枢，拿肚角。心阴不足者加清小肠、板门、天河水，打马过天河。惊骇恐惧者加补脾经，分手阴阳，揉承山，掐手背五指节。

患儿取坐位或由患儿医生抱着均可，推时用润滑剂。

【按语】

方中清心火、揉小天、揉内劳宫、按揉百会、摩囟门、捏脊等可养心安神，清心除烦，宁心益志，可镇静安神。临症中再加减如补脾土、推三关等可健脾和胃，而祛肠道之积热等则效更佳。

循证 3　[推拿疗法治疗小儿夜啼 60 例临床观察. 亚太传统医药，2012，8（9）：77.]

【处方】

补脾经，清肝经，清心经，清天河水，掐揉小天心，掐揉五节，摩腹，捏脊。

【操作】

补脾经 200~300 次，清肝经 200~300 次，清心经 200~300 次，清天河水 200~300 次，掐揉小天心 10~30 次，掐揉五节 3~5 次/分钟，摩腹 3~5 遍，捏脊 5~7 遍。为防止直接摩擦皮肤引起皮肤破损，以液体石蜡为介质，每天 1 次，3 天为 1 个疗程。

【按语】

小儿夜啼主要因脾寒、心热、惊恐所致。《保婴撮要·夜啼》云："夜属阴，阴胜则脾脏之寒愈盛，脾为至阴，喜温而恶寒，寒则腹中作痛故曲腰而啼。"《幼科发挥·心所生病》云："心属火恶热，心热则烦，多夜啼。"《育婴家秘·夜啼》云："惊啼者，常在梦中哭而作惊。"故治当温脾散寒，导赤清心，镇惊安神。运用推拿疗法补脾经，摩腹以温中健脾；清肝经、清心经、清天河水、掐揉小天心以除烦降火，宁心益智；掐揉小天心、掐揉五指节以镇静安神；捏脊刺激背俞穴调节脏腑功能。

循证 4　[推拿治疗小儿夜啼. 按摩与导引，1993，6：22-23.]

【处方】

常规手法为开天门、推坎宫、运太阳各 24 次，掐总筋、分阴阳各 24 次。

1）脾脏虚寒型：常规手法加补脾 100~200 次，补肺 80~100 次，补肾 100~150

次，按外劳宫、小天心 50 ~ 80 次，摩腹、中院、肚脐 100 ~ 150 次，揉足三里 50 ~ 80 次，捏脊 4 ~ 5 次，按肩井 2 ~ 3 次。

2）心经积热型：常规手法加清脾 80 ~ 100 次，清心 100 ~ 150 次，清大肠 50 ~ 80 次，揉内劳宫、小天心各 50 次，推七节 50 ~ 80 次，按肩井 2 ~ 3 次。

3）惊吓型：常规手法加清肝 100 ~ 120 次，清心 13 ~ 150 次，按小天心 50 次，按肩井 2 ~ 3 次。

【按语】

清代陈复正的《幼幼集成》指出夜啼是由脏寒、心热，神不安所致。脏寒常因孕妇素体虚寒，胎儿出生后禀赋不足或其母贪凉，喜欢生冷，护理失当，腹部中寒。寒冷凝滞，气机不利，夜则阴盛阳衰；寒邪凝滞，腹中作痛而夜啼不安。心热常因孕妇脾气躁急或平素饮食香燥炙熘之品，火伏热郁，内聚心经，胎儿在母腹中感受已偏，出生后又吃母乳，内有蕴热，心火上炎，积热上扰。又由于喂养不当，食积郁而化热，郁热上扰心经，心主火属阳，故入夜烦躁啼哭。心主惊、心藏神，小儿心气怯弱，智慧未充，若见异常之物，或因特异声响，而引起实热惊恐，惊则伤神，恐则伤志，致使心神不宁，神志不安，故睡眠中发生惊啼。总之寒则痛而啼，热则烦而啼，惊则神不安而啼。小儿推拿是在相应的经络、穴位上运用推拿、按、揉等手法治疗疾病，随病程进退，灵活加减，中病即止。本疗法手法要做到"轻、快、柔、和、平、稳、着、实"八个字。因此取穴准确与手法娴熟是治疗有效与否的关键。

循证 5 [推拿治疗小儿夜啼 23 例. 辽宁中医杂志，2005，32（7）：698.]

【处方】

脾胃虚寒型推补脾土 8 分钟，揉外劳宫 10 分钟，推上三关 6 分钟，摩神厥 3 分钟，揉天枢 3 分钟，四横纹各掐 1 分钟。心经积热型推清心经 2 分钟，推清天河水 5 分钟，退下六腑 10 分钟，揉小天心 5 分钟，推清肺金 5 分钟，四横纹各掐 1 分钟。因惊恐而致推清肝木 10 分钟，揉小天心 6 分钟，揉一窝风 6 分钟，四横纹各掐 1 分钟，推退下六腑 8 分钟。

【按语】

小儿夜啼主要是脾胃虚寒、心经积热或惊恐所致。脾胃虚寒型推补脾穴、掐四横纹以温中健脾；揉外劳宫、摩神厥、揉天枢以温下元，止腹痛；推上三关以调营卫助疗效。心经积热型推清心经、推清天河水以清热泻火除烦；推退下六腑、推清肺金以清虚热，润燥通便；揉小天心以镇惊安神；掐四横纹以行气活络消积热。惊恐而致推清肝木、揉小天心、揉一窝风以镇惊安神退惊；掐四横纹以镇惊和络；推退下六腑以清虚热。

循证 6 [推拿治疗小儿夜啼 60 例疗效观察. 云南中医中药杂志，2017，38（10）：61 - 62.]

【处方】

摩腹 5 分钟，补脾经 100 次，清大肠 100 次，运内八卦 100 次，捣小天心 100 次，按揉耳后高骨（双侧）100 次，揉百会 100 次。

辨证加减：脾虚食滞型加推下七节骨 100 次，揉一窝风 100 次；心经积热型加清心经 100 次；惊恐伤神型加清肝经 100 次。

以上手部所处方位均用患儿左手。每日推拿 1 次，3 天为 1 个疗程，共治疗 2 个疗程。

【按语】

推拿所用的穴位和手法中，摩腹、补脾经、清大肠、运内八卦、推下七节骨、揉一窝风可健脾和胃，补益气血，温阳散寒，消食导滞，调节胃肠功能；捣小天心、按揉耳后高骨能宁心除烦，镇静安神；清心经则能清心除烦，宁心益志；清肝经可清热息风，定惊除烦。上述手法辨证运用，共收温脾行气、清心泻火、定惊安神、平衡阴阳之效。

循证 7 ［推拿治疗小儿夜啼 230 例. 河南中医，2003，23（1）：56.］

【处方】

主要穴位为清补脾经 150 次，揉外劳宫 150 次，运内八卦 100 次（乾震顺运，即自乾经坎、艮动至震），捣小天心 100 次，揉一窝风 100 次，按揉耳后高骨（双侧）150 次，揉百会 100 次，摩腹、揉中脘各 100 次。

若兼有纳差、便溏者加推上三关 100 次；若兼烦躁不安，哭时面赤唇红者，加清心经、清肝经各 150 次，揉掐五指节 150 次。

每日推 1 次，4 天为 1 个疗程。

【按语】

夜啼病因多为脾寒、心热、惊恐三证。采用推拿治疗本病疗效显著。清补脾经、揉外劳宫可健脾和胃；揉小天心、按揉耳后高骨能养心安神；推上三关，揉一窝风可温中健脾；清心、肝经则能清心除烦，宁心益志；清肝经配揉按五指节可清热息风，镇静安神。现代科学认为，钙不被吸收导致缺钙也能产生夜啼、出汗、烦躁。摩腹、运内八卦有明显的健脾和胃、消食导滞、调节和促进胃肠功能的作用，能直接帮助钙的吸收，治疗夜啼故而有效。

循证 8 ［穴位按摩治疗婴幼儿夜啼症 92 例. 中医外治杂志，2005，14（5）：49.］

【处方】

取十宣、四缝、三关、劳宫、神门、大陵穴。

【操作】

医者以左手握住患儿之手，用右手拇指点掐十宣、四缝、三关各 3~5 次，继以按揉劳宫、大陵、神门各 20~40 次。左右双手均治，1 天 1 次。

【按语】

小儿夜啼症常因突然高音、抱儿落空掉地后等外界因素导致婴幼儿受惊吓，表现为入睡困难、易惊醒、常哭闹等心神不安症状。西医多给镇静剂以助眠，但效果不佳且有副作用，而中医经络治疗无西医治疗之弊端且疗效快，采用点掐经外奇穴十宣、四缝、三关穴以疏通气血，宣窍醒神；取手少阴心经之原穴神门开心窍，苏神明；手厥阴心包经之荥穴劳宫活血开窍，原穴大陵宁心安神。诸穴合用，共奏镇静定惊、定志安神之功。

第二节 汗 证

汗证是指小儿在安静状态下，以全身或局部较正常儿童汗出过多为主的一种常见儿童疾病，也是许多疾病的临床表现之一。汗证常见于 5 岁以下小儿，以 1~3 岁多见，有自汗、盗汗之分，且自汗、盗汗常常并见。小儿形气未充，腠理疏薄，其纯阳之体，生机旺盛，清阳发越，本身就较成人易出汗，如因天气炎热，或衣被过厚，或喂奶过急，或剧烈运动等出现汗出过多，而无其他症状者，不属于病态；或因温热病，或危重症之阴竭阳脱，或亡阳大汗者，不属于本节讨论范围。

现代医学对本病无专门论述，但在某些慢性疾病，如反复呼吸道感染缓解期、营养不良、佝偻病等疾病出现的多汗，应在治疗原发病基础上，再结合本病辨证治疗。

一、古籍文献阐释

汗证古籍记载，上可追溯至《内经》，但书中并无"汗证"一词，有"魄汗""多汗""炅汗""大汗""漉汗""灌汗""寝汗""夺汗""绝汗""漏泄"等相关记载，"魄汗""多汗""炅汗""漏泄"等与后世所谓之自汗相似，"寝汗"与后世所言之盗汗相似。《素问·经脉别论》曰："惊而夺精，汗出于心。"《难经》云："心之液为汗。凡自汗出者，皆心之所主也。更有盗汗一证，睡着而汗自出，亦由心虚所致。"这些均为后世医家从脏腑辨治汗证奠定了基础。隋朝《诸病源候论》云："盗汗者，睡眠而汗自出也，小儿阴阳之气嫩弱，腠理易开，若将养过温，因睡卧阴阳气交津液发越而汗自出也。"这为汗证病因病机提供了理论依据。而明代《医学正传·汗证》将诸汗汇总于一处，统称为汗证。《景岳全书》中"汗出一证，有自汗者，有盗汗者。自汗者，濈濈然无时，而动作则益甚汗者，寐中通身汗出，觉来渐收。诸古法云：自汗者属阳虚，腠理不固，卫气之所司也。人以卫气固其表，卫气不固，则表虚自汗，而津液为之发泄也。治宜实表补阳。盗汗者属阴虚，阴虚者阳必凑之，故阳蒸阴分则血热，血热则液泄而为盗汗也。治宜清火补阴"将汗证证候、病因病机、治则与方药进行了详尽的阐述。推拿治疗方面，《小儿推拿广意》指出："汗多是肾虚，多推补肾水，汗即止。"

二、病因及发病机理

汗为心之液,肺主皮毛,脾主肌肉,本病主要病位在心、肺、脾三脏,以肺气虚弱、营卫失和、气阴不足、湿热迫蒸为主要病因病机,以虚证居多。

1. 肺卫不固 肺主皮毛,小儿肺常不足,肺气虚弱则腠理开合失司,卫表不能固护,则汗液外泄。肺气虚弱、肺卫不固、腠理不密与小儿先天禀赋不足、后天脾胃失调密不可分。

2. 营卫失调 小儿素体阳气不足,或病后伤阳,或长期衣着过暖,过用发散,均可致营卫之气生成不足,腠理不密,营阴失藏,津液外泄,发为汗证。

3. 气阴两虚 气为阳,血为阴。小儿血气嫩弱,若大病久病后,耗气伤阴;或先天不足、后天失养的体弱小儿,气阴虚亏。气虚不能敛阴,阴血虚不能养心,心液失藏,汗液妄泄。

4. 湿热迫蒸 小儿脾常不足,若嗜食肥甘厚腻,甘能助湿,肥能生热,日久积滞生热,湿热郁蒸,外泄肌表而致汗出;或湿温病未能清解,湿热蕴于脾胃,内热蒸腾,迫津外泄,亦可发生汗证。

三、症状识辨及辨证

1. 症状识辨

(1)辨舌脉及指纹:舌质淡,苔薄白,脉弱或缓,指纹淡或淡红,为肺卫不固、营卫失调;舌质红,苔黄腻,脉滑,指纹紫,为湿热迫蒸。

(2)辨汗的性质:正常出汗有调和营卫、滋润皮肤的作用。自汗以日间汗出为主,动则尤盛者为肺卫不固;汗出遍身,恶风者为营卫失调。盗汗以睡时汗出,醒则汗止。盗汗为主,体瘦,心烦少寐,寐后汗多者为气阴两虚;汗出肤热,汗渍色黄者为湿热迫蒸。小儿自汗与盗汗常常并见,以额、心胸为甚。

2. 辨证要点

小儿汗证以虚证居多,气虚、阳虚、阴虚多见。气虚以自汗为主,动则尤甚,出汗以头颈、胸背为主;阴虚以盗汗为主,汗多而抚之不温,伴虚热征象;湿热迫蒸则汗出肤热。

四、证治要点

本病以八纲辨证为主,虚证为多,故补虚为其基本治疗法则,根据肺卫不固、营卫失调、气阴两虚、湿热迫蒸,分别治以益气固表、调和营卫、益气养阴、清化湿热;但凡虚证皆可配合敛阴止汗,以标本兼施。

五、分型条辨

1. 肺卫不固

【证候特点】自汗为主，动则尤甚，汗出频繁；头颈胸背汗出，神疲乏力，面色少华，易感冒；舌质淡，苔薄白，脉弱，指纹淡。

【辨证要点】汗出频繁，头颈、胸背部明显，动则尤甚。

【治法】益气固表。

【处方】外感四大手法，补脾经，清补肺经，按揉肾顶，揉肺俞，揉足三里。

【方义】外感四大手法：开天门、推坎宫、运太阳、揉耳后高骨疏风解表，调和营卫；补脾经补脾胃，行气血，实肌肉，同时也可培土生金以实卫气；清肺经透达肺邪，补肺经以实卫气；按揉肾顶调节肾之阴阳，益肾气以助肺之宣发肃降功能，退虚火，敛汗出；揉肺俞以补肺固表；揉足三里与补脾经相须为用培土生金，敛汗。

※**孙重三流派**

处方：分手阴阳，揉肾顶，补脾经，揉板门，按揉风门、肺俞、脾俞，按肩井，清补肺经，揉外劳宫，黄蜂入洞。

操作：

①分手阴阳：医者两手食指固定患儿掌根之两侧，中指托住患儿手背，无名指、小指固定患儿的四指，然后以两拇指自小天心处向两旁分至阳池、阴池，推 100 ~ 150 次。

②揉肾顶：以中指或食指按揉 100 ~ 200 次。

③补脾经：医者以左手握住患儿之手，同时以拇、食二指捏患儿拇指，使之微屈，再以右手拇指自患儿拇指尖推向板门推 100 ~ 200 次。

④揉板门：用拇指或中指指端揉 50 ~ 100 次。

⑤按揉风门、肺俞：按揉风门、肺俞 100 ~ 200 次。

⑥按肩井：医者以左手中指，掐按患儿之肩井穴（在缺盆上，大骨前一寸半陷中），再以右手紧拿患儿之食指及无名指，使患儿之上肢伸直摇之，摇 20 ~ 30 次。

⑦清补肺经：医者先以左手握住患儿之手，使手指向上、手掌向外，右手自无名指指尖到末节指纹来回推 100 ~ 200 次。

⑧揉脾俞：医者以两手二至五指，扶患儿之胁下，再以两手拇指按穴上揉之，揉 100 ~ 200 次。

⑨揉外劳宫：令患儿手掌向下，医者以左手拇、食二指，捏患儿中指，轻轻屈之，以右手食、中二指固定患儿之腕部，用指端揉 100 ~ 200 次。

⑩黄蜂入洞：医者以左手扶患儿之头部，右手食、中二指入患儿鼻孔揉 100 ~ 200 次。

方义：清补肺经、按揉风门、按揉肺俞固护肺表，通利肺气；补脾经、揉板门、揉脾俞健脾益气；分手阴阳、揉外劳宫、黄蜂入洞温振卫阳，和血生气；揉肾顶、按肩井收敛止汗，预防重感。

※**津沽流派**

处方：清肺金（以补为主），补脾土，泻心火，揉肾顶，分手阴阳，揉肺俞，层按（补法）中脘。

方义：清肺金、补脾土、层按（补法）中脘为君，以健脾益气，正如《石室秘录》中所言："治肺之法，正治甚难，当转治以脾，脾气有养，则土自生金。"肺气不足可通过补脾胃之气达到生肺气的作用。肺俞穴乃肺的背俞穴，配合揉肺俞以调肺气，泻心火以清心泻火，揉肾顶以固表止汗，佐以分手阴阳来平衡阴阳。

2. 营卫失调

【证候特点】自汗为主，汗出遍身，恶风；或伴盗汗，四肢不温，精神倦怠，胃纳不振；舌质淡红，苔薄白，脉缓，指纹淡红。

【辨证要点】自汗为主，汗出遍身，恶风。

【治法】调和营卫。

【处方】补脾经，清补肺经，推三关，外感四法，按揉风池，摩腹（平），按揉肺俞，按揉脾俞。

【方义】补脾经补脾胃、行气血、实肌肉，同时也可培土生金以实卫气；清肺经透达肺邪，补肺经以实卫气；推三关温阳散寒；外感四法及按揉风池相须为用疏风解表；摩腹（平）配合补脾经调和脾胃功能以充实营气；按揉肺脾两俞加强脏腑功能，调和营卫。

※**孙重三流派**

处方：分手阴阳，揉肾顶，补脾经，揉板门，按揉风门、肺俞，按肩井，开天门，推坎宫，运太阳，运耳后高骨，按揉脾俞、胃俞、心俞，摩中脘。

操作：

①分手阴阳：医者两手食指固定患儿掌根之两侧，中指托住患儿手背，无名指、小指固定患儿的四指，然后以两拇指自小天心处向两旁分至阳池、阴池，推100～150次。

②揉肾顶：以中指或食指按揉100～200次。

③补脾经：医者以左手握住患儿之手，同时以拇、食二指捏患儿拇指，使之微屈，再以右手拇指自患儿拇指尖推向板门，推100～200次。

④揉板门：用拇指或中指指端揉50～100次。

⑤按揉风门、肺俞：按揉风门、肺俞100～200次。

⑥按肩井：医者以左手中指，掐按患儿之肩井穴（在缺盆上，大骨前一寸半陷中），再以右手紧拿患儿之食指及无名指，使患儿之上肢伸直摇之，摇20～30次。

⑦开天门：令患儿仰卧，医者站于患儿之头上方，两手扶住患儿之头，两拇指自

眉心起，轮换直上推至发际，推 30~50 次。

⑧推坎宫：医者以两手对捧患儿之头部，先以拇指掐坎宫一下，再以两拇指顶的侧面自天心向外分推至坎宫，推 20~30 次。

⑨运太阳：医者以两手托患儿之头部，再以两拇指运之，向前为补，向后为泻，运 20~30 次。

⑩运耳后高骨：医者以两手托儿之头部，再以中指运之，向前为补，向后为泻，运 20~30 次。

⑪按揉脾俞、胃俞、心俞：用指端按揉脾俞、胃俞、心俞 100~200 次。

⑫摩中脘：令患儿仰卧，医者以右手四指摩中脘 100~300 次。

方义：开天门、推坎宫、运太阳、运耳后高骨四大手法以疏风解表；分手阴阳和血顺气；补脾经、揉板门、按揉脾俞胃俞、摩中脘健脾补肺；揉心俞、揉风门肺俞调和营卫；揉肾顶、按肩井收敛止汗。

3. 气阴两虚

【证候特点】盗汗为主，心烦少寐，寐后汗多；常伴自汗，或低热口干，手足心热，形体偏瘦；舌质淡，苔少，或苔花剥，脉细弱或细数，指纹淡。

【辨证要点】盗汗为主，心烦少寐，寐后汗多，手足心热。

【治法】益气养阴。

【处方】补脾经，清心经，清肝经，清肺经，补肾经，按揉肾顶，按揉二人上马，水底捞月，清天河水，揉太溪，擦八髎。

【方义】清心经清心，除烦，凉血，敛汗，清肝经清肝，平肝，潜阳，止汗，心肝同清相须为用；清天河水清心包之邪热与二人上马配合滋阴清热；补脾经补益脾气，气血津液生化有源；清肺经以清在表之邪气；揉肾顶能固表止汗，补肾经以滋阴补肾，敛汗；水底捞月以清热泻火，养阴敛汗；揉太溪养阴止汗；横擦八髎既能培补元气，固表止汗，又能利小便，减少汗出。

如盗汗多配阴郄、复溜；自汗多配合谷、复溜；体虚甚者加揉足三里。

※孙重三流派

处方：分手阴阳，揉肾顶，补脾经，揉板门，按揉风门、肺俞、脾俞，按肩井，补肾经，揉二马，揉涌泉、肾俞，水底捞明月，运八卦。

操作：

①分手阴阳：医者两手食指固定患儿掌根之两侧，中指托住患儿手背，无名指、小指固定患儿的四指，然后以两拇指自小天心处向两旁分至阳池、阴池，推 100~150 次。

②揉肾顶：以中指或食指按揉 100~200 次。

③补脾经：医者以左手握住患儿之手，同时以拇、食二指捏患儿拇指，使之微屈，再以右手拇指自患儿拇指尖推向板门，推 100~200 次。

④揉板门：用拇指或中指指端揉50～100次。

⑤水底捞明月：医者先以左手持患儿之四指，再以右手食、中二指固定患儿之拇指，然后以拇指自患儿小指尖，推至小天心处，再转入内劳宫为一遍，推30～50次。

⑥运八卦：医者先以左手持患儿左手之四指，使掌心向上，同时拇指按定离宫，再以右手食、中二指夹住患儿之拇指，然后以拇指自乾向坎运至兑宫为一遍，在运至离宫时，应从左手拇指上运过，否则恐动离火，运50～100次。

⑦补肾经：医者先以左手握住患儿之手，使手掌向上，再以右手拇指由阴池推到小指尖，推100～200次。

⑧揉二马：用拇指或中指揉100～200次。

⑨按揉风门、肺俞、脾俞：按揉风门、肺俞、脾俞100～200次。

⑩揉肾俞：用指端按揉肾俞100～200次。

⑪揉涌泉：医者以左手托住患儿足跟，再以右手拇指面揉100～200次。

⑫按肩井：医者以左手中指，掐按患儿之肩井穴（在缺盆上，大骨前一寸半陷中），再以右手紧拿患儿之食指及无名指，使患儿之上肢伸直摇之，摇20～30次。

方义：补肾经、揉二马、揉涌泉、揉肾俞以滋阴益气；水底捞明月以清热；运八卦、补脾经、揉板门、揉脾俞健脾益气；分手阴阳能平衡阴阳；按揉风门、肺俞调畅肺气；揉肾顶、按肩井收敛止汗。

※津沽流派

处方：清肺金（以补为主），补肾水，泻心火，揉二人上马，揉肾顶，分手阴阳，摩关元。

方义：清肺金、补肾水、揉二人上马、摩关元为君，揉二人上马长于补肾滋阴，摩关元补肾纳气，各法合用以益气固表，养阴生津；配合泻心火以清热；揉肾顶可加强止汗作用；佐以分手阴阳来平衡阴阳。

4. 湿热迫蒸

【证候特点】自汗盗汗并见，汗出肤热，汗渍色黄；额、心胸为甚，口臭，口渴不欲饮，小便色黄；舌质红，苔黄腻，指纹紫。

【辨证要点】自汗盗汗并见，额、心胸为甚，汗出肤热，汗渍色黄。

【治法】清热泻脾。

【处方】清心经，清肝经，揉二人上马，运土入水，推板门（横纹推向板门），退六腑，清天柱骨，推箕门。[推拿学. 中国中医药出版社. 2016.]

【方义】清心经清心、除烦、凉血、敛汗，清肝经清肝、平肝、潜阳、止汗，心肝同清相须为用；清天河水清心包之邪热与二人上马配合滋阴清热；运土入水配推板门相须为用，清泄脾胃湿热；退六腑清热通腑；清天柱骨能清能降，利于止汗；推箕门能清利湿热、利尿通淋而止汗。

※孙重三流派

处方：分手阴阳，揉肾顶，补脾经，揉板门，按揉风门、肺俞，按肩井，清胃经，清大肠，运内八卦，推下七节骨，掐心经，掐揉四横纹，摩中脘，按揉脾俞、肾俞。

操作：

①分手阴阳：医者两手食指固定患儿掌根之两侧，中指托住患儿手背，无名指、小指固定患儿的四指，然后以两拇指自小天心处向两旁分至阳池、阴池，推 100 ~ 150 次。

②揉肾顶：以中指或食指按揉 100 ~ 200 次。

③补脾经：医者以左手握住患儿之手，同时以拇、食二指捏患儿拇指，使之微屈，再以右手拇指自患儿拇指尖推向板门，推 100 ~ 200 次。

④揉板门：用拇指或中指指端揉 50 ~ 100 次。

⑤清胃经：用拇指或食指沿大鱼际赤白肉际自掌根推向拇指根，推 100 ~ 200 次。

⑥掐揉四横纹：医者以左手握患儿之手掌，使掌面向上，手指略屈，再以右手拇指指甲，自患儿食指依次掐至小指，继以揉之，每穴 24 次，掐揉 3 ~ 5 遍。

⑦清大肠：用右手拇指桡侧面，自虎口直推至指尖 100 ~ 200 次。

⑧运内八卦：医者先以左手持患儿左手之四指，使掌心向上，同时拇指按定离宫，再以右手食、中二指夹住患儿之拇指，然后以拇指自乾向坎运至兑宫为一遍，在运至离宫时，应从左手拇指上运过，否则恐动离火，运 50 ~ 100 次。

⑨掐心经：医者用右手拇指指甲在心经上掐之，掐 10 ~ 50 次。

⑩摩中脘：用三指并指或掌摩中脘穴，摩 100 ~ 300 次。

⑪按揉风门、肺俞：按揉风门、肺俞 100 ~ 200 次。

⑫按揉脾俞、肾俞：用指端按揉脾俞、肾俞 100 ~ 200 次。

⑬推下七节骨：用拇指桡侧面或食、中二指面自上而下做直推 100 ~ 200 次。

⑭按肩井：医者以左手中指，掐按患儿之肩井穴（在缺盆上，大骨前一寸半陷中），再以右手紧拿患儿之食指及无名指，使患儿之上肢伸直摇之，摇 20 ~ 30 次。

方义：清胃经以清泻胃中之火；清大肠、推下七节骨以助泻阳明之实；运内八卦宽胸理气，导滞除积；掐心经亦可清退心火；掐揉四横纹退热除烦；摩中脘、按揉脾俞和中化湿；揉肾俞疏利下焦，泄湿利尿；揉肾顶收敛元气，固表止汗；分手阴阳平衡阴阳；补脾经健脾助运；揉板门和胃消积；按揉风门、肺俞补肺益气；按肩井收敛止汗。

※津沽流派

处方：清肺金（以泻为主），泻心火，泻大肠，揉肾顶，分手阴阳，退下六腑，清天河水，层按（泻法）上脘。

方义：清肺金、泻大肠、退下六腑为君，泻大肠以清泻中焦脾胃积热，六腑穴性寒凉，退下六腑为清法代表手法，三者合而用之通腑泻热力强，配合清天河水、泻心火、层按（泻法）上脘以泻心火之热，且不伤阴，揉肾顶以固表止汗，佐以分手阴阳可起到平衡阴阳的作用。

5. 表虚自汗

※张汉臣流派

证候特点：溅溅自汗，发热，恶寒等。

处方：主穴为揉小天心3分钟，揉乙窝风3分钟，补肾水5分钟，清板门5分钟。配穴为揉二人上马5分钟，清天河水1分钟，揉肾顶3分钟。

方义：揉小天心、揉乙窝风，舒经活络，驱除风邪；补肾水、清板门，滋阴清热；揉二人上马，配清天河水，清热利尿；再揉肾顶，可固表止汗。

6. 里热自汗

※张汉臣流派

证候特点：恶寒，口渴引饮，或大便秘结等。

处方：主穴为清板门7分钟，推四横纹4分钟，清天河水1~2分钟。配穴为补肾水5分钟，揉小天心3分钟，揉二人上马5分钟，退下六腑5分钟。

方义：清板门，凉膈清阳明经胃热；推四横纹、退下六腑，可消阳明经大肠腑实，通大便秘结；清天河水，清心热，解口渴；补肾水、揉小天心、揉二人上马，有滋阴固表利尿作用。胃及大肠热解，心热清之，其汗多见自止。

7. 心热盗汗

※张汉臣流派

证候特点：睡则汗出，身热多烦，舌红溲赤，便秘等。

处方：主穴为补肾水5分钟，大清天河水0.5~1.5分钟，清板门5分钟。配穴为清肺金5分钟，退下六腑5分钟，揉小天心3分钟，揉二人上马5分钟。

方义：补肾水，壮水制火；大清天河水，以泻心热；再清板门，清热凉膈，其汗可止；清肺金、退下六腑，利气行滞，润燥通便秘；揉小天心、揉二人上马，通利小便，又泻心火，加强疗效。

8. 心虚盗汗

※张汉臣流派

证候特点：睡则汗出，醒则汗止，兼见多惊悸，睡觉不宁等。

处方：主穴为补脾土5分钟，补肾水7分钟，逆运内八卦2分钟，推四横纹4分钟。配穴为揉外劳宫4分钟，揉小天心3分钟，揉二人上马3分钟，捏挤神阙、揉肾顶5分钟。

方义：补脾土、肾水两穴，以补先天、后天之不足，治盗汗之本；逆运内八卦、推四横纹，健胃进食，补血生肌，治盗汗之源；揉外劳宫、捏挤神阙，温下元，助消化；揉小天心、揉二人上马，镇惊潜阳，又利小便；揉肾顶，可固涩止汗。

按语：小儿多汗症，临床比较常见。除以上原因外，还有其他原因。一般用推拿治疗多获满意，有的经推拿 2~3 次后，汗出显著减少。

※海派

（1）自汗

证候特点：自汗频频，动则尤甚；面色㿠白，气短声低，全身无力，纳少便溏，肢体欠温；舌淡苔白，脉细无力。

辨证要点：以自汗为主，动则尤甚，面色㿠白，气短声低，全身无力，舌淡苔白，脉细无力。

治法：益气固表，调和营卫

处方：补脾经，补肺经，补肾经，揉肾顶，揉中脘，摩脐。

操作：

①补脾经：用拇指罗纹面着力，自小儿拇指罗纹面旋推，约 300 次。

②补肺经：用拇指罗纹面着力，顺时针推小儿无名指节罗纹面处，约 100 次。

③补肾经：用拇指罗纹面着力，顺时针推小儿小指节罗纹面处，约 100 次。

④揉肾顶：用拇指罗纹面着力，揉小儿小指顶端，约 300 次。

⑤揉中脘：用手掌大鱼际、掌根部或中指罗纹面，在小儿脐中直上 4 寸处做揉法，约 300 次。

⑥摩脐：用手掌掌面或四指指面着力，在小儿脐部做摩法，约 5 分钟。

方义：补脾肺肾经能补肺滋肾，益气；揉中脘、摩脐有助增强此效果。

（2）盗汗

证候特点：盗汗频作，睡则汗出，醒则汗止；午后潮热，颧红身热，五心烦热，溲赤便干；舌红苔剥，脉细数。

辨证要点：睡则汗出，醒则汗止，午后潮热，颧红身热，五心烦热，舌红苔剥，脉细数。

治法：益气养阴。

处方：补肾经，揉肾顶，揉二人上马，揉小天心，分阴阳，推三关，揉肾俞

操作：

①补肾经：用拇指罗纹面着力，顺时针推小儿小指节罗纹面处，约 100 次。

②揉肾顶：用拇指罗纹面着力，揉小儿小指顶端，约 300 次。

③揉二人上马：用拇指指端着力，在小儿手背无名指和小指掌指关节后凹陷中做揉法，约 50 次。

④分阴阳：用双手拇指指面着力，自腕横纹中点向两侧分推，约 100 次。

⑤推三关：用拇指面或食、中指面于前臂桡侧，自腕推向肘，约 300 次。

⑥揉肾俞：一指禅推或指揉小儿背部第二腰椎棘突下两侧旁开 1.5 寸肾俞处，约 50 次。

方义：补肾经、揉肾顶、揉肾俞可补肺益肾，温补肾阳；揉二人上马能滋阴补肾，顺气散结，为补肾滋阴要法；推三关性温热，能补气行气，温阳散寒。

六、特色技法

海派

穴部：脊柱。

穴位：推脊。

操作：用食、中二指面自上而下做直推，约 100 次。

方义：脊柱属督脉经，督率阳气，统摄真元，能调阴阳理气血，和脏腑，通经络，培元气，具有强健身体的功效。

七、现代医学认识

（一）诊断要点

多汗症是由于交感神经过度兴奋引起汗液过多分泌的一种疾病，分生理性与病理性多汗症。病理性多汗有原发性与继发性之分。

原发性多汗症以手足心、腋窝、面部等部位汗液过度分泌为主，多伴交感神经系统过度活跃；继发性多汗症常继发感染、内分泌、代谢障碍、恶性肿瘤、神经精神、脊髓损伤、呼吸系统疾病、焦虑、压力等。临床可根据小儿年龄、病史、症候、体征、出汗时间、实验室检查等，对原发疾病进行诊断。

（二）临证鉴别

1. 生理性出汗

生理性多汗是机体调节体温所必需，见于气温增高、穿衣盖被过多、恐惧惊吓，快速进热食或剧烈活动后，机体通过出汗来维持正常体温。小儿皮肤含水量较多，微血管分布较多，皮肤蒸发的水分也较多，出汗自然比成人多。如婴幼儿常在入睡时，头额部有微微出汗是为正常现象。

2. 病理性出汗

病理性出汗是指皮肤出汗异常过多的现象。表现为安静状态下，身体全身性、偏瘫性或局限性不自觉汗出，尤以手掌、足底、腋窝和其他皱褶部多见。

（1）全身性多汗：常见伤寒、肺炎、结核病等感染性疾病；佝偻病、营养不良等营养性和代谢疾病；风湿热、类风湿等结缔组织病；以及休克、急性心力衰竭、甲状腺功能亢进、糖尿病、低血糖等；尚有精神过度紧张或兴奋，恐惧、惊吓，或解热镇痛药等药物引起。

（2）半侧身多汗：多见于脑肿瘤、脑出血、脑损伤等神经系统疾病；横断性脊髓炎或损伤、脊髓灰质炎（瘫痪期）以及局部交感神经节受损等疾病。

（3）局部多汗：头部多汗多见于佝偻病；手足、腋下、会阴多汗为先天异常。

八、古籍辑录

1. 《小儿推拿广意》　汗多是肾虚，多推补肾水，汗即止。

2. 《幼科推拿秘书》　治汗多，乃肾虚也，宜补肾水，汗即止。

九、循证推拿

循证 1［推拿按摩小儿治疗小儿汗证 55 例. 华夏医学, 1998（1）：109 - 109.］

【操作】

开天门、揉印堂、推坎宫、揉太阳、揉风池、揉及分推擅中、补脾经、推肺经、清大肠、揉足三里。每天 1 次，1 周为 1 个疗程。

【按语】

头为诸阳之会，开天门、推坎宫、揉印堂、揉太阳、揉风池均为头部取穴，五穴配合能疏风解表，温通表阳。推肺经既能清宣肺气，又能补肺气，肺主皮毛，肺气足则表自固。清大肠能泻腑热。补脾经、揉足三里能健脾和胃，补益气血。诸穴合用，散中寓补，使卫气足，腠理固密，汗自止。

循证 2［止汗粉联合推拿捏脊治疗小儿汗证的临床观察. 中国中医药现代远程教育, 2017, 15（1）：54 - 56.］

【操作】

推拿捏脊治疗时先辅助患儿建立俯卧位，医师将其手部大拇指与大鱼际桡侧缘放置患儿脊背部两侧膀胱处，沿其大椎穴与长强穴反复推搓 2 ~ 3 分钟，保证搓动速度迅速且力度适中，直至患儿局部皮肤出现明显放松、发热等表现。而后医师伸长拇指、半屈食指，使拇指罗纹面对准其食指第 2 指关节桡侧，将双手中指、无名指与小指曲握为空拳状，通过双手食指与拇指提捏患儿脊背皮肤，向食指内侧进行搓动，将食指第 2、3 节桡侧面紧贴脊背皮肤均匀推捻，以尾骨端为起点沿脊柱向上，自长强穴至大椎穴，反复循环推捏 3 次，自第 4 次起联用提法，采用三捏一提方式，每捏 3 次便将皮肤提起 1 次，共捏 6 次。待捏拿结束后再应用双手拇指指腹同时开展揉按手法，在肺俞穴与肾俞穴自里向外揉按 10 次。

【按语】

小儿推拿捏脊疗法具有悠久历史，采用推、捏、捻、放、提等手法来发挥健脾强肾、补血益气、培元固本等作用。推拿捏脊主选督脉、足太阳膀胱经及其背俞穴。督脉乃奇经八脉之一，作为阳脉之海有调经养血的作用，经刺激后可促进人体阳气充盛；足太阳膀胱经常被称为是巨阳之脉，刺激背俞穴能够调节内脏神经体液而促进各脏腑功能，从而达到培元固本等功效。

第三节　多发性抽动症

多发性抽动症又称抽动—秽语综合征（Tourette's syndrome），也称图列特氏综合征，是起病于儿童或青少年时期的一种神经精神障碍性疾病。以慢性、波动性和多发性的运动肌不自主、反复、突发、快速的，重复、无节律性的抽动和（或）发声抽动为主要特征。

中医典籍虽无该病名，但相关症状描述较多，据临床表现，本病属于"肝风""瘛疭""慢惊风""痉病"和"筋惕肉𥆧"等范畴。

一、古籍文献阐释

中医古籍文献中与抽动—秽语综合征类似症状描述。《张氏医通·瘛疭》曰："瘛者，筋脉拘急也；疭者，俗谓之抽。"《张氏医通·卷六》云："有头动而手足不动者，盖木生风生火，上冲于头，故为颤振，若散于四末，则手足动而头不动也。"《杂病证治准绳·诸风》曰："颤，摇也，振、动也，筋脉约束不住，而莫能任持，风之象也……疭者，筋脉拘急也，疭者，筋脉张纵，俗谓之搐。"《幼科证治准绳·慢惊》曰："慢惊之候，或吐或泻，涎鸣微喘，眼开神缓，睡则露睛，惊跳搐搦，乍作乍静，或身热，或身冷，或四肢热，或口鼻冷气，面色淡白淡青，眉唇间或青暗，其脉沉迟散缓。"《证治准绳·幼科·慢惊》曰："水生肝木，水为风化，木克脾土，胃为脾之腑，故胃中有风，渐生，其瘛疭症状，两肩微耸，两手下垂，时复动摇不已，名曰慢惊。"《岭南儿科双璧》曰："手足常惕悸，心惊也。或两手握拳，或两手搐搦，或咬牙，呵欠。肝主筋，有风故两手筋络抽搐咬牙，亦肝风；抽筋、呵欠，是肝风搅动。喉中痰鸣……此为肝风，心火相搏而成。"

抽动症的病因病机多为五志过极，风痰内蕴所致。《素问·阴阳应象大论》云："阴静阳躁"，"阴在内，阳之守也；阳在外，阴之使也"。《素问·五脏生成》云："人卧血归于肝，肝受血而能视，足受血而能步，掌受血而能握，指受血而能摄。"《素问·阴阳应象大论》云："风胜则动。"《素问·至真要大论》云："诸风掉眩，皆属于肝……诸热瞀瘛，皆属于火……诸暴强直，皆属于风。"《活幼心书·慢惊》云："盖慢惊属阴，阴主静而抽搐缓慢，故曰慢。其候皆因外感风寒，内作吐泻，或得于大病之余，或传误转之后。"《医宗金鉴·幼科心法要诀》曰："慢惊多缘禀赋弱，或因药峻损而成。"《审视瑶函》云："目札者，肝有风也。"《幼幼新书》云："非时惊眼，惊入肝。何以知在肝？肝主筋，肝受邪，故搐于眼。"《医权初编》云："小儿惊搐，多属痰火。"《幼科证治准绳·慢惊》云："水生肝木，木为风化，木克脾土，胃为脾之腑，故胃中有风，瘛疭渐生，其瘛疭症状，两肩微耸，两手下垂，时腹动摇不已。"《证治准绳·幼科·慢惊》云："水生肝木，木为风化，木克脾土，胃为脾之腑，故胃中有风，癥疭渐生，其癥疭症状，两肩微耸，两手下垂，时腹动摇不已，名曰慢惊。"《杂病源流犀烛·痰饮源流》云："痰之为物，风鼓则涌，变怪百端。"《陈氏小儿病源方论·论惊搐病源》载："治法先去痰涎，次固元气，元气盛则津液行，血气流转，自然不搐。"《小儿药证直诀·慢惊》云："因病后，或吐泻脾胃虚损，遍身冷，口鼻气出亦冷，手足时瘈疭……此无阳也……亦有诸吐利久不差者，脾虚生风而成慢惊。"《小儿药证直诀·慢惊》云："诸吐利久不差者，脾虚生风而成慢惊。"《小儿药证直诀·肝有风甚》云："凡病或新或久，皆引肝风，风动而上于头目，目属肝，肝风入于目，上下左右如风吹，不轻不重，儿不能任，故目连劄也。"《幼科发挥·慢惊有三因》载："吐泻何以生风而不可治者？吐泻损脾，脾者，土也。风者，肝木所生也。脾土不足，则肝木乘之，木胜土也。"

在治法中以平肝息风，豁痰开窍为主。如《兰室秘藏·小儿门》云："风木旺必克脾胃，当先实其土，后泻其木。"《幼科铁镜》云："疗惊必先豁痰，豁痰必先祛风，祛风必先解热，而解热又以何者为先乎？……解热必先祛邪。祛邪之法详之，一用拿，一用推，一用灯火，一用灸，一用药。"《明医杂著·小儿病多属肝脾二经》云："若脾胃虚，肝木来侮，医见惊风抽搐动摇诸症，但其势微缓，明日慢惊，宜补养脾胃。"《明医杂著·急惊变慢惊》云："急惊屡发屡治，用直泻药既多，则脾损阴消，变为慢惊，当主以补脾养血，佐以安心，清肺，治肝之药。"

二、病因及发病机理

多发性抽动症的病因是多方面的，与先天禀赋不足，产伤，窒息，感受六淫外邪，疾病影响及情志失调等有关。病位主要在肝，与肺、心、脾、肾等四脏密切相关。

1. 外风引动　小儿脏腑娇嫩，形气未充，腠理薄弱，易为外邪侵袭，从阳化热，引动肝风，发为抽动；风为阳邪，易袭阳位，上扰头面，则见点头摇头，挤眉眨眼，张口歪嘴。

2. 肝亢风动　肝主疏泄，性喜条达。小儿"肝常有余"，若情志失调，气机不畅，郁久化火，引动肝风，风动筋急，则发为抽动。

3. 痰火扰神　"百病多由痰作祟"，小儿情志不悦，肝气不畅，肝郁化火，炼津为痰，痰火上扰，蒙蔽心神，引动肝风，发为抽动。

4. 脾虚肝亢　小儿禀赋不足或饮食不节，或病后失养，损伤脾胃，脾虚不运，湿聚成痰，又脾虚肝旺，肝风挟痰窜扰头面，亦成本病。

5. 阴虚风动　小儿肾常不足，真阴亏虚，或热病伤阴，或肝病及肾，肾阴虚亏，水不涵木，虚风内动，筋脉失养，故可引起本病。

三、症状识辨及辨证

1. 症状识辨

本病以八纲辨证为主，重在辨虚实。其标为风火痰湿，病之本在肝脾肾三脏不足，尤与肝脏最为密切。病初多为肝阳上亢，属实证，其证急躁易怒，抽动频繁，面红目赤，舌红苔黄；脾虚痰聚者，为虚实夹杂，其证面黄肌瘦，胸闷咳嗽，抽动秽语，舌淡苔白腻；病久阴虚风动者，属虚证，其证形体消瘦，两颧潮红，抽动无力，舌红少苔；脾虚肝旺者，属虚实夹杂，其证性情急躁，全身腹部抽动，面黄体瘦，胸闷纳少，舌淡苔白腻。

2. 辨证要点

本病以八纲辨证为主，应首辨虚实，再辨脏腑。

（1）辨虚实：病程短，抽动频繁有力，发声响亮，伴烦躁易怒，大便干，舌质红，脉实者，多属实证；病程较长，抽动次数少，发声低微，伴面色无华，倦怠懒言，舌淡苔薄，或潮热盗汗，舌红少苔，多属虚证。

（2）辨脏腑：眨眼、耸肩、摇头，烦躁易怒者，病在肝；夜啼、多梦，心烦不宁，秽语抽动者，病在心；抽动频作，口唇蠕动，抽动无力，食少纳呆，面黄肌瘦者，病在脾；摇头扭腰，肢体抖动，手足心热，舌红苔少者，病在肾；外感后加重，喉出异声，伴有头面部抽动者，病在肺。

四、证治要点

本病以八纲辨证为主，应首辨虚实，再辨脏腑。治疗主要以平肝息风为主，兼以健脾、滋阴、涤痰等。实证以祛邪为主，根据不同的证型分别治以疏风解表，息风止动；清肝泻火，息风止惊；涤痰泻火，息风止惊。虚证以扶正为主，分别治以健脾平肝，化痰息风；滋阴潜阳，平肝息风等。

五、分型条辨

1. 外风引动

【证候特点】喉中异声或秽语，挤眉眨眼；每于感冒后症状加重，常伴鼻塞流涕，咽红咽痛，或伴发热；舌淡红，苔薄白，脉浮数。

【辨证要点】多见于头面部抽动或秽语，伴外感表证，舌淡红，脉浮数。

【治法】疏风解表，息风止动。

【处方】合谷，太冲，百会，四神聪，太阳，风池，天河水，小天心，脊柱。

【方义】合谷配太冲调和阴阳，镇静安神，平肝息风；百会配四神聪安神益智，健脑醒神；天河水配伍小天心清肝泻火，镇静安神；运太阳疏风解表，清热宁神；按风池疏风行气，通经活络；脊柱调节脏腑功能，阴阳平衡。

2. 肝亢风动

【证候特点】摇头耸肩，皱眉眨眼，张口歪嘴，抽动频繁有力；急躁易怒，自控力差，伴头晕头痛，面红目赤，或腹动胁痛，便干尿黄；舌红苔黄，脉弦数。

【辨证要点】发作频繁，眨眼耸肩，抽动有力，发声高亢，急躁易怒，便干尿黄，舌质红，苔黄。

【治法】清肝泻火，息风止惊。

【处方】合谷，太冲，百会，风池，天门，太阳，肝经，脊柱，小天心。

【方义】合谷配太冲镇静安神，平肝息风；百会安神镇惊；风池疏风清热，平肝息风；天门疏风解表，开窍醒脑，镇静安神；脊柱调阴阳，理气血；小天心镇惊安神。

加减：眨眼配攒竹、丝竹空、阳白、四白；摇头配合揉风池、拿肩井；发声配天突、人迎。

3. 痰火扰神

【证候特点】肌肉抽动有力，喉中痰鸣，异声秽语；睡眠多梦，喜食肥甘，烦躁易怒，口苦口干，大便秘结，小便短赤；舌红苔黄腻，脉滑数。

【辨证要点】抽动秽语，烦躁不安，便秘尿黄，舌质红，苔黄腻。

【治法】涤痰泻火，息风止惊。

【处方】合谷，太冲，百会，四神聪，天河水，小天心，肝经，脊柱。

【方义】合谷配太冲镇惊安神，平肝息风；百会配合四神聪安神益智，醒脑开窍；天河水配伍小天心清泻肝火，镇静安神；推肝经平肝息风；推脊柱调节脏腑功能，理气活血。

4. 脾虚肝旺

【证候特点】抽动无力，性情急躁，脾气乖戾，皱眉眨眼，嘴角抽动，肢体动摇；精神不振，面色萎黄，胸闷作呕，食欲不振，形瘦消瘦，夜卧不安，大便不调；舌质淡，苔薄白或薄腻，脉细或细弦。

【辨证要点】抽动无力，面色萎黄，食欲不振，舌质淡，苔薄白。

【治法】健脾平肝，化痰息风。

【处方】合谷，太冲，百会，身柱，小天心，脊柱，足三里。

【方义】合谷配太冲行气泻火，泻肝息风；百会配身柱镇静安神，息风止惊；捣小天心镇惊安神；捏脊调阴阳，理气和脏腑；足三里健脾和胃；太冲配足三里疏肝健脾；足三里配小天心健脾和胃，宁心安神。

※孙重三流派

处方：分手阴阳，补脾经，补肾经，捣小天心，运内八卦，清肝经，推三关，揉中脘，按揉心俞、脾俞、胃俞、肝俞、肾俞，揉足三里。

操作：

①分手阴阳：医者两手食指固定患儿掌根之两侧，中指托住患儿手背，无名指、

小指固定患儿的四指，然后以两拇指自小天心处向两旁分至阳池、阴池，推 100 ~ 150 次。

②运内八卦：医者先以左手持患儿左手之四指，使掌心向上，同时拇指按定离宫，再以右手食、中二指夹住患儿之拇指，然后以拇指自乾向坎运至兑宫为一遍，在运至离宫时，应从左手拇指上运过，否则恐动离火，运 50 ~ 100 次。

③补脾经：医者以左手握住患儿之手，同时以拇、食二指捏患儿拇指，使之微屈，再以右手拇指自患儿拇指尖推向板门，推 100 ~ 200 次。

④补肾经：医者先以左手握住患儿之手，使手掌向上，再以右手拇指由阴池推到小指尖为补肾水，推 100 ~ 200 次。

⑤清肝经：医者先以左手握住患儿之手，使手指向上、手掌向外，然后再以右手拇指掌面由下往上推 100 ~ 200 次。

⑥捣小天心：医者先以左手托住患儿之手，使掌心向上，右手食指或中指屈曲，以指尖或指间关节捣 100 ~ 500 次。

⑦推三关：医者以左手握住患儿之手，右手食、中二指夹住患儿之拇指，再以拇指侧面自患儿食指掌面，稍偏桡侧，从指端推至虎口，推 100 ~ 200 次。

⑧揉中脘：用三指并指或掌摩中脘穴，摩 100 ~ 300 次。

⑨按揉心俞、肝俞：用指端按揉心俞、肝俞各 100 ~ 200 次。

⑩按揉脾俞、胃俞：用指端按揉脾俞、胃俞各 100 ~ 200 次。

⑪按揉肾俞：用指端按揉肾俞 100 ~ 200 次。

⑫揉足三里：用指端按揉足三里穴 200 ~ 300 次。

方义：分手阴阳、补脾经、清肝经、补肾经调补脾肾，缓肝柔筋；运内八卦，揉中脘、脾俞、胃俞行气宽中，健脾助运；捣小天心、按揉心俞清心除烦；揉肝俞、肾俞补益肝肾；推三关、揉足三里补中益气。

5. 阴虚风动

【证候特点】挤眉弄眼，耸肩摇头，肢体震颤；形体偏瘦，性情急躁，两颧潮红，五心烦热，咽干，睡眠不安，大便偏干；舌质红少津，苔少或花剥，脉细数或弦细无力。

【辨证要点】挤眉弄眼，摇头扭腰，形体消瘦，肢体抖动，五心烦热，舌质红苔少，脉细数。

【治法】滋阴潜阳，平肝息风。

【处方】合谷，百会，四神聪，复溜，太溪，天河水，小天心，脊柱。

【方义】合谷镇静安神，平肝息风；四神聪醒神开窍；百会安神益智，健脑醒神；复溜配合太溪滋补肾阴；天河水配伍小天心清泻肝火，镇静安神；脊柱穴调节脏腑功能，阴阳平衡。

※孙重三流派

处方：分手阴阳，补肾经，揉二马，清天河水，揉肺俞、肝俞、肾俞，按揉太溪、涌泉。

操作：

①分手阴阳：医者两手食指固定患儿掌根之两侧，中指托住患儿手背，无名指、小指固定患儿的四指，然后以两拇指自小天心处向两旁分至阳池、阴池，推 100 ~ 150 次。

②补肾经：医者先以左手握住患儿之手，使手掌向上，再以右手拇指由阴池推到小指尖为补肾水，推 100 ~ 200 次。

③揉二马：医者以拇指或食、中二指的正面揉 100 ~ 200 次。

④清天河水：医者以左手持患儿之手，使掌心向上，食指在下伸直，托患儿前臂，再以右手拇指侧面或食、中二指正面，自总经（筋）向上成直线推至肘横纹，推 200 ~ 300 次。

⑤揉肺俞、肝俞、肾俞：用指端按揉肺俞、肝俞、肾俞各 100 ~ 200 次。

⑥按揉太溪、涌泉：用指端按揉太溪、涌泉各 100 ~ 200 次。

方义：分手阴阳、补肾经、揉二马滋补肾阴，平衡阴阳；清天河水清里泻热；揉肺俞、肝俞疏调气机；揉肾俞、太溪、涌泉养阴益肾，引火归原。

※**滇南流派**

处方：补肾经，揉肾顶，揉二人上马，清肝经，揉小天心，摩腹，按揉神阙、气海、关元、中极，捏脊，擦肾俞、涌泉，按揉抽动局部肌肉。

操作：①补肾经 500 次，揉肾顶 100 次；揉二人上马 100 次，清肝经 300 次，揉小天心 100 次。②顺时针方向摩腹 5 分钟，按揉神阙、气海、关元、中极，每穴约半分钟。③捏脊 3 ~ 5 遍，擦肾俞、涌泉透热为度。④按揉抽动局部肌肉 3 ~ 5 分钟。

方义：清肝，揉小天心，可以平肝息风；补肾经，揉肾顶，揉二人上马，摩腹，按揉神阙、气海、关元、中极，捏脊，擦肾俞、涌泉以滋阴潜阳；按揉抽动局部肌肉，促进局部气血经脉的运行。

6. 痰湿壅聚

※**孙重三流派**

证候特点：胸闷作咳，喉中声响，皱眉眨眼，口鼻抽动，秽语不自主，面色㿠白，形体虚胖，平素喜食肥甘厚味。舌质淡，舌苔白或腻，脉沉滑或沉缓。

治法：涤痰运脾，息风通络。

处方：分手阴阳，清胃经，运内八卦，补脾经，掐揉四横纹，揉掌小横纹，清肝经，开璇玑，按弦搓摩，按揉心俞、肝俞、脾俞，揉足三里、丰隆。

操作：

①分手阴阳：医者两手食指固定患儿掌根之两侧，中指托住患儿手背，无名指、小指固定患儿的四指，然后以两拇指自小天心处向两旁分至阳池、阴池，推 100 ~ 150 次。

②运内八卦：医者先以左手持患儿左手之四指，使掌心向上，同时拇指按定离宫，再以右手食、中二指夹住患儿之拇指，然后以拇指自乾向坎运至兑宫为一遍，在运至离宫时，应从左手拇指上运过，否则恐动离火，运 50 ~ 100 次。

③补脾经：医者以左手握住患儿之手，同时以拇、食二指捏患儿拇指，使之微屈，再以右手拇指自患儿拇指尖推向板门推 100 ~ 200 次。

④清胃经：用拇指或食指沿大鱼际赤白肉际自掌根推向拇指根，推 100 ~ 200 次。

⑤揉掌小横纹：用拇指或中指指端揉 50 ~ 100 次。

⑥掐揉四横纹：医者以左手握患儿之手掌，使掌面向上，手指略屈，再以右手拇指指甲，自患儿食指依次掐至小指，继以揉之，每穴 24 次，掐揉 3 ~ 5 遍。

⑦清肝经：医者先以左手握住患儿之手，使手指向上、手掌向外，然后再以右手拇指掌面由下往上推 100 ~ 200 次。

⑧开璇玑：先从璇玑穴处，沿胸肋自上而下向左右旁分推，再从鸠尾穴向下直推至脐部，再由脐部向左右推摩，最后从脐中推至小腹，也可称大推法，各 50 ~ 100 次。

⑨按弦搓摩：令人抱患儿于怀中，最好能将患儿两手交叉搭在两肩上，医者以两手从患儿两胁搓摩至肚角处 50 ~ 100 次。

⑩按揉心俞、肝俞、脾俞：用指端按揉心俞、肝俞、脾俞各 200 次。

⑪揉足三里、丰隆：用指端揉足三里、丰隆穴各 100 ~ 200 次。

方义：分手阴阳、运内八卦和血顺气，平衡阴阳；补脾经、清胃经、掐揉四横纹、揉掌小横纹、揉脾俞健脾和胃，行气化痰；清肝经、按弦搓摩、按揉心俞肝俞理气和血，化痰于无形；开璇玑、揉足三里丰隆豁痰宽胸，和中助运。

7. 气郁化火

※滇南流派

证候特点：以眼、面、颈、肩、腹部及上下肢肌肉不自主的快速收缩为主要症状。症状呈慢性过程，病程呈明显波动性，抽动以固定方式可重复出现，无节律性，并伴不自主发声；兼见面红耳赤，烦躁易怒，挤眉眨眼，摇头耸肩，发作频繁，抽动有力，口出异声秽语，大便秘结，小便短赤；舌红苔黄，脉弦数等实热证候。

治法：清肝泻火，镇惊息风。

处方：清心经，清肝经，揉小天心，掐揉五指节，清大肠，揉板门，清天河水，退六腑，摩腹，分腹阴阳，揉龟尾，推下七节骨，捏脊，按揉太冲、行间、心俞、肝俞，振揉抽动局部肌肉。

操作：①清心经 100 次，清肝经 300 次，揉小天心 100 次，掐揉五指节 100 次，清大肠 100 次，揉板门 100 次，清天河水 200 次，退六腑 100 次。②逆时针方向摩腹 3 分钟，分腹阴阳 100 次。③捏脊 3 ~ 5 遍，揉龟尾 100 次，推下七节骨 100 次。④按揉太冲、行间、心俞、肝俞，每穴约半分钟，按揉抽动局部肌肉 3 ~ 5 分钟。

方义：清心经，清肝经，揉小天心，掐揉五指节，清天河水，退六腑，按揉太冲、行间、心俞、肝俞清热泻火，镇惊息风；清大肠，揉板门，摩腹，分腹阴阳，揉龟尾，推下七节骨，导滞通便，泄热通腑；按揉抽动局部肌肉，促进局部气血经脉的运行。

8. 脾虚聚痰

※滇南流派

证候特点：以眼、面、颈、肩、腹部及上下肢肌肉不自主的快速收缩为主要症状。症状呈慢性过程，病程呈明显波动性，抽动以固定方式可重复出现，无节律性，并伴不自主发声；兼见面黄体瘦，精神不振，胸闷纳少，喉响秽语，夜卧不宁；舌质淡，苔白或腻，脉沉滑。

治法：健脾化痰，平肝息风。

处方：补脾经，清胃经，运内八卦，揉小天心，揉五指节，摩中脘，摩腹，振腹，捏脊，振揉脾俞、胃俞、血海、丰隆、三阴交、足三里，按揉抽动局部肌肉。

操作：①补脾经300次，清胃经100次，运内八卦100次；揉小天心100次，掐揉五指节100次。②指摩中脘2分钟，顺时针方向摩腹3分钟，振腹1分钟。③捏脊3~5遍，揉脾俞、胃俞每穴半分钟。④按揉血海、丰隆、三阴交、足三里，每穴约半分钟，按揉抽动局部肌肉3~5分钟。

方义：清肝经，揉小天心，揉五指节可以平肝息风；补脾经，清胃经，运内八卦，摩中脘，摩腹，振腹，捏脊，按揉脾俞、胃俞，按揉血海、丰隆、三阴交、足三里以健脾助运，利湿化痰；按揉抽动局部肌肉，促进局部气血经脉的运行。

※盛京流派

处方：掐总筋，捣小天心，掐揉五指节，按揉百会。肝阳化风加清肝经、运内八卦；痰火扰心加退六腑、揉丰隆；脾虚肝旺加清肝经、推脾经；阴虚风动加补肾经、揉二马。

方义：掐总筋为代表手法。捣小天心、掐揉五指节，镇静止痉；按揉百会，开窍醒神；清肝经、运内八卦，疏肝理气；退六腑、揉丰隆，清热化痰；清肝经、推脾经，抑木扶土；补肾经、揉二马，滋阴补肾。

六、特色技法

滇南流派

手法：摩法、捏法、擦法。

名称：调和阴阳法。

穴位：腹，囟门，脊柱。

操作：①摩腹5分钟。②摩囟门、百会，每穴六分钟。③擦脊柱3~5遍。④擦背部膀胱经，以透热为度。

七、现代医学认识

（一）诊断要点

1. 病史

病于儿童或青少年时期，可有家族史，病程至少持续一年。

2. 临床表现

（1）抽动障碍以运动性抽动和发声性抽动为临床核心症状。运动性抽动表现为不自主的眼、面、颈、肩、腹部及四肢肌肉的快速收缩，以固定的方式重复出现。发声性抽动表现为咽部的异常发音或污言秽语等。

（2）抽动呈慢性反复发作过程，有突发、刻板的特点，呈多发性、慢性、波动性、可受意志的暂时控制。

（3）可因感受外邪，压力过大，精神紧张，情志失调等因素诱发而加重或反复。

（4）有的患儿可伴有性格障碍或情绪行为问题，如性格急躁、冲动易怒，胆小，任性；也可共患一种或多种心理行为障碍，包括儿童多动症，学习困难，强迫障碍，睡眠障碍，品行障碍等。

（5）病情轻者，病程在 1 年之内，属于暂时性抽动；病程超过 1 年，仅有一种抽动（或是运动抽动，或是发声抽动）属于慢性抽动；病程超过 1 年，既有运动抽动，又有发声抽动，属于多发性抽动，其无抽动间歇期不超过 3 个月。

（6）上述症状不是直接由某些药物（如兴奋剂）或全身疾病（如病毒后脑炎，亨廷顿舞蹈病）引起。

（7）辅助检查：脑电图、头颅 MRI、血铅、抗链球菌溶血素"O"等检查可协助鉴别诊断。耶鲁综合抽动严重程度量表（YGTSS），多发性抽动综合量表（TSGS）等检测可了解抽动病情轻重程度。

（二）鉴别诊断

1. 风湿性舞蹈病　6 岁以后多见，女孩居多，主要表现为面部及四肢大幅度的无目的并有不规则舞蹈样动作，常伴有肌力及肌张力减低，并可见其他风湿热体征，无发声抽动或秽语症状。抗链"O"值增高，抗风湿治疗有效。

2. 肌阵挛　是癫痫发作的一个类型，表现为全身肌肉或某部肌肉突然、短暂、触电样收缩，可一次或多次发作，发作时常伴有意识障碍，脑电图异常。抗癫痫治疗可控制发作。

3. 多动症　患者有多动、品行障碍、精神障碍等病史及家族史，或有铅中毒、锌缺乏等病史。临床以活动过多，注意力不集中，情绪不稳，冲动任性，学习困难，但智力正常或接近正常为特征。体格检查动作不协调，翻手试验、对指试验、指鼻试验、指指试验可呈阳性。注意力测试常呈阳性。

4. 肝豆状核变性 肝豆状核变性是一种先天性铜代谢障碍，临床有肝脏损害、精神障碍、神经系统损害（椎体外系体征），其不自主运动为椎体外系损害的表现，可为细微震颤伴肌张力增高，亦可为手足徐动症或舞蹈指划样动作。角膜有角膜色素环、血浆铜蓝蛋白减低等特征。

5. 习惯性抽搐 本病多以 4 ~ 6 岁患儿多见，往往只有一组肌肉抽搐，如眨眼、皱眉等，发病前常有某些因素，一般病情较轻，预后较好，但与多发性抽动症并无严格的界限。有些患儿可发展为多发性抽动症。

八、古籍辑录

《厘正按摩要术》："切牙啮齿者，湿热化风为痉病。但咬不啮者，热甚而牙关紧急也。手足抽搐，身反向后者，痉病。按百虫。百虫在膝上，以大指背屈按之，止抽搐。推板门（穴注上）。蘸汤，往外推之，能退热，往内推之，治四肢抽搐。"

九、循证推拿

循证1 [清心疏肝为治则配合推拿治疗小儿多发性抽动症临床观察. 中国实用医药, 2010, 5 (30)：145 – 146.]

【处方】

按揉百会、四神聪，揉双侧太阳穴，开天门，按揉天突、膻中，摩胸，拿肩井，揉足三里、阳陵泉，按揉心俞，捣小天心，摩囟门，揉肝俞、肾俞，捏脊。

【操作】

每天 1 次，约 30 分钟，2 个月为 1 个疗程。

【按语】

推拿是治疗小儿多发性抽动症的有效方法，因无副作用、痛苦小，易被患儿家长接受。通过对穴位的刺激，激发经络之气，达到协调阴阳的目的。处方中百会为诸阳之会，按揉之能安神镇惊；按揉心俞、四神聪，捣小天心可清心安神；按揉天突、膻中，摩胸可祛内伏风痰，防止病情反复发作。

循证2 [推拿配合静神止痉汤治疗小儿多发性抽动症（心肝火旺型）疗效观察. 中国中西医结合儿科学, 2010, 2 (06)：554 – 555.]

【处方】

太冲，风池，百会，印堂，脊柱，小天心。太冲、风池、百会、印堂采用点揉法；小天心采用捣法，脊柱采用捏脊法。30 天为 1 个疗程，治疗 2 个疗程。

【操作】

太冲按揉 3 分钟，150 ~ 300 次；风池、百会按揉 3 分钟，约 300 次；小天心每次捣 3 分钟，150 ~ 300 次；脊柱：采用捏脊疗法，"捏三提一法"。以上手法，每日

1 次。

【按语】

中医认为抽动－秽语综合征可归属"抽搐""慢惊风"等范畴，小儿"稚阴稚阳"之体，脏腑功能脆弱，小儿"脾常不足""肝常有余""心火常旺"，运动功能尚未健全，故易生痰湿，加之肝风易动，风痰相引，肝风心火相煽生变而发为抽动。推拿取太冲调和气血，通经活络，疏肝理气，平肝息风，清热利湿；风池与太冲配伍具有镇肝息风的功效；百会平肝息风，升阳举陷，健脑宁神；脊柱是小儿推拿的特定穴位，通过捏脊法自下而上的良性刺激，使之具有调阴阳、理气和脏腑、通经络、培元气等功效；小天心是小儿推拿的特定穴位，具有镇惊安神之功，可用于惊风抽搐、惊惕不安、目斜视等症。采用捣或掐小天心法，可起到镇惊安神的作用，对小儿神经系统的发育成熟起到辅助作用。

循证 3 ［推拿手法整脊治疗儿童抽动症的临床研究．中国妇幼保健，2013，28（26）：4422－4423．］

【处方】

定位、理筋、推脊理筋整复法（分双推和单推）。

【操作】

（1）定位：患儿端坐，头微低，医者站于患儿背后，一手扶住患儿前额，另一手拇指、食指及中指指腹平等触压脊柱棘突两侧，自上而下缓慢移动查找"阳性反应点"，通常在 C1～C2、C3～C4 有阳性反应点。

（2）理筋

1）椎旁阳性点松肌理筋法：对椎旁出现的筋结、压痛点、条索状物等阳性反应点，采用拇指弹、拨、点、按的手法进行松解理筋，力度不宜过大，时间不宜过长，以免造成局部损伤。

2）推脊理筋整复法（分双推和单推）：双推法是患儿俯卧位充分暴露脊柱，术者站于前方，双手拇指或掌根部分别置于颈椎脊柱棘突两侧2cm处，缓慢有节律地自上而下推按3～5次；单推法为双手拇指重叠，或一手掌根部置于脊柱棘突一侧，缓慢有节律地自上而下推按3～5次，同时，双手拇指沿肩胛骨内侧缘自上而下沿肩胛线及两侧肋间隙平推理筋数次，以达到皮肤微红发热为佳。术者双手拇指有力，推按过程中要体现出震颤力和挤压力，作用于脊柱。该法可以疏通督脉的阳气，使气血旺盛，脏腑功能得以调节，从而直接或间接的调整人体整个系统的平衡状态，为整脊治疗奠定基础。

（3）整脊：患儿坐位，全身放松，颈部前屈约20°向左侧旋，医者站于患儿背后，左手拇指固定于压痛点，右手放于患儿前额部，向左下方缓慢旋转；双手协调调整旋转角度，当旋转角度落于患椎痛点处，右手向左下方瞬间旋转用力，常可听到喀嚓声，诊查压痛点消失。

【按语】

近年来，有关脊柱异常引发疾病的观点，已经通过了大量的基础学科研究及临床验证。脊椎相关性疾病已经成为现代医学领域中从脊柱力学角度出发研究脊柱与疾病关系的一门新兴学科，是目前国内外医学研究的一个热点课题。位于脊柱最上端的寰枢椎关节又名寰齿关节，是椎体间活动度最大的关节，也是最不稳定的关节。儿童时期生理发育尚未成熟，有的儿童天性活泼、好动，常常在追逐打闹、运动及外力的作用下造成上颈段寰枢椎关节错位、韧带损伤而引起儿童抽动症。经过推拿手法整脊理筋治疗整复后，可以彻底纠正患儿寰枢椎关节错位，恢复颈部正常的生物力学结构，从而可以彻底解除或缓解对交感神经系统的压迫，达到治愈该病的目的。

循证 4 ［逍遥散加减联合推拿治疗小儿多发性抽动症临床观察 . 中国民间疗法，2016，24（05）：60 - 61. ］

【处方】

小天心 5 分钟，补肾水 5 分钟，清天河水 1 分钟，揉板门 5 分钟，逆运内八卦 1 分钟，推四横纹 3 分钟；清咽动作者加清肺经 5 分钟，耸鼻动作者加揉迎香 2 分钟，四肢抽动者加清肝经 3 分钟，每日 2 次。15 天为 1 个疗程，共治疗 4 个疗程。

【操作】

小天心 5 分钟，补肾水 5 分钟，清天河水 1 分钟，揉板门 5 分钟，逆运内八卦 1 分钟，推四横纹 3 分钟；清咽动作者加清肺经 5 分钟，耸鼻动作者加揉迎香 2 分钟，四肢抽动者加清肝经 3 分钟，每日 2 次。

【按语】

小儿推拿是建立在中医学整体观念的基础上，以阴阳五行、脏腑经络等学说为理论指导，运用各种手法刺激穴位，使经络通畅、气血流通，以达到调整脏腑功能、治病保健目的的一种方法。以小天心解毒祛邪，镇静安神；补肾水滋水涵木，补髓填精；补肾水合清天河水清泻心火，并取实则泻子之义以清肝息风；逆运内八卦、推四横纹以健脾和胃。诸穴合用，共奏清热健脾、平肝息风之效。有耸鼻动作者揉迎香以宣通鼻窍；有清咽动作者清肺经以宣肺利咽；四肢抽动明显者清肝经以舒筋缓急。

循证 5 ［穴位推拿治愈顽固性多发性抽动症 1 例 . 按摩与导引，1994（04）：47. ］

【处方】

用双手拇指腹按揉双侧内关、神门、灵道、风池、太阳、率谷各 1 分钟，按揉四神聪、人中、承浆各 2 分钟，推小天心、清心经、清肝经各 300 次，分推坎宫 10 次。

循证 6 ［中药推拿结合治疗心脾不足型多发性抽动症临床观察 . 中医临床研究，2016，8（17）：49 - 51. ］

【处方】 按揉百会、四神聪、内关、太冲，推补脾经、心经，按揉心俞、脾俞。治疗 6 天，休息 1 天，2 周为一个疗程。

【操作】 患儿首取仰卧位，按揉百会、四神聪、内关、太冲，每个穴位按揉 1~2

分钟，推补脾经、心经，反复 200 次。后取俯卧位，按揉心俞、脾俞 2 分钟。

抽动鼻子者，加按揉迎香；眨眼频繁者，加按揉太阳、印堂；面部易做鬼脸者，加按揉地仓、颊车、颧髎、下关；摇头者，加按揉天柱、列缺、人迎。

【按语】推拿治疗抽动症，取百会息风通络，平肝潜阳，升阳举陷，益气安神；四神聪补脑安神，明目醒神；内关养心安神，清热祛风；太冲疏肝理气，疏风清热；心俞理气安神通络，温肾固摄；脾俞健脾和胃，升清固摄，疏肝解郁。观察局部症状，根据穴位近治作用，选取发病部位穴位。

第四节　流　涎

流涎是指小儿口中涎液不自觉地从口内流溢出来的一种病证，其多为脾热或脾胃虚寒，升降失常，不能收摄所致。因涎液常滞渍于颐下，故又称之为"滞颐"。现代医学将流涎分为生理性和病理性流涎。当婴儿 4~5 个月时，由于唾液分泌量增多，加上牙齿接近萌出时对牙龈感觉神经的机械性刺激，而口腔较浅又不能节制口内的唾液，或借用吞咽来调节口内唾液量，会出现流涎现象。但随着年龄增长和体格发育的完善，流涎不治而愈，无需特殊处理，此为生理性流涎；而病理性流涎是一组由多因素引发的症候群，不是独立性的疾病，属本节讨论内容。

一、古籍文献阐释

流涎与《内经》所记载之"涎下"病证相似，其曰："足太阴之经通于口。盖脾之液为涎，小儿口流涎出而积于颐间者，因脾家受病，不能收摄耳。""流涎"之名最早见于隋朝《诸病源候论》："小儿口角流涎，浸渍两颐证候，多因脾胃虚寒，不能收摄，或脾胃湿热，上蒸于口而成。脾胃虚寒者，涎清面淡，治宜温补脾胃，用益黄散。脾胃湿热者，治宜清热化湿，用泻黄散。"指出了流涎的病因病机与治疗原则和方药。明代《幼科证治准绳》曰："巢氏论滞颐之病，是小儿多涎唾流出，渍于颐下。此由脾冷液多故也。脾之液为涎，脾气冷不能收制其津液，故冷涎流出，滞渍于颐也。"清代《幼科汇诀直解》曰："小儿滞颐者，涎流出而积间也，此系脾冷涎多故也。脾之液为涎，脾与肺冷不能收制，所以津液流出，渍于颐也，宜温胃散、益黄散。不效，张焕温脾丹主之。"《杂症会心录》指出该病病位在脾肾："口角流涎，医以为脾不摄也，而药投补脾，孰知不尽在脾也，而补脾药多不效，则束手无策矣。盖五液属肾，廉泉通任脉，而亦属肾。"从上可知古代医家对流涎的病因病机、病位、治疗等均有较为详细的记载。

二、病因及发病机理

涎为脾之液，脾开窍于口，本病病位在脾，脾胃功能失调所致，主要病因病机为脾胃积热和脾胃虚寒。

1. 脾胃积热　小儿纯阳之体，脾胃素有湿热，致廉泉不能制约，故涎液较多；或过食，或过恣肥腻、煎炸之品，致食积肠胃，脾运失健，或食积化热，内蕴脾胃，迫津外泄。

2. 脾胃虚寒　小儿先天禀赋不足，脾胃虚寒，或后天调护失宜，或久病失养，使脾胃虚弱，阳虚则水谷失运，不能收摄其津液，以致口水清稀不止。

此外小儿脑瘫、鹅口疮、虫证、疱疹性口炎等疾病，也可出现流涎，治疗时应着重辨证论治原发病。

三、症状识辨及辨证

1. 症状识辨

（1）辨舌脉及指纹：舌红，苔黄腻，脉滑数，指纹色紫者，为脾胃湿热证；舌质淡红，苔薄白，脉虚弱，指纹淡红者，为脾胃虚寒证。

（2）辨涎液性状：流涎黏稠，伴口气臭秽，大便秘结或热臭者，为脾胃湿热证；流涎清稀，伴面色萎黄，肌肉消瘦，懒言乏力者，为脾胃虚寒证。

2. 辨证要点

主要根据病程、涎液性状、伴随症候辨别本病寒热虚实。病程短，口角赤烂，面赤唇红，涎液多黏稠，甚者色黄气秽，证属实热；病程长，面色萎黄，肌肉消瘦，涎液多清稀，色淡如水，证属虚寒。

四、证治要点

本病以八纲辨证为主，皆从脾胃论治。实热者，清热燥湿，泻脾和胃；虚寒者，健脾益气，温中化湿，可用外治等疗法。

五、分型条辨

1. 脾胃湿热

【证候特点】流涎稠黏，口角赤烂；颐肤红赤痛痒，面赤唇红，口渴引饮，大便秽臭或燥结，小便短黄；舌质红，苔厚腻，脉滑数，指纹色紫。

【辨证要点】流涎稠黏，口角赤烂，面赤唇红。

【治法】清脾胃湿热。

【处方】清脾经，清胃经，清大肠，清天河水，揉掐四横纹，揉掐小横纹，揉总筋，摩腹。

【方义】清脾经、清胃经、清大肠、清天河水涤荡脾胃之热；揉掐四横纹、掐揉小横纹有消胀、散结、调和脾胃之功能；揉总筋能清心火，消口舌生疮之患；摩腹能理气健脾，改善脾胃功能。

加减：如腹胀明显者可加分腹阴阳。［自拟］

2. 脾胃虚寒

【证候特点】涎液清稀，多如漏水；颐肤湿烂作痒，面白唇淡，四肢不温，大便稀溏；舌淡苔白，脉沉迟，指纹色淡红。

【辨证要点】涎液清稀，多如漏水，面白唇淡，四肢不温。

【处方】补脾经，补肺经，补肾经，运内八卦，推三关，揉脐摩腹，按揉足三里，揉百会，捏脊。

【方义】补脾经、补肺经、补肾经调理先天不足，益气健脾；运内八卦、推三关能补气行气，助阳散寒；揉百会能固摄升提；摩腹、揉足三里、捏脊能健脾胃，消食。

六、现代医学认识

流涎症，又称流唾症，是指因涎腺分泌旺盛或吞咽障碍等造成唾液溢出口角或吞咽、外吐频繁不适的一组症候群。按其原因可将流涎症分为生理性和病理性两种，也可分为继发性和原发性两种。由口咽、面部肌肉失调导致吞咽障碍引起流涎，称继发性流涎；由唾液分泌增多引起流涎，则称为原发性流涎，其不是独立性的疾病。

（一）诊断要点

目前流涎症的诊断在文献中尚无明确标准，有学者认为可以参考以下两点：①患者有明显唾液增多症状，并引起外吐或吞咽频繁；②静止唾液总流率超过5mL/10min。诊断时需注意排除生理性流涎。

（二）临证鉴别

1. 生理性流涎

生理性流涎又叫"乳牙萌出综合征"，是指婴儿在4~5个月时，唾液分泌量增加到每昼夜200~240mL，由于牙槽突尚未发育，腭部、口底较浅，口腔深度不够，且吞咽反射不灵敏，唾液既无牙槽突的阻挡，又不能尽快被咽下，加上牙齿接近萌出时对牙龈感觉神经的机械性刺激，就会出现流涎现象，其显著特征为大量唾液溢出口角。随着婴儿逐渐会借助吞咽来调节口内唾液量，加之牙齿萌出后，口腔的深度逐渐增加，唾液就不再流出了。这种现象一般在婴幼儿15~18个月时自行终止，4岁以后若未消失，则通常被视为病理性流涎。

2. 病理性流涎

常由神经性肌肉功能障碍、唾液分泌增多、感觉障碍、解剖结构、精神等因素异常引起。

（1）神经性肌肉功能障碍：幼儿多见于脑性瘫痪，老年人多见于帕金森病，其他尚有面瘫、重症肌无力等也可出现流涎。

（2）唾液分泌增加：常因口腔炎症、胃食管疾病、药物、中毒、副交感神经兴奋等因素引起唾液腺分泌增加而致流涎。

（3）其他：除上述因素外，尚有精神因素、智力发育迟缓，以及解剖及体位异常等引起流涎。

生理性流涎为生理现象，随年龄的增长会消失，无需治疗，但应注意局部护理，保持颏部、颈部干燥，以免发生皮炎。

七、古籍辑录

《幼科推拿秘书》："咳嗽痰涎呕吐时（咳者，肺管有风，久咳肺系四垂不收，推肺肾为主），一经清肺次掐离，离宫推至干宫至，两头重实中轻虚（以补脾为主）。合者，以我两大指从阴阳处合来。盖因痰涎涌甚，先掐肾经取热（当作凉），然后合阴阳照天河极力推去，而痰即散也。"

第五节　儿童多动综合征

儿童多动综合征（hyperactive child syndrome）又称注意力缺陷多动障碍，又称轻微脑功能障碍，是一种较常见的儿童时期行为障碍性疾病。其智力正常或基本正常，临床表现出与其不相称的注意力不集中，不分场合的过度活动，情绪冲动并可有认知障碍和学习困难的一组症候群。

小儿多动综合征在中医古典医籍中无明确记载本病病名。根据患儿多语多动、神志涣散、冲动任性，可归入"脏躁""躁动"中；由于患儿智能接近正常或完全正常，但活动过多，思想不集中导致学习障碍，故又与"失聪""健忘"相关。本病多在学龄前出现。

一、古籍文献阐释

小儿多动综合征在中医古典医籍中无明确记载本病病名。如《灵枢·行针》描述到："重阳之人，其神易动，其气易往也……言语善疾，举足善高。"与本病情绪不稳、活动过度等临床表现相符。《寿世保元》载："徒然而忘其事也，尽力思量不来，为事有始无终，言谈不知首尾。"这些描述与多动症患儿"健忘"临床表现相似。

小儿多动乃是常态，但好动过极则为病态。多动综合征病机多为肝常有余，气有余便是火。《灵枢·天年》曰："人生十岁，五脏始定，血气已通，其气在下，故好动。"《格致余论·相火论》曰："太极动而生阳，静而生阴，阳动而变，阴静而合……火内阴而外阳，主乎动着也，故凡动皆属于火。其所以恒于动，皆相火之为也。"《素问·至真要大论》曰："诸躁狂越，皆属于火。"火热之邪上扰神明，故而神志不宁，多动易怒，行为冲动。《素问·举痛论》记载："惊则心无所倚，神无所归，虑无所定……"《素问·灵兰秘典论》曰："心者，君主之官也，神明出焉。"《灵枢·邪客》曰："心者，五脏六腑之大主也，精神之所舍也。"

多动、躁动与心主神明失常有关。《灵枢·本神》曰："所以任物者谓之心。"《灵枢经》曰："肝藏魂，神气之辅弼也"，"随神而往来者谓之魂"。魂亦精神活动的一种表现形式，故魂随神而往来。

肝为将军之官，谋虑出焉，肝藏魂，即指人能随心意之动而做出反应。若小儿肝阴不足，肝阳偏亢，则肝主谋虑功能失常，可表现出注意力不集中、任性、冲动易怒等症。再者，"肝藏血，血舍魂"，若小儿肝血不足则魂不守舍，临床可出现多动症、多语、言语不休等症。《小儿药证直决》中述："肝热，手寻衣领及乱捻物，泻青丸主之。""肝主风，实则目直，大叫，呵欠，项急，顿闷；虚则咬牙，多欠气……"《素问·五脏生成》曰："故人卧血归于肝。"若肝血不足，则魂不守舍，情绪不稳。肝属木，木生风，风主动，小儿感邪之后易化热化火，火热之邪耗伤肝阴，阴虚生风，引动肝风；或阴不制阳，肝阳偏亢，临床上常见到固执、冲动、任性、兴奋等症状。又因肝主疏泄，喜条达，肝气不疏，条达失宜，则可出现急躁易怒等症状。《证治汇补·惊悸怔忡》云："人之所生者心，心之所养者血，心血一虚，神气失守。"《婴童百问·烦躁》云："嗞煎不安是烦，嗞唯不定是躁。嗞煎者，心经有热，精神恍惚，内烦不安……嗞唯者，心经有风邪，精神恍惚，心躁生风，热多不安……"

心血失养也是多动的一种病机。《三因极一病证方论》有曰："脾主意与思，意为记所往事，思则兼心之所为也……今脾受病则意舍不清，心神不宁……"

先天禀赋不足以及后天失养也是多动的一种病机。《重庆堂随笔》云："水足髓充，则元神精湛而强记不忘。"《医学心悟》曰："肾虚则智不足。"若小儿先天禀赋不足，肾精亏损，则脑髓空虚，元神失养，出现注意力不集中、动作笨拙、健忘等症。儿童多动症也与后天失养有关。《类经附翼·求正录》说："阳盛于标者，原非阳盛，以命门之水亏也，水亏其源，则阴虚之病叠出。"脾为至阴之脏，其性静，藏意在志为思，为后天之本，气血生化之源，若喂养不当，调护失宜，运化失常，脾失濡养则静谧不足，致兴趣多变、健忘或痰热内阻、痰蕴化热、脾虚肝旺，又可加重多动与冲动。

二、病因及发病机理

儿童多动综合征的病因尚未明确，可能与先天禀赋不足，后天失养，教育不当，情志失调，环境影响等因素有关。脏腑阴阳失调，阴失内守，阳躁于外，阳动有余，阴静不足所致脏腑功能失调是其主要病机特点。

1. 先天禀赋不足　多见于家族中患有神经及精神病者，或由于父母身体欠佳，肾气不足，母亲孕期多病，精神调摄失宜，致使胎儿先天不足、肝肾亏虚、精血不充、脑髓失养，出现多动多语、急躁易怒、行为冲动、反复无常和注意力不集中等症状。

2. 产伤外伤瘀滞 产伤及其他外伤，导致患儿气滞血瘀，经脉循行不畅，心肝失养，心神不宁，致脾气急躁，易怒，注意力不集中，多忘等症状。

3. 后天喂养不当 过食辛甘厚味则生湿热痰浊；过食辛热炙煿，导致心肝火旺；过食生冷，损伤脾胃；病后失养，脏腑损伤则致气血亏虚，均可导致心神失养，心生不宁，注意力涣散，多语多动等症状。

4. 情绪失调 小儿为稚阴稚阳之体，肾气未充，心脾不足，情绪未稳，若教育不当，溺爱过度，日久则形成脾气急躁，控制能力差等。若有其他如家庭环境不良，父母离异或双亲病故等精神刺激也是导致本病发生的因素之一。

5. 其他因素 如感染、中毒或抽搐昏迷后，原发之病虽愈，但气血不足，心神失养，或气血逆乱，以致心神不宁，心不藏神而发本病。

三、症状识辨及辨证

1. 症状识辨

（1）辨舌脉：舌质红，苔薄或薄黄，脉弦或弦数，属心肝火旺；舌质红，苔黄腻，脉滑数，属痰火扰心；大便秘结，舌质红，苔少，脉细弦，属于肝肾阴虚；舌质淡，苔薄白，脉虚弱无力，属于心脾两虚；舌淡红，苔薄白，脉弦细，属于脾虚肝旺；舌淡，苔薄，脉沉弱，属于精血亏虚。

（2）辨动作：多动多语，冲动任性，多有急躁易怒，属于心肝火旺；多动多语，兼有烦躁不宁，睡眠不安，属于痰火扰心；多动烦躁，注意力不集中，记忆力欠佳，属于肝肾阴虚；神思涣散，记忆力差，多动，属于心脾两虚；多动多语，兴趣多变，急躁易怒，属于脾虚肝旺；反应迟钝，注意力涣散，多语，精神不振，记忆力欠佳，自控力差，属于精血亏虚。

2. 辨证要点

（1）脏腑辨证：病在心者，注意力不集中，情绪不稳，烦躁，多梦；病在肝者，冲动，多动，容易发怒，不能控制；病在脾者，记忆力差，做事有头无尾，情绪易变；病在肾者，记忆力差，注意力不集中，动作迟滞，学习成绩差，或有遗尿，腰酸乏力等。

（2）阴阳辨证：阴静不足者，多见注意力不集中，情绪不稳，思维涣散，自控力差；阳亢躁动者，冲动任性，动作过多，急躁易怒，情绪反复无常。

四、证治要点

本病以调燮阴阳为治疗原则。病位主要在心肝脾肾四脏。心肾不足者，补益心肾；脾虚肝旺者，补脾平肝；心脾气虚者，补心益气；肾虚肝旺者，补肾益肝；若有夹痰、夹瘀、夹惊者，分别给予豁痰、化瘀、镇惊等治法。因小儿脏腑娇嫩，需注意祛邪不伤正，顾护脾胃。

五、分型条辨

1. 心肝火旺

【证候特点】多动不安，冲动任性，急躁易怒，注意力不集中；面赤烦躁，大便秘结，小便色黄；舌质红，苔薄或薄黄，脉弦或弦数。

【辨证要点】多动多语，冲动任性，急躁易怒，大便秘结，舌质红，脉弦。

【治法】平肝清心，安神定志。

【处方】百会，劳宫，涌泉，清心经，清肝经，捣小天心，太冲。

【方义】百会健脑，安神，定志；劳宫清热除烦；涌泉滋阴退热，引火归原；清心经配合清肝经平肝息风，清心宁神；捣小天心清心安神；太冲镇静安神，平肝息风。

加减：大便秘结者加清大肠、推下七节骨。

2. 痰火扰心

【证候特点】烦躁不安，冲动任性，兴趣多变，注意力不集中；睡眠不安；食少咽干，便秘尿赤；舌质红，苔黄腻，脉滑数。

【辨证要点】多动多语，烦躁不宁，睡眠不安，舌质红，苔黄腻，脉滑数。

【治法】清热化痰，宁心安神。

【处方】合谷，太冲，百会，四神聪，天河水，小天心，丰隆，脊柱。

【方义】合谷息风镇痉，醒脑开窍；太冲疏肝理气，平肝息风；百会调节脏腑阴阳，开窍醒脑；四神聪清头明目，醒脑开窍；天河水泻火清心；小天心镇惊安神；丰隆化痰醒神；脊柱调节脏腑功能，阴阳平衡。

3. 肝肾阴虚

【证候特点】多动烦躁，急躁易怒，冲动任性，神思涣散，注意力不集中；有遗尿，腰酸乏力，或有五心烦热，盗汗；大便秘结，舌质红，苔少，脉细弦。

【辨证要点】注意力不集中，记忆力欠佳，急躁易怒，五心烦热，舌红苔少，脉细弦。【治法】滋补肝肾，宁心安神。

【处方】百会，劳宫，涌泉，三阴交，太溪，复溜，天河水，小天心。

【方义】百会醒脑开窍；劳宫清心泻火，开窍醒神；涌泉引火下行，滋阴清火；三阴交滋阴清热；太溪、复溜滋补肾气；天河水清心除烦；捣小天心宁心安神。

4. 心脾两虚

【证候特点】神思涣散，注意力不能集中，神疲乏力，多动而不暴躁；言语冒失，常伴有自汗盗汗，偏食纳少，面色无华；舌质淡，苔薄白，脉虚弱无力。

【**辨证要点**】神思涣散，记忆力差，多动，神疲乏力，脉细弱。

【**治法**】养心安神，健脾益气。

【**处方**】百会，劳宫，涌泉，足三里，脾俞，脾经，脊柱。

【**方义**】百会开窍醒神；劳宫清心泻火，安神和胃；涌泉引火下行，滋补肾阴；足三里健脾和胃，补中益气；脾经、脾俞健脾益气；捏脊调节脏腑功能，协调阴阳。

5. 脾虚肝旺

【**证候特点**】注意力涣散，多动多语，坐立不安，兴趣多变，烦躁不宁，急躁易怒；言语冒失，记忆力差，胸闷，睡眠不实，面色无华，便溏；舌淡红，苔薄白，脉弦细。

【**辨证要点**】偏肝旺以多动多语，兴趣多变，急躁易怒，脉弦为主症；偏脾虚以注意力涣散，记忆力差，纳呆，便溏，舌淡为主症。

【**治法**】健脾平肝，宁心安神。

【**处方**】百会，劳宫，涌泉，足三里，补脾经，清肝经，小天心。

【**方义**】百会息风醒脑，安神益智；劳宫清心安神，开窍；涌泉滋阴益肾，平肝息风；足三里调理脾胃，调理气血；补脾经健脾益气；捣小天心宁心安神；清肝经平肝息风，镇惊安神。

6. 精血亏虚

【**证候特点**】反应迟钝，注意力涣散，多语而语声低微，多动而不暴戾；形体羸瘦，面色萎黄，精神不振，腰酸，遗尿，多梦；舌淡，苔薄，脉沉弱。

【**辨证要点**】注意力涣散，多语，精神不振，记忆力欠佳，自控力差，腰酸，遗尿，多梦，舌淡，苔薄，脉沉弱。

【**治法**】填精益髓，调燮阴阳。

【**处方**】百会，劳宫，涌泉，足三里，补脾经，补肾经，气海，关元，中极。

【**方义**】百会平肝息风，醒神开窍；劳宫清心泻火，醒神开窍；涌泉滋阴降火；足三里调理脾胃，补中益气；补脾经健脾益气；补肾经滋补肾气，益肾固元；关元温肾助阳，大补元气；气海益气助阳；中极温肾助阳。

六、现代医学认识

（一）诊断要点

1. 病史：有多动、精神障碍等病史或家族史；有铅中毒或锌缺乏等病史。
2. 注意力不集中，主动注意力功能减弱，对无关刺激却给予过分的注意。
3. 情绪不稳，冲动任性，缺乏克制能力，容易激惹。
4. 活动过多，喜欢做小动作，动作笨拙，学习困难，学习成绩差。
5. 翻手试验、对指试验、指鼻试验、指指试验可呈阳性，注意力测试呈阳性。

（二）临证鉴别

1. 正常顽皮儿童 虽有时出现注意力不集中，但大部分时间仍能正常学习，功课作业完成迅速。能遵守纪律，上课一旦出现小动作，经指出即能自我制约而停止。

2. 孤独症 该病也有多动、冲动和注意力障碍等症状，但其不能与周围人建立感情社交联系，不能与人对视，行为表现重复单一，有严重的社会交往与语言动能障碍。

3. 智力发育迟滞 智力发育迟滞者动作过多，智力低下，但本病患儿智力多为正常。

4. 儿童精神分裂 症可有活动过多和行为冲动，但有性格改变，情感淡漠，行为怪异，思维离奇等表现。

第六节　惊　风

惊风是小儿常见的一种急重病证，临床以抽搐、昏迷为主要症状。其证候可概括为四证八候，四证即痰、热、惊、风；八候指搐、搦、掣、颤、反、引、窜、视。惊风发作时，四证常混同出现，难以截然分开；八候的出现表示惊风已在发作，但惊风发作时，不一定八候全都出现。惊风分为急惊风和慢惊风两大类。惊风好发于 1～5 岁儿童，可见于多种疾病之中。其原发疾病有一定的季节特点：冬春季节常见于感冒、肺炎喘嗽、麻疹、流行性腮腺炎、流行性脑脊髓膜炎等；盛夏季节好发于流行性乙型脑炎；夏秋季节常见于中毒性细菌性痢疾、秋季腹泻；冬季多见于重症肺炎、低钙血症等。

惊风属西医"惊厥"范畴。

一、古籍文献阐释

关于惊风的病名，宋代以前多与痫证混称。宋代《太平圣惠方卷第八十五·治小儿惊热诸方》始将惊风与痫证区别开来，并创急惊风、慢惊风之病名。如《阎氏小儿方论·治法·治小儿急慢惊》所言："小儿急慢惊，古书无之，惟曰阴阳痫。所谓急慢惊者，后世名之耳。"《婴童类粹·急慢惊风论》在此基础上又提出"慢脾风""马脾风"之名。宋代刘昉《幼幼新书卷第十·慢脾风第二》首次较系统地论述了"慢脾风"，收集了宋以前儿科医家对慢脾风的论述。南宋陈文中《小儿病源方论》将惊风分为惊证和风证两证，引起了后世惊风的立名和论治的学术争鸣。因此，后世医家提出正名，如吴瑭《温病条辨卷第六·解儿难·湿痉或问》云："且俗名痉为惊风，原有急慢二条。所谓急者，一感即痉，先痉而后病；所谓慢者，病久而致痉者也"。

陈复正在《幼幼集成卷第二·新立误搐类搐非搐分门别证》中则将惊风归纳为"误搐""类搐"和"非搐"三大类。各代医家对惊风病名、病因、分类的学术争鸣中，也促进了惊风认识的逐步深化。

关于惊风病因病机，古代医书中最早对急、慢惊风证因脉治进行系统论述的应为《太平圣惠方卷第八十五》，其云："夫小儿慢惊风者，由乳哺不调，脏腑壅滞，内有积热，为风邪所伤，入舍于心之所致也。其候，乍静乍发，心神不安，呕吐痰涎，身体壮热，筋脉不利，睡卧多惊，风热不除，变化非一，进退不定，荏苒经时，故名慢惊风也，宜速疗之。""夫小儿急惊风者，由气血不和，夙有实热，为风邪所乘，干于心络之所致也。心者神之所舍，主于血脉，若热盛则血乱，血乱则气并与血，气血相并，又被风邪所搏，故惊而不安也。其候偏（遍）身壮热，痰涎壅滞，四肢拘急，筋脉抽掣，项背强直，牙关紧急是也。"然而，从急惊风病因、症状来看，多为实证、热证，与后世医家所提出的慢惊风为虚证、寒证不同。宋代钱乙以五脏立论，以"心主惊""肝主风"为惊风的发病基础，如《小儿药证直诀·脉证治法》指出："小儿急惊者，本因热生于心，身热面赤引饮，口中气热，大小便黄赤，剧则搐也。盖热盛则风生，风属肝，此阳盛阴虚也，故利惊圆主之。""因病后，或吐泻脾胃虚损，遍身冷，口鼻气出亦冷，手足时瘈疭，昏睡，睡露睛，此无阳也，栝蒌汤主之。"急惊病在心肝，因热生于心，热盛动风所致；慢惊病在脾胃，因病后或吐泻，脾胃虚损，风土侮木所致。

关于惊风证候，以"惊风八候"为代表，《活幼心书·明本论拾遗·明小儿四证八候》论述较早而且全面，其曰："四证者，惊、风、痰、热是也。八候者，搐、搦、掣、颤、反、引、窜、视是也。搐者，两手伸缩；搦者，十指开合；掣者，势如相扑；颤者，头偏不正；反者，身仰向后；引者，臂若开弓；窜者，目直似怒；视者，睛露不活。"一直沿用至今。明代医家万全指出了急惊风的变证及后遗症，《幼科发挥·急惊风变证》曰："急惊风变成痫者，此心病也。心主惊，惊久成痫，盖由惊风既平之后，父母玩忽，不以为虑，使急痰停聚，迷其心窍。或一月一发，或半年一发，或一年一发，发过如常。近年可治，久则不可治矣。宜服如神断痫丸治之……急惊风成瘫者，肝主风，风淫末疾，故惊风之后，有手足瘫痪而不能举者，此血虚不能养筋故也。"

关于惊风的治疗，北宋钱乙明确提出"急惊合凉泻""慢惊合温补"的原则，并提出补肾可用地黄丸、泻肝可用泻青丸、清心可用导赤散。尤其钱乙创立的泻青丸、益黄散，迄今对小儿惊风的治疗仍有重要参考价值。南宋陈文中《小儿病源方论·惊风门》指出："小儿惊风二症，方书未尝分析详细，盖惊自惊、风自风，当分别而治疗之。世俗通言热极生风，殊不知寒暑燥湿之极，亦能生风。见儿作搐，不察形气虚实，便用牛黄、朱砂、脑、麝之剂，以致不救者多矣。"明代王肯堂《证治准绳·幼科》提出："治搐先于截风，治风先于利惊，治惊先于豁痰，治痰先于解热。其若四证俱有，又当兼施并理，一或有遗，必生他证。"这种解热、豁痰、利惊、截风的治则至今仍指导着临床治疗。万全强调对惊风的预防，在《幼科发挥·急慢惊风》中云："或问曰：上工治未病，急慢惊风，何以预治之？曰：方其热甚之时，腮赤面黑，两目如怒直视不转者，此急惊风之候也，宜服河间当归龙荟丸，以泻肝胆之火，则不成急惊风也。当吐泻不止之时，见其手足冷，睡露睛，口鼻气冷者，此慢惊欲成之候也，急用参苓白术散以补脾，琥珀抱龙丸去枳壳、枳实，加黄芪以平肝，则慢惊风不能成矣。"清代对惊风的治法更趋于多样化，有内治、外治及针灸推拿等法，如夏禹铸在《幼科铁镜卷第三·阐明发惊之由兼详治惊之法》认为："疗惊必先豁痰，豁痰必先祛风，祛风必先解热……若解热必先祛邪，前书上只云解热，并未说到祛邪，今以祛邪之法详论之，一用推，一用拿，一用灯火，一用灸，一用药。"陈复正对于急惊风的外治提出了"全身灯火疗法"。

推拿治疗方面，《小儿推拿广意》载："惊风证候须当识，妙手轻轻推散他。胎惊，小儿初生下地，或软或硬，目不开光，全不啼哭，人事不知，乃胎中受惊，名曰胎惊；治法：三关（八十），分阴阳（一百），六腑（一百），脾土（一百），运五经（二十四），飞经走气天门入虎（二十），揉肘肘。潮热惊，小儿身热气吼，口渴眼红，四肢掣跳，伤食感寒而成，名曰潮热惊，治法：三关（一百），肺经（一百），分阴阳（一百），推扇门（二十），如出汗加六腑（一百），清心经（一百二十），水里捞明月。"《小儿推拿直录》曰："急惊，推三关、六腑、肾水、天河、脾土各二百，肺经、运五经、捏五指节、捏猿猴摘果、咬昆仑穴、推三阴穴（急经从上往下）。慢惊先捏老龙穴（有声可治、无声不可治），次用艾灸昆仑穴。推三关、肺经、肾水、八卦、脾土，捏五指节、运五经、八卦、赤凤摇头、二龙戏珠、天门入虎口，用灯火燋手足心四次心上下三次推三阴穴（慢惊从下往上）。"《厘正按摩要术》指出："惊风……掐揉合谷穴三十六遍，掐揉中指巅二十四遍，掐揉威灵穴五十遍，分阴阳三百遍，推三关二百遍，退六腑二百遍，推肾水一百遍，推天河水二百遍，推脾土补清各一百遍，推补肺经二百遍，运五经二十遍，掐五指节三十六遍，猿猴摘果二十遍，咬昆仑穴三次，推三阴穴，急惊由上至下，二十四遍，清天河水二百遍，揉内劳宫二百遍，运八卦一百遍，凡推法用葱椒水，再以水调蛤粉，敷头顶心手足心并太阳等处，暂禁乳食。用汗法、通脉法，寒用疏表法，热用清里法，痰用开闭法。慢惊……掐老龙穴三次，灸昆仑穴三壮，分阴阳二百遍，推三关二百遍，推肺经二百遍，推肾水二百遍，推补脾土二百遍，掐五指节二十遍，运五经三十遍，运八卦一百遍，赤凤摇头二十遍，二龙戏珠三十遍，天门入虎口三十遍，推三阴穴慢惊从下往上，揉小天心二百遍，凡推法用葱姜加香麝水，用焠法，用纳气法，用灸法。"

二、病因及发病机理

1. 急惊风

急惊风来势急骤，以高热、抽风、昏迷为主要表现，痰、热、惊、风四证俱备。

病因主要包括外感风热、感受疫毒及暴受惊恐；病位主要在心肝；病机关键为邪陷厥阴，蒙蔽心窍，引动肝风。

（1）外感风热：小儿肌肤薄弱，卫外不固，若季节交替，气候突变，寒温不调，风热之邪从口鼻或皮毛而入，入里化热，热极生风，或热盛生痰，痰盛动风，均可发生急惊风。

（2）感受疫毒：冬春季节感受温热疫毒，不能及时清解，内陷厥阴；或夏季感受暑热疫毒，邪炽气营，蒙蔽心窍，引动肝风；或饮食秽毒，湿热疫毒蕴结肠腑，内陷心肝，均可发为急惊风。

（3）暴受惊恐：小儿元气未充，神气怯弱，若乍见异物，卒闻异声，或不慎跌仆，暴受惊恐，致气机逆乱，痰升风动，蒙蔽心窍，引动肝风，发为急惊风。

2. 慢惊风

慢惊风来势缓慢，临床以抽搐无力，时作时止，反复难愈为特征，常伴昏迷、瘫痪等症。慢惊风多由暴吐、暴泻，久吐、久泻等大病久病致脾胃虚弱，土虚木亢；或脾肾阳虚，失于温煦；或热病伤阴，筋脉失于濡养。其病位主要在脾、肾、肝，病性以虚为主。

（1）脾胃虚弱：由于暴吐暴泻、久吐久泻，或他病过用峻利之品，妄用汗、下之法致脾胃受损。脾虚胃弱，土虚木贼，肝亢风动，致慢惊风。

（2）脾肾阳虚：胎禀不足，或喂养不当，或久吐久泻，或误用攻伐之品，损伤脾阳，日久及肾，脾肾阳虚，阴寒内盛，筋脉失于温煦，时时搐动，发为慢脾风证。

（3）阴虚风动：外感热病迁延日久，或急惊风后，热邪久羁，阴液亏耗，或他病影响，致肝肾精血不足，筋脉失于濡养，发为慢惊风。

三、症状识辨及辨证

1. 辨急惊风与慢惊风 起病急暴，病程短，八候表现急速强劲有力，病性属实属阳属热者，为急惊风；起病缓慢，病程长，八候表现迟缓无力，病性属虚属阴属寒者，为慢惊风。

2. 急惊风辨病邪 可根据发病季节、病史、致病特点、原发病特征等辨别。外感风热者，冬春好发，常见于3岁以下小儿，表现为热性惊厥，多伴风热表证；感受温热疫毒者，冬春好发，多有麻疹、流行性腮腺炎等疫病接触史及特征表现；暑热疫毒所致者好发于盛夏，易见邪炽气营表现，常见于流行性乙型脑炎；感受湿热疫毒者，多见于夏秋，邪毒阻滞肠腑，易伴见大便异常，如中毒性痢疾；因于惊恐者，常有惊吓病史，临床表现为惊惕不安、惊叫急啼、胆怯易惊等症。

3. 慢惊风辨脏腑分阴阳 若抽搐无力，时作时止，形神疲惫，面色萎黄，嗜睡露睛，纳呆便稀溏者，为脾虚肝旺；若手足震颤，神萎昏睡，面白无华，四肢厥冷，溲清便溏者，为脾肾阳虚；若肢体拘挛或强直，伴精神疲惫，低热虚烦，手足心热，大便干结，舌绛少津，苔少或花剥或无苔，脉细数者，为阴虚风动。

四、证治要点

急惊风治疗以豁痰、清热、息风、镇惊为基本原则。痰有痰火、痰浊之分，故治有泻心涤痰、豁痰开窍之别；热有表热、里热之不同，治有解肌透表、苦寒泄热之异；风有外风、内风之别，治有疏风、息风之不同；惊有实证、虚证之分，治有平肝镇惊、养血安神之异。此外，还应重视对原发疾病的处理，分清标本缓急，辨证与辨病结合治疗。

慢惊风治以补虚治本为主，临床常用治法有缓肝理脾、温补脾肾、育阴潜阳等，若虚中夹实者，宜攻补兼施，标本兼顾。

五、分型条辨

（一）急惊风

※孙重三流派

证候特点：壮热烦急，神志昏迷，手足抽搐，角弓反张，气喘痰喘，目上直视，口噤不开。

治法：开窍醒神，止痉。

处方：掐少商，掐中冲，掐人中，掐威灵，开天门，分手阴阳，清天河水，水底捞明月，推肺经，掐五指节，运八卦，拿后承山，拿委中，拿鬼眼，猿猴摘果。

操作：

①掐少商：医者以左手握住患儿之手，使掌面向上，再以右手拇指指甲重掐之，掐3~5次。

②掐中冲：医者以左手握住患儿之手，使掌心向外，中指向上，再以右手拇指指甲重掐之，掐3~5次。

③掐人中：医者一手扶患儿之头部，另一手以拇指或食指指甲掐之，掐3~5次。

④掐威灵：令患儿手掌向下，医者以左手拇、食二指捏患儿食指向上向外，再以右手食、中二指固定患儿之腕部，以拇指指甲掐之，继以揉之，掐3~5次。

⑤开天门：令患儿仰卧，医者站于患儿之头上方，两手扶住儿之头，两拇指自眉心起，轮换直上推至发际，推30~50次。

⑥分手阴阳：医者两手食指固定患儿掌根之两侧，中指托住患儿手背，无名指、小指固定患儿的四指，然后以两拇指自小天心处向两旁分至阳池、阴池，推100~150次。

⑦清天河水：医者以左手持患儿之手，使掌心向上，食指在下伸直，托患儿前臂，再以右手拇指侧面或食、中二指正面，自总经（筋）向上成直线推之，推100~

200次。

⑧水底捞明月：医者先以左手持患儿之四指，再以右手食、中二指固定患儿之拇指，然后以拇指自患儿小指尖，推至小天心处，再转入内劳宫为一遍，推100～200次。

⑨推肺经：医者左手亦如上法操作后，再以右手拇指掌面推自无名指末节指纹向指尖推300～500次。

⑩掐五指节：医者以左手握患儿之手掌，使掌面向下，以右手拇指使患儿五指微屈，依次掐之，继以揉之，掐3~5次。

⑪运八卦：医者先以左手持患儿左手之四指，使掌心向上，同时拇指按定离宫，再以右手食、中二指夹住患儿之拇指，然后以拇指自乾向坎运至兑宫为一遍，在运至离宫时，应从左手拇指上运过，否则恐动离火，运50～100次。

⑫拿后承山：医者以右手拇指掐拿5次。

⑬拿委中：医者以右手拇指重掐拿5次。

⑭拿鬼眼：医者以右手拇指重掐拿5次。

⑮猿猴摘果：医者以两手食、中二指夹住患儿两耳尖向上提十至二十次，再握两耳垂向下扯十至二十次，如猿猴摘果之状。

方义：分手阴阳平衡阴阳，调和气血；掐少商、掐中冲、掐人中、掐威灵开窍醒神；开天门开窍醒脑，镇静安神；清天河水、水底捞明月能清热；掐五指节、猿猴摘果能安神镇惊；拿后承山、拿委中、拿鬼眼能息风止痉；运八卦能理气化痰；推肺经宣通肺气。

※张汉臣流派

证候特点：症多暴发，壮热不退，心中烦急，面红唇赤，痰涎壅滞，呼吸促迫，牙关紧闭，手足抽搐等。

处方：主穴为掐人中5次（或用毫针针刺，留针），揉小天心5分钟，分阴阳1.5分钟，揉阳池1分钟，揉二扇门3分钟，补肾水7分钟，清天河水1～1.5分钟，清板门5分钟。配穴为逆运内八卦2分钟，清肺金5分钟，退下六腑5分钟，揉二人上马3分钟。

加减：

①如见患儿热甚神昏、抽搐，面色青紫，先掐人中和中冲5～10次；再分阳一穴（手法要快，用力），见患儿面色透红为止。可通经开窍，调节阴阳，抑制抽搐。

②如见患儿体虚形弱，再见面色白、青二色明显的，先掐人中、少商二穴，继补脾土5分钟，补肾水5分钟，揉小天心5分钟。可通经开窍助神，补虚扶弱。

③如见患儿高烧神昏，手足逆冷，呼气冷，可先补脾土5分钟，补肾水5分钟，揉肾纹3分钟。以上三穴配伍作用，有助阳解逆功能。操作后多见手足反热，呼气转温。

④如见患儿抽搐停止后，但痰多仍不会啼哭，可先揉小天心 3 分钟，逆运内八卦 3 分钟，点气海 7~10 次。有开郁通结，宽胸利膈，降痰作用。

⑤汗多的，去二扇门，改揉乙窝风 3 分钟；伴有腹泻的，去揉阳池、清肺金、退下六腑等，可加揉外劳宫 3 分钟，捏挤神阙、天枢，以助消化，止腹泻。

方义：掐人中、揉小天心，通窍，镇惊，安神，止抽搐；分阴阳，以调节阴阳紊乱；揉阳池，清脑降逆；揉二扇门，发汗透邪，并退发烧；补肾水、清天河水、清板门，壮水泻火，养肝息风，定惊，退身热；逆运内八卦、推清肺金，宽胸利膈，顺气化痰；再配退下六腑，可润燥通便；揉二人上马，潜阳利尿，以助疗效。

1. 外感风热

【证候特点】发热，烦躁，神昏，抽搐；鼻塞，流涕，咽红，咳嗽，头痛；舌质红，苔薄黄，脉浮数，指纹青紫。

【辨证要点】冬春之季，发热，神昏，抽搐，咽红，脉浮数。

【治法】疏风清热，息风镇惊。

【处方】开天门，运太阳，耳后高骨，清天河水，退六腑，掐人中，捣小天心，平肝经，掐五指节，掐山根。

【方义】开天门、运太阳、耳后高骨以疏风解表；清天河水、退六腑以清热；掐人中、捣小天心、平肝经、掐五指节、掐山根以镇惊安神。

2. 温热疫毒

【证候特点】高热不退，神昏，四肢抽搐；头痛呕吐，烦躁口渴；舌质红，苔黄，脉数。

【辨证要点】冬春季节，高热，神昏，抽搐，头痛呕吐，舌质红，苔黄。常发生于麻疹、流行性腮腺炎等疫病过程中。

【治法】平肝息风，清心开窍。

【处方】清天河水，退六腑，清心经，掐人中，捣小天心，掐五指节。

【方义】清天河水、退六腑以清热；清心经、掐人中、捣小天心、掐五指节以清心镇惊安神。

3. 暑热疫毒

【证候特点】起病急骤，持续高热，神昏谵语，反复抽搐；头痛项强，呕吐，或嗜睡，或皮肤出疹发斑，口渴便秘；舌质红，苔黄，脉弦数。

【辨证要点】本证常发生在盛夏季节，临床以持续高热，神昏谵语，反复抽搐，头痛项强，呕吐为特征。严重者可发生呼吸困难等危象。

【治法】清热祛暑，开窍息风。

【处方】清天河水，清肺经，退六腑，掐人中，掐威灵，捣小天心，平肝经，拿列缺。

【方义】清天河水、清肺经、退六腑以清热；掐人中、掐威灵、捣小天心、平肝经、拿列缺以镇惊开窍。

4. 湿热疫毒

【证候特点】持续高热，昏迷，谵妄烦躁，频繁抽搐；腹痛呕吐，大便黏腻或夹脓血；舌质红，苔黄腻，脉滑数。

【辨证要点】本证好发于夏秋季节，临床以急起高热，反复惊厥，腹痛呕吐，黏液脓血便为特征。

【治法】清热化湿，解毒息风。

【处方】推脾经，清大肠，清天河水，退六腑，清肝经，捣小天心，掐揉五指节。

【方义】推脾经、清大肠清热利湿；清天河水、退六腑以清热；清肝经、捣小天心、掐五指节以镇惊安神。

5. 暴受惊恐

【证候特点】暴受惊恐后出现惊惕不安，甚则抽搐、神志不清；平素情绪紧张，胆小易惊，受惊后喜投母怀，面色乍青乍白，大便色青；脉律不整，指纹紫滞。

【辨证要点】本证常有惊吓病史，临床以抽搐，惊惕不安，面色乍青乍白为特征。

【治法】镇惊安神，平肝息风。

【处方】掐人中，掐印堂，掐十王，揉百会，掐涌泉，二龙戏珠。

【方义】掐人中、掐印堂、掐十王以醒神开窍；揉百会、掐涌泉以镇惊安神；二龙戏珠以清热镇惊。

※津沽流派

处方：泻心火，泻肝木，揉小天心，掐揉五指节，掐十宣，揉手背，掐精威，拿肩井。

方义：揉小天心、掐揉五指节、掐十宣为君，揉小天心与掐揉五指节分别为清法与消法的代表手法，揉小天心既清心热又安心神，掐五指节可镇惊安神，揉五指节可祛风化痰，配合泻肝木、泻心火以平肝息风，宁心安神，揉手背以养血滋阴，掐精宁、威灵以加强镇惊醒神之功，佐以拿肩井宣通周身气血。

6. 热极生风

※津沽流派

证候特点：起病急骤，高热神昏，手足抽搐，口渴，面红目赤，皮肤灼热，舌红，苔黄，脉数有力，指纹绛。

治法：祛风退热，凉肝息风。

处方：泻心火，泻肝木，水底捞明月，掐精威，掐十宣，揉太阳，挤大椎。

方义：水底捞明月、揉太阳、挤大椎为君，内劳宫为清法的核心特定穴，水底捞明月可清热凉血以祛内风，揉太阳与挤大椎合用疏风清热，以除外风；配合泻肝木、泻心火以凉肝息风，宁心安神；佐以掐精威、掐十宣以清热醒神开窍。

※滇南流派

证候特点：起病较急，壮热多汗，头痛项强，恶心呕吐，烦躁嗜睡，抽搐，口渴便秘，舌红，苔黄，脉弦数。病情严重者高热不退，反复抽搐，神志昏迷，舌红苔黄腻，脉滑数。

治法：清热息风。

处方：掐人中，掐五指节，拿肩井、曲池、合谷，按揉上肢，搓抖上肢，拿百虫、委中、承山、仆参，按揉下肢，搓抖下肢，清心经，清肝经，清肺经，清大肠，清天河水，退六腑，推天柱骨，推涌泉。

操作：掐人中、掐五指节各 5 次，拿肩井、曲池、合谷各 5 次，按揉搓抖上肢 3~5 遍，拿百虫、委中、承山、仆参各 5 次，按揉搓抖下肢 3~5 遍，清心经 300 次，清肝经 300 次，清肺经 300 次，清大肠 200 次，清天河水 100 次，退六腑 100 次，推天柱骨 100 次，推涌泉 100 次。

方义：掐人中，掐五指节，拿肩井、曲池、合谷，按揉搓抖上肢，拿百虫、委中、承山、仆参，按揉搓抖下肢能通经络，止抽搐；清心经，清肝经，清肺经，清大肠，清天河水，退六腑，推涌泉可以清热泻火；推天柱骨，清热，止头痛。

7. 痰热惊风

※滇南流派

证候特点：突然惊厥，身热面赤；烦躁口渴，气粗痰鸣，牙关紧急，二便秘涩；舌质红，苔黄而厚，脉弦滑数。

治法：清热豁痰。

处方：掐人中，掐五指节，拿肩井、曲池、合谷，按揉搓抖上肢，拿百虫、委中、承山、仆参，按揉搓抖下肢，补脾经，揉板门，清胃经，运内八卦，清肝经，清大肠，清天河水，退六腑，揉天突，分腹阴阳，揉丰隆。

操作：掐人中、掐五指节各 5 次，拿肩井、曲池、合谷各 5 次，按揉搓抖上肢 3~5 遍，拿百虫、委中、承山、仆参各 5 次，按揉搓抖下肢 3~5 遍，补脾经 300 次，揉板门 50 次，清胃经 300 次，运内八卦 100 次，清肝经 300 次，清大肠 200 次，清天河水 100 次，退六腑 100 次，揉天突 50 次，分腹阴阳 100 次，揉丰隆 50 次。

方义：掐人中，掐五指节，拿肩井、曲池、合谷，按揉搓抖上肢，拿百虫、委中、承山、仆参，按揉搓抖下肢能通经络，止抽搐；补脾经，揉板门，清胃经，清肝经，清大肠，清天河水，退六腑，健脾化痰，通腑泄热；运内八卦，揉天突，分腹阴阳，揉丰隆宽胸理气，豁痰散结。

8. 痰热积滞

※津沽流派

证候特点：有伤食史，先见纳呆，呕吐，腹痛，便秘，继而发热神昏，随即出现痉厥，喉间痰鸣，舌苔黄厚腻，脉滑数，指纹滞。

治法：消食导滞，涤痰镇惊。

处方：泻心火，泻肝木，泻大肠，顺运内八卦，打马过天河，揉掌小横纹，掐精威。

方义：泻大肠、打马过天河、顺运内八卦为君，三者分别为下法、清法、消法的代表手法，合而用之以涤荡积热，涤痰散结；配合泻肝木、泻心火以凉肝息风，宁心安神；掐精威以镇惊醒神；佐以揉掌小横纹加强化痰之功。

（二）慢惊风

※孙重三流派

证候特点：神昏气短，手足抽搐，时作时止，面色淡黄，睡卧露睛，小便清长，大便溏泄，或完谷不化。

治法：温补脾肾，息风止痛。

处方：分手阴阳，推三关，掐五指节，运八卦，天门入虎口，掐小天心，推运三阴交，赤凤点头。

操作：

①分手阴阳：医者两手食指固定患儿掌根之两侧，中指托住患儿手背，无名指、小指固定患儿的四指，然后以两拇指自小天心处向两旁分至阳池、阴池，推 100 ~ 150 次。

②推三关：医者以左手握住患儿之手，右手食、中二指夹住患儿之拇指，再以拇指侧面自患儿食指掌面，稍偏桡侧，从指端推至虎口，推 100 ~ 200 次。

③掐五指节：医者以左手握患儿之手掌，使掌面向下，以右手拇指使患儿五指微屈，依次掐之，继以揉之，掐 3 ~ 5 次。

④运八卦：医者先以左手持患儿左手之四指，使掌心向上，同时拇指按定离宫，再以右手食、中二指夹住患儿之拇指，然后以拇指自乾向坎运至兑宫为一遍，在运至离宫时，应从左手拇指上运过，否则恐动离火，运 50 ~ 100 次。

⑤天门入虎口：医者以左手拇、中二指捏患儿拇指，食指托儿指根，右手食、中二指夹住患儿的食、中、无名、小四指，使手指向上，手掌向外，再以拇指侧面自患儿拇指尖尺侧沿赤白肉际，推到虎口，推 100 ~ 200 次。

⑥掐小天心：医者先以左手托住患儿之手，使掌心向上，再以右手拇指指甲掐 3 ~ 5 次，继以向外旋转的泻法揉之。

⑦推运三阴交：医者先以右手拇指由此穴或上，或下推之，推 20 ~ 30 次，然后运之，运 50 ~ 100 次。自上往下（逆经）推往外（顺时针）运为泻；自下往上（顺经）推往里（逆时针）运为补。

⑧赤凤点头：医者用左手拿患儿之肘，右手拿患儿中指上下摇之，如赤凤点头之状，摇 20 ~ 30 次。

方义：推三关温阳行气；掐五指节、掐小天心安神镇惊；推运三阴交能通血脉、活经络；运八卦理气化痰；分手阴阳、天门入虎口调和气机，平衡阴阳；赤凤点头通关顺气。

※张汉臣流派

证候特点：本病多虚，面色淡黄或青，形羸神惫，手足抽搐（时作时止），昏睡露睛，肢冷便溏等。

处方：主穴为揉小天心5分钟，补脾土5分钟，补肾水7分钟，分阴阳1分钟。配穴为揉乙窝风4分钟，逆运内八卦2分钟，推四横纹4分钟，揉外劳宫4分钟，揉二人上马3分钟，清天河水半0.5分钟，捏挤神阙穴。

方义：揉小天心，镇惊通窍，安神，止抽搐；补脾土，以健后天之本；补肾水，滋阴养肝息肝风，又治神惫；分阴阳，调节阴阳紊乱；揉乙窝风、逆运内八卦，温中健胃助消化，增进食欲；推四横纹，消积消食，又消腹胀；揉外劳宫、捏挤神阙，温下元，腐熟水谷，又治便溏；揉二人上马、清天河水，有清热利尿作用，可加强疗效。

1. 脾虚肝旺

【证候特点】抽搐无力，时作时止，嗜睡露睛；精神萎靡，倦怠乏力，面色萎黄，纳呆便溏；舌质淡，苔白，脉沉细。

【辨证要点】本证好发于婴幼儿。抽搐无力，时作时止，精神萎靡，面色萎黄，嗜睡露睛。

【治法】温中补虚，缓肝理脾。

【处方】补脾经，运八卦，掐揉足三里，推板门，揉二马，补肾经，推三关，掐揉五指节，清肝经。

【方义】补脾经、运八卦、掐揉足三里、推板门能健运脾胃，扶后天之本；揉二马、补肾经能培补元气，补先天之不足；推三关补益气血；掐揉五指节、清肝经能镇肝息风，镇惊安神。

※津沽流派

处方：补脾土，补肾水，泻肝木，揉手背，推按肝经皮部，揉足三里，捏脊，运腹。

方义：补脾土、补肾水、揉足三里为君，以健脾益气，温运脾阳；配合揉手背"同乎白芍川芎"，可养血柔肝，舒筋止痉；泻肝木、推按足厥阴肝经皮部以缓肝急；运腹以激发脾肾二经经气；佐以和法之代表手法捏脊理气血，和脏腑。

2. 脾肾阳虚

【证候特点】手足震颤或蠕动，神萎昏睡，额汗不温，四肢厥冷；面白无华或灰滞，口鼻气冷，溲清便溏；舌质淡，苔薄白，脉沉微。

【辨证要点】本证常有暴泻久泻病史，临床以手足蠕动、震颤，精神萎顿，额汗不温，四肢厥冷为特征。

【治法】温补脾肾，回阳救逆。

【处方】补脾经，揉脾俞，运八卦，推板门，揉二马，补肾经，推三关，掐五指节，捣揉小天心。

【方义】补脾经、揉脾俞、运八卦、推板门能健运脾胃，扶后天之本；揉二马、补肾经能培补元气，补先天之不足；推三关补益气血；掐五指节、捣揉小天心能镇肝息风，镇惊安神。

※津沽流派

处方：补脾土，补肾水，泻肝木，推上三关，捏脊，揉肾俞，揉命门，揉脾俞，运腹。

方义：推上三关、补脾土、补肾水、运腹为君，推上三关为温法代表手法，运腹以激发经脉气血，合用以温补脾肾；配合揉脾俞、揉肾俞、揉命门以增强健脾补肾、温补元阳之功；佐以泻肝木平肝息风；捏脊调和气血。

3. 阴虚风动

【证候特点】肢体拘挛或强直，抽搐时轻时重；精神疲惫，形容憔悴，面色萎黄，或时有潮红，虚烦低热，手足心热，易出汗，大便干结；舌绛少津，苔少或无苔，脉细数。

【辨证要点】本证常发于急惊风后，临床以肢体拘挛或强直，低热，舌质绛，苔少，脉细数为特征。

【治法】育阴潜阳，滋水涵木。

【处方】补脾经，揉脾俞，推板门，揉二马，补肾经，清肝经，掐五指节，捣揉小天心，拿百虫窝。

【方义】补脾经、揉脾俞、推板门能健运脾胃，扶后天之本；揉二马、补肾经能培补元气，补先天之不足；清肝经、掐五指节、捣揉小天心、拿百虫窝能镇肝息风，镇惊安神。

※津沽流派

处方：补脾土，补肾水，泻肝木，揉二人上马，揉手背，清天河水，揉涌泉，捏脊，运腹。

方义：揉二人上马、揉手背、补肾水、揉涌泉为君，揉二人上马与揉手背为补法的代表手法，二者合用滋阴养血力强，同时补肾水、揉涌泉以补肾滋阴，滋水涵木；配合泻肝木以平肝潜阳；清天河水以清虚热；佐以补脾土、运腹、捏脊益气养血通络。

※滇南流派

处方：掐人中，掐五指节，拿肩井、曲池、合谷，按揉搓抖上肢，拿百虫、委中、承山、仆参，按揉搓抖下肢，补脾经，清肝经，揉二人上马，清天河水，掐总筋，分腕阴阳，推涌泉。

操作：掐人中、掐五指节各 5 次，拿肩井、曲池、合谷各 5 次，按揉搓抖上肢 3~5 遍，拿百虫、委中、承山、仆参各 5 次，按揉搓抖下肢 3~5 遍，补肾经 300 次，清肝经 300 次，揉二人上马 300 次，清天河水 100 次，掐总筋 5 次，分腕阴阳 50 次，推涌泉 100 次。

方义：掐人中，掐五指节，拿肩井、曲池、合谷，按揉搓抖上肢，拿百虫、委中、承山、仆参，按揉搓抖下肢，掐总筋能通经络，止抽搐；补肾经，清肝经，揉二人上马，清天河水，分腕阴阳可以滋阴养肝，益阴潜阳；推涌泉能引火归原，息风止惊。

4. 脾虚生风

※滇南流派

处方：掐人中，掐五指节，拿肩井、曲池、合谷，按揉搓抖上肢，拿百虫、委中、承山、仆参，按揉搓抖下肢，补脾经，揉板门，清肝经，揉小天心，揉中脘，摩腹，振腹，捏脊。

操作：掐人中、掐五指节各 5 次，拿肩井、曲池、合谷各 5 次，按揉搓抖上肢 3~5 遍，拿百虫、委中、承山、仆参各 5 次，按揉搓抖下肢 3~5 遍，补脾经 300 次，揉板门 50 次，清肝经 300 次，揉小天心 50 次，揉中脘 50 次，摩腹 3 分钟，振腹 1 分钟，捏脊 3~5 遍。

方义：掐人中，掐五指节，拿肩井、曲池、合谷，按揉搓抖上肢，拿百虫、委中、承山、仆参，按揉搓抖下肢能通经络，止抽搐；补脾经，揉板门，清肝经，揉小天心，揉中脘，摩腹，振腹，益气健脾、疏肝揉筋；捏脊柱能调阴阳，理气血，和脏腑。

5. 阳虚风动

※滇南流派

证候特点：面色㿠白，囟门低陷，神萎昏睡，口鼻气凉，额汗涔涔，抚之不温；四肢厥冷，手足蠕蠕震颤，大便清冷；舌质淡，苔薄白，脉沉细无力。

治法：温补脾肾，回阳救逆。

处方：掐人中，掐五指节，拿肩井、曲池、合谷，按揉搓抖上肢，拿百虫、委中、承山、仆参，按揉搓抖下肢，补脾经，补肾经，推三关，揉外劳，揉小天心，揉脐及丹田，按揉气海、关元，振腹，捏脊。

操作：掐人中、掐五指节各 5 次，拿肩井、曲池、合谷各 5 次，按揉搓抖上肢 3~5 遍，拿百虫、委中、承山、仆参各 5 次，按揉搓抖下肢 3~5 遍，补脾经 300 次，补肾经 300 次，推三关 100 次，揉外劳 50 次，揉小天心 50 次，揉脐及丹田 50 次，按揉气海、关元各 50 次，振腹 1 分钟，捏脊 3~5 遍。

方义：掐人中，掐五指节，拿肩井、曲池、合谷，按揉搓抖上肢，拿百虫、委中、承山、仆参，按揉挫抖下肢能通经络，止抽搐；补脾经，补肾经，推三关，揉外劳，揉小天心，揉脐及丹田，按揉气海、关元，振腹，捏脊可以温补脾肾，回阳救逆。

六、特色技法

滇南流派

手法：掐法、直推法。

名称：清热息风法治疗惊风。

穴位：人中，五指节，脊柱。

操作：①掐人中、掐五指节各10次。②直推脊柱，从上至下20~30遍。

七、现代医学认识

（一）诊断要点

西医学惊厥的诊断主要根据病史、临床表现和实验室检查，此外还要参考发病年龄及季节因素。关键在于尽可能明确病因，以便采取针对性治疗。

（二）临证鉴别

惊厥在临床包括感染性和非感染性两大类。

1. 感染性惊厥

感染是引起惊风的常见原因，感染又可分为颅内感染和颅外感染。

（1）颅内感染：可见于细菌、病毒、原虫、寄生虫等引起的脑炎、脑膜炎、脑膜脑炎、脑脓肿等。

（2）颅外感染：常见于呼吸系统感染，如上呼吸道感染、肺炎等；消化道感染，如中毒性痢疾、病毒性胃肠炎等；泌尿系感染，如肾盂肾炎等；传染性疾病，如麻疹、猩红热等；以及中毒性脑病等。

惊厥由感染引发者大多伴有发热，临床以急惊风为主。

2. 非感染性惊厥

非感染性惊厥可分为颅内疾病与颅外疾病两类。

（1）颅内疾病：多由颅脑损伤（包括产前、产时、产后脑损伤）、颅内出血、颅内肿瘤、脱髓鞘疾病、癫痫等。

（2）颅外疾病：包括代谢性疾病，如低血糖、低钙血症、低镁血症、维生素 B_1 或 B_6 缺乏症等；中毒性疾病如氨茶碱等药物中毒，蛇毒、发芽马铃薯等植物中毒，乐果、敌敌畏等有机磷农药中毒，以及一氧化碳、汽油中毒等；心源性疾病如先天性心脏病、严重心律失常等；肾源性疾病如肾炎并发高血压脑病等。

非感染引起的惊厥大都不伴发热，属慢惊风范畴。

八、古籍辑录

1.《针灸大成》

急惊：因食生冷积毒以伤胃，肺中有风，痰裹心经心络之间，手搯拳，四肢掣跳，口眼㖞斜，一惊便死是也。推三关、脾土、运五经、猿猴摘果各二十，推肺经、运八卦、推四横纹各五十，掐五手指节三次，煅鼻梁、眉心、心演、总筋、鞋带，以生姜热油拭之，或在腕上阴阳掐之。慢惊：因乳食之间，受其惊搐，脾经有痰，咬牙，口眼㖞斜，眼闭，四肢掣跳，心间迷闷，即是脾肾亏败，久疟被吓。推三关一百，补脾土、推肺经各二百，运八卦五十，掐手五指节、赤凤摇头各二十，天门入虎口，揉肘肘一十，运五经三十。若人事不省，于总筋心穴掐之，或鼻大小，于手青筋上掐之；若心间迷闷，掐住眉心，良久便好，两太阳，心演，用潮粉热油拭之，煅心窝上下三壮，手足心各四壮，其气不进不出，煅两掌心、肩膊上、喉下各一壮。

2.《厘正按摩要术》

急惊，证多暴发，壮热烦急，面赤唇红，痰壅气促，牙关紧急，二便秘涩，或由风寒郁闭，或由热邪阻塞，痰滞经络所致。掐揉合谷穴（三十六遍），掐揉中指巅（二十四遍），掐揉威灵穴（五十遍），分阴阳（三百遍），推三关（二百遍），退六腑（二百遍），推肾水（一百遍），推天河水（二百遍），推脾土（补清各一百遍），推补肺经（二百遍），运五经（二十遍），掐五指节（二十六遍），猿猴摘果（二十遍），咬昆仑穴（三次），推三阴穴（急惊由上至下二十四遍），清天河水（二百遍），揉内劳宫（二百遍），运八卦（一百遍）。凡推法，用葱椒水，再以水调蛤粉，敷头顶心，手足心，并太阳等处，暂禁乳食。用汗法，通脉法，寒用疏表法，热用清里法，痰用开闭法。

慢惊，面青唇白，四肢厥冷，人事昏迷，手足搐掣，两目无神，睡则露睛，神色凄惨，大便色青，总由误汗误下，脾土虚败所致。掐老龙穴，灸昆仑穴（三壮），分阴阳（二百遍），推三关（二百遍），推肺经（二百遍），推肾水（二百遍），推补脾土（二百遍），掐五指节（二十遍），运五经（三十遍），运八卦（一百遍），赤凤摇头（二十遍），二龙戏珠（三十遍），天门入虎口（三十遍），推三阴穴（慢惊从下往上），揉小天心（二百遍）。凡推法，用葱姜加香麝水，用焠法，用纳气法，用灸法。

3.《幼科推拿秘书》

小儿有热，热甚生惊，惊盛发搐，又盛则牙关紧急，而八候生焉。八候搐、搦、掣、颤、反、引、窜、视也。搐者，儿两手伸缩。搦者，十指开合。掣者，势如相扑。颤者，头偏不正。反者，身仰向后。引者，臂若开弓。窜者，目视似怒。视者，露睛不活。是八候也。又有惊风痰热之四症，相因而生，二十四惊之症。然总不外急慢两端。急惊推拿宜泄。痰火一时相攻，自上而下莫从容，攻去痰火有用。推拿慢惊须补，自下而上相从，一切补泄法皆同。男女关腑异弄。急惊父母惶恐。慢惊医者担心，不语口闭眼翻睛，下手便掐威灵。大指两手齐掐，儿嫩隔绢为轻，一声叫醒得忻，不醒还须法应。口鼻业已无气，心窝尚觉微温，人中一烛四肢心，后烛承山有准，囟陷不跳必死，开而跳者还生。再掐中冲要知音，知痛声音动听，大眼可掐动，肾头掐亦苏醒，两乳穴下探生死。舍此何须又论。慢因吐泻已久。食积脾伤而成。先止吐泻补脾经。莫使慢惊成症。脾虚饮食不消，胃冷冻饮料食难进，眼转气虚吐弱甚，慢脾惊候一定，面上已无气色，痰又满在咽喉，慢惊风症使人愁。补脾清痰速救，慢惊诸法无救。用艾咪粒为形，百会三壮烛醒醒，久咳又烛乳根。

4.《小儿推拿广意》

胎惊潮热与月家，脐风撮口对风拿，泄泻呕逆肚膨胀，盘肠乳食感风邪，马啼鲫鱼风寒唬，担手原来是水邪，寒热不均宿沙症，急慢内吊心脾邪，天吊弯弓肝腑病，蛇丝鹰爪及乌沙，乌鸦夜啼有他症，锁心撒手火为邪，惊风症候须当识，妙手轻轻推散他。夫小儿有热，热盛生惊，惊盛发搐，又盛则牙关紧急，而八候生焉。八候者，搐搦掣颤反引窜视是也。搐者，两手伸缩。搦者，十指开合。掣者，势如相扑。颤者，头偏不正。反者，身仰后向。引者，臂若开弓。窜者，目直似怒。视者，露睛不活。是谓八候也。其四症，即惊风痰热是也。胎惊，小儿初生下地，或软或硬，目不开光，全不啼哭，人事不知，乃胎中受惊，名曰胎惊。治法：三关（八十），分阴阳（一百），六腑（一百），脾土（一百），运五经（二十四），飞经走气、天门入虎口（二十）。

5.《小儿推拿抉微》

陈紫山曰：小儿热盛生风，风甚发搐，又甚则牙关紧急，而八候生焉。八候者搐搦掣颤反引窜视是也。搐者，四肢收缩也；搦者，十指开合者；掣者，势如相扑也；颤者，横身鼓栗也；反者，身仰后面；引者，臂者开合；穿者，目直视似怒；视者，露睛不和也，是为八候，其症风寒热是也。又曰：小儿初生下地，或软或硬，目不开，光不全，不啼哭，人事不省，乃胎受惊也。治法：推上三关，分阴阳，脾上，运五经纹，飞经走气，天门入虎口，六腑，揉肚肘。

陈紫山曰：四肢乱舞，头向上，此因先受风热，后被惊吓之症也。治法：推三关，肺经，运八卦，脾土，清天河水，大肠，飞经走气。以灯火爆四肢肩膊喉下脐下各一。

陈紫山曰：吐白沫，四肢摆动，嘴歪常搭，眼翻白珠，此肺经有风，脾经有寒也。治法：推三关，脾土，肺经，八卦，清天河水，运水入土，五经纹，补肾水，掐五指节三次，头弦搓摩。口角上下，灯火四。

陈紫山曰：两眼向上，四肢反后，或两手垂下，眼黄口黑，人事昏沉，此乃水盛侮土。掐之觉痛者可治；不痛者，不治。治法：推三关，肺经，四横纹，天门入虎口，揉肚肘，运水入土，飞经走气。

陈紫山曰：日轻夜重，到晚昏迷，口角㖞斜，四肢掣跳，口鼻气冷，此乃脾胃有寒之症也。治法：推三关，六腑，四横纹，运八卦，分阴阳，掐五指节，掐肾水，打马过天河。

陈紫山曰：口眼㖞斜，四肢搐掣，痰壅心迷，人事不省，其状如死，乃肝经积热生风之症也。治法：推三关，六腑，肾水，清天河法，脾土，肺经，运五经纹，掐五指节，猿猴摘果，咬昆仑穴，推三阴穴。慢风从上往下。

第七节　痫　病

痫病是以突然仆倒，昏不识人，口吐涎沫，两目上视，肢体抽搐，惊掣啼叫，喉中异声，片刻即醒，醒后如常人为特征。俗称"羊痫风""羊吊风"。本病一般具有反复性、发作性、自然缓解性特点。中医痫病属西医学癫痫强直—阵挛性发作范畴。

癫痫的患病率4‰～7‰，儿童发病率约为成人的10倍。70%的患儿经正规抗痫治疗可获得完全控制，约30%患儿对抗痫药无效，为难治性癫痫。癫痫常伴心理、行为、精神、认知等功能障碍，严重影响患儿生活质量。

一、古籍文献阐释

痫病最早见于公元前《五十二病方·婴儿病痫方》，记载曰："痫者，身热而数惊，颈脊强而腹大。"但癫、痫、痉、狂等病名界限不清，《灵枢·癫狂》曰："癫疾始生，先不乐，头重疼，视举目赤，甚作极已。"《素问·大奇论》曰："心脉满大，痫瘛筋挛。肝脉小急，痫瘛筋挛……二阴急为痫厥。"隋唐时期，痫始与痉分开，《千金方》养生方中首次提出"癫痫"的称谓，《诸病源候论卷四十五·小儿杂病诸候一·痫候》将本病名之曰痫，"痫者小儿病也。十岁以上为癫，十岁以下为痫"，并指出了治疗的不同。《太平圣惠方卷第八十五·治小儿癫痫诸方》最早将癫、痫合为一个病名，指出"夫小儿癫痫者，由风邪热毒，伤于手少阴之经故也……又云小儿在胎之时，其母卒有大惊，精气并居，则令子癫痫也。"将惊风、痫证分开论治的是《太平惠民和剂局方卷之十·治小儿诸疾》中指出："返魂丹，治小儿诸风癫痫，潮发痫疯，口眼相引，项背强直，牙关紧急，目睛上视……速宜服之。"

病因及分类方面，《素问·奇病论》云："帝曰：人生而有病巅疾者，病名曰何？安所得之？岐伯曰：病名为胎病。此得之在母腹中时，其母有所大惊，气上而不下，精气并居，故令子发为巅疾也。"论述了小儿胎中受惊引起癫痫发作的病因病机。唐宋时期以风、惊、食为主因，《诸病源候论卷四十五·小儿杂病诸候一·痫候》说："诸方说痫，名证不同，大体其发之源，皆因三种。三种者，风痫、惊痫、食痫是也。风痫者，因衣厚汗出，而风入为之；惊痫者，因惊怖大啼乃发；食痫者，因乳哺不节所成。然小儿气血微弱，易为伤动，因此三种，变作诸痫。"明清时期对痫病的认识更加深刻，清代《医宗金鉴卷五·痫证门·痫证总括》将小儿癫痫分为"阴阳惊热痰食风"七型，更加重视"痰"和"瘀血"的地位，并且对"正虚"的认识更加深入。明代《医学纲目卷之十一·肝胆部眩·癫痫》说："癫痫者，痰邪逆上也。痰邪逆上，则头中气乱，气乱则脉道闭塞，孔窍不通。故耳不闻声，目不识人，而昏眩倒仆也。"鲁伯嗣《婴童百问卷之二·惊痫第十九问》首创瘀血致痫论，认为"血滞心窍，邪风在心，积惊成痫"，提出"通行心经，调平心血，顺气豁痰"的痰瘀同治法。刘洲《医学纂要》做了明确总结："痫证……总由正气虚衰。"《幼幼集成·痫证》亦说："夫病至于痫，非察于先天不足，即由于攻伐过伤。"《景岳全书·癫狂痴呆》云："癫痫证无火者多，若无火邪，不得妄用凉药，恐伤脾气以致变生他证……不得谓癫痫尽属实邪，而概禁补剂也。"提出了治痫必先审正气强弱，虚不可攻。根据病机属性，《诸病源候论卷四十五·小儿杂病诸候一·风痫候》将癫痫分为阴痫、阳痫；按病变部位，《素问·奇病论》将其分为"巅疾""筋癫""骨癫""脉癫""痫瘛""筋挛"，《婴童百问卷之二·惊痫》按五脏主病分为"心痫""肝痫""脾痫""肺痫""肾痫"；《名医别录》则根据发作时有六畜之音而命名为"马痫""羊痫""猪痫""犬痫""鸡癫""牛痫"。

关于治法，《五十二病方》列"婴儿病痫方"采用"雷丸药浴"治疗小儿癫痫；《金匮要略·中风历节病脉证治第五》提出风引汤"除热瘫痫"；《证治准绳·幼科·惊痫》指出："镇惊丸治小儿一切惊痫"；《医学心悟·癫狂痫》亦有"定痫丸，男、妇、小儿痫证，并皆治之"。《幼幼集成·痫证》记载了两首治疗小儿虚痫的名方，其曰："集成定痫丸：治小儿痫证。从前攻伐太过，致中气虚衰，脾不运化，津液为痰，偶然有触，则昏晕卒倒，良久方苏。此不可见证治证，盖病源深固，但可徐图。惟以健脾补中为主，久服痰自不生，痫自不作矣。""河车八味丸：治小儿痫证。年深日远，肝肾已亏，脾肺不足，心血耗散，证候不时举发。此证总归于虚，不可以为有余而攻逐之，致成不救。但以此丸早服，以救肝肾。"

推拿治疗方面，《小儿推拿广意》指出："治宜推三关、六腑、肺经、补脾土、天门入虎口、揉肘肘、掐板门、精宁、一窝风、运天心、掐五指节、分阴阳、运八卦、赤凤摇头、按弦搓摩、威灵穴、揉中指、掐总筋、灸昆仑。"《小儿推拿直录》指出："惊痫，推三关、六府、肺经、补脾土、揉肘肘、捏板门、精宁、窝风、运天心、捏五指节、分阴阳、运八卦、揉中指、捏总筋、灸昆仑、天门入虎口、赤凤摇头、按弦搓摩。"《厘正按摩要术》指出："痫证……分阴阳二百遍，推三关一百遍，退六腑一百遍，推肺经一百遍，推补脾土二百遍，天门入虎口八十遍，运八卦一百遍，赤凤摇头五十遍，按弦搓摩二十四遍，掐威灵穴二十四遍，揉中指一百遍，掐总筋二十四遍，灸昆仑七壮，汗吐法先之，凡推用葱姜汤，用引痰法、通脉法、开闭法。"

二、病因及发病机理

痫病病因包括先天因素、后天因素及诱发因素。病位在心肝脾肾，病机关键为痰气逆乱，蒙蔽心窍，引动肝风。

1. 先天因素

主要责之于父母体弱多病或素有痼疾，或孕期调护失宜，或早产难产等胎产损伤，或母惊于外，胎感于内，均可致胎儿受损，肾精不足，若有所犯，则气机逆乱，引发痫病。

2. 后天因素

（1）痰浊内伏：小儿脾常不足，若饮食所伤或他病影响，脾胃受损，运化失常，水聚为痰；小儿肾常虚，若胎产、他病因素影响，脑髓受损，肾精亏虚，水泛为痰，痰阻脏腑气机升降之路，阴阳之气不相顺接，痰浊上逆，蒙蔽清窍，发为痫病。

（2）惊风频发：惊风频繁发作，未能根除，风邪与伏痰相搏，上扰神明，闭阻经络，可续发痫疾。正如《证治准绳·幼科》言："惊风三发便为痫。"

（3）暴受惊恐：小儿神气怯弱，元气未充，平素痰浊内伏，若乍见异物，卒闻异声，或不慎跌仆，暴受惊恐，均可致气机逆乱，痰随气逆，蒙蔽清窍，阻滞经络，发为痫病。

（4）瘀血阻络：产时受伤或颅脑外伤、感染，均可致血络受损，瘀浊停积，阻滞经络，蒙蔽清窍，发为痫病。

3. 诱发因素

包括发热、疲劳、睡眠不足、过度换气、精神刺激、心理压力大、饮食不当、视听觉刺激、玩电子游戏等诱因可致气机逆乱，触动伏痰，痰随气逆，发为痫病。

若痫病反复发作，病程迁延或失治误治，易致脏腑虚损。其中以肾精亏虚多见，肾虚则精亏髓空，脑失所养，可引起记忆力、智力、学习能力下降等认知障碍表现。脾虚则痰伏难祛，阻滞气机，蒙闭清窍，日久不愈，并见纳呆神疲等症。

三、症状识辨及辨证

本病辨证主要辨病因，可根据病史、临床表现辨识。常见的病因有惊、痰、风、瘀、虚。

1. 惊 有胎中受惊或后天暴受惊恐病史，发作时伴惊叫、恐惧等精神症状者多因于惊。

2. 痰 发作以神识异常为主，表现为意识丧失，抽搐不明显，并伴痰涎壅盛等症者多因于痰。

3. 风 由外感发热诱发或惊风频发所致，抽搐明显，或伴发热等症者多因于风。

4. 瘀 有明显的产伤史或脑外伤史，抽搐部位或头痛位置较为固定，兼见瘀血脉证者多因于瘀。

5. 虚 素体虚弱或痫作日久致脏腑虚损，患儿可见生长发育迟缓，或智力迟钝、记忆力减退、腰膝酸软，或年长女孩行经前或经期发病者，多属肾精亏虚。亦有平素脾胃虚弱，见神倦肢疲、纳呆便溏等症者则属脾气虚弱。

四、证治要点

痫病的治疗，应分标本虚实，频繁发作者治标为主，着重豁痰息风、开窍定痫，并酌情配合镇惊、化瘀法；病久致虚者，治本为重，益肾填精或健脾益气为主。癫痫持续状态须中西药配合抢救。

本病治疗时间较长，一般临床症状消失后，仍应服药 2 ~ 3 年，如遇青春期再延长 1 ~ 2 年，并结合脑电图等理化检查，恢复正常后方可逐渐停药，切忌漏服、自行停服或减服抗痫药物，以免癫痫反复或加重。对药物治疗无效且符合外科手术指征者可行手术治疗。

五、分型条辨

1. 惊痫

【证候特点】发作时惊叫，急啼，惊惕不安，神志恍惚，面色时红时白，四肢抽搐，神昏；平素胆小易惊，精神恐惧或烦躁易怒，夜寐不安；舌淡红，苔白，脉弦滑，指纹青。

【辨证要点】本证多有胎中受惊或生后暴受惊恐病史，临床以发作时惊叫、急啼、惊惕不安、神昏、抽搐为特征。

【治法】镇惊安神，息风止痉。

【处方】平肝经，掐四横纹，掐揉五指节，多捣小天心。配穴：热盛加退六腑。
[齐鲁推拿医术 . 山东科学技术出版社 . 1987.]

【方义】平肝经、捣小天心、掐揉五指节以镇惊安神，掐四横纹、退六腑以退热除烦。

2. 痰痫

【证候特点】发作时突然跌仆，神昏，瞪目直视，喉中痰鸣，四肢抽搐；口黏多痰，胸闷呕恶；舌苔白腻，脉滑。

【辨证要点】发作时意识丧失，瞪目直视，喉间痰鸣，四肢抽搐，舌苔白腻。

【治法】豁痰开窍，息风止痉。

【处方】平肝经，运八卦，掐揉五指节，清补脾经，多捣小天心。配穴：退六腑。
[齐鲁推拿医术 . 山东科学技术出版社 . 1987.]

【方义】平肝经、捣小天心、掐揉五指节以镇惊安神；运八卦、补脾经以健运脾胃；退六腑以退热。

3. 风痫

【证候特点】发作时突然仆倒，意识丧失，两目上视或斜视，牙关紧闭，口吐白沫，肢体抽搐；口唇及面部色青，颈项强直；舌质淡红，苔白，脉弦滑。

【辨证要点】 神昏，频繁抽搐，颈项强直，牙关紧闭。

【治法】 息风止痉。

【处方】 掐人中、十宣、老龙，拿肩井，拿太冲。

【方义】 掐人中、十宣、老龙以醒神开窍，拿肩井以宣通气血，拿太冲以平肝息风。

4. 瘀痫

【证候特点】 发作时头晕眩仆，神识不清，单侧或四肢抽搐，抽搐部位及动态较为固定；头痛，大便干硬如羊屎；舌红少苔或见瘀点，脉涩，指纹沉滞。

【辨证要点】 本证常有产伤史或脑外伤史，临床以反复抽搐，头痛有定处，舌质紫暗为特征。

【治法】 活血通窍，息风止痉。

【处方】 平肝经，掐四横纹，清天河水，掐揉五指节，多捣小天心。

【方义】 平肝经、捣小天心、掐揉五指节以镇惊安神；清天河水、掐四横纹以退热除烦。

5. 虚痫

【证候特点】 发病日久，屡发不止，瘛疭抖动；年长女孩发作常与月经周期有关，行经前或经期易发作；时有头晕乏力，腰膝酸软，四肢不温；可伴智力发育迟滞，记忆力差；舌质淡，苔白，脉沉细无力，指纹淡红。

【辨证要点】 本证以瘛疭抖动，年长女孩经前或经期易发作，屡发不止，智力迟钝，记忆力差为特征。

【治法】 益肾填精，息风止痉。

【处方】 补脾经，补肾经，补肺经，揉上马，推三关，揉外劳宫，揉丹田，揉肺俞。[中国推拿治疗学. 人民卫生出版社.2002.]

【方义】 补脾经以健脾胃；补肾经、揉上马以补肾气滋肾阴；补肺经、揉肺俞以益肺气；推三关、揉外劳宫以温阳散寒；揉丹田以培肾固本。

※海派

证候特点：临床上分为发作期及间歇期。

（1）发作期：突然昏倒，人事不知，面色或青或白，口吐涎沫，喉中异声作响，手足抽搐，片刻即醒，醒后如常人；或伴有头昏，饮食睡眠如常，二便无异，舌淡苔白滑，脉弦滑。严重者昏倒时间较长，且发作频繁，常影响正常的睡眠与饮食。

（2）间歇期：若发作次数多，病程年久，则平素神疲乏力，面色无华，时时眩晕，食欲欠佳，智力迟钝，腰膝酸软，睡眠不宁，大便稀薄，舌淡苔薄，脉细无力。

辨证要点：突然昏倒，人事不知，口吐涎沫，喉中异声作响，手足抽搐，片刻即醒，醒后如常人。

治法：清肝息风，豁痰定痫。

处方：清肝经，补脾经，揉小天心，推板门，揉一窝风，推运内八卦，揉丰隆，揉足三里；若昏迷者，加掐人中，按百会；若间歇期脾肾亏虚者，加补肾经，按揉脾俞，按揉胃俞，按揉肾俞，揉中脘，捏脊。

操作：

①清肝经：用拇指罗纹面着力，在小儿食（示）指罗纹面自指尖向指节处直推，约 100 次。

②补脾经：用拇指罗纹面着力，在小儿拇指罗纹面做旋推，约 300 次。

③揉小天心：用中指罗纹面着力，在小儿手掌大、小鱼际交接处凹陷中做揉法，约 50 次。

④推板门：用拇指桡侧着力，在小儿大鱼际自掌根直推向指根，约 100 次。

⑤揉一窝风：用拇指指端着力，在小儿掌背腕横纹中点凹陷处做揉法，约 50 次。

⑥推运内八卦：用拇指罗纹面着力，在小儿掌心四周的内八卦穴做运推法，约 50 次。

⑦揉丰隆：用拇指端着力，在小儿外踝高点上 7 寸、胫骨外 1 寸处做揉法，约 50 次。

⑧揉足三里：用拇指端着力，在小儿外膝眼下 3 寸、胫骨外 1 寸处做揉法，约 50 次。

方义：清肝经平肝息风；补脾经、推板门、推运内八卦、按揉足三里为健脾理气化痰；揉小天心镇静安神，揉一窝风滑利关节；揉丰隆豁痰。

六、特色技法

海派

名称：清肝经平肝息风。

穴位：肝经穴位于食指罗纹面。

操作：用拇指罗纹面着力，在小儿食指罗纹面自指尖向指节处直推，约 100 次。

七、现代医学认识

（一）诊断要点

癫痫的诊断包括 3 个步骤：应首先判断是否为癫痫发作；若为癫痫发作，应进一步确定发作分类；尽可能明确癫痫发作的病因，为正确地治疗及判断预后提供依据。诊断依据包括以下几方面：

1. 相关病史

（1）发作史：癫痫的临床表现复杂多样，包括强直—阵挛性发作、失神发作、强直发作、阵挛发作、肌阵挛发作、失张力发作、简单部分性发作、复杂部分性发作、癫痫性痉挛等，但医师很难目睹患儿发作情况，故详细而准确的发作史对诊断非常重要。应掌握癫痫的发作性、反复性特征，仔细询问起病年龄、发作时间、发作先兆、发作表现、意识状态、持续时间、发作次数、发作频率、有无诱因等。

（2）与脑损伤相关的个人史及既往史：如围生期脑损伤病史、精神及运动发育迟滞、中枢神经系统感染、热性惊厥史、颅内占位、外伤史、中毒史等。

（3）相关疾病家族史：癫痫、热性惊厥、精神病、遗传代谢病等家族史。

2. 体格检查

尤其是头面部、皮肤及神经系统的检查，是否有与脑部疾病相关的阳性体征。如皮肤色素脱失斑、面部血管纤维瘤常见于结节性硬化症，皮肤牛奶咖啡斑常见于神经纤维瘤，头围明显小者常见于严重脑发育缺陷等。

3. 辅助检查

脑电图检查是诊断癫痫、确定发作分类及判断预后的最重要手段，尤其长程视频脑电监测或 24 小时动态脑电图中出现棘波、尖波、棘慢波、尖慢波及多棘慢波等痫性放电，有利癫痫的诊断。但应注意，脑电图中发现癫痫样波，还必须结合患儿临床是否有癫痫发作方可诊断，脑电图中未出现癫痫样波也不能排除癫痫的诊断。此外，CT 和 MRI 可发现脑结构异常，单光子发射断层扫描和正电子发射断层扫描（PET）检测有利于癫痫灶的定位，还可根据病情需要选做血生化、脑脊液、遗传代谢病筛查、基因检测等。

（二）临证鉴别

需要与痫病鉴别的疾病主要为发作性疾病。

1. 屏气发作 多于 6 ~ 18 个月起病，1 ~ 2 岁发作最频。表现为受到某种刺激（如疼痛、痛苦、恐惧、发怒或受到挫折等）后即高声哭叫过度换气，随即屏气、呼吸暂停、口唇发紫、四肢强直，严重时可有短暂意识丧失及四肢阵挛。一分钟左右全身肌肉放松，出现呼吸，神志恢复。脑电图检查正常。

2. 婴儿手足搐搦症 多见于 1 岁以内婴儿及佝偻病患儿。发作时神志清楚或短暂丧失。较大婴幼儿和年长儿常表现为腕部弯曲手指伸直，大拇指贴近掌心。一日可发作多次，一般无发热。实验室检查血钙降低，血磷可正常或略高。脑电图正常。

3. 晕厥 由多种原因引起的急性广泛性脑供血不足致突然的短暂的意识丧失，跌倒于地，可有摔伤，严重时伴四肢抽动，数秒钟或数分钟后恢复。发作前常有精神刺激等诱因，发作时可先有出汗、苍白和视觉障碍等症状。多见于年长儿，久站后易发。脑电图无痫性放电。

4. 癔病 多见于年长儿，与遗传素质、家庭环境及精神因素有关。如委屈、气愤、紧张、恐惧、突然遭受不幸之事，均可导致发作。癔病性昏厥缓慢倒下，不受伤，面色无改变，瞳孔反射正常，发作后能记忆。癔病性抽搐杂乱无规律，不伴有意识丧失和二便失禁。常在引人注意的时间、地点发作。暗示疗法可终止癔病性发作。脑电图正常。

5. 抽动障碍 临床表现为不自主的眼、面、颈、肩、腹及上下肢肌群快速抽动，以固定方式重复出现，无节律性，入睡后消失。抽动时可伴随异常发音，如咯咯、吭吭、咳声、呻吟声或粗言秽语。抽动能受意志短暂遏制，可暂时不发作。本病呈慢性过程，有明显波动性，常因感冒、情绪刺激等因素诱发或加重。脑电图正常或非特异性异常。

八、古籍辑录

1. 《厘正按摩要术》 经言：二阴急为痫厥。谓少阴气逆于经而上行，则喉塞音暗而痫发矣。证由心肾虚怯，肝风胆火逆，痰涎上壅，心包经脉闭阻，猝然晕仆，口眼牵掣，腰背反张，手足抽搐，喊作畜声。因其相似，分为五痫，以内应五脏也。痫证幼小为多，大人亦有之。经久失调，遂成痫疾，一触厥气鼓风，涎沫升逆无制，痰在膈间，则眩微不仆，痰溢膈上，则眩甚而倒。必待其气反、吐去惊涎宿沫而后苏。内治以清痰火主之。分阴阳（二百遍），推三关（一百遍），退六腑（一百遍），推肺经（一百遍），推补脾土（二百遍），天门入虎口（八十遍），运八卦（一百遍），赤凤摇头（五十遍），按弦搓摩（二十四遍），掐威灵穴（二十四遍），揉中指（一百遍），掐总筋（二十四遍）。

2. 《小儿推拿广意》 惊传三搐后成痫，嚼沫牙关目上翻，明辨阴阳参色脉，不拘轻重总风痰。古人议痫最多，大抵胎内受惊，及闻大声大惊而得。盖小儿神气尚弱，惊则神不守舍，舍空则痰涎归之。而昏乱旋晕颠倒，口眼相引，目直上视，手足搐搦，背脊强直，或发时作牛马猪羊鸡犬之声，便致僵仆，口吐涎沫，不省人事。凡得此症，大属风痰郁结，上迷心包。宜多投疏风化痰，顺气镇惊之剂。更须临症参详，乃无失也。治宜推三关、六腑、肺经、补脾土、天门入虎口、揉肚肘、掐板门、精宁、窝风、运天心、掐五指节、分阴阳、运八卦、赤凤摇头、按弦搓摩、威灵穴、揉中指、掐总筋、灸昆仑。

第十章 肾系病证

第一节 遗 尿

遗尿是指3周岁以上的小儿不能自主控制排尿，经常睡中小便自遗（频数为每周1~3次或以上），醒后方觉的一种病证。本病多见于10岁以下的儿童，男孩多于女孩，有明显的家族遗传倾向。本病病程较长，常反复发作。部分患儿可随年龄增长自愈，但遗尿频繁的患儿必须及早治疗，如果病程拖延日久，会影响患儿的身心健康，甚至影响其生长发育。

一、古籍文献阐释

中医学对遗尿有较全面的认识，《素问·宣明五气》明确指出："膀胱不约为遗尿。"《诸病源候论·小便病诸候·尿床候》也说："夫人有于睡眠不觉尿出者，是其禀质阴旺盛，阳气偏虚者，则膀胱肾气俱冷，不能温于水，则小便多，或不禁面遗尿。"嗣后历代医家均认为小儿遗尿多虚寒所致，常用温补之法。

二、病因及发病机理

小儿遗尿发生的病因以下元虚寒、肺脾气虚、心肾失交及肝经湿热多见。病位主要在膀胱，但与肾、脾、肺、心密切相关。病机主要是膀胱失约。《诸病源候论·小儿杂病诸候·遗尿候》说："遗尿者，此由膀胱虚寒，不能约于水故也……肾主水，肾气下通于阴，小便者，水液之余也，膀胱为津液之腑，既冷气衰弱，不能约水，故遗尿也。"

1. 肾气不足 先天禀赋不足，后天发育迟滞，肾气不固，下元虚寒，肾气失于固摄，致膀胱失约。

2. 肺脾气虚 小儿脏腑娇嫩，肺脾常不足，或病后失调，肺脾气虚，肺虚治节不行，脾虚不能运化水湿，三焦气化失司皆可致膀胱约束不利，津液不藏而致遗尿。

3. 心肾失交 小儿心常有余，若情志失调，致心神不宁，水火不济，故夜梦纷纭，梦中遗尿，或欲醒不能，小便自遗。

4. 肝经湿热 湿热之邪郁滞肝经，肝失疏泄，湿热下注，移热于膀胱，致膀胱开合失司而遗尿。

总之，下元虚寒，肾气不固是导致膀胱失约的主要因素。此外，需注意不良习惯及其他病因。

三、症状识辨及辨证

1. 症状识辨

（1）辨小便：遗尿初起，尿黄短涩，量少灼热，形体壮实，睡眠不宁，多为实热。遗尿日久，小便清长，量多次频，兼见形寒肢冷、面白神疲、乏力自汗者多为虚寒。

（2）辨舌脉：舌淡，苔白滑，脉沉无力多为下元虚寒；舌淡红，苔薄白，脉细弱多为肺脾气虚；舌红，苔黄腻，脉滑数多为肝经湿热；舌红，苔少，脉沉细数多为心肾不交。

2. 辨证要点

肾气不足遗尿，夜尿多而清长，畏寒肢冷，神萎智弱；肺脾气虚遗尿，尿短而频，神疲气弱，容易出汗；心肾失交遗尿，寐不安宁，梦中遗尿或夜间梦语，尿量不多，气味腥臊；肝经湿热遗尿，尿少色黄，臊臭异常，烦躁口干。

四、证治要点

遗尿以固涩止遗为主要治法。下元虚寒证治以温补肾阳为主；肺脾气虚证治以补肺健脾为主；肝经湿热证治以清热利湿为主；心肾不交证治以滋肾清心为主。同时关注病情变化，因病施治，嘱患儿晚间控制饮水量。

五、分型条辨

1. 下元虚寒

【证候特点】睡中遗尿，小便清长，腰膝酸软，形寒肢冷；神疲倦怠，面色少华；舌淡，苔白滑，脉沉无力。

【辨证要点】遗尿日久，小便清长，次数较多，形寒肢冷。

【治法】温补肾阳，固涩止遗。

【处方】补肾经，揉外劳宫，揉丹田，按揉百会，按揉三阴交，揉肾俞，揉命门，擦八髎。［实用推拿学．人民军医出版社．1997.］

【方义】补肾经、揉外劳宫、揉丹田温阳散寒，固涩下元；配伍按揉百会益气升提；按揉三阴交通调水道；揉肾俞、揉命门温肾壮阳；擦八髎温阳举陷，加强固涩下元的作用。

※孙重三流派

处方：补肾经，补脾经，掐揉二马，运八卦，揉肾俞，揉关元，按揉百会。

操作：

①补肾经：医者先以左手握住患儿之手，使手掌向上。再以右手拇指由阴池推到

小指尖为补肾经，推 100~200 次。

②补脾经：医者以左手握住患儿之手，同时以拇、食二指捏患儿拇指，使之微屈，再以右手拇指自患儿拇指尖推向板门为补，推 100~200 次。

③掐揉二马：医者以左手握住患儿之手，使手心向下，再以右手拇、中二指对过掐之，继以揉之。

④运八卦：医者先以左手持患儿左手之四指，使掌心向上，同时拇指按定离宫，再以右手食、中二指夹住患儿之拇指，然后以拇指自乾向坎运至兑宫为一遍。在运至离宫时，应从左手拇指上运过，否则恐动离火，运 50~100 次。

⑤揉肾俞：揉 50~100 次。

⑥按揉百会：揉 50~100 次。

⑦揉关元：从右手中指指腹，按揉关元穴 50~100 次。

方义：运八卦、补脾经健脾益气；补肾经、掐揉二马、揉肾俞、揉关元温补肾阳，固涩下元；按揉百会升阳益气。

※盛京流派

处方：揉遗尿点，补肾经，揉外劳宫，推三关，揉丹田，揉肾俞。

方义：补肾经、揉肾俞、揉丹田温补肾气以壮命门之火，固涩下元；推三关、揉外劳宫温阳散寒以加强温补肾气、固涩之力；揉遗尿点固涩止遗。

※滇南流派

处方：补肾经，揉肾顶，推三关，揉外劳宫，按揉神阙、关元、中极，摩腹，振下腹，捏脊，揉龟尾，推上七节骨，擦腰骶。

操作：补肾经 300 次，揉肾顶 300 次，推三关 100 次，揉外劳宫 50 次，按揉神阙（脐中）、关元（脐下三寸）、中极（脐下四寸）每穴半分钟，顺时针方向轻摩下腹 5 分钟，振下腹 1~2 分钟，捏脊 3~5 遍，揉龟尾 100 次，推上七节骨 100 次，横擦腰骶部以透热为度。

方义：补肾经，揉肾顶，按揉神阙、关元、中极，摩腹，振下腹，捏脊，擦腰骶能温补肾阳，固涩下元；推三关，揉外劳宫，温阳散寒；揉龟尾，推上七节骨可固摄下元。

2. 肺脾气虚

【证候特点】睡中遗尿，小便清，自汗，面色少华，易感冒；白天尿频，神疲倦怠，少气懒言，纳呆，大便溏薄；舌淡红，苔薄白，脉细弱。

【辨证要点】遗尿，小便清，自汗，面色无华，易感冒。

【治法】补肺健脾，益气固涩。

【处方】补脾经，补肺经，摩中脘，按揉足三里，按揉百会，推三关，揉外劳宫，揉丹田，按揉三阴交，捏脊，擦八髎。［实用推拿学．人民军医出版社．1997.］

【方义】补脾经、补肺经、摩中脘、按揉足三里补肺健脾；配伍按揉百会益气升提；推三关、揉外劳宫、揉丹田、按揉三阴交温阳散寒，益气固涩；捏脊温阳益气，健脾补肺；擦八髎温阳举陷，加强固涩下元的作用。

※孙重三流派

处方：补脾经，补肺经，捣小天心，补肾经，摩丹田，揉关元，按揉肾俞、脾俞，擦八髎，摩百会。

操作：

①补脾经：医者以左手握住患儿之手，同时以拇、食二指捏患儿拇指，使之微屈，再以右手拇指自患儿拇指尖推向板门，推100~200次。

②补肺经：医者先以左手握住患儿之手，使手指向上、手掌向外，再以右手拇指自患儿无名指尖推向末节指纹100~200次。

③捣小天心：医者先以左手托住患儿之手，使掌心向上，右手食指或中指屈曲，以指尖或指间关节捣100~500次。

④补肾经：医者先以左手握住患儿之手，使手掌向上。再以右手拇指由阴池推到小指尖，推100~200次。

⑤摩丹田：医者用掌摩2~3分钟。

⑥揉关元：用中指罗纹面或用掌揉100~300次。

⑦按揉肾俞、脾俞：揉50~100次。

⑧擦八髎：用手掌面、大鱼际或小鱼际着力于八髎穴上进行直线来回摩擦100~200次。

⑨摩百会：用掌心摩百会100~200次。

方义：补脾经、摩丹田、摩百会补中益气，调补气血；补肾经、揉关元、按揉肾俞培元补肾、固涩止遗；补肺经、擦八髎益气摄敛；捣小天心宁神醒脑；揉脾俞健脾益气，培土生金。

※海派

处方：基本方为揉丹田，推、揉肾俞，揉龟尾，按揉三阴交；取穴为基本方加补脾经，补肺经，揉中脘，按百会。

操作：

①揉丹田：用掌根或中指端着力，在小儿脐下2寸处做揉法，约3分钟。

②推、揉肾俞：一指禅推或指揉小儿背部第二腰椎棘突下两侧旁开1.5寸处做揉法，约300次。

③揉龟尾：用拇指或中指罗纹面着力，在小儿尾椎骨端（长强）做揉法，约30次。

④按揉三阴交：用拇指罗纹面着力，在小儿内踝高点上3寸处做揉法，约30次。

⑤补脾经：旋推拇指罗纹面，约300次。

⑥补肺经：旋推无名指罗纹面，约300次。

⑦揉中脘：用中指指端面着力，在小儿脐上 4 寸处做揉法，约 3 分钟。

⑧按百会：按揉两耳耳尖连线的交点。

方义：揉丹田能补益肾气，培本固源；推揉肾俞能补肾助阳；揉龟尾能通调督脉之经气；揉三阴交能健脾益血，调补肝肾；补脾经、揉中脘能健脾益气；肺主通调水道，补肺经乃取其"下病上治"之功效，补敛肺气，固摄膀胱；按百会能提升阳气，安神益智。

※津沽流派

处方：补肾水，补脾土，补肺金，揉百会，层按（补法）中脘，摩下脘，推按肾经皮部，揉脾俞，揉肺俞。

方义：补脾土、补肺金、揉脾俞、揉肺俞为君，以补肺脾之气虚；配以层按（补法）中脘以补中益气；补肾水、摩下脘、揉百会以固本培元，升阳举陷；佐以推按肾经制约水道。

※滇南流派

处方：补脾经，补肺经，推三关，揉百会，揉丹田，摩腹，擦腰骶。

操作：补脾经 300 次，补肺经 300 次，推三关 100 次，揉百会 50 次，揉丹田 50 次，摩下腹 5 分钟，横擦腰骶部以透热为度。

方义：补脾经、补肺经、推三关健脾和胃，补肺益气；揉百会可以益气升提；揉丹田、擦腰骶以温补肾气，固摄下元；摩腹可以温中行气，固涩止遗。

3. 肝经湿热

【证候特点】睡中遗尿，尿量少，色黄味臊，性情急躁，目睛红赤；大便干结，面红、口渴多饮，夜卧不安，或夜间龄齿；舌红，苔黄腻，脉滑数。

【辨证要点】遗尿，尿量少，色黄味臊，性情急躁。

【治法】泻肝清热，健脾化湿。

【处方】清肝经，清小肠，揉小天心，清天河水，揉中极，揉阴陵泉，揉三阴交。

【方义】清肝经、清小肠、揉小天心泻肝清热；配伍清天河水清心肝火旺，清热而不伤阴；揉中极、揉阴陵泉、揉三阴交健脾化湿，清热利水。

※孙重三流派

处方：分手阴阳，捣小天心，清小肠，清心经，掐肝经，清肝经，清脾经，揉丹田，推箕门。

操作：

①分手阴阳：医者两手食指固定患儿掌根之两侧，中指托住患儿手背，无名指、小指固定患儿的四指，然后以两拇指自小天心处向两旁分至阳池、阴池，推 100～150 次。

②捣小天心：医者先以左手托住患儿之手，使掌心向上，右手食指或中指屈曲，以指尖或指间关节捣 100～200 次。

③清小肠：医者用拇指侧峰沿患儿小指外侧自指根向指尖直推 100～200 次。

④清心经：医者先以左手握住患儿之手，使手指向上、手掌向外，再以右手拇指掌面，由患儿中指末节向上推 100～200 次。

⑤掐肝经：用拇指指甲掐食指末节 3～5 次。

⑥清肝经：医者先以左手握住患儿之手，使手指向上、手掌向外，然后再以右手拇指掌面由下往上推 100～200 次。

⑦清脾经：医者以左手握住患儿之手，若将患儿拇指伸直，自板门推向指尖，推 100～200 次。

⑧揉丹田：用拇指指面或其他四指揉 100～300 次。

⑨推箕门：令儿仰卧，将腿伸直，医者位于患儿身旁，一手扶患儿之膝，另一手食、中二指并拢，自膝关节内侧向上推至腹股沟 500～600 次。

方义：掐肝经、清肝经泻肝清湿热，调达肝气；清小肠、清心经实则泻其子；清心火以平肝；清脾经、推箕门清热利湿；揉丹田以养阴清热；捣小天心清热镇惊醒神；分手阴阳平衡阴阳。

※海派

处方：基本方为揉丹田，推、揉肾俞，揉龟尾，按揉三阴交；取穴为基本方加清肝经，清小肠，揉小天心，推六腑。

操作：

①揉丹田：用掌根或中指端着力，在小儿脐下 2 寸处做揉法，约 3 分钟。

②推、揉肾俞：一指禅推或指揉小儿背部第二腰椎棘突下两侧旁开 1.5 寸处，约 300 次。

③揉龟尾：用拇指或中指罗纹面着力，在小儿尾椎骨端（长强）做揉法，约 30 次。

④按揉三阴交：用拇指罗纹面着力，在小儿内踝高点上 3 寸处做揉法，约 30 次。

⑤清肝经：食指指尖向指根方向直推，约 300 次。

⑥清小肠：小指尺侧缘指根向指尖方向直推，约 300 次。

⑦揉小天心：按揉大小鱼际交界处，约 100 次。

⑧推六腑：用拇指面或食、中指面自前臂尺侧肘横纹端推向腕横纹端，约 300 次。

方义：揉丹田能补益肾气，培本固源；推揉肾俞能补肾助阳；揉龟尾能通调督脉之经气；揉三阴交能健脾益血，调补肝肾；清肝经能清疏肝气，调达情志；清小肠能泌别清浊，吸收水分；揉小天心能宁心安神，调理情绪；推六腑乃退大热之穴，可降其肝火，平其热。

※津沽流派

处方：补肾水，泻肝木，推后溪，清天河水，摩下脘，推按肾经皮部，推按肝经皮部（腹部段）。

方义：泻肝木、清天河水、推后溪为君，泻肝木与推后溪合用，以清利湿热，使湿热从小便而解；清天河水可清热除烦，清热而不伤阴；配以推按肝经皮部，以疏泄肝经实火；佐以推按肾经皮部、补肾水、摩下脘以制约水道，不致下利太过。

※**盛京流派**

处方：揉遗尿点，推脾经，清肝经，清小肠，清天河水，揉丹田。

方义：清肝经、清小肠、清天河水、推脾经清热利湿；揉遗尿点、揉丹田固涩止遗。

4. 心肾不交

【**证候特点**】睡中遗尿，易哭易惊，白天多动少静，夜寐难醒；五心烦热，形体消瘦，记忆力差，夜卧不安，夜间多汗；舌红，苔少，脉沉细数。

【**辨证要点**】遗尿，易哭易惊，白天多动少静，舌红少苔。

【**治法**】滋阴降火，益肾清心。

【**处方**】补肾经，揉二人上马，清心经，清小肠，揉丹田，按揉三阴交，捏脊，揉龟尾，推上七节骨。

【**方义**】补肾经、揉二人上马滋养肾阴；配伍清心经、清小肠清利心火；揉丹田、按揉三阴交滋肾固涩；捏脊调和脏腑，益气固涩；揉龟尾、推上七节骨益气固涩。

※**张汉臣流派**

证候特点：本病多见于先天不足的小儿，夜间梦中小便自遗，面色㿠白，恶风塞，肢冷无力，饮食无味，小便清长或大便溏泻等。

处方：主穴为补肾水 10 分钟，揉外劳宫 4 分钟，掐曲骨 7 次（或用毫针刺，留针 10 分钟），捏挤神阙。配穴为推补脾土 7 分钟，揉乙窝风 4 分钟，逆运内八卦 2 分钟，推四横纹 4 分钟。

方义：推补肾水、揉外劳宫、捏挤神阙，可补肾阴，温肾阳，加强约制水道机能，又治溏泻；再配曲骨，治遗尿有效；补脾土，益肺金，又助脾气运化，并治肢冷无力；揉乙窝风、逆运内八卦、推四横纹，温中强胃，促进食欲。

※**盛京流派**

处方：揉遗尿点，清心经，清天河水，揉二马，捣小天心，揉丹田。

方义：清天河水、揉二马滋阴清热；清心经、捣小天心清心滋阴；揉遗尿点、揉丹田固涩止遗。

5. 肾气不足

※**海派**

证候特点：遗尿，多则一夜数次，醒后方觉，尿量较多，小便清长；神疲乏力，面色苍白，精神不振，形寒肢冷，下肢无力，或伴记忆力减退；舌质淡，苔薄白，脉沉迟无力。

辨证要点：形寒肢冷，下肢无力，或伴记忆力减退。

治法：温肾固涩。

处方：基本方为揉丹田，推揉肾俞，揉龟尾，按揉三阴交。加捏脊，擦八髎。

操作：

①揉丹田：用掌根或中指端着力，在小儿脐下 2 寸处做揉法，约 3 分钟。

②推揉肾俞：一指禅推或指揉小儿背部第二腰椎棘突下两侧旁开 1.5 寸处做揉法，约 300 次。

③揉龟尾：用拇指或中指罗纹面着力，在小儿尾椎骨端（长强）做揉法，约 30 次。

④按揉三阴交：用拇指罗纹面着力，在小儿内踝高点上 3 寸处做揉法，约 30 次。

⑤捏脊：用拇指桡侧缘顶住皮肤，食、中两指前按，三指同时用力提拿肌肤，沿患儿脊柱自下而上，双手交替捻动向前推行 3～5 次。

⑥擦八髎：用小鱼际部着力，在小儿骶部八髎处做擦法，以热为度。

方义：揉丹田能补益肾气，培本固源；推揉肾俞能补肾助阳；揉龟尾能通调督脉之经气；揉三阴交能健脾益血，调补肝肾；捏脊以提升阳气调理脏腑；擦八髎能固肾益气助阳。

※刘开运流派

证候特点：每在睡中遗尿，一夜可发生 1～2 次或更多，醒后方觉；或兼见食欲不振，神疲乏力，或面色苍白，智力迟钝，腰膝酸软，或性情急躁；舌质淡，脉沉细，指纹淡红或不显。

治法：培元（补脾、肺、肾）固涩为主。

处方：

推五经：补脾经 350 次，清肝经 250 次，清心经 200 次，补肺经 300 次，补肾经 400 次。

配穴：揉外劳宫 150 次，揉中脘（补中法）200 次，推揉丹田（先揉丹田穴 400 次，再从丹田穴起向上直推至脐 200 次），推揉肺俞。

关窍：按肩井 2～3 次。

畏寒肢冷，小便清长者，加揉肾俞、腰阳关；便溏，食纳差者，加捏脊，揉脾俞、胃俞；兼小便黄加清后溪。

方义：重补肾、脾、肺三经益气培元固涩；清肝经抑木以防伤脾；揉外劳宫、推揉丹田温阳化气以固涩小便；揉中脘，补脾气；推揉肺俞补益肺气；按肩井关窍。

按语：每日推 1 次，连推 3～5 次，如病情好转，亦须连推 2～3 次，以巩固疗效。

※津沽流派

证候特点：睡眠中经常尿床，甚至一夜数次，小便清长；畏寒怕冷，面色苍白；舌质淡，苔白滑，脉沉无力。

治法：温补肾气。

处方：补肾水，揉二人上马，揉百会，层按（补法）关元，摩下脘，推按肾经皮部，揉肾俞，揉命门。

方义：补肾水、摩下脘、揉命门为君以温补肾气，配以揉二人上马、揉肾俞，揉二人上马为滋补肾阴之要穴，但"无阴则阳无以生"，"善补阳者，当于阴中求阳"，故以层按补法施于关元，可达到温阳化气的作用；以推按足少阴肾经增强固涩作用；佐以揉百会，升阳举陷以止遗。

6. 肝经郁热

※滇南流派

处方：清肝经，清心经，清小肠，清天河水，摩腹，推足膀胱，按揉三阴交。

操作：清肝经 300 次，清心经 300 次，清小肠 200 次，清天河水 100 次，摩腹 3 分钟，推足膀胱（用食、中二指自上而下推足膀胱）100 次，按揉三阴交 100 次。

方义：清肝经、清心经、清天河水可疏肝清热；摩腹、清小肠、推足膀胱、按揉三阴交可利小便，祛湿热，固摄膀胱。

六、特色技法

1. 海派

（1）揉丹田

穴位：丹田。

操作：用掌根或中指端着力，在小儿脐下 2 寸处做揉法，约 3 分钟。

方义：丹田虽为成人身上之穴位，小儿推拿中仍然可以运用来补益肾经，达到培本固源的目的。

（2）补益脾胃

穴位：脾经，足三里，脾俞。

操作：补脾经：用拇指罗纹面着力，在小儿拇指罗纹面旋推 300 次；揉足三里：于犊鼻下 3 寸，距胫骨前缘一横指处按揉，双侧各约 200 次；揉脾俞：于背部 11 胸椎棘突旁开 1.5 寸处按揉 200 次。

方义：脾为后天之本，以补益脾胃来扶助肾气。

2. 刘开运流派

推丹田：该操作系本流派治疗遗尿的要穴，先揉丹田穴，再从丹田穴起向上直推至脐，其推上次数为揉丹田的 1/2。

3. 滇南流派

手法：振法、擦法。

名称：固摄法治疗遗尿。

穴位：丹田，八髎。

操作：①振丹田 2 分钟。②横擦骶部八髎穴，以透热为度。

七、现代医学认识

（一）诊断要点

发病年龄在 3 岁以上，遗尿频数为每周 1～3 次以上，持续 6 个月以上。

患儿寐中小便自出，醒后方觉。睡眠较深，不易唤醒，每夜或隔几天发生尿床，甚则每夜遗尿数次。尿常规及尿培养无异常发现。部分患儿腰骶部 X 线摄片显示隐性脊柱裂。

（二）临证鉴别

1. 尿失禁 尿液自遗，不分昼夜，不分寐寤，常伴有全身疾病。

2. 白天尿频综合征 白天尿意频繁，但入睡后消失。

此外，需注意与泌尿道感染、糖尿病等疾病鉴别。

第二节 解 颅

解颅是指颅缝解开，头颅增大，叩之呈破壶音，目珠下垂如落日状为特征的疾病。本病多见于 6 个月至 7 岁的小儿，有先天性和后天性两种，为小儿难治性病证。解颅患儿在病变进展过程中，常有烦躁、嗜睡、纳呆、呕吐等症，甚至可以出现惊厥，重者常致失明，以及出现营养不良、智力发育障碍，大多不易养育，预后不良。但有部分轻症患儿如能及时治疗，常可逐渐缓解。

一、古籍文献阐释

解颅一证，早在《诸病源候论·小儿杂病诸候·解颅候》就指出："解颅者，其状小儿年大，囟应合而不合，头缝开解是也。"北宋时有了进一步认识，钱乙《小儿药证直诀》明确指出，解颅是由"肾气不成""肾虚"所致，有"目白睛多"的临床特征。嗣后，历代医家通过临床实践，对解颅多有精辟阐述，认为本病发生除与肾虚有关外，火热、水湿等因素也不容忽视；治疗除内服药物外，《医宗金鉴》还创立了外用封囟散摊贴囟门的治疗方法，从而使对解颅一证的理法方药日趋成熟和完善。

二、病因及发病机理

解颅的发病原因，归纳起来不外先天因素和后天因素两类。发病与先天亏损有关，主要责之于肾，与肝脾有关。《幼幼集成·头项囟证治》曰："解颅者，谓之头缝开解而颅不合也，是由禀气不足，先天肾元大亏。"

1. 肾气亏损 肾主骨生髓，通于脑，脑为髓海。若小儿所禀父母精血亏损，先天肾气不足，不能生髓养骨，则髓海不充，头颅失养，以致颅囟逾期不合，颅缝开解，头颅增大。

2. 肾虚肝亢 肾为水脏，水火相济则阴阳平衡。病后肾虚，则水不胜火，火性上炎，火热蒸腾，其髓则热，髓热则颅解；或因肾虚水不涵木，木亢则生风，风水上泛则头颅开解。

3. 脾虚水泛 小儿先天不足，后天失调，真阳不足，火不暖土，脾阳气虚，不能运化水湿，日久成饮成痰，水湿痰浊乘虚上泛于脑，停聚脑络致头颅解开。

4. 热毒壅滞 外感时邪，热毒壅滞，炼液为痰，痰热之邪，上攻于脑，闭塞脑窍而为本病。

三、症状识辨及辨证

1. 症状识辨
本病以头颅增大，颅缝开解为特点，注意辨别肾虚、脾虚、热毒、瘀血等因素。

2. 辨证要点
（1）辨轻重：速度缓慢为轻证；颅缝开解，头颅迅速增大，伴有烦躁不安，呕吐，抽搐为重证。

（2）辨虚实：病程长，神萎，面黄，食少便溏，颅缝开解，多为虚证；病程短，颅缝开解，头皮光急，发热气促，多为实证。

四、证治要点

解颅以虚证为主，治疗原则是补肾益髓、益气健脑为主，并根据风邪、水湿、痰浊、瘀血的不同，分别采用平肝息风，健脾利水，理气化痰，清热解毒，活血化瘀等法，同时配合药物外敷、针刺、艾灸等综合治疗，以提高疗效。

五、分型条辨

1. 肾气亏损
【证候特点】头颅增大，颅缝开解，头大颈细，头倾不立，发育落后；形体瘦弱，神识呆钝，或烦躁不安，呕吐，甚至惊厥，食少便溏；舌淡，苔薄白，脉沉细无力。

【辨证要点】颅缝开解，头大颈细，头倾不立，发育落后。

【治法】补肾益髓，健脑益智。

【处方】补肾经，揉肾顶，补脾经，摩囟门，振百会，摩腹，按揉气海及关元，捏脊，按揉脾俞、肾俞。

【方义】补肾经、揉肾顶、按揉脾俞及肾俞补肾益髓；配伍补脾经健脾益气；摩囟门、振百会健脑益智；捏脊、摩腹、按揉气海及关元调整脏腑，调和气血，调理阴阳，以加强健脑益智的作用。

※孙重三流派

处方：推三关，补脾经，退六腑，补肾经，推四神聪，揉二马，揉小天心，揉肾顶，抚摩前后囟、风府、督脉，叩督脉、足太阳膀胱经。

操作：

①推三关：用拇指罗纹面或食、中指指面自腕向肘做直推300～500次。

②补脾经：医者以左手握住患儿之手，同时以拇、食二指，捏患儿拇指，食指微屈，再以右手拇指尖推向板门，推100～300次。

③退六腑：令患儿之掌侧置，手心向内，医者以左手持患儿之左手，食指在上伸直，抚患儿前臂，再以右手食、中二指自肘尖推至大横纹头，推100～200次。

④补肾经：医者先以左手握住患儿之手，使手掌向上。再以右手拇指由阴池推到小指尖，推100～200次。

⑤揉二马：医者以左手握住患儿之手，使手心向下，再用右手揉100～300次。

⑥揉小天心：医者先以左手托住患儿之手，使掌心向上，用拇指揉100～500次。

⑦揉肾顶：以中指或食指按揉100～500次。

⑧推四神聪：用拇指指腹推摩四神聪，每穴100～200次。

⑨抚摩前后囟、风府、督脉：医者食、中、无名指并拢，自后向前抚摩囟门。囟门未闭者，沿骨缝边缘操作，注意手法要轻柔。同法操作风府穴及督脉。

⑩叩督脉、足太阳膀胱经：医者以右手食中无名三指指端着力，在后背部督脉进行轻轻叩击动作，同法操作两侧足太阳膀胱经。

方义：多推三关、少退六腑温补元阳；补脾经健脾助运，补益后天之本；补肾经、揉二人上马大补元精，强健骨骼，助益先天之本；揉小天心可疏通经络，解郁通滞；抚摩前后囟、风府、督脉，可活血化瘀，通络利水，调整脑脊液循环，改善脑营养；叩督脉、足太阳膀胱经可振奋阳气，调节脏腑机能，化气利水；推四神聪以醒脑开窍。

2. 肾虚肝亢

【证候特点】颅缝裂开，前囟宽大，头额青筋暴露，烦躁不安，手足心热；眼球下垂，白多黑少，目无神采，筋惕肉瞤，时或惊叫，口干；舌红，苔少，脉沉细数。

【辨证要点】颅缝裂开，前囟宽大，头额青筋暴露，手足心热。

【治法】滋肾养阴，平肝息风。

【处方】补肾经，揉肾顶，揉二人上马，清肝经，清天河水，摩百会，按弦走搓摩，揉太冲。

【方义】补肾经、揉肾顶、揉二人上马滋肾养阴；配伍清肝经、清天河水平肝息风，清利虚火，清虚热而不伤阴；摩百会健脾益气，加强滋肾养阴的作用；按弦走搓摩、揉太冲和解少阳，加强平肝息风的作用。

3. 脾虚水泛

【证候特点】囟门宽大，颅缝开解，头皮光亮，面色淡白，纳呆便溏；精神倦怠，脘腹胀满；舌淡，苔白滑，脉濡或细弱。

【辨证要点】囟门宽大，颅缝开解，面色淡白，纳呆便溏。

【治法】温阳健脾，化湿利水。

【处方】补脾经，推三关，揉外劳，补肾经，摩腹，揉膻中，捏脊，按揉脾俞，按揉肾俞，按揉三阴交。

【方义】补脾经、推三关、揉外劳温阳散寒，健脾益气；配伍补肾经、捏脊、按揉脾俞、按揉肾俞调整脏腑，温补脾肾；摩腹、揉膻中加强健脾益气的作用；按揉三阴交益气健脾，化湿利水。

4. 热毒壅滞

【证候特点】头颅逐渐增大，囟门高突，头皮光急，两目下垂；发热气促，烦躁哭闹，小便短赤，大便秘结；舌红，苔黄，脉数，指纹紫滞。

【辨证要点】颅缝开解，囟门高突，面赤唇红，尿黄便干。

【治法】清热解毒，化瘀通络。

【处方】揉大椎，推脊，摩腹，揉脐及天枢，揉龟尾，推下七节骨。

【方义】揉大椎、推脊疏风解表，清热；配伍摩腹、揉脐及天枢健脾化湿，清利肠腑；揉龟尾既能调理督脉之经气，又能调整大肠之功能；推下七节骨泄热通便，加强清热解毒、化瘀通络的作用。

六、特色技法

孙重三流派

名称：抚摩前后囟、风府、督脉，扣督脉及足太阳膀胱经。

操作：

①抚摩前后囟、风府、督脉：医者食、中、无名指并拢，自后向前抚摩囟门。囟门未闭者，沿骨缝边缘操作，注意手法要轻柔。同法操作风府穴及督脉。

②叩督脉、足太阳膀胱经：医者以右手食、中、无名三指指端着力，在后背部督脉进行轻轻叩击动作。操作时肩、肘、腕放松，以腕发力，以指端着力。用力要稳，轻巧而有弹性，动作要协调而有节律，可轻重交替。同法操作足太阳膀胱经。

方义：抚摩前后囟、风府、督脉，可活血化瘀，通络利水，调整脑脊液循环，改善脑营养；叩督脉、足太阳膀胱经可振奋阳气，调节脏腑机能，化气利水。

七、现代医学认识

（一）诊断要点

1. 头颅呈普遍均匀性增大，且增长速度较快，骨缝分离，前囟明显饱满而扩大，头皮青筋暴露。颅部叩诊呈破壶音，头重，颈肌不能支持而下垂，两眼下视。可有烦躁、嗜睡、食欲不振，甚至呕吐、惊厥。

2. CT 检查提示脑实质菲薄，脑组织面积减少，脑室增宽扩大。头颅 X 线摄片可见骨板变薄，颅缝分离，蝶鞍增宽。眼底检查可见视神经萎缩或乳头水肿。

（二）临证鉴别

1. 慢性硬膜下血肿　头颅增大较慢，硬脑膜下穿刺可得较多的红色或黄色液体，眼底常有出血。头颅透光试验常见额顶部局部透光。

2. 佝偻病　头颅增大多为方形，并无颅缝分离和脑室扩大，主要为颅骨板的中心有软骨堆积。

此外，需与头颅畸形，颅内占位性病变如肿瘤，脓肿等鉴别。

第三节　维生素 D 缺乏性佝偻病

维生素 D 缺乏性佝偻病（rickets of vitamin D deficiency）是儿童体内由于维生素 D 不足，致使钙磷代谢紊乱产生的一种以骨骼病变为特征的慢性营养障碍性疾病，临床以正在生长的长骨干骺端软骨板不能正常钙化，造成骨骼病变为其主要特征。本病好发于冬春季节，主要见于 2 岁以内婴幼儿，多发生在冬季长、日照短的地区，人工喂养的婴儿发病率高于母乳喂养者。随着我国卫生保健系统的逐渐完善，本病患病率下降，多数患儿属轻症，一般预后较好，重者可导致骨骼畸形，留有后遗症，影响儿童正常生长发育。

本病属于中医"五迟""五软""鸡胸""龟背"等范畴。

一、病因及发病机理

本病发生的主要原因是先天禀赋不足和后天调护失宜。本病的病位在脾肾，常累及心肝肺，病机为脾肾亏虚。肾为先天之本，主骨生髓，齿为骨之余，髓之所养也，故先天肾气不足，则骨髓不充，骨失所养，则出现颅骨软化、囟门迟闭、齿迟，甚至骨骼畸形等。脾为后天之本，气血生化之源，若喂养失宜，或饮食失调，则可导致脾失健运，水谷精微输布无权，久之全身脏腑失于濡养。脾土虚弱则肺金不生，肺气不足，卫外不固，故多汗、易感；心气不足，心失所养则心神不安；脾虚肝失所制，则肝木亢盛，出现夜惊、烦躁等。

1. 先天禀赋不足　父母精血不足，体质虚弱而孕；或其母受胎而多病，长期营养失调、日照较少；或早产、多胎等因素，导致胎元失养、禀赋不足，出生后脾肾内亏，气血虚弱而成。

2. 后天调护失宜　婴幼儿生机蓬勃，发育迅速，若母乳喂养而未及时添加辅食，致脾之后天不足，气血生化乏源，则脏腑失养、脾肾亏虚而发病。此外，户外活动较少、日照不足、体弱多病等，也可导致脏腑功能失调而罹患本病。

二、症状识辨及辨证

1. 症状识辨

（1）辨主症：肺脾气虚以多汗，纳呆，枕秃，易感冒为特征；脾虚肝旺以纳呆食少，四肢无力，烦躁夜啼，惊惕抽搐为特征；脾肾亏损以多汗，纳呆乏力，烦躁夜啼，伴明显骨骼改变为特征。

（2）辨舌脉及指纹：舌质淡红，苔薄白，指纹偏淡，脉细软无力多为肺脾气虚；舌质淡，苔薄，指纹淡紫，脉细弦多为脾虚肝旺；舌淡苔少，指纹色淡，脉细无力多为脾肾亏损。

2. 辨证要点

（1）辨病期：初期见多汗、烦躁、夜惊，枕秃等，无骨骼改变证候；活动期以上症状加重，并出现明显骨骼改变和动力机能迟缓；经治疗，证候减轻或消失为恢复期；若留不同程度骨骼畸形为后遗症期。

（2）辨脏腑：除佝偻病一般表现外，尚有面色欠华、纳呆、便溏、反复呼吸道感染，病位主要在脾；以骨骼改变为主，或有智力和行为障碍者，病位主要在肾。

（3）辨轻重：若只有神经精神症状，骨骼病变较轻或无病变者为轻证；若骨骼改变明显，伴明显消化或心肺功能障碍，反复外感，甚至影响智力者，则为重证。

三、证治要点

本病以虚为主，以健脾益气、补肾填精为基本治法。初期以脾虚为主，治以健脾益气为主；活动期多属脾虚肝旺，木旺乘土，治以健脾平肝为主；恢复期、后遗症期以肾虚为主，治宜补肾填精，佐以健脾。同时加强日光照射和饮食调养，合理补充维生素 D 和钙剂等。

四、分型条辨

1. 肺脾气虚

【证候特点】多汗，乏力，烦躁，睡眠不安，夜惊，易反复感冒；形体虚胖，肌肉松软，发稀枕秃，纳呆，大便不实；舌质淡红，苔薄白，指纹偏淡，脉细软无力。

【辨证要点】多汗，纳呆，枕秃，易感冒。

【治法】健脾补肺，益气固表。

【处方】补脾经，补肺经，摩囟门，揉神门，揉小天心，摩丹田，揉关元，捏脊，按揉肺俞、脾俞，擦八髎。

【方义】补脾经、补肺经健脾补肺；配伍摩囟门、揉神门、揉小天心安神镇惊；摩丹田、揉关元健脾和中，益气固表；捏脊、按揉肺俞、按揉脾俞、擦八髎调整脏腑，温阳益气，加强益气固表的作用。

2. 脾虚肝旺

【证候特点】烦躁，夜啼，惊惕，甚至抽搐，纳呆，坐立行走无力；多汗，毛发稀疏，囟门迟闭，出牙延迟；舌质淡，苔薄，指纹淡紫，脉细弦。

【辨证要点】纳呆，坐立行走无力，烦躁夜啼，惊惕抽搐。

【治法】健脾平肝，镇惊安神。

【处方】补脾经，揉板门，清肝经，运内八卦，揉小天心，摩囟门，擦脾俞、肝俞、胆俞。

【方义】补脾经、揉板门健脾和中；清肝经、运内八卦、揉小天心宽胸理气，平肝镇惊；摩囟门安神定志；擦脾俞、肝俞、胆俞疏肝理气，镇惊安神。

3. 脾肾亏虚

【证候特点】多汗，纳呆乏力，烦躁夜啼，明显骨骼改变；面白无华，四肢无力；舌淡苔少，指纹色淡，脉细无力。

【辨证要点】多汗，纳呆乏力，烦躁夜啼，明显骨骼改变。

【治法】健脾补肾，填精益髓。

【处方】推三关，补脾经，补肾经，揉肾顶，揉二人上马，摩中脘，揉丹田，按揉足三里，捏脊，按揉脾俞、肾俞，擦八髎。

【方义】推三关、补脾经健脾益气；配伍补肾经、揉肾顶、揉二人上马补益肾气，填精益髓；摩中脘、按揉足三里健脾助运，益气养血；揉丹田培补下元；捏脊调整脏腑，健脾益气；按揉脾俞、按揉肾俞、擦八髎温阳益气，加强健脾补肾、填精益髓的作用。

加减：烦躁，夜卧不宁，加摩囟门，揉小天心；便溏或腹泻，加揉龟尾，推上七节骨；骨骼畸形者，宜在畸形局部加推、揉、摇、搓等手法，以期逐步矫正畸形。

五、现代医学认识

（一）诊断要点

有维生素 D 缺乏史，多见于 3 个月至 2 岁的婴幼儿。主要表现为生长最快部位的骨骼改变、肌肉松弛及神经兴奋性的改变。年龄不同，临床表现也不同。佝偻病在临床上分四期：初期、活动期、恢复期、后遗症期。

1. 初期 多汗、烦躁、睡眠不安、夜间惊啼。有枕秃、囟门迟闭、牙齿迟出等。血钙正常或稍低，血磷明显降低，血清 25 – （OH）D_3 下降，血清碱性磷酸酶增高。腕部 X 线摄片可正常，或见临时钙化带稍模糊。

2. 活动期 除早期症状加重外，以骨骼改变为主，可见乒乓头、方颅、肋串珠、肋外翻、鸡胸、漏斗胸、龟背、手脚镯、下肢弯曲等骨骼病变。血清钙、磷均下降，碱性磷酸酶明显增高，X 线摄片可见临时钙化带模糊，干骺端增宽，边缘呈毛刷状或杯口状改变。

3. 恢复期 患儿症状改善，X 线提示临时钙化带重现，血生化恢复正常，但可遗留骨骼畸形。

4. 后遗症期 多见于 3 岁以后的小儿，骨骼改变不再进展，但留不同程度骨骼畸形，无其他临床症状，理化检查均正常。

（二）临证鉴别

1. 先天性甲状腺功能低下 生后 2 ~ 3 个月开始出现甲状腺功能不全表现，症状日趋明显，如生长发育迟缓、体格明显短小、出牙迟、前囟大而闭合晚、腹胀等，与佝偻病相似，但患儿智能低下，有特殊面容，血清促甲状腺激素（TSH）、甲状腺素（T_4）测定可资鉴别。

2. 脑积水 生后数月起病者，可见头颅及前囟进行性增大。因颅内压增高，前囟饱满紧张、骨缝分裂，扣之呈破壶音，两眼下垂如落日状。无佝偻病四肢及胸部体征。头颅 CT、B 超检查可做出诊断。

本病尚需与软骨营养不良和其他病因所致的佝偻病鉴别。

第四节 癃 闭

癃闭是以排尿困难，甚则小便闭塞不通为主症的一种病证。其中以小便不利，点滴而短少，病势较缓者称为"癃"；以小便闭塞，点滴全无，病热较急者称为"闭"。癃和闭虽有区别，但都是指排尿困难，只是程度上的不同，因此多合称为癃闭。本病一年四季均可发生，若能得到及时而有效的治疗，预后较好。若迁延日久，或治疗失当，可出现头晕、视物模糊、胸闷喘促、恶心呕吐、水肿，甚至烦躁、神昏、抽搐等症，若不及时抢救，可导致死亡。

西医学中由于各种原因引起的尿潴留、无尿及少尿症均可列入"癃闭"的范畴，如急慢性肾功能衰竭、膀胱括约肌痉挛、尿路肿瘤、尿道狭窄、尿路结石、脊髓炎等。本病在小儿的发病率远低于成人，其中比较常见的疾病是急性肾功能衰竭。

一、古籍文献阐释

癃闭之名，最早见于《黄帝内经》，书中对于此病名的记载有"癃""闭""水闭""癃闭""闭癃""气癃""胞痹""不得小便""小便闭"等。同时，对其病位、病因、病机等都做了详细论述。《素问·标本病传论》指出："膀胱病，小便闭。"《素问·宣明五气》提出："膀胱不利为癃，不约为遗溺。"《灵枢·本输》曰："三焦者，足少阳太阴之所将，太阳之别也……入络膀胱，约下焦，实则闭癃，虚则遗溺。"《素问·五常政大论》谓："癃闭，邪伤肾也。"《灵枢·经脉》曰："是主肝所生病者，闭癃……是主脾所生病者，溏瘕泄，水闭。"《素问·大奇论》进一步指出了病因病机；"肝雍，两胠满……不得小便。"《素问·至真要大论》载："太阴在泉……湿淫所胜……小腹痛肿，不得小便。"《素问·至真要大论》载："厥阴司天，风淫所胜……溏瘕泄，水闭……病本于脾。"

继《内经》之后，由于东汉殇帝名刘隆，为了避讳，将"癃"改为"淋""小便不利"或"小便不通"等，因此混淆了"癃"与"淋"的概念，直到明代开始才将癃闭与淋证分开进行辨证论治，癃、淋各自成为独立的疾病。明代楼英在《医学纲目·闭癃分二病》中首次从症状上区分了癃与闭，"闭者……点滴不出"；"癃者……淋漓点滴而出，一日数十次或百次"。明代李中梓在《医宗必读·闭癃》篇中阐述癃与闭的区别为"闭与癃，两证也。新病为溺闭，盖点滴难通也。久病为溺癃，盖屡出而短少也"。清代程钟龄《医学必悟·小便不通》言："癃闭与淋证不同，淋则便数而茎痛，癃闭则小便短涩而难通。"

治疗方面，历代医家依据癃闭的病因病机与不同类型分别采取了相应的治疗方式。明代李中梓《医宗必读》提出了"清金润肺法、燥脾健胃法、滋肾涤热法、淡渗分利法、疏理气机法、苦寒清热法、温补脾肾法、化瘀散结法"的癃闭八法。清代夏禹铸《幼科铁镜·小便不通》指出："小便不通由肺燥不能生水，当清肺中之热，而滋肾水之源，治宜用黄芩、黄连、天花粉、知母、麦冬、茯苓、木通、甘草等分服之。若脾湿气不上升，当健脾生金，先用泻黄散，随用六君子汤。若膀胱有热，涩滞其流，治用五苓散。"清代谢映庐《谢映庐医案·癃闭门》指出："小便之通与不通，全在气之化与不化。然而气化二字难言之矣，有因湿热郁闭而气不化者，用五苓、八正、禹功、舟车之剂，清热导湿而化之；有阴无阳而阴不生者，用八味丸、肾气汤，引入肾俞，熏蒸而化之；有因无阴而阳无以化者，用六味丸、滋肾丸，壮水以制阳光而化之；有因中气下陷而气虚不化，补中益气，升举而化之；有因冷结关元而气凝不化，真武汤、苓姜术桂之类，开冰解冻，通阳泄浊而化之；有因脾虚而九窍不和者，理中汤、七味白术散之类，扶土制水而化之。"除内治法外，还有外治法的记载，导尿术是治疗癃闭急症临床上常用的方法，唐代孙思邈《备急千金要方》记载："凡尿不在胞中，为胞屈僻，津液不通，以葱叶除尖头，纳阴茎孔中深三寸，微用口吹之，胞胀，津液大通便愈。"

二、分型条辨

1. 膀胱湿热

【证候特点】小便点滴不通，或量少而短赤灼热；小腹胀满，口苦口黏，口渴不欲饮，大便不畅；舌质红，苔黄腻，脉滑数，指纹紫。

【辨证要点】小便点滴不通，或量少而短赤灼热，小腹胀满。

【治法】清热利湿，通利小便。

【处方】按揉丹田，清小肠，推箕门，揉三阴交，揉小天心。[推拿学.上海科学技术出版社.1985.]

【方义】清小肠清利下焦湿热；揉小天心利小便，配揉丹田以助膀胱气化；推箕门、揉三阴交通调水道，开通闭塞。

※孙重三流派

处方：按揉膀胱点，清小肠，推箕门，揉小天心，推运三阴交。

操作：

①清小肠：用推法，自指根向指尖直推100～500次。

②揉小天心：医者先以左手托住患儿之手，使掌心向上，揉100～500次。

③推箕门：用食、中二指自膝盖内侧上缘至腹股沟做直推100～300次。

④按揉膀胱点：用食指或中指指端按揉100～300次。

⑤推运三阴交：医者先以右手拇指由此穴或上或下推之，推20～30次，然后运之。运50～100次。自上往下（逆经）推往外（顺时针）运为泻；自下往上（顺经）推往里（逆时针）运为补。

方义：清小肠、揉小天心清利湿热；按揉膀胱点、推箕门、推运三阴交通调水道、开通闭塞。

2. 肺热壅盛

【证候特点】小便不畅或点滴不通；咽干，烦渴欲饮，呼吸急促或咳嗽；舌质红，苔薄黄，脉数，指纹紫。

【辨证要点】临床以小便不畅或点滴不通，咽干，呼吸急促或咳嗽为临床特征。

【治法】清肺热，利水道。

【处方】清肺经，清天河水，揉小天心，推箕门，揉三阴交。[推拿学.上海科学技术出版社.1985.]

【方义】清肺经宣肺清热，化痰止咳；清天河水清热利尿；揉小天心利小便；推箕门、揉三阴交利尿通淋。

3. 肝郁气滞

【证候特点】小便不通，或通而不爽；胁腹胀满，多烦善怒；舌质红，苔薄黄，脉弦，指纹紫。

【辨证要点】小便不通，或通而不爽，胁腹胀满，多烦善怒。

【治法】疏利气机，通利小便。

【处方】清肝经，运八卦，揉小天心，推箕门，揉三阴交。

【方义】清肝经疏肝解郁，运八卦宽胸理气，揉小天心通利小便；推箕门、揉三阴交利尿通淋。

4. 脾气不升

【证候特点】时欲小便而不得出，或量少而不爽利；小腹坠胀，神疲气短，语声低微，食欲不振；舌质淡，苔薄白，脉细弱，指纹淡。

【辨证要点】本证病程较长，临床以时欲小便而不得出，或量少而不爽利，小腹坠胀为临床特征。

【治法】升清降浊，化气利尿。

【处方】补脾经，揉丹田，揉关元，推箕门，揉三阴交，捏脊。

【方义】补脾经、捏脊补益脾胃；揉丹田、关元培补元气，化气利尿；推箕门、揉三阴交利尿通淋。

5. 肾阳衰败

【证候特点】小便不通或点滴不爽，排出无力；面色㿠白，畏寒怕冷，腰膝酸软；舌质淡，苔白，脉沉细而弱，指纹淡。

【辨证要点】本证病程较长，临床以小便不通或点滴不爽，排出无力为临床特征。

【治法】温补肾阳，化气利尿。

【处方】补肾经，推三关，揉外劳，揉二马，推箕门，揉三阴交。

【方义】补肾经补益肾气；推三关、揉外劳温里散寒；揉二马，利水要穴；推箕门、揉三阴交通调水道，开通闭塞。

6. 脾肾两虚

※孙重三流派

证候特点：小便不通，滴沥不畅，排出无力，食欲不振，甚至形寒怕冷，手足不温，腰膝酸冷，面色㿠白，眼睑微肿，神气怯弱，舌质淡或有齿痕，舌苔薄腻或薄白，脉细弱。

治法：健脾益气，温肾通窍。

处方：分手阴阳，多推三关，少退六腑，补脾经，补肾经，摩中脘，揉气海、关元，揉运膀胱点，推箕门。

操作：

①分手阴阳：医者两手食指固定患儿掌根之两侧，中指托住患儿手背，无名指、小指固定患儿的四指，然后以两拇指自小天心处向两旁分至阳池、阴池，推100～150次。

②多推三关：患儿侧置其掌，手心向内，医者以左手持患儿之左手，食指在下伸直，托患儿前臂，再以右手食、中二指，自桡侧大横纹头，直上推至曲池，推 300 ~ 500 次。

③少退六腑：令患儿之掌侧置，手心向内，医者以左手持患儿之左手，食指在上伸直，抚患儿前臂，再以右手食、中二指自肘尖推至大横纹头，推 100 ~ 200 次。

④补脾经：医者以左手握住患儿之手，同时以拇、食二指捏患儿拇指，使之微屈，再以右手拇指自患儿拇指尖推向板门，推 100 ~ 200 次。

⑤补肾经：用推法自小指掌面末节指纹向指尖直推 100 ~ 500 次。

⑥摩中脘：用手掌或指面在中脘穴做环形摩运 50 ~ 100 次。

⑦揉气海、关元：用拇指或中指指端在气海、关元穴缓缓按揉，每穴 50 ~ 100 次。

⑧推箕门：用食、中二指自膝盖内侧上缘至腹股沟做直推 100 ~ 300 次。

⑨揉运膀胱点：用食指或中指指端揉运膀胱点左揉 300 次，右揉 300 次。揉运时要求手法宜轻、宜缓，以患儿能忍受为度。

方义：分手阴阳、多推三关、少退六腑温阳散寒，平衡阴阳；补脾经、摩中脘健脾和胃，补益中气；补肾经、揉气海及关元温补下元；揉运膀胱点、推箕门通利小便。

三、特色技法

孙重三流派

名称：推箕门、揉运膀胱点。

操作：

①推箕门：箕门穴位于大腿内侧自膝至大腿根。其方法是：以食、中二指并拢，用指面自膝关节推至大腿根 300 ~ 500 次。

②揉运膀胱点：膀胱点部位在尿闭时，小腹高起处。操作时令儿仰卧，两腿伸直，医者于患儿之左侧，左手扶患儿之膝；右手食、中、无名三指末端，按于穴上，慢慢地向左向右揉之运之。揉运时要求手法宜轻、宜缓，以患儿能忍受为度。左揉 300 次，右揉 300 次。

方义：尿闭的病因病机是湿热互结，膀胱气化不利。《素问·灵兰秘典论》指出："膀胱者，州都之官，津液藏焉，气化则能出焉。"据此孙老创立了推箕门、揉运膀胱点的治疗方法。推箕门具有利尿通淋的作用，治疗水泻、尿潴留等症效果显著。揉运膀胱点是孙重三先生的特色操作，其他历代文献未见记载。两法合用体现了清热利湿、通利小便的治则治法。孙老治疗尿闭的方法不仅应用于小儿，还在外科、妇科术后发生尿闭时，作为重要的辅助方法加以应用。

四、现代医学认识

（一）诊断要点

根据病史、发病经过以及伴随症状，再结合体检和相关检查，如腹部 X 线平片、B 超、放射性核素检查、肾功能检查等，以确定是肾、膀胱还是尿道等疾病引起的癃闭。

（二）临证鉴别

1. 淋证 淋证以小便频数短涩，滴沥刺痛，欲出未尽为特征。其小便量少，排尿困难，与癃闭相似，但淋证尿频而疼痛，且每天小便的总量正常。而癃闭则无排尿刺痛，每天排出的小便总量少于正常，甚至无尿排出。《医学心悟·小便不通》对二者做出了明确的鉴别："癃闭与淋证不同，淋则便数而茎痛，癃闭则小便点滴而难通。"

2. 关格 关格与癃闭都有小便不通的症状，但关格是一个独立疾病，临床症状除了小便不通外，还伴随有呕吐的表现。张仲景《伤寒论·平脉法》认为"关则不得小便，格则吐逆"，可与单指小便不通的癃闭相鉴别。

第五节 尿 频

尿频是小儿常见的一种泌尿系疾病，以小便频数为特征。本病一年四季均可发生。多发于学龄前儿童，尤以婴幼儿时期发病率最高。女孩多于男孩。本病经过恰当治疗，预后良好。但是小儿泌尿道感染反复发作迁延至成年后，可引起成人终末期尿毒症。

尿频属于中医"淋证"的范畴。西医学所论之泌尿系感染、结石、肿瘤、白天尿频综合征等疾病均可出现尿频，但儿科以泌尿道感染和白天尿频综合征（神经性尿频）最为常见。

一、古籍文献阐释

尿频早在《内经》中即有论述，如《素问·脉要精微论》云："水泉不止者，是膀胱不藏也。"隋唐时期，多将尿频归于淋证中论述。

在病因病机方面，隋代巢元方《诸病源候论·小儿杂病诸候·小便数候》提出："小儿诸淋者，肾与膀胱热也……其状：小便出少起数，小腹弦急，痛引脐是也。""肾与膀胱为表里，俱主水，肾气下通于阴，此二经既受客热，则水行涩，故小便不快而起数也。"后世医家多继承此观点，继而总结出"肾虚为本，膀胱积热为标"的淋证发病的主要病机，沿用至今。

至明清时期，医家对本病的病因认识比较多，除原有的火热、肾虚外，还提出了湿热、脾虚之不同。如明代王肯堂《证治准绳·淋》中提出"淋病必由热甚生湿，湿生则水液浑，凝结而为淋"的观点。明代张景岳《景岳全书》认为淋证病因初起必因热，日久则损伤脾肾，致中气下陷，命门不固。清代沈金鳌《幼科释谜·大小二便》认为"诸淋皆由肾虚"。

治疗方面，历代医家依据病因病机与淋证类型的不同采取恰当的治疗方式，多以"实则清利，虚则补益"为主要治疗原则，如元代朱丹溪《丹溪心法·淋》中强调治淋清热的重要性："淋有五，皆属乎热。解热利小便，山栀子之类。"清代叶天士在《临证指南医案·淋浊》中分析称："淋病主治，而用八正、分清、导赤等方，因热与湿俱属无形，腑气为壅，取淡渗苦寒，湿去热解，腑通病解。"明代张介宾《景岳全书》曰："治淋之法……下陷者宜升提，虚者宜补，阳气不固者宜温补命门。"

推拿治疗方面，《幼科推拿秘书》指出："小儿淋涩，火也，宜清之，法宜分阴阳、运八卦、运五经、清肾水、清天河、捞明月、向丹田擦，下多上少。如小水不止，十数遍以至百遍，乃真火少，不能克水，补元气为妙，法宜分阴阳，运八卦，补脾土，补肾水，运水入土，重推三关。大小便结法，宜分阴阳，运八卦，补脾土，清肾水，运水入土。小便结，用运土入水。大便结，用退六腑，双龙摆尾……肾水枯短，法宜揉小天心，补肾水，补肺经。"

二、分型条辨

1. 湿热下注

【证候特点】小便频数短赤，尿道灼热疼痛，尿液淋沥混浊；小腹坠胀，腰部酸痛，伴发热、烦躁口渴，恶心呕吐；舌质红，苔黄腻，脉滑数，指纹紫。

【辨证要点】小便频数短赤，尿道灼热疼痛，腰部酸痛。

【治法】清热利湿，通利膀胱。

【处方】清心经，清小肠，清天河水，下推七节骨，推箕门，揉三阴交。

【方义】清心经与清小肠，二穴表里同治，使湿热、心火从小便排出；清天河水清热利尿；下推七节骨清热化湿；推箕门、揉三阴交清热利尿通淋。

※孙重三流派

处方：清板门，清肺经，清小肠，运内八卦，捣小天心，水底捞明月，按气海、丹田，按揉三焦俞、肾俞、膀胱俞。

操作：

①清板门：医者以左手握住患儿之手，使掌心向上，再以右手拇指侧面，自大横纹推向板门，推 100～200 次。

②清肺经：用推法自无名指掌面末节指纹向指尖推 300～500 次。

③清小肠：用推法，自指根向指尖直推 100 ~ 200 次。

④运内八卦：医者先以左手持患儿左手之四指，使掌心向上，同时拇指按定离宫，再以右手食、中二指夹住患儿之拇指，然后以拇指自乾向坎运至兑宫为一遍。在运至离宫时，应从左手拇指上运过，否则恐动离火。运 50 ~ 100 次。

⑤捣小天心：医者先以左手托住患儿之手，使掌心向上，右手食指或中指屈曲，以指尖或指间关节捣 100 ~ 200 次。

⑥水底捞明月：医者先以左手持患儿之四指，再以右手食、中二指固定患儿之拇指，然后以拇指自患儿小指尖，推至小天心处，再转入内劳宫为一遍，推 30 ~ 50 次。

⑦按气海、丹田：用拇指或中指指端或掌心在丹田上缓缓用力，一压一放反复进行，按 30 ~ 50 次。

⑧按揉三焦俞、肾俞、膀胱俞：用指端按揉三焦俞、肾俞、膀胱俞 100 ~ 200 次。

方义：清板门、清小肠能清利中焦湿热；运内八卦能调理全身气机；捣小天心、水底捞明月能清心除烦，利尿退热；揉肾俞、按气海及丹田能培肾固本；按揉三焦俞、膀胱俞能疏通三焦，分清别浊；清肺经宣达肺气，通调水道。

※津沽流派

处方：泻心火，推后溪，分手阴阳，清天河水，层按（平补平泻法）下脘，推按肾经皮部，推下七节骨。

方义：泻心火、推后溪、推按肾经为君，清心火，利湿热；配以清天河水增加清热之力；佐以推下七节骨以降为泻，助推后溪清利湿热之邪；层按（平补平泻法）下脘助气化；以分手阴阳调合阴阳寒热。

2. 脾肾气虚

【证候特点】小便频数，淋沥不尽，尿液不清；神倦乏力，面白形寒，手足不温，眼睑浮肿；舌质淡，苔薄腻，脉细弱，指纹淡。

【辨证要点】本证病程较长，临床以小便频数，淋沥不尽，神倦乏力，手足不温为临床特征。

【治法】温补脾肾，升提固摄。

【处方】补脾经，补肾经，推三关，揉外劳，推上七节骨，揉百会，揉涌泉，捏脊。

【方义】补脾经与补肾经以制水、摄水；推三关温补升提；揉外劳温里散寒；揉百会与揉涌泉，调和阴阳，醒脑以增强自我控制能力；推上七节骨温补肾阳；捏脊补益脾肾，助阳缩泉。

※孙重三流派

处方：分手阴阳（阳重），清脾经、肾经，摩关元、气海，按揉肺俞、脾俞、肾俞，摩八髎，摩百会。

操作：

①分手阴阳：医者两手食指固定患儿掌根之两侧，中指托住患儿手背，无名指、

小指固定患儿的四指,然后以两拇指自小天心处向两旁分至阳池、阴池,阳池侧略重,推 100~150 次。

②清脾经:医者以左手握住患儿之手,将患儿拇指伸直,自板门推向指尖,推 100~200 次。

③清肾经:医者先以左手握住患儿之手,使手掌向上,再以右手拇指从患儿小指尖推到阴池,推 100~200 次。

④摩关元、气海:用手掌或指面在关元、气海做环形摩擦 3~5 分钟。

⑤按揉肺俞、脾俞、肾俞:用指端按揉肺俞、脾俞、肾俞 100~200 次。

⑥摩八髎:用指端摩八髎 3~5 分钟。

⑦摩百会:用指端摩百会 3~5 分钟。

方义:分手阴阳平衡阴阳;清脾经、肾经通利三焦湿热;摩关元、气海补气;摩八髎调理气血;按揉肺俞、脾俞、肾俞健脾益气补肾;摩百会升阳举陷。

※津沽流派

处方:补肾水,补脾土,分手阴阳,推上三关,层按(平补平泻法)下脘,摩关元,推按肾经皮部。

方义:补脾土、补肾水为君,共同达到补益脾肾的作用;配以推上三关、摩关元以温补命门,培元固本,以固涩水道;佐以层按(平补平泻法)下脘、推按肾经助肾脏功能恢复;再以分手阴阳调合阴阳,调理寒热。

3. 阴虚内热

【证候特点】小便频数或短赤;低热,盗汗,颧红,五心烦热;舌质红,苔少,脉细数,指纹紫。

【辨证要点】本证病程较长,临床以小便频数或短赤,低热,盗汗,颧红,五心烦热为临床特征。

【治法】滋阴补肾,清热降火。

【处方】补肾经,揉肾顶,清小肠,清天河水,揉二马,揉涌泉。

【方义】补肾经,补肾固摄;清天河水与清小肠清热利尿;揉二马滋阴补肾,利水通淋;揉肾顶补肾增智,揉涌泉滋阴清热。

※孙重三流派

处方:分手阴阳(阴重),推肾经,水底捞明月,揉肾顶,揉二马,揉关元、丹田,揉三阴交,推涌泉。

操作:

①分手阴阳(阴重):医者两手食指固定患儿掌根之两侧,中指托住患儿手背,无名指、小指固定患儿的四指,然后以两拇指自小天心处向两旁分至阳池、阴池,阴池侧略重,推 100~150 次。

②推肾经:医者先以左手握住患儿之手,使手掌向上,再以右手拇指由阴池推到

小指尖，推 100 ~ 200 次。

③水底捞明月：医者先以左手持患儿之四指，再以右手食、中二指固定患儿之拇指，然后以拇指自患儿小指尖，推至小天心处，再转入内劳宫为一遍，推 30 ~ 50 次。

④揉肾顶：以中指或食指按揉肾顶 100 ~ 200 次。

⑤揉二马：医者以拇指或食、中二指的指面揉 100 ~ 200 次。

⑥揉关元、丹田：医者以拇指或食、中二指的指面揉 100 ~ 200 次。

⑦揉三阴交：医者以拇指或食、中二指的指面揉三阴交穴 100 ~ 200 次。

⑧推涌泉：医者以左手托住患儿足跟，再以右手拇指面揉 100 ~ 200 次。

方义：分手阴阳平衡阴阳；推肾经能补肾益脑；揉肾顶能收敛元气、固表止汗；水底捞明月清热；揉二马滋阴；揉关元、丹田培肾固本、温补下元；揉三阴交健脾益肾；推涌泉引火归原。

※张汉臣流派

证候特点：小便一日可达数十次，有的每隔 10 分钟左右即小便 1 次，但每次排出尿量不多，甚则尿的排出量仅是几滴，或有时尿道微有刺痛但不剧。夜间排尿多属正常尿量。

处方：主穴为补肾水 10 分钟，清天河水 1 ~ 2 分钟。配穴为揉小天心 5 分钟，揉二人上马 5 分钟。

方义：补肾水、清天河水，助阴清热；揉小天心穴，配揉二人上马，疏郁散结，又治尿道刺痛。

按：本证临床常见。一般依法推拿 1 ~ 2 次后，多见好转；推拿 1 周左右，其症可愈。

※津沽流派

处方：补肾水，泻心火，揉二人上马，清天河水，分手阴阳，层按（平补平泻法）下脘，推按肾经皮部，揉涌泉。

方义：补肾水、揉二人上马为君，以滋补肾阴；配以泻心火、清天河水，清心火、清虚热，并以推按肾经调整肾经功能；佐以层按（平补平泻法）下脘助肾气化；分手阴阳调合阴阳；揉涌泉滋补肾阴，引火归原。

三、现代医学认识

（一）诊断要点

本病常见于泌尿道感染和白天尿频综合征两种病证。

1. 泌尿道感染

（1）病史：多有外阴不洁、坐地嬉戏等湿热外侵，或湿热内蕴传于下焦病史。

（2）症状：起病急，以小便频数、淋沥涩痛，或伴发热、腰痛等为特征。小婴儿往往仅表现为高热等全身症状，尿频、尿急、尿痛等局部症状不突出。

（3）实验室检查：尿常规示白细胞增多或见脓细胞，白细胞管型，肾盏乳头炎或膀胱炎时可见多少不等的红细胞，尿蛋白较少或无蛋白。中段尿细菌培养阳性（需排除污染）。

2. 白天尿频综合征

（1）年龄：多见于婴幼儿。

（2）症状：患儿醒时尿频，点滴淋沥，甚则数分钟 1 次，但入睡即消失。反复发作，无其他明显不适。

（3）实验室检查：尿常规、尿培养无阳性发现。

（二）临证鉴别

尿频是一临床病证，临证时要明确其原发疾病。尿频本身要将泌尿道感染和白天尿频综合征鉴别开来。除此之外，泌尿系结石、肾结核和肿瘤也能引起尿频，反复泌尿道感染发作者需除外泌尿道畸形，应该结合尿液细菌学检查、B 超、CT 及泌尿系造影等影像学检查进行鉴别。

四、古籍辑录

1.《幼科铁镜》 有沙淋者，肾水为热所结，化为沙石，内塞水道，沙出痛止，治用五淋散。气淋者，小腹胀满，小便涩滞而痛，用泻白散。血淋者，心热血散，治用五淋散加小蓟、滑石、车前子。寒淋者，膀胱冷气，与正气交争，寒战而后溺，治用六味地黄丸加附子、肉桂。

2.《幼科推拿秘书》 小儿淋涩，火也，宜清之，法宜分阴阳，运八卦，运五经，清肾水，清天河，捞明月，向丹田擦，下多上少。如小水不止，十数遍以至百遍，乃真火少，不能克水，补元气为妙，法宜分阴阳，运八卦，补脾土，补肾水，运水入土，重推三关。大小便结法，宜分阴阳，运八卦，补脾土，清肾水，运水入土。小便结，用运土入水，大便结，用退六腑，双龙摆尾，方用葱白加蜂蜜捣成膏，摊布上，小便结，贴肾囊。大便结，贴肚脐，立愈。肾水枯短，法宜揉小天心，补肾水，补肺经。

第十一章 新生儿病证

第一节 不 啼

娩出不啼者称初生不啼。初生不啼指婴儿出生后,身温而迟迟不出现呼吸及啼哭,或呼吸断续、微弱而无啼哭。啼哭是婴儿本能之一,是生命存在的一种表示。哭声响亮,表示生命力强,哭声微弱,表示生命力不足,所以出生而不发啼哭,预示有生命危急的可能。一般婴儿娩出呼吸与啼哭相伴而发,不啼哭多提示同时有窒息存在。

一、病因及发病机理

出生"啼"与"呼吸"二者关系密不可分,出生不啼的发生,与母亲孕期存在的某些疾病和胎内环境及胎儿情况、分娩过程、胎儿严重畸形发育等,有直接关系。

1. 母亲方面 孕母有宿疾,或产前感染疾病,或临产时用药不当,或产前、产时失血过多,或子痫发作。

2. 胎儿及分娩方面 胎内患病(包括畸形发育),脐带绕颈、打结、脱垂,难产、滞产,羊水入肺以及产时感寒等。

以上原因皆可使胎儿发生气闭而不息不啼。

二、症状识辨及辨证

本病关键在于辨轻重,根据皮肤呈现的颜色分轻、重两种程度。

1. 青紫窒息不啼(轻证) 皮肤呈青紫色,呼吸微弱或断续,四肢屈曲有动作,及有皱眉活动。

2. 苍白窒息不啼(重症) 皮肤呈苍白色,呼吸消失或偶现微弱呼吸动作,肢体柔软松弛,手足逆冷。

三、证治要点

证属气闭不通者,及时擦拭婴儿口中恶血秽露,清理气道,使气道通畅,然后用手抚触婴儿背部或弹足底;若仍不啼哭,需及时进行心肺复苏术。

四、分型条辨

1. 轻症

【证候特点】气闭不通生后不啼，呼吸微弱或断续；皮肤青紫，身温，四肢屈伸，皱眉。

【辨证要点】生后不啼，呼吸微弱或断续。

【治法】通窍醒神，宣通肺气。

【处方】掐人中 3 ~ 5 遍（或用毫针刺），掐中冲 3 ~ 5 遍，掐少商 3 ~ 5 遍，揉小天心 5 分钟，推补脾土 5 分钟，推上三关 3 分钟，分阴阳 1 分钟，推补肾水 5 分钟，揉二人上马 3 分钟，揉外劳宫 3 分钟。[实用小儿推拿. 人民卫生出版社. 1974.]

【方义】掐人中、中冲、揉小天心，开郁通窍，并能通畅全身经络，使神志清醒；掐少商，可宣通肺气，加强呼吸和啼声；推补脾土，配推上三关、分阴阳，补气活血脉，温通经络，可使面色由青紫或苍白转为色红；推补肾水，揉二人上马、外劳宫等穴，补肾阴，温肾阳，以助疗效。

加减：十宣、威灵、少商、命门穴能通窍醒脑，回阳救逆；揉一窝风、揉二马、推板门能温中和胃，宣通户门促使婴儿啼哭，胃中秽液得以流出。[自拟]

2. 重症

【证候特点】生后不啼，呼吸消失或偶有呼吸动作；皮肤苍白，手足逆冷，肢体呈柔软松弛状态。

【辨证要点】生后不啼，呼吸消失或偶有呼吸动作，肢体柔软松弛。

【治法】通窍醒脑，回阳救逆。

【处方】掐人中、少商、中冲，揉小天心，分阴阳（阳重），推补脾土、三关，揉外劳宫，顺运八卦，推板门。[小儿推拿学概要. 人民卫生出版社. 2012.]

【方义】掐人中、少商、中冲，配揉小天心能开窍通郁，促进神志清醒；分阴阳，推补脾土，配三关，补气活血，温通经络，以消除全身青紫；揉外劳宫能温中和胃，再顺运内八卦，推板门，能和中清胃，促使胃中秽液吐出。

五、现代医学认识

（一）诊断要点

婴儿娩出后 1 ~ 2 分钟不能啼哭，或呼吸微弱，唇口青紫，伴随肌张力低下。

（二）临证鉴别

新生儿窒息分出生前的原因、产时原因和胎儿因素。

出生前的原因常见：①母体疾病如妊娠期高血压疾病、先兆子痫、子痫、急性失血、严重贫血、心脏病、急性传染病、肺结核等。②子宫因素如子宫过度膨胀、痉挛和出血，影响胎盘血液循环。③胎盘因素如胎盘功能不全、前置胎盘、胎盘早剥等。④脐带因素如脐带扭转、打结、绕颈、脱垂等。

产时原因如骨盆狭窄、头盆不称、胎位异常、羊膜早破、助产术不顺利或处理不当以及应用麻醉、镇痛、催产药物不妥等引起的难产。

胎儿因素如新生儿呼吸道阻塞、颅内出血、肺发育不成熟，以及严重的中枢神经、心血管畸形和膈疝等。

六、古籍辑录

1. 《幼科铁镜》　胎寒，下地后或半日、一日内，通面皆青如靛染，口不吮乳，先有啼声后复不啼而昏迷者是也。观儿两眼、鼻准无黄色，口又不吹嘘，定是胎寒。先于向导、威灵二穴对拿紧，并将昆仑穴拿紧，其声稍出即用十五元宵火断之；或声不出，亦用此火则声必出，乳必吸，青色必渐退矣，然此症须防作吐。

2. 《小儿推拿广意》　胎惊，小儿初生下地，或软或硬，目不开光，全不啼哭，人事不知，乃胎中受惊，名曰胎惊。治法：三关（八十），分阴阳（一百），六腑（一百），脾土（一百），运五经（二十四），飞经走气天门入虎口（二十）。

第二节　乳　嗽

凡小儿自出生或至百日内咳嗽者，皆称乳嗽或百日嗽。

本病包括初生儿一般感冒咳嗽，及各种肺炎。

一、病因及发病机理

本病多因外感风寒，或内呛乳食所致。初生小儿脏腑娇嫩，形气未充，卫气不固，易为外邪所侵。无论外感风寒，或内呛乳汁，皆可影响肺气的宣发与肃降，致使气机失调而发生咳嗽。

二、症状识辨及辨证

1. 症状识辨

（1）辨舌脉及指纹：舌红苔白多为热证；舌淡红苔薄白多为寒证；舌淡红苔白厚多为痰湿。

（2）辨轻重：精神佳，饮食如常，呼吸平顺多为轻症；精神萎靡，不乳，伴随体温不升或高热不退、气急喘憋、鼻翼煽动多为重症。

2. 辨证要点

证见气急痰壅，咳嗽呕吐，咳后惊悸，精神困倦，面红目赤，自汗盗汗等，乃外感风寒咳嗽，此证在乳儿时期最为多见。其次，较多见的是"肺炎喘嗽"。外感风寒引起的咳嗽，多兼有表证，如发热或无热，喷嚏，流涕等，可参阅外感咳嗽篇治疗。凡属肺炎喘嗽引起的咳嗽，除有咳嗽外，常伴有发热、气急、喘憋、鼻煽等，可参阅肺炎喘嗽篇治疗。

三、证治要点

本病以八纲辨证为主，常证重在辨寒、热，虚、实；变证重在辨脏腑。本病的治疗应采取中西医内外合治的综合疗法。轻证肺炎，积极控制感染，同时予以中医辨证治疗，尽量减少并发症的发生；重症肺炎或有并发症者，则以西医急救治疗为主；迁延型、慢性肺炎，以中医治疗为主，扶正祛邪兼顾，方能提高疗效。

四、分型条辨

1. 轻症

【证候特点】咳嗽，有痰，无气急喘憋；精神如常，胃纳如常，体温正常；舌红苔白，指纹现于风关。

【辨证要点】精神饮食如常，咳嗽。

【治法】疏风解表，宣肺止咳。

【处方】揉一窝风，顺运八卦，清肺平肝，清天河水。

【方义】揉一窝风疏风解表开窍；顺运八卦宽胸顺气化痰；清肺平肝、天河水穴解表清热化痰止咳。[幼科推拿三字经.1958.]

加减：小横纹 15 分钟，清胃 10 分钟，退六腑 10 分钟，通腑泄热，豁痰止咳；燥痰取四横纹，湿痰取小横纹，热痰取六腑，寒痰取外劳宫。

2. 重症

【证候特点】咳嗽痰壅，气急喘憋，鼻翼煽动；体温不升或高热不退，精神烦躁或萎靡不振，不进食或进食量减少。

【辨证要点】咳嗽痰壅，气急鼻煽伴随精神改变。

【治法】豁痰止咳，镇咳降逆。

【处方】逆运八卦、退六腑、小横纹、清胃、捣小天心。[幼科推拿三字经.1958.]

【方义】逆运八卦降气利膈，化痰止咳；退六腑清实火，除痰热，凉血止血；揉小横纹清郁热，化痰涎；清胃清胃热，降逆止呕；捣小天心开郁散结，解痉镇咳。

五、现代医学认识

（一）诊断要点

新生儿肺炎以弥漫性肺部疾病及不典型的临床表现为特点，可仅见不乳，口吐白沫，精神萎靡；需要及早诊断及正确处理。

（二）临证鉴别

新生儿肺炎可分为产前感染（包括宫内和产时感染）和出生后感染。

1. 产前感染

产前感染的病原：病毒以巨细胞病毒、风疹病毒较多；细菌以 B 组溶血性链球菌、肠道杆菌较多；衣原体和弓形体也是常见的致病原。

产前感染的肺炎发病多在出生后 3～7 天，衣原体感染所致肺炎的起病在出生后 3～12 周。症状常不典型，胎龄越小症状愈不典型，体温正常者约占一半以上，其余则体温不稳，甚至体温不升。症状多为非特征性表现如拒食、嗜睡或激惹，面色差、体重不增，多无咳嗽，不久渐出现气促、鼻翼煽动、呻吟、三凹征、心率增快。早产儿易发生呼吸暂停，肺部体征有呼吸音增强或减低，伴干性或湿性啰音，但也可能完全阴性。

2. 产后感染

出生后发生的各种肺炎起病较晚，症状比较典型，有鼻塞、咳嗽、气促，足月儿常发热，也可体温正常，早产儿可能体温不升。肺部可听到粗细不等的湿啰音。

六、古籍辑录

《小儿推拿广意》："凡婴孩始生一七之内，腹肚胀硬，脐畔四围浮肿，口撮眉攒，牙关不开，名脐风证。乃因剪脐带短，或结缚不紧，致水湿侵脐，客风乘虚而入，传之于心，蕴蓄其邪，复传脾络，致舌强唇青，手足微搐，口噤不乳，啼声似哑，喉中痰涎潮响，是其候也。治法，推三关、肺经（各一百二十），运八卦、脾土（各一百），分阴阳。"

第三节　不　乳

初生儿不乳是指婴儿初生后，哺乳时不吮乳的一种病证。初生不乳是新生儿患有重病，生命力低下的一个不可忽视的重要症候。

初生即出现不乳，与生下吃乳良好而后出现不乳者不同。本节主要讨论初生即表现不乳或者难乳证。

一、病因及发病机理

凡胎内患病、产伤、产时中寒、羊水秽血咽入腹中，严重的先天性畸形，以及胎龄过小的早产儿，皆因损伤元气，生机受挫，而表现出索食本能的丧失。

1. 恶血秽浊郁滞胃肠　在分娩过程中，婴儿吞咽羊水、恶血，秽浊之邪郁滞胃肠，干扰气机，使胃腑失其和降，令儿胸腹胀满，呕恶不乳。

2. 寒中脾胃气机不利 孕母过食生冷或者寒凉药品，寒气入胞伤胎；产时、产后中寒，或产房寒冷，或产后保温欠当等，以致寒邪中儿脾胃。寒伤阳，脾阳不振，不能温化寒湿，则寒凝气滞，收纳运化机能受阻，因而生后不乳。

3. 禀赋不足元气虚弱 父母精血不足，或母亲孕期患病、服药损伤胎元，影响胎儿的正常发育，酿成先天缺陷疾病；胎内患病、难产、滞产伤儿脏腑，损其元气，以及早产儿可因胎龄过小，脏腑精气不足，功能不全，元气不固，缺乏生活能力等，皆因禀赋不足元气虚弱，生机不振而不乳。

二、症状识辨及辨证

1. 症状识辨

（1）辨舌脉及指纹：舌红苔白厚，指纹红紫为胃有秽浊；舌苔白，指纹淡或隐约不显露为脏有伏寒；舌苔薄白，指纹淡为元气虚弱。

（2）辨兼证：二便通而不进乳水或咽下羊水而不乳者，一般于生后未进食饮水即有呕吐，吐量不多，呕吐物为黏液兼棕红色血样成分为胃有秽浊；面色苍白，四肢不温，啼哭无力，神情淡漠而不乳，或啼哭不休而不乳为脏有伏寒；面色苍白，呼吸气弱，四肢少力，反应迟钝而不乳为元气虚弱。

2. 辨证要点

引起初生儿不乳的原因很多，临证当综合主证、兼证归纳分析，审因论治。

（1）先天发育畸形：重要器官的严重畸形，是初生不乳的原因之一。畸形常非单发，可形于外而伤于内，所以检查患儿全身有无畸形存在，分析与不乳有无关系非常重要。

（2）兼证的分类鉴别：除主证不乳外，兼证主要注意呕吐、呼吸困难、呛咳溢涎、啼哭呻吟、尖叫抽搐、黄疸、浮肿，以及肚腹胀大、二便不通等证候是否存在。按五脏证候归类鉴别。

（3）孕期健康情况及分娩：了解母亲孕期健康情况，以及分娩过程中难产、滞产及助产情况，分娩采取的方式，以及产房、婴儿室的温、湿度，生后护理事项。

三、证治要点

初生不乳，虚证、寒证多于实热证。采用寒者温之，虚者补之，元气虚衰者固之，郁滞者通下之，早产者精心养护之的治法。谨察病机，随因而治。

胎龄过小的早产儿不乳，必须严格执行早产儿护理要求；发育畸形者需协同外科处理。

四、分型条辨

1. 胃有秽浊

【证候特点】频作呕吐，二便通而不进乳水；咽下羊水而不乳者，一般于生后未进食饮水即有呕吐，吐量不多，呕吐物为黏液兼棕红色血样成分；面赤唇红，气息短促，肚腹胀满；舌红苔白厚，指纹红紫。

【辨证要点】二便通而不乳。

【治法】逐秽通腑。

【处方】逆运内八卦2分钟，推四横纹穴4分钟，揉合谷1分钟，推清板门5分钟，推清肺金穴3分钟，退下六腑3分钟。[实用小儿推拿.人民卫生出版社.1974.]

【方义】逆运内八卦、推四横纹，和中消滞，再配揉合谷穴，降胃逆，止呕恶；推清板门，清胃热；推下六腑配推清肺金穴，行气，润燥，通便。

加减：揉小天心穴3分钟镇静安神；推补肾水穴5分钟，揉二人上马穴3分钟，推清天河水0.5分钟滋阴清热利尿。

2. 脏有伏寒

【证候特点】不进乳水；面色苍白或青紫，口鼻气冷，四肢不温，啼哭无力，精神淡漠；或面色苍白，四肢欠温，啼哭不休而不乳；舌苔白，指纹淡或隐约不显露。

【辨证要点】面色苍白，四肢不温，啼哭无力，神情淡漠而不乳，或啼哭不休而不乳。

【治法】温中散寒，回阳救逆。

【处方】推补脾土、三关，分阴阳（阳重），揉小天心，揉外劳宫，推补肾水，揉二人上马，揉一窝风，逆运内八卦。[小儿推拿学概要.人民卫生出版社.2012.]

【方义】补脾土、推三关、分阴阳、揉小天心，能补气活血，温通经络；推补肾水、揉外劳宫以补肾，配二人上马以补命门之火而散凝寒；揉一窝风、逆运内八卦以温中利隔，促进乳食。

加减：捏挤神阙温下元，散凝寒；推四横纹、揉合谷开胃进乳。

3. 元气虚弱

【证候特点】不进乳水；面色苍白，呼吸气弱，合目少神，哭声短小，四肢少力，反应迟钝；舌苔薄白，指纹淡。

【辨证要点】面色苍白，呼吸气弱，四肢少力，反应迟钝而不乳。

【治法】益气补虚，振奋元气。

【处方】推补肾水，推补脾土，揉二人上马穴，推上三关，逆运内八卦，推四横纹。[自拟]

【方义】推补肾水、推补脾土以补先天后天之本；揉二人上马穴、推上三关温下元，助命门之火，又助消化；逆运内八卦、推四横纹，健胃进乳饮。

加减：揉外劳宫 4 分钟，揉二人上马穴 3 分钟，揉合谷 1 分钟滋肾阴，温肾阳，降胃气，加强疗效。

五、现代医学认识

（一）诊断要点

婴儿初生后，不吮乳或吸吮能力差，可考虑新生儿不乳。新生不乳食往往提示新生儿患有重病，是生命力低下的一个不可忽视的重要症候。

（二）临证鉴别

新生儿不乳需警惕感染、颅脑疾患、消化道畸形、代谢性疾病。

第四节　眼不开

眼不开是一组由各种原因引起的胎儿在母胎中受热，以儿生眼闭不能开为特点的临床综合征。《秘要指迷》论："凡小儿生下才一七，目不开，此乃在母胎中受热，食面毒，致令受患。用药令母服，方可愈。"本病见于新生儿，一年四季均可发病。

新生儿眼炎属中医"眼不开"范畴。

一、分型条辨

1. 火毒炽盛证

【证候特点】眼闭不能开，灼热羞明，疼痛难睁，眵泪带血；睑内红赤，白睛红肿，或见睑内有点状出血及假膜形成，兼见恶寒发热，便秘溲赤；舌质红，苔薄黄，脉浮数，指纹色紫。

【辨证要点】眼闭不能开，白睛红肿，甚则白睛浮壅高出黑睛，眵泪带血。

【治法】泻火解毒，下气行水。

【处方】清肺经，平肝经，清天河水，清小肠。

【方义】本证为肝木风热上攻于目，壅滞不得宣通所致，肝开窍于目，故令眼闭不能开，方选清肺经疏散风热，清利头目；平肝经清热除烦，泻肝胆实火；清天河水养阴清心，泻火安神；清小肠利小便，利水以导热下行。本方清热与养阴兼顾，清上与泻下并行，诸穴合用共收清热、养阴、明目之功。

加减：热甚者加退六腑清热凉血；恶寒发热者加揉一窝风发散解表，宣通表里；大便秘结者加清大肠、推下七节骨通腑泄热。

2. 气血两燔证

【证候特点】眼闭不能开，白睛赤脉深红粗大，眵多成脓；可有胞睑及白睛浮肿，黑睛溃烂，甚则穿孔，兼见头痛身热，小便短赤，便秘；舌绛，苔黄，脉数，指纹紫滞。

【辨证要点】 眼闭不能开，白睛赤脉深红粗大，眵多成脓，不断从睑内溢出。

【治法】 泻火解毒，气血两清。

【处方】 揉小天心，清补脾经，平肝经，补肾经，退六腑。

【方义】 本证为热毒之邪气分未解，而营血分热邪已盛，以致气血两燔之证。方选揉小天心通经络，散瘀结，清热解毒，安神镇静；清补脾经以清脾经之热，治目烂眵多；平肝经疏肝气，泻肝火；补肾经可滋阴清热，而救欲绝之水。上四穴加减用之，重在分泻脏腑气分之热。配以退六腑清热凉血，通便解毒，重在泻血分实热。诸穴合用泻火解毒，气血两清，邪去而目自开。

加减：大便秘结者加揉膊阳池、揉二马滋阴通便；头痛身热加揉阳池；热重者加揉涌泉滋阴凉血，引火下行；烦躁不安者加水底捞明月滋阴清心热。

二、现代医学认识

（一）诊断要点

新生儿出现结膜炎症状，必须立即行全面检查，包括母亲病史、婴儿的健康状况及全身体检以确定眼部感染的程度及全身累及的情况，并进行实验室检查以确定其确切的致病原因。

（二）临证鉴别

1. 新生儿淋菌性眼炎 新生儿淋菌性眼炎通常起病急，发病时间较衣原体眼炎早且严重。病程进展极其迅速，可发生累及角膜的超急性化脓性结膜炎，并发角膜溃疡，角膜穿孔，使患儿失明。

2. 新生儿衣原体性眼炎 类似淋菌性眼炎的表现，但结膜反应较轻，由于新生儿免疫系统尚未成熟，无滤泡形成。结膜病变一般持续 6～12 周，重症可致结膜瘢痕，形成微血管翳，但极罕见，不会导致视力丧失。

3. 化学性结膜炎 常由于滴硝酸银眼液所致，约有 90% 发病迅速，一般轻度发作，伴有水样分泌物，24～48 小时自行消退。

第五节　目　烂

目烂指小儿两眼痛痒难睁，睑弦赤烂，以睑弦红赤、溃烂、刺痒为特征。《银海精微》称为睑弦赤烂。又名目赤烂眦、风弦赤烂，俗名烂弦风。其发于婴儿者，则名胎风赤烂；而赤烂限于眦部者，又名眦赤烂。本病病程长，病情顽固，缠绵难愈，相当于西医学的睑缘炎。

一、古籍文献阐释

目烂在古医籍中分见于目赤烂眦、风弦赤烂、胎风赤烂、眦赤烂等章节中。多认为风热上扰、脾胃湿热熏蒸，或者毒热上攻引发，以睑弦红赤、溃烂、刺痒为主要特征。《诸病源候论·目病诸候》认为："目赤烂眦候，此由冒触风日，风热之气伤于目，而眦睑皆赤烂，见风弥甚，世亦云风眼。"《审视瑶函·风沿》认为："眦帷赤烂，人皆有之，火土燥湿，病有重轻。重者眦帷裂而血出，轻则弦赤烂而难舒，以清润而为治。"《眼科纂要·风弦赤烂外障》认为："烂弦风，脾胃湿热冲，赤烂沿弦红镇日，万金膏洗擦绿铜，法制要精工，除湿汤翘滑车前，枳壳芩连通粉甘，陈皮白茯荆防风，除湿此方雄。"《儿科萃精·身体诸病门·目烂》云："小儿眼胞赤烂，痛痒难睁，因毒热上攻于目，故有是证。"《幼科心法要诀》云："儿生两目痛难睁，胞边赤烂胎热攻，内用地黄汤清热，外点真金目即明。"《张氏医通》卷八载："眦赤烂证，谓目烂帷眦有之，目无别病也。赤胜烂者多火……烂胜赤者湿多……病属心络，甚则火盛水不清而生疮于眦边也。"《医宗金鉴·目烂》云："儿生两目痛难睁，胞边赤烂胎热攻，内用地黄汤清热，外点真金目即明。目烂者，胞边赤烂，痛痒难睁，因胎中蕴热，生后毒热上攻于目，故有是证，内服地黄汤以清热，外用真金散以点目，其证自愈。"

婴幼儿患此病者也有论述。《诸病源候论·卷二十八》云："胎赤者，是人初生，洗目不净，令秽汁浸渍于眦，使睑赤烂，至大不瘥，故云胎赤。"《圣济总录卷·第一百二眼目门·目胎赤》云："论曰目胎赤者，缘在胎时，母嗜五辛，及饵热药。传移胞脏，内禀邪热，及至生长，两目赤烂，至大不瘥，故名胎赤，又人初生，洗目不净，秽汁渍坏者亦有之……"《圣济总录》云："……目赤烂者，睑眦俱赤且烂，见风益甚，又谓之风赤眼。"《银海精微·胎风赤烂》云："胎风赤烂者，其症有三：初时血露入眼，洗不干净，而生是疾，遂至赤烂；又有在母胎中，其母不知忌口，多食壅毒之物，酒面五辛之类，至产生三四个月，两眼双赤，眵黏四眦，红赤湿烂，此是胎毒所致，此小儿在腹中饮母血，血毒于儿，出生方发此症也；又有乳母壮盛之人，抱儿供乳之际，儿口未哺，乳头汁胀满，其汁洒然射出，充入儿眼亦能生此烂湿，若充射面部则能生疵湿疮痒。大抵此三症通号曰胎风赤烂。"

二、病因及发病机理

本病由风、湿、热三邪合而为病，主因外感风热，内合脾胃蕴热，受风则易化燥；原内有湿热，受风后湿热更盛而溃烂；内有心火，受风邪后循经灼睑眦而致红赤糜烂。若睑弦外伤如拨剪或倒睫损伤，也可导致风湿热三邪合并侵入而发病。素有营养不良，睡眠不足，屈光不正等，也易罹患本病。

（1）脾胃蕴热，复受风邪，风热合邪结于睑弦，伤津化燥。

（2）脾胃湿热，外受风邪，风、湿、热邪相搏，循经上沿，发于睑弦。

（3）风邪外袭，心火内盛，风火上炎，灼伤睑弦。

三、症状识辨及辨证

1. 症状识辨

（1）辨舌脉：舌红少苔，脉浮数，多属风热外感；舌质红，苔黄腻，脉濡数，多属湿热蕴结；舌质红，苔薄白，脉数，多见心火上炎。

（2）辨溃烂眵泪：睑弦刺痒，灼热疼痛，干涩不适，多属风热外感；睑弦红赤溃烂，痛痒并作，多属湿热蕴结；眦部睑弦红赤，灼热刺痒，多属心火上炎。

2. 辨证要点

本病病变位于睑缘，在脏属脾，多为实热证。证见睑弦溃烂，眵泪胶黏属湿；睑弦赤痛属热，刺痒属风。病变位于眦部，为风邪引动心火，证见红刺糜烂。本病病位在心脾两脏，因风湿热三邪侵犯心脾而为病。治疗总原则是祛风清热除湿。

四、证治要点

本病以八纲辨证为主，常证重在辨外感、内伤。目烂治疗主要以祛风清热除湿为基本法则。风热外感证以祛风为主，湿热蕴结、心火上炎根据不同的证型分别治以清热除湿、清热泻火为主。

五、分型条辨

1. 风热外感

【证候特点】睑弦刺痒，灼热疼痛，干涩不适；睫毛根部有糠皮样脱屑；舌红少苔，脉浮数。

【辨证要点】睑弦刺痒，灼热疼痛，睫毛根部有糠皮样脱屑。

【处方】揉小天心，推补肾水，推清天河水，清肺经，按揉少商、太阳、攒竹、大椎、曲池。

【方义】揉小天心、推补肾水、清天河水，可清热解毒；清肺经可清泻肺经热邪；按揉少商泻肺热；按揉太阳、攒竹可清热泻火；按揉大椎、曲池可清热凉血，解毒退热。

2. 湿热蕴结

【证候特点】睑弦红赤溃烂，痛痒并作；睑弦出脓出血，溃脓结痂，眵泪胶黏，睫毛成束，或倒睫，或睫毛脱落；舌质红，苔黄腻，脉濡数。

【辨证要点】睑弦红赤溃烂，出脓出血，溃脓结痂。

【处方】揉小天心，推肾经，清天河水，按揉隐白、膈俞、血海、六腑。

【方义】揉小天心、推肾经、清天河水，清心泻火解毒；按揉隐白清脾热；按揉膈俞、血海清热解毒，活血化瘀，凉血止血；推六腑泻火解毒。

3. 心火上炎

【证候特点】眦部睑弦红赤，灼热刺痒；睑弦糜烂，出脓出血，或眦部红赤糜烂；舌质红，苔薄白，脉数。

【辨证要点】眦部睑弦红赤，或眦部红赤糜烂。

【处方】揉小天心，推肾经，清天河水，揉阳池、少冲、太溪、复溜。

【方义】揉小天心、推补肾经、清天河水，可清热解毒；揉阳池穴，清上焦之热；揉少冲清泻心火；揉太溪、复溜可补益肾经。

六、现代医学认识

（一）诊断要点

根据自主感觉如眼睑弦或眼眦部位灼热疼痛，刺痒难忍，结合眼部检查：睑弦红赤，睫毛根部及睫毛间有糠皮样白屑；有睑弦溃烂，化脓结痂，睫毛乱生或脱落，怕光流泪，眵泪胶黏者；两眦部红赤糜烂。

（二）鉴别诊断

本病应与风赤疮痍（即西医学的眼睑皮肤炎或眼睑湿疹）相鉴别。二者相同的是皮肤皆有红赤湿烂等症状；二者不同的是病位不同，睑弦赤烂病变部位仅限于睑弦或眦部睑弦，一般不波及眼睑皮肤，而风赤疮痍病变部位则以眼睑皮肤为主，多不累及睑弦，并可侵犯黑睛出现黑睛生翳。

第六节　二便不通

新生儿二便不通是由多种原因引起的生后一定时间内未排出大小便，常伴有腹部胀满，呕吐或口噤不乳，哭闹不安等症状。

97%的新生儿于生后2小时内排尿，其中绝大多数均于娩出过程中排尿；99%的新生儿于生后48小时排尿，足月儿与早产儿同。如超过48小时未排尿，称为新生儿小便不通，相当于西医学的尿潴留。新生儿尿潴留是指尿液在膀胱内积聚不能排出，可合并尿路感染、输尿管和肾盂扩张，甚至肾功能不全。其原因可分为动力性和机械性。本节主要讨论动力性尿潴留。

正常新生儿多在出生12小时内初次排出胎粪，或可延至12~24小时，极少数在24~48小时才开始排便。如超过48小时未排便，称为新生儿大便不通，可能为肛门闭锁、胎粪性便秘或胎粪栓塞、胎粪性肠梗阻、胎粪性腹膜炎、先天性巨结肠、肠无张力症、小左结肠综合征等。本节主要讨论胎粪性便秘。

胎粪性便秘是指新生儿因胎粪稠厚、积聚在乙状结肠及直肠内，出生 48 小时后尚未开始排便，出现一过性低位肠梗阻症状，也称胎粪栓塞。胎粪性便秘如经及时、正确处理，症状即可缓解，不再复发。

一、分型条辨

1. 胎热蕴结

【证候特点】二便排出延迟；唇红口干，腹胀呕吐，哭闹烦躁，啼声有力；舌质红，苔黄腻，指纹紫滞。

【辨证要点】本证多因胎中禀受母体蕴热，热毒聚于下焦，下焦气闭所致。二便不通，唇红口干，烦躁多啼，啼声有力。

【治法】清热通腑，宣通气机。

【处方】清脾经，清肝经，清补肾经，清胃经，清大肠，清天河水，运内八卦，清小肠，清天河水，揉小天心，揉二人上马，揉肾俞，推膀胱，按揉八髎，顺时针摩腹，推下七节骨。

【方义】清脾经、清肝经、清胃经、清大肠以清热通腑；清补肾经、揉肾俞、推膀胱、按揉八髎、清小肠、揉二马利水通淋；清天河水、揉小天心通窍散瘀，清泄里热；运内八卦宣通脏腑气机；顺时针摩腹、推下七节骨泻热通便。

加减：烦躁不安加揉太冲、摩百会。

2. 元气亏虚

【证候特点】二便排出延迟；面色无华，吸吮无力，哭声低弱；舌淡红，苔薄白，指纹淡红。

【辨证要点】本证多因先天禀赋不足，气虚无力运行、推动所致。二便不通，面色无华，吸吮无力，哭声低弱。

【治法】培元补虚，益气温阳。

【处方】补脾经，清补肾经，运水入土，揉肾俞，擦八髎，揉关元，揉气海，掐揉膀胱，按揉三阴交。

【方义】补脾经、揉肾俞、揉关元、揉气海、擦八髎益气温阳，培补元气；清补肾经、运水入土、掐揉膀胱、按揉三阴交利水通淋。

加减：大便干结的患儿，加清大肠、推下七节骨。

二、现代医学认识

（一）诊断要点

1. 尿潴留

（1）症状：尿道口未见到尿液排出。

（2）体征：下腹部膨满，可触到扩大的膀胱样肿块，叩诊浊音，排尿后以上体征均消失。

（3）辅助检查：超声检查示充满液体回声波的扩张性膀胱。慢性尿潴留时尚可见扩张的输尿管及肾盂。

2. 胎粪性便秘

（1）症状：胎粪排出时间延迟，逐渐表现为不安、腹胀、拒奶，继之呕吐，吐出物带有胆汁。

（2）体征：肛门指检可触到秘结的胎粪，并可能随指检带出粪塞而使症状缓解。

（3）辅助检查：腹部 X 线平片可见小肠及结肠充气，或有胎粪颗粒阴影。

（二）临证鉴别

1. 尿闭 新生儿尿潴留应与尿闭相鉴别。所谓尿闭表现为无尿（每小时 <0.5mL/kg）或少尿（每小时 <1.0mL/kg），而无膀胱充盈的相应表现。其原因为肾脏不能排泄尿液。肾脏大小可正常、缩小或增大。新生儿生后 72 小时仍无尿或少尿时应注意有无严重病理情况。内科情况有尿酸盐性尿闭、肾前性少尿、肾静脉血栓形成和肾衰竭。外科情况有各种先天性泌尿道畸形，包括双肾发育不全。新生儿肾功能不全中 20% 是由于各种先天畸形所致。

2. 巨结肠 生后胎粪排出延迟，90% 以上患儿生后 24 小时内无胎粪，继而出现顽固性便秘、呕吐和腹胀。肛门指诊可觉出直肠内括约肌痉挛，至壶腹部空虚不能触及大便，经直肠指检或温盐水灌肠后常有大量胎粪及气体呈"爆炸式"排出而症状缓解。缓解数日后症状又复发。常伴有营养不良和食欲减退。腹部立位平片多显示低位结肠梗阻，肠腔普遍扩张胀气，有多数液平面及呈弧形扩张的肠袢，可看到扩张的降结肠，直肠不充气，表现为盆腔空白。钡灌肠为主要的诊断方法。可见直肠、乙状结肠远端细窄，结肠壁的结肠袋形消失，变平直，无蠕动，有时呈不规则锯齿状。乙状结肠近端及降结肠明显扩张，肠腔扩大，袋形消失，蠕动减弱。移行段多呈猪尾状，蠕动到此消失。24 小时后再观察，结肠内仍有较多的钡剂存留。

3. 肠闭锁 生后即有持续性呕吐，24～36 小时内无正常胎粪排出，并有进行性腹胀，直肠指诊仅见少量发绿色分泌物，用盐水灌肠也不能排出胎粪。腹部 X 线立位平片在诊断上有很大价值。高位肠闭锁立位 X 线片上腹可见 2～3 个扩大的液平面，称双泡或三泡征，其他肠段全不充气；低位肠闭锁则可见多个扩大肠段与液平面，其余肠段及结肠不充气。钡灌肠可见胎儿型结肠，即可确诊。

第十二章 传染病

第一节 顿 咳

顿咳是小儿时期感受时行邪毒引起的肺系时行疾病,临床以阵发性痉挛咳嗽,咳后有特殊的鸡啼样吸气性吼声为特征。本病因其咳嗽特征又名"顿呛""顿嗽""鹭鸶咳";因其具有传染性,故又称"天哮呛""疫咳"。顿咳好发于冬春季节,以5岁以下小儿最易发病,年龄愈小,则病情大多愈重,10岁以上则较少罹患。病程愈长,对小儿身体健康影响愈大,若不及时治疗,可持续2~3个月或更长时间。典型的顿咳与西医学百日咳相符。

一、古籍文献阐释

本病在古代医籍中有不少类似记载,如《素问·咳论》已有有关症状描述:"久咳不已,三焦受之……此皆聚于胃,关于肺,使人多涕唾而面浮肿气逆也。"明代秦景明《幼科金针·天哮》记载:"夫天哮者……盖因时行传染,极难奏效。其症咳起连连,而呕吐涎沫,涕泪交流,眼胞浮肿,吐乳鼻血,呕衄睛红。"更确切地描述了本病证状表现,并指出本病的传染性。《诸病源候论·咳嗽候》云:"肺咳,咳而引颈项而唾涎沫是也……厥阴咳,咳而引舌本是也。"《本草纲目拾遗·禽部》云:"治肾咳,俗呼顿咳,从小腹下逆上而咳,连咳数十声,少住又作,甚则咳发必呕,牵掣两胁,涕泪皆出,连月不愈者,用鸬鹚涎,滚水冲服,下咽即止。"《幼科七种大全·治验顿嗽》云:"顿咳一症,古无是名,由《金镜录》捷法歌中,有连声顿咳,黏痰至之一语。俗从而呼为顿咳,其嗽亦能传染,感之则发作无时,面赤腰曲,涕泪交流,每顿嗽至百声,必咳出大痰乃住,或所食乳食,尽皆吐出乃止。咳之至久,面目浮肿,或目如拳伤,或咯血,或鼻衄,时医到此,束手无策。遂以为此症最难速愈,必待百日后可瘥。"《医学真传·咳嗽》云:"咳嗽俗名曰呛,连咳不已,谓之顿呛。顿呛者,一气连呛二三十声,少者十数声,呛则头倾胸曲,甚则手足拘挛,痰从口入,涕泣相随,从膺胸而下应于少腹。大人患之,如同哮喘,小儿患之,谓之时行顿呛……不与之药,亦不丧身。若人过爱其子,频频服药,医者但治其气不治其血,但理其肺不理其肝,顿呛未已,又增它病。"

二、病因及发病机理

本病由外感时行邪毒侵入肺系，夹痰交结气道，导致肺失肃降，为其主要病因病机。

小儿时期肺常不足，易感时行外邪，年龄愈小，肺更娇弱，感邪机会愈多。病之初期，时行邪毒从口鼻而入，侵袭肺卫，肺卫失宣，肺气上逆，而出现形似普通感冒咳嗽症状，且有寒热之不同。继而疫邪化火，痰火胶结，气道阻塞，肺失清肃，气逆上冲，而咳嗽加剧，以致痉咳阵作，痰随气升，待痰涎吐出后，气道稍得通畅，咳嗽暂得缓解。但咳嗽虽然在肺，日久必殃及它脏。犯胃则胃气上逆而致呕吐；犯肝则肝气横逆而见两胁作痛；心火上炎则舌下生疮，咳则引动舌本；肺与大肠相表里，又为水之上源，肺气宣降失司，大肠、膀胱随之失约，故痉咳则二便失禁；若气火上炎，肺火旺盛，引动心肝之火，损伤经络血脉，则咯血、衄血；肝络损伤，可见目睛出血，眼眶瘀血等。病至后期，邪气渐退，正气耗损，肺脾亏虚，多见气阴不足证候。

年幼或体弱小儿体禀不足，正气亏虚，不耐邪毒痰热之侵，在病之极期可导致邪热内陷的变证。若痰热壅盛，闭阻于肺，可并发咳喘气促之肺炎喘嗽；若痰热内陷心肝，则可致昏迷、抽搐之变证。

1. 初咳期 从起病至发生痉咳，7～10 天。可见咳嗽、发热、流涕、喷嚏等感冒症状；两三天后，发热消退，但咳嗽渐剧，咳痰不易，咳声不畅，夜间尤甚。

2. 痉咳期 持续 2～4 周或更长。咳嗽呈阵发性、痉挛性剧烈咳嗽，咳后伴鸡鸣样吸气声。一般从发病第 2 周开始，本期病程 3～6 周不等，病甚者可达 8～12 周。

3. 恢复期 痉咳消失至咳嗽止，2～3 周。痉咳缓解，发作次数减少，间隔时间延长，咳嗽减轻，直至完全不咳。

三、症状识辨及辨证

1. 症状识辨

（1）辨舌脉及指纹

初期舌淡苔薄白或白滑，脉浮，指纹淡滞，多为风寒郁肺；舌尖红，苔薄黄，脉浮数，指纹浮紫，多为风热郁肺；痉咳期舌红，苔黄腻，脉滑数，指纹紫滞多为痰热阻肺；舌质淡或正常，苔白腻或白滑，脉滑，指纹青紫而隐，多为痰浊阻肺；恢复期舌质红，苔少而乏津，脉细数，指纹细紫，多为肺阴不足；舌质淡，舌苔薄而润滑，脉象细弱，指纹淡红，多为肺脾气虚。

（2）辨识常证和证之轻重

辨常证：一般按病情经过分 3 期辨证。初咳期，历时 1 周左右，自发病至痉咳出现之前，类似感冒咳嗽，病性表现为风寒者，与风寒咳嗽相似，病性表现为风热者，与风热咳嗽相似，均可兼有肺卫表证。痉咳期，历时 4～6 周，从出现典型的痉咳症状开始至痉咳逐渐消失，患儿连咳不已，每次发作连咳数十声，咳后有特殊高调鸡鸣样吸气性回声，最后出现呕吐痰涎或胃内容物；恢复期历时 2 周左右，从痉咳缓解至咳嗽完全消失，此期为久咳伤肺，邪衰正虚。

辨别轻重：轻证者痉咳不甚，发作次数较少，痉咳时痛苦表现轻，痉咳期的持续时间短，易于恢复，此证多表现为痉咳期的痰浊胶滞；重证者，多表现为痰火胶结，内扰它脏，证见痉咳剧烈，发作频繁，伴见面红目赤、目睛出血、面目浮肿、两胁胀痛。严重者可致痰热内陷引发变证，常见变证一是痰热闭肺，出现发热咳喘之证；二是邪毒内陷心肝，出现神昏抽搐之证。

2. 辨证要点

顿咳辨证大体可按初咳、痉咳及恢复三期分证。主要表现为咳嗽、痰阻，性质有寒热差异。初咳期邪在肺卫，属表证，咳嗽痰白者为风寒；咳嗽痰黄者为风热。痉咳期邪郁肺经，痰热阻肺属里证，痉咳痰稀为痰湿阻肺；痉咳痰稠为痰火伏肺。恢复期邪去正伤，多虚证，呛咳痰少黏稠为肺阴不足；咳而无力，痰液稀薄为肺脾气虚。

四、证治要点

本病主要病机为痰气交阻，肺气上逆，故其治法重在化痰清火，泻肺降逆。初咳期以辛温散寒宣肺、疏风清热宣肺为治法；痉咳期以化痰降气、泻肺清热为治法；恢复期以养阴润肺、益气健脾为治法。

五、分期论治

1. 初咳期

【证候特点】鼻塞流涕，咳嗽阵作，咳声高亢，2～3 天后咳嗽日渐加剧；为时 1 周左右。日轻夜重，痰稀白，量不多，或痰稠不易咳出。苔薄白或薄黄，脉浮。

【辨证要点】鼻塞流涕，咳嗽阵作，咳声高亢。

【治法】开宣肺卫，顺气消痰。

【处方】外推坎宫，上推天门，逆运太阳，揉肺俞，推膻中，揉乳根、乳旁，清肺经，逆运内八卦，推四横纹。[小儿推拿. 科学技术文献出版社. 2001.]

【方义】外推坎宫、上推天门、逆运太阳以疏风散邪；清肺经、揉肺俞、推膻中而开宣肺卫；逆运内八卦、推四横纹、揉乳根及乳旁则顺气化痰。

加减：证属热者加清天河水，退六腑，揉耳后高骨，上推大椎，以疏风清热；证属寒者，加推三关，揉二扇门，黄蜂入洞，揉风池，以疏风散寒。[小儿推拿. 科学技术文献出版社. 2001.]

2. 痉咳期

【证候特点】咳嗽连续，日轻夜重，咳后伴有深吸气样鸡鸣声，吐出痰涎及食物后，痉咳得以暂时缓解。伴有目睛红赤，两胁作痛，舌系带溃疡。舌红，苔薄黄，脉数。

【辨证要点】 本证以阵发性痉挛性咳嗽症状为特征。本证容易产生变证，须及早辨识。

【治法】 泻肺清热，涤痰镇咳。

【处方】 下推膻中，揉乳中、乳旁、肺俞，清肺金、天河水，退六腑，揉内劳，逆运内八卦，推四横纹，水底捞明月，飞金走气，飞经走气，按弦走搓摩，拿丰隆。［小儿推拿．科学技术文献出版社．2001．］

【方义】 用清肺金、天河水，退六腑，揉内劳，水底捞明月，飞金走气，清热泻火；逆运内八卦，推四横纹，按弦走搓摩，飞经走气，下推膻中，揉乳中、乳旁、肺俞，拿丰隆，宣肺降气，化痰止咳。

3. 恢复期

【证候特点】 痉咳缓解，发作次数减少，间隔时间渐长，痉咳程度渐轻，直至完全不咳。咳嗽无力，痰少，声嘶，神怯气短，困倦乏力，口干多饮，食少纳呆，面白唇淡。舌红少苔或无苔，脉细弱，指纹淡。

【辨证要点】 痉咳缓解，仍有干咳无痰或痰少而稠，声音嘶哑或咳声无力，痰白清稀。

【治法】 益气养阴，补肺健脾。

【处方】 揉肺俞，推膻中，揉乳旁，补肺金、脾土，清胃经，揉板门、内外劳宫，运内八卦，推四横纹，分手阴阳，推三关，天门入虎口，打马过天河，猿猴摘果。［小儿推拿．科学技术文献出版社．2001．］

【方义】 补肺金、脾土，清胃经，揉板门、内外劳宫，推三关，天门入虎口，打马过天河，意在益气养阴，补肺健脾；运内八卦，推四横纹，猿猴摘果，推膻中，揉乳旁、肺俞以期调气，化痰，止咳；分手阴阳而和气血，调阴阳。

六、现代医学认识

（一）诊断要点

1. 病史 根据流行病学资料，未接种百日咳疫苗，有百日咳接触史。

2. 临床表现

（1）初咳期：从起病至发生痉咳，7~10 天。病情类似感冒，可有发热、咳嗽、流涕及喷嚏等。2~3 天后热退，鼻塞流涕渐减，而咳嗽日渐加重，由声咳渐转阵发性连续咳嗽，夜间为重。

（2）痉咳期：持续 2~4 周或更长。咳嗽呈阵发性、痉挛性剧烈咳嗽，咳后伴鸡鸣样吸气声。如此反复，患儿表情痛苦，颜面红紫，涕泪交加，舌向外伸，舌下破溃，最后咳出大量黏痰并吐出胃内容物，咳嗽暂缓。痉咳日轻夜重，每因情绪激动、进食等因素而诱发。新生儿和婴儿常无典型痉咳，而表现为窒息发作，抽痉，面唇青紫等危症。

（3）恢复期：痉咳消失至咳嗽止，2～3周。本病的临床诊断应注意观察几个特殊的症状表现：痉挛性咳嗽，及面目浮肿、目睛出血、舌系带溃疡。对于发病初期感冒症状逐渐减轻，而咳嗽反增，日轻夜重者，应高度怀疑本病。

3. 实验室检查

（1）血象：初咳期及痉咳期白细胞总数可高达（20～40）×10⁹/L，淋巴细胞占0.6～0.7。

（2）细菌培养：鼻咽拭子培养法和咳碟法做细菌培养，有百日咳嗜血杆菌生长。

（3）血清学检查：用酶联免疫吸附试验检查血清中特异性 lgM 抗体，可用于早期诊断。

补体结合试验用于回顾性诊断。

（二）临证鉴别

其他细菌及病毒感染可引起百日咳综合征。副百日咳杆菌及腺病毒、呼吸道合胞病毒等均可引起类似百日咳的痉挛性咳嗽，主要依靠病原体分离或血清学检查进行鉴别。

第二节 痄 腮

痄腮是因感受风温邪毒，壅阻少阳经脉引起的时行疾病。以发热、耳下腮部漫肿疼痛为临床主要特征。本病好发于学龄前期及学龄期儿童，一般预后良好。少数患儿病情严重可见昏迷、痉厥变证。本病一年四季均可发生，以冬春两季易于流行。本病在古医籍中有"搭腮肿""腮颌发"等名称，民间称"鸬鹚瘟""蛤蟆瘟"。现代医学称之为流行性腮腺炎。

一、古籍文献阐释

早在《素问·至真要大论》就有"民间少腹控睾，引腰背，上冲心痛，见血，嗌痛颌肿"，应当是痄腮邪毒引睾窜腹所致变证的最早记载。隋《诸病源候论·小儿杂病诸候》中有"风热毒气客于咽喉、颔颊之间，与气血相搏，结聚肿痛"的记载，不仅论述了痄腮的病因病机，并论及了病位和主要证候。

金代《疮疡经验全书·痄腮》记述："此毒受在牙根耳聍，通于肝肾，气血不流，壅滞颊腮，此是风毒争。"指出了本病的确切病位，还分析了病因和病机特点，并首立痄腮之名。明代《外科正宗·痄腮》进一步阐明："痄腮乃风热湿痰所生，有冬温后天时不正，感发传染者，多两腮肿痛，初发寒热。"并提出内服柴胡葛根汤，外敷如意金黄散的治疗方法。

清《冷庐医话·杂病》云："痄腮之症，初起恶寒发热，脉沉数，耳前后肿痛，隐隐有红色，肿痛将退，睾丸忽胀。亦有误用发散药，体虚不任大表，邪因内陷，传入厥阴脉络，睾丸肿痛，而耳后全消者。盖耳后乃少阳胆经部位，肝胆相为表里，少阳感受风热，邪移于肝经也。"不仅描述了痄腮的临床表现、并发症，同时明确指出本病病机为邪犯少阳，而少阳与厥阴互为表里，足厥阴之脉循少腹络阴器，邪毒传入厥阴，故发生睾丸肿痛。《疡科心得集·辨鸬鹚瘟耳根痈异证同治论》云："夫鸬鹚瘟者，因一时风温偶袭少阳，脉络失和。生于耳下，或发于左，或发于右，或左右齐发。初起形如鸡卵，色白濡肿，状若有脓，按不引指，但酸不痛，微寒微热，重者或憎寒壮热，口干舌腻。初时则宜疏解，热盛即用清泄。或挟肝阳上逆，即用息风和阳。此证永不成脓，过一候自能消散。"不仅指出了痄腮的病因、病机、病位、临床特征、治法，而且还指出本病永不成脓。

推拿治疗方面，《厘正按摩要术》指出："头肿。由风温内伏，热毒壅遏。或发于两颐则为痄腮，或发于头面则为大头瘟。内治以普济消毒饮去升、柴、芩、连主之。分阴阳（二百遍），推三关（二百遍），退六腑（一百遍），推脾土（一百遍），揉两太阳（五十遍），运八卦（二十遍），揉内劳宫（三十遍）。"

二、病因及发病机理

痄腮病因为感受风温邪毒，主要病机为邪毒壅阻少阳经脉，与气血相搏，凝滞耳下腮部。风温邪毒从口鼻肌表而入，侵犯足少阳胆经。胆经起于眼外眦，经耳前耳后下行于身之两侧，终止于两足第四趾端。少阳受邪，毒热循经上攻腮颊，与气血相搏，气滞血瘀，运行不畅，凝滞腮颊，故局部漫肿、疼痛。热甚化火，出现高热不退，烦躁头痛，经脉失和，机关不利，故张口咀嚼困难。

足少阳胆经与足厥阴肝经互为表里，热毒炽盛，正气不支，邪陷厥阴，扰动肝风，蒙蔽心包，可出现高热不退、抽风、昏迷等症。

足厥阴肝经循少腹络阴器，邪毒内传，引睾窜腹，则可伴有睾丸肿胀、疼痛或少腹疼痛。肝气乘脾，还可出现上腹疼痛、恶心呕吐等症。

1. 邪犯少阳　时邪病毒从口鼻而入，侵犯足少阳胆经。胆经起于眼外眦，经耳前耳后下行于身之两侧，终止于两足第四趾端。邪毒循经上攻腮颊，与气血相搏，凝滞于耳下腮部，则致腮部肿胀疼痛；邪毒郁于肌表，则致发热恶寒；邪毒郁阻经脉，关节不利，则致咀嚼不便；邪毒上扰清阳，则头痛；邪毒内扰脾胃，则致纳少、恶心、呕吐。

2. 热毒蕴结　时邪病毒壅盛于少阳经脉，循经上攻腮颊，气血凝滞不通，则致腮部肿胀、疼痛，坚硬拒按，张口咀嚼不便；热毒炽盛，则高热不退；邪热扰心，则烦躁不安；热毒内扰脾胃，则致纳少、呕吐；热邪伤津，则致口渴欲饮、尿少而黄。

3. 邪陷心肝 足少阳胆经与足厥阴肝经互为表里，热毒炽盛者，邪盛正衰，邪陷厥阴，扰动肝风，蒙蔽心包，可见高热、抽搐、昏迷等证，此为邪陷心肝之变证。

4. 毒窜睾腹 足厥阴肝经循少腹络阴器，邪毒内传，引睾窜腹，可见睾丸肿胀、疼痛，或少腹疼痛等证，此为毒窜睾腹之变证。肝气乘脾，还可出现上腹疼痛、恶心呕吐等证。

三、症状识辨及辨证

1. 症状识辨

（1）辨舌脉：舌质红，苔薄白，脉浮数，多为邪犯少阳；舌质红，苔黄腻，脉滑数，多为热毒蕴结；舌苔厚腻，苔黄，脉洪数，多为邪陷心肝；舌质红，苔黄，脉数，多为毒窜睾腹。

（2）辨轻证、重证：痄腮的辨证要点主要是辨别轻证重证。轻证不发热或发热不甚，腮肿不坚硬，属温毒在表；重证发热高，腮肿坚硬，胀痛拒按，属热毒在里。若出现高热不退，神识昏迷，反复抽风，或睾丸胀痛，少腹疼痛等并发症者，为变证。

2. 辨证要点

本病辨证，以经络辨证为主，同时辨常证、变证。根据全身及局部症状，凡发热、耳下腮肿，但无神志障碍，无抽搐，无睾丸肿痛或少腹疼痛者为常证，病在少阳经为主；若高热不退、神志不清、反复抽搐，或睾丸肿痛、少腹疼痛者为变证，病在少阳、厥阴二经。

四、证治要点

本病治疗，着重于清热解毒，佐以软坚散结。初起温毒在表者，以疏风清热为主，若病情较重，热毒壅盛者，治宜清热解毒为主。腮肿硬结不散，治宜软坚散结，清热化痰。软坚散结只可用宣、通之剂，以去其壅滞，不要过于攻伐，壅滞既去，则风散毒解，自然会达到消肿止痛的目的。对于病情严重出现变证，如邪陷心肝，或毒窜睾腹，则按息风开窍或清肝泻火等法治之。

五、分型条辨

※孙重三流派

证候特点：初起病情轻微者，发热恶寒，一侧或双侧耳下腮部漫肿疼痛，咀嚼不便，或有咽红，舌苔薄白或淡黄，舌质红，脉象浮数，指纹紫红。症状严重者，憎寒壮热，头痛，口干，腮部漫肿，胀痛拒按，咽红肿痛，苔黄，舌红，脉滑数。

辨证要点：发热恶寒，一侧或双侧耳下腮部漫肿疼痛，咀嚼不便。

治法：清热解毒，消肿散结。

处方：分手阴阳（阴多阳少），清天河水，退六腑，清大肠，揉涌泉。

操作：

①分手阴阳（阴多阳少）：医者两手食指固定患儿掌根之两侧，中指托住患儿手背，无名指、小指固定患儿的四指，然后以两拇指自小天心处向两旁分至阳池、阴池，阴池侧多推。阳池侧推100次，阴池侧推200次。

②清天河水：医者以左手持患儿之手，使掌心向上，食指在下伸直，托患儿前臂，再以右手拇指侧面或食、中二指正面，自总经（筋）向上成直线推之。推100～200次。

③退六腑：令患儿之掌侧置，手心向内，医者以左手持患儿之左手，食指在上伸直，抚患儿前臂，再以右手食、中二指自肘尖推至大横纹头。推100～200次。

④清大肠：医者以左手托住患儿之手，使掌侧置，右手食、中二指，夹住患儿之拇指，然后以拇指侧面自患儿虎口推向食指桡侧边，推100～300次。

⑤揉涌泉：医者以左手托住患儿足跟，再以右手拇指面揉100～200次。

方义：孙重三在治疗发颐时喜用分手阴阳，多分阴池，以取"热者寒之"之意。清大肠有泻肝胆实火，清下焦燥热的作用。推涌泉引热下行，釜底抽薪。退六腑、清天河水有清热、凉血、解毒、散结的作用。清天河水、退六腑、揉涌泉多推久推，可泻下实热，是治疗热毒炽盛的有效手法。

1. 邪犯少阳

【证候特点】一侧或两侧腮部漫肿疼痛，咀嚼不便，轻微发热恶寒。头痛，纳少、恶心、呕吐。舌质红，苔薄白，脉浮数。

【辨证要点】轻微发热，咽红，耳下腮部漫肿疼痛，咀嚼不便，全身症状不重。

【治法】疏风清热，散结消肿。

【处方】上推天门、耳后高骨，分推坎宫，逆运太阳，清肺金、板门，清天河水，退六腑，分手阴阳，掐揉少商，拿合谷。[小儿推拿.科学技术文献出版社.2001.]

【方义】上推天门、耳后高骨，分推坎宫，逆运太阳用以疏风解表；清肺金、天河水，退六腑以宣肺清热；掐揉少商，拿合谷，清板门以清利咽喉；分手阴阳以协调阴阳。

2. 热毒蕴结

【证候特点】壮热头痛，口渴欲饮，精神倦怠，咽红腮肿，灼热胀痛，坚硬拒按。食欲不振，或伴呕吐，咀嚼困难，大便秘结，小便短少。舌质红，苔黄腻，脉滑数。

【辨证要点】耳下腮部肿痛，坚硬拒按，张口咀嚼困难，同时见高热、烦躁、口渴、头痛等全身症状。本证容易产生变证，须及早辨识。

【治法】清热解毒，软坚散结。

【处方】揉耳后高骨、翳风，上推大椎，清肝木、心火、小肠、大肠、胃经、天河水，退六腑，水底捞明月，揉内劳，补肾水，泻内、外八卦，分手阴阳，揉合谷。

［小儿推拿.科学技术文献出版社.2001.］

【方义】重清天河水、肝木、心火，退六腑，水底捞明月，上推大椎，意在清热解毒，泻火凉血；补肾水，揉内劳，清小肠、大肠、胃经以生津养液，利尿通腑；泻内、外八卦，分手阴阳则行气降逆；揉耳后高骨、翳风、合谷以消肿散结。

3. 邪陷心肝

【证候特点】腮部肿胀疼痛，坚硬拒按，头痛呕吐，反复抽搐，高热不退，神昏嗜睡，头痛项强。食欲不振，咀嚼困难，大便秘结，小便短少。舌苔厚腻，苔黄，脉洪数。

【辨证要点】高热，耳下腮部肿胀，同时见神昏嗜睡、头痛项强、恶心呕吐、反复抽搐。

【治法】清热解毒，息风开窍。

【处方】清天河水，退六腑，水底捞明月，上推大椎，清心火，平肝木，掐小天心、手背五指节，分手阴阳，揉神门、委中，拿承山。［小儿推拿.科学技术文献出版社.2001.］

【方义】清天河水，退六腑，水底捞明月，上推大椎以清热解毒；清心火，平肝木，掐小天心、手背五指节，分手阴阳，揉神门、委中，拿承山以镇静安神，平肝息风。

4. 毒窜睾腹

【证候特点】腮部肿胀渐消，一侧或两侧睾丸肿胀疼痛，或伴少腹疼痛，拒按。食欲不振，咀嚼困难，大便秘结，小便短少。舌质红，苔黄，脉数。

【辨证要点】腮部肿胀消退后，睾丸肿胀疼痛，或脘腹、少腹疼痛。

【治法】清泻肝胆，活血镇痛。

【处方】清天河水，退六腑，水底捞明月，上推大椎，清心火，平肝木，掐小天心，揉合谷，拿肚角，摩腹，揉脐。［小儿推拿.科学技术文献出版社.2001.］

【方义】清天河水、退六腑、水底捞明月、上推大椎、清心火、平肝木、掐小天心以清泻肝胆；揉合谷、拿肚角、摩腹、揉脐以活血止痛。

六、现代医学认识

（一）诊断要点

1. 腮腺炎流行期间，发病前2～3周有流行性腮腺炎接触史。

2. 初病时可有发热。腮腺肿大以耳垂为中心，向前、后、下扩大，边缘不清，触之有弹性感、疼痛感。常一侧先肿大，2～3天后对侧亦出现肿大。腮腺管口红肿，或同时有颌下腺肿大。

3. 可并发脑膜脑炎、睾丸炎、卵巢炎、胰腺炎等。

4. 血象检查：血白细胞总数正常或偏低，继发细菌感染者血白细胞总数及中性粒细胞均增高。

5. 血清和尿淀粉酶测定：血清及尿中淀粉酶活性与腮腺肿胀相平行，2周左右恢复至正常。

6. 病原学检查：从患儿唾液、脑脊液、尿或血中可分离出腮腺炎病毒。用补体结合试验或酶联免疫吸附实验（ELISA）法检测抗 V（Virus）和抗 S（soluble）两种抗体，S 抗体在疾病早期的阳性率为 75%，可作为近期感染的证据，6～12 个月逐渐下降消失，病后 2 年达最低水平并持续存在。

（二）临证鉴别

1. 化脓性腮腺炎 中医名发颐。腮腺肿大多为一侧；表皮泛红，疼痛剧烈，拒按；按压腮部可见口腔内腮腺管口有脓液溢出；无传染性；血白细胞总数及中性粒细胞增高。

2. 其他病毒性腮腺炎 流感病毒、副流感病毒、巨细胞包涵体病毒、艾滋病毒等都可引起腮腺肿大，可依据病毒分离加以鉴别。

第三节　水　痘

水痘（varicella, chickenpox）是由水痘时邪（水痘 - 带状疱疹病毒）引起的一种急性出疹性传染病，临床以斑疹、丘疹、疱疹和结痂同时存在为特征。本病具有较强的传染性，一年四季均可发生，以冬春季节多见，常呈流行性。各年龄组儿童及成人均可发病，以 6～9 岁小儿多见。大多数儿童患水痘后病情和缓，预后良好；免疫缺陷、接受免疫抑制剂治疗的患儿及新生儿患水痘后多表现为重症，易出现严重并发症。

一、古籍文献阐释

水痘一病，最早见于北宋钱乙的《小儿药证直诀·疮疹候》，书中载："并疮疹证，此天行之病也。""其疮出有五名：肝为水疱，以泪出如水，其色青小。肺为脓疱，如涕稠浊，色白而大。心为斑，主心血，色赤而小。脾为疹，小次斑疮，其主裹血，故赤色黄浅也。"指出水痘为传染性疾病，并列出多种出疹性疾病与之鉴别。水痘病名始于南宋《小儿卫生总微论方·疮疹论》载："其疮皮薄如水疱，破即易干，谓之水痘。"《景岳全书·小儿则》亦明确水痘与"正痘"（即天花）不同："水痘亦有类伤寒之状，身热二三日而出者，或咳嗽面赤、眼光如水，或喷嚏，或流涕，但与正痘不同，易出亦易靥，治而清热解毒为生。"明代徐春圃《古今一统大全·痘疹泄密》载："痘出稠密如蚕种，根虽润，顶面白平。摸不碍指，中有清水，此由热毒熏蒸皮肤而为疹子，大名曰水痘，非痘疮也。"详细描述了水痘的痘疹特征，与天花区分。

清代吴谦《医宗金鉴·痘疹心法要诀》载："水痘皆因湿热成，外证多与大痘同，形圆顶尖含清水，易胀易靥不浆脓，初起荆防败毒散，加味导赤继相从。"完整地阐述了水痘的病因证治。陈复正《幼幼集成·水痘露丹》云："水痘似正痘，外候面红唇赤，眼光如水，咳嗽喷嚏，涕唾稠黏，身热二三日而出，明净如水泡，形如小豆，皮薄，痂结中心，圆晕更少，易出易靥，温之则痂难落而成烂疮，切忌姜椒辣物，并沐浴冷水，犯之则成姜疥水肿。自始至终惟小麦汤为准。"指出具体治疗方药，同时提出患病时应注意饮食、生活调护，以防合并感染。《证治准绳·幼科》载："小儿痘疮，有正痘与水痘之不同……亦与疹子同，又轻于疹子，发热一二日而出，出而即消，易出易靥，不宜燥温，但用轻剂解之，麦汤散主之，羌活散、消毒饮、麦煎散俱可服，又当服大连翘汤以解之……按水痘令小儿患之者大率无害，如无内证，不必服药，无事生事也。"提出本病预后较好。

二、病因及发病机理

水痘病因为水痘时邪从口鼻而入，上犯于肺，下郁于脾，邪毒内郁于肺脾两经而发病，主要病位在脾肺两经，病机关键为时邪蕴郁肺脾，湿热蕴蒸，透于肌表。肺主皮毛，时行邪毒由口鼻而入，蕴郁于肺，肺失宣肃，故见发热、流涕、咳嗽等肺卫症状。脾主肌肉，主运化，邪毒侵脾，则水湿运化失调，时邪与内湿相搏，外透于肌表，则发为水痘。疱疹稀疏，点粒分明，全身症状轻浅，邪伤肺卫，病在卫表，为邪毒尚轻；疱疹稠密，痘色暗赤，皮厚浆混，瘙痒难忍，多伴有壮热口渴烦躁，为感邪较重，邪毒炽盛。热毒化火，郁闭肺络，证见咳嗽、气喘、鼻煽等重症。甚者，内窜厥阴，内陷心肝，出现神昏、惊厥抽搐等重症。小儿水痘一般轻证居多，仅少数患儿因邪毒炽盛，内犯心、肝、肺脏，出现邪陷心肝、邪毒闭肺的变证。

三、症状识辨及辨证

1. 症状识辨

（1）辨皮疹：疱疹稀疏，点粒分明，大小不一，小如绿豆，大如豌豆，内含水液，清澈如珠，周围有红晕，椭圆形，中央凹陷不著，有痒感，呈向心性分布，以躯干为多，四肢较少，为邪毒轻浅；疱疹稠密，痘色暗赤，皮厚浆混，甚至化脓，瘙痒难忍，根盘红晕较著，瘙痒难忍，头皮及口腔、咽喉黏膜等处多见，为湿热蕴结，毒热炽盛，易内陷心肝，出现变证。

（2）辨发热：本病初起如发热或不发热，伴头痛、微咳、流涕等感冒症状，为邪郁肺卫，邪毒轻浅；身热不扬，恶心，呕吐，泄泻，疱疹多见，疱液清亮，为湿热互结；发热口渴，咳嗽痰多，皮疹密集，小便黄赤，大便秘结，为邪热壅肺，热结阳明；持续高热，入夜尤甚，夜卧不安，为毒在气营；高热持续，咳嗽痰稠，咳嗽痰多，喘息气促，为毒热闭肺；高热不退，精神萎靡，甚至抽搐，为毒陷心肝。

2. 辨证要点

本病按卫气营血辨证，根据痘疹、全身及局部症状，区分病情轻重、常证及变证。轻证邪毒在肺卫，发热较轻或不发热，疱疹散在，疱浆清亮，或伴咳嗽、流涕等感冒症状；重症邪毒在气营，常持续高热，疱疹稠密，痘色暗赤，皮厚浆混，烦躁口渴，尿赤便干；若见神昏抽搐，咳嗽痰喘，为邪毒闭肺或邪陷心肝变证。

四、证治要点

本病以卫气营血辨证为主，常证重在卫分、营分；变证重在辨邪毒闭肺或邪陷心肝。水痘治疗主要以清热解毒化湿为基本法则。轻证邪伤肺卫，宜疏风清热解表为主，佐以化湿；重症清气凉营，化湿解毒为主；变证清热解毒，或开窍息风，或开肺化痰，随证治之。对于水痘的治疗，推拿宜作为辅助治疗方法，且操作时，应避开患处。对于变证，宜中西医结合治疗。

五、分型条辨

1. 邪伤肺卫

【证候特点】疱疹稀疏，疹色红润，疱液清亮。轻度发热或不发热，鼻塞，流涕，咳嗽。舌淡红，苔薄白，脉浮。

【辨证要点】疱疹稀疏，疹色红润，疱液清亮，全身症状或局部症状较轻。

【治法】疏风清热，利湿解毒。

【处方】清肺经，清胃经，清天河水。

【方义】清肺经发表透疹；清胃、清天河水清热解毒利湿。

加减：发热重加推坎宫、揉曲池、揉肺俞；鼻塞流涕甚加揉一窝风、揉大椎、揉风池；咳嗽加揉肺俞、推三关。

2. 湿热互结

【证候特点】疱疹散在，根盘红润，疱浆浑浊，躯干皮疹为多。发热汗出不解，小便赤色。舌红，苔白腻或黄厚，脉滑、数。

【辨证要点】根盘红润，疱浆浑浊，身热不扬。

【治法】清热利湿解毒。

【处方】补脾经，揉板门，运八卦，清胃经，清天河水，补肾。

【方义】补脾经、揉板门、运八卦可补脾，健运脾胃，利湿；清胃经、清天河水可清热解毒利湿；补肾可利湿。

加减：高热者，去清天河水加清六腑；呕吐者加揉中脘；头痛者加揉阳池。

3. 毒炽气营

【证候特点】疱疹稠密，痘色红赤，根盘红晕较著，疱浆晦浊，躯干皮疹为多。身热夜甚，睡卧不安，大便干结，小便短赤。舌红绛，苔浊，脉数。

【辨证要点】疱疹稠密，疹色及根盘红赤较著，身热夜甚。

【治法】清营凉血，解毒。

【处方】清六腑，清胃经，清肝经，清心经，揉小天心。

【方义】揉小天心、清肝、清心可清热安神；清六腑、清胃可清热解毒利湿。

加减：大便干结者可揉二马、揉腹。

4. 毒结阳明

【证候特点】疱疹满布，根盘红赤，疱浆浑浊，躯干皮疹为多。持续发热，大便干结。舌红，苔黄厚，脉数。

【辨证要点】疱疹满布，根盘红赤，疱浆浑浊，高热，大便干结。

【治法】清热利湿解毒，通腑泄热。

【处方】清六腑，清胃经，揉二马，揉腹。

【方义】清六腑、清胃清热解毒利湿；揉二马、揉腹通腑泄热。

加减：大便干结甚者，加清大肠经、推七节骨。

5. 邪陷心肝，热盛动风

【证候特点】水痘过程中，壮热不退，烦躁不安，神昏谵语或昏聩不语，甚则昏迷抽搐。舌红绛，苔黄糙，脉弦数。

【辨证要点】水痘过程中出现昏迷抽搐、持续高热，全身症状较重。

【治法】清热解毒，镇惊息风。

【处方】揉内劳宫，揉小天心，清心经，清肝经，清六腑。

【方义】揉内劳宫可清心火，泻肝火，息风开窍；揉小天心、清肝、清心可清热镇惊；清六腑清热解毒利湿。

加减：昏迷抽搐者掐人中开窍醒神。

6. 邪毒闭肺，痰瘀互结

【证候特点】水痘过程中，症见高热，咳嗽气喘，鼻煽，口唇青紫。舌红，苔黄厚，脉滑数。

【辨证要点】水痘过程中出现高热咳喘，全身症状较重。

【治法】清热解毒，开肺化痰。

【处方】清六腑，清肺经，揉膻中，按揉肺俞。

【方义】清六腑清热解毒利湿；清肺、揉膻中、按揉肺俞泻肺平喘。

7. 毒染痘疹，气滞血瘀

【证候特点】痘色紫暗，疱浆晦浊，皮疹破溃，肤红肌肿。持续发热，大便干结。舌红，苔黄腻，脉洪数。

【辨证要点】疱疹紫暗，皮肤破溃。

【治法】清热解毒，活血止痛。

【处方】清六腑，清胃经，补脾经，补肾经。

【方义】清六腑、清胃经清余热，化湿和中；补脾、补肾，利湿同时，扶助正气，去腐生肌。

加减：大便干结者揉腹、揉二马；纳少腹胀者揉板门、揉中脘；心烦者加揉小天心、清心经、清肝经。

六、现代医学认识

（一）诊断要点

根据发病季节、接触史、皮疹特点，不难诊断。

1. 起病前 2~3 周有水痘接触史。

2. 皮疹先于躯干和头部，后波及面部和四肢。初为红色斑疹，数小时变为丘疹，再数小时发展为疱疹，疱疹呈椭圆形，大小不一，内含水液，周围红晕，1~2 天结痂，皮疹分批出现，故斑疹、丘疹、疱疹、结痂同时存在。

3. 病原学检查可分离出病毒，补体结合抗体高滴度或双份血清抗体滴度 4 倍以上。

（二）临证鉴别

1. 丘疹样荨麻疹 好发于婴幼儿，多有过敏史，多为蚊虫叮咬诱发，多在四肢及暴露部位，初为红色丘疹，继而顶部或有疱疹，较硬，不易破溃，瘙痒重，数日可结痂，易反复出现。

2. 脓疱疮 好发于夏季，多发于头面或暴露部位，病初为丘疹，很快发为脓疱，疱液可培养出细菌，多为金黄色葡萄球菌感染。

七、古籍辑录

1.《保婴神术·按摩经》 夫小儿之疾，非有七情所干，不在肝经，则在脾经，其疾多在肝脾两脏……急惊风属肝木，风邪有余之证，治宜清凉苦寒，泻气化痰……内服镇惊清痰之剂，外用掐揉按穴之法……如急惊、天吊惊，掐手上青筋，煅脐上下，掐两耳，又掐总心穴。

2.《小儿推拿广意》 小儿头疮，治宜推三关（一百），推肺（一百），分阴阳（一百），推脾（一百），揉太阳（一百），揉阳池（一百）；小儿口内生疮，治宜退六腑（一百），分阴阳（一百），捞明月（二十），清天河（一百），清肾水（二十），凤凰单展翅（十下）。

第四节　小儿麻痹症

小儿麻痹症现代医学称"脊髓灰质炎""婴儿瘫"。是由脊髓灰质炎病毒引起的急性传染病。临床以发热（双峰热），轻咳，咽红，肢痛，或伴呕吐，腹泻，肢体瘫痪等为特征。本病一年四季可散发，多见于夏秋季节，好发年龄在 1 ~ 5 岁，以 6 个月 ~ 2 岁最多见。脊髓灰质炎病毒为嗜神经病毒，主要侵犯中枢神经系统的运动神经细胞，以脊髓前角运动神经元损害为主，可造成患儿的肢体终生残疾，严重影响患儿的生活及生长发育。

本病在麻痹前期属温病范畴，后期出现肢体痿软，肌肉萎缩畸形，则属"痿证""痿躄"等范畴。

一、古籍文献阐释

根据本病的发病季节以及临床表现，追溯文献可见于"痿""小儿半身不遂"等篇。早在《黄帝内经》中就有与之相类似病证的记载，如《灵枢·邪气脏腑病形》云："脾脉……微缓为风痿，四肢不用，心慧若无病。"指出"风痿"是以肢体软弱不能活动而神志清楚为特征。如《诸病源候论·小儿杂病中风不遂》说："夫风邪中于肢节，经于筋脉，若风挟寒气者，即拘急挛痛；若挟于热，即纵缓不遂。"指出了小儿中风挟热是本病的病因。

古代观察痿证的发病季节和症候表现与现代的婴儿瘫皆大致相仿。如《脾胃论·湿热成痿肺金受邪论》中说："六、七月间，湿令大行，燥金受湿热之邪，绝寒水生化之源，源绝则肾亏，痿厥之病大作，腰以下痿软瘫痪不能动，行走不正，两足敧侧。"这说明了本病以夏季为多，及一侧肢体痿软的症状。又如《温热经纬》中说："初感一、二日间，邪犯膜原，但觉微寒，头额晕胀，胸膈痞满，手指酸痛，此为时疫之报使，不能一发便尽，故有汲汗热除，二、三日复热如前者。"这描述与本病在瘫痪前出现的双峰热极为相似。

对于本病，中医很早以前就认识到是一种疫性疾病，有较强的传染性。如清代王清任《医林改错·小儿半身不遂》中说："小儿自周岁至童年皆有，突然患者少，多半由伤寒、瘟疫、痘疹、吐泻等证。病后元气渐亏，面色青白，渐渐手足不动，甚至手足筋挛，周身如泥塑。"指出了本病与瘟疫传染有关，初起时有温热病的先兆症状，继而出现痿证。

本病的治疗，《素问·痿论》提出"治痿独取阳明"，为后世医家在诊治本病时提供治法。另外，《脾胃论·湿热成痿肺金受邪论》指出："六七月之间，湿令大行，子能令母实而热旺，湿热相合而刑庚大肠，故用寒凉以救之。燥金受湿热之邪，绝寒水生化之源，源绝则肾亏，痿厥之病大作，腰以下痿软瘫痪不能动，行走不正，两足敧侧，以清燥汤主之。"

清代余听鸿在所著《余听鸿医案·痿》中提到："治痿诸法，《证治准绳》各书，言语甚为纷繁。以余思之，用法当简，惟干、湿二字足矣。如花卉菜蔬，过湿则痿，过燥则痿，人之痿而不振，亦为干湿二字尽矣。看痿之干湿，在肉之削与不削，肌肤之枯润，一目了然。如肉肿而润，筋脉弛纵，痿而无力，其病在湿，当以利湿祛风燥湿。其肉削肌枯，筋脉拘缩，痿而无力，其病在干，当养血润燥舒筋。"

二、病因及发病机理

小儿麻痹症外因责之于风湿热毒，正气不足是其内因；其病变主要在肺胃；主要病机为疫毒郁结肺胃，流注经络，气滞血瘀，筋脉失养。病初多属实证，后期则属虚证或虚实夹杂。历代医家都认为是风邪及湿热之邪，如《内经》曰："湿热不攘，大筋软短，小筋弛者，软短为拘，弛者为痿。"《张氏医通》说："痿证脏腑病因虽曰不一，大都起于阳明湿热，内蕴不清，则肺受热乘而曰槁，脾受湿淫而曰溢。"《温病经纬·薛生白湿热病》说："疫疠之邪，自阳明中道，随表里虚实而发，不循经络传次也。以邪既伏中道，不能一发便尽，故有得汗热除，二三日复热如前；有得下里和，二三日复见表热；有表和复见里证。总由邪气内伏，故屡夺屡发，不可归咎于调理失宜，复伤风寒饮食也。"以上都说明痿证的病因都是风湿热之邪。

1. 邪犯肺胃 发病的初期，主要是风湿热时邪由口鼻而入，侵犯肺胃二经，肺失清肃，胃失和降，出现发热、咳嗽、咽红及呕吐，腹泻，嗜睡等风热挟湿的症候。这是风湿热邪熏蒸肺胃二经的阶段。通过正邪斗争，如果正胜邪，那么就可以终止这一阶段而愈。

2. 邪注经络 如果邪气盛，正不胜邪，风湿热邪进一步深入经络，病人在肺胃二经症状消失之后，又再度发热，出现一系列湿热壅滞，经气不畅的症候，病人全身肌肉痛，哭闹异常，拒绝抚抱。发热，面红，汗多，为湿热熏蒸于里的表现。这是风湿热邪壅滞经络阶段。

3. 气虚血滞 在上述阶段之后，经过治疗，以及正邪之间的斗争，邪热虽渐渐清了，但由于邪注经络，致使经络气血失调，运行不畅，筋脉失养，正气受损，因此第三阶段表现气虚血滞、筋脉失养、肢体麻痹、瘫痪无力（软瘫）。在这一阶段，如果正气受损还较轻浅，气血可以逐渐调和，筋脉失养的情况好转，则瘫痪可以逐渐恢复。

4. 肝肾亏损 如果津液、气血受损严重，筋脉失养，就难以恢复。由于肺为水之上源，肺津受损，进一步使肾水不足。胃为多气多血之海，胃经受损，五脏皆失所养，肌肉、筋骨、血脉受损而长期瘫痪。

还需注意的一点，就是在邪毒注入经络阶段，如邪毒炽盛可以出现闭塞肺络，或内窜厥阴而见吞咽呼吸障碍，以及惊厥、昏迷等危重症候。如邪盛正虚，风热痰交炽，直达脏腑，可在发病开始即迅速出现昏痉、喘厥等危候，这是本病的重症。

三、症状识辨及辨证

1. 症状识辨

（1）发热：疾病初起，以呼吸道或消化道症状为主要特征，见发热、头痛、烦躁、咽干、咳嗽及呕吐、泄泻等，一般持续2~4天症状和体征渐见消失，体温正常。因风热疫邪与湿相合，借夏秋时令之气，经口鼻侵入肺胃。疫邪郁于肌表，正邪相争，则出现发热，肺气被郁，失于宣降而出现咳嗽、咽痛等卫分证。邪郁脾胃，脾胃受伤，胃失和降，则伴见呕吐、泄泻等。若正气强盛，抗邪外达，病可痊愈。若正不胜邪，经过3~5天，则发热复起，故称为"双峰热"，且壮热不退，伴见烦躁汗出，疫毒流注经络则伴见肢体疼痛、倦怠无力，见于瘫痪前期。

（2）肢痛无力：胃主宗筋，约筋骨而利关节，风湿热毒疫邪致病初起，邪气壅盛，邪遏肺胃，流注经络，郁闭经络，经脉闭阻，经气不舒，肢体关节不利，肌肉麻痹，出现肢体肌肉疼痛，气行则血行，经气不舒，血脉阻滞，筋骨失养，则肢体倦怠无力，常始见下肢单侧站立无力。

（3）肢体瘫痪，肌肉萎缩：疾病后期，病程日久，疫邪温毒虽解，但气血津液已受劫，肺胃津液亏损，久病损及肾精，经血亏损，无以濡养四肢百骸，故见肢体功能未能恢复，瘫痪的肢体肌肉萎缩，甚至骨骼畸形，此为后遗症期。

2. 辨证要点

主要是辨虚实，按起病缓急、病程长短辨别，风湿热毒疫邪初起，起病急，病程短，表现为邪气壅盛，正气未衰，正邪相争，郁遏肺胃，郁阻经络，经脉闭阻，经气不舒，发为身热，肌肉疼痛。

疫邪温毒深入，正不胜邪，疫毒郁遏化火，劫伤津液，引动肝风，发为烦躁不宁，抽搐不止。疫邪温毒闭塞肺络，气机受阻，痰壅气道，痰鸣气粗，呼吸不整，吞咽困难，或痰浊上蒙清窍，则致痰闭清窍，神志昏迷。以上皆属实证。

疾病后期，疫邪温毒虽解，然气血津液受劫，肺胃津液亏损，久病损及肾精，精血亏损，肝肾亏虚，则出现肢体肌肉松弛，筋骨痿弱，弛缓不用，属虚证。

四、证治要点

小儿麻痹证是由风湿热时邪而引起的急性传染病变，早期病邪主要在肺胃，出现呼吸道及消化道症状。后期累及肝肾，而见肢体痿软瘫痪等症。本病的总治疗原则：在急性期以清热解毒、利湿、疏风活络为主，后期以疏通经络、益气活血、调补肝肾等方法为主要治法。

五、分型条辨

1. 邪犯肺胃

【证候特点】发热有汗，咳嗽，纳呆，恶心。流涕，咽痛，全身不适，头痛，呕吐，腹痛，腹泻。舌红苔薄白，脉濡数，指纹紫滞。

【辨证要点】发热，咳嗽，纳呆，恶心呕吐。

【治法】解表清热，疏风利湿。

【处方】平肝，清肺，清天河水，退六腑，顺运八卦，清胃。

【方义】平肝、清肺、清天河水、退六腑疏风清热解表；顺运八卦、清胃宽胸利膈，和胃化湿。

加减：高热者加清六腑、推坎宫；咳嗽加推三关；呕吐者加揉中脘；头痛者加揉阳池。

2. 邪注经络

【证候特点】发热，肢体疼痛。嗜睡，拒抱，烦躁哭闹，气喘痰鸣，神昏抽搐，面色青灰。舌质红，苔黄腻，脉数，指纹紫。

【辨证要点】发热，肢体疼痛。

【治法】清热化湿，舒通经络。

【处方】清六腑，清胃经，推三关，揉外劳，揉小天心，补脾经，揉脐，按揉足三里，揉小天心，清心、肝经。

【方义】清六腑、清胃经可清热，化湿和中；推三关、揉外劳温阳散寒，配补脾经、揉脐与按揉足三里能健脾化湿，温中散寒；揉小天心，清心、肝经可清心除烦。

加减：神昏抽搐者掐人中开窍醒神。

3. 气虚血滞

【证候特点】肢体痿软，难以站立，握物不牢，一侧或两侧肢体弛缓性瘫痪。神倦乏力，面色无华，或午后潮热，颧红。舌紫暗，苔薄白或苔少，脉虚细无力，指纹淡。

【辨证要点】肢体痿软。

【治法】益气养阴，活血通络。

【处方】补脾经，补心经，补肝经，揉血海、膈俞，揉足三里、三阴交。

【方义】补脾、心、肝经可健脾补气，补血；揉血海可祛瘀生血；揉足三里可益气养血，扶正培元；揉膈俞可补血止血；揉三阴交可补益气血。

加减：上肢拿肩井，揉捏臂、手三里、合谷部肌筋，点肩髃、曲池；下肢拿阴廉、承山、昆仑部肌筋，揉捏伏兔、承扶、股门部肌筋，点腰阳关、环跳、足三里、委中、犊鼻、解溪穴。

4. 肝肾亏损

【证候特点】患肢肌肉松散萎缩，短小而细，躯干各部发生畸形。肢体消瘦不温。舌苔淡，苔薄白，脉沉细，指纹淡。

【辨证要点】肌肉松散萎缩，肢体畸形。

【治法】补益肝肾，强筋壮骨。

【处方】揉二马，补脾经，补肝肾，揉外劳宫，推四横纹。

【方义】揉二马大补元气，补肾益精以壮骨；补脾扶正祛邪，补气养血以生肌；补肝肾以疏肝理气，活血通络以强筋；揉外劳宫温中散寒，和血通络；推四横纹调和气血，化湿通络。

加减：上肢瘫加上肢分筋法；下肢瘫加下肢分筋法；面瘫加治口眼㖞斜法；日久肢凉萎废加推三关，以大补元气，壮阳助热。

※孙重三流派

（1）初热期

证候特点：发热，汗出，咳嗽，全身不适，头痛，纳呆食少，或恶心，呕吐腹泻，持续 2 ~ 3 天；苔薄白，脉濡数，指纹红。

治法：清热通络。

处方：开天门，推坎宫，推天柱骨，分手阴阳（多分阴）。

操作：

①开天门：令患儿仰卧，医者站于患儿之头上方，两手扶住患儿之头，两拇指自眉心起，轮换直上推至发际，推 30 ~ 50 次。

②推坎宫：医者以两手对捧患儿之头部，先以拇指掐坎宫一下，再以两拇指顶的侧面自天心向外分推至坎宫，推 20 ~ 30 次。

③推天柱骨：医者以左手扶患儿之前额，右手拇指或食指，自后发际上一寸处向下推至第一椎骨，推 20 ~ 40 次。

④分手阴阳（多分阴）：医者两手食指固定患儿掌根之两侧，中指托住患儿手背，无名指、小指固定患儿的四指，然后以两拇指自小天心处向两旁分至阳池、阴池，阴池侧略重，推 100 ~ 150 次。

方义：开天门、推坎宫能清热解表，透达外邪；推天柱骨能清解肺胃郁热，降逆止呕；分手阴阳平衡阴阳，养阴清热。

（2）瘫痪前期

证候特点：嗜睡，倦怠乏力，肌肉疼痛，此时患儿不要人抚抱或触及，触之则嚎叫啼哭。

治法：此期因患儿肌肉疼痛，触之则痛甚，故不宜推拿治疗。

（3）瘫痪期和后遗症期

证候特点：患儿于 4 ~ 6 天后，体温下降，开始出现肢体痿软，瘫痪，肌肉弛缓，后期可出现肢体畸形，肌肉萎缩，严重的可致残。

治法：疏通经络，滑利关节。

处方：

①上肢不能抬举：掐臂臑、掐肩髃、掐肩贞、掐肩井、推上肋骨弓。

②肘关节不能伸屈：掐揉手三里、掐曲池、摇抖肘法。肘不能屈曲的可加掐尺泽。

③手腕不能背屈和手指不能伸直：掐合谷、掐外关、掐支沟、凤凰展翅法、飞经走气法。

④手腕、手指不能屈曲：掐间使、掐内关、掐灵道、掐神门、摇肘肘法。

⑤足不能背屈：掐阳陵泉、掐阳辅、掐悬钟、拍足三里、按膝法。

⑥足不能外转和伸展：掐阳辅、掐悬钟、掐阳陵泉、掐足三里、拿昆仑、按膝法。足不能外转加摇踝关节（向外摇），足不能伸展加掐商丘、掐太冲。

⑦足不能内转和屈曲：掐太溪、掐三阴交、拿委中、拿后承山、按膝法。足不能内转加摇踝关节（向内摇）、掐阳陵泉。

⑧髋关节不能前屈：按压伏兔、按揉阴市、按揉梁丘、抖腿。

⑨内翻足：掐阳陵泉、掐悬钟、掐阳辅、掐三阴交、掐昆仑、按揉环跳、摇踝关节（向外摇）、按膝法。

⑩外翻足：掐太溪、掐交信、掐三阴交、拿委中、拿承山、摇踝关节（向内摇）、按膝法。

⑪外翻仰趾足：掐交信、掐三阴交、拿委中、拿承山、掐阳陵泉、按揉环跳一、按膝法。

方义：在治疗中孙重三结合经络循行，以掐、按揉、抖、摇等重刺激手法重点治疗各瘫痪部位附近穴位来疏通经络，滑利关节，改善患处气血循行，使肌肉筋脉得其濡养，纠正畸形，改善运动功能。

六、特色技法

孙重三流派

名称：推上肋骨弓。

操作：令患儿取半侧卧位，先掐肩井、臂臑、肩髃各三十次。然后一手握患儿肘关节使之上举，掌面向头；另一手以尺侧掌根，自患儿十一肋端向上轻轻推至肘部10～20次。

方义：推上肋骨弓是孙重三先生的特色操作，为其他历代文献未载。若治疗小儿麻痹后遗症上肢不能抬举，孙先生多用推上肋骨弓配合掐臂、掐臑会、掐肩贞、掐肩井。

七、现代医学认识

（一）诊断要点

1. 流行病史

结合发病季节，详细询问当地发病情况、接触史及疫苗接种情况。

2. 临床症状

（1）前驱期（1～4天）：发热、汗出、烦躁、腹痛、泄泻等轻度呼吸道及消化道症状，伴全身感觉过敏。

（2）瘫痪前期（3~6天）：大多于前驱期热退后经1~6天无症状期，身热又起，全身不适，呕吐汗出，感觉过敏，不愿人抱，坐立不安，肌肉疼痛，令患儿坐起时不能弯背，须用上肢支撑，以支持躯干坐姿。

（3）瘫痪期（1~2周）：瘫痪发生在发热第3~4天，热退后瘫痪不再进展，肢体弛缓性瘫痪，呈不对称分布，下肢多于上肢，其他肌群亦有受累，如背肌、腹肌、膀胱肌、呼吸肌等。呼吸中枢受损，可有呼吸深浅不匀。

（4）恢复期：肌力、腱反射逐渐恢复。

（5）后遗症期：受累肌群或肢体出现萎缩和畸形。

3. 实验室检查

脑脊液细胞数大多增加，亦可正常。病原学检查，整个病程中取粪便进行病毒分离。血清学检查补体结合中和试验等。以上均具有诊断意义。

（二）临证鉴别

1. 感染性多发性神经根炎 本病也是弛缓性瘫痪，所不同的是它的瘫痪是两侧对称的，瘫痪出现时往往无发热，并伴有感觉障碍，瘫痪呈逐渐进行、对称、上升性，严重时病情发展至延髓部分，可出现中枢呼吸衰竭及吞咽麻痹，危及病儿生命。另外，此病的麻痹期，脑脊液清亮，细胞数不多，但蛋白含量显著增高，这种不符合的特点称为"细胞蛋白分离现象"。而灰质炎的瘫是不对称的，无感觉障碍，瘫前有明显的"双峰热"，脑脊液在瘫前期细胞数升高，蛋白也升高。

2. 假性瘫痪 因外伤或注射刺激性药物引起的疼痛，使婴儿不敢活动，称假性瘫痪，应与本病鉴别，若轻轻扶起肢体然后放下，假性瘫痪的小儿能将病肢维持在扶起的位置上，而婴儿瘫的肢体则不自主下坠。

3. 其他肠道病毒 疱疹病毒、柯萨奇病毒也可侵犯中枢神经系统，引起瘫痪，可根据流行病学，预防接种史，详细的病史及病毒分离和血清学检查，进一步确定诊断。

第十三章 头面五官疾病

第一节 头 痛

头痛（headache）是临床的常见的自觉症状，可单独出现，亦可见于多种疾病的过程中，多由外感六淫、内伤杂病而引起。一年四季均可发病，可见于各年龄段儿童。

头痛可见于西医学内、外、神经、精神、五官等各科疾病中，本章主要论述内科常见的头痛。

一、古籍文献阐释

头痛一证首载于《内经》，在《素问·风论》中称之为"首风""脑风"，描述了"首风"与"脑风"的临床特点，并指出外感与内伤是导致头痛发生的主要病因。如《素问·风论》谓："新沐中风，则为首风"，"风气循风府而上，则为脑风"。《素问·五脏生成》言："头痛癫疾，下虚上实，过在足少阴、巨阳，甚则入肾。"《内经》认为，六经病变皆可导致头痛。

汉代张仲景在《伤寒论》中论及太阳、阳明、少阳、厥阴病头痛的见症，并列举了头痛的不同治疗方药，如厥阴头痛，"干呕，吐涎沫，头痛，吴茱萸汤主之"。李东垣《东垣十书》将头痛分为外感头痛和内伤头痛，根据症状和病机的不同而有伤寒头痛、湿热头痛、偏头痛、真头痛、气虚头痛、血虚头痛、气血俱虚头痛、厥逆头痛等，并补充了太阴头痛和少阴头痛。《丹溪心法·头痛》还有痰厥头痛和气滞头痛的记载，并提出头痛"如不愈各加引经药，太阳川芎，阳明白芷，少阳柴胡，太阴细辛，厥阴吴茱萸"，至今对临床仍有指导意义。部分医著中还记载有"头风"一名，王肯堂《证治准绳·头痛》说："医书多分头痛头风为二门，然一病也，但有新久去留之分耳，浅而近者名头痛，其痛猝然而至，易于解散速安也。深而远者为头风，其痛作止不常，愈后遇触复发也。"但瘀血一说少有提及，清代医家王清任大倡瘀血之说，《医林改错·头痛》论述血府逐瘀汤证时说："查患头痛者无表证，无里证，无气虚，痰饮等证，忽犯忽好，百方不效，用此方一剂而愈。"至此，对头痛的认识也日趋丰富。

推拿治疗方面，《小儿推拿广意》指出："小儿头痛，揉脐及阳池、外劳宫。头向上者，宜补脾土、运八卦为主。"《幼科推拿秘书》指出："阳池穴，在一窝风之下，掐此专治头痛；治头痛，宜掐阳池、揉外劳，若头向上，又宜补脾土、运八卦。"

二、病因及发病机理

头痛病因多端，但不外乎外感和内伤两大类。盖头为"诸阳之会""清阳之府"，又为髓海所在，凡五脏精华之血，六腑清阳之气，皆上注于头，故六淫之邪外袭，上犯颠顶，邪气稽留，阻抑清阳，或内伤诸疾，导致气血逆乱，瘀阻经络，脑失所养，均可发生头痛。诚如《医碥·头痛》说："头为清阳之分，外而六淫之邪气相侵，内而六腑静脉之邪气上逆，皆能乱其清气，相搏击致痛，须分内外虚实。"

1. 感受外邪 小儿脏腑娇嫩，形气未充，易受外邪侵袭而发病，起居不慎，感受风、寒、湿、热之邪，邪气上犯颠顶，清阳之气受阻，气血凝滞，而发为头痛。因风为百病之长，故六淫之中，以风邪为主要病因，多夹寒、湿、热邪而发病。

2. 情志失调 肝为刚脏，喜条达，情志不遂，肝失调达，疏泄不利，气郁阳亢，或肝郁化火，阳亢火生，上扰清窍，可发为头痛。

3. 先天不足 先天禀赋不足，肾精亏虚。肾主骨生髓，髓上通于脑，脑髓有赖于肾精的不断化生。若肾精亏虚，脑髓空虚，则会发生头痛。

4. 饮食不节 脾胃为后天之本，气血生化之源。若脾胃虚弱，气血化源不足，或病后正气受损，营血亏虚，不能上荣于脑髓脉络，可致头痛的发生。若因饮食不节，脾失健运，痰湿内生，阻遏清阳，上蒙清窍而发为头痛。

5. 头部外伤或久病入络 跌仆闪挫，头部外伤，或久病入络，气血滞涩，瘀血阻于脑络，不通则痛，发为头痛。

三、症状识辨及辨证

1. 症状识辨

辨舌脉及指纹：舌质淡，苔薄白，脉浮紧，指纹淡红，多为风寒头痛；舌尖红，苔薄黄，脉浮数，指纹浮紫，多为风热头痛；舌苔白腻，脉濡，指纹淡，为风湿头痛；舌红，苔黄，脉弦数，为肝阳头痛；舌质淡，苔薄白，脉细弱，为血虚头痛；舌苔白腻，脉滑或弦滑，多为痰浊头痛；舌红少苔，脉细无力，多为肾虚头痛；舌紫暗或有瘀点瘀斑，苔薄白，脉细或细涩，多为瘀血头痛。

2. 辨证要点

（1）辨外感头痛与内伤头痛：外感头痛因外邪致病，属实证，起病较急，一般疼痛较剧，多表现为掣痛、跳痛、灼痛、胀痛、重痛，痛无休止。内伤头痛以虚证或虚实夹杂证多见，如起病缓慢，疼痛较轻，表现为隐痛、空痛、昏痛，痛势悠悠，遇劳加重，时作时止，多属虚证；如因肝阳、痰浊、瘀血所致者属实证，表现为头昏胀痛，或昏蒙重痛，或刺痛钝痛，痛点固定，常伴有肝阳、痰浊、瘀血的相应证候。

（2）辨头痛之相关经络脏腑：头为诸阳之会，手足三阳经均循头面，厥阴经亦上汇于颠顶，由于受邪之脏腑经络不同。大抵太阳头痛，在头后部，下连于项；阳明头痛，在前额部及眉棱骨等处；少阳头痛，在头之两侧，并连及于耳；厥阴头痛则在颠顶部位，或连目系。

四、分型条辨

1. 风寒头痛

【证候特点】头痛连及项背，常有拘急收紧感；恶风畏寒，遇风尤剧；舌质淡，苔薄白，脉浮紧，指纹淡红。

【辨证要点】头痛连及项背，常有拘急收紧感。

【治法】疏散风寒止痛。

【处方】头面四大手法（开天门、推坎宫、按太阳、三揉一掐耳背高骨），揉外劳宫，揉一窝风，推三关，点风府。

【方义】头面四大手法开通经络，清利头目，镇静安神；揉外劳宫、揉一窝风、推三关疏风散寒；按太阳配点风府为头痛治标之要穴，清利头目。

※海派

处方：开天门，推坎宫，推运太阳，揉一窝风，推三关，揉二扇门，按风池。

操作：

①开天门：用双手拇指罗纹面，自小儿眉心交替向上，推至前发际边缘，约50次。

②推坎宫：用双手拇指罗纹面，自小儿眉心沿眉毛向两旁推至眉梢，约50次。

③推运太阳：用拇指或中指指端，在小儿眉梢后的太阳处做推运法，约50次。

④揉一窝风：用拇指指端着力，在小儿掌背腕横纹中点凹陷处做揉法，约50次。

⑤推三关：用拇指或食、中两指罗纹面着力，自小儿腕横纹桡侧端沿前臂向肘横纹外侧缘直推，约300次。

⑥揉二扇门：用食、中两指罗纹面着力，分别在小儿掌背食指与中指、中指与无名指指根交接处做揉法，约50次。

⑦按风池：用两拇指指端用力，分别按压两风池部10~15次。

方义：开天门、推坎宫、推运太阳、按风池疏风解表，止头痛；揉一窝风、推三关温阳散寒；揉二扇门发汗透表。

2. 风热头痛

【证候特点】头痛而胀，甚则头涨如裂；发热或恶风，面红目赤，口渴喜饮，大便不畅或便秘；舌尖红，苔薄黄，脉浮数，指纹浮紫。

【辨证要点】头痛而胀，甚则头涨如裂。

【治法】疏风清热和络。

【处方】头面四大手法（开天门、推坎宫、按太阳、三揉一掐耳背高骨），清肺平肝，点风府，揉大椎。

【方义】头面四大手法开通经络，清利头目，镇静安神；清肺平肝疏风清热；点风府为头痛治标之要穴，祛风清利头目；揉大椎清热解表。

3. 风湿头痛

【证候特点】头痛如裹；肢体困重，胸闷纳呆，大便溏；苔白腻，脉濡，指纹淡。

【辨证要点】头痛如裹。

【治法】祛风胜湿通窍。

【处方】头面四大手法（开天门、推坎宫、按太阳、三揉一掐耳背高骨），揉外劳宫，推三关，点风府，扫散头部。

【方义】头面四大手法开通经络，清利头目，镇静安神；揉外劳宫、推三关疏风散寒；点风府为头痛治标之要穴，祛风清热除湿，清利头目；扫散头部祛风醒脑。

4. 肝阳头痛

【证候特点】头昏胀痛，两侧为重；心烦易怒，夜寐不宁，口苦面红；舌红苔黄，脉弦数。

【辨证要点】头昏胀痛，两侧为重。

【治法】平肝潜阳息风。

【处方】头面四大手法（开天门、推坎宫、按太阳、三揉一掐耳背高骨），平肝经，捣小天心，运八卦，点风府。

【方义】头面四大手法开通经络，清利头目，镇静安神；平肝经平抑肝阳；捣小天心清热通窍；运八卦宽中理气；按太阳配点风府为头痛治标之要穴，清利头目。

5. 痰浊头痛

【证候特点】头痛昏蒙；胸脘满闷，纳呆呕恶；舌苔白腻，脉滑或弦滑。

【辨证要点】头痛昏蒙。

【治法】健脾燥湿，化痰降逆。

【处方】头面四大手法（开天门、推坎宫、按太阳、三揉一掐耳背高骨），清大肠，点风府，扫散头部，揉丰隆。

【方义】头面四大手法开通经络，清利头目，镇静安神；清大肠使痰降气消，增强豁痰开窍之功；按太阳配点风府为头痛治标之要穴，清利头目；扫散头部祛风醒脑；揉丰隆化痰行气。

6. 肾虚头痛

【证候特点】头痛而空；眩晕耳鸣，腰膝酸软，神疲乏力；舌红少苔，脉细无力。

【辨证要点】头痛而空。

【治法】养阴补肾，填精生髓。

【处方】头面四大手法（开天门、推坎宫、按太阳、三揉一掐耳背高骨），补脾经，揉二马，点风府。

【方义】头面四大手法开通经络，清利头目，镇静安神；补脾经配合揉二马滋阴补肾；按太阳配点风府为头痛治标之要穴，清利头目。

7. 瘀血头痛

【证候特点】头痛经久不愈，痛处固定不移，痛如锥刺；或有头部外伤史；舌紫暗，或有瘀点瘀斑，苔薄白，脉细或细涩。

【辨证要点】头痛经久不愈，痛处固定不移，痛如锥刺。

【治法】活血化瘀，通窍止痛。

【处方】头面四大手法（开天门、推坎宫、按太阳、三揉一掐耳背高骨），运外八卦，点风府，揉膻中，拿血海。

【方义】头面四大手法开通经络，清利头目，镇静安神；运八卦、揉膻中调理气机，行气活血；按太阳配点风府为头痛治标之要穴，清利头目；拿血海和气血。

8. 痰湿头痛

※海派

证候特点：头痛昏蒙，呕恶烦乱；或时吐痰涎，胸闷；舌苔白腻，指纹沉，脉滑。

辨证要点：头痛昏蒙，呕恶烦乱，或时吐痰涎。

治法：健脾祛湿，化痰止痛。

处方：补脾经，推运内八卦，清肺经，揉外劳宫，揉小天心，揉一窝风，揉膊阳池。

操作：

①补脾经：用拇指罗纹面着力，在小儿拇指罗纹面做旋推，约300次。

②推运内八卦：用拇指罗纹面着力，在小儿掌心四周处做推运法，约50次。

③清肺经：用拇指罗纹面着力，在小儿无名指掌面自指尖直推向指节，约100次。

④揉外劳宫：用中指罗纹面着力，在小儿掌背第三与第四掌骨歧缝间凹陷中，与内劳宫相对处做揉法，约50次。

⑤揉小天心：用中指罗纹面着力，在小儿手掌大、小鱼际交接处之凹陷中做揉法，约50次。

⑥揉一窝风：用拇指指端着力，在小儿掌背腕横纹中点凹陷处做揉法，约50次。

⑦揉膊阳池：用拇指指端着力，在小儿腕横纹中点直上3寸处做揉法，约50次。

方义：补脾经、推运内八卦健脾除湿；清肺经、揉外劳宫、揉一窝风温阳化痰；揉小天心开窍安神；揉膊阳池止头痛。

9. 血虚头痛

※海派

证候特点：头痛而晕，眼花发黑，心悸，初则尤甚；面色无华，纳呆；舌质淡白，指纹淡，脉细而涩。

辨证要点：头痛而晕，眼花发黑，心悸，面色无华。

治法：养血充髓止痛。

处方：补脾经，补肾经，揉板门，清补心经，揉中脘，推揉脾俞、肾俞，揉足三里。

操作：

①补脾经：用拇指罗纹面着力，在小儿拇指罗纹面做旋推，约 300 次。

②补肾经：用拇指罗纹面着力，在小儿小指罗纹面做旋推，约 300 次。

③揉板门：用拇指指端着力，在小儿大鱼际做揉法，约 50 次。

④清补心经：用拇指罗纹面着力，在小儿中指罗纹面，先自指尖直推向指节处，约 100 次，然后做旋推，约 300 次。

⑤揉中脘：用手掌大鱼际、掌根部或中指指端着力，在小儿脐中直上 4 寸处做揉法，约 3 分钟。

⑥推揉脾俞、肾俞：一指禅推或指揉小儿背部第十一胸椎及第二腰椎棘突下两侧旁开 1.5 寸处，各 300 次。

⑦揉足三里：用拇指端着力，在小儿外膝眼下 3 寸、胫骨外 1 寸处做揉法，约 50 次。

方义：补脾经、揉板门、揉中脘、揉足三里、推揉脾俞健脾胃，补气血；补肾经、推揉肾俞益肾固本，养精填髓；清补心经养心血。

五、特色技法

海派

名称：按风池开窍止痛。

穴位：风池穴位于胸锁乳突肌与斜方肌之间凹陷中，平风府穴。

操作：用两拇指指端用力，分别按压两风池部 10～15 次。

六、现代医学认识

临床上根据头痛起病方式可分为以下几种：①急性起病的头痛：常见蛛网膜下腔出血和其他脑血管疾病、脑膜炎或脑炎等；②亚急性起病的头痛：如颞动脉炎等；③慢性起病的头痛：如偏头痛、紧张型头痛、丛集性头痛、药物依赖性头痛等。

根据头痛的发生病因，国际头痛协会于 2004 年制定的第二版"头痛疾患的国际分类"（the International Classification of Headache Disorders 2nd Edition，ICHD-II）将头痛分为三大类：①原发性头痛（the primary headaches）：包括偏头痛、紧张型头痛、丛集性头痛等；②继发性头痛（the secondary headaches）：包括头颈部外伤、颅颈部血管性因素、颅内非血管性疾病、感染、药物戒断、精神性因素等多种原因所致的头痛；③颅神经痛、中枢性和原发性面痛，以及其他颜面部结构病变所致头痛及其他类型头痛。

七、古籍辑录

1.《证治汇补》 自外入者，风寒暑湿之邪，自内发者，气血痰郁之异。

2.《资生经》 风池疗脑痛。

3.《临症指南医案》 病初在经在气，久病入络入血，气血瘀痹而头痛……

4.《伤寒明理论》 （头痛的发生与经脉循行密切相关）头痛一切属三阳经也，而阴病亦有头痛乎？太阴少阴二经之脉，皆上至颈胸中而还，不上循头，则无头痛之证，惟厥阴之脉，循喉咙之后，上入颃颡，连目眦上出额，与督脉会于巅。亦有头痛。

5.《伤寒标本心法类萃》 伤风之证，头疼项强，肢节烦疼……此风邪在表。

6.《三因极一病证方论》 究其所因，有中风、寒、暑、湿而疼者，有气、血、食、饮、厥而疼者，有五脏气、郁、厥而疼者。治之之法，当先审其三因，三因既明，则所施无不切中。

7.《东垣试效方》 （虚证头痛包括）头痛耳鸣，九窍不利者，肠胃之所生，乃气虚头痛也。

第二节　鼻　衄

鼻衄（epistaxis）即鼻中出血。是多种疾病常见的症状。古人根据病因及症状不同而命名。既可为局部疾病所致，也可为全身疾病在鼻部的表现。由偏食等不良饮食习惯导致的营养摄入不全常是儿童鼻出血的原因。

一、古籍文献阐释

中医古籍对鼻衄之记载最早见于《黄帝内经》，《素问·金匮真言论》云："春善病鼽衄。"《灵枢·百病始生》云："阳络伤则血外溢，血外溢则衄血。"而《外台秘要·伤寒衄血》中指出："衄者，鼻中出血也。"此后医家还根据致衄的病因称之为"五脏衄""酒食衄"。如《三因极一病证方论·卷九》云："病者积怒伤肝，积忧伤肺，烦思伤脾，失志伤肾，暴喜伤心，皆能动血，蓄聚不已，停留胸间，随气上溢，入清气道中，发为鼻衄，名五脏衄。""病者饮酒过多，及啖炙煿五辛热食，动于血，血随气溢，发为鼻衄，名酒食衄。"此外，前人还把"红汗""倒经"等归属于鼻衄的范畴。如明代易中行《伤寒论条辨》认为："伤寒太阳病，脉浮紧，发热身无汗，多汗而愈，但也有不汗而在鼻衄后自愈者。"此种鼻衄被称为"红汗"。《医宗金鉴·妇科心法要诀》将行经前后或正值经潮时所发生的衄血称之为"倒经"，这些病名都是指鼻窍出血而已。

二、病因及发病机理

《灵枢·百病始生》云："阳络伤则血外溢，血外溢则衄血。"鼻衄的产生也是各种原因引起鼻部阳络损伤的结果。临床上，鼻衄与肺、胃、肝、肾、脾关系较密切。

1. 肺经热盛 外感风热或燥热之邪，首先犯肺，邪热循经，上壅鼻窍，热伤脉络，血液妄行，溢于鼻中，故为鼻衄。《外科正宗》卷四说："鼻中出血，乃肺经火旺，迫血妄行，而从鼻窍出。"

2. 胃热炽盛 胃经素有积热，或因过食辛燥，以致胃热炽盛，火热内燔，循经上炎，损伤鼻中阳络，血随热涌，妄行于脉外，而为鼻衄。《寿世保元》卷四说："衄血者，鼻中出血也，阳热沸郁，致动胃经，胃火上烈，则血妄行，故衄也。"

3. 肝火上炎 情志不遂，肝气郁结，久郁化火，或暴怒伤肝，肝火上炎，血随火动，蒸迫鼻窍，脉络受损，血液外溢，发为鼻衄。

4. 肝肾阴虚 久病伤阴，肝肾不足，水不涵木，肝不藏血，虚火上炎，血液升腾，溢于清窍，而为鼻衄。

5. 脾不统血 久病不愈，忧思劳倦，饮食不节，损伤脾气，脾气虚弱，统血失司，气不摄血，血不循经，脱离脉道，渗溢于鼻，而致鼻衄。

三、症状识辨及辨证

1. 症状识辨

外感鼻衄见发热无汗，咳嗽畏风，属风寒外感，入里化热；若发热汗出，咳嗽咽痛，则多为风热袭肺。内伤鼻衄常可由肺胃蕴热、肝胆郁热、阴虚火旺、气虚不摄所致，证见鼻干鼻衄，咳嗽痰黄，口渴口臭，大便秘结者，属肺胃蕴热所致；证见头痛头涨，面红目赤，口苦口干，心烦易怒者，属郁热内盛，火热上攻；若见鼻衄反复发作，五心烦热，咽干耳鸣，舌红少苔，脉沉细者，证属阴虚内热，虚火灼络；若见面色无华，鼻衄色淡，气短懒言，舌质淡，脉沉无力者，证属气虚不摄，血溢络外。

2. 辨证要点

（1）辨病位：鼻衄宜区分外感或内伤鼻衄。若兼见头痛、发热畏风、咳嗽，脉浮等症状者，多为外感鼻衄，病位在肺、胃。内伤鼻衄可因多脏腑气血阴阳失和所致，若证见咳嗽痰黄，胸膈烦闷，口臭便干者，病位在肺、胃；证见头痛头涨，口苦心烦，两胁胀痛，病位应在肝、胆；若证见头晕目眩，五心烦热，腰膝酸软则病位在肾；若见气短乏力，面色无华，肢懒倦怠者，病位在脾。

（2）辨虚实：鼻衄可分为虚、实两大类。实证者，多因肺、胃、肝之火热为主，火性上炎，循经上蒸鼻之脉络而为衄；虚证者，多见于肝肾阴虚，虚火上越，灼伤脉络而致衄，或因脾气虚弱，气不摄血而为衄。在辨证治疗方面，鼻衄主要依据病情的缓急，出血量的多少，血色的深浅，以及全身症状进行辨证治疗。实证鼻衄，治疗上以清热降火为主；虚证鼻衄，若肝肾阴虚者，宜滋阴降火为主；若脾气虚弱者，则应补脾摄血止血。

四、分型条辨

1. 肺经热盛

【证候特点】鼻中出血，点滴而出，色鲜红，量不甚多，鼻腔干燥；咳嗽痰少，口干身热；舌尖边红，苔薄白而干，脉浮数或数，指纹浮紫。

【辨证要点】鼻中出血，点滴而出，色鲜红，量不甚多，鼻腔干燥。

【治法】疏风清热，凉血止血。

【处方】清肺经，清天河水，清大肠，揉天梁。

【方义】清肺经配清天河水清上焦火热；清大肠清泻肺火；揉天梁止血。

2. 胃热炽盛

【证候特点】鼻中出血，量多，血色鲜红或深红，鼻内干燥；口干、口臭，烦渴引饮，大便燥结，小便短赤；舌质红，苔黄厚干，脉洪大而数，指纹紫。

【辨证要点】鼻中出血，量多，血色鲜红或深红，鼻内干燥。

【治法】清泻胃火，凉血止血。

【处方】清肺平肝，清胃经，退六腑，揉天梁。

【方义】清肺平肝配清胃经清泻胃火；退六腑清中焦火热，凉血止血；揉天梁止血。

3. 肝火上炎

【证候特点】鼻衄量多，血色深红；头痛头晕，口苦咽干，胸胁苦满，面红目赤，急躁易怒；舌质红，苔黄，脉弦数，指纹紫滞。

【辨证要点】鼻衄量多，血色深红。

【治法】清肝泻火，凉血止血。

【处方】清肺平肝，清天河水，运八卦，揉天梁。

【方义】清肺平肝配清天河水清肝泻火，凉血止血；运八卦宽中理气；揉天梁止血。

4. 肝肾阴虚

【证候特点】鼻衄色红，时作时止，量不多；口干少津，头晕眼花，耳鸣，心悸失眠，五心烦热；舌质嫩红或绛而少津，舌苔少，脉细数，指纹淡紫。

【辨证要点】鼻衄色红，时作时止，量不多。

【治法】滋养肝肾，凉血止血。

【处方】清肺经，揉二马，揉天梁。

【方义】清肺经配合揉二马滋阴降火，凉血止血；揉天梁止血。

5. 脾不统血

【**证候特点**】鼻衄渗渗而出，色淡红，量或多或少；面色不华，饮食减少，神疲懒言；舌淡苔薄，脉缓弱，指纹淡。

【**辨证要点**】鼻衄渗渗而出，色淡红，量或多或少。

【**治法**】健脾益气，止血。

【**处方**】补脾，补肺，推三关，揉天梁，捏脊。

【**方义**】补脾、补肺益气固表摄血；推三关、捏脊温中补虚；揉天梁止血。

五、现代医学认识

鼻衄常作为鼻、鼻窦及其临近部位局部病变、颅面外伤以及某些影响鼻腔血管状态和凝血机制的全身性疾病伴随症状出现，故治疗时须辨明病因。

1. 鼻—鼻窦疾病

（1）创伤或医源性损伤：局部血管或黏膜破裂而致。如鼻骨、鼻中隔或鼻窦骨折、鼻窦气压骤变、鼻—鼻窦手术及经鼻插管、挖鼻或用力擤鼻和剧烈喷嚏、鼻腔异物。严重的鼻—鼻窦外伤、前颅窝底或中颅窝底骨折，可引起严重鼻出血，危及生命。

（2）炎症：各种鼻腔和鼻窦的非特异性或特异性感染，均可损伤黏膜血管而出血。

（3）鼻中隔病变：鼻中隔偏曲，黏膜糜烂、溃疡或穿孔。

（4）肿瘤：良性肿瘤如鼻腔血管瘤或鼻咽纤维血管瘤，出血一般较剧。恶性肿瘤如鼻—鼻窦癌或鼻咽癌，瘤体溃烂，早期反复少量出血或血涕，晚期可因破坏较大血管致大出血。

2. 全身性疾病

（1）急性发热性传染病：流感、出血热、麻疹、疟疾、鼻白喉、伤寒和传染性肝炎等。由于高热患者体温过高及血管神经功能障碍，以致毛细血管破裂出血。

（2）心血管疾病：高血压，血管硬化和充血性心力衰竭等，均可因一过性动脉压升高而发生鼻出血，并因鼻黏膜血管的回缩力和收缩力减弱，破裂后常不易愈合，而致反复出血不止。

（3）血液病：①凝血机制异常的疾病，如血友病、白血病、纤维蛋白形成障碍、异常蛋白血症（如多发性骨髓瘤）、胶原性疾病和大量应用抗凝药物后等。②血小板量或质异常的疾病，如血小板减少性紫癜、再生障碍性贫血等。

（4）营养障碍或维生素缺乏：维生素 C、K、P 或钙缺乏，可致毛细血管壁脆性和通透性增加。此外维生素 K 与凝血酶原形成有关，缺乏时凝血酶原时间延长，易发生鼻出血。

（5）肝、肾等慢性疾病和风湿热等：肝功能损害致凝血障碍；尿毒症时由于肾功能不全致体内毒素积聚，抑制骨髓造血功能和减少了肠道对生血素和镁的吸收，易致小血管损伤；风湿热患儿的鼻出血系由高热及鼻黏膜血管脆性增加所致。

（6）中毒：磷、汞、砷、苯等化学物质可破坏造血系统功能，凝血机制紊乱，血管壁易受损伤；长期服用水杨酸类药物可致凝血酶原减少易致鼻出血。

（7）遗传性出血性毛细血管扩张症：常有家族史，多见于儿童，是一种常染色体显性遗传累及小血管壁的全身性疾病，如奥斯勒氏征，表现为鼻、舌、腭、口唇等处黏膜易出血，且反复发作或出血不止，长期失血致血浆蛋白减少，并影响凝血因子水平。

（8）内分泌失调：主要见于女性，青春发育期和月经期可发生鼻出血和先兆性鼻出血，绝经期或妊娠的最后 3 个月亦可发生鼻出血，系毛细血管脆性增加之故。

上述病因单独存在就可以引起鼻出血。然某些情况下这些病因可能合并存在，如鼻—鼻窦炎症合并鼻中隔偏曲、全身性疾病合并鼻—鼻窦炎症等。

六、古籍辑录

1.《外科正宗》 鼻中出血，乃肺经火旺，迫血妄行。

2.《素问·金匮真言论》 春善病鼽衄。（王冰注：鼽，谓鼻中水出。衄，谓鼻中血出。）

3.《医贯·血证论》 凡血证，先分阴阳。有阴虚，有阳虚。阳虚补阳，阴虚补阴。

4.《素问玄机原病式》 衄者，阳热怫郁，干于足阳明而上，热甚则血妄行，故鼻衄也。

5.《丹溪心法》 口鼻出血，皆是阳盛阴虚，有升无降，血随气上，越出上窍。法当补阴抑阳，气降则血归经矣。

6.《温病条辨·杂论·治血论》 上焦之血，责之肺气或心气中焦之血，责之胃气或脾气下焦之血，责之肝气、肾气、八脉之气。

7.《医碥·杂病》 凡血逆上行，宜降气，降气火即降，若徒以寒凉降火，往往伤脾作泻，脾寒不能行血，血愈不归经。宜行血，血行归经自止，若徒事止血，必有瘀蓄之患。宜补肝，不宜伐肝，肝火动，由肝血之虚，滋阴则火自降，用寒凉伐肝，火被郁则怒发，而愈烈矣。

8.《血证论·吐血》 阳明之气，下行为顺，今乃逆吐，失其下行之令，急调其胃，使气顺吐止，则血不致奔脱矣。此时血之原委，不暇究治，惟以止血为第一要法。血止之后，其离经而未吐出者，是为瘀血，既与好血不相合，反与好血不相能。或壅而成热，或变而为痨，或结瘕，或刺痛，日久变证，未可预料，必亟为消除，以免后来诸患，故以消瘀为第二法，止吐消瘀之后，又恐血再潮动，则须用药安之，故以宁血为第三法。邪之所凑，其正必虚，去血既多，阴无有不虚者矣，阴者阳之守，阴虚则阳无所附，久且阳随而亡，故又以补虚为收功之法。四者乃通治血证之大纲。

9.《外科证治全书》 一用水纸搭鼻冲，责其火在胃也；一用凉水拊后颈，责其火在膀胱也；一用线扎中指，左衄右扎，右衄左扎，左右皆衄，左右皆扎，责其火在心胞络也。

第三节　目赤痛

目赤痛为多种眼部疾患中的一个急性症状。古代文献根据发病原因、症状急重和流行性，又称"风热眼""暴风客热""天行赤眼"等。目赤痛常见于西医学的急性结膜炎、假性结膜炎以及流行性角膜炎等，认为由细菌或病毒感染，或过敏而导致。

一、古籍文献阐释

中医古籍对目赤痛之记载最早见于《素问·五常政大论》等篇。又名赤眼。通常指白睛红赤之候。《张氏医通》卷八中记载："目赤有三：一曰风助火郁于上；二曰火盛；三曰燥邪伤肝。"一般因于风火邪毒入侵者，多见目赤肿痛；肝热上攻者，多见白睛红赤，或抱轮红甚；肝肺阴虚者，多见白睛淡红，视物昏朦。宜结合眼部及全身病情辨证论治。

二、病因及发病机理

本病之致病特点为患者素有内热，而后兼受风热外邪侵袭，其内热多责之于肺、大肠和肝。外邪以风与热为主，内外合邪，交攻于目，卒然发病。肝开窍于目，肝热化火则上奔眼窍；白睛属气轮，在脏属肺，肺与大肠相表里，肺热不解，其眼必痒肿痛赤。

三、症状识辨及辨证

依据中医五轮学说，白睛为气轮属肺，白睛赤肿，内应在肺，诚所谓"肉轮赤肿，火乘脾也，气轮变赤，火乘肺也"。经络有一定的循行部位和所属脏腑，所以与发病部位有关。根据发病季节、时令与病邪的特点进行定位，春令时气为风，"伤于风者，上先受之"。

四、分型条辨

1. 风重于热
【证候特点】胞睑肿胀，白睛红赤，痒痛兼作，羞明多泪；全身多伴有头痛鼻塞，恶风发热；舌苔薄白或微黄，脉浮数，指纹浮紫。
【辨证要点】胞睑肿胀，白睛红赤，痒痛兼作，羞明多泪。
【治法】疏风解表，兼以清热。

【处方】平肝清肺，捣小天心，清天河水，揉二马。

【方义】平肝清肺配清天河水疏风清热；捣小天心清热明目，通窍散郁；揉二马养睛明目。

2. 热重于风

【证候特点】白睛浮肿，赤痛较甚，胞睑红肿，眵多胶结，热泪如汤，怕热畏光；口渴溺黄，大便秘结，烦躁不宁；苔黄，脉数，指纹紫。

【辨证要点】白睛浮肿，赤痛较甚，胞睑红肿，眵多胶结，热泪如汤，怕热畏光。

【治法】清热泻火，兼以疏风。

【处方】平肝清肺，捣小天心，清天河水，退六腑。

【方义】平肝清肺配清天河水疏风清热；捣小天心清热明目，通窍散郁；退六腑清热泻火。

3. 风热并重

【证候特点】白睛赤肿，疼痛而痒，恶热畏光，泪多眵结；头痛鼻塞，恶寒发热，便秘溲赤，口渴思饮；舌红苔黄，脉数有力。

【辨证要点】白睛赤肿，疼痛而痒，恶热畏光，泪多眵结。

【治法】祛风清热，表里双解。

【处方】平肝清肺，捣小天心，揉二马，清天河水，退六腑。

【方义】平肝清肺配清天河水疏风清热；捣小天心清热明目，通窍散郁；退六腑配揉二马清热泻火，养睛明目。

※孙重三流派

证候特点：多是急性发作。眼睛肿痛，发红流泪，怕见光亮，白眼球上有血丝。身上发冷，头痛，通常叫作暴发火眼。

治法：清热解毒，凉血清肝。

处方：推肝经，清肺经，清天河水，开天门，推坎宫，运太阳，退六腑，揉涌泉。

操作：

①推肝经：医者先以左手握住患儿之手，使手指向上、手掌向外，然后再以右手拇指掌面由食指末节向指尖推之为清，推 100～200 次。

②清肺经：用推法自无名指掌面末节指纹向指尖推 300～500 次。

③清天河水：医者以左手持患儿之手，使掌心向上，食指在下伸直，托患儿前臂，再以右手拇指侧面或食、中二指正面，自总经（筋）向上成直线推之。推 100～200 次。

④开天门：令患儿仰卧，医者站于患儿之头上方，两手扶住儿之头，两拇指自眉心起，轮换直上推至发际，推 30～50 次。

⑤推坎宫：医者以两手对捧患儿之头部，先以拇指掐坎宫一下，再以两拇指顶的

侧面自天心向外分推至坎宫，推 20 ~ 30 次。

⑥运太阳：医者以两手托患儿之头部，再以两拇指运之，向前为补，向后为泻，运 20 ~ 30 次。

⑦退六腑：令患儿之掌侧置，手心向内，医者以左手持患儿之左手，食指在上伸直，抚患儿前臂，再以右手食、中二指自肘尖推至大横纹头，推 100 ~ 200 次。

⑧揉涌泉：医者以左手托住患儿足跟，再以右手拇指面揉 100 ~ 200 次。

方义：在疾病的初期，孙重三常用开天门、推坎宫、运太阳、清肺经、清天河水疏散外感风热，清利头目；推肝经以泻肝胆火。随着赤眼病热毒炽盛，需加退六腑、揉涌泉凉血解毒，引热下行。

五、现代医学认识

目赤痛相当于西医结膜炎，结膜充血和分泌物增多是各种结膜炎的共同特点，炎症可为单眼或双眼同时或先后发病。患眼异物感、烧灼感、眼睑沉重、分泌物增多，当病变累及角膜时可出现畏光、流泪及不同程度的视力下降。

结膜炎的体征是正确诊断各种不同结膜炎的重要依据。

1. 结膜充血 结膜血管充血的特点是愈近穹隆部充血愈明显，血管呈网状分布，色鲜红，可伸入角膜周边形成角膜血管翳。

2. 分泌物 脓性分泌物多见于淋球菌性结膜炎；黏膜脓性或卡他性分泌物多见于细菌性或衣原体性结膜炎，常可坚固地粘于睫毛，使晨起眼睑睁开困难；水样分泌物通常见于病毒性结膜炎。

3. 结膜水肿 结膜炎症致使结膜血管扩张、渗出导致组织水肿，因球结膜及穹隆结膜组织松弛，水肿时隆起明显。

4. 结膜下出血 多为点状或小片状，病毒所致的流行性出血性结膜炎常可伴结膜下出血。

5. 乳头 是结膜炎症的非特异性体征，可位于睑结膜或角膜缘，表现为隆起的多角形马赛克样外观，充血区域被苍白的沟隙所分离。

6. 滤泡 滤泡呈黄白色、光滑的圆形隆起，直径 0.5 ~ 2.0mm，但在有些情况下如衣原体性结膜炎，也可出现更大的滤泡；病毒性结膜炎和衣原体性结膜炎常因伴有明显的滤泡形成，被称为急性滤泡性结膜炎或慢性滤泡性结膜炎。

7. 膜与假膜 膜是附着在结膜表面的纤维素渗出，假膜易于剥离，而真膜不易分离，强行剥离后创面出血，二者本质的不同在于炎症反应程度的差异，真膜的炎症反应更为剧烈，白喉杆菌引起严重的膜性结膜炎，β-溶血性链球菌、肺炎杆菌、淋球菌、腺病毒、包涵体等均可引起膜性或假膜性结膜炎。瘢痕基质组织的损伤是结膜瘢痕形成的组织学基础。早期的结膜瘢痕化表现有结膜穹隆部缩窄和结膜上皮下纤维化。

8. 耳前淋巴结肿大 病毒性结膜炎常伴有耳前淋巴结肿大。

9. 假性上睑下垂 由于细胞浸润或瘢痕形成使上睑组织肥厚，引起轻度上睑下垂，多见于沙眼晚期。

10. 结膜肉芽肿 较少见，可见于结核、麻风、梅毒及立克次体等引起的慢性炎症。

六、古籍辑录

1.《眼科阐微·辨眼症虚实论》 眼有七十二症，大要不外虚实二者而已……实者暴赤肿痛，肝经风热有余……治实证宜散风热、泄火毒，所以损其有余。

2.《审视瑶函·运气原证》 大要有三：一曰风助火郁于上……初之气，阳气布，风乃行，寒气时至，气郁于上而热。目赤……二曰火胜，二之气，候乃大温，其病气拂于上，目赤。三曰燥邪伤肝，三之气，岁金太过，燥气流行……燥气下临，肝气上从，胁痛而目赤。

3.《圣济总录·目赤肿痛》 目赤肿痛者，以心肺壅滞，积热不散，风邪毒瓦斯，干于足厥阴之经，风热交作，上攻于目及两睑间，故其色赤肿痛。

4.《审视瑶函·目赤》 赤眼有数种，气毒赤者，热壅赤者，有时眼赤者，无非血壅肝经所致。盖肝主血，通窍于眼。赤，血病也。

第四节　目生胬肉

目生胬肉亦称"胬肉攀睛"是指眼眦部长出白膜或赤膜如肉，其状如昆虫之翼，横贯白睛，攀侵黑睛，甚至遮盖瞳神的外障眼病。本病多起于大眦，也有起于小眦或两眦同时发生者。相当于现代医学"翼状胬肉"，本病一般进行缓慢，静止者可不发展，亦有数月或数年之内渐向瞳神方向生长，若遮盖瞳神则影响视力，巨大胬肉可引起眼珠活动受限，预后一般良好。

一、古籍文献阐释

目生胬肉早在隋代巢元方《诸病源候论》有相关症状描述，如"目扶翳覆瞳子""目息肉淫肤"等；在病因病机上指出："息肉淫肤者，此出邪热在脏，气冲于目，热气切于血脉，蕴积不散，结而生息肉，在于白睛肤睑之间。"唐代孙思邈著《千金要方》首次记载用钩割手法治疗，如在"治人马白膜漫睛方"项下论钩割手法时云："以鸡翎裁之，近黑睛及当白睛朔之，膜自聚，钩针钩挽之，割去，即见物，以棉当眼上著血断，三日差。"唐代王焘著《外台秘要》称本病为"目肤翳"，首次指出应用钩割治疗后复发的病因病机："风邪疾气乘于脏腑，脏腑之气……虚实不调，气冲于目，久不散变生肤翳。肤翳者，眼睛上有物如蝇翅者即是，又此言肝脏不足，为风热之气干之，故令目睛上生翳，翳久不散，渐渐长侵覆瞳子。""取针令赤烁著肤上，不过三烁缩也，有令人割之三复生，不如烁之良。"北宋王怀隐等编著《太平圣惠方》载有治眼生胬肉诸方，并提出胬肉钩割治疗后应用火针熨之法防止复发的治疗方法。元代危亦林著《世医得效方·外障五十证》认为本病因"肝经为风热所冲"，或"用力作劳而得"，"心气不宁，忧虑不已，遂乃攀睛"。首次提出本病与心经的关系。

《银海精微·卷之上》中首次描述的"胬肉攀睛"与本病相似，曰："脾胃热毒，脾受肝邪，多是七情郁结之人，或夜思寻，家筵无歇，或饮酒乐欲，致使三焦壅热，或肥壮之人，血滞于大眦。胬肉发端之时多痒，因乎擦摩，胬肉渐渐生侵黑睛。"指出脏腑邪热上攻为发病的主要内因，机械刺激等为主要外因。辨证治疗上提出"日积月累者为实，乍发乍痛者为虚"，分虚实而治，实则用钩割手法并用点药；虚则用内服外点，不宜钩剪，以及治疗后应避风忌口等调护措施。清代黄庭镜著《目经大成·卷之二上》除详手法外，将胬肉分为齐头和尖头两种，首次认识到胬肉有静止性和进行性之不同，"齐头浮于风轮，易割易平复，全好，迹象都无；尖头深深蚀入神珠，大难下手……"清代吴谦等编著《医宗金鉴》称本病为目中胬肉，认为并为火热，证有虚实，"目中胬肉心火成，实火大眦色红，小眦红丝淡虚火，胬肉时觉或胀痛"，治疗上提出实火宜服黑参汤，虚火当用决明散。

二、病因及发病机理

肝开窍于目，本病为风热、湿热或心火上攻于目所致；火性炎上，循经上行于目，瘀滞经脉，渐生胬肉；病位在肝。

1. 心肺风热 眼珠暴露于外，易于感邪，患儿素体心肺蕴热，外加风热外袭，内外合邪，邪迫心经，至眦部白睛经脉瘀滞，渐生胬肉。

2. 脾胃实热 患儿喜食肥甘或辛辣之品或素体脾胃实热，而至脾胃蕴积湿热，实热循经上绕，实热壅滞眼络而出现胬肉。

3. 心火上炎 小儿心常有余，久而化热生火，心火刑金，血脉沸腾致胬肉高厚；两眦属心，心主血脉，故眦头赤肿尤甚而刺痛。

4. 阴虚火旺 小儿肾常虚，素体肾精亏虚或热病后阴精暗耗，则不制火而虚火上炎，脉络瘀滞，致生胬肉。

此外尚有日光、风沙、烟尘等长期刺激眼睛，可致脉络瘀滞，发为本病。

三、症状识辨及辨证

1. 症状识辨

（1）辨舌脉及指纹：舌苔薄黄，指纹浮紫，脉浮数为心肺风热；舌红，苔黄，脉洪数，指纹紫为脾胃实热；舌尖红，指纹紫滞，脉数为心火上炎；舌尖红少津，指纹淡紫，脉细数为阴虚火旺。

（2）辨胬肉性质：胬肉出生，渐渐胀起，攀向黑睛，赤脉密布为心肺风热；胬肉头尖高起，体厚而宽大，赤瘀如肉，生长迅速为脾胃实热；胬肉高厚红赤，眦部尤甚，痒涩刺痛，心烦心悸，失眠多梦为心火上炎；胬肉淡红菲薄，时轻时重，涩痒间作为阴虚火旺。

2. 辨证要点

本病虽因"火热"而生，但有虚实不同，临证当根据胬肉生长部位、形态辨别虚实寒热。

胬肉头平色白体薄者为虚证；头尖色赤体厚者为实证。胬肉早期，体小而薄、赤丝密集而细者，多为心肺风热；进一步发展，胬肉头尖高起，体厚而宽大，血脉红赤粗大者，多脾胃实热或心火上炎；胬肉淡红菲薄、头平体小者，多为阴虚火旺。

四、证治要点

证候有风热、实热、虚热之分，治疗心肺风热者宜疏风清热解表，脾胃实火及心火上炎者宜清热泻火，虚火者宜滋阴降火。

五、分型条辨

1. 心肺风热

【证候特点】胬肉出生，渐渐胀起，攀向黑睛，赤脉密布；多眵多泪，痒涩羞明；舌苔薄黄，指纹浮紫，脉浮数。

【辨证要点】胬肉出生，渐渐胀起，攀向黑睛，赤脉密布。

【治法】祛风清热。

【处方】补脾经，清肺经，清肝经，揉掐合谷、曲池，推揉风池（用一指禅从风池沿斜方肌缘推至肩井），点按翳风，按揉睛明、太阳，刮眶上下。（双手拇指屈曲，以桡侧缘分刮前额、眶上、眶下，至局部发热；最后用拇指由内向外分别轻推上下眶及眼球，轻推眼球时注意手法要轻柔、用力平稳，避免损伤。以下相同穴位操作均以此为准。）［医学纲目 > 卷之十三·肝胆部 > 目疾门 > 胬肉攀睛］

【方义】补脾经以实气血祛腐肉；白睛属肺，而风易袭华盖，故清肺经以透风；清肝经清肝明目；合谷、曲池为手阳明大肠经之原穴及合穴，阳明经乃多气多血之经脉，掐揉此二穴行气血去陈腐；推揉风池及点按翳风祛内外之风；睛明乃手足太阳经、足阳明经、阴阳跷脉五脉之会，按揉此穴可明目，祛目赤肿痛。太阳为经外奇穴，按揉此穴可清泄眼部郁热而散结，祛目赤肿痛，目翳；刮眶上下疏通眼部局部经络，活气血以祛腐肉。

2. 脾胃实热

【证候特点】胬肉头尖高起，体厚而宽大，赤瘀如肉，生长迅速，痒涩不舒；眵多黏结，口渴欲饮，便秘尿赤；舌红，苔黄，脉洪数，指纹紫。

【辨证要点】胬肉头尖高起，体厚而宽大，赤瘀如肉，生长迅速。

【治法】泻热通腑。

【处方】补脾经，清肺经，清胃经，揉掐二间、内庭，清天河水，按揉攒竹、睛明、太阳，刮眶上下。（操作方法同上证。）［医学纲目 > 卷之十三·肝胆部 > 目疾门 > 胬肉攀睛］

【方义】补脾经以实气血，清胃经以泄胃热；二间、内庭分别为手、足阳明经的荥穴，阳明经乃多气多血之经脉，掐揉此二穴能助胃泻火；清天河水清全身之热；按揉攒竹既可祛胃经之火，又可祛目赤肿痛；睛明乃手足太阳经、足阳明经、阴阳跷脉五脉之会，按揉此穴可明目，祛目赤肿痛。太阳为经外奇穴，按揉此穴可清泄眼部郁热而散结，祛目赤肿痛、目翳；刮眶上下疏通眼部局部经络，活气血以祛腐肉。

3. 心火上炎

【证候特点】胬肉高厚红赤，眦部尤甚，痒涩刺痛；心烦心悸，失眠多梦，或口舌糜烂肿痛，小便赤热；舌尖红，指纹紫滞，脉数。

【辨证要点】胬肉高厚红赤，眦部尤甚，痒涩刺痛，心烦失眠。

【治法】消食化滞，运脾和胃。

【处方】清肝经，清心经，清小肠，清天河水，揉按大小天心，按揉攒竹、睛明、太阳，刮眶上下。（本穴位操作方法同上证。）

【方义】清心经与清小肠相须为用既泻心火又可祛目内眦之热；清肝经清肝明目；清天河水泻心包之邪热，蘸清水清之可水火既济，心神乃安；按揉大小天心可安神以防心火妄动，同时助泻心火；按揉攒竹可祛目赤肿痛；睛明乃手足太阳经、足阳明经、阴阳跷脉五脉之会，按揉此穴可明目，祛目赤肿痛。太阳为经外奇穴，按揉此穴可清泄眼部郁热而散结，祛目赤肿痛，目翳；刮眶上下疏通眼部局部经络，活气血以祛腐肉。

4. 阴虚火旺

【证候特点】胬肉淡红菲薄，时轻时重，涩痒间作；心中烦热，目舌干燥；神疲倦怠，面色萎黄，腹胀纳呆；舌尖红少津，指纹淡紫，脉细数。

【辨证要点】胬肉淡红菲薄，时轻时重，涩痒间作。

【治法】滋阴降火。

【处方】补脾经，清心经，清肝经，补肾经，揉二人上马，清小肠，清天河水，按揉太溪、涌泉，按揉攒竹、睛明、太阳，刮眶上下（手法操作同上证）；按揉肝、肾俞；捏脊。［医学纲目 > 卷之十三·肝胆部 > 目疾门 > 胬肉攀睛］

【方义】补脾经化生气血精微物质以滋阴；清心、肝经泻心肝之虚火；补肾经及按揉二人上马穴滋水涵木，补肝肾之虚；清天河水泻心包虚火，心神得安；按揉太溪，涌泉为足少阴肾经之井穴及原（输）穴，可引火归原，以肾水上济心阳，滋阴以消阳热，调和阴阳；按揉攒竹可祛目赤肿痛；睛明乃手足太阳经、足阳明经、阴阳跷脉五脉之会，按揉此穴可明目，祛目赤肿痛。太阳为经外奇穴，按揉此穴可倾泻眼部郁热而散结，祛目赤肿痛，目翳；刮眶上下疏通眼部局部经络，活气血以祛腐肉；按揉肝肾俞及捏脊滋补肝肾以降虚火。

六、现代医学认识

翼状胬肉是睑裂部肥厚的结膜和结膜下的纤维血管组织，呈三角形向角膜表面攀爬的慢性进行性的一种常见的眼表疾病，传统上被描述为角膜表面球结膜的异常增生。多数发生在球结膜的鼻侧，少数发生在球结膜的颞侧。普遍认为其发病与紫外线照射、气候干燥、接触粉尘油烟等有关，还有可能与营养缺乏、眼干燥、过敏等因素有关。

（一）诊断要点

外观翼状胬肉通常发生在睑裂区，主要发生在鼻侧角膜缘，颞侧发生胬肉很少见且很少独立存在。典型外观表现为翅膀样的自球结膜延伸到角膜表面的纤维血管组织样变。翼状胬肉可分为原发或复发，单侧或双侧，鼻侧或颞侧，单眼发病或双眼发病。检查可见胬肉头部偏平，境界清晰，体部不充血或轻度充血，表面光滑呈薄膜状。进行期眼痒涩有异物及肌质浅层肥厚，表面不平，胬肉组织高度充血。检查可见胬肉头部稍隆起，侵犯角膜前弹力层。

（二）临证鉴别

1. 睑裂斑 表现为邻近鼻侧或颞侧角膜缘处结膜的扁平样增厚。他们与翼状胬肉的区别是没有角膜的侵袭，可能归因于完整的角膜缘屏障。虽然大多数睑裂斑生长缓慢且为良性，仍然有一些会衍生变为翼状胬肉。睑裂斑的组织学改变与翼状胬肉类似，主要包括上皮下弹力组织变性，玻璃样变性，嗜酸或嗜碱性细胞结合凝固及上皮细胞的鳞状上皮化生。

2. 假性翼状胬肉及其他炎症性疾病 假性翼状胬肉来源于创伤、既往手术或炎症导致角膜损伤后结膜黏连。假性胬肉和真性胬肉的一个关键特征性区别在于前者可发生于角膜周边的任何地方，而后者通常局限于 3 点和 9 点方位。假性胬肉的前缘附着点较宽阔，病变的大部分区域与其下方的角膜不黏连。与假性胬肉相关的情况包括边缘浅层角膜炎和角膜边缘变性。其他应考虑的炎症因素包括泡性角膜结膜炎、巩膜炎和光化性肉芽肿。

3. 结膜肿瘤 结膜的良性及恶性肿瘤可与翼状胬肉混淆。这些包括角膜皮样瘤、淋巴瘤、淀粉样变性、结膜白斑痣、黑色素瘤、结膜上皮瘤和鳞状细胞癌。特别要考虑到可以和翼状胬肉并存的癌前病变，如眼表鳞状上皮瘤和原发性获得性黑变病，在处理不典型的翼状胬肉时应保持高度警惕。鉴别这些病变的临床表现可能不是很明显，建议所有切除的胬肉组织均应行病理检查。

第五节　视物不明

视物不明指以视物昏暗不明，模糊不清为主要表现者；可以夜间视物不清为主；或外眼无异常，而视力减退，以致视物模糊不清；或眼不能远视，或近视为主要表现。本病归属中医"高风内障""青风内障""视瞻昏渺""近视""远视"等范畴；小儿临床以"近怯远症""胎患内障"较为多见。本病主要以"近视"所致视物不明为重点阐述内容。

一、古籍文献阐释

视物不明相关记载在《诸病源候论》就有，"夫目不能远视者，由目为肝之外候，腑脏之精华，若劳伤腑脏，肝气不足，兼受风邪，使精华之气衰弱，故不能远视"。明代《古今医统大全》述："能近视，不能远视者，阳气不足，阴气有余也，气虚而血盛也。血盛者，阴火有余，气虚者，气弱也。"明代《医学纲目》记载："能远视不能近视者，阳气有余，阴气不足也，乃血虚气盛。血虚气盛者，皆火有余，元气不足。"《银海精微》记载："能远视不能近视者何也？气旺血衰也。近视不明，是无水也。治宜六味地黄丸，加补肾丸，诸补阴药皆可主之。"对其视物不明的具体表现及病因做出了阐释。

二、病因及发病机理

心主血，肝藏血，肝开窍于目；肾藏精，精血同源。本病病位在心肝肾，肝肾不足为主要病机。

（1）先天禀赋不足，或久视伤血，肝血、肾精过度耗损，致肝血、肾水不足，肝血、肾精不能充养于目，则视物模糊。

（2）心肾之水火调和平衡，阴阳和畅，则目既能视远，又能视近。火性炎热而发散，寒性收敛而闭藏。神光发越于远则能远视，神光收敛于近则能近视。若阳气不足，阴气有余，则神光不能发越于远处而仅能近视矣。睛为五脏六腑的精阳之气汇聚而成，所以阳气不足则目不明。

（3）脾为后天之本，脾胃虚弱则气血生化无源，则不能濡养目，而见视物模糊。

三、症状识辨及辨证

1. 症状识辨

（1）辨舌脉及指纹：舌红少苔，脉细数，指纹红，为肝肾不足；舌红少苔，脉弱，指纹红，为心胆虚怯；舌质淡，脉弱无力，为脾气不足。

（2）辨症状：消瘦，头晕，耳鸣，腰膝无力，夜啼躁扰，潮热盗汗等为肝肾不足；瞳仁无神，心悸不宁，气短乏力，为心胆虚怯；神疲乏力，纳呆便溏为脾气不足。

2. 辨证要点

辨病位：患儿兼见耳鸣，腰膝无力，则病位在肝肾；兼见心悸不宁，气短乏力，则病位在心胆；兼见纳食不香，大便溏薄，则病位在脾。

四、证治要点

本病以脏腑辨证为主，虚证为主，补肝肾、益气血为主。

五、分型条辨

（一）基础方

基础处方：眼眶局部及眼眶附近头面部穴位、足太阳膀胱经在背腰部的循行部位。［小儿推拿学．中国中医药出版社．2016］

基本操作：

1. 眼眶局部及眼眶附近头面部穴位的操作

患儿卧位，微闭双眼，术者用一指禅推法沿着小儿眼眶做"∞"形的紧推慢移推法，反复6～8遍。术者左右手示、中、无名指并拢以三指揉法分别操作于患儿的左右眼眶，上下眼眶均要操作，时间约5分钟。然后用拇指按揉印堂、阳白、头维、神庭、上星等穴位，中指按揉睛明、攒竹、鱼腰、丝竹空、太阳、四白、翳风、风池等穴位，每穴约半分钟。最后用拇指由内向外分别轻推上下眼眶及眼球，轻推眼球时注意手法一定要轻柔、用力平稳，避免损伤。手扶患儿前额，一手拇指指腹分别按揉后项正中线和两侧旁开约1.5寸这三线，从上至下，每线按揉约1分钟，继则拿颈夹脊穴。

2. 足太阳膀胱经在背腰部循行部位的操作

患儿取俯卧位。术者用揉法施术于患儿脊柱两侧的膀胱经，上下反复操作约10分钟。然后用双手拇指自上而下按揉夹脊穴，反复操作8～12遍。最后拿肩井穴约1分钟。

方义：局部操作以疏通局部脉络，达到解除眼肌疲劳、增强视力的作用。取足太阳膀胱经在背腰部的循行部位，能调节全身脏腑功能、调和全身气血。

（二）辨证加减

1. 肝肾不足

【证候特点】远视力逐渐下降，远视模糊不清；消瘦，头晕，耳鸣，腰膝无力，夜啼躁扰，潮热盗汗，口渴喜饮；舌红少苔，脉细数，指纹红。

【辨证要点】视力减退，目视昏暗，伴腰酸乏力，头晕耳鸣。

【治法】补肝肾，益精血。

【处方】用一指禅推法，或拇指按压与按揉法操作足少阴肾经与足厥阴肝经在小腿的循行部位，重点操作太溪及涌泉穴。[小儿推拿学.中国中医药出版社.2016]

【方义】推拿肝肾二经，并重点操作太溪及涌泉穴能补益肝肾。

※孙重三流派

处方：揉睛明、攒竹、丝竹空、太阳、四白，拿风池，弹拨天柱骨，分推风门，按揉肝、脾、肾俞，揉涌泉。

操作：

①揉睛明、攒竹、丝竹空、太阳、四白：医者用食指或中指指面揉，100~200次。

②拿风池：医者用拇、食两指相对用力拿患儿风池穴5~10次。

③弹拨天柱骨：医者以左手扶患儿之前额，右手拇指或食指，自后发际上一寸处向下弹拨至第一椎骨，反复操作3~5遍。

④分推风门：两拇指分别自肩胛骨内缘经风门穴，从上向下推动，推100~200次。

⑤按揉肝、脾、肾俞：用手指或手掌按揉肝、脾、肾俞10~20次。

⑥揉涌泉：医者以左手托住患儿足跟，再以右手拇指面揉100~200次。

方义：揉睛明、攒竹、丝竹空、太阳、四白疏通经络，以解除眼肌疲劳；拿风池、弹拨天柱骨松筋通窍；分推风门，按揉肝、脾、肾俞，揉涌泉健脾益气，滋水涵木。

2. 心阳不足

【证候特点】远视力逐渐下降，远视模糊不清；伴形寒肢冷，面色无华，瞳仁无神，心悸不宁，气短乏力；舌红少苔，脉弱，指纹红。

【辨证要点】视力减退，目视昏暗，胆小怕事，畏寒乏力。

【治法】养心定志，壮胆祛怯。

【处方】推、擦督脉，用一指禅推法，或拇指按压与按揉法操作足太阴脾经在小腿的循行部位。[小儿推拿学.中国中医药出版社.2016]

【方义】推、擦督脉能温补一身阳气；推拿足太阴脾经能健脾生血，以助心阳来复。

3. 脾虚气弱

【证候特点】视力下降，视物模糊，双目疲劳；神疲乏力，纳食不香，大便溏薄；舌质淡，脉弱无力。

【辨证要点】视物模糊，视力下降，双目疲劳，神疲乏力。

【治法】益气健脾。

【处方】用一指禅推法，或拇指按压与按揉法操作足太阴脾经与足阳明胃经在小腿的循行部位，重点操作足三里及三阴交穴。［小儿推拿学．中国中医药出版社．2016］

【方义】脾胃为后天之本，气血生化之源。推拿此二经能健运脾胃，益气生血。

4. 心血不足

※孙重三流派

证候特点：近视怯远，目中无神，形寒，视远模糊，易眼疲劳，视久或眼酸痛，头痛等。

治法：调和气血，疏通经络。

处方：揉睛明、攒竹、天应、太阳、四白、翳风，按风池，推天柱骨，按揉心俞、肾俞、命门。

操作：

①揉睛明、攒竹、天应、太阳、四白：医者用食指或中指指面揉，每穴 100 ~ 200 次。

②按风池：医者用右手拇、食两指用力按两侧风池穴 200 ~ 300 次。

③揉翳风：医者用拇、食两指相对用力按揉双侧翳风穴 100 ~ 200 次。

④推天柱骨：医者以左手扶患儿之前额，右手拇指或食指，自后发际上一寸处向下推至第一椎骨，推 20 ~ 40 次。

⑤按揉心俞、肾俞、命门：用手指或手掌按揉心俞、肾俞、命门各 100 ~ 200 次。

方义：揉睛明、攒竹、天应、太阳、四白疏通经络，以解除眼肌疲劳；揉翳风、按风池、推天柱骨醒脑提神，疏利气血；按揉心俞、肾俞、命门养血安神。

六、现代医学认识

诊断要点

1. 弱视诊断要点

（1）视力减退：矫正屈光不正后远视力 0.8 ~ 0.6 为轻度弱视，视力 0.5 ~ 0.2 为中度弱视，视力 ≤ 0.1 为重度弱视。

（2）拥挤现象：分辨排列成行的视标的能力较分辨单个视标的能力差。

（3）弱视患儿可有中心注视和旁中心注视两种不同的注视性质。注视点离中心凹越远，视力越差。

2. 近视诊断要点

（1）视远模糊，视近一般清晰，或有视疲劳症状。

（2）高度近视者眼前常有黑影飘动，眼球突出。

（3）呈近视眼眼底改变：视乳头颞侧弧形斑、豹纹状眼底等。

（4）验光检影为近视。

第六节　斜　视

斜视（strabismus）是指双眼眼位有偏斜的倾向，表现为偏斜状态。双眼视觉是双眼所看到的物像经过大脑皮质视觉中枢的整合，使人感知到一个立体形象的功能，又称双眼单视。儿童双眼视觉在出生后早期发育迅速，一直到6岁才可完善。在此期间任何影响视觉、眼球运动和视觉中枢的因素均可以影响双眼视觉的发育和建立。斜视患儿多无双眼单视，融合功能不全或丧失，无正常的立体视。根据发病年龄，双眼视觉发育的程度，通过不同的方法矫正眼位后双眼视觉恢复的程度也不同。一般来说，发病年龄越早、病程越长、矫正的年龄越晚，双眼视觉恢复得越差，甚至完全不能恢复。因此应采取积极的治疗措施。斜视可分为共同性斜视和非共同性斜视两类。

斜视属于中医"通睛"与"风牵偏视"的范畴。

一、古籍文献阐释

古籍对斜视的描述最早见于《诸病源候论》："目，是五脏六腑之精华。人腑脏虚而风邪入于目，而瞳子被风所射，睛不正则偏视。此患亦有从小而得之者，亦有长大方病之者，皆由目之精气虚，而受风邪所射故也。"明朝《幼幼新书》中指出："论小儿通睛外障，此眼初患时，皆因失误筑打着头面，额角兼倒蹙扑下，令小儿肝受惊风，遂使眼目通睛。"《普济方》云："夫目偏视者，皆由肝脏风邪所攻，瞳仁不正，顾视常偏。宜服羚羊角散、牛黄散治之。"明代《银海精微》载："小儿通睛，与鹘眼凝睛、辘轳展开此三症颇同，然此症或因外物打着头颅，或被诸般人物惊心，遂成惊风之症。风热伤肝魂不应目，风邪上壅黄仁不成关锁，瞳仁开，惟直视不辨人物，致眼通睛，通者黄仁、水轮皆黑，似无黄仁，瞳仁水散，似无瞳仁，此黄仁与瞳仁通混不分，号曰通瞳。亦风药摩擦二法，发散风邪宜服牛黄丸，不须点药，只服药，然前症牛黄丸、通顶石楠散亦可用也。"可见古籍对本病的认识与治疗均有阐述。

二、病因及发病机理

肝开窍于目，因先天禀赋不足、外伤、患儿长期用眼姿势不正确等，致眼部筋脉闭塞，发生本病；病位在肝。

1. 先天禀赋不足，两目偏斜与生俱来，或眼珠发育异常，致能远怯近，日久目偏视。

2. 婴幼儿期长期逼近视物或头部偏向一侧，视之过久致筋脉滞而致目偏视。

3. 气血不足，腠理不固，风邪乘虚侵入经络，使其眼目筋脉弛缓而致。

4. 脾胃失调，津液不布，聚湿生痰，复感风邪，风痰阻络，致眼带转动不灵；或热病伤阴，阴虚生风，风动挟痰上扰而致。

5. 因头面部外伤或肿瘤压迫，致使脉络受损而致。

三、症状识辨及辨证

1. 症状识辨

辨舌脉及指纹：舌淡红，苔薄白，指纹淡，脉弱或缓为禀赋不足；舌淡，指纹浮，脉浮数为风邪中络；舌苔白，指纹滞，脉弦滑为风痰阻络；舌暗，脉弦涩为经络挛滞。

2. 辨证要点

（1）辨虚实：本病以八纲辨证为主。起病缓、病程长多为虚证；起病急，病程短多属于实证。

（2）辨外感与内伤：起病急骤，目偏斜，伴头晕目眩者，多为风邪伤络所致；若目偏斜，眼珠转动失灵，伴胸闷呕恶，食欲不振，口泛痰涎者，则多为脾虚生痰，痰阻经络所致。

四、证治要点

本病以八纲辨证为主，重在辨虚实；虚证以补益肝肾为主，实证以祛风化痰，佐以舒筋通络。

五、分型条辨

（一）基础方

本病推拿处方以基础处方为主，可根据证型适当增减穴位。[小儿推拿学.人民卫生出版社.2016]

【处方】 补肾经、补脾经、清肝经（各 3 ~ 5 分钟），揉二人上马（1 ~ 3 分钟），天门入虎口（以拇指从患儿拇指或食指尖推向合谷 3 ~ 5 次，掐合谷 1 次，2 ~ 5 分钟），点揉大、小天心（大天心在额正中，以拇指揉按 2 ~ 3 分钟；点揉小天心 3 ~ 5 分钟）。牵拉耳郭法；拿风池并颈部夹脊（先定点揉风池 20 ~ 30 秒，后从风池起逐渐沿颈夹脊向下拿 10 遍）。

【方义】 补肾经、补脾经培补先后天，清肝经清虚火，缓拘急，配合二人上马能补养肝肾；拿风池并颈夹脊改善大脑供血，缓解眼部疲劳和放松眼肌。天门入虎口定惊、止痉、缓急；点揉大天心与小天心并牵拉耳郭能正畸止惊。眼局部操作专一治眼。全方调补肝肾，缓解眼肌痉挛，治疗斜视有一定效果。

【操作指南】

重视眼部操作：局部操作作用于眼，能使眼周经络畅通，活络气血，利于视力恢复。①开天门、抹双柳（沿眉走行方向抹动）各 1 分钟，运太阳 1 ~ 3 分钟。②按揉睛明、攒竹、鱼腰、丝竹空、球后（位于面部，当眶下缘外 1/4 与内 3/4 交界处）、睛明（球后穴外 3 分处）、瞳子髎各 1 分钟。③以拇指或中指沿小儿眼轮匝肌做 "∞"

形的紧推慢移推法，约 1 分钟。④嘱患儿闭目，以食中二指置于眼球，先轻轻揉动 20～30 秒，轻轻按约 10 次，振 30～40 秒，后以两拇指分置于眼球两侧左右推动，并一上一下操作，使眼球左右移动与内外旋转约 1 分钟。

捣揉小天心：《幼科推拿秘书》："上天心者，大天心也，在天庭中，小儿病目，揉此甚效，以我大拇按揉之。眼珠上视，往下揉；眼珠下视，往上揉：两目不开，左右分揉。"《推拿三字经》："捣天心，翻上者，捣下良，翻下者，捣上强，左捣右，右捣左。"

牵拉耳郭法：先以拇食二指相对，捻揉耳郭 3～5 次，牵拉 1 次，牵拉方向以耳窍为中心向四周呈扇形牵拉，牵拉 10 遍左右；根据斜视方向，两手协调，内斜患侧耳向前牵，健侧耳向后牵。

天门入虎口：从食指端沿食指桡侧推向合谷；亦可从拇指尺侧推向合谷。患儿两掌心向下，推拇指由内向外，适合内斜；推食指由外向内，适合外斜。每推 3～5 次，重掐合谷 1 次以定之。

（二）辨证加减

1. 风邪中络

【证候特点】 发病突然，目珠偏斜，转动失灵，倾头瞻视；头晕目眩，步态不稳；舌淡，脉浮数。

【辨证要点】 发病突然，目珠偏斜，转动失灵，头晕目眩。

【治法】 祛风通络，扶正祛邪。

【处方】 基础方加翳风 1～3 分钟，清天柱骨令局部潮红。

2. 肝阳上扰

【证候特点】 发病突然，目珠偏斜；眩晕耳鸣，夜啼躁扰；舌红苔黄，脉弦滑。

【辨证要点】 发病突然，目珠偏斜，眩晕耳鸣，夜啼躁扰。

【治法】 平肝潜阳。

【处方】 基础方加振按百会与四神聪 2～3 分钟，推桥弓（左右两侧各缓缓推 3～5 次）、掐老龙、山根各 10 次。

3. 精血不足

【证候特点】 发病突然，目珠偏斜，眼目无神；头晕语迟，听力差，腰膝乏力，健忘，失眠多梦，神疲乏力，厌食，面色无华，惊惕不安；舌淡红，苔薄白，脉弦涩，指纹淡。

【辨证要点】 突发目珠偏斜，眼目无神，腰膝乏力，失眠多梦。

【治法】 补益气血。

【处方】 基础方加补肝经（补和清，以补为主）1～3 分钟，运土入水与运水入土各 1 分钟，揉脾俞、胃俞透热为度，点揉足三里、阳陵泉各 1～3 分钟。

4. 风痰阻络证

【证候特点】 发病急骤，目偏斜，眼珠转动失灵，倾头瞻视，视物；兼见胸闷呕恶，食欲不振，口泛痰涎；舌苔白腻，脉弦滑。

【辨证要点】 以目偏斜，眼珠转动失灵、胸闷呕恶等全身症状为要点。

【治法】 祛风化痰、舒筋通络。

【处方】 参照风邪伤络。

※海派

证候特点：本病以小儿双眼注视目标时，视线偏离目标为临床特点。

麻痹性斜视可骤然发生，一侧斜视多见，伴复视、头晕、眼球运动障碍、代偿性倾斜头位。

共同性斜视为逐渐发生、发展，家长常不能确定发病时间。两眼平视前方时，眼球偏于眼裂的内或外侧。经常斜视的一眼其视力常显著减退，无复视、眼球运动障碍。无头昏及代偿性倾斜头位。

辨证要点：双眼注视目标时，视线偏离目标。

治法：舒筋通络，祛风明目。

处方：揉睛明，揉攒竹，揉太阳，揉瞳子髎，揉四白，抹眼眶，拿合谷，拿风池，推揉肝俞。

内斜视者，加按揉睛明穴。外斜视者，加按揉瞳子髎穴。上斜视者，加按揉球后。下斜视者，加按揉鱼腰。

操作：

①揉睛明：用食、中两指分别按住小儿目内眦旁1寸处做揉法，约100次。

②揉攒竹：用食、中两指分别按住小儿眉头凹陷中做揉法，约100次。

③揉太阳：用两手拇指分别按住小儿眉梢和目外眦之间向后约1寸处凹陷中做揉法，约100次。

④揉瞳子髎：用两手拇指分别按住小儿目外眦外侧0.5寸处做揉法，约100次。

⑤揉四白：用两手拇指分别按住小儿瞳孔直下、眶下孔凹陷中做揉法，约100次。

⑥抹眼眶：用两手拇指分别沿小儿的眼眶自内向外抹动，上下眼眶各50次。

⑦拿合谷：用拇指与食、中指对称用力，拿捏小儿手背第一与第二掌骨之间，3~5次。

⑧拿风池：用拇指与食、中指对称用力，按住小儿胸锁乳突肌和斜方肌之间的风池穴，3~5次。

⑨推揉肝俞：用一指禅推法或用拇指指端在小儿第九胸椎棘突下，两侧旁开1.5寸处做揉法，约100次。

内斜视者，重点加按揉睛明，用食、中指指端着力，按揉睛明穴约200次。

外斜视者，重点加按揉瞳子髎，用食、中两指指端着力，按揉瞳子髎穴约200次。

上斜视者，加按揉球后，用拇指指端着力，按揉眶下缘外 1/4 与内 3/4 交界处，约 200 次。

下斜视者，加按揉鱼腰，用拇指指端着力，按揉眉毛中心的鱼腰穴，约 200 次。

方义：揉睛明、揉攒竹、揉太阳、揉瞳子髎、揉四白、抹眼眶舒筋通络；拿合谷、拿风池开窍明目；推揉肝俞疏肝明目。

六、特色技法

海派

名称：抹眼眶舒筋通络。

穴位：上下眼眶。

操作：用两手拇指分别沿小儿的眼眶自内向外抹动，上下眼眶各 50 次。

七、现代医学认识

（一）诊断要点

双眼视觉是双眼所看到的物像经过大脑皮质视觉中枢的整合，使人感知到一个立体形象的功能，又称双眼单视；可根据双眼眼位有偏斜的倾向，融合力不能控制，表现为偏斜状态的临床表现，以及周边弧形视野计检查、同视机、X 光眶片、头颅 CT 等检查易做出诊断。

（二）临证鉴别

1. 共同性斜视

为眼外肌及其支配神经均无器质性病变，眼偏斜度在向各方向注视时均相等，眼球无运动障碍。可分为内斜视、外斜视。

（1）共同性内斜视：表现为一眼或双眼交替向内侧偏斜。常分为先天性（婴儿型）内斜视、调节性内斜视、非屈光性调节性内斜视；多有双眼视，较少发生弱视。

1）非调节性内斜视：基本型发病年龄 6 个月至 6 岁，无明显屈光不正，常有外伤、惊吓史等。

2）急性共同性内斜：发病年龄在 5 岁以后或年长儿童，突然发生间歇或恒定性内斜视伴有复视，应与展神经不全麻痹鉴别。

（2）共同性外斜视：表现为双眼视轴分离，一眼或双眼外斜，分为间歇性外斜视、恒定性外斜视等。

2. 非共同性斜视

一般指麻痹性斜视，双眼分别注视时和各方向注视时斜视角不相等。

眼位偏斜，眼球向一个或几个方向运动障碍；向各方向注视时斜视角不相等。可出现复视和头颈与面部倾斜的代偿头位。先天性动眼神经麻痹表现为患眼外斜视，向内、上、下转动受限，上睑下垂，可有瞳孔扩大和调节麻痹。也可有动眼神经支配的单条眼外肌麻痹的表现。先天性上斜肌麻痹常表现为眼性斜颈，患眼上斜视，头向健侧肩膀倾斜，面向患侧转，下颌内收。先天性展神经麻痹表现为患眼内斜视，外转受限，面向患侧转，双眼向健侧注视。

第七节　重　龈

重龈是指小儿牙龈肿胀、色白，如有物附着为主要表现的咽喉口齿科病，齿龈浮肿如附物垂痛，或龈肿如水泡，为幼儿牙根发炎之症。见《备急千金要方》。多由口腔不洁，感染秽毒，加以素体肠胃有热，湿浊循经熏蒸所致，常见于小儿，可伴见口臭、大便秘结等。

一、分型条辨

胃中蕴热

【证候特点】 牙龈红肿，经常啼哭，不能吮乳；面赤唇红，口涎外流；舌苔黄干，指纹紫滞。

【辨证要点】 牙龈红肿，肿如水泡，齿龈浮肿如附物垂痛，舌苔黄干，指纹紫滞。

【治法】 清胃涤浊。

【处方】 揉小天心穴，推清板门穴，揉合谷穴，推补肾水穴，推清肺金穴，推退下六腑穴，推清天河水穴，揉二人上马穴。[实用小儿推拿. 人民卫生出版社. 1962]

【方义】 揉小天心，通郁散结消炎；推清板门，清胃热，治本症之本；揉合谷，降逆止痛；推补肾水，补肾阴，制火上炎；推清肺金，推退下六腑，行气通积，凉血润燥，通大便，消重龈肿胀；再推清天河水，配揉二人上马，利尿泻火，加强疗效。

二、现代医学认识

（一）诊断要点

1. 牙龈红肿，刷牙或咬食物时出血。

2. 牙龈颜色由粉红变为鲜红或暗红，表面光亮，点彩消失，龈沟加深，但沟底未达釉牙骨质界，不痛，牙齿不松动。

3. 增生性龈炎表现为上前牙部位牙龈增生，龈乳头呈小结节状增殖，极易出血。

（二）临证鉴别

1. 血液病 如白血病时牙龈极易自动出血，且不易止住，有时个别龈乳头肿大，呈暗红色增生状，可从血象和体征方面鉴别。

2. 维生素 C 缺乏 多伴有皮下和黏膜下出血，有的表现剥脱性龈炎（龈表皮剥脱呈鲜红色，触时极痛），应及时治疗。

第八节 牙 痛

牙痛（toothache）是指以牙齿因各种原因引起疼痛为主要表现的咽喉口齿科病名。多因牙齿与牙周局部组织疾患所引起。遇冷、热、酸、甜等刺激时牙痛发作或加重。《内经》名齿痛。其病因之不同，治疗各异。"齿为骨之余""肾主骨"，足阳明胃之经脉络于龈中，所以齿与肾、龈与胃关系最为密切。牙痛的病因病机为阳明积热上壅，阴虚火热上炎，湿聚热腐，或肾气不足，肾髓不充及先天禀赋薄弱和外伤直接伤及牙龈牙齿，或长期恣食辛辣厚味而发。

一、分型条辨

1. 实火牙痛

【证候特点】除牙痛外，口臭，甚则龈肿，或牵引外腮肿；头痛、大便秘结、身热等；舌红，苔黄，脉数，指纹红。

【辨证要点】牙痛，口臭，龈肿，舌红，苔黄，脉数，指纹红，大便秘结。

【治法】清胃止痛。

【处方】揉小天心穴，揉一窝风穴，推补肾水穴，清板门穴，推清天河水穴，揉合谷穴，推清肺金穴，退下六腑穴，揉阳池穴。[实用小儿推拿.人民卫生出版社.1962]

【方义】揉小天心，配揉一窝风，疏风解邪；推补肾水，清板门，滋阴清热退烧，又清胃热，并除口臭；推清天河水，可泻心火；揉合谷，降逆火，为止牙痛的效穴；推清肺金，配退下六腑，行气消滞，润燥通便，凉血又消龈肿；揉阳池穴，降逆又清上焦之热。

2. 虚火牙痛

【证候特点】口无臭味，齿痛隐隐，龈及外腮多无肿胀现象；舌光无苔，脉数，指纹淡红。

【辨证要点】牙痛隐隐，口无臭味，龈肿，舌光无苔。

【治法】滋阴清热止痛。

【处方】推补肾水穴，揉二人上马穴，揉合谷穴，推清板门穴，揉小天心穴。[实用小儿推拿.人民卫生出版社.1962]

【方义】肾主骨，"齿为骨之余"，推补肾水，以治其本；揉二人上马，可潜阳制虚火上炎，又能引火归原，再揉合谷一穴，可止牙痛；推清板门，可清胃火，以防胃火上逆；揉小天心，可通郁散结，以助疗效。

二、现代医学认识

（一）诊断要点

早期，牙龈发痒、不适、口臭，继之牙龈红肿、松软，容易出血，疼痛，反复发作。日久牙龈与牙根部的牙周膜被破坏，形成一个袋子，叫牙周袋，袋内常有脓液溢出，炎症继续扩大，可成为牙周脓肿，病情加重，局部疼痛、肿胀，初为硬性，后变为软性，有波动感，可自行穿破，流出脓液，出脓后，疼痛可减轻，或反复发作，非常痛苦。

（二）临证鉴别

1. 与龈乳头炎鉴别　牙龈乳头炎可有自发性剧烈疼痛，但局部牙龈红肿、压痛，甚至溢脓，而且多有食物嵌塞史。而牙髓炎则无，牙髓炎对温度敏感，而龈乳头炎对温度的刺激则无明显反映。

2. 与三叉神经痛鉴别　三叉神经痛一般在夜间不发作，温度改变亦不引起疼痛，而且多有"扳机点"，疼痛间歇期不会随病情发展而明显延长或缩短。

第九节　唇燥裂

唇燥裂为中医病名，又称"唇风""沈唇""紧唇""唇胗""唇肿""唇疮""唇瞤""驴嘴风""驴唇风"等，本病好发于秋冬季节，相当于现代医学的慢性唇炎。是指因风热湿邪外袭或阴虚血燥所致的以唇部干燥皲裂、反复脱屑、肿胀痒痛或渗出结痂为主要临床特征的疾病，可累及上、下唇，多以下唇为重，病情反反复复，可经久不愈，多见于儿童和青年女性。

一、古籍文献阐释

春秋战国时期，《黄帝内经》载："舌焦唇槁，腊干益燥。"这是最早对唇风症状的描述。《难经》云："足太阴气绝，则脉不营其口唇。口唇者，肌肉之本也。""脾气通于口，口和则知谷味矣。"

隋代巢元方《诸病源候论》中指出："脾胃有热，气发于唇，则唇生疮，而重被风邪，寒湿之气搏于疮，则微肿湿烂，或冷或热，乍瘥乍发，积月累年，谓之紧唇，亦名沈唇。"

宋代《圣济总录》云："口疮者心脾有热，气冲上焦，重发口舌故作疮也。"提出口疮多由心脾积热导致。

明代《口齿类要》中论述："脾之荣在唇。盖燥则干，热则裂，风则肿，寒则揭。

若唇情动火伤血，或因心火传授脾经，或因浓味积热伤脾。大要审本症察兼症，补脾气，生脾血则燥自润，火自除，风自息，肿自消。"《外科正宗·唇风》曰："唇风，阳明胃火上攻，其患下唇发痒作肿，破裂流水，不疼难愈。"认为本病由"阳明胃火上攻"所致。首次提出唇风病名，并对唇风的病因有所论述。

清代《医宗金鉴·外科心法要诀》曰："唇风多在下唇生，阳明胃经风火攻，初起发痒色红肿，久裂流水火燎疼。"认为唇风多在下唇，多由阳明胃经风火攻上所致，对临床表现也做出了论述。《疡医大全》中记述："脾脏应肾，通口气，脾胃为合，足阳明胃之经，其脉挟口环唇，故脾胃受邪，则唇为之病。风则动，寒则紧，燥则干，热则裂，气郁则生疮，血少则涩而无血色。然六腑之华，亦在唇。"认为唇为之病，多因脾胃受邪。《外科证治全书》曰："多在下唇，初发痒红肿，日久破裂流水，疼如火燎，似无皮之状，此脾经血燥也。"指出其病位在中焦脾胃，病机为脾胃湿热，又受风热外袭，风火相搏，引动湿热循经上蒸于唇部，久则伤阴，阴虚血燥，唇失所养，故生唇风。

二、分型条辨

1. 风火湿热

【证候特点】唇部肿痒，破裂流水，灼热疼痛，嘴唇不时瞤动；口渴饮冷，口臭，大便干；舌质偏红，脉滑数，指纹紫滞，现于风关。

【辨证要点】唇部红肿痛痒，嘴唇不时瞤动，口渴饮冷，口臭。

【治法】疏风清热，化浊濡唇。

【处方】清脾经3分钟，清板门3分钟，清肺经2分钟，清天河水2分钟，捣小天心3分钟，推四横纹300次，清大肠2分钟。[推拿大成.河南科学技术出版社.1994.]

【方义】推四横纹、清脾经可泄脾脏积热，推四横纹为治唇燥裂的特效穴；清板门、清天河水、清大肠可清热泻火，通调气机；清肺经可清泻肺热，疏风解表；捣小天心可泻邪热。

加减：口臭加清胃经穴2分钟，揉天枢穴1~1.5分钟。[实用小儿推拿.安徽科学技术出版社.2004.]

2. 阴虚血燥

【证候特点】唇肿燥裂，流水，甚者流血，痛如火燎，犹如无皮之状，结痂；鼻息焮热，小便黄赤短涩；舌干少津，脉细数，指纹淡紫，现于风关。

【辨证要点】本证以唇部燥裂、流血、结痂、痛如火燎为临床特征，全身症状可见阴虚血燥之象，如小便短赤、五心烦热等。

【治法】养血祛风，滋阴濡唇。

【处方】推四横纹300次，清板门3分钟，捣小天心3分钟，退下六腑200次，清天河水200次，揉二马2分钟，揉涌泉1分钟，补肾经3分钟。[实用小儿推拿.安徽科学技术出版社．2004．]

【方义】推四横纹可泄脾脏积热，为治唇燥裂的特效穴；退下六腑、清天河水可泻热，治疗五心烦热；揉二马、揉涌泉、补肾经可滋阴清热；清板门、捣小天心可泄唇肿干燥之邪热。

加减：鼻息焮热，小便黄赤短涩加清肺经穴 3 分钟，推五经穴 2.5 分钟。[实用小儿推拿．安徽科学技术出版社．2004．]

三、现代医学认识

（一）诊断要点

根据病程的反复，时轻时重，寒冷干燥季节好发，唇红反复干燥、脱屑、痛胀痒、渗出、结痂等临床特点，并排除各种特异性唇炎后，可做出诊断。

（二）临证鉴别

1. 慢性脱屑性唇炎 应与干燥综合征、糖尿病引起的唇炎、慢性光化性唇炎、念珠菌感染性唇炎相鉴别。

（1）干燥综合征：患者也可出现唇红干燥，皲裂及不同程度脱屑，唇红部暗红色等症状，但有口干、眼干、合并结缔组织病等其他典型症状。

（2）糖尿病引起的唇炎：部分糖尿病患者也发生口燥、唇红干燥、开裂、脱屑等症状，但有血糖升高和"三多一少"等糖尿病典型症状。

（3）慢性光化性唇炎：好发于日照强烈的夏季，与暴晒程度有关，脱屑呈秕糠状，痒感不明显。

（4）念珠菌感染性唇炎：有时表现为唇部干燥脱屑，而不出现假膜红斑糜烂等特征性表现，但常伴有念珠菌口炎和口角炎，实验室检查可发现白色念珠菌。

2. 慢性糜烂性唇炎 应与盘状红斑狼疮、扁平苔癣、多行性红斑等鉴别，后三者除了易出现唇红部糜烂性损害外，同时能见到相应的特征性口腔内及皮肤损害。

第十节 吐 舌

吐舌是指舌体伸长弛缓，出口外而不收。吐舌是小儿常见的舌部疾患，在儿科临床中并不少见，多见于 1～3 岁小儿，可发于四季。西医对本病尚无特殊治疗方法，中医对本病的认识和治疗拥有较为丰富的经验。该病早发现及时治疗，疗效较好。吐舌还是惊风的先兆症状，故应当引起足够的重视。

一、古籍文献阐释

最早在春秋战国时期，《黄帝内经》中就记载与舌相关的论述，如《灵枢·经脉》中有"手少阴之别，名曰通里。去腕一寸半，别而上行，循经入于心中，系舌本，属目系""脾足太阴之脉……属脾，络胃，上膈，挟咽，连舌本，散舌下""足太阳之筋……其之者，别入结于舌本""肾足少阴之脉……其直者，从肾上贯肝膈，入肺中，循喉咙，挟舌本"等论述。通过经络，手足阴阳脉气通于舌，共同主导舌体的正常功能。

元代《活幼心书》载："出长收缓名舒舌，热在心脾不用忧。"认为本病的病位在心脾。

吐舌病名见于明代薛铠《保婴撮要》载："舌舒长而良久不收者，名吐舌，乃心脾积热，用泻黄散主之。"本书提出了吐舌的病名、症状、治法和方药。

清代以后，医家对吐舌的症状与治疗有更多研究。《张氏医通》载："舌舒长而良久不收者，名吐舌。乃心脾积热，或兼口舌生疮，作渴饮冷。属胃经实热。并用泻黄散。"提出吐舌源于心脾积热，用泻黄散治疗。《幼科指南》载："吐长收缓名吐舌，皆是心经有热成，面红烦渴溺涩赤，泻心导赤服即宁。"认为吐舌是因心经有热所致，故面红烦躁，口渴尿赤，宜用泻心导赤汤治疗。

二、分型条辨

1. 心经郁热
【证候特点】小儿舌头不断伸出口外，伸出较长，舌体缩回较慢或不缩回；面红目赤，烦躁不安，口渴欲饮，小便赤涩，大便干燥；舌质偏红，苔多黄燥，脉弦数或洪数，指纹紫滞，现于风关。

【辨证要点】小儿舌头不断伸出口外，同时可见面红目赤，烦躁不安，口渴欲饮等证。

【治法】清心泻热。

【处方】推补肾水穴5分钟，推大清天河水穴0.5~1分钟（婴儿用清天河水较好）。

【方义】推补肾水，配合大清天河水，壮水制火，又泄心热，治吐舌之本；揉小天心，配合揉二人上马，通郁利尿泻火，可助疗效。[实用小儿推拿.安徽科学技术出版社.2004.]

加减：舌体缩回较慢或不缩回加揉小天心穴3分钟；烦躁不安，口渴欲饮加揉二人上马穴3分钟。[实用小儿推拿.安徽科学技术出版社.2004.]

2. 脾肾虚热
【证候特点】舌头不时吐出口外而缓缓收回，易流涎；口渴而多喜热饮，手足心热，易烦躁寐不安；舌质红少苔，脉细数，指纹淡紫，现于风关。

【辨证要点】舌头不时吐出口外而缓缓收回，同时可见口渴而多喜热饮，手足心热，舌质红少苔，脉细数等虚热证。

【治法】健脾益肾，滋阴清热。

【处方】推补肾水穴 5 分钟，推大清天河水穴 0.5 ~ 1 分钟（婴儿用清天河水较好）。

【方义】推补肾水，配合大清天河水，壮水制火，又泄心热，治吐舌之本。[实用小儿推拿. 安徽科学技术出版社. 2004.]

加减：口渴而多喜热饮，手足心热，易烦躁寐不安加推清板门穴 5 分钟，推四横纹穴 4 分钟，揉小天心穴 3 分钟，揉二人上马穴 3 分钟。[实用小儿推拿. 安徽科学技术出版社. 2004.]

三、现代医学认识

（一）诊断要点

现代医学尚未有对于小儿吐舌的系统性研究，部分学者认为吐舌是由于精神因素所引发的口腔不良习惯。

（二）临证鉴别

1. 抽动 - 秽语综合征　又称"多发性抽动症""进行性抽搐""冲动性肌痉挛"等。以面部、四肢、躯干部肌肉不自主抽动伴喉部异常发音和秽语为主要特征。症状轻重常有起伏波动的特点，其中部分患儿可以兼见吐舌表现。

2. 神经系统疾病　儿童在患有某些神经系统疾病后会出现吐舌的临床表现，经治疗后症状可消失。

第十一节　弄　舌

弄舌是指舌反复吐而即回，或舌舐口唇四周，掉动不宁者。临床上多以症状名之，而少以病证论之，多见于小儿及年老者，而以 1 ~ 3 岁小儿多见，可发于四季。西医对本病并未有相关的系统研究，也多无特殊的治疗方法，但中医对本病的认识和治疗积累了丰富的经验。

祖国医学认为舌为心之苗，脾开窍于口，若心脾有热，易循经上炎而发生弄舌，故该病诱因为心脾二经积热。其病机为肾阴虚，心火亢，肝风动，胃热煽。弄舌还往往是惊风的先兆症状，因热盛动风，肝风内动故有弄舌头之"风象"先露，医者应当引起警惕。若重病出现弄舌，则为心脾亏损，气血衰败的危象。先天痴呆的小儿，也有相似的表现，但不属本病范畴。

一、古籍文献阐释

早在春秋战国时期，《黄帝内经》中就有与舌相关的论述，从经脉而言有："手少阴之别，名曰通里。去腕一寸半，别而上行，循经入于心中，系舌本，属目系。""肾足少阴之脉……循喉咙，夹舌本。""肝足厥阴之脉……环唇内。""足太阳之筋……其支者，别入结于舌本。""手少阳之筋……其支者，当曲颊入系舌本。""足少阴之正……直者，系舌本。""足太阴之正，上至髀，合于阳明，与别俱行，上结于咽，贯舌中。"

宋代《小儿药证直诀》弄舌中载："脾脏微热，令舌络微紧，时时舒舌。治之勿用冷药及下之，当少与泻黄散，渐服之。亦或饮水，医疑为热，必冷药下之者，非也。饮水者，脾胃虚，津液少也。又加面黄肌瘦，五心烦热，即为疳瘦，宜胡黄连丸辈。大病未已，弄舌者凶。"对弄舌的症状及治疗原则有进一步的研究。

元代《活幼心书》载："弄舌微微露即收，得于病后最难瘳。"明代薛铠《保婴撮要》载："舌属心脾二经。小儿舌微露而即收者，名弄舌，此属心脾亏损，用温胃散补之。"认为本病的病位在心脾，病机为心脾亏损，益用温胃散补之。《慈幼新书》载："脾脏有热，令舌络微紧，时时舒出，名曰弄舌，切勿用寒药及下之，唯宜泻黄散，甚有饮水者，脾胃虚，津液少也。"

清代《张氏医通》云："脾脏虚热。令舌络牵紧。时时微露而即收者。名弄舌。属心脾亏损。温脾散。有热。人参安胃散。"认为心脾亏损导致弄舌。《医宗金鉴》云："弄舌时时口内摇，心脾发热口唇焦，烦热舌干大便秘，泻黄导赤并能疗。"弄舌因心脾有热，以致唇焦舌干烦热便秘，可用泻黄散、泻心导赤汤治疗。

二、分型条辨

1. 心脾积热

【证候特点】舌头即出即收，快速伸缩，左右吐弄；时有面红耳赤身热，性情急躁，口角易裂，甚则口舌生疮，小便色黄，大便干燥；舌质偏红，苔多黄燥，脉弦数或洪数，指纹色紫，现于风关。

【辨证要点】舌快速伸出即回收，舌质红，舌体胀满，舌苔黄且燥，并见面赤、烦躁等心火上炎之证，及口渴喜凉饮、大便干燥的脾热津亏之证。

【治法】清心泻火，泻脾散热。

【处方】推补肾水穴7分钟，推大清天河水穴0.5~1分钟，推清板门5分钟。[实用小儿推拿学.人民卫生出版社.1962.]

【方义】推补肾水，配大清天河水，滋阴泄心热，治弄舌之本；推清板门，凉膈清热，又清脾中蕴热。

加减：性情急躁，口角易裂，甚则口舌生疮加揉小天心穴3分钟，揉二人上马穴3分钟。[实用小儿推拿.安徽科学技术出版社.2004.]

2. 脾肾虚热

【证候特点】舌头不时吐出口外而缓缓收回；易流涎，口渴而多喜热饮，手足心热，易烦躁寐不安；舌质红少苔，脉细数，指纹淡紫，现于风关。

【辨证要点】舌头长伸口外而缓收，舌质红而不肿，苔少，同时可见手足心热，脉细数等虚热之证。

【治法】健脾益肾，滋阴清热。

【处方】补肾 5 分钟，揉二人上马穴 3 分钟，清补脾（2~3 天后改为补脾）5 分钟，清板门 5 分钟，揉小天心 3 分钟，推上三关 1 分钟，逆运八卦 3 分钟，清四横纹 4 分钟。［小儿推拿实用技法．人民卫生出版社．2015.］

【方义】补肾、揉二马可滋阴清虚火，大补元气，益脑益气；清补脾、清板门可调节胃肠功能，助消化吸收，改变全身虚象；揉小天心，可通经活络；推上三关、逆运八卦、清四横纹可调中健脾进饮食，改变面色，增强抗病能力，症状自愈。

加减：烦躁寐不安，手足心热加清天河水穴 1 分钟。［小儿推拿实用技法．人民卫生出版社．2015.］

3. 痫证弄舌

【证候特点】舌吐唇外，掉弄如蛇；突然仆倒，不省人事，口吐涎沫，两目直视，肢体抽搐，摇头弄舌，苏醒后很快恢复，一切如常；舌质红少苔，脉细数，指纹色淡紫，现于风关。

【辨证要点】痫病发作时（突然仆倒、口吐涎沫、周身抽搐、两目直视）弄舌。

【治法】豁痰开窍，定痫息风。

【处方】掐人中、点百会至清醒，拿丰隆、承山各 5 分钟，掐五指节 1 分钟，揉小天心 5 分钟，掐老龙 1 分钟。［小儿推拿．科学技术出版社．2004.］

【方义】发作之时，神迷心乱，宜急行抢救，开窍醒神，用穴宜少，手法宜重，掐人中、点百会，掐五指节，掐老龙等是急救复苏之法；拿丰隆、承山既可止抽，定惊痫，又长于化痰涎；揉小天心则通经络，涤痰镇惊。

加减：舌质红少苔，脉细数加揉二马 3 分钟，补肾经 2 分钟。［小儿推拿．科学技术出版社．2004.］

三、现代医学认识

（一）诊断要点

现代医学并未有关于小儿弄舌的系统研究，部分口腔科医生认为婴幼儿弄舌属于婴幼儿口腔不良习惯，包括先天和后天性精神因素。

（二）临证鉴别

1. 多发性抽动症（抽动 – 秽语综合征） 是指以不自主的突然的多发性抽动以及在抽动的同时伴有暴发性发声和秽语为主要表现的抽动障碍，也可伴有注意力缺陷多动症，部分患儿可出现弄舌，常作为兼症出现。是一种慢性疾病，但预后良好。

2. 习惯性痉挛 多见于 5～10 岁的男孩，为不良习惯或模仿他人的行为，一般无声音痉挛症状，无行为紊乱，表现单一而局限，时间短，可自行消失。

3. 神经系统疾病 少数报道有儿童患有脑炎后在主要症状基础上会出现不自主弄舌，在治疗后症状消失。

4. 先天性痴呆 包括皮质性痴呆、皮质下性痴呆、皮质和皮质下混合性痴呆和其他痴呆综合征等类型。部分患儿可出现弄舌，应加以鉴别。

第十四章　其他病证

第一节　脑性瘫痪

脑性瘫痪（cerebral palsy，CP）是一组持续存在的中枢性运动和姿势发育障碍、活动受限的证候特点，这种证候特点是由于发育中的胎儿或婴幼儿脑部非进行性损伤所致。脑性瘫痪的运动障碍常伴有感觉、知觉、认知、交流和行为障碍，以及癫痫和继发性肌肉、骨骼问题。患病率为每1000个活产儿中有2.0～3.5个。本病的脑部病理改变主要是脑白质损伤、脑部发育异常及因颅内出血、脑部缺氧引起的脑损伤等。

根据脑瘫临床症状和体征的描述，属于中医"五迟""五软""五硬""痿证"和"拘挛"等的范畴。

一、古籍文献阐释

古籍中对"五迟""五软""五硬"等的记载较多。五软的描述以宋代的《幼幼新书》较早，其于诸疳余证的疳后"天柱倒"一项中，引东汉王先生《家宝》一书曰："治小儿久患疳疾，体虚，久不进食，患来已久，诸候退，只是天柱倒，医者不识，谓之五软候。"并且指出，五软候与疳疾、营养缺乏和脾虚等均有密切关系。该书还引《石壁经》对五软的论述，其曰："或伤，或吐，或泻，乘虚邪毒透入肝脉，热邪所侵，致筋软长，或手足软，或项颈软。"此论进一步描述了五软。至元代，曾世荣所撰的《活幼心书》论述五软较为全面，曰："五软证，因母血海久冷，用药强补而孕者，有受胎而母多疾者，或其父好色贪酒，气血虚弱，或年事已迈而后见子，有日月不足而生者，或服堕胎之剂不去而竟成孕者，徒尔耗伤真气，苟或有生，譬诸阴地浅土之草，虽有发生而畅茂者少，又如培植树木动摇其根而成者鲜矣。由此论之，婴孩怯弱，不耐寒暑，纵使成人，亦多有疾。爰自降生之后，精髓不充，筋骨痿弱，肌肉虚瘦，神色昏慢，才为六淫所侵，便致头项手足身软，是名五软。"至清代吴谦《医宗金鉴》曰："五软者，为头项软，手软，足软，口软，肌肉软，是也。头软者，项软无力；手足软者，四肢无力也；肉软者，皮宽不长肌肉也；口软者，唇薄无力也。此五者，皆因禀受不足，气血不充，故骨脉不强，筋肉痿弱。"可见，本病与先天胎禀不足和后天邪毒感染有关。病变以脾气损伤为主，日久或甚者常累及肝肾、气血。

有关五迟的描述早在隋代巢元方《诸病源候论·小儿杂病诸候》中就有"齿不生

候""数岁不能行候""头发不生候""四五岁不能语候"等记载。《小儿药证直诀·杂病证》曰:"长大不行,行则脚细,齿久不生,生则不固,发久不生,生则不黑。"描述了五迟的典型症状。《小儿卫生总微论方·五气论》将语迟、发迟的病机归于心之气血不足,指出:"心气怯者,则性痴而迟语,发久不生,生则不黑。心主血,发为血之余,怯则久不生也。心系舌之本,怯则语迟也。"嗣后,历代医家多有阐述。元代程杏轩在《医述》云:"五迟者,立迟、行迟、齿迟、发迟、语迟是也。盖肾主骨,齿者骨之余,发者肾之荣,若齿久不生,生而不固,发久不生,生而不黑,皆胎弱也。良由父母精血不足,肾气虚弱,不能荣养而然。若长不能立,立而骨软;大不能行,行则筋软,皆肝肾气血不充,筋骨痿弱之故。有肝血虚,筋不荣膝,膝盖不成,而手足拳挛者;有肾气虚,髓不满骨,骨不能用,而足胫无力者。"至清代张璐所撰《张氏医通·婴儿门》对"五迟"进行较为系统的描述:"五迟者,立迟、行迟、齿迟、发迟、语迟是也。"指出其病因为"皆胎弱也,良由父母精血不足,肾气虚弱,不能荣养而然"。

《儿科要略·弱症》记载,五硬者小儿仰头、哽气、手足心坚、口紧、肉硬也。夫小儿身体,本属柔软,今硬过其度,是病象显然矣。仰头者,项颈硬直也;哽气者,气壅作痛也;手足心坚者,四肢僵木也;口紧者,环口拘急也;肉硬者,皮肉干硬也。之五证者,虽病状不同,而其源则亦初无大异,盖非属骨骼中缺少柔嫩之质,即为皮肉不能吸收营养也。先天性者,亦由于禀赋之不足,后天性者,亦属于乳期之失养。常按之生理学所载,凡人之骨骼,为矿物质及动物质二者所组成,矿物质主骨骼之坚,动物质主骨骼之柔,坚柔相济,骨之发达乃不至偏欹。其有过软者,则矿物质之过少也,其有过坚者,则动物质之过少也,总由营养不良,故成此偏欹之状,浸假久之,软者益软,硬者益硬,即无法以挽此沉矣。《幼科心法要诀·杂证门》记载,阳气不营成五硬,仰头取气难摇动,手足强直冷如冰,气壅胸膈牵连痛。

二、病因及发病机理

本病主要原因为患儿先天禀赋不足。产前孕母将养失宜,损及胎儿,导致小儿先天肾精不充,脑髓失养;或产时及产后因素导致瘀血、痰浊阻于脑络,而致脑髓失其所用。

1. 肝肾亏虚 《灵枢·海论》说:"脑为髓之海。"脑与髓的名称虽异,但均依赖于肾中精气的化生。肾藏精,肝藏血,精血同源,共滋脑髓。若肝肾精血不足,则脑髓空虚,出现痴呆、失语、失听、失明、智力发育迟缓等症状。肝主筋,肾主骨生髓,肝肾亏虚,筋骨失养,则出现肢体不自主运动,关节活动不灵,手足徐动或震颤,动作不协调等症状。

2. 脾肾两亏 脾主运化,全身的肌肉都依靠脾胃所运化的水谷精微来营养,才能使肌肉发达丰满;肾主骨生髓,若胎儿先天禀赋不足,肾精亏虚,后天脾胃运化功能失司,则筋骨、肌肉失养,可出现头项软弱不能抬举,口软唇弛,吸吮或咀嚼困难，肌肉松软无力等症状。

3. 肝强脾弱 肝主筋，脾主肌肉四肢，脾胃虚弱，土虚木亢，肝木亢盛，则出现肢体强直拘挛，肢体强硬失用，烦躁易怒。木旺又乘土，致使脾土更虚，导致肌肉瘦削等症，病情缠绵难愈，形成恶性循环。

4. 痰瘀阻滞 痰湿内盛，蒙蔽清窍，则见智力低下；病程迁延，络脉不通，瘀阻脑络，气血运行不畅，脑失所养，则毛发枯槁，肢体运动不灵，关节僵硬。

综上所述，"脑为髓之海"，脑髓充实，方能职司神明。患儿先天禀赋不足，或生后瘀血、痰浊阻于脑络，而致脑髓失其所用。"肾藏精，主骨生髓"，"肝藏血，主筋"，"脾为后天之本，主肌肉四肢"。因此，脑瘫的发病与肝、脾、肾关系密切，三脏功能失调则能损伤脑髓，导致本病发生。本病大多属虚证，若血瘀痰阻，脑窍闭塞，亦可见虚实夹杂证。

三、症状识辨及辨证

1. 症状识辨

（1）辨舌脉及指纹：舌淡，苔薄白多为肝脾肾不足之表现；脉细数者为肝肾亏虚证；脉沉无力为脾肾两亏证；舌苔少或白腻，脉沉弱或细者为肝强脾弱证；舌质紫暗，苔白腻，脉沉涩者为痰瘀阻络证。

（2）辨运动、筋肉、智力：见手足徐动或震颤，动作不协调，筋肉软硬不定，言语不利，智力尚可，多为肝肾亏虚证；运动无力，筋肉松软，口软唇弛，智力一般或稍差，多为脾肾两亏证；肢体运动强直，筋肉拘挛强硬，智力稍差，多为肝强脾弱证；肢体运动较少，关节强硬，肌肉软弱，智力低下，反应迟钝，多为痰瘀阻络证。

2. 辨证要点

辨脏腑虚实：本病多因先天禀赋不足，肝脾肾三脏俱虚，临床多属虚证，亦可见虚实夹杂之证。表现为手足徐动，多病在肝肾；表现为肌肉软弱无力，肌张力低下，多病在脾肾；表现为肢体强直拘挛，肌肉瘦削，多病在肝脾。若血瘀痰阻，脑窍闭塞，亦可见虚实夹杂证。

四、证治要点

本病以脏腑辨证为主，结合经络辨证。按患儿病情虚实，循经推按，选择相应补泻手法。虚者补之，实者泻之，虚实夹杂者以平补平泻手法为主。

五、分型条辨

※盛京流派

（1）肝强脾弱

证候特点：筋腱强直拘挛，肉硬或松软，关节活动强硬；食少纳呆，多卧少动，多肌肉瘦削，烦躁易怒；舌质胖大或瘦薄，舌苔少或白腻，脉沉弱或细。

辨证要点：筋腱强直拘挛，肉硬或松软，关节活动强硬。

治法：柔筋健肌，益气养血。

处方：

经穴：以阳明经为主扩展至全身经穴，偏筋腱拘挛者多以肢体内侧经穴为主，偏肌肉松软者多以肢体外侧经穴为主。头面部取百会、四神聪、率谷、神庭、头维、印堂、水沟、太阳、双侧足运感区、言语区、平衡区等。

手法：点按揉、滚、捏拿、擦、弹拨、摇法、拔伸法、脊背六法。

力度：筋腱强硬处力度柔和，肌肉松软处力度稍大，整体手法轻柔为主。

操作：患儿稳定后，首先应用掌根按揉法、滚法、捏拿法等操作于下肢外侧肌群（操作以足阳明经及其所属穴位为重点，拓展至下肢其他阳经及其穴位。如髀关、阳陵泉、陷谷、足三里、绝骨、足临泣等），而后于下肢内侧肌群应用擦法及点按揉法（操作以肝脾肾三经及其所属穴位为重点。如血海、阴陵泉、三阴交、太溪）。其间操作至足趾部位时，应用捻法及趾间关节牵拉法矫正足趾畸形。待下肢充分放松后，应用髋关节摇法、膝关节牵拉法、踝关节摇法、跟腱牵拉法等逐渐加大下肢各关节的活动范围，最后应用擦法结束下肢操作。单侧肢体操作5~6分钟。

操作上肢时，首先用掌根（拇指）按揉法、捏法、拿法、点法等操作于上肢外侧肌群（操作中以手阳明经及其所属穴位为重点，拓展至上肢其他阳经及其穴位。如肩髃、曲池、手三里、外关、内关、阳池、合谷等），而后于上肢内侧应用擦法及点按揉法，在手指部应用捻法充分放松手指。待上肢各关节放松后，应用肩关节摇法和拔伸法、肘关节拔伸法、腕关节摇法和拔伸法等逐渐加大上肢各关节的活动范围，最后应用擦法结束上肢操作。

操作下肢后侧时，首先用掌根（拇指）按揉法、滚法、捏法、拿法、点法等操作于大腿和小腿后侧肌群（操作以膀胱经及其所属穴位为重点。如环跳、委中、承山、昆仑、太冲等），然后用拇指按揉足底涌泉穴和拇趾腹（脑的足底反射区）等部位，最后应用擦法结束大腿后侧的操作。

腰脊背部推拿主要应用"脊背六法"。先在背部擦揉2~3次，使患儿有一个适应过程，后顺次应用推脊法、捏脊法、点脊法、扣脊法、拍脊法、收脊法进行操作。其中推脊法、捏脊法操作方向由下向上，其余手法操作方向多无具体要求。脊背六法因其刺激性较强，患儿易哭闹，操作中要注意手法力量的掌握，以患儿皮肤红润为度。

头面部推拿以两食指分别按压住两侧太阳穴，两拇指以督脉为中心顺次按揉百会、四神聪、率谷、神庭、印堂、水沟等穴，而后放松口周及两侧面肌；再用两拇指搓揉两侧运动区和言语区等头部反射区，最后应用指滚法放松头部皮肤。后头部的推拿主要以拇指按揉风池、风府和翳风穴为主，穿插应用掌根按揉肩后部，捏拿颈后部，最后应用拇指按揉肩井穴结束操作。

方义："治痿独取阳明"，取阳明经穴以益气养血，手法操作原则"以柔克刚、以刚制柔"，筋腱拘挛处应用手法轻柔，肌肉松软处应用手法稍重着，以缓解肢体痉挛，扩大关节活动范围。脊背六法通脑窍、入脏腑、行气血。头面部经穴以醒脑开窍。

（2）脾肾两亏

证候特点：肌肉松软无力，两足痿弱，骨软无力，头项软弱，口软唇弛；肌肉按压弹性差，吸吮或咀嚼困难，食少纳呆，多静少动；舌淡，苔薄白，脉沉无力或指纹沉。

辨证要点：肌肉松软无力，两足痿弱，骨软无力，头项软弱，口软唇弛。

治法：荣肌壮骨，健脾补肾。

处方：

经穴：以阳明经穴为主扩展至全身经穴。多以外侧阳经穴为主。头面部取百会、四神聪、率谷、神庭、头维、印堂、水沟、太阳、双侧足运感区、言语区、平衡区等。

手法：偏强刺激手法。如按揉、捣、捏拿、点穴、弹拨、脊背六法等。

力度：力度偏大，使患儿稍有痛感，整体手法稍重着为主。

操作：操作时间、顺序参考"肝强脾弱"证。手法操作以点穴、捏拿、弹拨等强刺激手法为主，不采用关节摇法和拔伸法。

方义：穴位以阳明经为主以益气养血，刺激阳经经穴振奋阳气。手法操作原则"以刚制柔"，肌肉松软处应用重着手法，以刺激患儿肢体主动运动，提高肌力，增强兴奋性。脊背六法通脑窍、入脏腑、振奋阳气。头面部经穴以醒脑开窍。

（3）肝肾亏虚

证候特点：肌肉筋腱拘挛或松弛，手足徐动或肢体震颤等不自主运动，紧张时加重；动作不协调，语言不利，急躁易怒，五心烦热；舌淡，苔薄白，脉细软或指纹淡紫。

辨证要点：肌肉筋腱拘挛或松弛，手足徐动或肢体震颤等不自主运动，紧张时加重。

治法：舒筋健骨，补益肝肾。

处方：

经穴：外侧以阳明经穴为主，内侧以肝肾经穴为主。筋腱肌肉拘挛处以阴经经穴为主，筋腱肌肉松软处以阳经经穴为主。头面部取百会、四神聪、率谷、神庭、头维、印堂、水沟、太阳、双侧足运感区、言语区、平衡区等。

手法：按揉、捏拿、㨰法、点穴、弹拨、脊背六法等。

力度：轻重手法穿插应用。

操作：操作时间、顺序参考"肝强脾弱"证。手法操作结合患儿肢体症状，拘挛的肢体采用按揉、捏拿、擦法等放松手法，松软肢体采用点穴、弹拨等稍重刺激手法。

方义：取阳明经为主以益气养血，取内侧阴经穴以补益肝肾。手法操作原则为"刚柔并济"，以舒筋健骨缓解患儿肢体拘挛或松软症状。脊背六法通脑窍、入脏腑、平衡阴阳。头面部经穴以醒脑开窍、滑利口周肌群。

（4）痰瘀阻络

证候特点：筋腱肌肉松软或拘挛，关节活动不自主，或有癫痫发作，智力低下；肌肤甲错，毛发枯槁，口流痰涎，吞咽困难，急躁易怒；舌质紫暗，苔白腻，脉沉涩。

辨证要点：筋腱肌肉松软或拘挛，关节活动不自主，或有癫痫发作，智力低下。

治法：舒筋通络，增智健脑。

处方：

经穴：以阳明经穴为主扩展至全身经穴。头面部取百会、四神聪、率谷、神庭、头维、印堂、水沟、太阳、双侧足运感区、言语区、平衡区等。

手法：按揉、捏拿、擦法、点穴、弹拨、脊背六法等。

力度：轻重手法穿插应用。

操作：操作时间、顺序参考"肝强脾弱"证。偏智力低下头面部操作应为重点。手法操作结合患儿肢体症状应用，拘挛的肢体采用按揉、捏拿、擦法等放松手法，松软肢体采用点穴、弹拨等稍重刺激手法。

方义：取阳明经为主以益气养血。手法操作原则为"以刚制柔，以柔克刚，刚柔并济"，以舒筋通络缓解患儿肢体症状。脊背六法通脑窍、入脏腑、平衡阴阳。头面部经穴以醒脑开窍，填精益髓，增智健脑。

※海派

证候特点：患儿多哭，易激惹、嗜睡、掣跳、吸吮及吞咽困难，抬头或坐立困难，步态不稳，动作笨拙，四肢运动不均衡、不协调，或手足徐动、舞蹈样动作。

辨证要点：多哭，易激惹，吞咽困难，动作笨拙，四肢运动不均衡、不协调。

治法：柔肝益肾，通调经脉。

处方：补脾经，揉中脘，揉气海，揉关元，摩腹，按揉足三里，按揉百会，推膀胱经，擦督脉、膀胱经线，捏脊。

操作：

①补脾经：用拇指罗纹面在小儿拇指罗纹面处做旋推，约300次。

②揉中脘：用中指或掌根在小儿脐上4寸处做揉法，约3分钟。

③揉气海：用掌根或中指在小儿脐下1.5寸处做揉法，约3分钟。

④揉关元：用掌根或大鱼际在患儿脐下3寸处做揉法，约3分钟。

⑤摩腹：用食、中、无名指指腹或手掌按在患儿腹部，做摩法，约 3 分钟。

⑥按揉足三里：用拇指按住小儿外膝眼下 3 寸、胫骨旁开 1 寸处做按揉法，约 100 次。

⑦按揉百会：用拇指按住小儿头顶正中线与两耳尖连线交叉点处做按揉法，约 100 次。

⑧推膀胱经：用一指禅推法推小儿背部膀胱经第一侧线上的俞穴，自上而下，往返 2 遍，重点推心俞、肺俞、膈俞、肾俞。

⑨擦督脉、膀胱经线：用小鱼际沿患儿背部的督脉和膀胱经第一侧线，分别做直擦法，以温热为度。

⑩捏脊：用拇指桡侧缘顶住皮肤，食、中两指前按，三指同时用力提拿肌肤，沿患儿脊柱，自下而上，双手交替捻动向前推行 3~5 次，再提拿 1 次。

方义：补脾经、揉中脘、按揉足三里为补后天之本，丰盈肌肉；揉气海、揉关元培元固本；按揉百会醒脑益智；擦督脉、推擦膀胱经线提振真阳之气；摩腹、捏脊合用可调阴阳，理气血，和脏腑，通经络，培元气。

※滇南流派

（1）肝肾不足

证候特点：发育迟缓，坐立、行走、生齿等明显迟于正常同期小儿，筋脉拘急，屈伸不利，性情急躁易怒，舌质红，脉弦。

治法：补益肝肾，滋阴养血，疏通经络，强筋壮骨。

处方：补肾经，清肝经，揉百会、四神聪、气海、关元、肾俞、肝俞、命门、悬钟、涌泉；捏脊，擦督脉、膀胱经。

操作：①补肾经 500 次，清肝经 300 次；②揉百会、四神聪、气海、关元、肾俞、肝俞、命门、悬钟、涌泉，每穴 0.5 分钟；③捏脊 3~5 遍；④擦督脉、膀胱经透热为度。

方义：补肾经，清肝经，补益肝肾，滋阴养血；揉百会、四神聪，安神益智；揉气海、关元、肾俞、肝俞、命门、涌泉，滋养肝肾，培元固本；捏脊，擦督脉、膀胱经培补元气，通经活络。

（2）脾胃虚弱

证候特点：肢体软弱，筋肉松弛，神情呆滞，智力迟钝，神疲乏力，面色苍白，纳差，大便质稀，唇淡，舌淡苔薄白，脉沉迟无力。

治法：健运脾胃，益气养血，疏通经络，强筋壮骨。

处方：补脾经，补肾经，推三关，揉中脘，摩腹，按揉百会、四神聪、曲池、合谷、阳陵泉、足三里、悬钟、昆仑，捏脊，擦督脉、膀胱经。

操作：①补脾经 500 次，补肾经 300 次，推三关 300 次；②揉中脘 1 分钟，摩腹 5 分钟；③按揉百会、四神聪、曲池、合谷、阳陵泉、足三里、悬钟、昆仑，每穴

0.5 分钟；④捏脊 3~5 遍；⑤擦督脉、膀胱经透热为度。

方义：补脾经，补肾经，推三关，揉中脘，揉足三里，揉中脘，摩腹，健脾和胃，补益气血；揉百会、四神聪，安神益智；捏脊，擦督脉、膀胱经培补元气，通经活络；揉曲池、合谷、阳陵泉、悬钟、昆仑，疏通局部气血，改善肢体功能。

六、特色技法

1. 海派
名称：按揉百会醒脑益智。

穴位：百会穴位于头顶正中线与两耳尖连线交点。

操作：用拇指按住小儿头顶正中线与两耳尖连线交叉点处做按揉法，约 100 次。

2. 滇南流派
手法：振法、摩法、擦法、摇法。

名称：强筋壮骨法。

穴位：百会，腹，脊柱，督脉，膀胱经，四肢关节。

操作：振百会 1~2 分钟，摩腹 5 分钟；擦督脉、膀胱经透热为度；摇患肢各关节 5~7 次。

七、现代医学认识

（一）诊断要点

认真询问病史和体格检查，遵循脑瘫的定义，一般可建立正确诊断。需注意以下几点：①引起脑性瘫痪（简称脑瘫）的脑损伤为非进行性；②引起运动障碍的病变部位在脑部；③症状在婴儿期出现；④有时合并智力障碍、癫痫、感知觉障碍及其他异常；⑤除外进行性疾病所致的中枢性运动障碍及正常小儿暂时性的运动发育迟缓。

（二）临证鉴别

1. 婴儿脊髓性进行性肌萎缩　为常染色体隐性遗传病，出生时一般情况尚可，患儿智力正常，大多数患儿于 3~6 个月后出现，对称性肌无力，肌张力低下，腱反射减低或消失等。本病呈进行性，无力情况逐渐加重，可与脑瘫患儿鉴别，脊髓 MRI 和肌电图可协助诊断。

2. 脑白质营养不良　为常染色体隐性遗传性疾病，1~2 岁发病前运动发育正常。发病后，症状呈进行性加重，表现为步态不稳，语言障碍，视神经萎缩，最终呈去大脑强直。

八、古籍辑录

1. 《推拿抉微·治疗法》 五软五硬本于先天不足，宜地黄丸以补肝肾，而所以更重者在胃。盖胃为五脏六腑之化源，宜补中益气汤，则脏气有所禀，诸软之症，其庶几矣。五硬者，若肚筋青急，乃木乘土位，俱宜六君子汤加姜桂、升麻、柴胡，以补脾平肝。若面青而小腹硬者不治。

2. 《张氏医通·五迟五硬五软》 五迟者，立迟行迟齿迟发迟语迟是也，用地黄丸为主。齿迟，加骨碎补、补骨脂。发迟，龟板、鹿茸、何首乌。立迟，加鹿茸、桂、附。行迟，加牛膝、鹿茸、五加皮。语迟之因不一。有因妊母卒然惊动，邪乘儿心不能言者。有禀赋肾气不足而言迟者。有乳母五火遗热，闭塞气道者。有病后津液内亡，会厌干涸者。亦有脾胃虚弱，清气不升而言迟者。邪乘儿心，菖蒲丸。肾气不足，地黄丸加远志。闭塞气道，加味逍遥散。津液内亡，七味白术散。脾胃虚弱，补中益气汤。若病久或五疳所致者，但调补脾胃为主。五硬者，仰头哽气，手脚心坚，口紧肉硬，此阳气不荣于四末，独阳无阴之候。若腹筋青急者，木乘土位也，六味丸加麦冬、五味。若系风邪，小续命去附子。五软者，必先用补中益气以补中州。若项软天柱不正，手软持物无力，足软不能立地，皆当六味丸加鹿茸、五味，兼补中益气，二药久服。仍令壮年乳母乳哺为第一义。

第二节 肌性斜颈

小儿肌性斜颈（torticollis）是以患儿头向患侧歪斜、前倾，颜面旋向健侧为特点。临床上，斜颈除极个别为脊柱畸形引起的骨性斜颈，视力障碍的代偿姿势性斜颈和颈部肌麻痹导致的神经性患儿外，一般是指一侧胸锁乳突肌挛缩造成的肌性斜颈。

在出生后，颈部一侧可发现有梭形肿物，以后患侧的胸锁乳突肌逐渐挛缩紧张、突出如条索状，患儿头部向患侧倾斜而颜面旋向健侧。少数患儿仅见患侧胸锁乳突肌在锁骨的附着点周围有骨疣样改变的硬块物。病程长者，患侧颜面明显小于健侧。在晚期病例，一般伴有代偿性的胸椎侧凸。

小儿肌性斜颈属中医"小儿斜颈病"范畴。

一、古籍文献阐释

古代文献中小儿斜颈病更类似于"筋结"，是体表出现成串或散在性的结块。《内经》说："诸筋者，皆属于节。"中医中筋的含义较广，包括骨关节周围的皮下组织、肌肉、肌腱、筋膜、关节囊、滑液囊、韧带、腱鞘、血管、周围神经、椎间盘纤维环、关节软骨等。

其病因往往与肝有关。《灵枢·九针论》认为"肝主筋"，肝主全身筋膜，与肢体运动有关。肝之气血充盛，筋膜得其所养，则筋力强健，运动灵活。《素问·痿论》云："肝主身之筋膜。"《素问·六节脏象论》云："肝者……其充在筋。"《素问·经脉别论》云："食气入胃，散精于肝，淫气于筋。"肝之气血亏虚，筋膜失养，则筋力不健，运动不利。《素问·上古天真论》云："七八，肝气衰，筋不能动。"筋膜病变多与肝有关。如筋痿不用，可见于肝阴不足；筋脉拘挛抽搐，可见于肝风内动。肝失调达，血气凝结而成。

《杂病源流犀烛·筋骨皮肉毛发病源流》云："肝之经脉不调，气血失节，往往有筋结之患，不论骸体间，累累若胡桃块状是也。"治当以调肝散结为大法。

二、病因及发病机理

小儿肌性斜颈的病因至今未明。一般有以下几种观点：

1. 多数认为与损伤有关，分娩时一侧胸锁乳突肌因受产道或产钳挤压受伤出血，血肿机化形成挛缩。

2. 缺血性改变认为分娩时胎儿头位不正，阻碍一侧胸锁乳突肌血运供给，引起该肌缺血性改变所致。

3. 先天所致认为孕妇久坐少动，胎儿在子宫内头部向一侧偏斜所致，而与生产过程无关。

除此，还有胚胎期发育异常的说法。

本病的病理主要是患侧胸锁乳突肌发生纤维性挛缩，起初可见纤维细胞增生和肌纤维变性，最终全部为结缔组织所代替。

三、症状识辨及辨证

1. 肿块型　头部向患侧倾斜，患侧胸锁乳突肌紧张、增粗、挛缩，并可触及肿块，颈部活动有受限。

2. 非肿块型　头部向患侧倾斜，患侧胸锁乳突肌紧张、增粗、挛缩，颈部活动明显受限。

四、证治要点

本病证属气滞血瘀。治疗当以舒筋活血，解痉通散瘀结。

五、分型条辨

1. 肿块型

【症状特点】患侧胸锁乳突肌可触及肿块大小不一，轮廓清晰，肿块质地软硬不同，其形状为卵圆形或整条肌肉呈条索状，形状不规则。患儿头部活动受限。

【治法】以软坚散结消肿为主，治疗在常规操作基础上，重点以按揉、提拿肿块为主。

【操作】患儿仰卧位，不用枕；医者坐于患儿头侧；以滑石粉等为介质。

（1）按揉弹拨法：用食、中、无名指三指按揉法沿胸锁乳突肌起点至止点（桥弓穴）来回揉动，然后轻柔弹拨胸锁乳突肌，重点弹拨胸锁乳突肌的起、止点及（或）肿块。按揉法与弹拨法交替使用，约10分钟，频率100~120次/分。

（2）拿捏法：用拇指与食、中两指相对用力拿捏患侧胸锁乳突肌，重点拿捏肿块及挛缩部位。约2分钟，频率100~120次/分，手法由轻及重，以患儿能承受为度。

（3）被动牵伸法：医者一手扶住患侧肩部，另一手扶住患儿头顶，缓缓地将患儿的头推向健侧，使患儿头部在额状面内做被动侧向运动；然后一手扶住患侧枕后部，另一手扶住健侧下颌部，使患儿头部控制在垂直轴上，向患侧做缓和的被动旋转运动，逐渐拉长患侧胸锁乳突肌。手法轻柔，各反复20~30次。

（4）按揉法：按揉患儿两侧颈项肌、斜方肌，约2分钟，配合轻拿肩井穴，结束操作。

每日治疗1次，每次15分钟。

2. 非肿块型

【症状特点】患侧胸锁乳突肌挛缩紧张，无肿块，头部活动受限。

【治法】治法以舒筋解挛，牵伸患肌为主。治疗在常规操作基础上，着重按揉患侧胸锁乳突肌的起止点，加强被动牵伸患侧胸锁乳突肌，每次被动牵伸可持续1~3分钟。

【操作】

（1）准备手法

患儿取仰卧位，医者先在患儿患侧的胸锁乳突肌及斜方肌上涂抹少量的滑石粉，以免推拿时擦破皮肤，用食指、中指、无名指三指并拢紧推慢移轻揉胸锁乳突肌起止点、斜方肌及颜面3~5分钟，使肌肉松弛，为治疗做准备。

（2）按揉牵三法

患儿均取仰卧位。

按法：医者用拇指在患部施加垂直方向的挤压，着力点在患侧胸锁乳突肌突起处，力度由医者手感决定。

揉法：医者用患侧同侧手拇指罗纹面吸定患处做顺时针的旋揉，频率为60次/分钟。

牵法：医者双手捧住患儿头颈，一手拇指在患侧的胸锁乳突肌突起处固定，双手用力使患儿头颈向健侧做弧形牵拉。

※盛京流派

（1）肿块型

治法：软坚散结，矫正畸形。

操作：

①患儿及医者位置：患儿仰卧位，医者坐于患儿头顶侧，使患儿头面部转向健侧，充分暴露患侧胸锁乳突肌。

②首先应用拇指按揉患侧胸锁乳突肌、斜方肌上1/3部分及颈后肌群，同时按揉人迎、水突、扶突、肩井及风池穴，以肿块处为操作重点，共6~8分钟。

③再应用拇、食、中三指捏拿肿块3~5分钟。

④然后应用牵拉法，一手扶住患儿头后枕部，另一手扶于其下颌部，双手配合使患儿头部转向患侧至最大范围；再一手扶住患儿头后枕部，另一手按压住其患侧肩部，双手同时反方向用力，使患儿头部向健侧牵拉至最大范围，连续应用4~5次。

⑤最后医者用拇指按揉法放松胸锁乳突肌和患侧颈肩部肌群2~3分钟，结束治疗。

治疗每次20~30分钟，每日1次，每周6次。

方义：推揉及拿捏患侧胸锁乳突肌，能舒筋活血，改善局部血运供给，缓解肌肉痉挛，促使肿物消散。

（2）非肿块型

治法：舒筋活血，矫正畸形。

操作：患儿治疗体位、应用手法和治疗时间与肿块型治疗相同。但按揉胸锁乳突肌及颈肩后部肌群的时间为8~10分钟，捏拿胸锁乳突肌时间为2~3分钟，头颈部牵拉每种方法要连续操作6~8次，最后也应用按揉法放松胸锁乳突肌和患侧颈肩部肌群2~3分钟。

方义：伸展扳拉患侧胸锁乳突肌，能改善和恢复颈部活动功能。

※海派

症状特点：在出生后，颈部一侧可发现有梭形肿物，以后患侧胸锁乳突肌逐渐挛缩紧张、突出如条索状，患儿头部向患侧倾斜而颜面旋向健侧。可分为包块型和非包块型。

治法：舒筋活血，解痉，通散瘀结。

处方：桥弓。

操作：

①揉桥弓：用食、中、无名三指，在小儿患侧胸锁乳突肌硬肿处施以三指揉法，重点在有肿块处或有条索状处，约3分钟。

②拿桥弓：用拇指和食、中指对称用力拿捏患侧胸锁乳突肌，以有肿块处或有条索状处为重点，5~7次。

③摇颈项：一手扶患儿患侧头部上方，另一手扶患儿下颌，使患儿颈项向患侧旋转轻摇，3~5次。

④扳颈项：一手扶患儿患侧头部上方，另一手按小儿患侧肩部，扶患儿头部的手

轻轻将患儿的头推向健侧，按小儿肩部的另一手稍用力往下压住肩部，使患儿的颈项扳向健侧，3~5 次。

方义：揉桥弓意在放松胸锁乳突肌，有包块处重点揉以促进血液循环，加速包块松解；拿桥弓并以包块或条索处为主，用以软化包块；摇颈项并扳颈项用以拉伸胸锁乳突肌，恢复颈部活动度。

※滇南流派

（1）实证

处方：患侧胸锁乳突肌，肿块，斜方肌等颈项部相关肌群及健侧肌群。

操作：

①双指揉或三指揉法施于患侧肿块部位或整个胸锁乳突肌 3 分钟。

②拇指轻柔弹拨胸锁乳突肌的起、止点及（或）肿块 3~5 次。

③拿捏患侧胸锁乳突肌，重点拿捏肿块及挛缩部位 2 分钟。

④用轻柔的拿法、揉法作用于斜方肌等颈项部相关肌群及健侧肌群 2 分钟。

⑤用颤法或振法作用于患侧胸锁乳突肌起、止点及肿块部位约 1 分钟。

⑥健侧侧屈和患侧旋转扳法 3~5 次，顺势拔伸颈项部并做左右侧屈及旋转的被动运动 3~5 次。

（2）虚证

处方：患侧胸锁乳突肌，天柱骨，患侧上肢及下肢，脊柱。

操作：

①揉患侧胸锁乳突肌 5 分钟（着重按揉患侧胸锁乳突肌的起、止点）。

②揉天柱骨，自上而下 3~5 遍。

③被动牵伸患侧胸锁乳突肌 3~5 次。

④搓揉并摇动患侧上肢及下肢各 3~5 遍。

⑤自下而上捏脊 3~5 遍。

⑥沿棘突自上而下按揉脊柱 3~5 遍，按脊柱，以热为度。

六、特色技法

1. 海派

（1）按揉与弹拨相结合

穴位：桥弓。

操作：按揉、弹拨双法交替作用桥弓共 5 分钟。

方义：两种方法相结合不仅能加速包块软化，并且能松解包块肌纤维。

（2）三指揉法

穴位：桥弓。

操作：用食、中、无名指三指指端做按揉法。

方义：作用面积大，力度更为柔和深透，加速包块软化。

2. 滇南流派

手法：一指禅推法、振法、扳法。

名称：软坚散结正畸法。

穴位：桥弓。

操作：

①一指禅推法自上而下推桥弓穴（即患侧胸锁乳突肌）5 分钟。

②振法作用于胸锁乳突肌起、止点及肿块处各 1 分钟。

③健侧侧屈扳法 5～10 遍，患侧旋转扳法 5～10 遍。

七、现代医学认识

（一）诊断要点

病史：刚出生时或出生后数月内发现头颈倾斜。

主要症状：头部向患侧倾斜，面部向健侧旋转。

主要体征：患侧胸锁乳突肌紧张，或出现挛缩、增粗、变硬等变化；患侧胸锁乳突肌上可触及肿块（卵圆形或条索状），质地或软或硬，常位于胸锁乳突肌中下段；颈椎向患侧旋转及向健侧侧弯受限。

辅助检查：彩超显像患侧胸锁乳突肌增粗、增厚，或可探及肌性肿块，回声增高或减低，肌纹理增粗、紊乱。

（二）临证鉴别

脊柱畸形引起的骨性斜颈：X 摄片可以进行鉴别诊断。

视力障碍的代偿姿势性斜颈：患儿可进行视力检查，尤以弱视引起姿势性斜颈最为常见。

颈部肌麻痹导致的神经性斜颈患儿：患儿可有其他神经性表现，加以鉴别。

第三节　臂丛神经损伤

新生儿臂丛神经麻痹多由于出生时胎位不正、宫缩无力、难产或接生方法不当，分娩过程中臂丛神经受到过度牵拉所致，属于中医"痿证"。

※盛京流派

处方：患儿取坐位。医者先用拇指自颈部夹脊循肩井、肩髃、曲池推至脾经 5 分钟；后拿极泉穴，并拿至肾经 5 分钟；按揉肩井、肩髃、曲池穴共 5 分钟；再用拇指偏峰推补脾经、肾经 5 分钟；最后依次摇肩、肘、腕关节，做屈伸旋转动作。

方义：揉夹脊、肩井、肩髃穴，具有活血化瘀、通经络的作用；拿极泉穴促使气血运行通畅；肾为先天，脾为后天，肾主骨生髓，脾主肌肉，推补肾经滋肾壮阳，强筋壮骨，补脾经滋气血生化之源，濡养血脉肌肉；摇肩、肘、腕关节行气活血。

第四节　脱　肛

脱肛又称直肠脱垂，是指肛管、直肠各层或直肠黏膜向外翻出而脱垂于肛门外的一种疾患。多发生于 3 岁以下的婴幼儿。轻者在大便时仅有直肠黏膜部分脱出，便后可以自行还纳；重者整个直肠壁可完全脱出，必须帮助才能回纳。根据临床体征，脱肛有虚实之分。本病的主要病因是由于小儿先天不足，病后体弱或因泻痢日久，耗伤正气，气虚下陷，升摄无权，导致本病。亦有因大肠积热，湿热下注，大便干结，迫肛外脱。

一、分型条辨

1. 虚证（直肠脱垂）

【证候特点】每遇大便时直肠脱出，轻者能自动收敛；重者必须用手缓缓推送托回，严重脱肛者不仅大便时脱出，而且啼哭、咳嗽、打喷嚏用力时等也会脱出，脱出的直肠色淡红，常有少量黏液，但无痛感。外形消瘦，脸色㿠白或萎黄，精神萎靡，自汗。舌质淡，苔薄白，脉濡细，指纹色淡。

【辨证要点】直肠脱出，色淡红，无痛感。

【治法】补中益气，升提固脱。

【处方】补脾经，补肺经，补大肠，推三关，按揉百会，揉龟尾，推上七节骨，捏脊。[高等医药院校教材. 推拿学. 上海科学技术出版社.1985]

【方义】补脾经，补肺经，推三关，捏脊补中益气；补大肠，推上七节骨涩肠固脱；按揉百会以升提阳气；揉龟尾理肠提肛。

※海派

处方：补脾经，补大肠，推三关，揉外劳宫，揉脐，揉丹田，推上七节骨，揉龟尾，捏脊，按揉百会。

操作：

①补脾经：用拇指罗纹面着力，在小儿一手拇指罗纹面处做顺时针方向旋推约 300 次。

②补大肠：用拇指罗纹面，沿小儿食指桡侧缘，自食指尖推向虎口，约 150 次。

③推三关：用拇指罗纹面，沿小儿前臂桡侧缘，自腕部桡侧推向肘横纹桡侧端，约 300 次。

④揉外劳宫：用中指罗纹面在小儿掌背第三、四掌骨歧缝间凹陷中，与内劳宫对应处做揉法，约 100 次。

⑤揉脐：用中指指端在小儿脐部做揉法，约 100 次。

⑥揉丹田：用掌根或大鱼际在小儿脐下 2 寸处做揉法，约 100 次。

⑦推上七节骨：用拇指罗纹面，自小儿尾椎骨端推向第二腰椎棘突下命门穴，约 100 次。

⑧揉龟尾：用食指或中指指端在小儿尾椎骨端龟尾穴做揉法，约 100 次。

⑨捏脊：用拇指桡侧缘顶住皮肤，食、中两指前按，三指同时用力提拿肌肤，沿患儿脊柱，自下而上，双手交替捻动向前推行 3 ~ 5 次。

⑩按揉百会：用拇指罗纹面在小儿头顶正中两耳尖连线交叉点做揉法，约 100 次。

方义：补脾经健脾固摄；补大肠、推上七节骨涩肠固脱；揉外劳宫、推三关补中益气；揉脐、揉丹田、捏脊培元固本；揉龟尾理肠提肛；按揉百会以升提固脱。

2. 实证（翻肛）

【证候特点】肛门直肠脱出，红肿瘙痒，局部灼热疼痛，脱出的直肠有少量的鲜红渗出液；口干苔黄，大便干结，小便短赤，身微热；舌苔黄腻，脉弦，指纹色紫。

【辨证要点】直肠脱出，色鲜红，红肿瘙痒，局部灼热疼痛。

【治法】清热利湿通便。

【处方】清脾经，清大肠，清小肠，退六腑，按揉膊阳池，揉天枢，推下七节骨，揉龟尾。[高等医药院校教材. 推拿学. 上海科学技术出版社. 1985.]

【方义】清大肠、揉天枢配退六腑以清理肠腑积热；清脾经、清小肠清利湿热；按揉膊阳池、推下七节骨清热通便；揉龟尾以理肠提肛。

※海派

处方：清胃经，清大肠，清小肠，推六腑，揉天枢，揉龟尾，推下七节骨。

操作：

①清胃经：用拇指罗纹面沿小儿拇指掌面近掌端的第一节向指根方向直推，约 300 次。

②清大肠：用拇指罗纹面沿小儿食指桡侧缘，自指根推向指尖，约 300 次。

③清小肠：用拇指罗纹面沿小儿小指尺侧边缘，自指根推向指尖，约 150 次。

④推六腑：用拇指或食、中指罗纹面，沿小儿前臂尺侧，自肘部推向腕部，约 300 次。

⑤揉天枢：用食、中两指分别按住脐旁 2 寸处做揉法，约 100 次。

⑥揉龟尾：用食指或中指指端在小儿尾椎骨端做揉法，约 100 次。

⑦推下七节骨：用食、中指罗纹面或拇指罗纹面，自小儿第二腰椎棘突下推向尾

椎骨端龟尾穴，约100次。

方义：清胃经、清小肠、推六腑泻腑清热；清大肠、推下七节骨润肠通便；揉龟尾、揉天枢理肠提肛。

二、特色技法

海派

名称：揉龟尾理肠提肛。

穴位：龟尾穴位于尾椎骨端。

操作：用拇指或中指指端做揉法，约100次。

三、现代医学认识

（一）诊断要点

1. 起病缓慢，病程较长，且多见于儿童和老年人。

2. 排便或努挣时，直肠黏膜脱出，色淡红，质软，便后能自行回纳。

3. 排便或腹压增加时，直肠全层或部分乙状结肠脱出，色红，呈圆锥形，表面为环状有层次的黏膜皱襞，需手法复位。

4. 肛门坠胀，并有潮湿、瘙痒感。

5. 如未及时还纳，可致脱出物肿痛，甚至糜烂、坏死。

（二）临证鉴别

1. 内痔脱出 脱出呈颗粒状，三个母痔区尤为显著，色暗红或青紫，易出血。

2. 直肠息肉 脱出肿块为肉红色，有蒂，质软而有弹性，多为单个，易出血。

3. 乳头状瘤 又称绒毛状腺瘤，多发生在直肠，常见于中老年人。它的特点是广基无蒂或蒂粗短，常单个独生，瘤体较大，甚至可占满肠腔，最大的直径可达15cm。位置较低时可脱出肛外，外观呈绒毛状，颜色与肠黏膜大致相同，触之柔软，瘤体表面可分泌大量黏液。

4. 小肠滑动疝 直肠前壁脱出显著而有巨大的疝囊，听诊有肠鸣音，触诊可扪到脱出部分为囊状及肠曲，光滑可移动。

5. 晚期直肠癌 脱出物形状不整齐，表面凸凹不平，质坚硬，且有溃疡面，有黏液血性分泌物，有明显恶臭，肛门坠胀、疼痛。

四、古籍辑录

1.《难经》 病之虚实，入者为实，出者为虚。

2.《诸病源候论·卷十七脱肛候》 脱肛者，肛门脱出也。多因久痢后大肠虚冷所为。

3.《疮疡经验全书·痔漏》 又有妇人产育过多，力尽血枯，气虚下陷及小儿久痢，皆能使肛门突出。

4.《疡科心得集·辨脱肛》 老人气血已衰，小儿气血未旺，皆易脱肛。

第五节　暑　疖

暑疖是夏秋炎暑季节皮肤单个毛囊及其所属皮脂腺或汗腺的急性化脓性感染，又叫热疖、火疖。小儿易患，老人、新产妇女次之。多发生于头面、颈、胸部，具有局部红、肿、热、痛，易脓易溃易敛的特点。初起可分为有头、无头二种，一般症状轻而易治，所以俗话说"疖无大小，出脓就好"。但亦有因治疗或护理不当形成"蝼蛄疖"，或反复发作、日久不愈的"多发性疖病"，则不易治愈。

一、古籍文献阐释

《诸病源候论·卷五十·小儿杂病诸候·疖候》云："肿结长一寸至二寸，名之为疖。亦如痈热痛，久则脓溃，捻脓血尽便瘥。"指出了疖的范围，和出脓即愈的特点。迨至《外科理例·疮名有三曰疖曰痈曰疽十九》中说："疖者，初生突起，浮赤无根脚，肿见于皮肤，止阔一二寸，有少疼痛，数日后微软，薄皮剥起，始出青水，后自破脓出。"指出疖的特点。《外科启玄·时疫暑疖》载："是夏月受暑热而生，大者为毒，小者为疖，令人发热，作脓而痛，别无七恶之症，宜清暑香薷饮，内加芩连之类治之而愈；外加敷贴之药为妙。"概括了本病的病因、特点和清暑解毒的治疗原则。《医宗金鉴·外科心法要诀·蝼蛄疖》言蝼蛄疖"此证多生于小儿头上，俗名貉脑。未破如曲鳝拱头，破后形似蝼蛄串穴"。《外科正宗·蟮拱头第一百六》说："蟮拱头，俗名豸脑猪是也。患小而禀受悠远，皆父精母血蓄毒而成。"又说："蝼蛄串者，乃得于思虑伤脾，脾气郁结所生。是疾气血浅薄者多，盖四肢属脾土，其患多生于两手，初起骨中作痛，渐生漫肿坚硬，不热不红，手背及内关前后连肿数块，不能转侧；日久出如豆腐浆汁，串通诸窍，日夜相流，肿痛仍在，患者面黄肌瘦，饮食减少，日则寒热交作，内症并出。首尾俱宜益气养荣汤、加味逍遥散调和气血，扶助脾胃，其中可生者十有二、三矣。补而不应，气血沥尽而亡者多。"《外科证治全书·发无定处证》言："湿热怫郁，先见红晕，次发肿痛，患不满寸，名曰疖毒，解暑汤主之。初起以发面一块调稀贴疖上，中留一孔即消。或以点毒丹点之亦消。如溃脓作痛者贴洞天膏。"

二、病因及发病机理

暑疖为夏秋季节之时令小疡，其发病总因感受暑、湿、热毒而致。盛夏时令，地气源润，天气炎热，暑、湿、热三气蕴蒸，人处于气交之中，或受烈日曝晒，暑热之气袭于肤腠，或由汗出见湿，皮肤浸渍，或阳气受邪，汗泄不畅等，致暑、湿、热邪与卫阳怫郁于皮肤，久则热聚成毒，复从肤腠发出而为疖，或因暑热怫郁，先生痱痦，复经搔抓，皮肤破损，感染毒邪而生。小儿稚阳之体，皮肤娇嫩，气血未充；老人脏腑虚弱，应变力差；新产妇女，气血未复，腠理空疏，均易于感受时邪，结滞化热而发生本病。清《洞天奥旨·时疫暑疖》说："身生疖毒，乃夏天感暑热之气，而又多饮凉水冷物，或好生果、寒物，以致气流不通，血不疏泄，乃生疖毒矣。"亦说明本病是由暑、湿、热杂感，"气流不通，血不疏泄"，结滞于肌腠而成。

三、症状识辨及辨证

发病于夏秋之间，常见于小儿及新产妇，多发于头面部。局部皮肤红、肿、热、痛，根脚很浅，范围局限，直径多在3cm左右，可伴有发热、口干、便秘等症状。

1. 有头疖 患处皮肤上有一红色肿块，中心有黄白色脓头，灼热疼痛，突起根浅，出脓即愈。

2. 无头疖 皮肤上有一红色肿块，上无脓头，表面灼热，肿势高突，触之疼痛，2~3日化脓，后为一软的脓肿，溃后多迅速愈合。

3. 珠疖 暑毒重者多因痱子搔抓引起，可遍体发生，少则几个，多则数十个，或有簇生在一起，状如满天星布，破流脓水成片，局部潮红胀痛。

四、证治要点

以清热解毒为基本治法。临床根据其具体发病季节、部位的不同以及患者体质差异而施。发于夏秋季节者，宜清暑解毒化湿；体虚毒恋者，宜扶正解毒，需兼养阴清热或健脾和胃。

五、分型条辨

暑热浸淫

【证候特点】头面、颈、背、臀部，单个或多个成片，疖肿红、热、胀、痛，抓破流脓水；心烦、胸闷、口苦、咽干、便秘、溲赤；舌红，苔黄而腻，脉滑数。

【辨证要点】患疖肿后，若处理不当，疮口过小，脓液引流不畅，致使脓液潴留；或由于搔抓碰伤，以致脓毒旁窜，在头皮较薄之处发生蔓延，窜空而成蝼蛄疖。

【治法】清暑化湿解毒。

【处方】揉小天心，补脾经，推上三关，分手阴阳，补肾经，揉板门，退下六腑，清天河水。［实用小儿推拿. 人民卫生出版社. 1962.］

【方义】揉小天心，通经畅络脉，善解郁散结，本穴性能深透各经，浅透孙脉，对本症可起到两种作用：①疖脓已成和红肿的，通过本穴散结后，可使热疖红肿消失,再配补脾经、推上三关、分手阳,有助气、活血、散瘀作用,可使热疖已成熟的、早日自溃流脓,脓出后,又能使余根盘和溃口早日愈合。②对未成脓的,除了以上各穴散结消肿的作用;再配分手阴阳、退下六腑两穴的凉血消肿作用,使小型热疖迅速消退,不再复起。补肾经,揉板门,可滋阴清热除烦,再配清天河水,有清热解毒、利尿作用,以助疗效。

六、现代医学认识

(一)诊断要点

根据局部皮肤有一约3cm范围的红肿热痛病变肿块,有头或无头,容易诊断本病。

(二)临证鉴别

1. 皮下脓肿 数目常为单个,肿势范围较大。成脓时肿势收束,按之中软、有波动感。

2. 痈 红肿范围多超过9cm,初起有多个粟粒状脓头,溃后状如蜂窝,全身症状明显,病程较长。

3. 粉脂瘤感染 患处素有结块,脓出夹有粉渣样物质。

4. 囊肿型粉刺 初起为坚实丘疹,挤之有白色粉样物质,反复挤压可形成大小不等的结节。

第六节 足内外翻

小儿足内外翻(infantile foot varus and valgus)是临床常见的小儿足部畸形,包括足内翻和足外翻。足内翻又称为马蹄内翻足,以足的前半部内收、内翻,跟骨内翻、跖屈,跟腱挛缩呈马蹄畸形等为特点,男女之比为2:1,单侧多于双侧,根据其发病原因可分为先天性和后天性。足外翻又称为外翻仰伸足,以足跟轴向外偏斜,伴有扁平足和舟骨塌陷等为特点,足外翻还会引发踝关节外翻变形。

小儿足内外翻属中医"痿证"范畴。

分型条辨

1. 足内翻

【处方】患儿取仰卧位,先在小腿内侧,从膝至足做掌推法、指揉法、拇指拨筋法等,若筋腱挛缩,可反复弹拨挛缩部位;接着在小腿外侧,从足至膝做掌推法、指揉法、拇指揉拨等;然后在踝关节周围做拇指揉拨法;最后做踝关节旋转摇法和足背

屈外展摇法。[自拟]

【方义】推拿手法可有效降低肌张力，解除肌肉痉挛，起到疏理肌筋的作用。适当的运动关节类手法有助于滑利关节，使变形的组织逐渐得到改善或恢复，从而矫正畸形。

2. 足外翻

【处方】患儿取仰卧位，先在小腿前外侧，从膝至足做掌推法、指揉法、拇指拨筋法等；接着在小腿内侧，从足至膝做掌推法、指揉法、拇指拨筋法等；然后在踝关节周围做拇指揉拨法；最后做踝关节旋转摇法和足跖屈内收摇法。[自拟]

【方义】推拿手法可有效降低肌张力，解除肌肉痉挛，起到疏理肌筋的作用。适当的运动关节类手法有助于滑利关节，使变形的组织逐渐得到改善或恢复，从而矫正畸形。

※盛京流派

临证推拿：局部拇指按揉小腿内外后侧肌群，先以放松手法为主，逐渐加大力度放松深层肌群（因患儿较小，稍加力量可触及深层肌群，但以患儿略感疼痛为度）。而后，一手将患足牵拉至正常位，另一手拇指按揉相应紧张肌群，以肌群肌腹处作为放松重点，同时按揉相应穴位。最后应用踝关节摇法扩大患侧踝关节活动范围，放松小腿肌群结束操作。

踝关节内翻常用按揉穴位：阳陵泉、绝骨、丘虚、昆仑等。

踝关节外翻常用按揉穴位：阳陵泉、三阴交、商丘、太溪等。

踝关节内翻肌群：胫骨后肌、跖长屈肌、腓肠肌（内侧头）。

踝关节外翻肌群：腓骨长肌、腓骨短肌、趾伸长肌、第三腓骨肌。

第七节　偏　瘫

小儿偏瘫（infantile hemiplegia）又称为小儿急性偏瘫，是一种获得性神经系统综合征，常在比较健康的情况下突然出现不同程度的一侧肢体瘫痪为其主要特征，包括特发性小儿急性偏瘫和继发性小儿急性偏瘫。特发性小儿急性偏瘫找不到致病原因，继发性小儿急性偏瘫常由中枢神经系统感染、免疫性疾病、颅内血管畸形、颅脑创伤等疾病造成脑血管闭塞性病变而引起。2岁以下发病者预后差，存活者中30%～50%发生不同程度的智力障碍，还可能出现各种类型的癫痫发作、行为问题和学习困难等方面的后遗症。

分型条辨

1. 脾肾亏虚

【处方】补肾经，补脾经，揉二马，揉中脘，捏脊，按揉百会、四神聪，摩腹，

揉关元，按揉足三里，四肢部做按揉、弹拨、拿捏肌肉，同时做四肢的被动活动动作。[自拟]

【方义】补肾经、补脾经温补脾肾，配揉二马、揉中脘、捏脊、摩腹、揉关元、按揉足三里以助滋补先后天之力，按揉百会、四神聪开窍醒神，有利于大脑发育和提高认知功能，四肢部推拿手法可有效降低肌张力，解除肌肉痉挛，增加肌力，从而使受损肢体功能逐渐得到改善或恢复。

2. 瘀血阻络

【处方】补肾经，补脾经，揉二马，按揉百会、四神聪，按揉膻中、血海、足三里，四肢部做按揉、弹拨、拿捏肌肉，同时做四肢的被动活动动作。[自拟]

【方义】补肾经、补脾经、揉二马温补脾肾，按揉百会、四神聪开窍醒神，有利于大脑发育和提高认知功能，按揉膻中、血海、足三里活血通络，四肢部推拿手法可有效降低肌张力，解除肌肉痉挛，增加肌力，从而使受损肢体功能逐渐得到改善或恢复。

第八节 截 瘫

小儿截瘫是指由于外伤、骨病，或神经病变导致小儿脊髓损伤后，受伤平面以下双侧肢体感觉、运动、反射等消失和膀胱、肛门括约肌功能丧失的一种病证。其中，上述功能完全丧失者，称完全性截瘫；还有部分功能存在的，称不完全性截瘫。早期为弛缓性瘫痪，3~4周后，逐渐转为痉挛性瘫痪。在医学上一般将第二胸椎以上的脊髓横贯性病变引起的截瘫称为高位截瘫，第三胸椎以下的脊髓损伤所引起的截瘫称为下半身截瘫。本病证是重要的难治病之一。属于中医"体惰""痿症"范畴。

一、分型条辨

脊髓损伤由内外两种因素造成，发病机理为气血经脉失衡，与任、督、冲脉密切相关，损伤可累及多个脏腑，治疗当辨别虚实缓急，实证期可活血化瘀，疏经通络；虚证期可调和脏腑，补益气血，柔经活络。现代西医学除在脊髓损伤的急性期可采用手术治疗外，对本病证尚无理想的方法。

（一）急性期

【证候特点】起病急，病情危重，甚者出现神志不清。
【辨证要点】发病时间短，病情重。
【治法】开窍宁神，疏经通络。
【处方】点按风府、大椎、陶道、身柱、神道、至阳、筋缩、悬枢、命门、阳关、长强；一指托天法；点按肝俞、胃俞。

（二）恢复期

【证候特点】 表现为弛缓性瘫痪或痉挛性瘫痪，病程长，恢复慢。

【辨证要点】 距发病时间长，以四肢弛缓性瘫痪或痉挛性瘫痪为主要表现。

【治法】 柔经活络，补益气血。

【处方】 患者俯卧位，医者施推运夹脊法，点按诸俞穴，施双龙点肾法、提拿足三阳法，点按诸穴。腰段损伤治疗同上。四肢瘫者，揉按手三阳法，点按循经诸穴，患者俯卧位，施搓运夹脊法，点按督脉诸穴：施提拿足三阴法、提拿足三阳法，点按循经诸穴：施用一指托天法，点按督脉诸穴。胸腰段损伤者，加用屈伸法。

二、现代医学认识

（一）诊断要点

目前用于脊髓损伤诊断的方法较多，各种方法又各有其优点。为了尽早明确诊断，临床医生应因地制宜利用一切可以利用的诊断手段，进行全面的检查，并对各种检查结果进行综合考虑，以做出准确的诊断。常见的检查方法包括：神经学检查，X线，CT，脊髓造影，诱发电位，脑脊液动力学试验等。

（二）诊断分型

1. 完全性截瘫 自脊髓受伤平面以下双侧肢体感觉、运动、反射等消失和膀胱、肛门括约肌功能完全丧失。

2. 不完全性截瘫 是指脊髓的某一节段在外力的作用下，发生的水肿、出血甚或部分横断而引起的功能障碍。在损伤平面以下，深、浅感觉，肌肉运动，以及括约肌功能三项须有一项未完全丧失。

（1）脊髓休克：是指脊髓细胞及其传导纤维受外力的作用后，虽无明显的器质性改变，但其功能却表现为暂时性抑制。有的神经外科医生则认为在脊髓有器质性改变，甚至是很严重的脊髓损伤的病人，在伤后几周内，肌张力低下，腱反射消失，感觉和括约肌功能障碍，此期称为脊髓休克期。2~3周以后，肌张力和腱反射亢进，病理反射阳性，称为休克消失期。

（2）脊髓次全损伤：脊髓近乎完全横断，仅残留少许薄束、楔束纤维。临床上表现为损伤平面以下运动消失，仅会阴部有鞍形感觉障碍，亦可残留少许足趾活动或腱反射，常可引出病理反射。

（3）脊髓后方损伤综合征：来自颈椎后方的暴力，包括过伸性损伤，使脊髓后部结构遭受轻度损伤。临床表现为以感觉过敏或丧失为主，且多伴有神经根刺激症状，多见于背部受伤，椎板凹陷时。

（4）单侧神经根损伤综合征：颈部侧位受伤后，同侧 1～2 节段的前后根损伤，症状不典型，麻木症状可轻可重的根性感觉与运动障碍。

（5）急性中央性脊髓损伤：颈椎于过伸位受伤后，脊髓受到黄韧带或椎体后缘增生骨质的压迫，使脊髓中央区发生水肿、充血，甚或点状、管状出血。骨折片、椎间盘刺激或压迫脊髓根动脉或前动脉，引起脊髓灰质前柱、侧柱、后柱基底及白质的皮质脊髓束、脊髓丘脑束缺血、缺氧。其临床特点是感觉分离，即痛觉与温度觉消失，而触觉正常。括约肌受累易见，肢体障碍为对称性。

（6）急性脊髓前方压迫综合征：脊髓前方受到压迫引起损伤平面以下的四肢瘫痪，浅感觉消失，深部感觉存在。

（7）脊髓单侧横贯性损伤：表现为伤侧肢体运动功能丧失但同侧浅感觉存在，同侧深感觉消失；对侧痛、温觉消失。

（8）马尾损伤综合征：L1 以下马尾受损甚或断裂。临床表现为根性的不完全性弛缓性截瘫。

3. 迟发性截瘫 脊柱损伤时，未发生或一度曾发生截瘫，后来已恢复者，在损伤后数月、数年又逐渐出现的脊髓受累症状甚至瘫痪。其原因可能是损伤的椎间盘或骨刺及脊柱后突畸形，对脊髓的慢性磨损或椎管内骨痂增生压迫脊髓所致，也可由脊髓空洞症、脑膜炎或蛛网膜囊肿等所致。

三、古籍辑录

《灵枢经·寒热病》："身有所伤，血出多，及中风寒，若有所堕坠，四支懈惰不收，名曰体惰……"

第九节　臀肌挛缩

臀肌挛缩症是由于臀部肌肉及其筋膜纤维变性引起该部组织挛缩，导致髋关节外展、外旋畸形，屈曲障碍，坐、蹲和行走姿势异常的一种疾病。本病好发于儿童，多见于臀部肌内注射后。本病又称臀肌纤维化、注射性臀大肌挛缩症等。

中医古籍未见有对本病的专门记载。根据其臀部肌肉萎缩、髋关节活动受限等临床表现，可将之归入"痹症""痿病"证中。

一、分型条辨

1. 脉络瘀阻证

【证候特点】 步态异常，下肢行走时呈"外八字"，下蹲时呈"划圈征"或"蛙腿征"，亦或不能下蹲，或臀部凹陷或可触及条索样肿块，肌肉僵硬，甚至下肢活动丧失；肢体酸痛，精神不佳，口不渴；舌质紫暗，苔黄腻，脉滑数，指纹紫。

【**辨证要点**】肌肉僵硬，皮下条索肿物坚硬。

【**治法**】通络活血，消瘀散结。

【**处方**】沿患者大腿肌肉走向行㨰法3~5分钟，对患处进行揉捏弹拨十余次，放松下肢肌肉。

【**方义**】通络活血，消结散瘀，打开肌肉粘连。

加减：肌肉僵硬严重者加清肝，清补脾。

2. 脾肾亏虚

【**证候特点**】臀肌筋膜挛缩，屈伸髋关节时可见股骨大粗隆弹响或弹跳，下肢肌肉无力，步态异常，臀部或凹陷或可触及条索状肿物；神疲倦怠，面色萎黄；舌淡苔白，脉缓弱，指纹淡。

【**辨证要点**】本证病程较长，以臀肌活动异常为主症。

【**治法**】扶正祛邪，消瘀散结。

【**处方**】沿患者大腿肌肉走向行㨰法3~5分钟，对患处进行揉捏弹拨十余次，放松下肢肌肉，捏脊，补脾经，揉二马，按揉足三里。

【**方义**】捏脊、补脾经以温阳补中，揉二马以补肾中水火，按揉足三里以补益气血。

加减：日久肢体痿废者加推三关，以扶正助元。

二、现代医学认识

（一）诊断要点

臀肌挛缩症（Gluteal Muscle Contracture，GMC）是指由各种原因引起的臀肌及其筋膜挛缩，导致髋关节功能受限，表现出特殊的症状、体征的临床综合征。根据临床症状、体征可诊断。

臀肌挛缩症的病因非常复杂，不能用单一因素解释，注射因素为最常见病因，患者均有反复的臀部肌肉注射史。除此以外，免疫因素、年龄因素、疤痕体质、家庭遗传因素、创伤医源因素、感染因素、特发因素均可引起该病。

症状：①常见的临床表现是步态异常，患儿站立和行走时，两下肢呈外展外旋位，即俗称的"外八字"步，跑步时尤其明显。由于屈髋受限，跑步时步幅较小，有如跳跃前进。②坐位时双膝分开，不能并拢。两下肢不能膝上交叉，交腿试验阳性，即不能跷二郎腿。③不能并膝下蹲。有两种表现：一种称为"划圈征"，在下蹲过程中，当髋关节屈曲近90°时，屈髋受限，此时双膝向外划一弧形，然后再靠拢，完全蹲下。另一种称为"蛙腿征"，表现为下蹲时双髋呈外展外旋位，双膝分开，严重者双腿成一直线，如同蛙的姿势。

体征：①臀部外上1/4肌肉萎缩，软组织凹陷，可触及向股骨大粗隆延伸的挛缩带。②髋关节屈曲、内收、内旋活动受限，髂胫束紧张试验阳性。屈伸髋关节时，股骨大粗隆表面有索带滑过并产生弹响。弹响系在外力作用下屈髋内收内旋时紧张呈索带样的腱膜撞击大粗隆而产生的。③严重者可出现骨盆向患侧倾斜，双下肢假性不等长。

辅助检查：①骨盆及股骨上端 X 线检查，可出现股骨颈干角增大，CE 角（股骨头中心点的垂线与髋臼外侧边缘的夹角）增大，股骨上端外旋等改变。②CT 扫描，早期炎症病变可见密度减低区。晚期出现肌肉体积缩小，密度增高，肌筋膜间隙增宽，并可见条索影。③血液及肌电图检查无异常。

（二）临证鉴别

临床分型：根据病变程度不同可分为三型：①轻型：仅臀大肌筋膜挛缩，屈伸髋关节时可见股骨大粗隆弹响或弹跳。②重型：臀大肌大片状挛缩，双下肢呈蛙式位，可无大粗隆弹响。③骨盆倾斜型：病变累及臀中肌、臀小肌，甚至髋关节后囊等，出现骨盆倾斜，双下肢不等长，严重者出现髋关节脱位，下肢运动功能严重受限等。

三、古籍辑录

1.《小儿推拿广意》　三里，揉之治麻木顽痹。

2.《厘正按摩要术》　痰能随气升降，周身无处不到，在肺则咳，在胃则呕，在心则悸，在头则眩，在背则冷，在胸则痞，在胁则胀，在肠则泻，在经络则肿，在四肢则痹，甚至痰入心窍则迷，癫痫抽制，则各有治法在，不徒按摩已也。

3.《幼科推拿秘书》　肝经有病患多痹。（痹者、昏睡、眼昏沉迷、以补脾土运八卦为主。）

第十节　眼睑下垂

小儿眼睑下垂，是指上眼睑不能提起，掩盖部分或全部瞳仁而影响视物及视力的一种疾病，又称"睢目""睑废""上胞下垂"等。本病发病有单侧和双侧之分，又有先天与后天之别。

小儿眼睑下垂属中医"痿证"范畴。

一、分型条辨

1. 脾虚胃弱，升阳无力

【证候特点】眼睑下垂，晨起轻而午后加重，休息轻而劳累加重，甚者眼珠转动不灵，视一为二；全身乏力，神疲气短，倦怠食少，腹胀便溏；舌体胖有齿痕，舌质淡，苔薄腻或苔白而腻，脉缓或沉而无力。

【辨证要点】眼睑下垂，晨轻暮重，劳累后加重。

【治法】补脾益胃，升阳益气。

【处方】按揉阳白、攒竹、丝竹空、睛明、瞳子髎、足三里，抹攒竹至瞳子髎，抹眼周，按摩上腹部。[中华推拿大成．河北科学技术出版社．1997．]

【方义】按揉阳白、攒竹、丝竹空、睛明、瞳子髎为治疗目疾的要穴；摩腹，按、揉足三里能健脾益胃，升阳益气。

2. 脾虚湿停，风邪外袭

【证候特点】眼睑下垂，起病较急，睑肤麻木，转动失灵；倦怠乏力，气短懒言，头晕眼花，心悸失眠等；舌质淡或体胖，苔白腻滑，脉浮或浮大无力。

【辨证要点】眼睑下垂，睑肤麻木，转动失灵。

【治法】健脾化痰，祛风通络。

【处方】按揉阳白、睛明、攒竹、鱼腰、丝竹空、瞳子髎，开天门至瞳子髎，掌按中脘，摩上腹部，按揉上星、百会、风池，捏拿颈，掐合谷。[中华推拿大成．河北科学技术出版社．1997．]

【方义】按揉阳白、攒竹、丝竹空、睛明、鱼腰、瞳子髎为治疗目疾的要穴；摩腹，按、揉足三里能健脾益胃；上星、百会、风池能祛风通络；合谷为治疗头面五官疾病要穴。

3. 脾肾阳虚

【证候特点】自幼双侧上眼睑下垂，视物时仰首举额抬眉张口，或以手提睑以视物；形寒肢冷，倦怠神疲等；舌淡苔薄白，或沉细或两尺无力。

【辨证要点】先天双侧眼睑下垂，视物障碍。

【治法】温肾健脾。

【处方】按揉阳白、睛明、鱼腰、攒竹、瞳子髎、丝竹空、足三里，抹攒竹至瞳子髎，抹眼周，掌按关元、气海，掌擦脾俞、肾俞、命门。[中华推拿大成．河北科学技术出版社．1997．]

【方义】阳白、攒竹、丝竹空、睛明、鱼腰、瞳子髎为治疗目疾的要穴；摩腹，按揉足三里、脾俞能健脾益胃；关元、气海、命门为元气汇聚之处。

二、现代医学认识

（一）诊断要点

根据一侧或双侧的上睑低于正常位置和开睑障碍即可做出临床诊断。但进行病因诊断则需做详细的眼科检查。

（二）鉴别要点

可按病因可分为先天性、获得性：

1. 先天性　主要由于动眼神经核或提上睑肌发育不良，可有遗传性，为常染色体显性或隐性遗传。常为双侧，上睑皮肤光滑，无皱纹。轻者遮盖角膜上缘超过3mm，中等程度遮盖角膜1/2，重者超过角膜1/2或遮盖全角膜。如瞳孔被眼睑遮盖，患者常将头后仰，收缩额肌代偿，促使额部皮肤形成皱纹。

2. 获得性　因动眼神经麻痹、提上睑肌损伤、交感神经疾病、重症肌无力及机械性开睑运动障碍，如上睑的炎性肿胀或新生物。动眼神经麻痹可能伴有其他眼外肌麻痹或神经系统疾病；提上睑肌损伤可有外伤体征；交感神经损害可能伴有颈交感神经综合征；重症肌无力所致的上睑下垂晨轻暮重，注射新斯的明后明显减轻。此外还可发生眼睑抽动现象，表现为患者眼位从水平快速向下转动时，上睑向上颤动。

三、古籍辑录

1.《普济方·针灸门》　目睛下垂，穴筋缩治目动与项口相引，甲乙云，目动，与头口参相引僻，口不能言，穴承泣。

2.《灵枢集注》　约束者，目之上下纲。太阳为开为目上纲，阳明为和为目下纲。

3.《目经大成·睑废六十五》　此症视目内如常，自觉亦无恙，只上下左右两睑，日夜长闭而不能开，攀开而不能眨，理有不解。尝见患者，一行一动，以手拈起眼皮方能视。针药无凭，以此传老。愚意两胞丝脉之间为邪所中，血气不相荣卫，麻木不仁而作此状。与风中肢体同出一辙。人谓除夹以外无治法，是或一道。有初生小儿，十数日不开眼者，此由产母过食辛热，散其胎气，或本儿脾倦所致，乳哺充足弗药而愈。然终始娇怯，不易成人。若睑外头微现眵泪，此脾肺虚而有湿痰。以清空膏滴入目内。更煎人参、贝母、麦冬、云红、夏枯草，尽一小酒杯立开。

4.《太平圣惠方·治眼睑垂肿诸方》　夫肝胆之中，久积风热，邪毒之气，上蒸于睑。遂令上睑自然垂下。盖合不开，此皆风热相。治眼睑垂肿，口干，心躁，头疼，宜服羚羊角散方。治眼睑垂肿疼痛，大黄散方。治热毒攻，眼睑垂肿痛，秦皮散方。治眼睑风毒所攻，下垂覆盖瞳仁，宜服芜蔚散方。治眼热毒，睑肿垂遮睛，洗眼汤方。治眼肿生翳，睑垂，疼痛难开，熨眼药饼子方。

5.《圣济总录·卷一百一十》　眼睑垂缓者，以血气不足，肤腠天疏，风邪容于睑肤，其皮垂缓，下复睛轮。

6.《诸病源候论·目病诸候》　若血气虚则肤腠开而受风，风客于睑肤之间，所以其皮缓纵，垂复于目，则不能开，世呼为睢目，亦名侵风。

保健篇
BAO JIAN PIAN

第十五章　辨质保健

儿童体质是在先天禀赋和后天各种外在因素及自身调节的基础上形成的阴阳消长的特殊状态。中医学认为，体质是由先天遗传和后天获得所形成的在形态结构、功能活动方面固有的、相对稳定的个体特征性，并表现为与心理性格的相关性。不同的体质在生理状态下对外界刺激的反应和适应上存在有明显的差异性，不同的体质在发病过程中表现有对某些致病因子的易患性和病态发展过程中的倾向性。

儿童与成人的根本区别在于其处于一个连续渐进的生长发育的动态过程中，不同年龄段小儿在解剖、生理、病理、心理等方面具有与年龄相关的规律性，而不同的先天遗传和后天影响可形成不同的体质类型。小儿不同的体质类型存在形态特征、脏腑功能的个体倾向性及阴阳、气血、津液的盛衰虚实的各自规律。

儿童体质辨识是中医儿童个性化预防保健、临床诊疗的基础，根据不同的体质类型，归纳出形成该体质的先天、后天因素，能推导其发病及病机演变特点，继而指导中医个性化护理养育，降低儿童健康风险和疾病发生率。

"辨质保健"，即以中医体质辨识法为基础，根据儿童不同年龄段的不同体质给予个性化的饮食、运动、情志疗法、中药、外治法、推拿等保健措施，以建立人性化、更便捷、更能发挥中医药优势特色的儿童保健模式，提高儿童健康水平。对健康儿童进行中医预防保健的新理念"辨质保健"，可以发挥中医"未病先防、欲病早治、既病防变、已病防复"特色优势，从而消除疾病前的"亚健康"状态，提高儿童健康水平，以培育品德优良、智力发达、体格健全的新一代。

第一节　气虚质

气虚质是由于元气不足，脾气亏虚，以脾胃嫩弱、功能状态低下为主要特征的一种体质状态。气虚质的形成，多因先天禀赋不足，或后天失养，或肺脾肾的机能失调而致的气的生成不足。也可因久病不复，过多耗气而致。

一、体质特征

气虚质形体以身体偏瘦或虚胖，体弱，面色少华、苍白或萎黄为特征。

气虚质的主要体质表现为素体形质较弱，面白气弱，精神萎靡，目光少神，肌肉不丰，四肢乏力，怕冷或四末欠温，常食欲不佳，或进食量偏少，食后腹胀，易自汗出，反复感冒，唇色淡白，舌淡苔少，脉细弱，指纹淡隐。生长发育正常或较差，身高、体重发育常不达标，智力发育正常或低于正常同龄儿童水平。性格喜静少言，活动不多。对外界天气变化不能很好地适应，容易出现感冒、咳嗽等病证。

气虚质小儿易患感冒、咳嗽、厌食症、积滞、疳积、泄泻、反复呼吸道感染、汗证、遗尿等疾病。

不同年龄阶段气虚质的主要表现如下：1岁以内小儿，多汗，反复感冒、咳嗽，咳痰无力，食欲不振，喂养困难，饮食稍不注意则易诱发呕吐、泄泻、积滞、夜啼、喜俯卧；1~6岁的小儿，身高、体重不达标，喜静懒言，面色苍白或萎黄、少华，稍动则大汗淋漓，易发生反复呼吸道感染，食欲不振，挑食，食入寒凉或食量稍多即觉腹痛、便秘、泄泻，可见厌食，甚则发展成疳积；6岁以上小儿，身高、体重不达标或正常低值，喜静懒言，面色苍白或萎黄、少华，食欲不振，挑食，食入寒凉或食量稍多即觉腹痛、便秘、泄泻、多汗。

二、气虚质的调理

1. 起居调护　注意休息，保证足够的睡眠，不宜过度劳累。防寒保暖，提高身体的耐寒及抗病能力。尤其是1岁以内的小儿，应注意防寒保暖，天气寒冷或受寒后可予艾灸百会、大椎。1岁以上小儿，要保证足够的睡眠，不宜过度劳累。

2. 饮食调养　宜性质平和，偏温而容易消化的食物，不宜食过于滋腻、难消化或生冷饮品及燥热等寒热偏性明显的食物。1岁以内小儿要根据生长发育不同阶段及循序渐进的原则按时添加辅食，较大儿童也应注意合理饮食，不食生冷及不消化的食品。

3. 中医外治　①药物香佩疗法，如壮药防病香囊，由苍术、肉桂、山奈、艾叶、佩兰、藿香等药物组成，适用于反复呼吸道感染患儿，佩戴该香囊，起到芳香化浊、醒脾开胃、扶正避邪的作用；②敷脐疗法，如纳气敷脐散，由五倍子、吴茱萸、苍术、丁香、胡椒等药物组成，将药物研成末，用藿香正气水调成稠膏状，每晚睡前敷在肚脐，有益气温中、调理脾胃的作用；③三伏贴，将由白芥子、细辛、甘遂、皂荚、五倍子等药物组成的药膏，于每年"三伏天"进行肺俞、脾俞、膻中、肾俞、定喘、大椎等穴位贴敷，每伏3~4次，每次2~4小时，连续贴敷3年，穴位可选，起到冬病夏治、助阳扶正的作用。

4. 推拿调理

【治法】健脾理肺，益气补虚。

【处方】补脾经500次，清补肺经500次，按揉足三里1分钟，每周4次，坚持1~2年。［自拟］

【方义】补脾经与按揉足三里能健脾和胃益气；清补肺经能理肺益气。

加减：兼厌食加掐揉四横纹5次；多汗加揉肾顶300次。气虚体质的小儿，常用推三关 500 次，补脾经 500 次，补肺经 500 次。

第二节　阴虚质

阴虚质是由于体内津液精血等物质亏少，以有关组织器官失养和内热为主要症状的体质状态。阴虚质的形成多因先天禀赋不足，或病后气阴两伤，调理失宜，或过食辛热，或过用发汗药物所致。

一、体质特征

阴虚质的形体以消瘦或有舌苔花剥为特征。

阴虚质主要的体质表现为素体小儿形质瘦弱，面色少华，两颧潮红，口燥咽干，五心烦热，急躁甚则易怒，皮肤干燥，盗汗潮热，睡眠不宁，纳少，舌淡红或红而少津，或有舌苔花剥现象，脉细数，指纹细而红紫。生长发育正常或较差，小儿身高、体重发育不达标或不佳，智力发育达到或低于正常同龄儿童水平。性格好动烦躁。不耐热邪，耐冬不耐夏，不耐受燥邪，对寒热风雨等天气变化，不能很好地适应，尤其对燥热天气感觉不适。阴虚质小儿易患失眠、疳积、口臭、口腔溃疡、便秘、感冒、外感发热、反复呼吸道感染、小儿多动症、慢惊风等疾病。

不同年龄阶段阴虚的主要表现如下：1 岁以内小儿，盗汗潮热，手足心热，睡眠不宁，甚则夜啼，纳少，喂养困难；1~6 岁小儿，身高、体重发育不佳或不达标，形质瘦弱，好动烦躁，面色少华，舌红而少津，或有舌苔花剥现象，盗汗潮热，睡觉不宁，纳少，平素恣食肥腻辛辣煎炒等食品，食后易出现口腔溃疡、失眠、便秘等疾病，不能很好地适应燥热天气，易患外感风热、暑热、惊风、小儿多动症；6 岁以上小儿，体重发育不佳或不达标，形体偏瘦，好动烦躁，面色少华，舌红而少津，或有舌苔花剥现象，脉细数，盗汗潮热，平素恣食肥腻辛辣煎炒等食品，食后易出现口腔溃疡、失眠、便秘等疾病，易患小儿多动症。

二、阴虚质的调理

1. 起居调护　注意休息，保证足够的睡眠，不宜过度劳累。注意保暖双脚，尤其是春秋与冬季的夜晚。1 岁以内的小儿，在寒冷季节可穿棉袜；1 岁以上小儿寒冷或受寒后可予睡前泡脚 15~20 分钟，泡脚时水量要没过三阴交，泡后双脚要微微发红，以促进血液循环，提高身体的耐寒及抗病能力。

2. 饮食调养　饮食宜性质平和，平时应注重调理脾胃，适当进补。应少吃或不吃温燥、辛辣、香浓的食物；不可经常大吃猛火爆炒的菜肴。1 岁以内小儿要根据生长发育不同阶段及循序渐进的原则按时添加辅食，较大儿童也应注意合理饮食，不食生冷及不消化的食品。

3. 中医外治 ①药物香佩疗法，如壮药防病香囊，由苍术、肉桂、山柰、艾叶、佩兰、藿香等药物组成，适用于反复呼吸道感染患儿，佩戴该香囊，可起到芳香化浊、醒脾开胃、扶正避邪的作用；②三伏贴，将由白芥子、细辛、甘遂、皂荚、五倍子等药物组成的药膏，于每年"三伏天"进行肺俞、脾俞、膻中、肾俞、定喘、大椎、颈百劳等穴位贴敷，每伏3~4次，每次2~4小时，连续贴敷3年，穴位可选，起到冬病夏治、助阳扶正的作用。

4. 推拿调理

【治法】补肾滋阴。

【处方】补肾经500次，揉二人上马20分钟。每周4次，坚持1~2年。［自拟］

【方义】揉二人上马为一切虚证尤其是阴虚的常用推拿方法，与补肾经合用，能补肾滋阴。

加减：兼五心烦热，烦躁不安，夜啼加运内劳宫200次，揉涌泉50次；兼便秘加运水入土200次，推下七节骨100次。阴虚内热体质的小儿，常用清天河水300次，揉二马300次，补肾经500次。

第三节　痰湿质

痰湿质是由于水液内停而痰湿凝聚，以黏滞重浊为主要特征的体质状态。痰湿质的形成多因先天禀赋不足，或后天失养致脾主运化的生理功能失常，体内水湿停聚。

一、体质特征

痰湿质的形体以肥胖，面色白或苍白少华为特征，主要表现为素体肥胖，面白或少华，表情淡漠迟钝，易寒易汗，四肢末梢欠温，喉中常有痰鸣，睡时加重，多涎滞颐，食欲较差，易腹胀，大便多溏，小便清，平素舌体胖大，舌苔白腻，口黏腻或甜。生长发育正常或较差，身高、体重发育常不达标，智力发育正常或低于正常同龄儿童水平。性格偏温和，多善于忍耐。对外界天气变化不能很好地适应，尤其是对梅雨季节及潮湿环境适应能力差，容易出现感冒、咳嗽、哮喘等病证。痰湿质小儿易患感冒、咳嗽、哮喘、反复呼吸道感染、积滞、厌食、汗证、呕吐、泄泻、水肿等疾病。

不同年龄阶段痰湿质的主要表现如下：1岁以内小儿喉中常有痰响，多涎，多汗，饮食稍不注意容易诱发呕吐、泄泻；1~6岁的小儿身高、体重基本正常，面色白或苍白少华，喉中常有痰鸣，多涎，多汗，寐时有鼾声，易发生感冒、咳嗽、哮喘、反复呼吸道感染、积滞、厌食、汗证、呕吐、泄泻、水肿等疾病，平素嗜食肥甘厚味，食入寒凉或食量稍多即觉腹痛、呕吐、泄泻，可见厌食，甚则发展成疳积；6岁以上的小儿身高、体重正常，形体肥胖，性格偏温和，多善于忍耐，面色白或苍白少华，少

动，多汗，怕热，寐有鼾声，嗜食肥甘厚味，食入寒凉或食量稍多即觉腹痛、呕吐、
泄泻。

二、痰湿质的调理

1. 起居调护　注意休息，保证足够的睡眠，不宜过度劳累。防寒保暖，提高身
体的耐寒及抗病能力。尤其是 1 岁以内的小儿，应注意防寒保暖，天气寒冷或受寒后
可予艾灸百会、大椎。1 岁以上小儿，要保持有足够的睡眠，不宜过度劳累。

2. 饮食调养　宜性质平和，偏温而容易消化的食物，不宜食过于滋腻、难消化
或生冷饮品及燥热等寒热偏性明显的食物。1 岁以内小儿要根据生长发育不同阶段及
循序渐进的原则按时添加辅食，较大儿童也应注意合理饮食，不食生冷及不消化的
食品。

3. 中医外治　可采用熨包外治：温熨包药物有丁香、决明子、藿香、胡椒，按
1∶1∶1∶0.6 的比例定量，将药物捣碎，并与 250g 的粗盐混合炒热，装入布袋中。患
儿采取坐位或卧位，取胸部的膻中穴、背部的肺俞穴，将备好的药包置于该处轻轻揉
按，每个部位各 10～15 分钟，每天 1 次，连用 1 周。寒冷季节注意保温，如药熨包在
治疗过程中不够暖，可重新加温。本法有温中化痰的作用。

4. 推拿调摄

【治法】健脾和胃，祛湿化痰。

【处方】补脾经 500 次，按揉丰隆 1 分钟，运内八卦 100 次，搓摩胁肋 50 次。每
周 4 次，坚持 1～2 年。[自拟]

【方义】补脾经健脾祛湿；按揉丰隆以和胃化痰；运内八卦能宽胸利膈，理气化
痰；搓摩胁肋能开积散聚，顺气化痰。痰湿体质的小儿，常用补脾经 500 次，运内八
卦 100 次，搓摩胁肋 50 次，按揉丰隆 1 分钟。

加减：兼腹胀、纳呆加揉板门 50 次；痰喘咳嗽加揉天突 10 次，揉膻中 50 次。

第四节　特禀质

特禀质是由于先天禀赋不足和禀赋特异性遗传等因素造成的一种体质，包括先天
性、遗传性的生理缺陷与疾病，过敏反应等的体质状态。特禀质的形成是由于先天禀
赋不足、遗传因素、环境因素、食物因素、药物因素、免疫因素或母亲生产时意外因
素等而致。

一、体质特征

以生理性缺陷为主的特禀质儿可有特殊的体形外观，对容易由外界环境因素刺激
引发过敏反应的特禀质儿可有眼睑瘀黑征阳性。特禀质儿主要体质表现为素体具有遗

传性疾病、胎传性疾病及相关疾病特征、过敏性疾病因过敏情况不同，而有不同的表现。生长发育因异禀质特异情况而不同。性格因禀质特异情况不同而不同。对外界天气变化，不能很好适应寒热风雨等，过敏体质面对特定的过敏原会出现过敏反应。体质过敏的特禀质小儿易患哮喘、荨麻疹、花粉症及药物过敏等疾病；生理性缺陷为主的特禀质儿易兼见血友病、先天愚型等遗传性疾病，五迟（立迟、行迟、发迟、齿迟和语迟）、五软（头软、项软、手足软、肌肉软和口软）、解颅等胎传性疾病。

特禀质儿在不同的年龄阶段主要表现如下：1 岁以内的小儿以婴儿湿疹、腹泻等为多见；1 岁以上小儿，常有晨起打喷嚏、鼻塞、流涕、反复呼吸道感染、荨麻疹、湿疹、哮喘等病史，下眼睑瘀黑征阳性。

二、特禀质的调理

1. 起居调护　顺应四时变化，以适寒温。注意休息，保证足够的睡眠，不宜过度劳累。防寒保暖，提高身体的耐寒及抗病能力。居室应保持通风良好、阳光充足，保持室内清洁，定期清洗被褥、床单等贴身物品，以防止对尘螨过敏。致敏物质如尘螨、花粉、油漆等，应避免接触。

2. 饮食调养　宜食性质平和、偏温而容易消化的食物，不宜食过于滋腻、难消化或生冷饮品及燥热等寒热偏性明显的食物。避免接触致敏物质，忌食鱼腥发物。1 岁以内小儿要根据生长发育不同阶段及循序渐进的原则按时添加辅食，较大儿童也应注意合理饮食，不食生冷及不消化的食品。

3. 中医外治　平素有过敏性鼻炎的小儿可用药物香佩疗法，如壮药防病香囊，由苍术、肉桂、山柰、艾叶、佩兰、藿香等药物组成，适用于反复呼吸道感染患儿，佩戴该香囊，起到芳香化浊、醒脾开胃、扶正避邪的作用；敷脐疗法，如纳气敷脐散，由五倍子、吴茱萸、苍术、丁香、胡椒等药物组成，将药物研成末，用藿香正气水调成稠膏状，每晚睡前敷在肚脐，有益气温中、调理脾胃的作用；三伏贴，将由白芥子、细辛、甘遂、皂荚、五倍子等药物组成的药膏，于每年"三伏天"进行肺俞、脾俞、膻中、肾俞、定喘、大椎、颈百劳等穴位贴敷，每伏 3~4 次，每次 2~4 小时，连续贴敷 3 年，穴位可选，起到冬病夏治、助阳扶正的作用。

4. 推拿调理

【治法】和脏腑，理气血，调阴阳。

【处方】摩腹 20 分钟，捏脊 8~10 次。每周 4 次，坚持 1~2 年。［自拟］

【方义】摩腹具有健脾和胃、调理脏腑的功能；捏脊具有调整脏腑、调理气血及平衡阴阳的作用。二者合用，是小儿保健常用推拿方法。

加减：哮喘、荨麻疹、花粉症等易患体质者，加清补肺经 500 次；五迟五软者，加揉二人上马 20 分钟。

第十六章　四季保健

中医提倡的"治未病"包含未病先防，既病防变，瘥后防复三个层面的理念，体现在孩子身上更多的是未病先防。当然，现在有相当一部分的疾病都是容易反复的，例如反复呼吸道感染，针对易患这些疾病的孩子的治未病就包含了既病防变以及瘥后防复的内容。几千年来以中国传统文化为根基的中医学积累了丰富的儿童保健经验以及方法，更重要的是支撑这些方法的保健理念，例如"若要小儿安，三分饥与寒"，即使到了21世纪的今天，也仍由于其不断重复后获得的良好结果而被很广泛地应用着，足以显示这些中医基本保健理念的强大的生命力。

中医的保健理念认为"天人相应"，每当大气环境、天气等出现一些变化的时候，也会有相应的反应出现在人体上。这个过程中，四季的交替，是最重要也是最具规律性的"天"的变化，孩子的保健可以从顺应四季变化开始着手。

第一节　春季保健

春天是一个富有生命力的季节，如果把一个人的一生比喻为四季的话，那么孩童到青少年阶段就是属于春天的。春天是养阳气的好时候，借助这个时候自然界给予的生发、向上的力量，可以为孩子这一年的健康打下好基础。

一、保健推拿

春天适合帮孩子做一些推拿手法，将有助于其阳气的顺利升发，使得这一年的患病机会都会相应地有所减少。

1. 清肝经　春天肝气升发，但要避免由于各种原因而导致的升发过程不顺利，出现肝经不通畅的表现，如孩子性子容易急躁、易怒，可以通过这个手法使肝经顺畅。

2. 擦八髎　八髎在骶椎上，擦八髎既可以祛局部的寒邪，也是有利于阳气升发的。

3. 捏脊　又称"捏积"，有调整阴阳、通经络、促气血运行的作用，有助于增强人体的抵抗能力。但由于其属于补法，故对于有发热证状，或容易出现咽喉部疼痛或红肿的孩子不适用。体质偏弱者，还可以做顺运内八卦、推板门，也会有助于孩子的成长。

4. 顺运内八卦　内八卦位于手掌面，从乾卦开始向坎宫施运至兑宫为一遍，具有开胸膈、和脏腑、理气的功效。

5. 推板门 有助于调理身体上下的气机，有消食化滞的作用的。

二、易患疾病

不同疾病在预防方面的注意事项如下：

1. 哮喘 春天是植物生长最旺盛的季节，而有些花草也增加了哮喘的发病机会，因而要减少孩子接触一些可能的过敏原的机会。如远离可能导致孩子过敏的食物，如虾、蟹、奶制品等；适当减少日间或午后外出的时间，减少接触或吸入花粉的机会；慎用或禁用可能诱发哮喘的药物，如阿司匹林、青霉素等；保持室内清洁、定期用热水浸泡并清洗孩子穿的衣物以及使用的床上用品，且这些贴身的物品尽量不要使用动物类制品。

2. 流行性感冒 饮食上要清淡一些，尽量少吃难消化的食物，有利于感冒的预防；此外要保持空气的流通，但又要避免由于过度通风而着凉，可以趁孩子不在房间的时候开窗流通新鲜空气。晚上睡前用艾叶、薄荷叶煮的温水泡脚，定期在室内熏醋，多帮孩子擦大椎、肺俞。

3. 传染性结膜炎 传染性结膜炎就是俗称的"红眼病"，是一种由细菌或病毒引起的急性传染性眼部疾患，极易在春夏之际暴发于幼儿园或学校。让孩子养成良好的卫生习惯，如勤洗手、切忌用手揉眼睛等，可以较有效地预防这类疾病。在传染性结膜炎流行期间应避免让孩子到公共游泳池或浴室。

三、饮食起居

中医认为孩子本身就是"肝常有余，脾常不足"，而春天又是有助于肝气的升发的，所谓"木旺克土"，在保持身体阳气升发趋势的过程中，需要比较好地固护孩子的脾胃，这样才能构成良性循环。因而，春天适合清补，以甘淡偏温、容易消化的食物为宜。不宜食用太多油腻、酸性或不容易消化的食物。

春天适宜"晚睡早起"，但这个"晚"在孩子身上也不宜太过，而且针对不同年龄阶段的孩子，对"晚睡"的理解是有所不同的。一般而言，孩子越小，一天中的睡眠时间就要越多。3 岁或以上的孩子平素晚上 9：00 前也是应该睡觉的，尽管当今社会尤其是发达地区的小孩子越来越少能做到这一点，但并不代表着相对早的入睡以及足够的睡眠时间对孩子不重要。这个时间到了春天可以适当延后半小时左右，也就是9：30 上床睡觉。当然，不同地区有不同的自然界昼夜时间变化规律，如果有的孩子已经养成了一些习惯，不必太急于转变，需要有一个逐步适应的过程。

春天也是一个可以逐步增加户外运动的季节，对孩子来说，可以多出去晒太阳，多做做操，也可以选择慢跑，爬山或骑车等运动。只是春天"乍暖还寒"，温暖之中是带着寒意的。减衣的过程不能太快，宜遵循从外向内，从下向上的次序。尤其是运动的时候要注意衣物的增减，热的时候可以适当减衣，但一旦凉下来，又要及时加回去。不宜进行太过剧烈的运动，不宜出大汗，以运动后微微汗出为度。

四、药膳食疗

1. 百合红豆莲子粥

功用：有助于滋养阳气，又兼顾宁心安神、润肺的作用。

主料：百合，红豆，莲子，莲子心，大米。

步骤：

（1）大米洗净备用。

（2）红豆、百合、莲子用热水浸泡半小时。

（3）水烧开，放入红豆、百合、莲子煮半小时。

（4）倒入大米及莲子心，煮 15 分钟后，放入冰糖。

（5）不断搅拌至黏稠即煮好。

禁忌：

（1）孩子平素体质偏热，且大便容易干结，欠通畅者，不宜食用。

（2）如果孩子平时食量就少，容易腹胀的话，由于薏米所含糖类黏性较高较难消化，因而不宜多吃。

（3）正值感冒、咳嗽，有外感表现的时候，不宜食用，否则容易加重病情。

2. 青菜泥

功用：有助于清肝热的同时补肝血，并有利于通便。

主料：青菜叶，胡萝卜。

步骤：

（1）整根青菜叶及胡萝卜用洗米水浸泡 5 分钟后再用清水洗净。

（2）将整根菜叶放入滚开的水中煮数秒钟，以菜叶变为深绿色且质地稍变软为度；胡萝卜切成小块，用热油快速地炒一下，然后放到蒸锅里蒸熟。

（3）菜叶及胡萝卜取出后剁成菜泥，单独吃或与米粉、粥等混合食用。

禁忌：

（1）素体偏寒、面色偏黄、手足容易凉或睑下青黑的孩子不宜多吃。

（2）容易消化不良，尤其是容易腹泻的孩子，亦要少吃。

3. 银耳芡实莲子糖水

功用：具有健运脾胃、宁心神的作用。适用于偏瘦、容易兴奋但入睡困难、脾胃偏弱又容易便溏或腹泻的孩子。

主料：银耳，芡实，莲子，冰糖。

步骤：

（1）提前将银耳用清水浸泡，并撕成小块。

（2）银耳放入清水，煮开后转成小火煮约 20 分钟。

（3）放入芡实、莲子，再煮 30 分钟。

（4）待将芡实煮裂开后，放入冰糖，煮 5 分钟，即可。

禁忌或注意事项：

（1）孩子无论食量多少，如果容易伴有腹胀、便秘的话，尽量避免食用，因为莲子及芡实都有收涩的功效，吃了容易适得其反。

（2）如果孩子有急性腹泻或腹泻属于感染性的，禁止服用，否则有"闭门留寇"之嫌。

五、调护禁忌

1. 不要随意用"灭火"的药物或方法　有些孩子春天会有"火"的表现，如口干、口腔溃疡、舌红、大便秘结。这种时候需要根据孩子的情况辨别这些"火"属实还是属虚，切勿滥用或过用一些清热泻火的药物或推拿手法等，以免影响阳气的生发。

2. 春天不宜吃得过酸或过辣　春天是向上、条达、舒畅的季节，身体、性情上都应遵循这个规律。所以不能过服容易收敛，太过辛辣，或不利于消化的食物，这些食物在春天都多少会有碍于身心的调养。

3. 不宜将门窗紧闭，没有新鲜空气的流通　其实任何时候都不要整天紧闭门窗，哪怕是在北方的冬天也是需要定期开门窗让空气流通一下的。只是春天这种流通变得更有必要了。当然，具体问题具体分析，在南方的"回南天"，就是暖、冷气流刚刚交汇的时候，一些冰冷的物体表面遇到暖湿气流后会在物体表面凝结很多水珠，会给生活带来一些不便。这时只需适当关闭一下门窗，待室内外温差变小之后，再打开来通风，就不会有那些水珠了。

第二节　夏季保健

夏天是一年中气温最高的季节，也是中医认为的人体的阳气最为旺盛的时候。一方面孩子会表现为精力旺盛，容易兴奋，不容易安静下来；另一方面，这个季节人体阳气在外，阴气内伏，消化功能相对较弱，亦容易产生伏邪。加强这个阶段的保健，可以使孩子在秋、冬季不生病或少生病。

一、保健推拿

夏天容易出现湿热，脾胃运化功能减弱，一些推拿穴位可以借着夏季的火热之力养阳气，避免由于过热或上盛下虚、阴阳失调而导致不适或疾病，从而达到保健的目的。

1. 清胃　适用于容易积食、舌苔厚腻、有口臭的孩子，可以消食导滞，和胃降逆。这亦有利于清利夏季的湿浊之气。

2. 补脾　脾为后天之本，可以助消化、化痰涎、化积滞。对于平素胃纳欠佳、容易疲倦、偏瘦、体质偏寒的孩子比较适合。体质偏热或容易咽喉肿痛，出现虚火的孩子，要慎用或适当减少推拿的频次。否则容易出现热象，如果再夹杂上暑湿的话，就更难好转了。

3. 揉足三里　足三里是一个非常好用的保健穴位，无论是对于大人还是孩子均是。它可以促进食欲，补益中气，疏风化湿，且可以增强机体免疫力。偏热者，可以加上清肝经、逆揉小天心，有助于宁心安神，使孩子的情绪平和，不容易急躁。有助于在阳气最盛的季节里畅通经络，使人体处于阴阳平和的状态。

4. 清肝经　孩子"肝常有余"，夏季阳气在外，这种情况更为突出。清肝经有利胸膈、和脏腑、理气的功效。

5. 逆揉小天心　具有安神镇惊、清热散结、理气通络的作用。对于容易夜啼、哭闹、情绪容易亢奋，不容易入睡的孩子比较适用。

二、易患疾病

不同疾病在预防方面的注意事项如下：

1. 感冒　炎炎夏日孩子们面临暑热的考验，大量流汗会消耗阳气，亦降低了抵抗力，而且很多孩子贪图凉爽，喜欢对着空调吹或用凉水冲身、进食寒凉食物等，这些都是引起感冒的原因。应该注意多饮水，补充足够的水分；保证足够的睡眠时间亦有利于预防感冒的发生。饮食方面搭配要合理，可以适当多吃一些富含维生素的食物如番茄、黄瓜、胡萝卜等，同时摄入一些优质蛋白。

2. 细菌性痢疾　夏季是肠道类疾病高发的季节，细菌性痢疾是常见的一种，通常会在腹泻的基础上伴发恶寒、发热、呕吐、腹痛。这与蝇虫繁殖比较迅速、蚊虫传染有关，也与人们喜食生冷食品使胃肠道功能发生紊乱有关。因而，应妥善保存好食物，最好只吃新鲜的饮食，对于隔夜菜、卤菜、容易腐败变质的食物，应充分加热，如果放置时间过久就不宜再吃了。

3. 夏季热　夏季热也称为暑热证，是婴幼儿时期特有的一种疾病。以入夏长期发热、口渴多饮、多尿、汗闭为特征。多集中于6、7、8三个月发病，常见于3岁或以下儿童。尽管大部分孩子出现夏季热的概率不高，且预后比较好，但由于一些个体体质上的差异，有一些孩子更容易在一些特定情况下出现散热困难或产热集中的现象，而导致夏季热的出现。因而对这类孩子而言预防非常重要。防暑降温要及时、适当且合理，注意保持居住环境通风凉爽。可以依据辨证使用清天河水、推三关、退六腑以及揉涌泉等推拿方法。

三、饮食起居

与秋冬季相比，夏季人体的消化能力是相对不足的。表现在进食的总量有所减少，因此应避免吃过于油腻或难消化的食物。一般人夏天容易过食生冷寒凉的食物，这是人对身体的自我感知能力在夏天受外界气温的影响而出现了一些假象，以为阳气很足，可以承受这些耗损阳气的食物，但实际上夏天过食生冷寒凉食物后当时可能不会出现什么不适，但到了秋冬的时候就会表现出来。因此，夏天在补充足够的优质蛋白的基础上，孩子的食物应以清淡、易消化、少油腻为主，并且还要多吃富含维生素的蔬菜、水果等。同时应该少吃冷饮，对于容易出现反复呼吸道感染、有腺样体肥大、平素容易腹泻或大便偏软的孩子，最好不要在夏天的时候进食冷饮。这些冷饮包括寒凉的水果、饮料或雪糕，也包括性寒的食物，如绿豆水等。

夏季昼长夜短，为顺应阳盛阴衰的变化，睡眠方面与春天相似可以"晚睡早起"。也是由于夏季的生理特点，不适宜过于剧烈的运动，应以温和运动或运动后少量汗出为度，避免运动量过大、出汗过多损耗心阴。炎夏不宜远途跋涉，可以就近寻找一些草木繁茂的清幽的地方，让孩子在其中活动、玩乐。活动适宜在清晨或傍晚时分，切忌在烈日下锻炼，时间不宜过长。要养成睡午觉的好习惯，有助于养好孩子的"阳气"。

衣着方面以凉爽、宽松为原则，但由于夏季不少地方都习惯开空调，进出空调环境容易感受风寒之邪，尤其是孩子在室外汗未干透，就马上进入较凉的环境的时候。因而，需准备一些薄的长衣裤备用，并应保持孩子皮肤的干爽。

四、药膳食疗

1. 冬瓜苡米饮

功用：有助于清热解暑，健脾利湿，适用于夏季热、暑热等病证。

主料：冬瓜，苡米，冰糖。

步骤：

（1）冬瓜削皮去瓤，洗净切片，备用。

（2）苡米洗净，放入清水中煮熟。

（3）加入冬瓜，再煮约10分钟。

（4）调入冰糖，搅拌融化后即煮好。

禁忌：

（1）孩子平素体质偏寒，容易腹胀，不宜多吃。

（2）脾虚、大便干燥、汗少的孩子慎服。

2. 藿香叶粥

功用：和中理气，祛暑湿。

主料：鲜藿香叶，粳米，冰糖。

步骤：

（1）鲜藿香叶煮汤，取汁备用。

（2）用粳米煮粥，粥熟时加入藿香叶汁煮沸，即成。

禁忌：

（1）阴虚火旺体质的孩子，慎用。

（2）对于便秘的孩子，亦要注意，不宜多吃。

3. 绿豆南瓜汤

功用：甘凉解暑，生津益气。

主料：绿豆，老南瓜，少许食盐。

步骤：

（1）绿豆洗净，加入少许食盐搅拌均匀，腌制几分钟后清水冲洗干净。

（2）南瓜去皮、瓤，洗净切块待用。

（3）水煮开，先下绿豆煮2分钟，煮沸2次（期间加一些冷水），加入南瓜。

（4）文火煮30分钟，煮至绿豆开花，加入少量食盐即可。

禁忌：

（1）绿豆对于儿童来说，一定要慎重使用，体质虚寒的孩子少用或不用。

（2）空腹禁用，容易影响胃的消化功能。

五、调护禁忌

1. 少食生冷饮食　民间有"冬吃萝卜夏吃姜，不劳医生开药方"的说法，孙思邈在《千金要方》中提及"夏七十二日，省苦增辛，以养肺气"。也就是说尽管夏天天气炎热，但还是可以适当吃一些有发散、行气、通窍功效的食物，如姜、葱白等，有助于补益肺气。尤其对于肺气较弱，容易反复呼吸道感染，伴咳嗽，甚至气喘，或有哮喘的孩子而言，夏天最好不要吃过多生冷或苦味的食物。

2. 切忌大汗之后冲冷水澡　这个不只是夏季，其实在任何时候都是禁忌。只是夏季的时候，有些孩子更喜爱冲冷水澡。我们知道大汗之后，肌肤腠理都是大开的，待汗慢慢凉下来，肌肤干爽了之后，才逐步闭合上。如果在大汗之后，马上冲凉水，无异于是让风寒之邪在没有什么阻挡的情况下长驱直入到更深层次的经络，即使是当时没有什么不适，过后也会通过一些方式表现出来，比如高热、恶寒、周身肌肉酸痛或是不明原因的腹泻等。其实由于人体在夏天时候的生理特性，更适合用稍低于体温的温水沐浴或洗澡，而不是冷水。

3. 不宜过饱　夏天由于天气炎热，脾胃功能有所减弱，如果这个时候吃得过饱，容易使孩子产生积滞，甚至是食积，而这也会是造成很多其他不适的原因，比如这类孩子容易夜寐欠安稳，容易由于食积生痰，从而出现咳嗽或扁桃体肿大、腺样体肥大等痰湿过重而导致的疾患等。古人所说"若要小儿安，三分饥与寒"是不无道理的。

第三节 秋季保健

中医认为"春夏养阳，秋冬养阴"，秋季是适宜滋养的季节。立秋过后气温逐渐由升温转为降温，气候早晚凉爽。秋季也是人体阳消阴长的过渡期，在符合孩子生长特点的前提下，顺应季节的更替，保养体内阴气，养阴防燥是秋季保健的关键。

一、保健推拿

秋季气温下降，雨水减少，空气湿度降低，气候偏于干燥。秋气应肺，秋燥容易损伤肺阴，肺主皮毛，肺与大肠相表里，因而容易出现口干咽干，咳嗽少痰，皮肤干燥或瘙痒，便秘等症状。

1. 清肺经 可以宣肺疏风，化痰止咳，调节皮肤毛孔的开合。适用于气机不顺畅，容易出现咽干、咳嗽、痰少、急躁、舌体偏瘦及偏红的孩子。人体"左升右降"，秋季应该顺应下降的气机，这也是清肺经可以起到保健作用的原因之一。

2. 揉二马 二马是孩子身上为数不多的可以起到滋阴作用的穴位之一，可以补益肝肾，滋阴降火。与肺经结合起来，就起到了润肺燥的功用。适用于脾胃功能尚可，但偏瘦，体重身高不达标，有虚火，或伴夜尿频的孩子。二马穴久揉可以补肾元。

3. 逆运内八卦 与顺运内八卦相比，逆运内八卦有助于气机的下降，可以降逆止呕，行气通便，消积滞，秋季运用有助于人体阳气的收藏。

4. 顺揉身柱 身柱位于第三胸椎棘突下，在两肺俞中间，有全身支柱的意思，是很好用的调节孩子免疫力的穴位。对于抗病能力差、消化功能不良，总属身体上半身问题的孩子，都可以常用这个穴位来调整身体的失衡状态，并逐渐使之恢复平衡。

5. 逆揉内庭 秋季是由升转向降，由阳消转为阴长，这个时候逆揉阳明胃经的荥穴，有助于通过阳明经启动全身下降的动力，顺应气候及季节的变化。

二、易患疾病

不同疾病在预防方面的注意事项如下：

1. 咳嗽 秋季气候干燥、转凉，容易出现咳嗽，干咳，少痰，咽干或咽痛，属于上呼吸道疾病，是儿科常见病。多由于阴虚燥热、虚火上灼导致。可以吃一些滋阴清凉的饮食，如雪梨浆、木瓜银耳等，润燥止咳。要避免接触一些容易导致过敏的物质，如花粉、虫螨，或进食海鲜等，不少反复发作性的咳嗽都或多或少伴有局部过敏的症状。

2. 秋季腹泻 每年 10~11 月份腹泻高发，常见于 6 个月到 3 岁的孩子。这类腹泻多由于病毒感染引起，最常见的就是轮状病毒。表现为起病急，常伴发热和上呼吸道感染，可伴有呕吐、大便次数增多、水分增多、量亦增多，以黄色水样或蛋花样便为主。病程 3~8 天。预防秋季腹泻要避免长期滥用抗生素；合理喂养，勿过饱，少进食难消化食物；要讲究饮食卫生，食具要及时消毒；注意与已出现腹泻症状或已诊断为感染性腹泻的孩子隔离。

3. 咽炎 咽炎是咽部黏膜或黏膜下、淋巴组织病变引起的炎症性疾病，常继发于扁桃体炎或上呼吸道感染。常由于孩子抵抗力下降，使得病原微生物乘虚而入引发。表现为声音嘶哑、喉部有异物感或有痒感、肿痛，时有痰但难咳，亦有的孩子表现为喜清嗓。预防方面要帮孩子养成良好的生活习惯，睡眠时应避免直接吹风，可以适当多进食雪梨、木瓜等滋润性食物，增强对咽喉部的保护。平时要加强户外活动，多晒太阳，增强体质。

三、生活起居

秋季应"早睡早起"，早睡以顺应阴精的收藏，早起以舒达阳气。人们常说"春捂秋冻"，秋冻就是为了协助阳气的收敛。秋天为了能使阳气更好地降下来，并收藏到身体里，需要借助自然界的寒凉之气。这个时候不要一下子穿得太多，只能是慢慢地增加穿衣量。否则，如果阳气收藏不好的话，整个秋冬季身体都容易生病。

对于平时就容易出现感冒、发烧、咳嗽等上呼吸道症状的孩子而言，睡觉的时候需注意腹部的保暖，可以穿一些薄薄的长衣裤，薄袜子等，应尽可能避免让孩子的一些关键部位着凉，如后脖颈等，备一些薄背心遮盖住这些部位既能达到保暖的目的又不至于加太多衣物。

秋天是运动锻炼的好时节，可以鼓励孩子适当进行一些耐寒锻炼，如晨操、慢跑等，以增强机体的抗病能力，也为逐步适应寒凉气候做好体质上的准备。

四、药膳食疗

1. 百合杏仁粥

功用：润肺止咳，清心安神，适用于病后虚热、干咳者。

主料：鲜百合，杏仁，粳米。

步骤：

（1）杏仁去皮、去尖，打碎。

（2）将杏仁、鲜百合、粳米一同放入煮粥，约 30 分钟。

（3）最后加入适量白糖，搅匀，晾温后即可服用。

禁忌：

（1）1 岁以内的婴幼儿慎服。

（2）阴虚咳嗽、泻痢者不宜服用。

2. 木瓜胡萝卜玉米汤

功用：润燥健脾，宽中行气。

主料：木瓜，胡萝卜，玉米，猪肉，少许盐。

步骤：

（1）猪肉洗净，加清水，用瓦煲煮开，撇去浮沫。

（2）然后加入木瓜、胡萝卜、玉米小火煮 1.5 小时。

（3）放入适量盐即可。

禁忌：

（1）木瓜里含番木瓜碱，因而对木瓜过敏者切勿服用。

（2）平时畏寒、容易伴呕吐者，不宜食用。

（3）素体偏弱、容易腹泻者不宜食用。

3. 胡萝卜马蹄竹蔗汤

功用：生津止渴，润燥解乏。

主料：胡萝卜，马蹄，竹蔗。

步骤：

（1）胡萝卜、马蹄、竹蔗去皮，洗净。

（2）所有材料都切成小块。

（3）放入清水一起小火煮约 1 小时，即可食用。

禁忌：

（1）素体偏寒，或伴咳嗽，痰白质清稀者不适宜服用。

（2）容易腹泻、脾胃虚弱者，不适宜服用。

五、调护禁忌

1. 不宜终日关闭门窗　尽管秋天气候开始变凉，北方有一些地区甚至会较为寒冷，但也不主张把孩子居住的房间封闭起来，不开门窗，这样一方面不利于空调流通，容易滋生细菌或病毒而增加感染的风险；另一方面，也不利于让孩子适应外界的气候变化，真正做到在"秋冻"的过程中，逐步使自身的抵抗力增强。

2. 运动时注意防护　秋日早晚气温偏低，锻炼时需要依据户外的气温变化来增减衣物。运动前要做好充分的准备活动，因为秋季室内尚暖，室外已寒，从室内到室外，或者反过来都会是人体不断地去适应冷暖的变化，这对孩子机体的调节能力也是一个不小的考验。尽管孩子运动时觉得热，但衣服也不宜一下子脱得太多太快，此外锻炼后穿着汗湿的衣服也不宜多在冷风中逗留，以免着凉。

3. 少吃辛辣食物　秋燥容易伤肺，出现咽干、咳嗽无痰等表现。有些孩子由于脾虚有湿，任何时候都会喜欢吃一些带辣味的食物，如果是地处四川盆地或湖南、广西地区，由于当地水土的缘故，可能还不会有太多的不适。但如果是在北方或广东地区，秋天进食太多这类食物，即使是脾虚有湿，也还是有可能会出现伤肺的情况，甚至由于金旺克肝木，累及肝脏的功能。此时，可适当吃一些酸味的食物，提早预防肺对肝可能造成的伤害，就是利用了中医治未病的理念在保障孩子的健康。

第四节　冬季保健

冬天阳气收藏，皮肤经过秋冻变得更致密了，也就进一步保障了冬藏的效果。《黄帝内经》有曰："冬三月，此谓闭藏……早卧晚起，必待日光。"冬天除早睡晚起外，还要注意防寒和固护肾脏。孩子肾脏的健康程度决定了孩子能长多高、头发是否浓密黑亮、是否容易遗尿等一系列的问题。因而，利用冬天的时令，帮孩子固肾气，将有利于其健康成长。当然，养肾需防寒，只有使机体内部处于一个比较温暖和煦的环境才能使肾气旺盛的状态得到保障。

一、保健推拿

1. 头面四大手法　是指开天门、推坎宫、揉太阳、揉耳后高骨，这几个穴位常常一起操作，可以疏风解表，醒脑明目，增强抵御风寒的能力。适用于卫外不固的孩子，表现为容易出现咽痒、咳嗽、流涕、鼻塞、喷嚏，每于睡前或晨起时容易诱发或加重，有些孩子还合并有过敏性鼻炎。常做这四大推拿手法有利于这些症状的预防。

2. 擦膻中及肺俞　膻中及肺俞一前一后，操作的时候同时进行，有利于祛肺经上的风寒之邪，使孩子不容易出现感冒、肺炎等病证。擦的时候以局部皮肤微热为度，一定要配合使用一些介质，以免损伤孩子的皮肤。

3. 顺揉外劳宫　外劳宫是掌背的中点，顺揉有利于散中焦的寒邪，对于容易出现胃肠型感冒，容易腹泻，或遇冷后嗳气、呃逆的孩子比较适用。对于南方地区的孩子而言，这个穴位既有补益中焦的作用，又不会有补脾等其他补益手法带来的不良的反应，是比较好的防治方法。

4. 顺揉肾俞　肾俞属于足太阳膀胱经，是肾脏的寒湿水气外输到膀胱经的门户。与其他同样具有补肾功效的非背部腧穴相比，肾俞的力度更强一些。

5. 擦涌泉　涌泉是肾经的第一个穴位，顾名思义就是涌出的泉水，表明肾经的经脉由此穴涌出到体表。多擦涌泉，就能保障这个穴位的通畅，泉眼没有阻塞，泉水可以顺利流出滋润到全身的脏腑。尤其在冬天，气候寒冷，寒从脚起，这个时候多擦涌泉亦能有抵御寒邪的作用。

二、易患疾病

不同疾病在预防方面的注意事项如下：

1. 肺炎　冬季是肺炎高发的季节，尤其常见于婴幼儿，以发热、咳嗽、喘憋、精神萎靡或烦躁、食欲不振等为主要表现。需要注意的是，发热和咳嗽是肺炎的主要症状，但并不是说，只要是发热、咳嗽就一定是肺炎。肺炎是指终末气道、肺泡、肺间质的炎症，而呼吸道任何部位的炎症都可能出现发热、咳嗽。如何能有效地预防肺炎呢？首先要增强孩子的体质，在秋天的时候就适当地给予寒冷的适应性训练，并且要多晒太阳、呼吸新鲜空气，选择天气好的时候多在户外活动；其次，要让孩子及时适应气候的变化，增添、减少衣物，避免过冷或过热，而导致感冒；此外，还要注意饮食均衡、卫生、营养；最后，即使孩子患了肺炎，也不必太过惊慌，应注意观察孩子的状态和变化情况，并及时去正规医疗机构就医。

2. 水痘 水痘容易在冬、春季流行，多见于 1～14 岁的孩子，人群比较密集的区域，如幼儿园或学校等是高发区域。其潜伏期通常有 2～3 周，前期伴随有轻微发热或不适，发病时由胸部、腹部至全身出现由小及大的有液体的水泡疹，具体可有破裂或结痂，病程通常持续 2 周左右。水痘的传染性很强，因而首先应该让孩子按计划接种疫苗，包括水痘疫苗，这是预防水痘最经济、有效的手段；其次，在水痘高发期，家长要避免带孩子去人员密集的公共场合，以免接触到这类病人而感染；再者，需要让孩子养成良好的卫生习惯，勤洗手、剪手指甲、保持皮肤清洁，通过锻炼等增强自身的抗病能力；最后，通常接触过病人的孩子要隔离观察 21～28 天。但在接触后 3～5 天使用水痘疫苗也可以有效阻止水痘发生，或减轻其发生的严重程度。

3. 过敏性鼻炎 过敏性鼻炎也称为"变应性鼻炎"，通常分两种类型，一种与季节关系很密切，属于季节性过敏性鼻炎，一般只是到了特定季节才会发作或加重；另外一种是常年性过敏性鼻炎，与季节关系不密切，任何时候都可能会发作或加重。冬季是常年性过敏性鼻炎容易诱发和加重的季节，当然对于容易在这个季节发作的季节性过敏性鼻炎也是如此。主要表现为连续打喷嚏、鼻痒、流清涕及鼻塞。尤以清晨刚起床时症状明显。中医认为这类过敏性疾病主要原因是身体抗病能力下降，加之外感风寒之邪所致。预防也是从这两个方面着手。首先，要增强自身的抵抗能力，除了加强锻炼之外，最重要的是注意关键部位的保暖，如颈部、上背部、肩部，这些地方是与身体抵抗能力相关的一些腧穴所在的部位，如大椎、风门、肺俞、中府等。其次，可以通过局部艾灸的方法，驱除风寒邪气；晨起的时候，在离开被子之前，帮孩子搓热面部、鼻尖、耳垂、后颈部等地方，也能起到较好的预防作用。最后，对于较严重的过敏性鼻炎，需要配合中、西药物的治疗，以及一些适用的脱敏疗法等。

三、饮食起居

冬季的饮食应以滋阴潜阳、增加热量为主，遵循"秋冬养阴"的原则。无论何种食物，都应以温热松软为宜。不要吃黏硬、生冷、难消化、过于寒凉或过热的饮食，因为这些食物容易损伤脾胃，即使食物本身再好，也达不到养阴的目的。此外，由于冬天肾气较为旺盛，这个时候如果多吃咸味食品，只会使心脏的功能受到影响，从而不益于健康。因此，可适当多吃一些苦味的食物，如苦瓜、芥菜、苦荞等，既可以补益心脏，也可以增强肾脏功能。

冬天可以睡得时间长一些，如果可以，最好等太阳出来之后再起床。早睡有利于养护阳气，晚起则有利于养阴气。日出之后也会温暖一些，这个时候起床能减少着凉的机会。睡觉的时候要保持孩子头部、背部以及脚部的温暖。头部是诸阳之会，不需要专门的保暖措施，但要避免其直接受到寒冷的刺激，背部以及脚部则可以根据孩子睡觉的环境，用盖被子、用睡袋、穿袜子等方式实现。注意不是越多越好，而是要适度，使孩子背部及脚部不凉，也不会因为盖得太多而出汗。冬天可以让孩子适当接受一些耐寒的锻炼。当然，让孩子在冬天还要坚持出门锻炼，不是一件容易的事情，但如果从秋天就开始的话，孩子就不会觉得难适应了，因而秋季锻炼实际上是增强机体耐寒能力的最实用的方法。

四、药膳食疗

1. 姜汁糯米粥

功用：温胃散寒，健脾补中，有助于增强孩子抵抗寒冷的能力。

主料：糯米，生姜，盐，米醋。

步骤：

（1）生姜洗净，切片备用。

（2）糯米放入清水中，小火煮 30 分钟，煮成稀粥。

（3）加入生姜，再煮 5 分钟，最后调入适量盐、米醋即可。

禁忌：

（1）正值风热感冒或咳嗽时不宜服用。

（2）性情易急躁、肝火较旺、体型偏瘦的孩子，慎用。

（3）脾胃较弱、痰湿较重者不宜多食。

2. 大麦羊肉汤

功用：温中健脾，补虚强身。

主料：大麦，羊肉，草果。

步骤：

（1）羊肉切块，草果打破。

（2）将羊肉、大麦及草果一起小火煮 1~1.5 小时，至烂熟。

（3）空腹温服。

禁忌：

（1）阴虚有热者不宜服用。

（2）形体偏胖、胃有积热的儿童慎用。

3. 栗子烧鸡煲

功用：养胃健脾，补肾健体。

主料：生板栗，鸡，黑枣，生姜，以及油，酱油，胡椒粉，白糖，盐。

步骤：

（1）鸡洗净，切块，在开水中焯一下，捞出晾凉。板栗去皮，生姜洗净去皮切丝备用。

（2）铁锅烧热，放入油、白糖，略炒，再放入鸡块大火炒 5 分钟，后放入适量酱油、料酒、水，再放入姜丝、胡椒粉，小火炖 40 分钟。

（3）最后放入板栗、黑枣，加适量盐，再煮 20 分钟即可。

禁忌：

（1）脾胃偏弱者不宜多吃。

（2）容易流鼻血、虚火上炎者慎用。

五、调护禁忌

1. 切勿烫伤　在冬季家长会给孩子一些保暖措施，但有一些保暖措施使用不当会伤害到孩子。例如，现在常用的"暖宝"类的局部用贴，其温度的上升有一个逐步的过程，刚开始的时候不是很暖，如果家长没有及时跟进去试试它使用之后一段时间的温度，则极有可能会让孩子被烫伤。

2. 切勿过补　不少家长都比较热衷于给孩子吃进补之品，尤其是在秋冬季节。可是，一方面孩子"肝常有余，脾常不足"，内脏娇嫩，易虚易实，脾胃容易弱，但饮食又不知节制，即使是在冬季，也不适宜给予太多不容易消化的食物，需时时注意固护其脾胃的功能；另一方面，进补的目的是为了让孩子更健康，可是如果补得太过、太偏，会抑制了孩子自身的生长趋势，使得机体过分依赖外来的助力，而减少了相关生长激素的分泌，或导致早熟，这些都会遏伤阳气，打破体内阴阳平和的状态，从而影响孩子健康。

3. 切勿晚睡　"早卧晚起"是冬季养护健康的普适性方法，也是能帮孩子藏阳气的很好的途径。能早睡的孩子一般都比同龄孩子长得高。应该让孩子在 9 点前入睡，以顺应天地之势。然而孩子阳气盛，很多孩子都不喜欢早睡。有一个窍门就是，孩子越早睡越容易入睡，过了应该睡觉的时间，反倒是不容易睡着了。

第十七章　各年龄段保健

第一节　新生儿期保健

一、生理特点

从出生至 28 天为新生儿期。初生婴儿脱离母体独立生存，需要在短时间内适应内外环境的巨大变化。尽管肺开始呼吸，脾胃开始受盛化物、输布精微及排泄糟粕，心、肝、肾开始正常工作，但此期五脏六腑皆弱，"脏腑娇嫩、形气未充"的生理特点表现得尤为突出，容易遭受胎内、分娩或出生后护理不当等因素影响，导致产伤、窒息、脐风及各种感染性疾病的产生。故此期应特别强调新生儿喂养、保暖、清洁卫生、消毒隔离等保健工作。

二、保健要点

鉴于新生儿期的生理特点，这一时期的保健工作应特别强调新生儿保暖、清洁、脐带护理、喂养等方面。

（一）拭口洁眼

小儿出腹，必须立即做好体表皮肤黏膜的清洁护理。应用消毒纱布探入口内，拭去小儿口中秽污物，包括羊水、毛发及胎粪等，以免小儿啼哭时呛入气道。同时，要轻轻拭去眼睛、耳朵中的污物。新生儿皮肤上的胎脂有一定的保护作用，不要马上拭去。但皮肤皱折处及二阴前后应当用纱布蘸消毒物轻轻拭擦，祛除多余的污垢。

（二）断脐护脐

我国古人已意识到，新生儿断脐护脐不可不慎，若处理不洁会因感受风邪而患脐风。新生儿娩出 1~2 分钟，就要结扎脐带后剪断，处理时必须无菌操作，脐带残端需要无菌处理，并用无菌敷料覆盖。若特殊情况下未能保证无菌处理，则应在 24 小时内重新消毒、处理脐带残端，以防止感染及造成脐风。

断脐后还需护脐。脐部要保持清洁、干燥，让脐带断端在数天后自然脱落。在此期间，要注意勿让脐部为污水、尿液及其他脏物所侵，洗澡时勿浸湿脐部，避免脐部污染，预防脐风、脐湿、脐疮等疾病的发生。

（三）祛除胎毒

胎毒，指胎中禀受之毒，主要指热毒。胎毒重者，出生时常表现为面红目赤、多啼声响，大便秘结等，易发生丹毒、痈疖、湿疹、胎黄、胎热、口疮等病证。实践证明，给初生婴儿口服少量具有清热解毒作用的中药，可以祛除胎毒，减少疾病的发生。常用银花甘草法（金银花6g，甘草2g，煎汤，少量吸吮；也可用此药液拭口）、黄连法（大黄3g，沸水适量浸泡或略煮，取汁滴患儿口中；胎粪通下后停服，脾虚气弱者勿用）、淡豆豉法（淡豆豉10g，浓煎取汁，频频饮服，适用于胎禀气弱者）等。

（四）洗浴衣着

新生儿出生后次日即可洗澡。洗澡水要用开水，待降温至与小儿正常体温相当时使用，也可在浴汤中加入一枚猪胆汁以助解毒。洗浴时将小儿托于左手前臂，右手持纱布，蘸水后轻轻擦拭小儿体表。不要将小儿没入水中，以免浸湿脐部。

新生儿衣着应柔软、宽松、易穿脱，不用纽扣、松紧带。注意保暖，但要防止中暑。夏季可给新生儿围布肚兜以使腹部保暖；冬季应将婴儿包入襁褓，包扎松紧适宜，过松容易被蹬开，过紧则妨碍活动。

（五）生后开乳

鼓励母亲按需哺乳，一般生后半小时左右即给小儿吸吮乳房。足月新生儿吸吮能力较强，吞咽功能基本完善，早期开乳有利于母乳分泌。若开始2~3天乳汁分泌不多，婴儿出现饥饿表现或体重减轻过多时，可在哺乳后补授适量糖水或牛奶，但不可以糖水或牛奶取代母乳。为保证母乳喂养成功，母亲应坚持哺乳，代乳法不利于泌乳的建立。

三、推拿手法

基本处方：补脾经300次，揉板门50次，运内八卦100次，运水入土50次，揉中脘50次，摩腹3分钟，摩脊3~5遍，揉龟尾50次，推下七节骨50次。

保健作用：健脾和胃，消食导滞。可增强食欲，促进消化吸收，提高小儿身体素质，增强抗病能力。

第二节　婴儿期保健

一、生理特点

自出生28天至满1周岁为婴儿期。婴儿期是小儿出生后生长发育最迅速的时期。

与初生婴儿相比，1 周岁时小儿的体重增至 3 倍，身高增至 1.5 倍，头围增大 1/3 左右，故对营养的需求量大。但是，因"脾常不足""肺常不足"，脾胃运化能力较弱，肺卫娇嫩未固，受于母体的免疫能力逐渐消失，自身免疫力尚未建全，容易发生肺系、脾系及各种传染病。婴儿期是神经精神发育的关键阶段，脑发育迅速。故此期提倡母乳喂养，并加强健脾益肺，按时预防接种。

二、保健要点

此期保健尤其要做好喂养、护理和预防接种等工作。

（一）喂养方法

婴儿喂养方法分为母乳喂养、人工喂养和混合喂养三种。

1. 母乳喂养　出生后 6 个月之内提倡纯母乳喂养。母乳喂养具有以下优点：①母乳营养丰富，最适合婴儿的生理需要；②母乳易为婴儿消化吸收；③母乳含优质蛋白质，必需氨基酸及乳糖较多，有利于婴儿脑的发育；④母乳具有增进婴儿免疫力的保健作用；⑤母乳喂养最为简便而又经济；⑥母乳喂养还利于增进母子感情，又便于观察小儿变化，可随时照料护理；⑦产后哺乳可刺激子宫收缩以利早日恢复，推迟月经来潮不易受孕，哺乳的妇女也较少发生乳腺癌、卵巢癌等。

母乳喂养的方法，以按需喂养为原则。第 1、2 个月不需定时喂哺，可按婴儿需要随时喂。此后按照小儿睡眠规律可每 2~3 小时喂一次，逐渐延长到 3~4 小时喂一次，夜间逐渐停 1 次，一昼夜共 6~7 次，4~5 个月后可减至 5 次。每次哺乳时间为 15~20 分钟。每次哺乳前宜用温开水拭净乳头，乳母取坐位，将小儿抱于怀中，让婴儿吸完一侧乳房后再吸另一侧。哺乳完毕后将小儿轻轻抱直，使其头靠母肩，轻拍其背，使吸乳时吞入胃中的空气排出，可减少溢乳。

母亲患传染病、重症心脏病或肾脏病，或身体过于虚弱者，不宜哺乳。乳头皲裂、感染时可暂停哺乳，但要吸出乳汁，以免病后无乳。

断奶时间视母婴情况而定。一般可在小儿 10~12 个月时断奶，若母乳量多者也可延至 1.5~2 岁。断奶应逐渐减少以至停止，不可骤断。若正值夏季或小儿患病之时，可推迟断奶。

2. 混合喂养　若母乳不足，可添喂牛、羊乳或其他代乳品混合喂养。混合喂养有补授法与代授法两种：

（1）补授法：每日母乳喂养的次数照常，每次喂完人乳后加喂一定量代乳品，直到婴儿吃饱。这种喂养方法可因经常吸吮刺激而维持母乳的分泌，较代授法为优。

（2）代授法：一日内有数次完全喂牛、羊乳以代替母乳。使用代授法时，每日母乳哺喂次数最好不少于 3 次。最好维持夜间喂乳，否则母乳会很快减少。

3. 人工喂养 母亲因各种原因不能喂哺婴儿时，可选用牛、羊乳或其他兽乳，或别的代乳品喂养婴儿，称为人工喂养。

4. 添加辅食 无论母乳喂养、人工喂养或混合喂养的婴儿，都应按时添加辅助食品。添加辅食的原则是由少到多；由稀到稠；由细到粗；不能同时添加几种，需适应一种食物后再添加另一种；应在婴儿健康、消化功能正常时添加。一般辅食从4个月开始添加，首先适量添加菜汤、水果汁、维生素 AD 制剂等；5~6 个月可添加米汤、米糊、稀粥、蛋黄、鱼泥、菜泥、豆腐等；7~9 个月可添加粥、烂面、碎菜、蛋、鱼、肝泥、肉末、馒头片、窝窝头、熟土豆、芋头等；10~12 个月可酌量添加粥、软饭、挂面、豆制品、碎肉等各种饮食；1 岁以后可接近成人饮食。

（二）婴儿护养

婴儿时期生长发育迅速，除了要合理喂养外，还须科学安排起居作息。婴儿衣着要宽松，不可紧束，以免阻碍气血运行，影响生长发育。衣着也不可过暖，入秋后应缓缓加衣，以锻炼其耐寒能力。古人养护婴儿"头凉、心胸凉、背暖、腹暖、足暖"的方法至今仍有重要的指导意义。根据婴儿期睡眠时间逐渐缩短的生理特点，按自然昼夜变化规律调整其生物钟，使之逐步形成夜间以睡眠为主、白天以活动为主的作息习惯。婴儿期是感知觉发育的重要时间，视觉、听觉及其分辨能力发育迅速，可经常带孩子到户外活动，以结合生活实际，训练他们由近及远认识生活环境的能力。

（三）预防接种

婴儿时期对各种传染病有较高的易感性，应切实按照我国卫生部制定的全国计划免疫工作条例规定的免疫程序，为1岁以内的婴儿完成预防接种的基础免疫。

三、推拿手法

婴儿期是脑发育的关键时期，对相应部位的皮肤进行有序的、较为简单的按摩推拿，可促进婴儿脑细胞及神经系统的发育。这种特殊时期的保健推拿在使用英语的国家称为"Touch"，故按译音又称为婴儿抚触。从某种意义上说，人类自然分娩的过程即是胎儿接受母亲产道收缩这一特殊抚触的过程。

研究表明，抚触可增强胃肠蠕动，促进食物的消化和吸收，改善睡眠，提高免疫能力，促进婴儿头围、身长、体重的生长发育。同时能增进父母与孩子之间的感情交流，促进其心理健康。

婴儿抚触的操作法较多，根据小儿生长发育的需要，通常分脸部抚触、手部抚触、胸部抚触、腹部抚触、腿部抚触和背部抚触等，可按步骤顺序操作。

（一）脸部抚触

1. 基本操作

（1）前额：取适量婴儿油或婴儿润肤乳液，用双手拇指指腹从婴儿额中处轻柔向外平推至太阳穴，划出一个微笑状。

（2）眉头：用双手拇指指腹往外推压，划出一个微笑状。

（3）眼窝：用双手拇指指腹往外推压，划出一个微笑状。

（4）人中：用双手拇指指腹往外推压，划出一个微笑状。

（5）下巴：用双手拇指指腹从婴儿下巴处沿着脸的轮廓向外推压，至耳垂处停止。

（6）耳朵：用拇指和食指轻轻按压耳朵，从最上面按到耳垂处反复向下轻轻拉扯，然后再不断揉捏。

2. 保健作用　舒筋通络。舒缓脸部因吸吮、啼哭所造成的紧绷感。

（二）手部抚触

1. 基本操作

①轻轻挤捏婴儿手臂，从上臂到手腕，反复3～4遍。

②将婴儿两臂左右分开，掌心向上，用双手拇指桡侧缘分推腕横纹（分腕阴阳），每侧5～10遍。

③让婴儿抓住拇指，用其他四指按摩婴儿的手背。

④一只手托住婴儿的手，另一手的拇指和食指轻轻捏住婴儿的手指，从小指开始依次捻搓、拉伸每个手指。

2. 保健作用　行气活血。增强上肢的运动协调能力。

（三）胸部抚触

1. 基本操作　双手放在婴儿的两侧胁肋部，先用右手向上滑向婴儿右肩，复原。换左手上滑到婴儿左肩，复原。重复3～4遍。

2. 保健作用　宽胸理气。顺畅呼吸，促进胸廓发育。

（四）腹部抚触

1. 基本操作

①用右手掌面顺时针方向轻柔和缓地抚摩婴儿腹部。注意在脐痂未脱落前不能离肚脐太近或者不要按摩该区域。

②手从婴儿腹部的右下侧摩向右上腹（似 I 型）。

③手从婴儿腹部的右上侧水平摩向左上腹，再摩向左下腹（似 L 型）。

④右手从婴儿腹部的右下侧摩向右上腹，再水平摩向左上腹，再摩向左下腹（似U型）。

2. 保健作用　消食导滞。促进婴儿的消化吸收及排泄功能。

（五）腿部抚触

1. 基本操作

①拇指、食指和中指轻轻揉捏婴儿腿部肌群，从膝盖至尾椎骨端。

②用一只手握住婴儿足踝部，另一手拇指向外握住婴儿小腿，并沿膝盖向下揉捏至足踝。

③用一手托住婴儿足踝，另一手四指聚拢于婴儿足背，用大拇指指腹轻揉足底，从足尖到足跟，反复 3 ~ 4 遍。

2. 保健作用　理筋通络。增强下肢的运动协调能力。

（六）背部抚触

1. 基本操作

①婴儿俯卧位，用双手拇指平放于婴儿脊柱两侧，其余四指并在一起扶住婴儿胁肋部，用拇指指腹自中央向两侧轻轻抚摩，从肩部移至尾椎骨端，反复 3 ~ 4 遍。

②五指并拢，用全掌置放于婴儿背部，手背微微拱起，力度均匀地交替从婴儿颈项部抚摩至臀部，反复 3 ~ 4 遍。

2. 保健作用　行气活血，理筋通络。舒缓背部肌肉，促进婴儿骨骼及神经系统的生长发育。

（七）辨证保健推拿

1. 基本处方　开天门 50 次，推坎宫 30 次，摩囟门 3 分钟；补脾经 300 次，补肾经 300 次；摩腹 2 分钟，揉脐及天枢 2 分钟，按揉脾俞、胃俞、肾俞各 50 次，按揉足三里 50 次，横擦腰骶部，以热为度，捻十指及十趾并拔伸 3 ~ 5 遍。

2. 保健作用　健脾和胃，补肾益精。能改善食欲，增强记忆能力，促进小儿体格及智力发育。

第三节　幼儿期保健

一、生理特点

1 周岁至 3 周岁为幼儿期。幼儿期是语言、思维、动作、神经精神发育较快的时期。小儿的活动能力增强，活动范围扩大，语言、行动与表达能力明显发展，虽然体格生长、智力发育较快，但易于发病，识别危险的能力尚不足，故应根据其特点有目的、有计划地进行早期教育，培养幼儿良好的卫生习惯。加强营养指导，注意小儿口腔卫生，掌握孩子的活动规律，合理安排好周围的环境，注意防止发生意外创伤和中毒，避免大小事故的发生。幼儿接触外界较广，而自身免疫力仍低，传染病发病率增高，所以要按时做好各项预防接种，防病仍为保健重点，定期半年查体一次。

二、保健要点

此期保健要注意饮食调养、起居活动、疾病预防等方面。

（一）饮食调养

饮食以乳食为主转变为以普通饮食为主。乳牙逐渐出齐，但咀嚼功能仍差，脾胃功能仍较薄弱，食物宜细、软、烂、碎。食物品种要多样化，要培养小儿形成良好的饮食习惯，按时进餐，相对定量，保证充足的营养供给，不挑食，不偏食。

（二）起居活动

养成良好的生活习惯。每天保证睡眠 12 小时，以夜间睡觉为主，日间午休一次为 1.5~2.5 小时。1 岁开水坐盆排尿，1.5 岁不用尿布，夜间按时唤醒小儿排便，使之早日能够自己控制排便。2 岁开始培养睡前及晨起漱口刷牙，逐渐教孩子学会自己洗手洗脚、穿脱衣服，正确使用餐具和独立进餐。

（三）疾病预防

幼儿生活范围增大，患病机会增加，要培养良好的卫生习惯。做好预防接种，以预防传染病。注意防止烫伤、触电、外伤、中毒等意外事故的发生。

三、推拿手法

基本处方：开天门 30 次，推坎宫 30 次，揉太阳 100 次，摩囟门 1 分钟；补脾经 300 次，补肺经 200 次，揉膻中 50 次，揉中脘 50 次，摩腹 2 分钟，揉脐及天枢 2 分钟，按揉肺俞、脾俞、胃俞各 50 次，按揉足三里 50 次，捏脊 3~5 遍。

保健作用：补肺益气，健脾和胃。增强卫外功能及消化能力。

第四节　儿童期保健

一、生理特点

3~7 周岁为学龄前期，亦称幼童期；7 周岁至青春期（一般女为 12 岁，男为

13～14岁）为学龄期，亦称儿童期。此两期儿童活动能力较强，求知欲旺盛，体质增强，发病率明显下降。

二、保健要点

（一）体格锻炼

加强体格锻炼，以增强小儿体质。保证每天有一定时间的户外活动，接受阳光照射，呼吸新鲜空气。

（二）早期教育

要按照小儿的智能发育特点，安排适合的教育方法与内容。不能强迫孩子过早地接受正规的文化学习，违背早期教育的规律，犯揠苗助长的错误。

（三）疾病预防

防病的根本措施在于加强锻炼，增强体质，也要调摄寒温、调节饮食、避免意外、讲究卫生。对幼儿期患病未愈的孩子要抓紧调治。

（四）全面发展

儿童期儿童处于发育成长的重要阶段，学校和家庭的共同教育是使孩子健康成长的必要条件。家长和老师要实施正确的教育方法培养孩子，努力让孩子沿着正确的培养目标发展，让孩子生动、活泼、主动地学习，促进其创造性思维的发展。减轻过重的学习负担，给孩子留下自主学习的空间和必要的活动时间。加强素质教育，培养儿童成为德、智、体、美、劳全面发展的有用人才。

（五）疾病预防

加强眼睛、口腔保健教育，端正坐、立、行姿势，养成餐后漱口、早晚刷牙、睡前不进食的习惯，配合眼保健操等锻炼方法。预防和及时治疗各种感染、避开污染环境、避免过敏原，以减少发病。保证孩子充足的营养和休息，注意情绪和行为的变化，避免思想过度紧张，减少精神行为障碍性疾病的发生。

三、推拿手法

基本处方：摩囟门2分钟，拿头部五经、拿颈项、拿肩井各3～5遍；摩腹3分钟，揉脐及丹田2分钟；捏脊3～5遍，按揉足三里100次，运动四肢30次。

保健作用：调阴阳，理气血，和脏腑，通经络，培元气。调节全身各脏腑器官的功能状态，增强机体的抗病能力。

传承篇

CHUAN CHENG PIAN

第十八章 各流派传承

第一节 推拿三字经流派

三字经推拿创建于 1877 年，创始人徐谦光因用三字一句之歌诀写成了《推拿三字经》，而被后人称为三字经推拿流派。作者为了使此书广为流传，而未在家中保存，正如序中所言："……且愿同志君子，四海仁人，广布宣传，则功德莫大焉。"《推拿三字经》虽未出版，但在民间广泛流行。

一、溯源

根据《全国中医图书联合目录》记载，《推拿三字经》手抄本仅存于山东中医药大学图书馆。在山东中医药大学图书馆查到《推拿小儿全书》手抄本，作者、年代不详，查其内容实属《推拿三字经》。该手抄本首先是三字为一句的歌诀，并有小注解，而后有约 500 字的推拿三字经序，并有"光绪丁丑春仲登州宁海徐宗礼，字谦光，号秩堂公自著"，全书中未见"宗礼印章"字样，与徐宗礼 1874 年所著《徐氏锦囊》[山东中医杂志 2003；(9)：570] 一书有区别。

在山东中医药大学图书馆查到《推拿小儿全书》（手抄本），封面无作者署名，内容实属《推拿三字经》。该书 1 ~ 16 页为三字句，并有小注解；17 ~ 19 页为推拿三字经序；20 页为正面图穴；21 ~ 23 页为手掌正面图；24 ~ 26 页为手背正面图；27 页为分阴阳右手图；28 页为推三关图；29 页为退下六腑图；30 ~ 58 页为四言脉诀；59 页为订正素问脉位图。

（一）创始人徐谦光

1. 生平

徐宗礼，字谦光，号秩堂，登郡宁邑人（现山东省牟平宁海镇）。大约生于 1820 年，卒于何年不详，于光绪七年（1881）二月十二日近花甲之年写完家谱。据家谱中记载：18 岁至京，永兴贸易；道光二十二年（1842）23 岁回家娶亲，仍回京都；道光二十七年（1847）回家至烟台，开设东文成贸易；同治五年（1866）因家事返乡，从此弃商从医，并开始著书，同治十三年（1874）十二月二十一日，年至半百，历经五年完成《徐氏锦囊》一书。因考虑子孙无能，在书后特注"徐氏锦囊万两不售，以为传家之至宝也"。

此后 1877 年著《推拿三字经》主要为三字一句之歌诀，其特点以推拿某穴功代某汤头，如推三关为参附汤，退六腑为清凉散，运八卦为调中益气汤；而最大的特点是取穴少而推拿次数多，如独穴治……大三万，小三千，婴三百，加减良，以说明不仅治疗儿科疾病，而且将小儿推拿手法扩充用于成人。

2.《推拿三字经》与《徐氏锦囊》的关系

《推拿三字经》著成于 1877 年，较《徐氏锦囊》晚 3 年。徐谦光因母病服药即吐，在此情况下，运用了推拿手法而获效。在不断的临证实践中逐步形成了自己的一套推拿疗法，和一般的推拿多有不同，只用推手的方法，通治大人和小儿诸病。

在《推拿三字经》序中记载："因母不能服药，始演推拿诸病，以推不药而愈，命书传乡，里者不堪入目，肤者茹能醒心，约者多所挂漏，繁者不胜浏览，曩所著微论，诸书未尽元旨，用是不揣鄙陋，纂述是编。且愿同志君子，四海仁人，广布宣传，则功德莫大焉。"说明《推拿三字经》是《徐氏锦囊》中推拿的一部分内容的提炼，去掉了"正面图穴"，以推手为主，作者为了使此书广为流传，未在家中保存。

（二）第二代代表性传承人

1. 徐克善（1906—1982）

据《烟台市志》（科学普及出版社，1994 年 8 月第一版）记载："烟台市境内历代名医辈出……牟平县徐克善承袭祖父小儿推拿，远近闻名。"徐克善随祖父学习小儿推拿，在当地闻名，但其后未有传人。而徐谦光生有五子，每代均有从医者，现第四代在牟平当地有行医者，但均以药为主，徐氏家族目前无徐谦光的推拿传人。[《中华医史杂志》2004；34（1）：53]

2. 戚经含（生卒不详）

据《青岛市中医院院志》记载：李德修 17 岁染疾，暴致耳聋，幸遇威海清泉学校校长戚经含，怜其疾苦，遂赠清代徐谦光著《推拿三字经》一书，并悉心指教，经 8 年学习，方独立应诊。

据《威海市志》[山东人民出版社，1986 年第一版：624] 记载，1900 年富绅戚筱田（曾任丁汝昌红笔师爷）在卫城内东街路北创建清泉小学，自任学校董事，这是威海较早的私立小学堂。威海早年小学为七年制，学生入学年龄相差很大，戚经含为该校第一任校长。

徐谦光 1847 年回家至烟台，开始独立经商，开设并主持东文成贸易商号。1866 年已 46 岁的他因家事而彻底弃商，唯以医学为业。徐谦光在烟台经商 19 年，虽然未查到确切的资料证实 1877 年完成的《推拿三字经》在富绅戚氏家族保存（或传抄本），但不难推测，徐谦光与当地富商之间有密切的关系。戚经含与徐谦光的关系未查到相关资料。李德修与戚经含有师生关系。

（三）第三代代表性传承人

李德修（1893.3—1972.10），又名慎之，男，汉族。山东省威海市北竹岛村人。李德修幼时家贫辍学，在渔船上学徒打工为生，17岁染疾，暴致耳聋，幸遇威海清泉学校校长戚经含，怜其疾苦，遂赠清代徐谦光著《推拿三字经》一书，并悉心指教，经8年学习，方独立应诊。李德修1920年来青岛，在鸿详钱庄设诊所，以推拿疗疾，颇具声望。1929年自设诊所，求治者盈门。1953年在观海路寓所应诊。1955年应聘到青岛市立中医院工作，任小儿科负责人。由于医术精湛，医德高尚，深得广大群众信赖和赞誉，多次被评为市、局先进工作者。1956年被选为青岛市人大代表，青岛市政协委员。

李德修继承和发展了清代徐谦光推拿学派的学术思想，独树一帜，自成一家。潜心于望诊，病人入室，举目一视，即能说出病儿病情。其治疗特点为取穴少，一般不超过5个；同时推拿时间长，非常注重"独穴"，多采用推、拿、揉、捣、分合、运6种手法，疗效显著。1958年山东省卫生厅确定李德修为该省继承创新老年中医，市卫生局及中医院多次组织人员，先后整理其临床经验，写出了《小儿推拿讲义》《青岛市中医院小儿推拿简介》《李德修推拿技法》，以及简易本《小儿推拿讲义》等书，总印一万三千余册，并举办过多期学习班，培养了大批推拿人才。1962年、1963年分别收王德芝、王安岗为徒；建院初期，医院安排刘瑞英、孙爱兰协助李德修工作。

［资料来源：《青岛市中医院志》（1955～1985）］

（四）第四代代表性传承人

1. 刘瑞英（1930.12—1993.11）

刘瑞英，女，汉族，山东省莱西人，主治医师。在青岛市中医院儿科建科之时，刘瑞英跟随李德修从事小儿推拿工作，是在李德修身边工作时间最长的人员，虽然没有拜师仪式，但其推拿手法及儿科工作思路均在李德修指导下完成，实属李德修的徒弟。自1955年7月至1990年11月退休，一直在儿科从事小儿推拿工作，一生中没有留下著作，但在三字经流派推拿的传承中，做出了重要的贡献。现任科主任葛湄菲1983年在中医院儿科跟随刘瑞英学习小儿推拿5个月。

2. 赵鉴秋（1939.11—）

赵鉴秋，女，汉族，山东省莱西人，中共党员，副主任医师。赵鉴秋主任在任科室负责人期间，多次在全国中医儿科学术会上交流小儿推拿技术，产生了广泛的影响。1992年由青岛出版社出版的《幼科推拿三字经派求真》一书，通俗易懂，加之三字经流派推拿手法简单，临床疗效可重复性强，该书深受欢迎。1992年当选为中国中医药学会儿科分会理事。虽与李德修无师徒关系，但在三字经流派推拿传承中发挥了重要作用，可谓三字经流派推拿第四代代表性传承人之一。［资料来源：青岛市卫生局人才交流中心档案室］

（五）第五代代表性传承人

葛湄菲（1960.4—），女，汉族，山东省青岛市人。民革党员，大学本科学历，医学学士，主任医师，山东省中医药名家。1983年7月毕业于山东中医学院，毕业后分配到青岛市儿童医院，随后派往青岛市中医医院儿科进修5个月，2001年2月调入青岛市中医医院任儿科主任。葛湄菲在三字经流派推拿继承与发展方面主要做了以下几方面的工作：①文献整理：完成了"三字经流派推拿文献整理研究"课题，首次报道了创始人的生平，2012年担任卫生部"十二五"规划教材《小儿推拿学》第一副主编工作，使三字经流派推拿疗法进入教科书。②品牌建设：2007年注册了三字经流派推拿图样商标；2011年三字经流派推拿技术成为山东省卫生强基工程第三批适宜卫生技术推广项目；2012年、2013年三字经流派推拿疗法分别列入青岛市和山东省非物质文化遗产名录。③临床验证：2008年参加了国家中医药管理局"十一五"重点专科协作组小儿泄泻组，作为小儿泄泻推拿组组长单位在国内进行首轮验证。④推广应用：作为省级非物质文化遗产项目"三字经流派推拿疗法"代表性传承人，近年来多次在全国中医外治年会、推拿年会、世界中医联合会儿科分会年会上做专题发言及手法展示；举办了多期省级、国家级继续教育项目，进行三字经流派推拿培训及专题讲座，2017年已完成12期三字经流派推拿疗法培训班。⑤社会影响：担任中华中医药学会外治分会副主任委员、中华中医药学会推拿分会常务理事、中华中医药学会儿科分会常务理事、世界中医药学会联合会儿童保健与健康教育专业委员会副会长、山东中医药学会儿科专业委员会副主任委员、青岛市中西医结合学会儿科专业委员会主任委员、青岛市小儿推拿研究会常务副会长。近年来所获荣誉包括全国首届杰出女中医师、山东省三八红旗手、山东名中医药专家、山东省非物质文化遗产代表性传承人、青岛市首届传统医学达人。⑥传承方面：作为山东省名中医药专家2014年参与山东省五级中医药师承教育工作，收本科室主治医师郭晓琳、杜君威为徒。

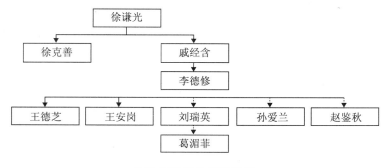

三字经流派传承谱系图

备注：传承谱系资料源于青岛市2006～2007年度中医科研计划【2006—ZYY07】"三字经流派推拿文献整理研究"课题

二、流派的学术特点

流派的学术特点表现在对其本质有规律性的、深刻而独到的认识以及建立在这种认识基础之上的独特的理论和方法，这是该流派明显与其他流派的区别之处。

1. 通治成人与小儿

三字经流派所用的推拿穴位通治成人与小儿，原著第 1~4 句是"徐谦光，奉萱堂，药无缘，推拿恙"，第 15~20 句是"大三万，小三千，婴三百，加减良，分岁数，轻重当"。明确地说徐谦光的母亲有病，服药即吐，不能用药物治疗，而采用了推拿治疗而愈。根据年龄确定手法的轻重与时间的长短，特别是手法方面，成人速而重，小儿速而轻。

2. 善用独穴治急症

第 25~28 句是"治急病，一穴良，大数万，立愈恙"，第 81~84 句是"若泻肚，推大肠，一穴愈，来往忙"，第 97~100 句是"若腹痛，窝风良，数在万，立无恙"。三字经推拿擅长于独穴治病，就是只用一个穴位，多推、久推，以得效为度，特别是急性病，更主张用独穴。

3. 取穴少而每穴操作时间长

一般推拿疗法是全身取穴，穴位在 80 以上，治疗一种病常用到 10 个穴位以上。而三字经流派列举的穴位只有 44 个，其中有十余个穴位一般不用。因此，三字经推拿常用的穴位不过 34 个，不到一般推拿疗法采用穴位的一半，在治疗疾病中只用 1~2 个穴位，至多也不过 5 个穴位。一般推拿因采用的穴位多，虽然每个穴位只推 1~2 分钟，最多不过 5 分钟，但总的推拿时间是长的，而三字经推拿采用的穴位极少，特别主张每个穴推的时间长，总的推拿时间与一般推拿疗法相同（主要指小儿）。如第 173~180 句记载："脱肛者，肺虚恙，补脾土，二马良，补肾水，推大肠，来回推，久去恙。"对于脱肛者采用补脾经、揉二马、补肾经、清补大肠穴，"久去恙"的久字，即代表每次操作时间长，也提示治疗的疗程长。也不难看出三字经流派推拿手法以推法、揉法最为常用，手法归纳起来，只有推、揉、捣、拿、分合、运 6 个手法，容易学习和掌握，便于推广和应用。

4. 偏重望诊及五脏辨证

中医诊法，离不开望闻问切四诊。然而小儿口不能言，脉无所察，唯形色以为凭，故历代儿科医家均将望诊列为四诊之首。原著中对切脉只略略一提，而在望诊方面讨论独详，因望诊而联系到五脏，就强调了五脏辨证。如 35~52 句，"大察脉，理宜详，浮沉者，表里恙，迟数者，冷热伤，辨内外，推无恙，虚与实，仔细详，字廿七，脉诀讲，明四字，治褚恙，小婴儿，看印堂，五色纹，细心详"。原著诊查方法是用水洗净小儿印堂，然后观察色泽。红色热在心肺，紫则热甚，青则为肝有风热，黑则为风寒入骨，白色为肺有痰，黄色为病在脾。五色结合五脏，大体就可以找出病在何脏，运用八纲辨证确定治则。

5. 治疗取穴以五行生克为原则

徐谦光认为学习推拿法，首须掌握五行生克原则。如 329～336 句，"虚补母，实泻子，曰五行，生尅当，生我母，我生子，穴不误，治无恙"。肾水生肝木，肝木生心火，心火生脾土，脾土生肺金，肺金生肾水，此为五行配五脏相生的规律；五行相克，则为水克火，火克金，金克木，木克土，土克水。生我者为母，我生者为子，其关系极为密切，治疗理法亦寓于其中，如肾水生肝木，肾水亏不能涵木，肝亦必虚，龙雷之火必然上沸；肝木生心火，木不能生火则心血亏而血亦必寒。虚则补其母，如肝虚可以补肾；实则泻其子，肝热者可清泻心火，心穴不宜外推，用天河水即可。掌握此理，选穴不误，自能得效。

6. 独穴治疗

徐谦光在序言中述："推拿法今定独穴以抵药方阴阳为水火两治汤；推三关为参附汤；退六腑为清凉散；天河水为安心丹；运八卦为调中益气汤；内劳宫为高鹿清心丸；补脾土为六君子汤；揉板门为阴阳霍乱汤；平肝为逍遥散；泻大肠为承气汤；清补大肠为五苓散……"主张用独穴治病，独创了推拿 26 个穴位代替 26 种方剂，形成了三字经流派推拿的独特风格，与《幼科铁镜》中以推某穴代某药不同。《幼科铁镜》曰："寒热温平，药之四性，推拿揉掐，性与药同。用推即是用药，不明何可乱推。推上三关，代却麻黄肉桂。"

三、流派特定穴与技法

（一）特定穴

1. 四横纹 原著对四横纹无明确定位，只说明其功效："痰壅喘，横纹上（219～220 句）。自注：痰壅滞而乃血气不和也，重揉四横文和血顺气而喘止矣。""五经穴即五指根纹，来回推之，能开脏腑寒火而腹中和平（279 句）。"而王蕴华所著《李德修小儿推拿技法》（内部刊物）"大四横纹部位食、中、无名、小指连掌之纹，即五经穴除去大指根纹，来回推之，开脏腑寒火，治腹胀；揉之，能和气血，功用同五经穴。"

2. 胃经穴 原著对胃经穴解释为"胃之一穴自古无诊，余新定此。黄白皮，真穴详（第 143～144 句）。"并注解："外黄白之皮，自艮向外为清，至大指二节根止，黄白皮乃胃之真穴也。"

3. 一窝风 原著一窝风的位置在手背腕横纹正中凹陷中。

《推拿三字经》："若腹痛，窝风良，数在万，立无恙（第 97～100 句）"。

《按摩经》"一窝风能除肚痛，阳池专一止头疼。"

《小儿推拿广意》："阳池穴上止头疼。一窝风治肚痛疾。"

4. 阳池　在手背一窝风穴上 3 寸，尺、桡骨之间即为本穴。不是针灸的阳池。

《推拿三字经》："阳池穴，头痛良。（第 253 ～ 254 句）"注释为：阳池穴属阳，在手背腕下寸余窝内，看后图，头疼者，左右施，以愈为止。

《李德修小儿推拿技法》："阳池：顺一窝风穴向腕上引直线，大人约寸余，小儿则视手臂之长短计之。按住一窝风上捋一凹处，既为本穴。不是针灸的阳池。"

《厘正按摩要术·卷三·取穴》："阳掌，掌正面也……掌根上为阳池，下为阴池，二池旁为交骨。四指后握拳缝处为后溪……皆补《铜人》所未载也。"

《幼科推拿秘书》："穴在阴膊者：一窝风（大陵位下，手膊上与阳膊总筋下相对），阳池穴（在外间史下），外间史（在一窝风下，与内间史相对，一名外关候）。"

5. 列缺穴　在掌根连腕处两侧凹陷内，非针灸之列缺。

《推拿三字经》："治伤寒，拿列缺，出大汗，立无恙（第 123 ～ 126 句），注释为：伤寒出汗即解，俱自感冒而起，久则传经；重拿此穴，毛空全开，力拿双手亦可；用力久拿，必出大汗，自头至足，方可为佳。"

《幼科推拿秘书》："穴在阳膊者：经渠穴（在浮心一边，内间史旁），列缺穴（在经渠下天河旁）"，"大横纹（在手掌下一道横纹），浮心穴（在大横纹左边）"。

（二）特有技法

1. 流派特有技法的古医籍记载

推法：《小儿推拿广意》曰："凡推展向前者，必期如线之直，毋得斜曲，恐伤动别经而招患也。古人有推三回一之法，谓推去三次，带回一次。若惊风用推，不可拘成数，但推中略带几回便是。"

其手法是手内四指握定，以大指侧着力直推之，推向前去三次，或带回一次。如干推，则恐伤皮肤。《小儿推拿广意》曰："春夏用热水，秋冬用葱姜水，以手指蘸水推之，水多须以手拭之，过于干则有伤皮肤，过于湿则难于着实，以干湿得宜为妙。"夏禹铸曰："往上推为清，往下推为补。"周于蕃曰："推有直其指者，则主泻，取消食之义。推有曲其指者，则主补，取进食之义。内伤用香麝少许，和水推之，外感用葱姜煎水推之，抑或葱姜香麝并用入水推之，是摩中之手法最重者。凡用推，必蘸汤以施之。"

2. 特定穴在操作上的不同

三字经推拿脾经、肝经、心经、肺经、肾经均为线型穴位，从指尖推向指根为补（向心为补），从指根推向指尖为清（离心为清）；因病情较急，自李德修起创两穴连推的推法，如平肝清肺。

《推拿学》五版教材推拿脾经、肝经、心经、肺经旋推为补，向指根方向直推为清（向心为清）；肾经由指根向指尖方向直推为补（离心为补），由指尖向指根方向直推为清（向心为清）。

四、区域性与代表著作

（一）区域性

《推拿三字经》虽未出版，但作者为了使此书广为流传，而未在家中保存。2002年在烟台地区调研时，通过同牟平中医院推拿科与当班医生了解到，牟平当地老人会推拿的很多，未听说徐氏后人推拿之事，中医院没有小儿推拿，也就是说民间盛行小儿推拿。青岛市中医医院在20世纪70年代多次举办三字经流派推拿培训班，使该流派在岛城享有较高声誉，并以青岛为中心辐射全国各地。特别是近十余年来，山东省非物质文化遗产——三字经流派推拿疗法代表性传承人葛湄菲主任医师带领她的团队做了大量工作，产生了广泛的影响。

（二）代表性著作

1.《推拿三字经》 1877年徐谦光著，未出版，手抄本现存山东中医药大学图书馆。此书除序言之外，主要为三字一句歌诀。在以往研究中，根据山东中医药大学图书馆所藏手抄本，共有362句。

2.《小儿推拿三字经》 1958年青岛市中医医院油印，内部刊物。此书根据李德修所存手抄本整理而成，与原著基本相同，只是注释较原著多。

3.《李德修小儿推拿技法》 1984年王蕴华著，未出版，青岛市中医医院内部刊物。此书真实而客观地记录了李德修的推拿技巧与临床经验，使我们今天得以了解三字经流派推拿手法，在三字经流派传承中起到了重要作用。

4.《幼科推拿三字经派求真》 1992年赵鉴秋著，青岛出版社出版。此书重点是小儿常见病推拿治疗、小儿保健推拿、小儿脏腑点穴法，其中小儿常见病推拿内容约占64%，属于三字经流派推拿。而其书后《推拿三字经》浅释，基本上是1958年青岛市中医院油印本的注解。

5.《英汉对照三字经流派小儿推拿》 2008年葛湄菲著，上海科学技术出版社出版，2015年再版，中国中医药出版社出版。此书在王蕴华《李德修小儿推拿技法》基础上，结合小儿的生理病理特点，对小儿常见病、多发病逐步进行规范化治疗，采用英汉对照形式，有利于三字经流派走向世界。

第二节　孙重三推拿流派

小儿推拿历史悠久，具有独特的诊疗体系。但由于地域文化、气候环境、学术渊源、传承关系的不同，小儿推拿在其发展过程中形成众多在学术观点、手法操作、穴位运用上独具特色的流派，孙重三流派即是其中之一。孙重三流派起源于胶东，繁衍于济南，经过几代人的传承，逐渐建立起完善的学术思想和诊疗体系，从争奇斗艳的各小儿推拿流派中脱颖而出。该流派依托于山东中医药大学等院校，培养出了一大批行业优秀人才，故又称"学院派"。孙重三流派丰富了小儿推拿的学术理论，为小儿推拿及国家中医药事业发展做出了突出贡献。

一、溯源

（一）创始人孙重三（1902—1978）

孙重（zhòng）三先生，原名孙国钧，字重三，1902 年 6 月 16 日（农历五月十一日）出生，是荣成市（原荣成县）埠柳公社不夜村人。孙氏是当地望族，家学颇深，孙重三的父亲是前清秀才，兼修医术，对医学颇为精通，其岳父家亦开药铺。孙重三曾在当地读了五年私塾，后在家人的支持下，在 20 岁的时候拜本县名老中医林椒圃为师，由此步入杏林。林椒圃是胶东地区颇有名望的中医师，擅治儿科病证，难能可贵的是他还精通针灸推拿，特别是小儿推拿一道。在跟师学习期间，孙重三诚心侍奉老师，刻苦钻研医术，因此深得林椒圃的赏识，林氏把自己的经验倾囊传授给了孙国钧，其中就包括了小儿推拿的十三大手法。经过 10 年的不断磨炼，孙重三学成出师。

出师后，孙重三开始在当地一边行医，一边教书。随着经验的积累，孙重三的病人越来越多，至 1939 年，孙重三决定放弃教书，把主要精力都放在医术上，于是在家乡开了自己的诊所。1941 年，诊所规模扩大，有三位同乡入股参与诊所的经营。1947 年底，胶东地区解放后，实行土地改革，诊所解散，孙重三进入乡供销社工作，之后调入医药部，1956 年又到荣成县人民医院工作。因其文化基础较好，且在当地是有名的医师，经过当地主管部门的批准，孙重三于 1957 年进入山东中医进修学校（原址济南市长清灵岩寺）深造。[以上内容根据孙重三先生的儿子孙寿麟口述整理]

1958 年孙重三学习结束，被聘为山东中医进修学校教员，任职期间为各学年学生讲授小儿推拿全部课程，并兼附院推拿科临床医疗及带教工作，培养了一大批优秀的本科生、大专生及进修生等。1959 年调入山东中医学院附属医院推拿科，在山东中医学院附院推拿科坐诊时求医者盈门，急诊、病房会诊随呼随应。对急症处理，孙重三沉着冷静，坚韧而有耐心，起沉疴痼疾无数，故病家赠先生美誉"医德双馨"。孙重三为人耿直，对病人富有同情心和责任感，态度和蔼，医患关系和谐，配合默契。

为了推广普及小儿推拿事业，1959 年 12 月孙重三先生在总结了多年教学和临床经验的基础上根据师传和古书的记载完成编写《儿科推拿疗法简编》一书，此书不具孙重三姓名，而署山东省中医进修学校推拿教研组编，山东人民出版社出版，本书出版后曾多次印刷，受到广大读者的欢迎。1960 年又出版了《通俗推拿疗法》，由山东中医学院编，山东人民出版社出版。两书虽不具姓名，实则均为孙重三主编。1972 年孙重三晋升为山东中医学院推拿教研室讲师兼推拿科主任。

1976 年山东中医学院和山东医学院合校期间，由毕永升老师自编自导，白翔老师拍摄了题为《儿科推拿疗法》电教片一部，该片内容重点介绍孙重三常用手法，头面部、胸部、腹部、背部、四肢部常用穴位的各种操作法，包括十三大手法等。本片是一部较完善较实用的教学片，一改单调的讲课模式，首创小儿推拿动态教学，片中孙重三操作认真，一丝不苟，手法潇洒大方，刚劲有力但不失柔韧，连贯自然，为后学者留下了宝贵的遗产，也实现了国内外小儿推拿影像教育史零的突破。

1978 年初，孙重三先生因病故于济南，终年 76 岁。孙氏育有子女 4 人，后人大都在胶东工作或务农，无从医及继承小儿推拿者。[以上内容由孙重三流派第二代传承人张素芳提供]

1978 年 11 月，山东省卫生厅中西医结合办公室为纪念孙重三，再版了《儿科推拿疗法简编》。根据孙重三原著加以系统整理和阐发，特别对临床经验中的理论部分、穴位主治、手法操作及治疗方面做了增补和修订，并将原照片插图改为线条图，该书流传甚广。

1982 年由山东中医学院推拿教研室孙承南主任牵头，邀请北京科技电影制片厂到院，以推拿治病常用手法、穴位及机理探讨为基本内容，同时与青岛医学院附院小儿推拿科合作，联合拍摄了名为《齐鲁推拿》的科技片一部，其内容收录了孙重三老师的常用手法、穴位操作等，同时还有张汉臣老先生的手法、操作技术，更重要的是收录了张汉臣的"推拿脾经穴对胃运动的影响"等三大实验的推拿治病原理探讨等，两强合璧，该片在山东及全国中医院校多次放映，深受好评。

1986 年在以上科技片基础上，添加山东中医学院推拿教研室及临床医疗教学内容，完成了教学录像片《山东推拿集锦》，于 1986 年 7 月在山东省电视台多次播出，为山东的推拿特别是小儿推拿的宣传推广做出了重要的贡献。

（二）第二代代表性传承人

1. 毕永升

毕永升（1937—2009），男，山东省桓台县人。1959 年由山东省中医院选派到上海中医推拿学校学习 3 年，毕业后回到原工作单位推拿科。

1962 年作为孙重三先生的正式弟子，跟师学习小儿推拿，历时 3 年。在跟师学习的 3 年中，他认真学习和研究了孙老的学术思想以及运用手法、穴位的规律和临床经验，并苦练手法，系统掌握了小儿推拿的理论体系，积累了丰富的实践经验，继承了孙老的学术思想和经验。毕永升还博采众长，登门求教，先后学习和研究山东著名小儿推拿老中医张汉臣、李德修等小儿推拿的经验，丰富了自己的小儿推拿知识。

1975 年毕永升将多年积累的小儿推拿经验写成十万余字的中医学院试用教材《推拿学·小儿推拿》（上海科技出版社）。1985 年，俞大方主编高等中医药教材《推拿学》等五版教材时，继续沿用了该部分内容。1987 年毕永升主审了全国中等中医药教材《推拿学》，还参加编写了《中国医学百科全书·推拿学》《中华推拿医学志——手法源流》等著作。为了继承、发扬山东著名推拿老中医的经验，他编导拍摄了《小儿推拿》教学电影及《儿科推拿疗法》《张汉臣小儿推拿》《李德修小儿推拿》《张洪九推拿》《烟台伤科推拿》《崂山点穴》等 6 部推拿彩色录像资料教学片。其中《儿科推拿疗法》由中华医学音像出版社出版，国内外公开发行，《崂山点穴》于 1984 年在华东地区医药院校电化教育软件观摩会上被评为优秀教学录像片，其他录像片也多次在山东电视台公开播放。同时还发表了"小儿保健推拿""孙重三老师临床经验介绍""小儿推拿退热"等多篇论文。

毕永升不但长于小儿推拿，对成人推拿也全面研究，精益求精。他能熟练地将㨰、推、震等多种手法，灵活运用于临床，对腰椎间盘突出症、肩周炎、软组织损伤、胃下垂、结肠炎、颈椎病、胃扭转、雷诺氏病等进行了治疗与研究，积累了丰富的经验，发表了《臂丛麻醉下一次推拿手法分离治疗肩关节周围粘连》《推拿治疗胃扭转》《按摩乳推拿治疗急性软组织损伤 150 例疗效观察》等论文。他参加研制的"TDL-1 型推拿手法动态测定器"于 1983 年获山东省科委三等奖。

在学校学习时期，他酷爱气功，认真学习气功课、练功课，对所学功法刻苦锻炼，并挤出时间寻师学习运气推拿的功法和手法，十数年如一日刻苦锻炼，为推拿手法的提高打下了坚实的基础。他将手法的"气"与"力"调整相结合，对乳腺炎、胆囊炎、胃溃疡、结肠炎、偏头痛、阳萎、早泄、近视眼、坐骨神经痛等进行治疗，通过临床观察，证实了气功和推拿手法对机体的调整作用，编著出版了《实用气功外气疗法》《百病气功防治》，参加编写了《实用中医保健学》《传统体育保健》等书。还发表了十多篇相关论文。其进行的气功对机体调整功能的机理探讨研究于 1988 年通过鉴定并获山东中医学院科学技术成果二等奖。

毕永升曾任山东中医学院推拿教研室主任、副教授及附院推拿科副主任、主任，先后被选为山东省气功科学研究会学术委员，山东省教育系统气功科学研究会理事，济南市气功科学研究会理事、学术委员会副主任委员。[推拿气功专家毕永升：山东中医杂志，1990，9（4）]

2. 张素芳

张素芳（1940—），女，籍贯上海。1958 年考入上海中医推拿学校，师从朱春霆、钱福卿、丁季峰、王玉润、王纪松、马万隆、朱汝宫等针推大家，接受了正规的中医基础知识及针灸推拿教育。

1961 年张素芳毕业分配到山东中医学院附属医院推拿科。孙重三先生时任推拿科主任，遂安排张素芳跟诊学习小儿推拿。在跟诊过程中，张素芳细致观察揣摩孙重三先生的学术思想和诊疗技法，不断磨砺自己的推拿技艺。在继承孙重三先生的学术精华的基础上，张素芳勤于学习，善于借鉴，结合自己的临床实践，将孙重三小儿推拿学术思想进一步提升。长期大量的临床实践使张素芳教授在小儿腹泻、厌食、腹痛、便秘、感冒、发热、咳嗽、夜啼、小儿脑瘫、先天性巨结肠、小儿抽动症、遗尿、肾病、血液病、腺样体肥大、生长发育迟缓等儿科疑难杂病的治疗上积累了丰富的临床经验，扩大了小儿推拿的适应证，为小儿推拿治疗疑难病提供了详实的医案借鉴。

辛勤的工作，换来了丰硕的成果：张素芳教授先后在省及国家级核心期刊发表学术论文二十余篇。主持并参与科研课题十余项，主编、主审、参编、点校著作13部，代表作为《中国小儿推拿学》；参与拍摄《齐鲁推拿》科教片1部。1983年12月获山东省科学技术委员会科技进步三等奖。1989年获山东省科学技术协会优秀学术成果二等奖。2000年10月获山东省科学技术委员会科技进步三等奖。2005年10月获山东中医药学会儿科分会特别贡献奖。2009年获山东中医药大学教学成果奖三等奖1项；同年获山东省教育厅山东高等学校优秀科研成果奖二等奖1项。2016年成功将孙重三小儿推拿申请为济南市级非物质文化遗产。

从医五十多年来，张素芳在全国各地及日本、新加坡的华人聚集地讲授小儿推拿学，参与国家、省、市级的教育培训，学生遍布世界各地，小儿推拿也在各地开花结果，并取得了广泛的社会影响和良好的经济效益，也把孙重三流派的影响力扩大到了世界范围。

2012年初，张素芳教授作为第五批全国老中医药专家经验传承指导老师，承担了中医师承博士研究生的教学任务。2014年9月，国家中医药管理局又通过了《张素芳教授全国名老中医药专家传承工作室》建设项目，旨在培养更多的小儿推拿优秀人材。张素芳工作室分别在2015年8月份、2016年10月份、2017年12月份，举办国家级或省级中医药继续教育项目《张素芳小儿推拿学术思想推广学习班》，参加学习的医师达五百余人。2017年5月，张素芳教授再次被山东省中医药管理局聘为山东省五级师承指导专家。

张素芳教授历任山东中医药大学推拿教研室主任兼附院推拿科主任、全国推拿专科医疗中心专家委员会委员、中医儿科学会常务理事、山东中医药学会推拿专业委员会副主任委员、山东省卫生厅医疗事故技术鉴定委员会专家库专家。

张素芳教授现担任山东中医药大学针灸推拿学博士生导师、第五批全国老中医药专家经验传承指导老师、全国名老中医药专家传承工作室指导专家、山东省推拿专业委员会名誉主任委员、山东省小儿推拿专业委员会第一届名誉顾问、世界中医联合会小儿推拿分会名誉会长、中国民族医药学会小儿推拿外治分会名誉会长等职务。

（三）第三代代表性传承人

1. 姚笑

姚笑（1969—），女，1993年毕业于山东中医药大学，针灸推拿学博士，山东中医药大学附属医院小儿推拿中心副主任医师，副教授，硕士研究生导师。

2012年，入选国家第五批老中医药专家学术经验传承人，拜师小儿推拿名家张素芳教授。跟诊多年来，姚笑谨遵"读经典、跟名师、做临床"的指导思想，重温四大经典，研读专业古籍，全面系统总结了张素芳教授的学术经验，深入挖掘继承了孙重三流派小儿推拿的学术思想及临床经验。

2014年担任张素芳全国名老中医工作室负责人，研究方向为孙重三流派小儿推拿理论与临床经验。为落实工作室建设的各项目标，现已收集张素芳教授手稿七百余份，临床病例三千多例，整理出版《孙重三小儿推拿》《孙重三流派小儿推拿精华》《张素芳小儿推拿医案选》《张素芳学术经验集》专著4部，拍摄《孙重三流派》《张素芳临床经验荟萃》《十三大手法》教学录像3部，承办国家级继续教育项目4项，省级继续教育项目2项，资料整理和上传工作正有序进行。

姚笑先后共发表论文16篇，出版著作12部。主编《学院派小儿推拿普及本》《儿科推拿学》《常见病特效穴位自我按压疗法》《一学就会的小儿推拿保健》《小儿推拿图解》《小儿家庭实用推拿与保健》《图说儿童常见病按摩》等7部，副主编《小儿推拿学》《孙重三小儿推拿》《实用家庭推拿保健》《儿童心理健康知识》4部，参编《腰椎间盘突出症的非手术疗法》1部。

社会兼职包括山东中医学会小儿推拿专业委员会副主任委员、山东中医学会推拿专业委员会委员、世界中医联合会小儿推拿分会常务理事、世界中医联合会亚健康分会常务理事、中国中医药研究促进会小儿推拿外治专业委员会理事、青岛小儿推拿研究会副会长、世界中医联合会亚健康专业委员会常务理事。

2. 李静

李静（1976—），女，教研室主任，医学博士，硕士生导师，副教授，副主任医师，第五批全国老中医药专家学术经验继承人，中国中医药学会推拿专业委员会青年委员。从事推拿专业教学、科研、医疗20年。在国家级核心期刊发表文章23篇；参编教材3部，其中"十二五"规划教材1部，自编教材2部；副主编著作1部，参编著作1部；参与课题12项，承担省自然基金课题1项；荣获第三届"中医药社杯"全国高等中医药院校青年教师教学基本功竞赛优秀奖1项，山东高等学校优秀科研成果奖二等奖1项，山东中医药大学教学成果奖一等奖1项，山东中医药大学教学成果奖三等奖1项。

3. 周奕琼

周奕琼（1971—），女，籍贯上海，承康小儿推拿创始人，小儿推拿泰斗张素芳教授直系传人及学术继承人，承康小儿推拿中医门诊部主任，国家级名老中医张素芳教授工作室成员，世界中医药联合会小儿推拿分会理事，中医外治法协会小儿推拿专业委员会常务委员，参编小儿推拿专著三部，一直从事小儿推拿临床及教学工作。

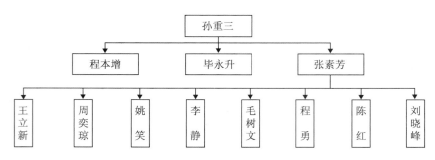

孙重三流派传承谱系图

二、流派的学术特点

（一）孙重三流派诊法特点

1. 望神气推测疾病预后

"神气"是生命机能的表现，孙重三先生善于观察患儿有无神气，推测疾病的转归预后。临床上见到患儿目光精彩、声音清亮、肌肉不削、气息如常、二便不脱的，这是神气存在的征象。像这样的患儿，病势虽重，但是危险不大。反之，若目暗睛迷、形羸色败、喘急异常、泄泻不止，或大肉已脱，或循衣摸床的，这是神气离绝的征象。像这样的患儿，病势虽不严重，但遇有变化，就要危及生命。

据孙重三后人介绍，曾有一村妇背其子求诊与孙氏，先生望其子后判断此子危殆，因此劝其速还家，果然患儿半路上便气绝死亡。村妇遂回来问孙先生何以知其子必死，先生说，此儿气色灰败，双目如腐鱼眼，声息长短不匀，是神气离绝之象，故而劝其速归。此后远近村人皆信服先生。

2. 察指纹判断疾病虚实寒热

望指纹时令人抱患儿面对光源，医者用左手握住患儿食指，右手拇指侧面蘸清水，由患儿食指的命关推向气关、风关，指纹愈推愈显，从而观察变化，推求病情。

（1）风气命关，判病轻重浅深：若纹色红黄相兼，隐隐不显，是平安无病的现象；若纹见风关，是病邪初入，其病尚轻；若纹见气关，是邪气正盛，其病已重；若纹见命关，是邪充经络，其病更重，且多为危殆不治之症。若指纹自下而上，邪则自浅而深，病则自轻而重。指纹直的多属热证，指纹曲的多属寒证。

（2）淡滞红紫，判病虚实寒热：如纹见红色，多因寒邪初入皮毛，经络乍滞，以致纹见红鲜，为寒证。纹见紫色，由于热壅经络，阻其升降之道，以致指纹见紫滞，为热邪炽盛。又如小儿皮肤苍白，唇色惨淡，若见指纹淡红的为虚寒，淡紫的为虚热。总之，这类的纹色都是见于平素体质不健康、中气不足的小儿。所以不论新病久病，均属虚证。若病邪遏郁，营卫阻滞，升降羁留，指纹推之涩滞，绝无流利现象的，是由食饮风热相搏，属于实证。

3. 听语调声息，辨疾病阴阳属性

（1）辨内伤外感：凡寒热并作，语声重浊，前轻后重，壮厉有力的，属外感有余之证。若寒热间作，口鼻气短，少气不足以息，语声先重后轻，气怯声低的，属内伤不足之证。

（2）辨寒热虚实：凡小儿病，多语身热的属阳、属实，病在经络。懒语身凉的属阴、属虚，病在脏腑。发言轻微的是正气不足，语声壮厉的是邪气有余。哭而多泪的属实，哭而无泪的属虚。喘粗、气热的为有余，喘急、气寒的为不足。鼻塞声重而喷嚏的为表邪实，言语轻迟而气短的为中气虚。呕吐酸苦的为肝经有热，嗳逆冷气的为胃中有寒。若狂言而有焦躁现象的为邪热炽盛，神识昏迷而口中谵语的为热犯心包。至于小儿惊风、神识昏迷、牙关紧闭、不能言语的，也有虚实寒热之分，应当根据其他症状，详细地加以诊断。

（3）辨五脏病候：五声为五脏的外应，语调高低反映了五脏气血的盛衰。凡嘻笑不止、言语无绪的为心病；若气促气浊、痰咳哮喘的为肺病；狂叫多呼、怒而骂詈的为肝病；声颤如歌、气不足息的为脾病；欲言不言、语声轻微而多畏惧的为肾病。

（4）辨诸痛所苦：临床上根据患儿的感觉，所发出的呻吟的声音，再根据其他症状和其余诊法所得的资料，便能推知其痛苦的所在。如攒眉呻吟的，必苦头痛；叫喊呻吟，以手拥心的，为胃脘痛；呻吟摇头、攒眉扪腮的，乃为齿痛；呻吟不起的，为腰脚痛；摇头而言的，乃为里痛。

（5）辨病性病位：咳嗽声清扬且伴流清涕，为外感风寒。咳声重浊伴吐少许黄痰的，为外感风热。咳声嘶哑，如犬吠的为喉炎或白喉。晨起咳唾痰声漉漉的为痰湿阻肺。夜间咳甚，痰少的为阴虚内热。

（二）孙重三流派技法特点

1. 遵循古训，操作规范

孙重三流派基本手法有推、按、掐、揉、摩、运、搓、摇 8 种，手法操作遵循经典。以摩法为例遵照《小儿推拿秘诀》"摩以去之""摩法不宜急，不宜缓，不宜轻，不宜重，以中和之意施之"的要求，制定详细的操作规范：在操作时放松肩关节，肘关节屈伸在 120°～150°，腕关节微屈，指面或掌面吸住操作部位皮肤做节律性环转。

孙重三流派重视摩法基本功的训练：用装满水的猪膀胱作为教具，要求端坐，双膝与座位成 90°角，双足踏实于地，然后左手轻扶猪膀胱，右手从膀胱右侧向上再由右向左，由左而下以手掌摩之，周而复始，不可间断。

2. 以指代针，善用掐法

"掐由甲入也"，该法刺激强度大，孙重三所处的年代患儿急惊风、慢惊风发病较多，所以推拿又有"掐惊"之称。可掐的穴位非常广泛，所掐的穴位或部位都是敏感重要穴位，目的是要开窍醒神、回阳救逆、祛风散寒、兴奋神经，用最快的速度使抽搐昏迷的患儿苏醒。孙重三说掐是以指代针，决不能掐破皮肤，一般掐后要加以揉法，以缓解疼痛，操作时应正确定位，不论拇指或食指掐均宜垂直平稳用力，由轻渐重，不可滑动，一般掐后苏醒即止，不必反复操作。另外，因掐法用力较大，患儿感痛，猛一晃动，就可能造成操作部位的皮肤划破，因此做掐法时必先固定操作部位。

3. 复合手法，联合运用

将两种以上基本手法先后运用于同一治疗部位，是该流派的另一特点。临床常用的有推揉膻中、掐揉外劳宫、摩揉肺俞、拿揉后承山、推运三阴交等。两种或两种以上的手法结合使用，可互相弥补各自的不足，孙重三流派在临床中大量使用掐法，因而常与揉法、按法结合运用，达到既能有效刺激穴位，又能缓解小儿痛苦的目的。且掐法力重但气虽散却不行，可配揉法以行气。摩法虽可行气但惜于力浅，用按法可使力深入于内。用推法时气行而遇不畅时，则于不畅处施以揉法以疏通。

4. 结合解剖施术

常结合解剖学运用推拿技法。例如，治疗便秘时，做腹部摩法应沿着结肠走行实施，结肠弯转处是粪便较难通过的部位，因此要稍加力量，使粪便顺利通过该处。治疗小儿癃闭时，将中指按于膀胱充盈的最高点，向尿道口方向施压，可使小儿膀胱内压力增大，促使尿液排出。

5. 擅长运用复式手法

《儿科推拿疗法简编》治疗中复式手法应用出现了 10 种，包括按肩井法 12 次，按弦搓摩法 8 次，揉脐及龟尾并擦七节骨法 7 次，赤凤点头法 6 次，摇䏝肘法 4 次，水底捞明月法 4 次，苍龙摆尾法 3 次，飞经走气法 1 次，凤凰展翅法 1 次，猿猴摘果法 1 次。几乎每个病证都有应用复式手法。

（三）孙重三流派取穴特点

1. 取穴范围广泛，上肢用穴最多

从取穴部位上看，在孙重三《儿科推拿疗法简编》治疗部分出现频率 5 次以上的穴位共计 22 个，分别是分阴阳 22 次，运八卦 22 次，推脾土 20 次，推三关 18 次，退六腑 15 次，天门入虎口 13 次，按肩井 12 次，掐足三里 11 次，侧推大肠 11 次，拿肚角 9 次，按弦搓摩 8 次，肾水 8 次，揉中脘 7 次，摩揉肚脐 7 次，揉脐及龟尾 7 次，拿承山 6 次，拿委中 6 次，赤凤点头 6 次，推天柱骨 6 次，肺经 6 次，七节骨 6 次，按膝法 6 次。

从穴位分布上看，上肢部取穴最多，共 11 个，累计使用 153 次；下肢部穴位 4 个，累计使用 29 次；躯干部穴位 7 个，累计使用 50 次。

2. 着眼整体用穴，寒热阴阳平衡

《儿科推拿疗法简编》治疗一章中出现频率 5 次以上的穴位里，从穴位的作用看，作用于整体的穴位有分阴阳、运八宫、推三关、退六腑、天门入虎口、按肩井 6 穴

（累计使用 102 次）。尤其善用分手阴阳和运八宫（运八卦），二穴都出现 22 次，频率居第一。从穴位的寒热属性上看，除推三关、退六腑有明显的寒热属性外，其余穴位均无明显寒热偏性。而推三关、退六腑在孙重三流派的临床中常常联合使用，以期达到阴阳平衡的目标。

3. 用穴多关脾肺

从穴位主要功效上看，《儿科推拿疗法简编》治疗一章中出现频率 5 次以上的穴位里，作用于消化系统的穴位有推脾土、掐足三里、侧推大肠、拿肚角、揉中脘、摩揉肚脐、揉脐及龟尾、七节骨共 8 穴（累计使用 78 次）。作用于呼吸系统的穴位有推肺经 1 个穴位（累计使用 6 次）。既作用于消化系统又作用于呼吸系统的有按弦搓摩、赤凤点头、推天柱骨 3 穴（累计使用 20 次）。这既与儿科疾病谱密切相关，又与孙重三流派擅治小儿消化系统疾病的特点有关。

4. 处方用穴数多，主辅次序分明

从处方用穴之间的关系看，《儿科推拿疗法简编》20 个病证中，除"癃闭"只有两个穴位外，该流派临证处方用穴均在 8 个以上，其中主穴 5～7 个，辅穴 4～9 个。在运用时，主穴针对主要病机或主要症状，辅穴针对次要病机或对症治疗，主穴推时长，辅穴推时短。处方君臣有序，相辅相成，疗效极佳。

三、流派特色操作

（一）单式操作

1. 分推八道　部位在胸部两侧第 1～4 肋间隙。操作时自胸骨柄起，顺 1～4 肋间隙向左右分推。配推揉膻中，有理气止咳化痰的作用。

2. 推箕门　部位在膝关节内侧正中上至腹股沟部。操作时令儿仰卧，将腿伸直，医者位于患儿身旁，一手扶儿之膝；另一手食、中二指并拢，自膝关节内侧向上推至腹股沟 500～600 次。主治小便不利，尿闭。

3. 揉运膀胱　部位在尿闭时小腹高起处。操作时令儿仰卧，两腿伸直，医者于儿之左侧，左手扶儿之膝；右手食、中、无名三指末端，按于穴上，慢慢地向左向右揉之运之各 200～300 次。揉运时要求手法宜轻、宜缓，以患儿能忍受为度。此法配合箕门穴是治疗小儿尿闭最常用方法，效果极佳，一般立竿见影。

4. 推上肋骨弓　部位在肋骨弓从十一肋至肘部。操作时令儿取半侧卧位，先掐肩井、臂臑、肩髃各 30 次。然后一手握儿肘关节使之上举，掌面向头；另一手以尺侧掌根，自儿十一肋端向上轻轻推至肘部 10～20 次。是治疗小儿麻痹症之上肢不能上举的常用穴。

5. 拿肚角　部位在脐下 2 寸，旁开 2 寸两大筋。操作时令患儿仰卧，医者站于患儿左侧，医者双手拇指置于肚角穴上，而双手食、中两指置于腰背部与肚角相对的位置，然后两手相对用力拿住肚角穴，一紧一松，向腹部两侧反复操作，力度以患儿能耐受为度，用此法治疗腹胀、腹痛、泄泻、痢疾及小儿先天性巨结肠有奇效。

（二）复式操作——"十三大手法"

孙重三流派临床擅用"十三大手法"。"十三大手法"的内容为摇肘肘法、打马过天河法、黄蜂入洞法、水底捞明月法、飞经走气法、二龙戏珠法、苍龙摆尾法、按弦搓摩法、猿猴摘果法、赤凤点头法、凤凰展翅法、揉脐龟尾并擦七节骨法、按肩井法。此"十三大手法"为孙重三先生在临床治疗及防未病时常用的复合手法。

1. "十三大手法"操作方法与功效

（1）摇肘肘法

部位：在手和肘关节处。

手法：医者先以左手拇、食二指托患儿之肘肘，再以右手拇、食二指叉入虎口，同时用中指按定天门穴，然后屈患儿之手上下摇之。摇 20～30 次。

效用：顺气，生血，通经，活络。

（2）打马过天河

部位：自患儿掌心向上至洪池处。

手法：医者先以运内劳宫法运之，然后屈患儿四指向上，以左手握住，再以食、中二指顶端自内关、间使，循天河向上一起一落打至洪池为一次。打 10～20 次。

又法：以拇、中二指由内关起，循天河弹到洪池。

效用：主凉退热。活经络，通关节。

（3）黄蜂入洞法

部位：在两鼻孔。

手法：医者以左手扶患儿之头部，右手食、中二指入患儿鼻孔揉之。

效用：主大热、发汗。能通气，祛风寒。

（4）水底捞明月法

部位：在小指掌面至手心处。

手法：医者先以左手持患儿之四指，再以右手食、中二指固定患儿之拇指，然后以拇指自患儿小指尖，推至小天心处，再转入内劳宫为一遍。推 30～50 遍。

效用：大凉，退热。

（5）飞经走气法

部位：自曲池至手指梢。

手法：医者先用右手，拿患儿左手四指不动，再以左手四指，从曲池起，按之、跳之，至总经（筋）处数次。再拿住患儿之阴池、阳池二穴，然后右手将患儿左手四指向上往外，一伸一屈，连续操作 20～50 次。

效用：行一身之气，清肺，化痰。

（6）按弦走搓摩法

部位：从两胁至肚角。

手法：令人抱患儿于怀中，最好能将患儿两手交叉搭在两肩上，医者以两手从患儿两胁搓摩至肚角处 50~100 次。

效用：顺气，化痰，除胸闷，开积聚。

（7）二龙戏珠法

部位：在前臂之正面。

手法：医者以左手持患儿之手，使掌心向上，前臂伸直，右手食、中二指自患儿总经（筋）处起，以指头交互向前按之，直至曲池为一遍。按 20~30 遍。

效用：镇惊定搐，调和气血。

（8）苍龙摆尾法

部位：在手及肘部。

手法：医者用左手托患儿之胕肘，右手拿患儿食、中、无名、小指，左右摇动如摆尾之状。摇 20~30 次。

效用：退热，开胸，通便。

（9）猿猴摘果法

部位：在两耳尖及两耳垂。

手法：医者以两手食、中二指夹住患儿两耳尖向上提 10~20 次，再握两耳垂向下扯 10~20 次，如猿猴摘果之状。

效用：定惊悸，除寒积。

（10）揉脐及龟尾并擦七节骨法

部位：在肚脐及第七胸椎下至尾闾骨端。

手法：先令患儿仰卧，医者一手揉脐，另一手揉龟尾。揉毕再令患儿伏卧，自龟尾推至七节骨为补；反之为泻。

效用：止泻，止痢（治赤白痢疾，必先泻后补，首先去大肠热毒然后方可用补）。

（11）赤凤点头法

部位：在手中指及肘部。

手法：医者用左手拿患儿之胕肘，右手拿患儿中指上下摇之，如赤凤点头之状，摇 20~30 次。

效用：消膨胀，定喘息，通关顺气，补血宁心。

（12）凤凰展翅法

部位：在手背部。

手法：医者以两手拇指掐患儿之精灵（宁）、威灵二穴，上下摇动如凤凰展翅之状。摇 20~50 次。

效用：救暴亡，舒喘胀，除噎，定惊。

（13）按肩井法（即总收法）

部位：在手之食指、无名指及肩部。

手法：医者以左手中指，掐按患儿之肩井穴（在缺盆上，大骨前一寸半陷中），再以右手紧拿患儿之食指及无名指，使患儿之上肢伸直摇之。摇20～30次。

效用：能通行一身之气血，诸症推毕，均宜此法收之。

2. "十三大手法"临床应用

"十三大手法"的精华是利用肢体骨节屈伸摇动，达到百节通利，邪气外泄，脏气内固，从而提高疗效。

在临床上孙重三每治一种病必配两三种大手法，如开始先做四大手法，治疗结束时常做摇斗肘法并必做按肩井法，前者是顺气和血，通经活络，后者肩井为大关津，按而摇之意为关闭津门以防汗出复感。如遇惊吓造成的夜啼首选猿猴摘果法；若有急慢惊风等急重症时，可取凤凰展翅法开窍醒神；不论外感或内伤引起的咳嗽憋喘、胸闷气短、痰涎壅阻，可配合飞经走气法、按弦搓摩法、开璇玑法；凡发热，可根据表里虚实选取二龙戏珠法、打马过天河法、水底捞明月法。又如大便秘结不通，乳食积滞，或肝脾肿大，可选用按弦搓摩法、苍龙摆尾法；如受寒腹痛，处方中配赤凤点头法；伤食腹痛，配天门入虎口、苍龙摆尾法；小儿麻痹上肢不能抬举屈伸，可配合凤凰展翅法、按掐肩井及摇斗肘法等。

孙重三先生在临床运用"十三大手法"时，都要根据病情，灵活变化推拿的方向、施术的力度、手法的频率，使得同一手法具有了多种功效。比如运用揉脐及龟尾并擦七节骨法治疗热泻时，须向下擦七节骨，达到泻热通便的目的。而在治疗脾虚泻时，须向上擦七节骨，起到补虚固涩的作用。又如按弦搓摩法、飞经走气法，用于行气则手法轻而快，用于化痰则手法重而缓。再如赤凤点头法用于虚寒性腹痛时，手法操作轻柔和缓，以通关顺气，温中祛寒，用于热吐则上下摆动幅度大，摆动有力，频率快，以起到消积除胀，通关泻热的作用。

四、孙重三流派特色疗法

1. 四大手法治疗感冒

小儿感冒由外邪侵袭肺卫所致，因此治疗时以解表宣肺为主。临床选穴以开天门、推坎宫、运太阳、运耳后高骨、掐风池为主，掐揉二扇门、按肩井为辅。

孙重三流派创始人孙重三先生将小儿推拿专著中介绍的头面部推法，经过临床实践，简化为开天门、推坎宫、运太阳、运耳后高骨四法，称四大手法。用于头痛、头晕、感冒、发热、精神萎靡、惊风等症。在治疗感冒时，用四大手法为基本方，达到清利头目，疏散外邪的作用。属风寒者，加多推三关，属风热者，加多清天河水，效果较好。

2. 推胸八道配推揉膻中治咳嗽

小儿咳嗽的原因，不出外感、内伤。外感咳嗽，多因乍暖脱衣，暴热遇风，汗出未干遽尔戏水所致。内伤咳嗽，多因小儿平素体弱，久咳不愈，损及肺阴所致。

在治疗咳嗽时，推揉膻中和推胸八道是孙重三流派较为常用的特色手法。

推揉膻中时，医者以两手二至五指，扶患儿两胁，两拇指同时于膻中穴（在胸骨中央，即两乳中间）向左右分推 20～30 次；再以右手食、中二指由胸骨柄向下推至膻中穴，推 20～30 次；最后以中指按膻中穴揉之。本法有理气止咳化痰的作用，对外感咳嗽、内伤咳嗽、胸闷、胸痛等，经辨证配穴，疗效较好。

推八道是医者以两手拇指桡侧缘，自胸骨柄起，沿 1～5 肋间隙顺序向左右分推，推 20～50 次。本穴有理气、化痰、止咳的作用。外感咳嗽、内伤咳嗽、痰壅喘鸣、胸闷等都可应用。本穴配推揉膻中，则理气止咳化痰的作用更佳。分推八道是孙重三先生的特色操作，为其他历代文献未载。

属外感咳嗽的，以疏风解表，开宣肺气为主。可配合四大手法、运八卦、揉肺俞、推肺经、掐二扇门、天门入虎口、按肩井等方法。属内伤咳嗽的，则以健脾理肺，益气养阴为法。可配合推脾经、推肺经、补肾经、按弦搓摩、揉肺俞、推三关、退六腑、掐二人上马、天门入虎口等方法。

3. 推下天柱骨治呕吐

呕吐多因饮食不节、冷热不忌，或猝受惊吓而致胃失和降，上逆作呕。因此本病治疗的关键在于降逆止呕。孙重三先生治呕吐，多以推天柱骨配运八卦为主。

天柱骨穴位于项后第一颈椎入发际一寸处至大椎穴成一直线。操作时医者以左手扶患儿之前额，右手拇指或食指，自后发际上一寸处向下推至第一椎骨。推 800 次以上，对各种原因引起的呕吐均有很好的止吐作用。

在推下天柱骨的基础上，根据辨证施治，寒吐者宜温胃散寒，可配合多推三关、少退六腑、补脾经、运八卦、掐足三里、揉中脘、天门入虎口、按弦搓摩等方法。热吐者宜清胃泻热，可配合多退六腑、少推三关、运八卦、推脾经、按弦搓摩、运土入水、揉内劳宫、水底捞明月、揉涌泉、赤凤点头等方法。挟惊吐者宜顺气定惊，可以配合分阴阳、推脾经、运八卦、推心经、推肝经、掐五指节、掐外劳宫、掐十王、揉涌泉、赤凤点头等方法。

孙重三 1962 年曾治疗一例呕吐患儿，症见反复呕吐，滴水不进，中西药无法投入，靠输液维持生命，加西药滴注无效。孙重三认为本症是胃气上逆，需降逆止呕，推天柱骨一穴可止。当即推此穴千余次，稍息 10 分钟，以水滴患儿口内，已不恶心，但饮之仍吐。再推千余次，休息 10 分钟，可饮水一小杯。二诊能进少量流质食物，共推四次而愈。

4. 侧推大肠、推脾经、推七节骨加减治疗腹泻

腹泻是因乳食不节、外邪侵袭、脾虚失运而致水湿积浊下注大肠，引发大便次数增多，便质稀薄。因此，治疗腹泻当先祛除水湿。孙重三先生以侧推大肠、推脾经、推七节骨，目的正在于通理大肠水湿积浊。此法治疗腹泻，虚证用补法，实证用泻

法，再随证灵活加减。

属伤乳食泻的，宜消积导滞，清肠化湿，可配合揉中脘、揉足三里、天门入虎口、揉肚脐、拿肚角、苍龙摆尾等方法。属寒泻的，宜温中散寒，化湿止泻，可配合多推三关、少退六腑、运八卦、天门入虎口、揉脐及龟尾、掐足三里等方法。属热泻的，应清热利湿，配合多推六腑、少推三关、清肾经、揉脐及龟尾、清心经、水底捞明月、分腹阴阳等方法。属脾虚泻的，宜健脾化湿，可配合运水入土、补肾经、推上七节骨、揉脐及龟尾、掐足三里、天门入虎口、揉中脘等方法。

5. 摩神阙、拿肚角治便秘

小儿便秘是以大便秘结不通，或排便时间间隔过长，或虽有便意而排出困难为主要临床表现的儿科常见病。便秘的主要病机是各种原因造成的大肠传导失司，治疗便秘当本着"六腑传化物而不藏"的原则，以化积通腑为治疗便秘的主要方法，孙重三先生以摩神阙、拿肚角为主穴，再根据辨证加减穴位。

肚角穴在脐之两旁，两肋骨直下。操作方法是患儿仰卧，医者站于患儿左侧，医者双手拇指置于肚角穴上，而双手食中两指置于腰背部与肚角相对的位置，然后两手相对用力拿住肚角穴，随着呼吸一提、一紧、一拉、一松，反复操作以患儿能耐受为度。

神阙在脐中。操作方法是患儿仰卧，医者站于患儿左侧，以掌按穴，在腹部分四步旋转揉摩。逆时针方向转为补，左侧上摩及上腹横摩用力轻，右侧下摩及小腹横摩用力重，顺时针方向转为泻，用力大小及方向与补法相反。补法用于虚寒证，揉摩100次以上，患儿便有满腹发热的感觉；泻法用于实热证，揉摩后有肠鸣、矢气、舒畅的感觉。两法合用对治疗便秘有较好的效果。

实秘者以清热润肠通便为法。可配合退六腑、清天河水、清大肠、推下七节骨等穴位。虚秘者以益气养血、润肠通便为治法。可配合补脾经、清大肠、揉天枢、按揉足三里、补肾经等穴。

6. 推箕门、揉运膀胱治疗癃闭

癃闭是指小便淋沥不畅，茎中涩痛，排尿困难，小腹胀满为特征的泌尿系疾病。孙重三先生认为癃闭的病因病机是湿热互结，膀胱气化不利。湿热秽浊蕴于膀胱，膀胱失司，气化不利则小腹胀痛，排尿困难；湿热毒邪熏灼脉络，阻塞尿道则茎中涩痛，小便滴沥。

据此病机，治疗宜清热利湿，通利小便。孙重三创立了推箕门，揉运膀胱的治疗方法，处方虽然简洁却体现了该病的治则治法。

箕门穴位于大腿内侧自膝至大腿根。孙重三用此穴利尿，治疗水泻、尿潴留等症效果显著。其方法是以食、中二指并拢，用指面自膝关节推至大腿根 300～500 次。1962 年孙重三治一个 5 岁尿潴留患儿，病势急，当即推箕门 300 次，再点按膀胱点而排尿。

膀胱点部位：在尿闭时，小腹高起处。操作时令儿仰卧，两腿伸直，医者于儿之左侧，左手扶儿之膝；右手食、中、无名三指末端，按于穴上，慢慢地向左向右揉之运之，200～300 次。揉运时要求手法宜轻、宜缓，以患儿能忍受为度。揉运膀胱是孙重三先生的特色操作，为其他历代文献未载。

推箕门、揉运膀胱治疗尿闭的方法不仅应用于治疗小儿尿闭或小儿麻痹症尿闭，还在外科、妇科术后发生尿闭时，作为重要的辅助方法加以应用。

7. 摇踝关节、按膝、抖腿、按揉环跳一、按揉环跳二治疗小儿麻痹后遗症

孙重三流派治疗小儿麻痹后遗症有着极其丰富的经验，根据瘫痪的不同部位、程度，在局部或关节上下循经取穴，施行掐拿按摇手法。

（1）上肢不能抬举，配合掐臂臑、掐肩髃、掐肩贞、掐肩井、推上肋骨弓。

（2）肘关节不能伸屈：掐揉手三里、掐曲池、摇肘肘法。肘关节不能屈曲的可加掐尺泽。

（3）手腕不能背屈和手指不能伸直：掐合谷、掐外关、掐支沟、凤凰展翅法、飞经走气法。

（4）手腕手指不能屈曲：掐间使、掐内关、掐灵道、掐神门、摇肘肘法。

（5）足不能背屈：掐阳陵泉、掐阳辅、掐悬钟、掐足三里、按膝法。

（6）足不能外转和伸展：掐阳辅、掐悬钟、掐阳陵泉、掐足三里、拿昆仑、按膝法。足不能外转加摇踝关节（向外摇），足不能伸展加掐商丘、掐太冲。

（7）足不能内转和屈曲：掐太溪、掐三阴交、拿委中、拿后承山、按膝法。足不能内转加摇踝关节（向内摇），掐阳陵泉。

（8）髋关节不能前屈：按压伏兔、按揉阴市、按揉梁丘、抖腿。

（9）内翻足：掐阳陵泉、掐悬钟、掐三阴交、掐昆仑、按揉环跳、摇踝关节（向外摇）、按膝法。

（10）外翻足：掐太溪、掐交信、掐三阴交、拿委中、拿承山、摇踝关节（向内摇）、按膝法。

（11）外翻仰趾足：掐交信、掐三阴交、拿委中、拿承山、掐阳陵泉、按揉环跳一、按膝法。

摇踝关节、按膝、抖腿、按揉环跳一、按揉环跳二诸穴是孙重三先生的特色操作，为其他历代文献未载。

五、代表著作

1.《儿科推拿疗法简编》

此书有两个版本。其一是山东省中医进修学校编，1959 年 12 月山东人民出版社出版。全书共分四部分。分述推拿疗法发展简史、适应证、禁忌证、操作前准备及注意事项；四诊要义；常用基本手法 8 种，常用穴位 77 个，每穴的操作手法均附有精美照片插图，便于读者按图操作；20 种病证治疗方法等。书末附古人认症参考歌诀、手法参考歌诀。

其二是 1978 年 11 月出版。此书为孙重三去世后，为纪念先生，山东省卫生局中西医结合办公室根据 1959 年出版的《儿科推拿疗法简编》增补修订而成。根据教学、临床需要，对其中的理论部分和穴位主治、手法操作及治疗等方面做了增补和修订。为了便于读者按图操作和记忆，将原来的照片图全部改为线条图。文字说明力求简明易懂。

2.《通俗推拿手册》

山东中医学院编，1960 年 4 月山东人民出版社出版。本书内容源于《儿科推拿疗法简编》，包括概论、推拿手法和穴位、治疗三部分内容，删除了原书的基础理论部分。内容精简，通俗易懂。

3.《中国小儿推拿学》

张素芳主编，毕永升和程本增参编。1992 年 7 月上海中医学院出版社出版。本书是推拿学系列丛书之一。全书共八章，分为基础理论、临床治疗、保健推拿三部分。

基础理论部分包括小儿推拿简史、小儿生理病理及生长发育的特点、诊断概要、辨证概要手法、穴位。临床治疗部分包括以呼吸、消化、神经、泌尿、运动等 5 大系统疾病以及小儿杂病和传染病共计 31 个疾病的病因病机、诊断、辨证施治、处方及方解。保健推拿包括新生儿保健、常见病保健、病后调养推拿法及痘疹推拿保健法。附录部分为小儿推拿歌诀。

4.《孙重三小儿推拿》

张素芳主编，姚笑、李静等为副主编。2014 年 5 月由青岛出版社出版。该书的编写以孙重三先生 1959 年出版的《儿科推拿疗法简编》为参考，以回忆作者随师临床医疗、教学心得为主要内容并加以整理。既再现了孙重三原著的内容，又延伸了部分新的医学理论与技术，是传承与创新的结晶。

第三节　张汉臣推拿流派

1957 年 2 月青岛医学院附属医院聘用全国小儿推拿名医张汉臣先生，并引进"张汉臣小儿推拿技法"这一技法，成立青岛医学院附属医院小儿推拿室，1962 年张汉臣被山东省卫生厅认定为山东省名老中医，其推拿手法被誉为"张汉臣推拿法"，在长期的临床实践中师徒数代一直传承和发展这一技法至今。他们继承、发扬、充实、提高了《厘正按摩要术》的学术思想及临床。

一、溯源

（一）创始人张汉臣 [材料来源于青岛大学附属医院档案 1、2、3]

张汉臣（1910—1978），男，字新棠、赓戌，山东蓬莱人。少年时即随师习中医内科，熟读《黄帝内经》《伤寒论》《金匮要略》等古典著作，及中医儿科和小儿推拿名著《小儿推拿秘诀》《小儿推拿广意》《幼科铁镜》《幼科推拿秘书》《小儿推拿方脉活婴秘旨全书》《幼科集要》《厘正按摩要术》等。1925年拜本县小儿推拿名医艾氏老太为师，由此致力于小儿推拿事业。1930年独立行医。1933年在青岛开设张汉臣儿科推拿诊所，1950年获卫生部颁发的中医师证书，1951年入青岛市中医进修学校学习，因其学业优良，毕业后被校方聘任为第二、三届辅导员。1952年参加青岛市铁路交通检疫站工作，因工作出色，被评为山东省卫生模范。1954年参加防疫宣传工作被评为青岛市卫生模范。1955年加入青岛医学院附属医院婴儿瘫抢救小组，工作了3个月，配合西医治疗了大量患者。1957年受聘于青医附院，创立青医附院小儿推拿室，承担中医门诊和病房患儿的治疗及教学任务。从此师徒数代在长期的临床实践中继承、发扬、充实、提高了《厘正按摩要术》的学术思想及临床。

张汉臣小儿推拿流派可追溯于清朝末年，时江苏宝应县人张振鋆是位百姓爱戴的清官和名医，既做过知县，又精通医术。他接受喜爱收藏医书之人张言礼委托，以其抄录的明代（1605年）周于蕃所著的《小儿推拿秘诀》作为蓝本，结合自己二十多年临症经验所得，纂辑了一部集理法方推为一体的小儿推拿名著《厘正按摩要术》，由于作者广泛征引有关文献，不仅在内容上有较大的增补，编次也更为条理系统。尤其此书详于望诊、辨证、立法、取穴，且以手法见长，并于每一手法均经图说明，甚具特点，为临床医家所欢迎而易施行，无论知医不知医，都能按图治病而获得疗效。正如周于蕃所云："其去轻病，如汤之泼雪；其去重病，如笤之拂尘，渐次亦净。用药犹有差池，而推拿毫无差池。"因其疗效显著，备受推崇。1931年《宝应县志》人物卷记载："张振鋆，1890年（光绪庚寅年）恩贡，历任安徽芜湖、婺源、黔县、天长的知县，廉洁自持，判审明决，尤精医术，著有《厘正按摩要术》《痧喉正义》等书。"张振鋆其后虽未见传人，但他憎恶那种将医术保密，绝不外传的作风，他将其书采用雕版印刷术大量刊刻，因此《厘正按摩要术》在清末民初时期广泛流行于全国各地，尤其是胶东半岛地区。在众多的从事小儿推拿行医者中，艾氏就是一个远近闻名的山东蓬莱的小儿推拿名医，她虽未出书立传，但从其刊刻的小儿推拿板片中可以看出其传承的是张振鋆的《厘正按摩要术》的学术思想。张汉臣是以师带徒的方式师从艾氏学习小儿推拿，《厘正按摩要术》的学术思想在张汉臣所著书中许多内容得到应用，尤其是望诊内容与《厘正按摩要术》如出一辙。因此"张汉臣小儿推拿流派"又称"厘正按摩要术派"。

将厘正按摩要术派小儿推拿发扬光大者当数青岛大学附属医院（原青岛医学院附属医院）的张汉臣先生。1962年张汉臣被山东省卫生厅认定为山东省名老中医，其推拿手法被誉为"张汉臣推拿法"，被全国中医学院用作录像教材，并被北京科技电影制片厂收入《齐鲁推拿术》科教片。张汉臣生前曾任《赤脚医生》杂志特邀编辑，三次荣获省、市先进模范荣誉称号。

张汉臣对小儿推拿解剖学的贡献很大。推拿穴位的定位，在历代推拿专著中，主要用体表图示的方法，往往不够精确，对于后学者的传承有很大影响，张汉臣首次将小儿推拿穴位进行了解剖定位研究。《实用小儿推拿》中共记载了 57 个常用穴，每个穴位都有具体的解剖定位。如脾土穴，在拇指外侧缘，解剖部位为拇指基节指骨及末节指骨桡侧缘，神经分布为正中神经的指掌侧总神经桡神经浅支。这在推拿领域尤其是小儿推拿领域具有开创性，使小儿推拿穴位的定位精确化，对小儿推拿学的贡献重大。

张汉臣对小儿推拿生理学的贡献也很大。张汉臣为小儿推拿事业的发展做出了卓越的贡献，是将小儿推拿与现代实验研究相结合的先驱。1961 年在青岛医学院生理教研室吕运明教授的协助下，张汉臣对补脾穴和逆运内八卦穴分别进行了探讨，共进行了三个实验，这就是现代小儿推拿史上很有影响的三大实验：《中医推拿补脾穴对正常人体胃液分泌影响的初步观察》《中医推拿补脾穴和逆运内八卦穴对正常人体胃运动影响的初步观察》《中医推拿补脾穴对蛋白质和淀粉消化能力影响的初步观察》。

此外，张汉臣手法被收录了三个教学录像片。1974 年山东中医学院录制为小儿推拿教学片；1981 年山东省厅及省中医学院录制《张汉臣小儿推拿》；1982 年北京科技电影制片厂，曾以张汉臣所做三大实验作为推拿治病的理论依据，摄于《齐鲁推拿医术》影片中。

张汉臣生前培养了大量小儿推拿人才，带徒 21 人，在本医院者 11 人，并通过办学习班及接受来医院进修生等形式为省内外培养小儿推拿人才一千五百多人，曾用自编教材为青岛医学院 9 届本科学生及省市中西医结合班授课四百多学时，并将几十年临床、教学心得撰写成著作。张汉臣 1962 年著有《小儿推拿概要》，1974 年再版为《实用小儿推拿》。两书均由人民卫生出版社出版，先后印刷达二十五万余册，近年又有再版，此后又撰写的手稿均由其子保存。同时还在有关杂志发表论文十余篇。

（二）第二代代表性传承人 [材料来源于青岛大学附属医院档案 4、5]

田常英，女，1937 年生于山东省龙口市诸由镇冶基大队姜家村。1961 年 8 月由山东烟台护校毕业分配到青岛医学院附属医院小儿科推拿室任护士，随张汉臣学习推拿，从此致力于小儿推拿事业。除做好日常的工作外，她利用业余时间，攻读了青岛医学院的大学课程，后又参加山东中医学院推拿师资班（毕永升任课，孙重三带实习，正是这次学习，田常英跟随孙重三学习了半年）及山东医学院进修班，学习两年毕业，奠定了理论基础，增加了临床经验。1970 年初始给青岛医学院、护校上推拿课，1972 年转为医师，1978 年晋升主治医师，1993 年晋升副主任医师，1993 年退休。退休后依然从事小儿推拿，为患儿解忧。她在自己的小儿推拿医术传承中，不但继承张汉臣流派的精华，也重视吸收孙重三流派等小儿推拿流派之长。她跟着孙重三先生学习了半年，对孙重三流派的学术也借鉴了许多。如张汉臣流派临床取穴很少用躯干部穴位，但是田常英发现有些疾病如消化道系统的疾病，用摩腹等操作，效果更好。在选穴上，除了继承张汉臣流派用手及前臂上的穴位外，还增加了身体上的穴位，如俞穴，以及躯干部、腹部及下肢部穴位等。

田常英多次受邀到国内外介绍小儿推拿知识，交流张派学术思想及诊治法，尤其是望诊，曾2次去新加坡，第二次受该国中医学院院长的聘约，在该国大礼堂进行讲座1次，介绍张汉臣的三大试验，阐明了推拿治疗疾病的机理及国内推拿发展情况，受到了好评。曾参加《齐鲁推拿》影片拍摄，参与《齐鲁推拿》等的编写，以及《中国推拿》和《医学百科全书》推拿分卷的约稿。2015年编著的《小儿推拿实用技法》由人民卫生出版社出版。

田常英根据流派经验和自己体会，总结为"临床要把住4关"：①抽风关：高热病人要防止抽搐，38.5℃以上一定要服用退烧药，以免高热损伤大脑。②腹泻关：腹泻尤其热泻病情变化快，易出现脱水酸中毒，不提倡单纯手法治疗，要中西医结合。③确诊关：抓紧时间明确诊断，自己诊断不明确的，要及时请专家会诊，不要怕丢面子。④扶正关：治病需用泻法时不能太过，以免虚脱，要把住扶正这一关。

（三）第三代代表性传承人

张锐，女，1966年生，硕士，青岛大学医学院附属医院儿科推拿室副主任医师，青岛大学医学院副教授，中国中医药研究促进会小儿推拿外治专业委员会常务委员，中国中医药研究促进会综合儿科分会理事，世界中医联合会小儿推拿理事，中华中医药学会中医药现代化联盟理事，山东中医药学会小儿推拿专业委员会副主任委员，山东针灸学会第一届小儿经络推拿专业委员会副主任委员，青岛市小儿推拿理事会副会长。

张锐1989年开始从事小儿推拿，在张汉臣创办的青岛医学院附属医院小儿推拿室，师从田常英老师，学习小儿推拿，至今有30年。1999年又进入山东省中医药大学攻读针灸推拿硕士学位，为全国推拿名老中医导师王国才教授的研究生，研究专业为推拿手法学，擅长以中医小儿推拿等外治疗法治疗儿科的常见病、多发病及疑难杂症。作为第一负责人2007年成功主办了山东省级继续医学教育项目《小儿推拿疗法预防和治疗儿科疾病的临床应用与进展》研修班。为了配合教学，编写了省级继续医学教育教材。2008年参加了国家中医药管理局"十一五"重点专科推拿协作组，并参与编写了《推拿治疗小儿腹泻病的诊疗方案》。发表论文十余篇，出版著作9部：其中主编5部，分别由人民卫生出版社和中国中医药出版社等出版；副主编2部；参编2部，为国家卫计委"十三五"规划教材全国高等中医药教育教材《小儿推拿学》第2版编委。发明专利9项，实用新型专利10项，外观专利1项。近年来，受邀到全国各地进行小儿推拿讲座二十余场，参加全国中医适宜技术的推广培训讲座及青岛市崂山区政府主办的社区医师中医小儿推拿培训讲座，2017年8月应邀参加在英国伦敦举办的第二届中欧中医药合作与发展论坛，并做大会发言，介绍张汉臣小儿推拿流派的学术思想与技法特色，受到与会代表及英国中医药学会的广泛关注。会议后接受英国中医药学会的邀请为其进行网上授课，授课内容被英国中医药学会发至英国及海外多家论坛，在国内外进行广泛传播。

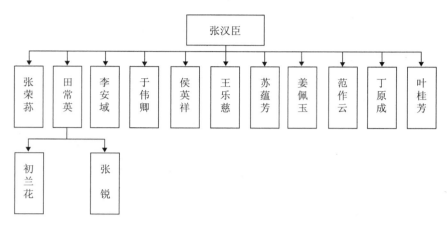

张汉臣流派传承谱系图

二、流派的学术特点

（一）取穴特点

1. 提出"小儿推拿治疗八法"作为基本法则

该流派针对相同一类病机的病证首先将中医治疗八法引入小儿推拿中，制定出"小儿推拿治疗八法"，作为该流派的基本法则。具体应用是：汗法用揉二扇门和乙窝风；吐法用点天突和推清板门；下法用逆运内八卦、推四横纹加推清肺金、推退下六腑等；和法用揉小天心、分阴阳、揉小横纹等；温法用揉外劳宫、推上三关；清法用推清板门、推清天河水；补法用推补脾土、推上三关、推补肾水、揉二马等；消法用揉小天心、揉小横纹、揉精宁等。

2. 取穴精简，治理分明，善用"术对"与"术组"构成推拿处方基本单元

该流派临证处方讲究配伍施术（张氏称配穴），善于将两个作用相近或互补的穴位固定配伍成"术对"，三个以上穴位固定配伍成"术组"。如将"补肾水"与"揉二马"作为"术对"，共同起到滋阴潜阳的作用。"术对"或"术组"与中医处方君臣佐使相呼应，理法严谨，主次分明，主穴、配穴按顺序使用。

常用"术组"，如"镇静术组"包括揉小天心、分阴阳、补肾水、揉二马、大清天河水等，用于烦躁不安、夜寐不安，或惊哭惊叫、乳食少量、形体消瘦、抽搐、哭闹等症。"消化术组"包括推补脾土、推补肾水、推清板门、逆运八卦、推四横纹等，用于食欲不振、厌食、腹痛、消化不良等症。"退热术组"：发热在38.5℃以下，用揉小天心、揉乙窝风、补肾水、清板门、分阴阳、清天河水等；38.5℃以上，将乙窝风改为二扇门，清天河水改为大清天河水或退六腑等。"呼吸术组"包括揉小天心、揉乙窝风、推补肾水、推清板门、逆运内八卦、推清肺金等，用于急、慢性喉痹，急、慢性乳蛾，感冒，咳嗽，喘证等症。临证时可据具体病情再行加减。

3. 根据病情，因人制宜

（1）根据面色定治则，因病（脏腑）而异。

如小儿面青，诊病在肝，应先补肾（滋肾养肝法），首选"补肾经"；面黄，诊病在脾，首选"补脾经"；以此类推。面黄，则病在脾，应先补脾（脾黄属本位），首选"补脾土"；面白，则病在肺，也应先补脾（培土生金），首选"补脾土"；面赤，则病在心，应先清心，选"清心火""清天河水"或"清小肠"；面黑，则病在肾，应首先补肾（肝肾同源），选"补肾水"。如患儿高烧时见两聪部色赤，张氏认为是"火来烁金"，定有剧咳发作，应采用"清心火"，推1~2次后，多见两聪部色赤消退，同时对剧咳也有缓解。

（2）根据滞色定治则，因病位而异。

该流派提出"滞色"一词，并认为"滞色"是病色的一种，表现为面部皮肤不舒畅，气血凝滞，面色晦暗无泽，常见于外感疾病。还指出"滞色"有新、陈之分：新"滞色"病位浅，疾病在表，或者半表半里，一般邪入仅1~2天，宜先疏风解表，易解易治；陈"滞色"晦暗，一般邪入3天以上，宜先滋阴清热。

（3）根据五色与四时关系定治则，因时而异。

该流派沿用古人五色与四时的关系，结合五行生克理论定治则。临床见非时色，要调到正色。如春反白色，则为金克木，应抑脾肺，而滋补肝肾；夏令见黑色，则为水克火，应补脾肺而平肝肾；秋令见赤色，则为火来克金，应滋补脾肺而泻心火；冬令见黄色，则为土克水，应滋补肝肾而泻心脾；长夏见黄色，则为木克土，应滋补脾肺而平肝肾。面部四季均应有微黄色，尤其鼻部，因鼻属土，无黄色说明无土气。因此，一年四季都应略带黄色。

（4）根据标本夹杂的不同情况定治则，因病情而异。

该流派强调辨别病情的轻重缓急，分别采用先治、后治、兼治等，提出三种治法：治本法适用于本虚标实的病证，治标法适用于标实本也不虚的病证，标本兼治法即标本同治。

（5）注重手法"补泻"原则，要求手法熟练，轻重适宜，刚柔相济。

该流派对手法操作有一定的要求，提出手法要因人、因病制宜。实热证，用泻法，力度稍重，频率快（>220次/分），时间较短（10~15分钟），每日推拿1~2次；虚寒证，用补法，手法力度稍轻，频率稍缓（100~200次/分），时间稍长（20~30分钟），每日推拿1次或隔日1次；危重病儿，手法尤轻，速度慢（60~100次/分），治疗时间可长达40~60分钟之久，每日推拿2~4次。

（二）四诊运用特点

在诊断上，该流派掌握小儿生理特点——小儿不能言，言不达意，不能确切地表达病情，手腕部较短，三部不分，加之诊查时大哭大闹，脉诊不易准确，提倡望、闻为主，问、切为辅，综合其他症状，四诊合参，进行分析辨证。该流派注重望诊，根据"望神"了解疾病的预后和转归；"望形"辨虚实及父母身体状况；"望发"预知先、后天发育营养情况；"望面色及光泽"判断疾病所在，五色鲜、陈表示疾病的深浅；"望苗窍"包括望目、耳、口、鼻、舌、前后阴，通过五官的形态及色泽，辨脏腑的健康状况。该流派擅长望面色及苗窍，尤其擅长望鼻部，通过望鼻准、鼻翼、山根、年寿，判断疾病的轻重缓急，作为治疗及抢救的参考依据；重视并建立起关于"滞色"的标准、分类、意义、观察方法和与之相应的小儿推拿体系。

三、张汉臣流派最具特色的望诊特点

（一）擅长望神、色、形、发和苗窍，尤其擅长望鼻及"滞色"

1. 望神

该流派善于通过"望神"了解疾病的预后和转归。

凡精神活泼，二目有神（有眵有泪精神内含者），语言清晰，面部红润，呼吸均匀，反应灵敏，认为其得神，又称有神，说明其气血调和，精力充沛，是无病的表现，即使有病也轻，易趋康复。

凡面色灰暗，表情淡漠或者呆板，目暗睛光，瞳神呆滞，反应迟钝，动作失灵，呼吸气微或者喘，精神萎靡，语言不清，神魂颠倒或者全身消瘦，均认为其失神，又称无神。提示其精气损伤，脏腑功能受损，预后不良。

2. 望形

该流派善于通过"望形"辨虚实及父母身体状况。

正常儿形体壮实，肌肉丰满，皮肤柔嫩，毛发润泽，面色红润，精神活泼好动，反应灵敏，声音洪亮等，为体强少病，即有病亦轻，易治。反之，形体消瘦，面色苍白或苍黄，暗晦无华，精神萎靡，乏力懒动，哭声低微，皮肤干，发枯焦或者鸡胸龟背，囟门逾期不合，多病虚、重症、危症；面色苍白，四肢厥冷，大汗淋漓，精神萎靡，反应迟钝或神志不清，呼吸气短不续，唇指（趾）发绀，烦躁不安，惊厥不止或反复抽搐等为体弱多病。应通过望形体了解小儿身体强弱，病的位置所在，以及虚实寒热，而为患儿制定治则。

通过望小儿形体可以测知父母的身体情况和性格脾气；小儿筋骨强壮反应灵敏，四肢骨及手骨硬（握到手里涨手）为父体强壮，精力充沛；小儿肌肉丰满，体胖为后天母乳好；小儿面黄体瘦，头发稀黄，为母体血热，其母孕期脾气躁、拗，好生气好发脾气，影响小儿的性格脾气。

3. 望发

该流派善于通过"望发"预知先、后天发育营养情况。

发为血之余，是肾之外华，发以黑亮有弹性为佳，新生儿发黑亮为禀受父母精气充沛；毛发干稀为先天胎气不足，而发逐渐变稀黄或直立向上为后天气血亏损，多见于营养失调。发结如穗或干枯为疳积；面无血色，头发坠落为血极之证。总之以发乌黑泽润富有光泽和弹性，根疏而匀为健康的标识，是肾气充盛，精血充足的表现。个别小儿可见红发，多见于砷、铅中毒。若小儿头发逐渐变黄、稀、直立应警惕，注意营养均衡，以保小儿身心健康。

4. 望面色及光泽

该流派善于通过"望面色及光泽"判断疾病所在，五色鲜、陈表示疾病的深浅。

该流派最擅长望面色及光泽。色是指青、黄、赤、白、黑等颜色；泽是指荣润枯槁，鲜明暗晦光彩而言。望面色主要望面部各种色泽，它是脏腑气血的外荣，亦是疾病变化的表现。因此根据不同的色泽，结合病情，可以看出疾病的发展和预后。

古人把颜面部化为五位，以配五脏。额部属心，下颌属肾，左颊属肝，右颊属肺，鼻属脾。五脏各主其色，以部位所见之色，相生者为顺，相克者为逆。张汉臣谨遵古训，认为人以胃气为本，无论哪种面色，正常情况下都应略带黄色。尤其指出"面色五位色鲜为新病，其症轻；五位色暗浊为久病，属重病"。该流派临诊非常重视主色与客色，病色与气色的关系，认为"主色"是指正常黄色或黄色偏于某种颜色的面色，因为我国多数是黄种人，皮肤发黄，且主色是一生不变的。"客色"是指人的皮肤尤其是面色，会随外界环境和工作条件的改变而变化，随四季气候的变化而变化。正如《医宗金鉴·四诊心法要诀》云："五脏之色，随五形人而见，百岁不变，故为主色也。"又云："四时之色，随四时加临，推迁不常，故为客色也。"

古人认为病色可以从四个方面来认识："一是晦暗枯槁，二是鲜明暴露，三是某色独呈，四是太过不及。不应时应位，皆为病色。"该流派在此基础上提出"滞色"一词，认为"滞色"是病色的一种，重视并建立起关于"滞色"的标准、分类、意义、观察方法和与之相应的小儿推拿体系。如前所述，五色鲜、陈表示疾病的深浅。

5. 望苗窍

"望苗窍"包括望目、耳、口、鼻、舌、前后阴，通过五官的形态及色泽，辨脏腑的健康状况。

望苗窍是该流派小儿望诊中最重要的一环。所谓苗窍，是指五脏开窍于头面五官及前后二阴，包括目、耳、口、鼻、舌、前后阴七窍。通过望苗窍的形态及色泽辨别脏腑的功能正常与否。

（1）望鼻

该流派望苗窍最有特色的是望鼻，认为"鼻居面中央，是脾的位置，又是肺窍，是面部的重要器官，是五官的先始"。正如《望诊遵经》云："五官先生鼻……盖鼻者，形之始也，气之门户也。"张氏的"望鼻"在望诊中具有指导意义，认为鼻代表脾胃的功能，且"鼻大为佳，鼻大者脏气有余，鼻小者脏气不足。"具体包括以下内容：

①鼻准翼：鼻部准头为脾，两翼是胃，鼻梁属肺。准头及鼻翼的形足够大（即准翼大）说明人的先天脾胃功能好，加之有色有泽，是健康的标识，表现为食量正常，消化吸收好，生肌肉，健康精神爽。若准头色泽俱佳，翼部色泽差，小儿虽乳食量减少，但肌肉仍不见瘦。如翼部色泽俱佳，准头色泽差，则食量正常或增加，但不生肌肉，或有泄泻之症状。如准头形小，鼻翼大，则吃得多但吸收差，不会胖；反之，鼻翼小，准头大，则吃得不多，但能长肌肉。总之，若鼻准鼻翼形够，终生消化吸收有保障。至于色泽则是暂时的。正常应微黄光亮，色青无泽为胸中有饮疾，紫为时疫病患，色红为脾经热；色黄无泽白点散在为脾气虚，见泄泻等；两翼根色黄而硬为脾胃气滞，多见溢乳或乳食不化。鼻梁属肺，形饱满平时少患咳喘疾患；形差、色青暗为肺有痰饮易生咳喘。鼻孔赤伴清涕绵绵，为肺胃俱热，见大便干而恶臭，水冲即散，多食易饥。

②山根：又称二、三门，位置在两眼之间，若见青筋横截（先天有青筋不算），为伤乳食。山根所现青筋颜色的深浅，可判断伤食的时间，一般认为色浅、鲜者病在2~3天之内，病轻易治；色深晦暗，则是3天以上，治疗时间较长。

③年寿：又称延年，为鼻梁最高点（山根下），该流派主要用来做诊断，看有无胃气。年寿微黄有泽，为正色，病重时色青灰或青黑，无泽。若二目不开或开而不合，睛珠昏朦，呼吸气微，奄奄一息，唯独年寿或鼻准微黄有泽，此类情况虽病仍有生气可救，因此不能放弃治疗；因为准头及年寿二穴属土，土为万物之母，后天之本，有黄色为有生气，需抢救治疗。

（2）望目

《灵枢·大惑论》曰："五脏六腑之精气，皆上注于目，而为之精。"《幼幼集成》曰："东方青气，入通于肝，开窍于目，夫目虽为肝窍；而五脏具备，神之所托。故白珠属肺，黑珠属肝，瞳仁属肾，两角属心，上下眼泡属脾。五脏五色各有所司。心主赤，赤甚者心实热也，赤微者心虚也。肝主青，青甚者肝热也，淡青者肝虚也。脾主黄，黄甚者脾热也，淡黄脾虚也。目无精光及白精多黑珠少者，肝肾俱不足也。"所以望目可知五脏之变化，健康儿黑光满轮，神采炯炯，转动灵活，虽病而无大碍，为肝肾气血充沛的表现。反之二目无神，白珠多，黑珠昏蒙，睛珠或黄或小，病多缠绵难治。黑珠属肝，见黄色其病凶，迎风流泪为寒伤肝；眵泪交流为热伤肝；哭而无泪，目开不合或不哭泪出为肝绝。白珠属肺，色赤为阳热，青为体怯而肝风盛。身热又目泪汪汪，眼泡红肿指尖发冷为疹痘之兆。上眼帘属脾，肿为脾虚，下眼帘属胃，色暗为胃纳不佳，色紫多为呕吐；上下眼帘皆肿为湿盛，睡中露睛为脾胃虚极。目眶深陷，目倦神疲为气虚液脱；目赤而痒为肝经风热，白膜遮睛为疳积；热病初期神昏目眩，需防热陷心包。久病瞳仁散大，为之气绝。双目直视、斜视，刺激有反应，为肝风内动或痰热闭窍，病可治；若刺激无反应，是病危之症。瞳仁属肾，无光彩，又见发黄，为肾气虚也；大眼角属大肠，破烂，肺有风，小眼角属小肠，破烂，为心有热也。肝气实者眵多硬，肝气虚者眵胶黏；寒伤肝泪冷，热伤肝泪热，眼角赤心热，白膜赤为肺热；珠青为肝热，上下眼泡红湿烂脾火大；眼全红为肝经风热，白睛黄需排除黄疸，开目喜见人是阳证，闭目怕见人是阴证。睁眼时阳气盛，闭眼时阴气盛。

（二）望诊源于《厘正按摩要术》

该流派望诊方法全面而实用，其望诊思想基本源于《厘正按摩要术》，且在长期的临床实践中继承、发扬、充实、提高了《厘正按摩要术》的学术思想及临床，张汉臣代表作《实用小儿推拿》中有大量证据显示其望诊方法源于此书。

（三）辨证施治特点

1. 推崇稚阴稚阳，注重"扶正""补泻兼治"

该流派的最大特点是"治病求本"，注重"扶正"，以助祛邪，严守"补虚扶弱"和"补泻兼治"的治法。创立小儿推拿"扶正"派。这是因为该流派牢牢抓住小儿稚阴稚阳的生理病理特点，运用阴阳、五行、脏腑经络等学说为理论基础，确定平衡阴阳、调整脏腑的基本治疗大法是扶正祛邪，并作为儿科的第一要务。为此该流派补肾水、补脾经常用。该流派认为小儿属稚阴稚阳之体，寒温不宜太过，补泻不可过猛，为此常用汗、吐、下、和、温、清、补、消八法相互制约，相须为用。常常清法配合温法，补法配合清法，如补肾经配清板门，以滋阴清热；补肾经配揉二马以滋阴潜阳，补肾填精，以补先天之本；补脾经配推三关以益气活血通经。以上四穴又可组成补虚扶弱术组，来扶助正气；补脾经、逆运内八卦、清四横纹组成运脾术组，来益脾扶阳，以补后天之本；小儿生机蓬勃、发育迅速，功能相对旺盛，但先天禀赋不足，营养物质基础薄弱，容易出现"阳常有余""阴常不足"，阴阳失衡，治宜平衡阴阳，以达到"阴平阳秘"之果，常用分阴阳、合阴阳、重分阴、重分阳，以及推三关、退六腑组成大分阴阳术对，来恢复人体的自愈能力。

该流派认为小儿的病因虽与成人基本相同，但较成人为单纯。除惊之外，少有七情伤害，多表现为风寒暑湿伤食等外感内伤之证，感邪后容易传变迅速，入里化热，变生热证，继而伤阴、伤阳，出现危证。"邪之所凑，其气必虚"，在治病过程中必须时时顾护正气，祛邪亦不忘扶正，因此《实用小儿推拿》全书出现了大量的由补肾经、清板门组成的滋阴清热术对，由补脾经、揉一窝风、揉外劳组成的温阳散寒术组，及补脾经、清板门、运内八卦、清四横纹组成的调理脾胃术组。

该流派治病范围广，既有常见病，多发病，也有疑难杂症，更有急症，无论何种病证，该流派都主张以"扶正"为主，一定要先考虑患儿的正气。这体现了张汉臣临证"治病求本"的特点，如遇到正气衰弱的患儿或感受外邪，虽有高热，亦可采用推补脾土穴、推上三关等穴，以扶正祛邪。操作手法速度微快，并微用力，虽患儿兼有热邪，但在补法中经微用力和速度微快，乃为补中有泻之意，是为标本兼治之法。

2. 注重整体观念和辨证论治，辨证细致，主次分明

该流派认为辨证首先应"正确地认识疾病的本质，为治疗临床提供依据"。这句话的含义是牢牢抓住疾病发生、发展及演变的主要病机，即先辨病后辨证，辨证时以八纲辨证为"总纲"，结合脏腑辨证、病因辨证及其他辨证体系，正确认识具体脏腑的病因病机，才能立法定治则。八纲辨证时又以阴阳辨证为"总纲"，结合表里辨证、寒热辨证、虚实辨证，来概括病变的部位、性质、机体与病邪斗争情况。一般顺序是先辨别表里与脏腑，确定疾病深浅、找出病变部位；然后辨别寒热、虚实，分清病变性质和趋势；最后再分阴阳，加以总的概括。以此建立起小儿推拿辨证论治的诊病程序，并分别与传统治疗八法相对应。"理—法—方—推"环环相扣。如临床首先根据小儿面色判断病在何脏，根据面部有无"滞色"，及"滞色"的新沉程度结合其他症状，判断病位是在表、在里、还是半表半里。该流派根据"滞色"定治则，若小儿面带滞色，则为外感疾病。

3. 注重审症求因，探寻机理，善于结合现代医学理论与方法，运用于小儿推拿

（1）口腔内望下唇黏膜如散在鱼子样颗粒，诊为蛔虫；两颊黏膜在发热 2 ~ 3 天见散在白点，为麻疹预兆；腮腺管口如红肿如粟，为腮腺炎。眼、耳、鼻、喉病证建议专科检查，如咳嗽、气紧需要增加肺部听诊、X 线片，如发烧需查血。

（2）对常用 57 个穴位进行解剖学研究与精确神经定位，这在推拿领域尤其是小儿推拿领域具有开创性。

（3）开创小儿推拿实验先河，运用现代实验方法探讨小儿推拿机理。观察了补脾经、逆运内八卦等对胃液分泌、酸碱度、胃肠蠕动和消化酶等的影响，共做了三个实验，这是现代小儿推拿史上很有影响力的三大实验，为国内外小儿推拿界首次进行的小儿推拿穴位的实验研究。1982 年北京科技电影制片厂将此作为推拿治病的理论依据，摄于《齐鲁推拿医术》影片中，同拍摄了张氏手法、病种等。

（四）特色疗法

1. 扶正善用"滋阴通阳法"

该流派临证多使用"推补肾水穴"和"揉二人上马穴"。在《实用小儿推拿》一书中，共列 71 个病名，130 个证型，其中"推补肾水穴"和"揉二人上马穴"分别出现 121 次和 112 次，分别居第一和第二位，使用频率居诸穴之首。书中载："肾水穴，功用补肾益脑，益气助神，纳气定喘，温下元，止虚火等。""二人上马穴，功用潜阳，引火归原，补肾，清神，行气散结，利尿，通淋，止尿道疼痛。"此二穴均为补肾滋阴之效穴。

张汉臣临证不仅将二穴用于虚证、寒证，同样也用于实证、热证。如在治疗"感冒"一病，他提出感冒有外感风寒、外感风热、夹痰、夹食、夹惊 5 个证型，处方中全都使用了"推补肾水"和"揉二人上马"两穴。张汉臣治疗"发热"一病时，若热象很高而患儿手足发凉，主张不急于退热，应先用"补脾经、推三关、补肾经、揉二马"等，待患儿手足温热后再进行常规退热治疗。因"补脾经、推三关"有温阳的作用，"补肾经、探二马"有滋阴的作用，先行"护阴益阳"法，再予以清热。张汉臣认为患儿发热时手足凉，是末梢循环不好，要先滋阴，待末梢循环恢复了，再行退热。此用法正符合中医学治疗"热深厥亦深"时，治宜"宣通郁热"的理论。

治疗发热时，张汉臣主张热易伤阴，再加上小儿"阴常不足"，提出应先"滋阴"，后退热；用穴也是先用"补肾""揉二马"等滋阴的穴位，再用"推六腑"等退热的穴位。单纯从退热角度，张汉臣流派退热速度稍缓慢，但是其疗效巩固、持久。尤其值得提到的是，该流派的退热效果体现在每次推拿只降低体温 1.7～1.8℃。现代医学认为，小儿体温下降 1℃，心率下降 20 次，发热患儿若体温降低过快，则耐受不了。而张汉臣流派缓缓降低体温的效果符合人体的正常生理病理特点。

2. 扶正"重视脾胃"

该流派临证多使用"推补脾土穴、逆运内八卦穴、推四横纹穴"。此三穴出现在张汉臣著作中频率分别为 47、79、97 次，频率较高。此三穴都有补虚扶弱，促进饮食，健脾助运的功用。

再以感冒为例，该流派提出有外感风寒、外感风热、夹痰、夹食、夹惊 5 个证型，在处方中全部都使用"逆运内八卦"和"推四横纹"两穴。张汉臣认为，外感风寒型用二穴以"和中利膈、健胃进食"；外感风热型用二穴以"和中健胃、增进乳食"；感冒夹痰用二穴以"宽胸利膈、顺气化痰"；感冒夹食用二穴以"和中开胃、除胃饱、进乳食"；感冒夹惊用二穴以"和中健胃、可助消化"。再如，张汉臣临证善补脾土配推三关以补气活血，温通经络；补脾土配补肾水、揉外劳治脾虚等。再结合该派诊法中最擅长的"望鼻"特点，可知张汉臣诊治疾病擅从脾胃入手。

四、流派特定穴与技法

（一）特定穴

1. 肾顶 位置为小指顶端。操作为按揉，或推之。主治自汗、盗汗、解颅等。

2. 肾纹 位置为小指掌面近端指间关节横纹。操作为掐揉之。主治目赤、鹅口疮、热毒内陷、高热时手脚凉、呼气冷等。

3. 新建 位置为颈 2、3 棘突间。操作为按揉或挤捏。主治咽喉肿痛、声音嘶哑等。

4. 新设 位置为第 3、4 足趾缝间，趾蹼缘上方。操作为掐揉之。主治腹胀、厌食、肠鸣等。

5. 四横纹 位置为 2~5 指掌指关节横纹，操作为每条横纹中点处来回推，称推四横纹，相当于《推拿学》五版教材的小横纹。本穴位置与三字经流派相同，但操作不同，三字经流派的操作是四条横纹一起来回推，张汉臣流派的操作是每条横纹中点处依次来回推。

（二）特有技法

1. 操作简便，常用 10 种基本手法，独创 1 种手法及 4 个穴位

在手法操作方面，以手臂部穴位为主，全身穴位为辅，常用 10 种基本手法分别是推法、拿法、按法、揉法、掐法、运法、分法、合法、点法、捏挤法。其中捏挤法是该流派独创手法，具有祛邪、清热、透达、化积作用。其刺激强度比一般手法重，比刮痧轻。常用捏挤板门、大椎、天突、神阙、天枢、背部等。独创 4 个穴位是肾顶、肾纹、新建、新设。

2. 穴位操作规范，手法灵巧独特，强调两手配合使用，十指各施其能

如补脾经的操作为一手作为辅助手，固定小儿手，用无名指、小指夹住小儿其余四指，拇指、食指捏住小儿拇指，将治疗部位夹持在虎口内；一手作为操作手，中指垫于小儿拇指下，食指在穴位旁作为支点，增加支撑力，增强穴位操作的均匀、持久、稳定性，拇指桡侧缘作为施术部位，沉肩垂肘悬腕，大臂带动小臂，以腕的屈伸运动带动拇指操作，拇指关节自身并不活动，以防指劳损。《厘正按摩要术》中曰："医用左手将儿大指面屈拿之，以右手蘸葱姜汤推之。又将儿大指面直拿之，仍以右手蘸葱姜汤推之。互相为用，在人之活法耳。"《实用小儿推拿》曰："将小儿拇指屈曲，向里推为补；将小儿拇指伸直，向里、向外来回推为平补平泻，又称清法。"

再如分阴阳的取法在《厘正按摩要术》中曰："法治寒热往来。将儿手掌向上，医用两手托住，将两大指于掌后中间，往外阴阳二穴分之。阳穴宜重分，阴穴宜轻分。无论何法，均须用此。但寒证宜多分阳，热证宜多分阴，又不可讲也。"张汉臣的《实用小儿推拿》曰："便物色绿甚的，属寒，可首先加分阳 2 分钟，用重手法。"又曰："临床上要结合患儿的偏阳、偏阴，通过手法的运用，而使阴阳平衡。如患儿高热不退、赤痢等，阴池穴处用重手法，阳池穴处用轻手法，或单取阴池一穴，不取阳池穴；如患儿体温低于正常、白痢、大便色绿等，阳池穴处用重手法，阴池穴用轻手法，或单取阳池一穴，不取阴池穴。"

3. 根据小儿的受术部位选用医者的施术部位

大部分的点状穴因受术部位较小，选用中指揉法，若遇到夹缝中的点状穴，使用中指偏峰揉，例如揉二马，揉二扇门，黄蜂入洞。推法运用时，线状穴较短者，如手指的五经穴，可用拇指推法，线状穴稍长者，如前臂的推三关、退六腑、清天河水，可用并拢的食中指推法，再长者，如脊柱，可用掌推法。

4. 充分暴露受术穴位

如揉二扇门、揉二马时，因穴位处于夹缝中，需用固定手拉大手指的缝隙，便于操作。二扇门的手法如《实用小儿推拿》所说："医生以食中指尖斜行插入一扇门、二扇门穴后，上下揉动。"二马的手法如《实用小儿推拿》中记载："医生左手持患儿左手，食指垫于患儿小横纹处，第3～5指并拢，插入患儿无名指及小指中间，拇指按住患儿第2～4指根节，然后医生以右手中指放在本穴上，进行操作。"

5. 根据所取穴位的作用不同选用不同手法

如揉一窝风用于治疗感冒时，取其发汗作用则用拇指揉，其作用于表层，偏于上焦的疏风解表；用于治疗腹痛时，取其温中散寒作用则用中指揉，其作用于里层，偏于中焦的健脾和胃。

6. 根据患儿的病情及体质选用不同的穴位

同样是用汗法，该流派采用不同的穴位，《实用小儿推拿》曰："二扇门和一窝风两穴发汗解表作用最好。两穴均可透汗，但汗出量的多少有所不同：二扇门透汗出时多见珠型，而一窝风穴汗出多见皮肤润涩微汗，或汗出较多。如患儿发烧无汗，体温在40℃左右时，采用二扇门较好，若体温在38℃左右，可取一窝风穴。在取汗时当注意患儿的年龄大小、体质强弱、季节、地区、环境等情况，据情掌握，不要一味取汗，往往出汗过多，而影响恢复健康。"又曰："本穴与小天心穴配用，透汗迅速，疗效较著。又如患儿发烧身上有汗而头部无汗或发烧汗出不畅的，可加按天门穴3～5次，通阳透汗最快；如患儿素有多汗症的，除少按本穴外，或再加揉肾顶一穴，以固其表，可制汗出过多。汗出后，注意避风。"

7. 两穴联动

揉二马与揉掌小横纹两穴同时揉。揉二马时，操作手揉二马，固定手食指或中指揉掌小横纹。揉一窝风时，操作手拇指揉一窝风，同时中指揉小天心。拿曲池、拿合谷时，两手置于两穴上同时操作。

8. 重视解剖位置

选用穴位常结合解剖结构、体表投影、经络循行共同参考，如独创新建穴治疗咽喉肿痛，因此处临近咽后壁；黄蜂入洞不同于其他流派，定于上迎香穴（鼻翼软组织与鼻骨交界处），通鼻窍作用强；按弦走搓摩自两腋下斜向推至肚角处，作用部位与此处胸胁部的肋间隙相平行，作用效果较好；点天突催吐祛痰实则是直接刺激气管壁，引发咳嗽反射等。

9. 五经穴的位置、操作与《推拿学》五版教材有很大的不同

脾经、肝经、心经、肺经、肾经均为线型穴位，从指尖推向指根为补（向心为补），从指根推向指尖为泻（离心为泻），从指尖至指根来回推为平补平泻，即清法；《推拿学》五版教材推拿脾经、肝经、心经、肺经旋推为补，向指根方向直推为清（向心为清）；肾经由指根向指尖方向直推为补（离心为补），由指尖向指根方向直推为清（向心为清）。

五、区域性与代表著作

（一）区域性

小儿推拿自明清时期开始兴盛与发展，但当时能出版印刷的著作为数不多，大多数都是手抄所得，谬误较多，次序错乱，加之秘不传人的风气，使其流传并不广泛。光绪年间扬州为南方有名的文化交流中心，素有"烟花三月下扬州"之说，其雕版印刷术盛行，直到今天全国唯一的雕版印刷博物馆在扬州，雕版印刷术为《厘正按摩要术》的流传奠定了基础。此书一经刊刻，流传广，辐射全国，影响到山东的小儿推拿名医艾氏，艾氏招募了很多跟师学艺的学徒，为学徒们印制了小儿推拿教材，该流派的小儿推拿板片就是这段历史的印证。

张汉臣在青岛大学附属医院的师徒三代所著的小儿推拿著作如《小儿推拿学概要》《实用小儿推拿》均由人民卫生出版社出版，其发行量大，影响广泛，并不断再版，影响了全国范围的数代小儿推拿从业者和爱好者，师徒三代出版专著、摄制录像片及教学片，举办培训班，为全国培训了大量小儿推拿人才。2007年张锐举办的小儿推拿学习班是全国的第一个省级继续医学教育学习班，全国64家医院的百名学员参加了学习，并且有新加坡、马来西亚的学员。近年来德国、美国的学生也到青岛大学附属医院参观学习。田常英、张锐副教授多次在全国各地进行讲学。田常英副教授曾2次赴新加坡诊所进行小儿推拿教学，受到好评。2017年8月张锐应邀到英国伦敦参加学术交流讲座，受到广泛关注，英国中医药学会邀请张锐会后继续在网上为其授课，为张汉臣流派走进英国奠定了良好的基础。

（二）代表著作

1.《厘正按摩要术》　张振鋆1888年著，书分四卷：卷一为"辨证"，集录了历代医论有关观神气、审形色等常用诊法辨证外，还有胸、腹诊法，补先贤之不足；卷二为"立法"，以周氏原书议论为本，再收录前人经验作为补充，叙述按摩诸法，补先贤外治良方；卷三为"取穴"，论取穴部位及推拿二十四种手法，并附图注，经络穴位图非常详细；卷四为"列证"，详论惊风等二十四种小儿常见病证的治法。该书以《小儿推拿秘诀》为基础，但经厘正增补后更为充实，并首次提出小儿推拿八法；另一突出特点是所辑前人资料均载明出处，为后人学习、研究提供了很好的资料和方法。张氏很看重"辨证"，所谓"用药不难，辨证为难，在小儿尤难"，正是他长期临床实践的深刻总结。

2.《小儿推拿学概要》 张汉臣编著，李安域协助整理，人民卫生出版社出版，1962 年 6 月第 1 版第 1 次印刷，1963 年 4 月第 2 次印刷。全书共 56 千字，首印达 28500 册。全书共四章，首叙概说及小儿诊断，分述望、闻、问、切在小儿疾病中的诊断作用；次叙小儿推拿基本手法及穴位的应用，包括 9 种基本手法和 47 个穴位的部位、功用、主治、手法与操作时间；后叙临床治疗，列举适应证 42 种。除了分叙病因、症状、治疗方法外，还附有"方义浅解"，说明所取主穴和配穴的治疗作用。理论与实践密切结合，对于学习者有很好的指导作用。

3.《实用小儿推拿》 张汉臣编著，1974 年 4 月人民卫生出版社出版。本书为 1962 年第一版《小儿推拿学概要》之第二版修订本。全书共四章，内容包括推拿疗法的理论基础和辨证论治基本原则，小儿病四诊及八纲、脏腑、病因辨证，小儿推拿 10 种基本手法，常用 57 穴，以及初生儿疾病、传染病、各系统疾病共 71 种病证的治疗。本书较第一版增加了手法、穴位，扩大了病种（增加 29 种），并将自己多年的经验写于按语之中，从而提高了该书的实用性。

4.《实用家庭按摩》 初兰花著，金盾出版社 1999 年出版，本书着重讲述了临床各科常见疾病的家庭按摩及自我保健按摩方法。对各种按摩方法的操作要领、手法要求、注意事项及应用范围做了详细介绍，并附有插图。内容丰富，科学实用，通俗易懂，适合于一般家庭成员学习应用，也可供基层医务人员和广大按摩爱好者阅读参考。

5.《小儿推拿实用技法》 田常英著，人民卫生出版社 2015 年出版。该书从临床出发，介绍了小儿推拿的概述；小儿推拿的学习方法与步骤；小儿推拿的适应证、禁忌证及注意事项；小儿推拿的基本操作手法与复试手法，以张氏望诊为中心的疾病诊断体系；在张氏望诊基础上，补充了"望眼"内容，又在望色时强调"五色五脏配五行"。介绍了小儿推拿的常用穴位与特色取穴及 50 个临床常见小儿病证的推拿治疗方法及小儿保健推拿方法。

6.《实用小儿推拿图卡》 张锐著，人民卫生出版社 2009 年出版。本彩色图卡介绍了张汉臣小儿推拿流派常用的 18 种基本手法、8 种复式手法、100 个常用穴位和 61 种疾病证型的推拿治疗，其特点是首次采用半岁至 3 岁间的小儿作为模特，实体摄影照片标定穴位，真实再现临床操作手法的原貌，便于读者领会，可尽快入门，方便查阅和携带。

7.《实用小儿推拿穴位图卡》 张锐著，中国中医药出版社 2010 年出版。本书以图卡的形式介绍了张汉臣小儿推拿学派的常用穴位 100 个，其中包括手臂部穴位 40 个、头颈部穴位 20 个、胸腹部穴位 14 个和下肢部穴位 12 个。本书采用实体摄影照片加以标定穴位的方法，使小儿推拿穴位表现得生动、准确，手法操作一目了然，便于掌握。其特点是对一些仅通过文字描述很难理解的手法操作进行动作分解，图文并茂，使读者可以尽快入门。

8.《实用小儿推拿图册》 张锐著，人民卫生出版社 2013 年出版。本书采用真人实体摄影照片加以标定穴位的方法，通过 269 幅插图配合详细文字说明，图文并茂地介绍了张汉臣小儿推拿学派的常用手法、穴位的位置、操作、主治，以及 64 个常见疾病证型的治疗，包括小儿感冒、发热、咳嗽、泄泻、呕吐、厌食、惊证、遗尿等治疗。本书易于掌握，可使读者快速入门，收到事半功倍的效果。

9.《张汉臣小儿推拿》 张锐著，青岛出版社 2017 年出版。本书介绍了张汉臣小儿推拿流派诊病重视望诊，善于从小儿形态及面部的色泽改变诊断疾病，治病取穴以顾护正气为主等学术思想及技法特色，介绍了小儿的生长发育、生理病理病因特点、小儿疾病的四诊要点、辨证要点、小儿推拿常用治法、基本常识、常用手法及穴位、常见病推拿治疗、小儿保健推拿方法等。全书图文并茂，附有光盘详解小儿推拿手法，可使读者轻松掌握推拿要领。

第四节　冯氏捏脊

冯氏捏脊疗法是以中医的经络学说为理论基础，以中医的脏腑辨证为指导原则，通过冯氏特有的手法规范的作用于小儿脊背的特定部位，刺激督脉振奋阳气，同时刺激足太阳膀胱经的脏腑俞穴、经外奇穴华佗夹脊穴，来防治小儿各种病证，是一种具有特色的综合性疗法。因其对小儿疳积有特效，故又称冯氏捏积疗法，针对疳积明显的患儿，为了提高疗效，可以配合使用冯氏祖传的冯氏口服消积散以及冯氏化痞膏进行综合性治疗。

一、溯源

在浩瀚的中医古医籍中，记载捏脊疗法的古代文献并不多见。现存文献中，最早见于西晋葛洪所著《肘后备急方》，"拈取其脊骨皮，深取痛引之，从龟尾至顶乃止，未愈更为之"，用以治疗卒腹痛。这段文献记载，在捏脊疗法的施术部位、方向及手法等方面对后世具有一定的指导意义。隋唐以后直至明清的某些文献，虽有一些记载但均不及上述文献详尽。

冯氏医家早在清朝末年就开始在北京从事小儿的捏脊施术工作，其中影响较大的代表性人物是冯泉福，其父冯沛成精通祖传捏脊术，又善祖传冯氏化痞膏及冯氏消积散的炮制。冯氏医家，清初落户北京，家风善厚，虽握医技，但不以此谋生，乐善好施，把对疾苦患儿的"释缚脱苦"作为己任，到冯泉福这一代，已经历经 4 代，具有一百五十多年的历史，传承至今已有一百八十余年。在北京提起捏脊疗法几乎是家喻户晓，无人不知的，而祖传从事捏脊疗法的冯氏医家又紧紧地和捏脊疗法的美誉连在一起。群众亲切地把冯氏医家称为"捏脊冯"。

古老的捏脊疗法，经冯氏医家四代精心钻研，逐步形成了冯氏捏脊疗法的特有风格，在治疗手法上，以推法为先导，同时配合了推、捏、捻、放、提、揉、按七种手法。在治疗手段上以手法治疗为主，同时配合了冯氏口服消积散和外敷化痞膏药，这样就构成了冯氏捏脊疗法手法简便，疗效明显的两大优点，得到群众的称赞。

1. 创始人

冯泉福曾祖父。

2. 第二代传承人

冯泉福祖父。

3. 第三代传承人

冯沛成，冯泉福的父亲，继承前辈医技及冯氏口服消积散和冯氏化痞膏药的炮制，为冯氏捏脊第三代代表性人物。

4. 第四代代表性传承人

冯泉福，男，1902年2月～1989年1月，满族，北京市人。从清末开始，冯氏捏脊疗法就在广大群众中传开，慕名而来的求医者日益增多，冯泉福老先生自幼耳闻目睹这一疗法的奇效又深得家族的言传身教，1923年年仅21岁的冯泉福正式随父在家系统学习冯氏捏脊疗法和冯氏口服消积散和冯氏化痞膏药的炮制。在学习中冯泉福醉心实践，精究方术，努力提高自身的诊疗水平。1926年在其父冯沛成的倡导下，冯氏医家正式在北京西城区众议院夹道4号的住所内对外应诊。新中国成立以后，由于党对中医的关怀，古老的捏脊疗法得到了新生，50年代初期捏脊疗法门诊每天就诊的患儿高达1500人次左右。

医务界对冯氏捏脊疗法也极为重视，不少报刊和杂志都相继刊登过有关冯氏捏脊疗法的内容和报道。冯老先生也多次登台讲授和演示捏脊术，一些科研单位和所在医院，多年来曾先后抽出不少的科研人员，应用现代化的科学手段研究、探讨捏脊疗法的治疗效果和治疗机理。已故的施今墨老先生早在1962年就写道："冯泉福先生在北京家传四代，历百余年专为小儿'捏脊'誉遍城郊，疗效超卓。"并进一步指出："尤以冯氏'捏脊'手法与众不同。他的疗法简便，疗效显著，最受劳动人民的爱戴。"

冯泉福老先生历经新旧两个社会，行医几十年如一日，勤勤恳恳、兢兢业业，晚年仍然坚持工作，直到1989年1月与世长辞，享年87岁，行医六十余年。在几十年的工作中，冯老对技术精益求精，练就了一套精良的捏脊术，以他娴熟的手法，捷健的动作，明快的节奏感，而盛名于群众之中。治病救人的同时，冯老更毫不吝惜，将祖传冯氏捏脊秘术倾囊相授予他的弟子们、学生们，由冯老亲自培养出来的捏脊医务人员就有数百人，冯泉福老先生对冯氏捏积的传承做出了不可磨灭的贡献。

5. 第五代代表性传承人

佘继林，男，1946 年 8 月生人，回族，北京市人。1983 年在北京市中医医院领导的支持下，佘继林成为冯泉福的助理，正式对这一疗法进行专业系统的汇集、整理、充实、总结和提高。佘继林在长达三十多年的时间内进行了著书立说、录像存珍、办班普及、科研论文、电视直播、电台讲座、外事讲学、基层推广、社区传授等多形式、多层面、多地区的学术交流和疗法推广等工作，其参加的 2 项科研项目分别获得了北京市科委技术进步三等奖、北京市中医管理局技术改进二等奖，上述工作的有序进行极大地提高了冯氏捏积疗法的学术地位，使本疗法跃身于全国小儿推拿七大流派之一，并列入国家卫生和计划生育委员会"十三五"规划教材《小儿推拿学》第一、二版教材。佘继林本人已成为继冯泉福之后的中医儿科冯氏捏积代表性人物，其所著的《冯氏捏积疗法》也已经成为冯氏捏脊代表性著作，该书对冯氏捏积疗法的治疗原理做了科学的解释和补充，对施术手法的选定、称谓以及操作顺序也进行了明确的界定，同时对受术的体姿、施术的体位、饮食的禁忌都做了系统的深入的收集、归纳和总结，也明确了本疗法的禁忌证，使得这一疗法从理论到实操形成了一个完整的流派体系，该书经冯泉福老先生审阅后于 1985 年出版发行。

为了更好地做好冯氏捏脊的传承，佘继林老先生不因年事已高，仍然积极配合中医药管理局的工作，承接了各项中医药传承指导老师的重任，2016 年被北京市中医药管理局推选为"北京中医药传承双百工程"指导老师、北京市朝阳区第四批中医药专家下基层暨学术经验继承工程指导老师。勇于担当的佘老，也因此获得了中医药管理局和社会各界的普遍认可，2017 年 7 月获得了北京市中医药管理局授予的"首都国医名师"称号，被明确认定为"中医儿科冯氏捏积代表性传承人"，已被收录到第三届首都国医名师简录（第 43 页）。2017 年佘老又投入到了北京中医药"薪火传承 3 + 3 工程"室、站建设项目工作中去，在"冯泉福老中医药专家继承工作室"及"佘继林老中医药专家继承工作站"为冯氏捏积的传承做出更多的贡献。

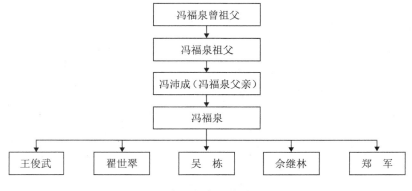

冯氏捏脊传承谱系图

二、流派的学术特点

1. 顾护脾胃，补肾固本

冯氏捏脊流派格外重视脾肾在小儿生长发育过程中的重要作用。脾胃为后天之本，气血生化之源，脾胃健则五脏六腑皆荣。肾为先天之本，肾藏精主骨生髓。但是小儿"脾常不足""肾常虚"，脾虚则气血化生匮乏，肾虚则精髓封藏匮乏，气血精髓不足则形体无以荣养，势必会导致婴童瘦小枯干、体弱多病，所以冯氏捏脊流派格外重视脾肾，提倡顾护脾胃，补肾固本。

2. 重视阳气，温补立法

冯氏捏脊流派特别推崇《素问·生气通天论》之"阳气者，若天与日。失其所，则折寿而不彰"，认为阳气对人体有着重要的温煦、温养的作用，一旦人之阳气不足，犹如天上没有太阳，万物不得生发。除此之外，阳气对人体还有卫外固密的作用，就像一道屏风一样，保护人体免受外邪的侵袭。恰好脊为督脉所居，总督人体诸阳，为阳脉之海，捏拿脊背，刺激督脉，可以振奋阳气，推动气血运行，就能防治疾病。

3. 平衡阴阳，调和脏腑

冯氏捏脊流派在重视阳气的同时，也在强调"一源三岐"，虽然督脉、任脉、冲脉循行路径不同，但是三者同起于胞宫，也就是三者同源，阴阳互根互用。督脉总督诸阳为阳脉之海，任脉为阴脉之海，冲脉为血海，而且督旁还有经外奇穴华佗夹脊穴和足太阳膀胱经的脏腑俞穴，故督脉实际沟通了人体表里、内外、阴阳和气血，它能调阴阳，理气血，和脏腑，通经络，可以使失调的机体重归"阴平阳秘，精神乃治"的状态。

4. 内服外敷，相须为用

冯氏捏脊流派除了冯氏特有的手法治疗以外，针对疳积明显的患儿还可以配合使用冯氏祖传的冯氏口服消积散以及冯氏化痞膏等不同的治疗手段来增强原有疗效。虽然内服、外敷与手法治疗的治疗手段不同，机理有别，但却殊途同归，相须为用（就如同中药学的相须配伍一样，把性能功效相类似的不同药物配合应用，可以增强其原有疗效），最终都对脏腑、阴阳、气血、经络产生良好的调和作用。手法治疗捏脊可以刺激经络消积健脾，口服冯氏化积散可以化掉积滞，外敷冯氏消痞膏可以消除痞塞，内服、外敷与手法治疗相结合，互补长短，有助于疗效的提高。

三、流派特定穴与技法

冯氏捏积疗法是一种施术于小儿脊背特定部位的全息疗法，是集预防和治疗为一体的特色手法治疗。它的适应证十分广泛，包括消化系统、呼吸系统、神经系统，是儿童常见疾病的克星。本疗法手法简便、疗效明显，深受广大群众的欢迎，是中医药适宜技术在基层推广的精品。冯氏捏脊手法主要有以下几种：

1. 推法 推法是捏脊术中的第一个手法，具体的操作方法是术者用双手食指第

二、三节的背侧紧贴着患儿施术部位的皮肤，自下而上均匀而快速地向前一推。这个手法在运用时应注意的是，术者双侧食指在向前推动的瞬间，力量不可过猛，如果力量过猛，容易出现滑脱，或划伤患儿的皮肤。

2. 捏法 捏法是捏脊术中的第二个手法，具体的操作方法是术者在上述推法的基础上，双侧拇指与食指合作，将患儿施术部位的皮肤捏拿起来。这个手法在运用时应该注意的是，术者捏拿皮肤的面积及力量都要适中，如果捏拿面积过大，力量过重，就会影响施术的速度，患儿也会感到过度的疼痛；如果捏拿面积过小，力量过轻，患儿的皮肤就容易松脱，而且刺激性小，影响疗效。

3. 捻法 捻法是捏脊术中的第三个手法，具体的操作方法是术者在捏拿着患儿施术部位皮肤的基础上，拇指与食指合作，向前捻动患儿的皮肤，移动施术的部位，左右两手交替进行，如果手法娴熟，看上去就像海边的波涛向前滚动。这个手法在运用时应该注意的是左右两手配合要协调，向前捻动时不要偏离督脉，捻动的力量要始终均匀适中，中途不能停顿，也不要松脱，一鼓作气，从督脉的长强穴一直操作到大椎穴（或风府穴）。

4. 放法 放法是捏脊术中的第四个手法，也就是上述推、捏、捻三个手法综合动作后，随着捏拿部位的向前推进，皮肤自然恢复到原状的一种必然结果。这个动作的瞬间掌握的得当，就可以使整个捏拿过程出现明显的节奏感。

5. 提法 提法是捏脊术中的第五个手法，具体的操作方法是术者从捏拿患儿脊背第二遍开始的任何一遍中，在患儿督脉两旁的脏腑俞穴处，用双手的拇指与食指合作分别将脏腑俞穴的皮肤，用较重的力量在捏拿的基础上，向后上方用力牵拉一下。目的是通过这个手法，加强某些背部脏腑俞穴的刺激，用以调整小儿脏腑的功能。这个手法在运用时应该注意的是，术者应用本法时，提拉力量要因人而异，一般来讲，年龄大的、体质强的力量可重一点，年龄小的、体质弱的力量可轻一点。这个手法如果运用得当在重提的过程中可发出清脆的声响。

6. 揉法和按法 揉法和按法是捏脊术中的第六、第七个手法，这两个手法在冯氏捏脊疗法中是同时应用的，具体的操作方法是术者在捏拿小儿脊背结束后，用双手的拇指腹部在患儿腰部的肾俞穴处，在原处揉中有按，按中有揉。这两个手法在运用时应该注意的是拇指向下按压的力量不可过强，如力量过强因施术面积仅有拇指腹部的大小，患儿会感到异常疼痛。

针对不同疾病，辨证施术，在捏脊过程中，于相关背俞穴处重点进行"提法"刺激，或在捏脊结束之后，于相应背俞穴处进行"按揉"刺激。具体辨证施术如下：厌食用大肠俞、胃俞、脾俞；腹泻用大肠俞、脾俞、三焦俞；呕吐用胃俞、肝俞、膈俞；便秘用大肠俞、胃俞、肝俞；烦躁用肝俞、厥阴俞、心俞；夜啼用胃俞、肝俞、厥阴俞；多汗用肾俞、厥阴俞、肺俞；尿频用膀胱俞、肾俞、肺俞。

此外，在捏拿小儿脊背时，有时还可根据患儿的病情，将捏拿部位从大椎穴延至风府穴。如双眼红赤，痒涩羞明；鼻腔红赤，鼻周溃烂；牙齿松动，牙龈溃烂；面黄肌瘦，唇红烦渴；面红烦急，咬牙惊悸等。患儿具有上述症状中一种或数种时均可在施术时捏至风府穴。

四、区域性与代表著作

（一）区域性

冯氏捏脊疗法起源于北京，后经几代人的传承，现盛行于华北地区。

近年来，为了落实中医药适宜技术在基层的推广应用，佘继林等冯氏捏积传承人加快、加大推广力度，两年内先后赴扬州、成都、淄博、北京、沈阳、运城、青岛参加国家级、省级学术会议，把冯氏捏积疗法这一精品推向全国。自 2008 年至今，佘继林一直坚持参加每年由国家部委责成北京中医医院承办的"发展中国家传统医学保健技术训练班""发展中国家传统医学妇幼保健技术培训班"等国际学习班的冯氏捏积疗法授课，使这一疗法受到国外友人的高度关注，使冯氏捏脊疗法跨出国门，走向世界。

（二）代表性著作

《冯氏捏积疗法》，佘继林主编，北京知识出版社出版。

第五节　海派儿科推拿

海派儿科推拿学术流派，是在挖掘、整理、分析明清时期小儿推拿著作基础上，结合近、现代上海地域小儿推拿名家临床经验之长，继承发展丁氏一指禅推拿流派的技术特点，在上海这一特定地域"海纳百川，兼容并蓄"，逐渐形成的道法术齐备的小儿推拿学术流派。

海派儿科推拿的特色优势病种主要有小儿腹泻、便秘、反复呼吸道感染、斜颈、遗尿、小儿脑瘫、脊柱侧弯、情感交叉症、臀肌挛缩等。在手法上将上海的一指禅推拿、揉法推拿等手法融入传统小儿推拿手法中，增强了小儿推拿手法柔和、渗透的作用，更加体现出"轻而不浮，重而不滞"的手法特点。在临证时强调"痛则通，不痛则不通"，重视"通"法的应用。临床上更注重辨证施治，以"审证求因""扶正祛邪""重视腹背"等，整体施治，从而提高疗效。

一、溯源

1. 基于一指禅推拿等的传承

丁氏一指禅流派可以上溯至清咸丰年间，由李鉴臣大师传授于江苏扬州江都丁凤山先生，丁师又将其发扬光大，培养了许多推拿人才，如王松山、钱福卿、丁树山等，而丁树山又培养出朱春霆、丁季峰等近代著名推拿大家，王松山有弟子14名。

据《黄氏医话》所说：一指禅推拿在按、摩、推、拿的基础上增加了搓、抄、掖、捻、缠、揉、摇等共为十种手法。而王百川、王纪松先生编写的讲义中则为推、拿、揉、缠、按、摩、捻、摇、掖、搓、抖、点12种手法；朱春霆先生所述之一指禅12法中无点法有抄法。而在《一指定禅》中仅见到推、缠、揉、按4种。

王松山（1873—1962），1891年拜丁凤山为师，先后行医于杭州、宁波、汉江、镇海等地。1913年迁居上海，开业于北京西路38号，其周围有妇科朱南山，痔科闻茂康，伤寒张骧云，儿科徐小圃，内科陆渊雷，均和王松山来往甚密。1917年王松山在上海中医专门学校教小儿推拿。王松山治小儿惊风，主张手法柔和为贵，拿委中、承山直至痉挛消失。委中又名血郄，《千金方》认为委中主治"脊强反折，瘛疭"。《圣惠方》认为承山主治"腰膝重，起坐难，筋挛急，不可屈伸"。另王松山应用一指禅推拿治疗小儿腹泻，疗效显著。当时海上名医张骧云时有介绍小儿至其处治疗，其子张镜人先生之孙患腹泻也采用小儿推拿为其推治。

王松山之徒王百川（1901—1977）曾为推拿门诊部第一诊疗室掌门人，该诊室以儿科、内科、妇科为主，用一指禅推拿治疗小儿麻痹后遗症。

王松山之子王纪松（1902—1990）在诊治小儿急惊风时，认为当小儿高热，具体有两眼出现寒光，提示惊厥将现，治疗时当用揉法于膻中。他认为惊厥多为痰涌所致，并认为此时用拿法则适得其反，越拿越惊。

一代宗师，原中医推拿学校校长朱春霆（1906—1990），取阳明经治疗小儿麻痹症，古法新用。一指禅推拿第三代传人丁季峰开创的滚法推拿，其主要手法滚法被海派儿科推拿所继承。

内功推拿之擦法也用于海派儿科推拿，现在海派儿科推拿之桥弓穴即来源于内功推拿。

2. 基于历代小儿推拿学术成就的传承

海派儿科推拿还得益于明清时期的小儿推拿著作。《袖珍小儿方论》原为浙江衢州人著，江苏常州人庄应琪增补为《补要袖珍小儿方论》。该书第十卷"秘传看惊掐筋口授手法论"为最早的小儿推拿篇章。最早的小儿推拿著作《小儿按摩经》出自浙江四明人士陈氏之手，诸如"旋推为补，直推为清"就源自于此书，而推拿开璇玑法则是从《幼科集要》中觅得。

另外近代上海小儿推拿也是名家辈出，也成为海派儿科推拿发展的重要营养来源，例如张静莲（上海青浦人）之徒马玉书（马君淑），江苏无锡人，著有《推拿捷径》，年少岁时她身患病，多方治疗无效，后经张静莲一推而愈，遂拜其为师。

戚子耀（1889—1968），江苏武进人，推拿得之家传，1941年先后开设"上海培德儿科推拿专门学校（该校印有《推拿学讲义》）"和"佛教儿科推拿传习所（教材选用《推拿捷径》）"，其擅用"推三关"透发麻疹。赵政编著的《儿科疑难杂症》一书中就有戚子耀先生治疗急性肾小球肾炎尿闭临床治案。他的女儿戚志芳后与其同时执业。

朱慧贞（1914—?），江苏吴县人，1932～1935师从戚子耀。1932年《国民先导》（月报）第一卷第七八期推拿医师名录中有推拿女医师十余人。此外，知名小儿推拿大师有单养和先生，以及其女单吉平医师。当时上海新中国医学院曾油印倪息庵编写的《儿科推拿讲义》，内有推拿掐搓摇捻扯揉运刮分和等12种手法，以及86种操作法。海派儿科推拿从这些前辈的经验中汲取了丰富营养，如戚子耀的推三关之法。

此外，海派儿科推拿还从民间寻取良方，《厘正按摩要求》为江苏宝应人张筱杉编，他在书中指出："南人专以治小儿，名曰推拿。习是术者，不必皆医……而妇人女子藉为啖饭地也。"江浙沪地区小儿推拿时用于治惊，称为"掐惊"或"推惊"。现今大家所熟知的捏法，即江苏句容人葛洪在其《肘后备急方》所说之"拈法"，在江浙沪民间俗称之"翻皮肤"，江浙地小儿推拿之盛况可见一斑。

3. 基于长期工作经验和知识的积累

海派儿科推拿的形成离不开实践的探索和感悟，通过几十年如一日探索和钻研，不断从临床中总结经验，凝练思路，创新方法。比如十王之位置为十指指甲根两侧。又如斜颈之治疗，《医宗金鉴》曰："斜挛之筋，以手推拿，令其平复。"还说："按摩其瘀结之筋。"我们在推拿中，常用捏捻之法使之早日散瘀。再如，海派儿科推拿强调中医基础理论的掌握，如《幼科推拿秘书》所说，"推拿一术，其法最灵，或有不灵，认穴之不真耳"，并强调手法之功力。该流派所提及的内容，都是来源于临床实践的需要，将最有效、最安全、最便捷的小儿推拿方法总结归纳，并查找大量相关小儿推拿的医史文献进行参照，以古之理论应用与今之实践，知行合一，不断通过临床、教学和科研的深入思考，逐步将该流派的框架与内涵展现出来。

海派儿科推拿的产生、形成和发展，不仅具有深厚的文化底蕴，而且还以丰富的临床实践为基础。在原有基础上大胆创新，融合百家，整理古籍，践于临床，汲取了一指禅推拿、内功推拿和滚法推拿三大传统流派的临床经验，集众家之所长，克服了一家一式的局限性，开创了海派儿科推拿学术流派。

二、流派代表性人物

（一）创始人金义成

金义成（1944—），1944年8月出生于上海，祖籍江苏建湖。金义成为海派儿科推拿创始人、丁氏一指禅推拿第四代传承人、中国小儿推拿领域的学科带头人，主攻小儿推拿，学识渊博。曾任上海中医药大学岳阳医院推拿科主任、上海中医药大学小儿推拿教研室主任、上海中国传统医学推拿协会理事长、华东师范大学文化艺术学院中国国际文化传播中心客座教授、国家中医药管理局瑞士中国传统医学中心中医学教授。现任上海中医药大学老教授协会副会长、世界中医药学会联合会小儿推拿专业委员会顾问、中国中医药研究促进会小儿推拿外治分会名誉主任、山西河东少儿推拿学校名誉校长。

金义成在上海中医学院附属推拿学校学承一指禅推拿、滚法推拿、内功推拿，该校推拿专业由丁季峰、王百川、王纪松等名家亲自执教，王松山、钱福卿、朱春霆等前辈亦有时到校指点。金义成在实习和留校工作期间，得到恩师王百川的悉心传授。自1963年毕业以来，一直工作在教学、临床、科研第一线，历任上海中医药大学小儿推拿教研室主任、岳阳医院推拿科主任。以对中医推拿学科发展的满腔热情和高度责任心兢兢业业、辛勤耕耘、不断进取，历50多年的艰苦努力，宵衣旰食、焚膏继晷，独立编著和主编出版推拿专著达四十余部，撰写并指导摄制推拿影视8部，曾为《医学百科全书·推拿学》编委，并作为主要作者之一参与编写《简明中医辞典》《中医大辞典》。金义成对推拿文献研究成就斐然，他首次全面挖掘整理小儿推拿历代文献资料，并编著《小儿推拿》，该书博采众长，无门户之见，不偏主一家，屡次印行仍供不应求。此外，他融古汇今、旁征博引，荟前人之学说、萃今人之创获，经十年磨一剑，终成《中国推拿》，是书第一次全面阐述推拿发展史，系统整理了药摩的历史成就，为中医推拿的医教研工作提供了宝贵的资料。《中国推拿》为难得之精品，一经面世便被大英博物馆所收藏。

金义成十分重视临床，虽年过古稀，仍按时出诊。他认为一个医生离开临床实践，就如无源之水、无根之木，读万卷书不如行万里路。其推拿临床涉猎范围甚广，为此他除了在医典中寻求帮助外，还注意学习相关学科，如在20世纪60年代末随海上妇科、伤科名家朱小南、石幼山先生临诊，时请教于二老。其从事临床不断，因而临床经验丰富，功效如意。国家中医药管理局将其作为中医药教授派往瑞士不久，即被当地媒体采访并做专题报道。丰富的临床经验和积累的文献资料，对其教学工作相当有益，其所著《小儿推拿学》颇获好评。金教授从教数十年，可谓是桃李满园，他的不少学生已成为全国各地的推拿栋梁之材。

金义成经过五十多年的临床实践以及教学体会，逐步从原有一指禅推拿流派和滚法推拿流派独立发展出来，于2003年《海派儿科推拿图谱》一书中正式提出"海派儿科推拿学术流派"。为何要提出海派儿科推拿这个观点？金义成表示，自己是丁氏一指禅推拿第四代传人，同时又是滚法推拿、内功推拿、小儿推拿的传承人。在临床上，并不仅限用某种单一流派手法，而是结合多个推拿流派的优点综合运用于儿科，通过多年实践，推陈而出新，逐渐形成了独特的推拿手法和学术观点。金义成觉得，自己很难界定到底属于哪个流派，从而提出"海派儿科推拿"这一概念。

时任上海中医药大学党委书记张建中在《海派儿科推拿图谱》序言中写道："本书冠以'海派'之名，良有深意：一曰'海派无派、无派有派'；二曰'海派无形，无形有形'……发生、发展在上海这一特定地域的中医、中医推拿、小儿推拿自有其特色和特点，这是有派之谓；而上海所体现的海纳百川、融汇百家、兼容并蓄、扬长补短等人文精神和学术风格，又使海派无派。所谓海派推拿的有形，则是数千年中国推拿的精髓，万变不离其宗；而无形之谓，乃不断吸纳新知，补充新的内容，不墨守成规、不泥古不化。这些辩证思维的观点，对中医继承与发展的正确把握，正是本书精华所在。"海派儿科推拿的提出并非偶然，而是金义成教授经历多年临床实践，通过长时间反复考量得出的，是符合时代发展需求的产物。

（二）第二代代表性传承人 [资料来源于师门传承，流派创始人金义成教授认可]

1. 陈志伟（上海中医药大学附属岳阳中西医结合医院推拿科副主任医师）

陈志伟，女，医学硕士，副主任医师，师承金义成教授，海派儿科推拿传承人。现任上海中医药大学附属岳阳中西医结合医院推拿科副主任医师，上海市中医药学会推拿分会委员、小儿推拿联盟副主任委员、中国中医药研究促进会小儿推拿外治专业委员会委员、国家中医儿童健康工程试点工作专家委员会委员。

陈志伟医师于 1992 年毕业于上海中医药大学（原上海中医学院）推拿系，在校学习期间受到海派儿科推拿的传人金义成教授的启蒙，对小儿推拿产生了浓厚的兴趣。之后在实习阶段又有幸跟从金义成教授临床实习，亲身感受到金老运用传统小儿推拿治疗小儿疾病的神奇疗效。当她将学到的方法运用于患儿而得到立竿见影的效果时，她已经爱上了小儿推拿，并默默下定了决心：今后一定要从事小儿推拿专业的工作。幸运的是她大学毕业后顺利地应聘于上海岳阳中西医结合医院的推拿科，并在当时的推拿科主任金义成教授的领导下从事小儿推拿的工作。尽管当时社会上对小儿推拿并不了解，也不重视，很多医院都没有开设小儿推拿科，也没有从事小儿推拿的专职医师，即使是一些中医医院也没有专门从事小儿推拿的医师，但是岳阳医院推拿科在金义成教授的领导下，一直保留并开展着小儿推拿的专科工作。因此，她在二十多年的小儿推拿临床实践中，积累了丰富的临床经验。

同时，岳阳医院作为上海中医药大学的附属医院，还肩负着教学和临床带教的责任。金义成教授当时是推拿教研室的主任，肩负着大学本科生的小儿推拿教学任务。作为教研室的成员之一，陈志伟医师于 1995 年开始了小儿推拿教学工作，包括临床的带教工作，临床带教的学生包括本科实习生、全国各地的进修医师及国外的留学生；自 2007 年开始先后培养了近 10 名小儿推拿的研究生，她们和其他进修医师都在各自的岗位上从事着小儿推拿工作，为海派儿科推拿的传承和推广做了自己应有的贡献。

除了临床和教学，她还主持和参加了多项临床科研工作，发表了多篇论文，并参加《家庭儿科百病推拿图解》《小儿常见病的推拿治疗》《整脊保健学》《今日推拿》《针灸推拿学高级教程》等多部书籍及视听教材的编写。

为了更好地传承和发展以金义成教授为代表的海派儿科推拿，陈志伟医师于 2010 年始正式拜金义成教授为师，更深层次地研究和总结金老的海派儿科推拿学术思想。

并先后到云南昆明、福建福州、山东青岛、江苏无锡等地区进一步推广海派儿科推拿。

2. 王玉兰（黑龙江省名中医）

王玉兰，主任医师，教授，哈尔滨市中医医院小儿推拿科主任，科室技术骨干，黑龙江省学科带头人，于1986年全国推拿医师提高班随金义成教授学习小儿推拿。全国第二届百名杰出青年中医，黑龙江省名中医，兼全国小儿推拿行业副主任委员，全国"小儿斜颈病"临床路径协作组组长。中国民族医药学会推拿分会常务理事，中国民间中医医药研究开发协会中医妇幼推拿分会副会长，中国民间中医医药研究开发协会中医古籍发掘整理委员会小儿推拿专家团特聘专家，黑龙江省中医药学会理事，黑龙江省推拿学会副主任委员，黑龙江省小儿斜颈治疗中心主任，哈尔滨市传统医学手法学会副会长。

王玉兰主任从事小儿推拿工作近四十年，专业理论扎实，临床经验丰富，曾获得省科技进步奖两项，省科技成果奖一项。独创"按、揉、牵"三法治疗小儿斜颈，获黑龙江省科技进步三等奖；研究摇牵法治疗小儿先天马蹄内翻足获得黑龙江省科技成果奖；辨证施推配合肚角振颤法治疗小儿非感染性腹泻的临床研究获得科学技术进步二等奖。另著有科普图书五部，发表专业论文二十余篇。

王玉兰经过多年临床经验总结，于1991年独创"按、揉、牵"三法治疗小儿斜颈，并获黑龙江省科技进步三等奖，这一成果填补了黑龙江省推拿领域治疗小儿斜颈的空白，其技术达到国内领先水平，改变了这一疾病一直沿用手术治疗的现状。此手法规范，是一种无创伤疗法，患儿及家长易于接受，这一成果受到各界重视，得到了同行的认可。哈尔滨市卫生局，市科委将其作为科技成果推广项目，向全省和全国推广。在推广过程中，王玉兰参加了国际非药物疗法学术会议并进行了交流，日本、新加坡等国家的多家医院接受了这一疗法并应用于临床。

1997年"小儿斜颈病"被黑龙江省中医药管理局确定为省重点专病。1997年哈尔滨市中医院被黑龙江省中医药管理局确定为"黑龙江省中医小儿斜颈医疗中心"；2003年小儿推拿被省中医药管理局确定为省级重点学科，王玉兰为学科带头人；2011年王玉兰被国家中医药管理局确定为中医优势病种"小儿斜颈病"临床路径协作组组长单位，负责组织全国15家中医院进行中医治疗"小儿肌性斜颈"的临床试点工作。同时，科室作为"小儿斜颈病"协作组组长单位参加了国家中医药管理局布置的临床路径释义及诊疗方案编写的工作，并完成了"小儿斜颈病"临床路径的释义和诊疗方案的编写工作。2012年，在王玉兰的带领下，小儿推拿科参加了国家中医药管理局委托全国"小儿推拿联盟"委员会举办的首届全国"小儿推拿联盟"会议，在会上，哈尔滨市中医医院小儿推拿科被评为"全国小儿推拿行业2012年度标兵单位"。

3. 蒋诗超（复旦大学生物学博士后）

蒋诗超，中共党员，慈幼健康创始人，上海中医药大学针灸推拿学博士，复旦大学生物学博士后，临床执业中医师，上海市科技进步一等奖获得者，上海市青年科技英才扬帆计划获得者，中华中医药学会推拿分会青年委员，中国民族医药学会推拿分会理事，师承金义成教授学习海派儿科推拿。

蒋诗超从学医伊始，就对推拿产生了浓厚兴趣。攻读硕士研究生期间，他从未停歇过对小儿推拿的思考，不仅仅在临床技术的学习上，还在其推广方式上。他大胆将一些设想撰写为一份商业计划书，并组织一支年轻团队，参加第七届"挑战杯"中国大学生创业计划竞赛，一举取得贵州赛区金奖，全国总决赛银奖的荣誉。无论是临床学习还是创业挑战，都让小儿推拿这粒种子深深植根于蒋诗超的内心深处。

2010 年，蒋诗超来到上海中医药大学附属岳阳中西医结合医院，有幸认识海派儿科推拿创始人金义成教授，并于 2015 年 10 月拜入金师门下，成为其入室弟子。尔后常伴金师左右，习得海派儿科推拿精髓。后创立海派儿科推拿讲师团，担任常务副团长一职，开始在上海以及周边地区大力推广海派儿科推拿，举办数十场公益讲座，覆盖人群千余人，让海派儿科推拿这块金字招牌焕发勃勃生机。

在金义成教授的指导下，蒋诗超逐渐建立一套基于符合海派儿科推拿传承发展之路。提出对于操作手法的匠心回归，强调按照传统方式传承海派儿科推拿手法，将一指禅推法、㨰法、擦法三个手法作为基础手法练习，在此基础上苦练内功，增加推、拿、按、摩、捏、揉、搓、摇、㨰、擦海派儿科推拿十法的手法内涵；同时，还要求习练易筋经功法，将功法与推拿手法进行强化练习，增加"推拿不练功，到老一场空"的基本认识；对于疾病认识，不仅要求一线推拿师掌握儿科学、中医儿科学、中医基础理论、经络理论等中西医知识，还要求对儿童发展心理学、与幼儿沟通艺术、儿童营养学等内容进行掌握，力求做到专业、全面。

（三）第三代代表性传承人 [资料来源于师门传承，流派创始人金义成教授认可]

1. 王建红（山西省河东中医少儿推拿学校业务校长）

高级少儿推拿调理师，讲师，运城市劳模，运城市政协委员。现任山西省河东中医少儿推拿学校业务校长，全国少儿推拿调理专家委员会副秘书长，中华中医药学会亚健康分会常务委员，世界中医药联合会亚健康专业委员会常务理事，全国中医药高等教育学会儿科教育研究会常务理事，四季康贝（北京）健康科技有限公司副总监兼产品研发部主任，运城市针灸推拿学会副会长，运城市女企业家协会副会长兼秘书长。曾获"山西省巾帼建功标兵"、"运城市五一劳动奖章"。

2013 年拜海派儿科推拿第二代弟子孙德仁教授为师。潜心研究海派儿科推拿，多次赴上海在师爷金义成教授处学习进修。在金老言传身教、耳提面命之下，系统钻研了海派儿科推拿的理论和手法，并在临床实践中应用创新。参加工作以来一直坚持从事少儿推拿教学、科研和临床工作。擅长用少儿推拿诊治少儿腹泻、顽固性咳喘、脑瘫、肌性斜颈、抽动 - 秽语综合征等疾病。至今累计调理少儿五万余人，效果显著、广受好评。曾受邀赴北京、上海、广州等地开展"手"护孩子健康工程公益讲座百余次；在 2014、2015 年山西省基层医疗机构小儿推拿技术千人培训教学中，探索出理论与实践教学 1∶1 的培训模式，受到学员高度评价和省卫计委的充分肯定。

王建红作为副主编参与编写中国中医药出版社出版的《少儿推拿治疗学》《少儿亚健康推拿调理》等少儿推拿系列教材；在各种刊物上发表论文十余篇；参加国家中医药管理局立项的《中医养生保健技术操作规范·少儿推拿》和《中医养生保健服务规范·少儿推拿》起草工作，担任第二起草人；参与山西省《0~36 个月儿童中医药健康管理服务技术规范》培训教材编写。

2. 林森（中国民间中医医药研究开发协会仲景国医推拿分会副会长兼秘书长）

林森，传统医学博士、国际交流医科大学客座教授。国医大师唐祖宣教授中医药学术传承人；杨新贵杨家育儿康小儿推拿嫡亲传承人。毕业于河南中医药大学针灸推拿专业，是世界中医药学会联合会第一届小儿推拿专业委员会会员，小儿推拿联盟河南分会秘书长，河南杨家育儿康健康管理有限公司总经理。高级小儿推拿师，高级小儿推拿讲师，小儿推拿联盟特聘讲师，五行针灸师。

其母杨新贵为海派儿科推拿第二代传承人。在多年的儿推临床中，以金义成《海派儿科推拿》"以通为用、以通为补"的临床思路为指导，重视《医学心悟》八法中一种重要的治法，即通法。重视以经络学说为指导疏经通络，行气活血。强调"营阴阳，濡筋骨，利关节"，以痛为腧。临床上，运用宣通肺气、理肠通腑、通窍开闭、通经息风等手法治疗小儿咳喘痰闭、腹胀腹痛、积食便秘等疾病，疗效甚佳。他们对海派儿推手法和杨家祖传儿推手法进行传承创新，独创杨家"顺水推舟""导龙入海""引气归元"等"脏腑手针"调理手法。

［海派传承谱系图资料来源于师门传承，流派创始人金义成教授认可］

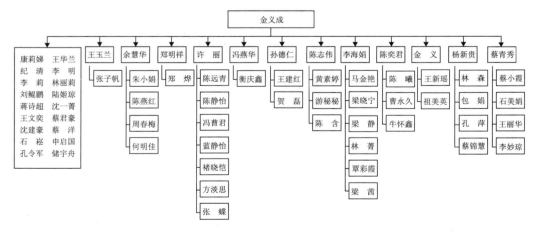

海派传承谱系图

三、流派的学术特点

1. 审证求因，关注情志

小儿病因有先后天因素，前人认为小儿"无七情所干"，其实不然，如遗尿、神经性厌食、抽动症、孤独症、相火证等，有些因情志所致，有些却影响情志，如脊柱侧弯。因此，海派儿科推拿流派认为小儿病当注意情志方面的因素。

再如《按摩经》认为"小儿之疾不在肝经即在脾经；不在脾经即在肝经，其疾多在肝脾两脏"。此说不无道理，但在现今也有商榷之处。在目前临床多见于肺、脾二经之病证，不同于以往多在肝脾二经之说。从而，海派儿科推拿相当重视思虑对脾的影响以及对肺脾二经的防治。

2. 四诊合参，触摸察病

"望而知之谓之神，闻而知之谓之圣，问而知之谓之工，切而知之谓之巧。"其实，四诊不可偏废。四诊的核心思想是"以常衡变"。海派儿科推拿沿用传统之诊法，诸如望神色；三岁以下小儿验指纹，取浮沉分表里，红紫辨寒热，淡滞定虚实，三关测轻重；切脉取浮、沉、迟、数、有力、无力而定表里寒热虚实。而推拿医生多以手按触患儿，经过长时间的临诊，其敏感度逐渐增加，对患处的异常能"手摸心会"，因而更重视"摸"诊。《医宗金鉴》就讲到"摸、接、端、提、推、拿、按、摩"等八法，同时指出"一旦临证，机触于外，巧生于内，手随心转，法从手出"。其中机触于外，巧生于内就大有讲究。灵枢有"审、切、循、扪、按，视其寒热盛衰而调之，是谓因适而为之真也"。

触摸查病是包括用手按压、触摸头额、颈项、胸、胁、脘腹、腰背、肌肤、手足、经络、腧穴等方面的触摸按压，以测知冷热病痛，从而推断患病的部位和性质的一种诊病方法。摸诊时用力要轻柔，医生的手要注意保暖和清洁。推拿是以经络学说为手法应用基础，经络理论中有"以痛为腧"之说，往往在摸诊中找到的痛之所在、异常之所在，就是手法运用之所在。摸诊在推拿学中的地位和作用不亚于、甚至超过其他诊法，所以了解摸诊的基本要求，对于推拿治疗有着重要作用。小儿摸诊主要包括以下几个部位：

（1）头额：1岁以内的小儿头顶部有一未闭合的洞——囟门，通过按触小儿囟门部，可以帮助判断小儿病情：如果囟门下陷可能是气虚，或阴液亏损；如果囟门突起，可能是实热或急慢惊风先兆。超过2岁囟门仍不闭合叫"解颅"，说明先天不足、骨髓空虚。如果头骨按上去就像在按乒乓球，则说明骨软缺钙。触摸额头觉烫说明是发热，如果额头的热度高于手心的热度说明是表热，如果额头的热度低于手心的热度说明是虚热。

（2）颈项：小儿的颈项部触摸内容主要包括触摸颈动脉的搏动、胸锁乳突肌有无肿块、淋巴结有无肿大。如果颈动脉搏动明显，伴有咳嗽、气喘，说明是心肺气衰的喘促或心肾阳衰的水肿。如果颈前外侧（胸锁乳突肌）有肿块，而且同时有颈项歪斜、不正，则说明是斜颈。如果颈项部疼痛明显、头部转动困难，按压肌肉时感觉肌肉紧张，可能是落枕。

（3）胸腹：摸胸腹包括胸胁和脘腹两个方面，触摸时以食、中、无名、小指抚摩按压，以区别寒热虚实和疼痛的性质。

摸胸胁主要是按虚里和胸胁。虚里在左乳下，内为心脏，为诸脉之本，又是胃的大络。按在虚里上能感觉到心跳有力应手，不急不缓，说明无病；如果感觉心跳搏动无力说明是宗气不足。胸胁部按压坚硬并且疼痛的是实证，按压柔软无痛的是虚证；疼痛固定，按之疼痛加重的是血瘀，痛无定处，呼吸咳嗽牵掣而痛的是气滞。小儿肋骨外翻、胸骨突起为鸡胸、佝偻病，按胸胁部还当注意腋下部是否有肿核（肿大的淋巴结）。

按脘腹主要是按触心下和腹部。心下是指胃上脘与胸膈之间，按之又硬又痛，是"结胸"实证；按之柔软而不痛，是"痞证"；按之坚硬，状如杯盘，是"水饮"。腹部按之疼痛减轻是虚证，按之疼痛加重是实证。腹部肿胀，按之应手而起，叩之如鼓为"气臌"；按之应手而起，状如水囊为"水胀"。按之有块，而且块柔软有时能消散是"瘕证"，多属于气滞；块有形，坚硬固定不动是"癥证"，多属于血瘀。脐周疼痛按之有块，肿形会变大多是"虫积"。左下腹按之有块呈串状，便秘不解者大多是燥屎结于肠内。右小腹按之疼痛，痛点固定，按压之后突然起手，疼痛反而加重者大多是"肠痈"（即阑尾炎）。总之，按脘腹需要注意疼痛的性质和部位，肿块是有形的还是无形的。

（4）腰背：按腰背不仅是治疗方法，而且能帮助诊断。

因为脊髓发出神经分布于脏腑及腰背部皮肤肌肉，所以脏腑病变可以通过神经传导到脊髓，再通过脊髓反应到腰背部的皮肤肌肉。按腰背就是通过按触脊柱、背肋、腰背部肌肉，找病痛处的部位和性质，来测知是背肋或是脊椎、肌肉的病患，还是脏腑病证在腰背部的反应。

（5）肌肤：摸肌肤就是通过按触病人皮肤的寒温润燥来帮助诊断病情。

肌肤寒冷说明是阳气不足或外感寒邪；肌肤灼热说明是热邪或阴虚。皮肤润泽说明津液未伤，皮肤干燥甲错说明津液亏损，按之凹陷不能立即恢复说明是水肿，摸之松软、肢体臃肿说明是气肿。皮肤局部高肿、焮热痛剧的是疮疡阳证；漫肿平塌、痛热较微者是疮疡阴证；肿块坚硬说明脓未成；肿块柔软波动说明脓已成；轻按即痛说明病在浅表，深按方痛说明病患较深。

（6）手足：手足位于四肢的末端，距离心脏较远，血液循环相对较慢，通过触摸手足温度、观察血液循环情况可以帮助判断相关病情。

小儿发热时，足心热说明是热邪所致，足胫（即小腿）冷说明是寒邪所致，手指尖冷说明是受到惊吓。平时手脚凉说明是阳虚，手足心热说明是阴虚。指甲按压后发白，放之即见红润说明气血充足，放之而不复红润者说明血虚。摸手足还可以帮助判断骨关节类疾病等。

（7）经络腧穴：人体脏腑与体表肢节通过经络联系，脏腑有变，往往在经络上有所反应。摸经络时沿经络外行线路循摩按压、弹击以寻找压痛、结节等变化，从而根据经络与脏腑的关系，而推测病证。摸经络腧穴包括按经络和按腧穴两方面。

经络腧穴就好比是河流与湖泊的关系。腧穴是脏腑之气转输的地方，当某一脏腑有病时，则在相应的腧穴上有压痛点或异常变化，通过按压不但可以找到压痛点，还可以有"按之痛解"和"按之立快"的感觉，因而可以根据压痛点与经络的关系测知相应脏腑的病变。另外通过按腧穴还可以帮助诊断，如肺病可在肺俞有压痛，肝病在肝俞、期门有压痛，胆病在胆俞有压痛，胃病在脾俞、胃俞及足三里有压痛，阑尾炎在阑尾穴有压痛等。

除了以上所说的在经络腧穴方面按压之外，按压耳穴对诊断和治疗也有一定的效用。按压时可用火柴头或类似之物在耳朵上按压寻找痛点，以测知相应脏腑及有关部位的病患。

总之，掌握触摸查病的基本常识和程序，在推拿疗法中具有特殊价值。它不仅是一项重要诊断方法，而且对于推拿手法的选择、保证推拿手法施治部位的准确性，都能发挥很大的作用。

3. 本虚标实，扶正祛邪

"急则治其标""缓则治其本""调整阴阳""正治""反治""因人、因时、因地制宜"为治疗疾病必须遵循的法则。扶正祛邪，是针对虚证和实证制定的两个基本治疗原则。治疗疾病的根本目的是扶助正气，祛除邪气，即"虚则补之，实则泻之"。扶正，即扶助正气，通常是用于邪气转微或邪气已除，以正气虚弱为主要矛盾的虚证。祛邪，即祛除邪气，适用于正气未衰，邪气亢盛为主要矛盾的实证。常用扶正法有补气法，养血法，滋阴法，温阳法。祛邪法应根据邪气性质，邪气所处位置，选择不同的祛邪方法。如邪在肌表，用发汗解表；邪在胃肠，则通腑泻下；瘀血者，则活血化瘀。小儿推拿历来重视扶正，如操作常例：开天门、分推坎宫、揉太阳、揉迎香、揉耳后，脾土清后加补、肝木和心火补后加清、肾水只补不清或以清小肠代之等。"正气存内，邪不可干"，治病不可重病不见人，只重外因（病邪），不重内因（正气）。同时小儿稚阳而非纯阳，不宜过于表散。如麻疹宜用温阳培补正气之法，使其托毒外出。治标不忘本，如体弱燔炭，汗出而散，当以汗解者，但不可令大汗淋漓而伤正。

小儿具有"脏腑娇嫩、形气未充、生机蓬勃、发育迅速；发病容易、易于传变、脏气清灵、易趋康复"之生理和病理特点。小儿出生后脏腑全而未壮，肺脾肾常处于不足，也即现今所谓"亚健康"状态。所以在祛邪时不忘扶正，以扶其正气，既能促其早日康复，又可增强祛邪之功效，对小儿调理养生海派儿科推拿认为健脾十分有益。脾胃居于中焦，为人体气机升降出入之枢纽，"脾胃和气血足，脏腑安"。对调理保健之患儿不忘询问其是否有变异之处，一旦有异，随即辅以驱邪，以防其变。治病必求于本，五脏六腑则以脾胃为要，正如《素问·天机真脏论》所云："五脏者皆禀气于胃，胃者五脏之本也。"《素问·平人气象论》云："人以水谷为本，故人绝水谷而死，脉无胃气亦死。"《素问·经脉别论》云："饮入于胃游溢精气，上输于脾。"
《灵枢·五味》云："胃者，五脏六腑之池也。水谷皆入于胃，胃为五脏六腑之海。"
又说："谷始入于胃，其精微者，先出于胃之两焦，以溉五脏，则别出两行营卫之
道。"《灵枢·经脉》亦指出："谷入于胃，脉道以通，血气乃行。"《灵枢·动输》
云："胃为五脏六腑之海，其气清上注于肺，肺气从太阴而行之。"孙思邈曾谓"补肾
不若补脾也"。张景岳也认为"安五脏即所以调脾胃"。吴澄所著《不居集》中曰：
"故凡查病者，必先查脾胃强弱，治病者必先顾脾胃勇怯，脾胃无损。"李东垣《脾胃
论》中论及："脾胃伤则元气衰，元气伤则人折寿。"还说："人气以胃为本"，"调脾
胃以安五脏"。《临症指南医案》也谈到："脾气升则健，胃气降则和。"

小儿脾常不足，加之生长发育较快，所需营养相对较多，小儿饥饱不知节制，喂
养不当容易伤及脾胃。"饮食自倍，脾胃乃伤。"食积易导致许多病证，《医学入门》
中论及："咳因积食致痰，痰气冲荡胸腹部。"《脾胃论》中也说："脾虚肺最多病。"
还可因积食导致发热，《脉经》提到："小儿有宿食，尝暮发热。"积食化火，火炎向
上，可出现咽炎。再者积食也可影响睡眠，"胃不和则卧不安"，还有积食导致肠腑发
热，伤食导致腹泻、消化不良，气血无以生化等，故海派儿科推拿在临床非常强调脾
胃的调治。海派儿科推拿强调固本，而固本之重点在于脾胃，先天不足后天补，后天
失衡调脾胃。临床上常用补脾经，揉扳门，揉腹，揉足三里，捏脊等。其中揉腹之法
又为海派儿科推拿特色之一。

4. 八法之外，通法为要

吴尚先在《外治医说》中明确指出"外治之理即内治之理"，小儿推拿作为外治
法，历来沿用八法，即汗、吐、下、和、温、清、消、补。

（1）汗法：《素问》中言："其有邪者，渍形以为汗；其在皮者，汗而发之；其
剽悍者，按而收之；其实者，散而泻之。审其阴阳，以别柔刚，阳病治阴，阴病治
阳，定其血气，各守其乡。血实宜决之，气虚宜掣引之。"张从正为金元四大家之一，
其治病擅长于攻邪，以汗吐下三法治疗各种外感内伤病证，疗效卓著，其代表作《儒
门事亲》中提到"灸、熏、蒸、渫、洗、熨、烙、针刺、砭射、导引、按摩，凡解表
者，皆汗法也"。"无药处，可用两手相交，紧扣脑后风府穴，向前礼拜百余，汗出自
解"。在《秘传推拿妙诀》《幼幼集成·神奇外治法》中均有小儿推拿发汗之法。海
派儿科推拿常用按、拿风池、风府、大椎、肩井、二扇门等法发汗。

（2）吐法：《金匮要略》中记："宿食，在上脘，当吐之。"《秘传推拿妙诀》载：
"吐法系除疾第一捷法，较汗下之取效速，余每以此救人甚多。"常用按天突、逆推膻
中法。

（3）下法：《素问》中云："中药者，泻之于内。"《儒门事亲》云："宿食在胃
脘，皆可下之。"多用清大肠，搓脐，推下膀胱（推腹），揉龟尾，推下七节。

（4）和法：《素问》中云："凡阴阳之要，阳密乃固，两者不和，若春无秋，若

冬无夏，因而和之，是谓圣度。"周于蕃曰："揉以和之，常用和阴阳，推揉中脘，搓胁。"

（5）温法：《素问·至真要大论》中云："寒者热之，劳者温之。"《素问·举痛论》中则说："寒气客于背俞之脉则脉泣，脉泣则血虚，血虚则痛，其俞注于心，故相引而痛。按之则热气至，热气至则痛止矣。"可用揉外劳宫，推三关，擦背俞，擦命门等。

（6）清法：《素问·至真要大论》中云："热者寒之。"《灵枢·刺节真邪》载："大热偏身，狂而妄见妄闻妄言，视足阳明及大络取之，虚者补之，血而实者泻之。因其偃卧，居其头前，以两手指按颈动脉，久持之，卷而切之，下至缺盆而复止。如前热去乃止，此所谓推而散之者也。"《幼幼集成·神奇外治法》认为："清里法，小儿发热至二三日，邪已入里，或乳食停滞，内成郁热……以妇女乱发一团，蘸染蛋清，于小儿胃口拍之。寒天以火烘暖，不可冷用，自胸口拍至脐轮止。须拍半日之久。"现常用清心经，清肝经，推天河水，推六腑，掐十王，推涌泉，推脊。

（7）补法：《素问·五常政大论》有载："虚则补之。"《灵枢·官针》云："病者脉气少，当补之者，取之气锃针。"现用补脾，补胃，推三关，揉中脘，揉关元，揉足三里，捏脊，阴虚还可用揉二马。

（8）消法：《素问·至真要大论》认为："坚者削之，客者除之，劳者温之，结者散之，留者攻之。"可用清胃经，揉板门，逆运内八卦，揉中脘，揉脐。

除以上八法之外，海派儿科推拿中提出"通法"一说，这不仅指推拿之防病治病，在很大程度上也反映了推拿能通行气血，通调脏腑，通经活络，通利筋骨。气血不通乃百病之源，气血不通则脏腑无以荣养，脏腑不调则百病生。《黄帝内经·太素》中指出："人之食杂则寒温非理，故多得寒热之病，不劳则血气不通，故多得痿厥之病，故导引按跷则寒热咸和，血气流通。"《素问集注》认为："气血不能疏通者，宜按跷导引。"《格致丛书》云："按摩者，开关利气之道，自外而达内者也。故医行之，以佐宣通。而摄生者，贵之以壅滞。"清叶天士说："通则不痛，通字须究气血阴阳。"《秘传推拿妙诀》认为："盖小儿之病，不外风寒，乳伤，食久之停积胃脘之间，随成他症。诚一吐而自愈耳，就是胃间无停积者，用此亦能通其五脏六腑之滞。"清高世栻《医学真传》中指出："夫通则不痛，理也，但通之之法，各有不同。调气以和血，调血以和气通也。上逆者，使之下行；中堵者，使之旁达，亦通也。虚者助之使通，寒者温之使通，无非通之之法也。若必以下泄为通，则妄矣。"海派儿科推拿时用宣通肺气，开通心痹，通和脾胃，疏通肝气，通下水道，通关开窍等法。

海派儿科推拿学术流派还提出"痛则通，不痛则不通"。"通"就是使不通变为通，不通则痛，不通则亡。即原来常说的"不通则痛，通则不痛"，即是指病痛的机理。海派儿推提出的"通"不仅指临床治疗手法，更是"以痛为输"理念的延伸，即对待痛的理解，而不局限于疼痛这一点，而泛指寒、热、张、弛、强、弱、胀、麻等种种异常感受。针对异常之处进行推拿，均可使之通。"不痛则不通"除了指不在痛处治疗就不能达到通的效果外，还指原来因为不通而麻木不仁等感觉障碍的恢复，说明"痛"为通的一种表现。

再者，在治疗法则中有正治和反治，反治中之通因通用，实际就是指以通治通。海派儿科推拿中之通法不仅包含此意，还有正治的意味。这就是说通法当为正治，即塞者通之，瘀者通之，闭者通之。《素问》中说："人之所有者血与气耳。五脏之道，皆出于经隧，以行血气。血气不和，百病乃变化而生，是故守经隧。"《景岳全书》中指出："夫百病皆生于气，正以气之为用，无所不至。一有不调，则无所不病……按摩……可以调经络之气。"人与自然是一个整体，人体本身就是一个小宇宙，作为物质形式存在的生命，其存在的形式是运动，停止了运动，生命也会终止，哲学家高度概括了生命本质，提出生命的命题就是生命在于运动。这与前人所说"流水不腐，户枢不蠹"的观点不谋而合。推拿有疏通经络，通行气血，通调脏腑之功用，推拿之"通"可以使气血流通、循环往复、生命不息，这也是海派儿科推拿讲的"以通为补"。

5. 推拿十法，以柔为贵

海派儿科推拿改传统小儿推拿八法（即按、摩、掐、揉、推、运、搓、摇）为推拿十法，即按、摩、捏、揉、推、拿、搓、摇、滚、擦。取一指禅推拿之按、摩、推、拿、搓、揉、擦；取滚法推拿之滚法；内功推拿之擦法；以及江浙沪地区民间小儿推拿之捏法。在传承的同时，根据小儿的特点，应用时时有变化，如在指揉法中变生出二指和三指揉的应用，对内功推拿之擦法亦时有变化，如改胸背横擦为直擦，改肾部之直擦为横擦。海派儿科推拿十法融合多家，一是增加原来儿推中常用的拿、捏之法；二是免运法与他法之重复；三是改原小儿推拿主治范围多局限为婴幼儿，使之真正成为小儿推拿，扩充了许多儿科之病证，如抽动症，臀肌挛缩，青少年脊柱侧弯等。

小儿推拿为推拿的一个部分，其手法不离均匀、持久、柔和、有力、深透的要求。原来一指禅流派手法柔和深透，柔中寓刚，刚柔相济，强调以柔和为贵。主要手法和辅助手法施行时讲究法度，要求意守丹田，气凝指尖，将一指禅功透入肌肤，沿着经络直达病所，"法之所施，使患儿不知其苦"；取穴准确，以指代针。一指禅的主要手法是推法，即以医者拇指尖点按穴位，有规律地快速摆动腕、指关节，犹如针刺的捻、转、提、插，达到治疗目的。由于拇指尖接触面极小，所以相对于其他推拿手法取穴更准，力度更集中，并适用于全身所有的穴位。平素要求刻苦练习手法和功法，达到"持久、有力、均匀、柔和"的技术要求，使手法功力"深透"病灶所在位置，达到治疗目的。

针对小儿肌肤娇嫩的特点，在应用上又有不同的要求。海派儿科推拿在提出小儿推拿手法需轻快柔和平稳着实的基础上，进而提出"轻而不浮，重而不滞，快而不乱，慢而不断"的十六字诀，强调"意在手先"，"巧"字为魂。诚如《医宗金鉴》中所说："一旦临证，机触于外，巧生于内，手随心转，法从手出"。

6. 筋骨并重，动静结合

海派儿科推拿中时常动静结合，求变求实。患儿患病多，医者治法少，求变指不因循守旧，泥古不化，而有所创新。求实则指讲求实效，小儿推拿传统上强调推治左手，而海派儿科推拿常操作其右手，一来是因为操作顺手，二来是因为右手寸口为肺脾肾脉气所在。正应小儿脾肺肾时常不足之需。

有些病证治疗周期较长，如脑瘫，因而在治疗时选取不同推拿方案，每治疗一段时间，当更换变化，免除经常被刺激的穴部"犯困"，对刺激失去敏感而减弱效果。又如一些病证经治疗则即刻效果显现，但容易反复，如寰枢关节半脱位，手法整复后，瞬间复原，为防其活动不慎而病情反复，则可以在整复后予以软固定，用丝巾包扎颈项部。再如指部腱鞘炎推拿松解之后，亦可予以固定。

7. 理论创新，完善体系

在小儿推拿中对一些操作方法概念不清且称谓较多，如十二手法、十三大手法（又称十三大手术）、复合手法等。这些不是指单一的操作手法，而是多由几种操作法组合而成，又有不同于手法名加穴部名的操作名。诸如赤凤点头、乌龙摆尾、飞经走气等异于推拿操作名的称谓。在 20 世纪 70 年代该流派对此加以整理，改称这些方法为复式操作法，这个概念正为大多数接受。又如古法之膏摩，纵观文献记载，并非仅指一种剂型，其包括汤、散、丸、膏、油、水，故而将之称为药摩。

小儿推拿特定穴其本身有点、线、面多种，其本身包含有部位，如胁、腹等。而一指禅推拿除推穴道、循经络之外，也重视手法在部位的应用。如《一指定禅》中就有"揉近处寻之""推近处寻之""推背腿上部""缠、揉胸部、背部""推胸背两部""揉，头面部主之""揉胸前、膀前部""缠、揉背考下部""推脊背上部"。加之推拿手法操作实际接触仍是大大小小的部位，穴部推拿之概念，既区别于针刺又反映推拿实际。一指禅推法原本遵循推穴道、走经络之法。海派儿科推拿强调穴部推拿，点面并重。"穴部推拿"一说，是指小儿推拿手法刺激既有点、线、面之传统，又在操作时常以点带面，以面带点，如推膻中而合摩法；又如以面带点揉腹时侧重中脘、神阙、关元等穴位。

四、流派特定穴与技法

（一）特定穴部

海派儿科推拿主张将小儿推拿穴位临床应用称之为"穴部推拿"，不只是因为其有点、线、面状，更重要的是因为推拿以手进行操作，实际上刺激的是大小不同的部位，完全不同于针刺之"点"状。

1. 井灶

位置：鼻梁两侧。

操作：自上而下直推该处。

主治：鼻塞不通。

临床应用：用葱姜水推该处，治鼻塞不通，流涕，称"洗井灶"。

2. 桥弓

位置：在颈部两侧，沿胸锁乳突肌成一线。

操作：抹法：用拇指指腹自上而下推抹，称抹桥弓，抹约20次。

拿法：用拇、食、中三指拿捏，称拿桥弓，拿3~5次。

揉法：用食、中、无名指揉，称揉桥弓，揉约100次。

主治：肌性斜颈。

临床应用：抹桥弓能行气活血，拿桥弓能软坚消肿，揉桥弓可舒筋通络。三法配合用于治疗小儿先天性肌性斜颈。

3. 耳风门

位置：在耳屏上切迹之前方与下颌状突稍上方之凹陷处，开口取之。

操作：拇指按或揉。

主治：耳鸣。

临床应用：耳风门穴即少阳三焦经之耳门穴，为与背部风门穴相区别，此处称耳风门。临床中除用本穴治疗耳鸣外，还用作望诊。

4. 颈夹脊

位置：颈椎旁开0.5寸。

操作：三指拿，一指禅推或揉。

主治：近视、头痛、项强。

临床应用：推揉颈夹脊能解痉松肌，拿捏则能祛风明目。

5. 手心

位置：手掌中心。

操作：中指或拇指端揉。

主治：少汗或无汗。

临床应用：掌心属火，揉之发汗。

6. 仙手

位置：桡骨茎突上方，腕横纹上1.5寸处。

操作：拇、食二指相对用力拿该处。

主治：感冒、无汗、咳嗽、惊风。

临床应用：拿仙手能发汗，醒人事，治风寒感冒、惊风。

7. 螺丝骨

位置：桡骨茎突突起处，与尺骨小头突起处。

操作：用拇食二指在该处扯之，或用拇指端揉。

主治：消化不良、腱鞘炎。

临床应用：用拇食二指捏起该处皮肤扯至皮肤潮红。

8. 喉下

位置：胸骨切迹上缘凹陷处。

操作：用中指端揉或按压。

主治：咳嗽，气喘，咽喉不利，小便不利。

临床应用：按揉此穴可宣肺利气，治咳喘。对于咳痰不爽可用按压法，当患儿吸气时用中指端向下向内按压，呼气时中指抬起。亦可用此法利小便，正所谓开上窍而利下窍。

9. 肾囊

位置：阴囊。

操作：揉捻。

主治：斜疝。

临床应用：用拇食指揉捻该处，边揉边向上推顶，可治斜疝。女孩子按揉腹股沟肿胀处。

10. 鬼眼

位置：正坐屈膝、膝盖下两侧凹陷中（外侧凹陷称外鬼眼、内侧陷中称内鬼眼）。

操作：用拇指端按或揉。

主治：惊风、下肢抽搐、膝痛。

临床应用：按鬼眼能息风止搐，按时拇、食指同时用力于两侧鬼眼处向上推按。揉鬼眼能治膝关节疼痛。

11. 鞋带

位置：踝关节前横纹中点，两筋之间凹陷处（解溪）；外踝尖与跟腱中点凹陷处（昆仑）；昆仑穴下，跟骨外侧下凹陷中（仆参）。

操作：拇指按或拇指相对拿之。

主治：惊风吐泻，踝关节活动不利。

临床应用：小儿推拿特定穴中鞋带穴是指解溪、昆仑、仆参，常用按法或掐法。掐、拿鞋带能息风镇惊，治疗惊风抽搐。

12. 足心

位置：足掌心前1/3处。

操作：拇指揉或直推。

主治：发热。

临床应用：感冒风寒或阴虚内热可揉之，外感发热可用拇指自该处向其拇指直推之。

（二）特有技法

1. 一指禅推拿

一指禅推拿以中医理论经络学说为指导，强调审病求因，辨证论治。其特点是取穴准确，强调手法柔和、深透，柔中寓刚，刚柔相济，安全舒适。一指禅推法与其他手法有着明显的区别，它的力是在"点"的基础上连贯成"线"的，即通常所说的"推穴道，走经络"。其动作要领是："沉肩，垂肘，腕端平，指（拇）吸定，行时如直线，捺劲（向外摆动的力量）要大，回劲（向内收的力量）要小"。此外，还要掌握住拇指要实（着力部分），手掌要虚，除了拇指着力以外，其余的动作都要体现出一个"松"字，如肩、肘放松则不容易疲劳，腕关节放松则摆动灵活而均匀，使力能集中在拇指上。所以，从外表看来，医者的动作非常轻松而自如，并且富有节律，似乎医者没有用劲，但患儿被治疗的部位却有一股柔和而舒适的力，由点成面，渐渐地深透肌体的深部，而起到治疗的作用。

一指禅推法在临床运用中，根据病情和治疗部位的不同，可将着力点用在拇指的指端（如用于肩背部时），也可将着力点用在拇指的罗纹面或偏峰（如用于头、面部时），还可以将拇指屈曲，将着力点用在拇指背侧的末节部，故又称之为跪推法（如用于腹部时）。

一指禅推拿虽示人以"万法归一"，却要求"博采众长，兼收并蓄"，临证时"以人为本，重视调节"，不但能根据患儿疾病的不同而改变手法组合，还能根据患儿体质和疾病发展变化的不同改变手法操作顺序和"平浅深陷"，所谓"机触于外，巧生于内，手随心转，法从手出"。这里的"法"，不仅仅指单一的手法，还是手法的用劲、组合、顺序之"法"。一指禅推法手法变化繁多，动作轻松自如，腕关节摆动灵活，手法节律感强，深透柔和度高，给人体以一种良性的刺激，因此，在临床治疗中，适用于小儿疾病，如婴儿泄泻、遗尿，小儿肌性斜颈、近视、小儿麻痹后遗症等病证。

2. 揉法

揉法推拿即用第五掌指关节背面、小鱼际和掌背作为接触面，并增加了腕关节的屈伸运动，既增加了刺激量，又富有柔和感，为与一指禅原来的揉法相区别，故取名揉法。揉法具有刺激力量强、作用面广等特点，其操作要领在于手法的刺激不但要持久有力，而且必须富有柔软性，才能产生较好的治疗效应。

揉法推拿的操作，要求术者站立患儿一侧，相距一尺左右，切忌术者身体倚靠在病人身上。然后术者两足与肩成等距，略挺胸，收腹，身体稍作前倾下俯沉肩，双臂自然下垂，肘部微屈约为120°，手指呈半握拳状，以小手指指掌关节背侧部分，小鱼际的侧面，贴在患部，运用腕关节的力量，前臂呈外旋转，带动手不停地滚动。操作时要求病人坐、卧舒适，自然放松。滚动的力量，以"刚柔相济"之力深透组织的深部，促使气血流畅，但这种力不是粗暴蛮力，而是一种技巧力，如施术不当，可使局部组织受伤，手法的速度一般为每分钟 100 次左右。所谓"刚柔相济"就是手法既有深透的治疗作用，又不会因过重过硬的手法刺激使病人不能忍受而产生不良反应，甚或变及他症，只有如此，才能在临床工作中产生良好的治疗效果。

滚法推拿只有掌握正确的操作姿势和要领，术者才能轻松自如及持久地操作，不然容易造成术者自身的肌肉、关节的损伤；滚法推拿，具有作用面积大、压力呈周期性变化的特点。一方面降低了手法集中于某一微小部位可能产生的组织损伤，另一方面又由于广泛作用于穴位及穴位之间的经筋、皮部而提高了手法效应。滚法推拿适应证广泛，适应于神经系统、运动系统的某些疾病和损伤，如小儿麻痹后遗症、周围神经损伤和疾病，面神经麻痹、躯干及四肢关节各部的各种慢性疼痛和功能障碍，先天性马蹄足、脊柱侧弯等各种早期畸形等。

3. 推法

海派儿科推拿总结的推拿十法中的推法，是最常用的手法之一，其中的旋推法、直推法是比较有特色的手法，也是应用较多的手法。旋推法是以拇指罗纹面在穴位上做顺时针方向旋转推摩的手法，推时仅靠拇指小幅度运动，操作时频率较快，每分钟达 150~200 次。主要用于手部的面状穴位。如旋推脾经、旋推肾经等。旋推一般作为补法。直推法则是用拇指桡侧缘或罗纹面，或食中指罗纹面在穴位上做单方向直线推动的手法，用拇指直推操作时主要靠拇指的内收和外展活动进行，操作频率更快，每分钟达 250~300 次。常用于线状或面状穴位的操作，如开天门、清大肠、清肺经、推三关等，具有通散之功。这两种手法在小儿推拿临床应用最频繁，时间较长就会引起拇指关节的酸痛，甚至引起关节损伤。海派儿科推拿将一指禅、滚法的操作中摆动的形态，以及松腕要点融入小儿推拿的手法中，以腕关节的屈伸动作，来带动拇指的运动，使拇指关节的屈伸运动幅度变得很小，这样关节损伤就可以避免了。不但手法应用起来更轻松，还使手法更柔和，渗透性更强。

一指禅、滚法等手法的融入，丰富了小儿推拿的手法内容，也使小儿推拿的疾病谱有所改变，如青少年脊柱侧弯、脑性瘫痪、情感交叉擦腿综合征、癫痫等疑难杂症也拓展为小儿推拿适应证，扩大了小儿推拿的适应证范围。

五、区域性与代表著作

（一）区域性

上海元代建县，从 1843 年 11 月 17 日开埠，至 1949 年新中国成立，这一时期是我国近代史上一个极具特色的历史时期。我国第一所中医医院和中西医医院诞生在上海；上海最早出现现代教育模式的雏形，由私塾进入学堂教育，诞生了第一所中医学校；第一次中医教材会议由秦伯未等人在上海组织召开；上海各类出版社云集，近代中医书籍的出版数量最多；中国医学会、中华医学会、中国医药研究所、神州医药学会等当时全国著名的学术团体，其总部设均在上海。近代的上海已成为全国的医学中心。可以说，元以前的中医史看北方，元以后的中医史看江南，近代中医看上海，近代的上海是中医近代史的一个缩影。

近现代上海以名医荟萃、流派纷纭、学术争鸣、中西汇通为特征；以产生大量的名医名著、不同流派的医疗实践、形式多样的报刊、多种模式的中医教育、现代雏形的医疗机构以及繁荣兴盛的中医社团等为史实；在清末民初上海特殊的社会、政治、经济、文化的历史条件下，在商品经济的快速发展、西方医学的冲击、疾病谱患病模式不断变化的历史背景下，形成了既保存自身传统特色，又具极大包容性，在我国中医药学的发展历史上占据着重要地位。

海派儿科推拿是从"海派中医"发展而来的，其有"海纳百川、融汇百家"之意。目前，全国在黑龙江省、辽宁省、山东省、浙江省、云南省、福建省、河南省、山西省、广西壮族自治区、广东省等区域都有海派儿科推拿传人。这些传承人在当地极具影响力，比如王玉兰是黑龙江省名中医，孙德仁是山西省名中医，王华兰是河南省名中医等，对海派儿科推拿在全国的推广起到了至关重要的作用。在海派儿科推拿形成的上海地区，包括岳阳医院、龙华医院、曙光医院、上海市中医医院、第七人民医院、浦东医院等主要的三甲医院之中都有传承人的身影；其中，上海中医药大学附属岳阳中西医结合医院推拿科为了宣传小儿推拿的科学性、有效性，普及中医育儿知识，让更多的幼儿健康成长，在前期工作的基础上，于 2015 年成立了海派儿科推拿讲师团，并启动海派儿科推拿公益活动，为孩子们的健康保驾护航。两年多来，讲师团通过公益科普讲座、定期义诊咨询、自媒体宣传、网络音频课程等多种方式做了大量公益科普宣传，举行了六十多场线下活动，足迹遍布大江南北，如上海、北京、江苏、浙江、宁夏、云南和澳门等地，受到家长们的热烈欢迎。先后入围上海卫生计生系统"医疗服务品牌"项目、"创新性志愿服务"项目、"十大青年公益"项目等，获得社会的普遍认可。

（二）代表性著作

1. 《推拿学·小儿推拿》 金义成著，上海人民出版社 1974 年出版。

2. 《小儿推拿图解．上海》 金义成著，上海科学技术文献出版社 1981 年出版。

3. 《小儿推拿》 金义成著，上海科学技术文献出版社 1981 年出版。

4. 《图解家庭按摩治疗儿科病》 金义成，马慧筠著，上海远东出版社 1981 年出版。

5. 《小儿推拿学》 金义成著，上海中医学院出版社 1988 年出版。

6. 《小儿推拿保健术》 金义成著，上海三联书店 1989 年出版。

7. 《小儿病推拿法》 金义成著，利文出版社 1992 年出版。

8.《中国推拿》 金义成、彭坚著，湖南科学技术出版社 1992 年出版。

9.《实用推拿图谱》 金义成著，上海中医药大学出版社 1995 年出版。

10.《家庭儿科百病推拿图解》 金义成、陈忠良著，上海远东出版社 1996 年出版。

11.《海派儿科推拿图谱》 金义成著，上海中医药大学出版社 2003 年出版。

12.《海派儿科推拿（修订版）》 金义成著，上海科学技术出版社 2014 年出版。

13.《常见小儿病的推拿预防和养护》 金义成著，复旦大学出版社 2016 年出版。

第六节 刘开运推拿流派

湘西刘氏小儿推拿现为非遗技术，是国家第一批中医学术流派"湖湘五经针灸推拿流派"的核心技术。其来自明末清初的宫廷，具体创建时间难以考证，在湘西保存了三四百年，一直坚持传统不变，至今原汁原味。刘开运及其众多家人、族人、门生多认为其湘西刘氏小儿推拿最迟明末清初已非常完善。几百年来，湘西刘氏小儿推拿没有对外传播，更不为外界所知，直到刘开运教授才开始外传，从 1958 年起开始推向全国，国内各个推拿流派的前辈专家学者多分享过湘西刘氏小儿推拿；1970 年后又被卫生部作为全国赤脚医生教材传向祖国的大江南北，这对我国近现代小儿推拿的发展起到了巨大的推动作用，60 年过去了依旧在临床上发挥着极其显著的疗效，当之无愧为儿科最好的医疗保健手段之一。

一、溯源

湘西，泛指湖南西部地区，古武陵郡所在地，包括现在的湘西自治州、张家界市、怀化市、常德市和邵阳市的西部。其地理位置极其特殊，地貌、气候独具一格。其北有武陵山脉北支，南有广西的九万大山，东有雪峰山脉，西有云贵高原，中间为夹杂着一些零星盆地的丘陵地带，故自古以来交通极为不便，显得极其封闭。但其阳光充足、雨量充沛、四季分明、气候温暖而湿润、早晚温差较大、物种繁多、物产丰富，典型的陶渊明笔下的"武陵源"风貌。

湘西，自古以来就有人类居住，中国"凤凰"文化的发源地，炎帝最有可能的诞生地；屈原流放 17 年，完成《橘颂》与《九章》之所；千百年来一直是楚蜀咽喉、西南的门户，也是几千年来众多中原地区的帝王将相的隐居地，中国现存古建筑最多的地区，我国古典中医药保存得最多最完整的地区之一。

所以明代宫廷小儿推拿保存在这里合情合理。加之湘西地区少数民族多，怀化市就有 51 个民族，民风剽悍，自古尚武，故推拿古已有之，并且近几百年来湘西匪患不绝，外来文明难以进入，故中华民族传统文化未受到任何近现代文明和西方文化的侵蚀。中医药，尤其推拿仍传统而经典，完全忠实于《黄帝内经》等古典中医的理论和临床。

我国推拿流派繁多，湘西推拿是指流传于湖南省上述西部地区的推拿流派，为我国南方推拿的主要流派。其独具一格、极其传统而经典，有"推拿活化石"之称。是我国民间传统的中医特色养生绝技，其广泛地运用于人们的医疗、保健、康复、预防中，且适应证广，疗效显著，操作方便，舒适惬意，它与社会上许多种类或流派的按摩有明显的区别。

湘西刘氏小儿推拿，在湘西地区千百年来一直开展得比较好。现在整个湘西地区民间几乎村村可见的小儿掐惊，操作方法也多不相同，甚至千差万别。这可以推测和证明古老的小儿推拿在湘西种类繁多，保存和发展得很好。

本节所述的湘西刘氏小儿推拿是指原湘西吉首卫校刘开运老教授世代家传的推拿，它是上述湘西众多推拿中的一朵奇葩，它保存了我国明末清初以前中医儿科的"理、法、方、推拿"，其与整个湘西地区各种各样的小儿推拿都大相径庭，在全国范围内也独树一帜。

1. 创始人生平

湘西刘氏小儿推拿来自明末清初的宫廷，其初祖是北方人，明末清初的宫廷御医，因反清复明躲避清廷的追杀而来到湘西，隐名埋姓、娶苗女为妻。刘开运教授家族世代为医，家族在湘西业医已三四百年，三百多年来刘氏小儿推拿代代秘密单传，传男不传女，且一直坚持传统不变，至今原汁原味。刘开运教授祖传中医、草医、针灸推拿三套绝技，融汉、苗医药于一炉，独树一帜，主编《中华医学百科全书·小儿推拿学》，曾为国内唯一精通中医、草医、针灸推拿的名老中医，乃中国近代小儿推拿鼻祖之一。

2. 第十几代

刘开运（1918—2003），男，国家首批名老中医，第一届湖南省推拿委员会主任委员，湖南省政协第五届委员，第六届常委，卫生部高级卫生人才评选委员会评委。其出生于湘西花垣县麻栗场乡沙科村，苗汉后裔，中医世家，刘开运自幼跟父辈研习中医、草医、中药、针灸推拿。他自小进私塾，熟读经书，后进入常德第一师范，毕业后当了教员，但没有放弃治病救人的医术，后其伯父将家族中医传人的衣钵交给他，很快刘开运成了湘西最著名的全科中医，因其善于运用中草药，处方又善于用柴胡，故在湘西有"柴胡先生"之美称，针灸推拿倒是其次。据湖南中医药大学针灸大家谢国荣教授回忆，1956 年前后，湖南组建中医进修学校，谢国荣是第一期的学员，刘开运作为第一批教师被抽调到长沙，主要负责他们中医针灸推拿的教学和临床；1958 年前后，刘开运被派往上海参加"推拿师资班"的学习与交流，在培训班期间，他既当学生，又当老师，通过此培训班开始把其家传的小儿推拿传给全国的同行。据上海中医药大学附属岳阳医院钱裕麟老师介绍，1960 年、1974 年、1979 年、1984 年，刘开运老师又通过在上海举办的"全国推拿高师班"把其家传的小儿推拿传给全国的同行，其中著名的有北京中医药大学的臧福科老师，上海中医药大学的钱裕麟、周慧琳、金义成、严隽陶等老师，山东中医药大学的王国才、张素芳等老师，安徽芜湖中医药高专的戴俭国老师，等等。1969 年刘开运下放到湘西古丈县坪坝乡。1970 年他被借调至吉首卫校（吉首大学医学院前身）任教，受卫生厅的委托，自 1970 年起开办"湖南省针灸推拿培训班"，至 1987 年，3 个月期办了几十期（资料不全、难以统计），半年期办了 18 期，1 年期办了 4 期，3 年期办了 2 期，湖南全省乡级以上医院、卫校都派人参加。1984 年，参与编写《中华医学百科全书·推拿学》。1988 年，刘氏小儿推拿疗法被拍摄成 4 集电视系列科教片《推拿奇葩》，至今影响遍及国内外。1996 年，经湖南省卫生厅、国家卫生部审批，刘开运在吉首卫校破格晋级教授。

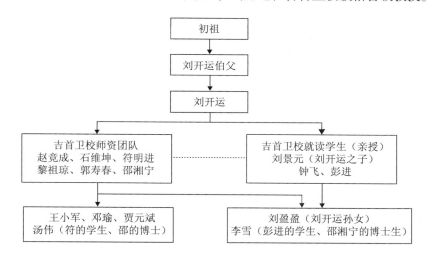

刘开运流派传承谱系图

（注：有明确的传统师承关系者以实线表示；明确的师生关系，但在传承中具有重要作用的传承者以虚线表示）

二、流派的学术特点

中医认为，小儿脏腑娇嫩、形气未充，发病容易、转变迅速，而且是哑科，所以宁治十男子，不治一妇人；宁治十妇人，不治一小儿。可见儿科诊疗之难。故明代儿科大家龚云林曰："育养小儿，难事也。"

虽《神农本草经》云："上药养性，无毒；中药养命，少毒；下药治病，多毒。虽然君臣佐使搭配，无弊也！"但龚云林认为小儿"盖因体骨未全、血气未定、脏腑薄弱、汤药难施"，"误投药饵、为害不浅"。所以龚云林曰："惟推拿一法，一有疾病即可医治，手到病除效，验立见"，还无毒副反应，"诚保赤之良法也"！但正如龚云林所说："此专用医者之精神力量，不若煎剂丸散，三指拈撮，便易从事，故习学者少而真传罕觏矣。"

湘西刘氏小儿推拿就是这样一种保赤良法，它就是凭借小儿经络等能量体系敏感，医者运用正确的手法刺激正确的相关穴位，直接作用于小儿敏感的精气神体系，可以最大限度和直接发挥人体之主——精气神对整个人生理上的生长发育与病理上防病治病的完全支配和统帅作用。

湘西刘氏小儿推拿严格遵照传统中医理论，极具《黄帝内经》等古典中医特色。特别强调整体观念、辨证论治，特别注重阴阳调和、五行生克制化、标本兼治，始终贯彻扶正为主、兼顾祛邪、因人因时因地制宜的治疗原则，类似于"补土派"，注重"正气存内、邪不可干"，并把这些理念辩证地贯彻于每个手法的操作中。其手法种类繁多，变化多样，还特别要求手法纯熟、操作到位；信奉天下至柔者至强，操作中以柔克刚。还追求一种天人合一、超越平凡的崇高境界，力求开发人的潜能、化腐朽为神奇，在春风化雨中让病魔消散。另外还要求综合、灵活运用小儿推拿常用穴位的特定作用于推拿治疗中，其清与补因时因人因地而变，其操作次数更是千变万化。其学术特点具体粗略分述如下：

1. 忠于经典、古典传统

推拿是中华民族也是人类最原始、最古老的医学手段，自从有了人类就有了这门医学的雏形。它广泛地运用于人们的医疗、保健、康复、预防中。直到明朝，针灸推拿一直是我们中华民族最主要的医学手段。两千多年前出现的、大家公认为中医源流的、至今还是中医最高典范的《黄帝内经》有很大一部分内容是讨论针灸推拿，由此可见针灸推拿的古老和重要性。湘西刘氏小儿推拿深具中华文化的内蕴，完全忠实于《黄帝内经》等古典中医的理论和临床。它真正做到了以阴阳五行、气血津液、脏腑经络、病因病机等中医理论为指导；以脏腑经络、气血津液的生理和病理为基础；以整体观念和辨证论治为准绳；按"理、法、方、推"诊疗疾病。它真正符合《黄帝内经》《伤寒杂病论》《神农本草经》等古典中医的理论与实践。

（1）四诊合参、八纲同辨

湘西刘氏小儿推拿特别要求诊断的全面、详细、完整、准确。

首先必须通过望闻问切四诊全面、详细地收集患儿的各种临床表现（症、舌、脉、征），再综合分析，四诊合参，务必完整地按阴阳、表里、寒热、虚实八纲综合辨证，才能得出准确的诊断。

（2）分经辨治、生克制化

湘西刘氏小儿推拿诊疗中，必须先把患儿的主证归属于某一相应的脏及经进行辨证施治，并根据五经的五行归属及其生克制化关系，制定五经相助与相制的治疗方法。

1）归经施治的治则

归经施治，是根据各类疾病的不同症状，不同病因，将临诊时一系列疾病的症状归属到某一经脉进行治疗或用相表里的经脉进行治疗。临证时，一般采用脏腑辨证分证归经。但还须辨其寒热虚实，而后采用补、清、泻、和、温、消、汗、下等治疗法则，列出处方，进行治疗。

为了正确地运用归经施治的治则，将各类疾病的主要症状分归经脉如下：

咳嗽、流涕、气喘、痰鸣、发热等，归属肺经。

呕吐、腹痛、腹泻、食谷不化、痢疾、便秘等，归属脾经。

心悸、怔忡、贫血、蛇舌（吐舌）、高热昏迷、直视等，属于心经。

抽搐、烦躁、气逆、胁痛、弄舌、口苦等，属于肝经。

腰痛、下肢痿软、小便赤涩、尿频尿急、遗尿、盗汗等，属于肾经。

由于肺与大肠，脾与胃，心与小肠，肝与胆，肾与膀胱互为表里，生理上相互为用，病理上相互影响，运用归经施治治则推治时，亦常用表里兼治之法或论经施治。

2）五经相助与相制的治则

五经相助与相制的治则是根据五经相生与相克的关系而确立的。并以此作为推治的取穴依据，是五行学说在小儿推拿方面的具体运用。掌握好五经制助的关系，是推治中主补、主泻，或兼补兼泻的依据，可指导医者根据这些关系对疾病进行治疗，或治标，或治本，从而达到良好的推治效果。

①五经相助与相制的关系

脾助肺，肺助肾，肾助肝，肝助心，心助脾。

脾制肾，肾制心，心制肺，肺制肝，肝制脾。

②五经制助法则在五脏病证的应用

a. 脾病

虚证：主补脾，兼补心（补后要加清）。补肺，清肝，（补肾，）这样的治疗法则叫"补三抑一法"。

实证：主清脾，兼清肺，清肝，稍清心，补肾，这样的治疗法则叫"清四补一法"。

b. 肝病

虚证：主补肝，兼补肾，稍补心，略补肺。

实证：主清肝，次清心，稍补脾。

c. 心病

虚证（血虚）：主补心，次清肝，稍补脾，略补肾。

实证（实热）：主清心，次清肝，稍清脾，略清肺，补肾。

d. 肺病

虚证：主补肺，次补脾，再补肾，稍清心，兼清肝。

实证：主清肺，兼清肝，重清心，稍补脾，略补肾。

e. 肾病

虚证：主补肾，次补肺，稍清肝，略补脾。

实证：主清肾，重清肝，稍清心，兼补肺，略补脾。

③五经病证补泻注意事项

虽然五经系五脏，五脏病证可用推五经方法治疗，但由于五脏各有生理功能和生理特点，故在运用五经制助法则对五脏病证进行补泻时，必须考虑五脏的各自生理特性，以防造成差错。

五脏中脾、肺二脏的虚证，可用补三抑一法，心、肝两脏的虚证不一定要用。因为此二脏是阴中之阳脏，肝易动风，心易动火，故要灵活掌握。肾的虚证，可用补肾、补肺、补脾法。

"脾为后天之本"，故脾经宜补不宜清，如用清法后，要加补法，以防损伤脾胃。肝经只宜用清法，用补法须注意妄动肝风。心经宜用清法，不宜用补法，若用补法后要加清法调和。

（3）三治七养、未病先防

湘西刘氏小儿推拿也特别强调患儿三分治七分养，做到三少、三多。

三少即少用或禁用西药，特别是各类抗生素、激素和干扰素；少用或不用钙、锌、鱼肝油等化合补剂；少服各类饮料。以避免对小儿身体的伤害。三多即多注意平衡膳食；多用非药物疗法防治疾病；多防外邪伤害。同时，预防为先，注意外感疾病的预防，发病后也要密切预防其加重。

（4）以柔克刚、以正祛邪

在确定湘西刘氏小儿推拿治则治法的过程中，始终坚持轻巧清灵的原则，手法强调柔和，绵里藏针，以柔克刚；同时，多用轻、柔、旋推来补，重扶正气，力求正进邪退；少泻、轻祛邪气，力求春风化雨中病魔消散。

（5）阴阳同调、五行同治

孤阴不生，独阳不长。小儿阴阳稚嫩，治阴不治阳、治阳不治阴，后果都不理想。故湘西刘氏小儿推拿操作中，推治五脏必推治六腑，推治胸腹必推治腰背，推手必推足，治表必治里，治阴必治阳，反之亦然，如此阴阳共推。同时，中医把人体所有的生理、病理都归属肝心脾肺肾五大脏系，五大脏系再归属五行，五行之间无时不在相生相克。刘开运认为：任何疾病犯及任何一脏系，都会累及其他四脏。湘西刘氏小儿推拿操作中，如不同时推治五脏，任何疾病都难以很快奏效。所以，刘氏小儿推拿对任何疾病的治疗都必须五行同治、五经同推。所以，湘西刘氏小儿推拿是五经推拿，是阴阳平衡推拿。

（6）表里同治、因机并除

小儿发病容易、转变迅速，往往一日多变，导致五脏、表里同病，病因病机并存。以小儿感冒为例：常见喷嚏、鼻塞或流涕、少汗或无汗、咽红、咳嗽、发热等肺系症状，同时常见纳差、便秘、溏泄等脾系症状，烦躁、夜眠不安、多汗等心系症状，烦躁、吵闹等肝系症状，小便清长、便秘、溏泄等肾系症状。上述肺系症状为表证，其他四系症状都是里证。小儿感冒，多因外感风寒所致，病未愈，寒仍在；而各种症状都是风寒犯肺、累及五脏所致。如此五脏、表里同病，病因病机并存。

湘西刘氏小儿推拿主要通过手法推治十二皮部、十二经筋及络脉治疗表证，同时刺激十四经络腧穴，调治脏腑的里证。并且，通过上述刺激，祛除发病的原因及病机。所以，表里、病因病机的治疗必须同时进行，缺一不可。

（7）形神同扶、标本兼治

小儿脏腑娇嫩、形气未充。湘西刘氏小儿推拿也具有明显的补气充形作用。推治中，除了增强五脏六腑、五官九窍、筋骨肌表的肉体健康外，还着重扶助精气神。扶助了正气，巩固了根本，治了本，再祛邪治标。如此，标本同治。

（8）天人合一、三因制宜

人本天地生、天人本合一。湘西刘氏小儿推拿始终把握人与天地的一体性，因人、因时、因地、因病制定科学合理的诊疗方案，并且随着病情的变化而不断加减治疗方案。具体说来，就是根据不同的人、不同的病、不同的时间，就是同一个人同一个病的不同时间，也必须制定不同的治则治法。也就是说，湘西刘氏小儿推拿比中医药临床更强调三因制宜。

1）任何两个患同一种病的不同患儿，必须采用不同的配穴处方治疗——同病异人异治。

2）任何同一个患儿在不同时间，治疗时也必须改变原配穴处方——同病异时异治。

3）任何不同患儿，不论是否患同一种病，必须采用不同的配穴处方治疗——异人异治。

4）任何不同的小儿疾患，不论是否为同一个人，都必须采用不同的配穴处方治疗——异病异治。

5）任何不同的时间，不论是否为同一个患病的小儿，都必须采用不同的配穴处方治疗——异时异治。

6）任何不同的地方，不论是否为同一个患病的小儿，都必须采用不同的配穴处方治疗——异地异治。

否则，不准确、完整、详细地辨证论治，无法手到病除。

（9）松静自然、恬淡虚无

湘西刘氏小儿推拿诊疗过程中，始终强调医患双方的松静自然，要求医患双方都要进入恬淡虚无的状态。这样，医者精充气足神旺，患儿也精神内守，如此医患双方心意相合，推治起来事半功倍。

（10）调神为先、意气相随

湘西刘氏小儿推拿诊疗中，强调医患双方首先调神。通过松静自然、恬淡虚无的方法，让双方精神内守，才能进一步达到意到气到、意气相随。尤其是医者，更应该做到先调神，这样才能意气力合一，才能"法从手出、手随心转"；再次需要医患双方神意气相接，心意相通。

（11）遵古守规、开窍关窍

湘西刘氏小儿推拿是清代以前的古推拿，由于历代秘不外传，至今仍严格遵守古法操作。古典中医特别注重人体的精气神，以调节好人体的精气神为根本目的，推拿操作中，视人体为一能量体，首先必须打开能量体的接受开关——开窍；治疗结束后，必须关闭这一能量体的接受开关——关窍，聚积能量与信息。

综上所述，刘氏小儿推拿完整继承《内经》。

诊断——强调四诊合参、八纲同辨。

治疗原则——强调分经辨治、生克制化，三治七养、未病先防，以柔克刚、以正祛邪。

配穴处方——必须阴阳同调、五行同治，表里同治、因机并除，形神同扶、标本兼治，天人合一、与时消息。

手法操作——要求松静自然、恬淡虚无，调神为先、意气相随，遵古守规、开窍关窍，轻柔着实、平稳到位。

所以，湘西刘氏小儿推拿与众不同的是重视阴阳、五行；强调松静自然、恬淡虚无、形神同扶，也特别注重轻快柔和、以数为度，等等。

2. 一推二针、忌药讳巫

综观古今，治病之法：一推拿、二针灸、三服药、四求神。

湘西刘氏小儿推拿临床实践证明，推拿为儿科最佳医疗方法，单用就可治疗小儿各种急慢性疾患（外伤科疾患例外），一般不用配合药物。严重时可加针刺，忌讳用药。小儿稚阴稚阳之体，经不起任何药物的攻伐。也反对用巫术，因为小儿多外感急症，传变迅速，非巫术能救急。运用该派手法治疗"三甲"医院儿科治疗无效的病危患儿，很多都能痊愈；对急性化脓性扁桃体炎、咽喉炎、腮腺炎，还有大叶性肺炎、重症肠胃炎、惊厥、高热，等等，单用小儿推拿治疗临床也能痊愈。还尝试过单用小儿推拿治疗"甲感""小儿手足口病""水痘""麻疹"，也获得良效。

3. 点线面合、线穴为主

湘西刘氏小儿推拿，点、线、面三种小儿独特的穴位都必须推治，但以线形、面形穴位为主进行推拿治疗，尤其重视肝心脾肺肾五经、三关六腑、后溪、膻中、肺俞等线形穴位的推治。

4. 手法繁多、整体调治

湘西刘氏小儿推拿有大、中、小推拿之分，刘开运认为，只用三两个手法的为小推拿，也能治病，不反对，但这往往只是治标之法，不扶本，一般不用，临床强调标本兼治。故每次推治少则运用十来个手法的中推拿；多则达四五十个手法的大推拿操作；并且手法繁多，周身上下都要推治。

5. 以数为度、随机应变

湘西刘氏小儿推拿的手法操作，不是以时间为度，每个手法的操作都是以次数的多少为标准，还必须根据年龄、病情的不同改变手法操作的次数，并且还要求在一定时间内完成。譬如推法，刘开运要求每分钟操作不少于200次。年龄、病情的不同，手法操作的次数也不同。故临证时少则5分钟，多则15分钟。一般情况下，年龄与手法操作次数对照如表18－1。

表18－1 年龄与手法操作次数对照表

年龄	0~1岁	1~3岁	3~6岁	6~9岁	9~12岁	12~14岁
补（次）	40~80	80~200	200~400	400~600	600~800	800~900
泻（次）	20~40	40~100	100~200	200~300	300~400	400~450

6. 轻快柔和、匀稳巧实

湘西刘氏小儿推拿的手法操作，整个过程手法应轻快柔和、平稳着实、准确到位、一气呵成。刘老强调，推线形、面形穴位，气与力只达皮部；推点状穴位，气与力要达经筋。在着实的基础上，操作始终柔和灵巧、匀速平稳、准确到位，整个操作过程一张一弛、一气呵成，严禁断节。

7. 适应证广、舒适惬意

湘西刘氏小儿推拿擅治小儿各科各种疾患。除了皮肤破损、肌肤痈肿疮疡和骨伤科等不适合推拿手法治疗的疾患外，湘西刘氏小儿推拿都有相应的手法治疗，适应证极其广泛；并且操作时要求做到让患儿舒适惬意。多数患儿只要不紧张，推治数分钟后都能安然入睡。

8. 立竿见影、手到病除

湘西刘氏小儿推拿不用配合针药，效果还极其显著，往往立竿见影。

譬如各种原因引起的发热，多数患儿少则只需推1~3次，多则推3~5次都能痊愈；泄泻少则2~3次，多则3~5次也可痊愈；咳嗽少则2~3次，多则3~5次也能痊愈。这也是我们湘西刘氏小儿推拿掌握与否的标准。

三、流派特定穴与技法

湘西刘氏小儿推拿自成体系，专用于小儿的医疗、保健、预防、康复。但小儿推拿手法是与成人推拿手法相对而言的，实际上大多数的手法既可应用于成人，也可应用于小儿。只是由于小儿的生理和病理特点不同，在手法运用上有所侧重而已。湘西刘氏小儿推拿手法特别强调轻快柔和、平稳着实，并根据病情的轻重和患儿年龄的大小，在手法操作次数或时间上有明显的差异。一般而言，年龄大、病情重的，操作次数多、时间长；年龄小、病情轻的，操作次数少、时间短。湘西刘氏小儿推拿的常用基本手法有推、拿、按、摩、揉、运、搓、摇诸法，简称"八法"。其他还有掐法和捏法也为临床常用手法。只不过具体操作方面遵循古法、讲究频率、变化多端。

在手法操作的顺序上，按照取穴及部位，一般是从上而下，自前而后。即先头面，次上肢，再次胸腹，最后腰背及下肢；二是先重点后一般；对于一些刺激较强的手法操作则尽量放在最后，以免小儿哭闹而影响治疗。也可根据病情轻重缓急或患儿体位而定顺序先后，灵活运用。

运用湘西刘氏小儿推拿法防治小儿疾病，除了熟练掌握小儿推拿手法外，还应熟悉小儿推拿常用穴（部）位，并应掌握每个穴位的操作、作用、主治及临床运用，灵活运用小儿推拿常用穴位的特定作用于推拿手法操作中。并且重视补泻，其清补因时因人因地而变。

在湘西刘氏小儿推拿中，除了运用十四经穴及经外奇穴外，还有许多特定的穴位。这些穴位分布在全身各部，而以两手为多。穴位的形状不仅有"点"，而且有"线"和"面"。如三关、六腑、天河水等穴都是线状穴位；板门、胸、腹等穴都是面状穴位。

临床应用时，要根据患儿年龄大小，体质强弱和病情轻重进行次数的增减。上肢部穴位，一般不分男女，推拿左手右手均可，下肢亦同。

1. 常用手法的独特操作

（1）推法

用拇指面或其他指面在体肤上进行。推法有直推、旋推、分推三种形式。直推即是以拇指桡侧或指面，或食、中二指指面在穴位上做直线推动；旋推是以拇指指面在穴位上做顺时针方向的旋推推动；分推是用双手拇桡侧或指面，或食、中二指指面自穴位向两旁分向推动（即方向相反，如一左一右分开）。

推法是小儿推拿常用手法之一。一般操作时都需用介质。推动时要有节律，频率每分钟 200～300 次。用力宜柔和均匀，始终如一。在某些穴位上推动的方向与补泻有关，应根据不同部位和穴位而定。

［文献摘引］

《推拿仙术》："推者，医人以右手大肠蘸汤水于其穴处向前推也。"

《秘传推拿妙诀》："凡推各指，医人以左手大食二指拿所推之指，以右手大指自指巅推至指根而止……"

《幼科推拿秘书》："推者，一指禅去而不返，返时向外为泄，或用三指，穴道不同。"

《按摩经》："脾土，曲指左转为补，直推之为泻。"

《小儿推拿广意》："推坎宫，医者用两大指自小儿眉心分过两旁是也。"

《保赤推拿法》："分者医以两手指，由儿经穴间划向大指自小儿眉心分过两旁是也。"

（2）拿法

拿法是用拇指指端和食、中二指指端，或用拇指指端与其余四指指端相对用力提捏筋腱。后者又称为五指拿。临床应用时，拿后必须继以揉摩，以缓和刺激。拿法常用于肌肉深厚之处，如拿肩井、拿肚角、拿承山、拿风池等。

使用拿法的动作要领应掌握：腕要放松灵活，用指面着力，力发于远端，揉捏动作要连绵不断，用力由轻到重，再由重到轻。拿法的刺激较强，常配合其他手法应用于颈项、肩部和四肢部穴位。

［文献摘引］

《厘正按摩要术》："周于蕃曰：按而留之者，以按之不动也……以言手法……或两指合按之……"

《秘传推拿妙诀》："拿者，医人以两手或大指或各指于病者应拿穴睡，或掐或捏或揉，皆谓之拿也。"

《推拿指南》："按法，此法亦名拿法……用右手大中二指，相对着力合按之。"

（3）按法

用拇指或食、中指在一定的部位或穴位上逐渐向下用力按压，称按法。临床应用时，必须与揉摩结合，以缓和刺激。多用于穴位，如按肩井、按百会等。

［文献摘引］

《素问·离合真邪论》："……按而止之。"

《素问·举痛论》："按之则血气散，故按之痛止……按则热气至，热气至则痛止矣。"

《素问·调经论》："神不足者，视其虚络，按而致之……以通其经络，神气乃平。""按之则气足以治之，故快然而不通。"

《肘后备急·卒中五·足方第门》："闭气忍之数度，并以手大指按心下宛宛中，取密。"

《厘正按摩要术》曰："按而留之者，以按之不动也，按之从手安以手操作穴而安于其上也……以言手法，则以右手大指面直接之，或作大指背屈而按之，或两手对过合按之，其于胸腹则又以掌心按之，宜轻宜重，以当相机而行。"

（4）摩法

以手掌面或食、中、无名指指面附着于一定的部位或穴位上，以腕关节连同前臂做顺时针或逆时针方向环形移动摩擦，称摩法。

本法多用于胸腹部，操作时手法要轻柔，速度均匀协调，压力大小适当，频率每分钟 120~160 次。

［文献摘引］

《素问·至真要大论》："坚者削之……摩之浴之。"

《圣济总录》："摩之别法，必与药俱，盖欲于肌肤，而其势驶利。"

《医宗金鉴·正骨心法要旨》："摩者，谓徐从揉摩之也……摩其壅聚，以散瘀结之肿。"

《宜遵石室秘录》："摩法，不宜急、不宜缓、不宜轻、不宜重，以中和之义施之。"

《厘正按摩要术》："图于蕃曰：按之留之，摩以去之。又曰：急摩为泻，缓摩为补。摩法较推从轻，轻运则从重。"

（5）揉法

以中指、食指或拇指之端吸定于一定部位或穴位上，做顺时针或逆时针方向旋转揉动，称揉法。如揉脐、揉中脘、揉外劳宫等。

揉法也是小儿推拿常用手法之一。操作时压力轻柔而均匀，手指不要离开接触的皮肤，使该处的皮下组织随手指的揉动而滑动。不要在皮肤上摩擦，频率每分钟200～280次。

［文献摘引］

《保赤推拿法》："揉者，医以指按儿经穴，不离其处而旋转之也。"

《厘正按摩要术》："周于蕃曰：揉以和之，揉法以手腕转回环，宜轻宜缓，绕于其上也，是从摩法生出者，可以活经络，而脏腑无闭塞之虞矣。"

（6）运法

以拇指或中指指端在一定部位上由此往彼作弧形或环形运动，称运法。

运法与揉法相似，但又有区别，运法是在体表上轻轻摩擦而行，不带动深层组织，用力宜轻宜缓，频率一般以每分钟80～120次为宜。揉法则要使皮下组织随手指的揉动而滑动，用力稍重，频率较快。

［文献摘引］

《保赤推拿法》："运者，医以指于儿经穴，由此往彼也。"

《厘正按摩要术》："周于蕃曰：运则行之，谓四面旋转环绕而运动之也。"

（7）掐法

用指甲重刺激穴位称掐法。

掐法是强刺激手法之一，掐时要逐渐用力，达深透为止，注意不要掐破皮肤。掐后轻揉局部，以缓解不适之感。临床上与揉法配合应用，称掐揉法。如掐人中、掐中冲等。

［文献摘引］

《景岳全书·卷十一·杂证谟·厥逆》："……故致卒仆暴死，宜先掐人中。"

《幼科推拿法》："掐者，大指甲将病外陷之，其掐数亦如推数。"

《保赤推拿要术》："掐由甲入，用以代针，掐之则生病，则气血一止，随以揉继之，气血行而经络舒也。"

（8）捏法

用拇指、食两指或拇、食、中三指提捏某一部位称捏法。动作与拿法相似，只是用力较轻，适用于浅表的肌肤组织。捏法应用于脊柱部的称为"捏脊"（或称捏积）。捏脊法的操作步骤如下：

用两手拇指桡侧面顶住脊柱两侧皮肤，食指和中指前按与拇指相对分别捏起皮肤，随捏随提，双手交替捻动并向前推进，部位自腰阳关穴起沿脊柱向上至大椎穴止。

临床运用时，一般每治疗一次要连续操作 3～5 遍（自腰阳关至大椎每捏操作一次算作一遍）

［文献摘引］

《肘后备急方》："治卒腹痛……拈取其脊骨皮，深取痛引之，从龟尾至顶乃止，未愈更为之。"

2. 常用穴（部）位的独特操作与运用

下面以治疗一岁左右的患儿为参考，举例介绍小儿推拿穴位的独特操作及临床运用。

（1）强调手法的刚柔搭配

例 1. 风池

【位置】风府穴两侧入发际凹陷中。

【手法操作】用两中指按两风池穴各 3～5 下，按后加揉 10～20 下。

【作用】祛风解表，通窍明目。

【适应证】感冒发热、头痛、鼻塞、眼病等。

例 2. 印堂

【位置】两眉头连线中点。

【手法操作】用大指掐按后，加揉之。掐 5 次左右，揉 20～50 次。

【作用】醒脑提神，祛风通窍。

【适应证】昏厥、头痛、感冒、抽搐。

备注：印堂穴还可作望诊用。

［文献摘引］

《小儿推拿方脉活婴秘旨全书》："慢惊风……掐住眉心良久……香油调粉推之。"

《万育仙书》："大天心在眉中心。"

《小儿推拿广意》："印堂青色受人惊，红白皆由水火侵，若要安然无疾病，镇惊清热即安宁。"

《厘正按摩要术》："……印堂青，主惊泻……"

例 3. 总筋

【位置】手腕掌侧横纹中点。

【手法操作】用拇指指甲掐或用指端按揉之，掐 3～5 次，揉 10～20 次。本法又名"掐总经"。

【作用】泻热散结。

【适应证】发热、吐泻、惊风抽搐、夜啼、实火牙痛及一切实热证。

备注：此穴操作时手法宜快而稍用力。

例4. 肩井

【位置】在冈上窝中央，大椎穴与肩髃穴的中点。

【手法操作】①拿肩井法：用双手拇指与食、中二指对称作提拿法5～10次。②按揉肩井法：用拇指端在肩井穴按揉5～10次。

【作用】祛风通络，发汗解表。

【适应证】感冒、咳嗽、气喘、惊厥、肩背部疼痛。

备注：临床上常把拿肩井作为推拿治疗各种疾病的结束手法。

[文献摘引]

《幼科铁镜》："肩井穴是大关津，掐此开通血气行，各处推完将此掐，不愁气血不周身。"

《厘正按摩要术》："按肩井：肩井在缺盆上，大骨前半寸。以三指按，当中指下陷中是，用右手大指按之，治呕吐发汗。"

《小儿推拿广意》："……肩井肺经能发汗，脱肛痔漏总能遵。"

《保赤推拿法》："掐肩井穴法：此穴在颈两旁。靠肩膀骨窝处，不拘何症，推拿各穴毕，掐此能周通一身之气血。"

《推拿指南》："此法能发汗止吐。肩井穴一名井，在肩上陷中。用右大指头按之，男女左右。"

《小儿推拿方脉活婴秘旨全书》："马蹄惊……天心掐之，心经掐之，用灯火断两掌心并肩井各一焦。"

《幼科推拿秘书》："总收法：诸症推毕，以此法收之，久病更宜用此，永不犯。"

（2）根据临床运用独特操作

例1. 太阳

【位置】两眉梢外侧一横指之凹陷中，左右两穴。

【手法操作】①推太阳：用两指桡侧分别在左右两太阳穴处向后直推20次左右。②运太阳：用左手或右手的中指端正面，按压于太阳穴，向耳方向揉中加按（即每揉三下而加按一下），共计揉30次。

【作用】①推太阳：祛风散寒，醒脑明目。②运太阳：发汗解表，止汗。

【适应证】①推太阳：外感、内伤、眼疾诸病证。②运太阳：感冒发热、头痛、热厥。

备注：运太阳能发汗，亦能止汗，一定要按男女性别分别推之。

[文献摘引]

《幼科推拿秘书》："额角：左为太阳，右为太阴。"

《保赤推拿法》："分推太阴穴太阳穴法：于开天门后，从眉心分推至两眉外梢。""揉太阳法：治女，揉太阴穴发汗，若发汗太过，揉太阳穴数下以止汗。治男，揉太阳穴发汗，若发汗太过，揉太阴穴数下以止之。治女，揉太阳穴反止汗。"

《小儿推拿广意》："……运太阳，往耳转为泻，往眼转为补。"

《推拿仙术》："拿两太阳穴，属阳明经能醒。"

例2. 中脘

【位置】脐上4寸（胸骨下端至脐连线中点）

【手法操作】①以大指或中指面做顺时针方向揉转百数十下，名为安中调中法，能调和脾胃功能。②逆时针方向揉转百数十下，名为补中法，能补强脾胃，加强消化功能。③先顺时针方向揉转数十下，接着由上往下直推数十下，名消导法（直推次数为揉转次数的半数）。以上三法总称"推腹法"。

【作用】消食导滞，健脾和胃，宽中开胃。

【适应证】胃痛、胀满、积滞、消化不良、呕吐、腹泻。

备注：由于此穴有三种操作方法，作用有别，临床应用时应注意辨证，对证使用。

[文献摘引]

《幼科推拿秘书》："中脘穴，胃脏饮食处"。"揉中脘，中脘在心窝下，胃脏也。积食滞在此，揉者，放小儿卧倒仰，以我手掌按而揉之，则积滞食闷，即消化矣。"

《厘正按摩要术》："推胃脘，由喉往下推，止吐，由中脘往上推，则吐，均须蘸汤。"

《推拿指南》："此法能止吐，胃脘穴，一名中脘，又名大仓，在脐上四寸，用两大指外侧，由喉向下推者，皆谓之。"

例3. 七节

【位置】自第四腰椎至尾椎骨端成一直线。

【手法操作】①推上七节法：用大指或食、中二指指面自下向上直推数十下。②推下七节法：自上向下直推数十下。

【作用】向上推温阳止泻，向下推泻热通便。

【适应证】泄泻、脱肛、便秘。

备注：本节推法方向不同，作用有别，临证时应根据病情施用相应推法。

例4. 脾经

【位置】大指罗纹面。

【手法操作】①补脾土法：用大指罗纹面贴在小儿大指罗纹面上做旋转推。②清脾经法：在小儿大指面（罗纹面）向指根直推。

【作用】健脾胃，补气血，清胃热等。

【适应证】消化不良、泄泻、呕吐、疳积等。

备注：脾为后天之本，以补为主，但亦可清之，或根据需要在一次操作中清补并用。

［文献摘引］

《小儿按摩经》："掐脾土：曲指左转为补，直推为泻，饮食不进，人瘦弱，肚起青筋，面黄四肢无力用之。"

《推拿仙术》："唇白气血虚，补脾土为主。""补脾土：饮食不消，食后作饱胀满用之。"

《小儿推拿学概要》："将小儿拇指屈曲，向里推为补；将小儿拇指伸直，向里向外表回推为平补平泻（又称清法）。"

例5. 肝经

【位置】食指罗纹面。

【手法操作】①补肝经法：在小儿推拿指纹罗纹面上做旋推。②清肝经法：由食指罗纹面向指根直推。

【作用】平肝息风，开郁除烦。

【适应证】急、慢惊风，烦躁不宁，目赤。

备注：旋推治慢惊风，直推治急惊风。本经宜清不宜补。

［文献摘引］

《厘正按摩要术》："推肝木：肝木即食指端，蘸汤，侧推之直虎口，能和气生血。"

例6. 心经

【位置】中指罗纹面。

【手法操作】①补心经法：在小儿中指罗纹面做旋推；②清心经法：由罗纹面向指根方向直推。

【作用】清心经：退热除烦，解痉止搐。补心经：补益气血。

【适应证】高热神昏、烦躁不宁、目赤、惊搐、小便赤涩、口舌生疮、气血虚弱证。

备注：此经以清为主，如若要补，补后要加清之，以免妄动心火发烧。

［文献摘引］

《小儿按摩经》："掐心经，二掐劳宫，推上三关，发热出汗用之。如汗不来，再将二扇门揉之、掐之、手心微汗出，乃止。"

《幼科推拿秘书》："中指独冷是疹痘，不推"。"推心火，凡心火动，口疮弄舌，眼大小赤红，小便不通，皆宜推而清之。至于惊搐，又宜清此，心经为一带。掐之止吐。"

《推拿三字经》："心、膻中二穴在中指端，心血亏者，上节来回推之，清补乃宜，不可妄用，有火天河水代之，无虚不可补。"

例 7. 肺经（肺金）

【位置】无名指罗纹面。

【手法操作】①补肺经法：在无名指罗纹面做旋推；②清肺经法：自罗纹面向指根方向直推。

【作用】补肺经：补益肺气；清肺经：宣肺化痰，解表退热，利咽止咳。

【适应证】肺虚、肺热、咳嗽、气喘、咽喉肿痛。

备注：此经可清可补。

［文献摘引］

《推拿仙术》："鼻涕清水推肺经为主。""到晚昏迷推肺经为主。"

《小儿推拿广意》："肺金：推之止咳化痰，性主温和。"

《幼科推拿秘书》："推肺金……凡小儿咳嗽痰喘必推此，惊也必推此。"

《保赤推拿法》："掐揉肺经穴法：肺经，即无名指尖，向下掐之，去肺火，左旋揉之，补虚。"

例 8. 肾经

【位置】小指罗纹面。

【手法操作】①补肾水法：在小指罗纹面做旋推。②清肾水法：自小指罗纹面向指根方向直推。

【作用】补肾经：补肾温阳，养阴润肺。清肾经：清利下焦湿热。

【适应证】先天不足、遗尿、尿频、虚喘、咳嗽、小便赤涩不利、癃闭。

备注：此经为先天之本，以补为主，如若要清，可以清后溪代之。

［文献摘引］

《推拿仙术》："眼不开，气血虚，推肾水为主。"

《小儿推拿广意》："肾水：推之退脏腑之热，清小便之赤，如小便短。又宜补之。""小便赤黄，可清之。治肾水，自肾指尖推往根下为清也。"

《推拿捷径》："治肾虚汗多，应推补肾水，汗即止。"

例 9. 小天心

【位置】在内劳宫与总筋之间正中处。

【手法操作】用大指端揉按 20 ~ 30 下治阴虚内热，久热不退。惊风握拳目睛上翻，则由小天心掐运至内劳宫 5 ~ 10 次，能眼平手直；若眼往下翻，则由内劳宫掐运至小天心 5 ~ 10 次，左右同功。

【作用】安神止搐，清热除烦。

【适应证】惊风抽搐、烦躁不安、夜啼、阴虚内热、久热不退。

［文献摘引］

《小儿按摩经》："掐小天心，天吊惊风，眼翻白偏左右，及肾水不通用之。"

《幼科铁镜》："儿眼翻上者，将大拇指甲在小天心向掌心下掐即平，儿眼翻下者，将大拇指在小天心向总筋上掐即平。"

《保赤推拿法》:"小天心穴,在儿手掌尽处。"

例10. 板门

【位置】 从虎口经鱼际直到总筋之间的一条线即是此穴部。

【手法操作】 揉按之止咳;由虎口经鱼际向总筋掐运20~30下,再加揉按之治腹泻;由总筋处掐运至虎口20~30下,再加揉按之止呕吐。

【作用】 止咳平喘,止呕止泻。

【适应证】 咳嗽、气喘、呕吐、腹泻。

[文献摘引]

《小儿按摩经》:"揉板门,除气促气攻,气吼气痛、呕吐用之。"

《小儿推拿方脉活婴秘旨全书》:"板门:在大指节下五分,制气促、气攻。板门推向横纹,主吐;横纹推向阪门,主泻。"

《推拿快微》:"从阪门推到横纹能止泻。"

《增图改释推拿法》:"板门:鱼际……"

例11. 两扇门

【位置】 在中指根背上两旁陷中。

【手法操作】 用大、食二指夹掐后加揉之,歪斜向左掐右手穴;歪斜向右掐左手穴。

【作用】 发汗,退热,止搐。

【适应证】 发热、急惊风、口眼㖞斜、身热无汗。

[文献摘引]

《小儿按摩经》:"两扇门,法脏腑之汗用之,两手掐揉,平中指为界,壮热汗多者揉之即止。又治急惊,口眼㖞斜,左向右重,右向左重。"

《推拿仙术》:"揉掐二扇门发汗用之。""二扇门手法用两大指甲钻掐中指骨两边空处。"

《小儿推拿学概要》:"二扇门为发汗效之,如高烧无汗,操作1~2分钟,即可立见汗出;如操作时间稍长(3~4分钟),多致大汗淋漓。如体虚患儿须用本穴时,必须先固表,而后再用汗法固表以补脾、肾,揉肾顶为主,时间各穴1~2分钟,揉本穴宜稍用力,速度宜快。"

《万育仙书》:"掐二扇门,用大、食指二指掐揉之,治急惊风眼斜,左向右重,右向左重,又治热不退,汗不出。"

例12. 运肾入脾,运脾入肾

【位置】 由大指根至小指根沿腕前掌部的一条弧线。

【手法操作】 ①运肾于脾:由小指根掐运经小天心直至大指根。②运脾于肾:由大指根掐运经小天心直至小指根。

【作用】运肾于脾：健脾助运，润燥通便。运脾于肾：能清脾胃湿热，利水止泻。

【适应证】脾胃虚弱、食谷不化、食欲不振、疳积、便秘、腹泻、呕吐、口渴、小便赤涩。

备注：以上两种推法分别又名"运水入土""运土入水"。运土入水主要用于新病、实证，如因湿热内蕴所至之病证；运水入土：多用于脾胃虚弱所致之病证。

［文献摘引］

《保赤推拿法》："运水入土，经兑、乾、坎、艮至脾土按之。脾土太旺，水火不能既济，用之，盖治脾土虚弱。"

《保赤推拿法》："运土入水，从大指梢脾经推去……至小指梢肾经按之。治小便赤涩。"

例13. 涌泉

【位置】在足底前1/3与后2/3交界处人字陷中。

【手法操作】男：左揉转加按之止吐；右揉转加按止泻；又吐又泻则左右用相等的揉转加按。女：左揉转加按止泻；右揉转加按止吐；吐泻兼作，则以左右相等的揉转加按。除内热、则原位揉按不转。

【作用】止呕，止泻，清热除烦。

【适应证】吐泻，久热不退，烦躁不安。

［文献摘引］

《推拿仙术》："涌泉穴两足俱推，不分男女，但旋转不同"。"涌泉穴擦之，左转止吐，右转止泻，女反。"

《小儿推拿广意》："掐涌泉，治痰壅上，重则灸之。"

《幼科推拿秘书》："揉涌泉：久揉亦能治眼病……左揉止吐。右揉止泻。""涌泉引热下行。"

《保赤推拿法》："揉涌泉穴法……此穴在足心，男左转揉之。"

《幼科铁镜》："涌泉穴：男左转揉之吐即止，右转揉之泻即止，左转不揉主吐，右转不揉主泻，女反是。"

（3）单个穴位复合操作

例1. 膻中（又名心演、演心）

【位置】胸骨中线，两乳头连线中点。

【手法操作】以大指或中指面按而揉之数十下；揉后在用两手中指横开左右分推数十下；继用食、中、无名指由上往下直推数十下；接着用食、中指分开由锁骨下一肋间起压每个肋间，压至乳下肋间（第五肋间）止，连压3~5遍，此推法名"推胸法"。

【作用】理气宽胸，止咳化痰，降逆止呕。

【适应证】胸闷，咳嗽，痰喘，呕逆。

［文献摘引］

《幼科推拿秘书》："膻中穴，在人迎正中，与背后风门相对，皆肺家华盖之系。" "揉膻中风门……以我两手按小儿前后两穴，齐揉之以除肺家风寒邪热，气喘咳嗽之症。"

《小儿推拿方脉活婴秘旨全书》："慢惊风……掐住眉心良久，太阳、心演推之，灯火断眉心、心演、虎口、涌泉穴各一，蘸香油调粉推之。"（据该书按："心演"穴《保赤指南车》称作"心演"穴，其部位在心窝两乳对中。）

例 2. 丹田

【位置】脐下 3 寸处。

【手法操作】用大指或中指面揉转 200～300 下，再由穴下往上直推至脐 200～300 下。

【作用】扶正，升阳，温调气血，利湿。

【适应证】脱肛、疝气、遗尿、少腹痛、癃闭。

备注：本穴主要用于遗尿、癃闭。

［文献摘引］

《厘正按摩要术》："摩丹田：丹田在脐下。以掌心由胸口直摩之，得八十一次，治食积气滞。""搓脐下丹田等处，以右手周围搓摩之，一往一来，治膨胀腹痛。"

例 3. 肺俞

【位置】第三胸椎棘突旁开 1.5 寸。

【手法操作】用大指或中指面揉 10～30 次，再分别在两肩胛内缘从上向下呈"介"字形推 50～100 次。推后用盐粉或姜汁擦之，以皮肤发红为度。

【作用】宣肺止咳，化痰退热。

【适应证】咳嗽、痰鸣、气喘、发热。

备注：本穴主要治疗呼吸系统疾病。

（4）穴位位置不同，手法操作各异

例 1. 创新

【位置】在第一胸椎棘突旁开两横指处，左右各一穴。

【手法操作】用中指罗纹面揉之，左右各揉数十下。

【作用】止咳平喘。

【适应证】咳嗽、哮喘。

例 2. 六腑

【位置】在前臂，曲泽至大陵成一直线。

【手法操作】男：六腑推下、三关推上；女：六腑推上，三关推下。此推法名"推六腑"。

【作用】清热凉血，解热毒。

【适应证】高热汗出等实证。

备注：此法性凉能止汗，清里热。临床上推六腑常与推三关合用，能起到互相制约作用，防止过凉过热。

［文献摘引］

《小儿按摩经》："六腑凡做此法，先掐心经，点劳宫。男退下六腑，退热加凉，属凉；女反此，推上为凉也。"

《幼科铁镜》："男左手直骨正面为六腑，属血分，退下则血行阴动，故为寒为凉……"

《保赤推拿法》："推下六腑法：六腑在肱正面，男向下推之为加凉，女向下推之反为加热。"

《小儿推拿方脉活婴秘旨全书》："六腑专治脏腑热，遍身潮热大便结，人事昏沉可推，去病犹如汤泼雪。"

例3. 三关

【位置】在前臂桡侧缘，阴池至曲池成一直线。

【手法操作】男：三关推上（六腑推下）；女：三关推下（六腑推上）。此推法名推三关法。

【作用】发汗解表，温阳散寒。

【适应证】风寒感冒、发热、恶寒无汗、疹出不透等。

备注：此穴性温热，主治一切寒证，对非寒证应慎用。推三关、六腑法应相互并用。表证：以推三关为主，每推三关三下，必须推六腑一下；里证：以推六腑为主，每推下六腑三下，必须推上三关一下，为协调阴阳之良法。

［文献摘引］

《小儿按摩经》："六腑凡做此法，先掐心经，点劳宫。男退下六腑，退热加凉，属凉；女反此，推上为凉也。"

《幼科铁镜》："男左手直骨背面为三关，属气分，推上，气行阳动，故为热为补。"

《幼科推拿秘书》："三关穴，在手上旁边。""鱼际穴，散脉处，从此侧推三关取真火。""……侧推三关，从鱼际穴推至曲池，大补元气……""大三关者，对风气食指上下三关而言也。其穴从鱼际穴往膊上边到手臂曲池，故曰侧。其推法，经我二指或三指，从容用力，自鱼际推到曲池。女子从曲池推往鱼际，在右手，皆大补之剂，大热之药也。"

例4. 水底捞明月

【位置】小孩掌心，即内劳宫穴的周围。

【手法操作】医者左手持小孩左手四指，掌心向上，医者用右手中指在内劳宫周围旋运之，并结合吹气，边吹气边旋运推之（以不超过十八口气为限）。

【作用】清心火，退实热。

【适应证】心热等一切实热证。

［文献摘引］

《幼科推拿秘书》："水底捞明月，此退热必用之法也。水底者小指边也。明月者，于手心内劳宫也。其法以我手握住小儿手指，将我大指自小儿小指旁，推至坎宫，入内劳轻拂起，如捞明月之状。再一法，或用凉水点入内劳，其热即之，盖凉心肌，行脊上，往脏腑，大凉之法，不可乱用。""水底捞月最为凉，清心止热此为强。"

例5. 推天河水

【位置】前臂正中，总筋至洪池（曲泽）成一直线。

【手法操作】用食、中二指面自腕推向肘，每轻推一次结合吹气一口（以不超过十八口气为限）。

【作用】清热解表，泻火除烦。（性微凉，较平和。）

【适应证】热性病证。清热而不伤阴分。

［文献摘引］

《幼科推拿秘书》："清天河，天河穴在膀膊中，从坎宫小天心处一直到手弯。"

例6. 打马过天河

【位置】同推天河水。

【手法操作】用食、中二指蘸凉水，由总筋处起，食、中二指交互拍打如弹琴状，直拍打至曲泽穴处，每拍打一番结合吹一口气（以不超过十八口气为限）。

【作用】清热之功大于清天河水。

【适应证】实热、高热。

备注：推治高热昏迷等重症时必须采用此种手法相结合推法治疗，才能起到显著疗效。

［文献摘引］

《幼科推拿秘书》："清天河，天河穴在膀膊中，从坎宫小天心处一直到手弯曲池……其法以我食、中二指，自小儿上马处打起，摆至天河。去四回三，至曲池内一弹……此法是退凉去热。"

《厘正按摩要术》："打马过天河法：法主凉，能去热病。"

四、区域性与代表著作

（一）区域性

20个世纪60年代以来，国家卫生部、湖南省卫生厅、湘西自治州卫生局、吉首卫校、吉首大学都非常重视刘开运老教授的学术经验，多次组织了刘开运家传小儿推拿及中医的学术经验整理、推广工作，开办了很多期国家级、省级培训班。刘开运小儿推拿作为卫生适宜技术开始向全国、全省推广，直至20世纪80年代中期，开始开办针灸推拿学历教育，进一步走向全国。90 年代初，邵湘宁在湖南中医药高等专科学校开创了湘西刘氏小儿推拿的教学；90 年代中期，彭进在湖南医药学院开创了湘西刘氏小儿推拿的教学，把湘西刘氏小儿推拿传向全国；近十多年来，刘开运的弟子们在中华中医药学会亚健康分会、中国民族医药学会教育研究分会等单位的大力支持下，进一步把刘氏小儿推拿推向全国、全世界。

近三十年来，以湖南中医药大学、吉首大学医学院、湖南医药学院为主，众多教师、医师从不同角度运用和研究刘氏小儿推拿。2013 年，国家中医药管理局把以刘开运小儿推拿为旗帜的刘氏针灸推拿正式列入国家首批 36 个中医学术流派之一，命名为"湖湘五经针灸推拿学术流派"，2013 年，建立了以湖南中医药大学和吉首大学为主，湖南医药学院参与协作的国家级医学研究平台，弘扬"刘氏小儿推拿"。

（二）代表性著作

刘开运教授自 1956 年被征招到长沙，与一批老中医开办湖南中医进修学校（湖南中医药大学的前身）起，到 1969 年下放回湘西，在吉首卫校办学，主编了不少的内部教材，也受上级主管部门的委托，正式出版了一些小儿推拿专著，为湘西刘氏小儿推拿走向全国起了巨大的推动作用，常见的代表作如下：

1.《简易小儿推拿疗法》 1959 年湖南科学技术出版社出版，以湖南省中医药研究所名义编著，是新中国成立后刘开运教授第一次向国内公开出版传播湘西刘氏小儿推拿。此书共分 9 节，简要介绍了小儿推拿的起源、发展、治疗原理、适应范围、特点、注意事项、穴位、手法、作用。

2.《小儿推拿医疗法》 1972 年湖南科学技术出版社出版，以湘西土家族苗族自治州卫生学校名义编著，刘开运教授此书分二章，第一章简要介绍了小儿推拿的作用、适应证、禁忌证、注意事项、四诊、辨证、手法、穴位及其手法操作、治则等基本知识，第二章介绍了 11 种儿科常见疾病小儿推拿治疗。

3.《小儿推拿疗法》 1975 年湖南人民出版社出版，以湘西土家族苗族自治州卫生学校名义编著，并多次再版。刘开运教授此书也分二章，第一章简要介绍了小儿推拿的范围和特点、四诊、辨证、手法、常用穴部的主治及手法操作、治则等基本知识，第二章介绍了 15 种儿科常见疾病小儿推拿治疗，后附 59 首推拿疗法歌诀。

4.《小儿推拿讲义》 1984 年刘开运编著，湘西土家族苗族自治州卫生学校推拿班教材，未公开出版，此书分四节，第一节小儿推拿的手法，第二节常用穴部的主治及手法操作，第三节小儿推拿诊治特点，第四节 20 种儿科常见疾病小儿推拿治疗，后附推拿疗法歌诀。

5.《中国医学百科全书·推拿学》 1987 年上海科学技术出版社出版，刘开运教授参与编写小儿推拿部分。此书较完整地保留了湘西刘氏小儿推拿的学术思想和 10 种小儿常见疾病湘西刘氏小儿推拿的防治经验。

6.《推拿奇葩》 1988 年湖南影像出版社出版，由省卫生厅主持，刘氏小儿推拿疗法被拍摄成 4 集电视系列科教片。

7.《针灸推拿学》 1989 年湖南大学出版社出版，赵竞成主编，刘开运主审。介绍了小儿推拿的手法、常用穴部、治则、常见病证的治疗。

第七节　盛京小儿针推

盛京古时为后金都城，即今辽宁省沈阳市。19 世纪后期奉天同善针灸医社社长韩桂巇擅用针推治疗儿童疾病，并提出针推并用的特色技法，倡导以指代针的"指针"技术。其弟子关娴清针对儿童的生理病理特点、生长发育特点及患病特点，将"指针"技术和推拿技术相融合发扬了针推并用技法，临床疗效较好。自此，盛京小儿针推伴随着院校教育和师承教育相结合的传承模式不断发展壮大，以中国医科大学附属盛京医院和辽宁省针灸学会小儿推拿外治分会为中心，不断培养省内外、国内外针推专门人才，并通过国内外学术讲座、继续教育及远程培训等途径将盛京小儿针推的学术思想及特色诊疗技法推广至省内各地，并辐射至全国各市县，传至海外。

一、溯源

指针的最早记载见于《素问·举痛论》："寒气客于胃肠之间，膜原之下，血不得散，小络急引故痛，按之则气血散，故按之痛止。"晋代葛洪《肘后备急方》有"令爪其病人人中，取醒"以救卒死的记载，又有用手指掐虎口（合谷）治疗嗓子痛的记载。明代杨继洲《针灸大成》有"掐揉按穴"之法："如急惊、天吊惊，掐手上青筋……慢惊不省人事，亦掐总心穴。急惊如死，掐两手筋……以上数法乃以手代针之神术也。"对指针的介绍更为清楚。《针灸传真》中首次提到了指针的名称，即"指针无疏于金针……不过金针之刺入也深，指针之按下也浅……针芒有向上向下之分，指头亦有向上向下之别；针头有左右搓转之殊，指头亦有左右推掐之异；行针有提插捣臼之法，用指亦有起落紧缓之势。知用针之诀者，即知用指之诀焉"。关娴清依据古籍结合临证经验逐步将指针技术与小儿推拿技术相融合形成了独特的针推并用技术。

（一）创始人韩桂巇

韩桂巇出生于 19 世纪中叶（具体年份不详），沈阳人，任奉天同善针灸医舍长期间广收门徒，创立了盛京针推流派，以针推并用治疗疾病为特色，擅长应用针灸推拿治疗瘫痪性疾病，尤擅长指针治疗儿童便秘、厌食、感冒、五迟五软、疳证等疾病，对腹泻有独特治法。

（二）第二代代表性传承人

关娴清，1942 年拜韩桂巉为师学习针灸推拿技术。1947 年考入盛京医院医学本科，1951 年入中国医科大学附属盛京医院工作，创立中医科及针灸科，任中医科及针灸科主任、教研室主任，从事临床、教学、科研工作，1997 年被评为全国名老中医，2004 年由国家中医药管理局批准建立关娴清名老中医工作室。关娴清发扬了"针推并用"的特色技法，并提出"针药并举"的治疗理念，同时创立了"脊背六法"。

（三）第三代代表性传承人

1. 王雪峰

王雪峰，医学博士，主任医师，博士生导师，博士后合作导师，享受国务院特殊津贴专家，国家首批百千万人才百人层次，全国老中医药专家学术经验继承工作指导老师，二级教授，辽宁省高层次中医药人才。辽宁中医药大学附属医院儿科重点学科和重点专科学科带头人，国家中医药管理局毒热证重点研究室主任，国家中医药管理局三级科研实验室病毒室主任，国家中医临床研究基地儿科基地病种负责人，国家"十一五"重点专科儿科协作组组长。

王雪峰现任中华中医药学会儿科分会副主任委员、中国中医药高等教育学会儿科分会副理事长、中国中医药研究促进会综合儿科分会副会长、中国康复医学会儿童康复委员会副主任委员、中国残疾人康复协会小儿脑瘫康复委员会副主任委员、世中联儿童保健与健康教育专委会副会长、世中联脑瘫康复专委会副会长、世界中医药联合会儿科分会常委、辽宁省医学会儿科学分会副主任委员、辽宁省中西医结合学会儿科专委会主任委员、国家自然科学基金终审评审专家、国家科技进步奖评审专家、国家"重大新药创制"评审专家、国家卫计委儿童用药专委会委员。同时也是《中国实用儿科杂志》编委、《中国当代儿科杂志》编委、《中国小儿急救杂志》编委、《中国循证儿科杂志》编委、《中国神经再生研究》常务编委、《中国中西医结合儿科杂志》主编。

2. 陈苏宁

陈苏宁，辽宁省名中医，博士生、硕士生导师，全国第三批优秀中医药人才，辽宁省高层次中医药人才，全国老中医药专家学术经验继承工作指导老师。

陈苏宁现任中国民族医药学会脾胃病分会副会长，中华中医药学会脾胃病分会常委，世界中医药学会联合会消化委员会常委，中华中医药学会心病分会专业委员会委员，中华中医药学会继续教育分会常委，辽宁省中西医结合学会消化病、血管病专业委员会副主任委员，辽宁省中医药学会脾胃病、心病专业委员会副主任委员，国家中医药管理局"十一·五"脾胃病重点专科项目负责人、胃癌病学组副组长，卫生部脾胃病临床重点专科项目负责人，国家中医药管理局中西医结合临床重点学科负责人，中国医科大学重点培育学科负责人，关娴清全国名老中医工作室负责人。同时也是《乡村医生杂志》副主编，《中国实用内科杂志》编委。

（四）第四代传承人

第四代传承人中胡晓丽、张程、张秀英、贾广良、沈红岩、杨天、王子、李一雷师承于王雪峰教授，梁靓靓、于飞、刘先宇、常一川师承陈苏宁教授。他们对关娴清的临证经验进行了系统的整理，并将关娴清的学术思想及治疗理念运用于临床诊治中，将盛京小儿针推技法进一步推广并发扬光大。

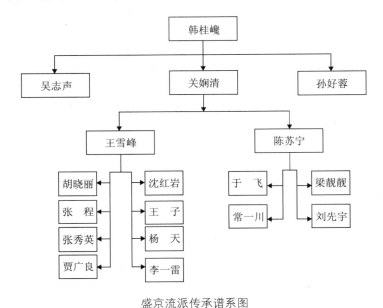

盛京流派传承谱系图

二、流派的学术特点

（一）用推即用药，依法立方

用推即用药，本流派强调小儿推拿时应该用中医理论认识疾病，明确诊断，然后根据诊断拟定治法，依法立方，即根据推拿手法的功效作用和辨证论治进行组合成方、选穴推拿。《幼科铁镜》曰："寒热温平药之四性，推拿揉掐性与药同，用推即是用药，不明何可乱推……不谙推拿揉掐，乱用便添一死。"推拿处方是治病的具体方法，由手法、穴位、次数所组成，可发挥汗、吐、下、和、温、清、消、补的作用。推三关、拿风池、拿肩井为汗法的体现；点天突为吐法体现；清大肠、清肺金、逆运内八卦、下推七节骨为下法体现；补脾土、补肾经、补肺金、揉丹田、揉肾俞、揉脾俞为补法的体现；分阴阳则为和法的体现；清天河水、清心经、退六腑为清法的体现；揉一窝风、揉二扇门等为温法的体现。

（二）精简取穴，协同配穴增疗

《神农本草经》云："有单行者，有相须者，有相使者，有相恶者，有相反者，有相杀者，凡此七情，合和视之。"对药是由两味药物以相对固定的形式配伍组成的对药，由于其组成严谨，用之临床往往收效显著。关娴清在对药配伍启迪下，临证选穴时紧扣病机，强调精简取穴，提倡小儿推拿中穴位的配伍往往能增强疗效，创立了关氏对穴、角穴配穴理论，使穴位协同增效，相互辅助，相互兼治，相互制约，临床常获得意想不到的配伍效果。如清肝配捣小天心：清肝可开郁，平肝胆之火，息风镇惊；捣小天心可安神镇静，两穴相伍有镇静、镇惊作用。如揉板门配掐揉足三里：揉板门可消食化积；掐揉足三里可运脾和胃，调中理气，二者相伍可发挥健脾消食的作用。如清肺、推脾配分推膻中：清肺可宣肺止咳化痰，推脾健脾益气，分推膻中可开胸化痰，利气利膈，三穴相伍则可清肺健脾，宽胸化痰。如补脾肾合推三关：补脾可补血生肌，补肾可培补元气，推三关可补虚扶正，三穴相配发挥气血双补的作用。此外，基于内经"荥输治外经，合治内府"的取穴原则，创立输合配穴—抑木扶土法治疗小儿痉挛型脑瘫（肝强脾弱证），即选取手足阳明经及足太阴经的输穴、合穴，通过输合配穴—抑木扶土，即柔肝健脾的康复方法来治疗小儿痉挛型脑性瘫痪。

三、流派特定穴与技法

（一）特定穴

1. 止泻穴

【位置】脐与耻骨联合连线中点。

【操作】揉止泻穴，100 ~ 300 次。

【功效】收涩止泻。

【临床应用】临床常配推脾经，用于腹泻等疾病治疗。

2. 十指节

【位置】十指各关节。

【操作】掐十指节，5 ~ 10 次。

【功效】健脾抑肝。

【临床应用】临床常用于迁延性腹泻及慢性腹泻预防慢惊风发作。

（二）特有技法

1. 创立"脊背六法"

"脊背六法"是关娴清教授在"捏脊"疗法的基础上总结出来并传承至今的。"捏脊"原为单式操作手法，关娴清在此基础上，发展为由 6 种单式手法组成的复式操作手法，故名"脊背六法"，即"推脊法、捏脊法、点脊法、叩脊法、拍脊法和收脊法"，主要用于脑瘫患儿。"脊背六法"在操作次序安排上，遵循了由轻到重再到轻的按摩原则；在临床操作时更易被患儿所接受，疗效更好。其中推脊法、拍脊法和收脊法为放松类手法；捏脊法、点脊法、叩脊法为处方性手法。在具体操作时，每种手法的轻重，需视脑瘫的分型与患儿的总体状态而定。一般来说，肌张力高或不稳定型、体质虚弱、新入院患儿及婴儿操作时手法总体宜轻柔；反之可增加手法力度。后代传承人继承了关娴清的学术思想，不拘泥于此，用现代医学原理诠释其疗效机制，并根据小儿生理病理特点，将"脊背六法"进行了系统化、规范化的归纳总结，同时进一步形成了"脊背六法"的标准操作规程。并将其主治病证进行扩展，除用于瘫痪性疾病的治疗外，还可用于呼吸系统、消化系统等各系统疾病。

"脊背六法"操作规程如下：

（1）推脊法：是以医者掌根或食、中、无名指三指指腹沿督脉及两侧膀胱经第一侧线，从龟尾穴推至哑门穴，由下向上推 3~5 次。推进时速度宜缓慢，压力要平稳均匀而适中。

（2）捏脊法：用双手拇指桡侧缘顶住皮肤，食、中二指前按（拇指后位法），三指同时用力提拿皮肤，沿督脉从龟尾穴双手交替向上捻动，直至大椎，每捻三下重提一下，即"捏三提一"法。初次对患儿施用时一般可捏 3~5 次，待患儿适应后可增至 6~9 次，以皮肤红润为度。

（3）点脊法：用双手拇指指纹面点压背部督脉、华佗夹脊穴及膀胱经一线各背俞穴，从上到下顺次点压，力度由轻到重，平稳而连贯，忌突然加力或突然撤力。在操作时本法常结合拇指揉法，使手法刚中带柔。

（4）叩脊法：采用三指叩击法，即拇指与食、中两指指腹紧贴在一起，连续叩击背部督脉及两侧膀胱经穴位。从上到下顺次叩击，叩击的力度应根据患儿的大小、体质、身体条件灵活掌握。

（5）拍脊法：医者五指并拢微屈，掌心呈空虚状以形成虚掌或用拳背有节奏地拍击患儿背部，主要沿着督脉及膀胱经第一侧线由下向上进行拍击。操作时要求腕掌、掌指关节放松，应用腕力进行拍打，用力需平稳、轻巧而有弹性。

（6）收脊法：在患儿背部有顺序地应用掌根擦法、掌根揉法等放松性手法，称为收脊法。主要作用于脊柱及两侧肌肉，一般多先擦后揉，手法衔接要自然，力度应适中。整体六个操作一气呵成，动作连贯，整体操作时间一般 3~5 分钟。

2. 擅用透穴针刺法

透穴针刺最早记载见于《灵枢·官针》："恢刺者，直刺傍之，举之前后，恢筋急，以治筋痹也。直针刺者，引皮乃刺之，以治寒气之浅者也。""合谷刺者，左右鸡足，针于分肉之间，以取肌痹，此脾之应也。"透穴针法运用于临床则首见于《玉龙经》，如"中风口眼致喎斜，须疗地仓连颊车"；治头风痰饮针风池"横针一寸半入风府"；治眉目间痛时针攒竹"针二分，沿皮向鱼腰"；头维"沿皮向下透至悬厘"。清代周树东的《金针梅花诗钞》对透刺法的注意事项及作用机理进行了阐述，指出透穴刺法"不但双穴可以前后互通，而且两经亦可彼此连贯矣，不但双穴可以内外兼收，且阴阳亦可相互调燮矣"，"不论为直贯或斜串，于针尖抵达次一孔穴时，均不宜将针透出皮外……且忌摇动针身"。关娴清强调透穴针刺法选穴少，疗效佳；针感强，增疗效；沟多经，调脏腑；痛苦小，损伤少；难直刺，透刺达；手法简，操作易。临床上面瘫常选阳白透鱼腰，四白透迎香，地仓透颊车，迎香透睛明；慢性咳嗽常选鱼际透劳宫；小儿急性斜颈常选阳陵泉透阴陵泉；小儿抽动症常选百会透曲鬓，前神聪透悬厘等。

3. 擅长针推并用

针推并用是以指代针的"指针"技术和推拿技术相融合的一种儿推技术。指针疗法是以祖国传统医学中的"经络学说""脏腑学说""卫气营血学说"作为理论基础，遵循《黄帝内经》中"从卫取气""从营置气"的补泻原理，同时通过"四诊""八纲"来辨明疾病，然后根据辨证施治的原则，达到治病健身的目的。指针疗法具有活血祛瘀、疏通经络、调整脏腑、增进食欲、兴奋神经、调和气血、促进新陈代谢、消除疲劳等作用。关娴清在临床上依据儿童的疾病特点，将指针融于小儿推拿中，形成了针推并用的独特技法。如前头痛选印堂、太阳、足三里；侧头痛选太阳、风池、翳风；后头痛选风池、天宗；头顶痛选百会、太冲；落枕选风池、天宗、阿是穴；呃逆选攒竹、巨阙；鼻塞选迎香、合谷等。

四、区域性与代表著作

（一）区域性

盛京小儿针推以中国医科大学附属盛京医院及辽宁中医药大学附属医院为中心，通过举办针推培训班，使该流派在沈城享有较高声誉，并以沈阳为中心辐射全国各地。近50年来，美国、新加坡、韩国、俄罗斯及索马里等国家与地区来中国学习盛京小儿针推的人在不断增加。为了更好地推广盛京小儿针推流派的针推技术，辽宁省针灸学会成立了小儿推拿外治法分会，由本流派代表性传承人王雪峰担任主任委员。同时，中国医科大学附属盛京医院及小儿推拿外治法分会每年举办多种推拿培训班及国家级继续教育项目，推广盛京流派小儿针推技术。

（二）代表性著作

1.《小儿外治法图说》 由王雪峰主编，于1997年在辽宁科学技术出版社出版。此书是我国现代第一部以图说形式阐释小儿针灸、推拿等外治法治疗小儿疾病的专著。

2.《图解小儿病中医外治法》 由王雪峰主编，关娴清主审，于 2013 年在人民军医出版社出版。此书重点介绍了四十多种小儿常见病的外治疗法。以病证为纲，以治法为目，详细叙述了诸病基本特征、证候辨析要点和治法应用等；详列方药组成、取穴处方、操作方法及作用机制、适应病证，并附以施术插图。

3.《推拿保健护儿郎》 由王雪峰主编，于 2017 年由中国中医药出版社出版。此书为四章，第一章为基础，主要介绍小儿保健推拿的特点、作用机理、常用穴位、手法及介质等；第二章为亚健康，主要介绍常见的亚健康状态的认识、推拿要点及预防护理；第三章为疾病，主要介绍常见病证的早期防范、证型辨识、穴位及手法的规范操作等；第四章为保健，主要介绍不同季节、不同体质、不同证型、不同年龄期及不同部位的保健推拿方法。

4.《关娴清盛京小儿推拿》 由王雪峰主编，于 2018 年由人民卫生出版社出版。此书是对关娴清教授七十余年小儿推拿经验的总结。全书既有对关氏取穴方法的介绍，又有对解表、清热及温里等 17 类代表性手法及要穴的讲解，重点对关老独创的"脊背六法"进行了系统阐述，同时，书中还总结了盛京小儿推拿治疗泄泻、厌食、便秘、腹痛等 10 种疾病的核心特定穴。此外，该书也记载了二十四节气保健及五脏保健的推拿方法。

第八节 岭南小儿推拿

岭南黎氏儿科学术流派缘起于黎德三公，奠基于黎炳南，后在黎世明、谢昭亮、许华等代表性传承人的继承与创新中得到不断发展，至今薪火相传已四代。小儿推拿是岭南黎氏儿科学术流派的重要组成部分，其学术思想的传播及推拿特色的推广也已遍及海内外。

一、溯源

（一）创始人黎德三

岭南黎氏儿科的起源可追溯到广东惠州的黎德三公。黎德三公（1865—1953），原名"达朝"，早年一边掌教私塾及应求书画者挥毫以帮补家用，一边发奋攻读，望从科举仕途以求布新政而广利民。后科举废，乃一意立志"未为良相愿为良医"，认为悬壶济世同样能有利于民。遂刻苦钻研中医典籍，去芜存精，验证于临床。其以德为先，抱父母心肠行医，从医之始，更名"德三"。

德三公在惠州业医六十载，擅长儿科与内科，颇负盛誉。民国初年，时有疫病接踵而来，西医疗效不佳，德三公不顾疫病传染危险，对求医者一一细心诊治，为贫困者义医赠药，经其诊治疗效卓著之病例不计其数，一时广传佳话。德三公深感中医学博大精深，于中华民族之繁盛居功至伟，于是决计培养后学，传诸后世。

（二）第二代代表性传承人

黎炳南（1914—2011），黎德三公之幼子，年幼时在父亲的指导、影响下对医学产生了浓厚的兴趣，并有志投身于中医学事业。15 岁起即边读中学，边在父亲的指点下熟读医籍，渐有所悟，暇时待诊父侧，对中医药之神妙深有体会。1933 年，黎炳南考入广东中医药专门学校接受系统的中医教育，在校期间亦学习了部分西医课程及日语，为其日后吸收现代医学的长处、指导西中班及研究生打下了一定的基础。同时，黎炳南又受业于近代名医恽树珏（铁樵）先生，得诸多名医指导，获益良多。1936 年，时局动荡，黎炳南回乡悬壶，潜心钻研医学，救治了不少大症、险症患者，一时声名鹊起，上门求医者日众。其后黎炳南还担任惠阳国医馆副馆长，召集同道进行学术讨论，并在仁慈社组织赠医赠药，亲身参与义诊，为纾解民困略尽绵力。新中国成立后，黎炳南被推举为惠州卫生工作者协会主任委员，并协助政府卫生部门兴办惠阳中医进修班，为当地培养了大量中医骨干。1958 年，黎炳南受聘执教于广州中医学院，成为学院首位专职儿科医师，在一无教材、二缺人才的情况下开始学院儿科的草创阶段。这期间，黎老与同道夜以继日，博览古今医籍，结合自己丰富的临床经验，编写教材。1960 年 9 月，由广州中医学院儿科主编的《中医儿科学讲义》出版，1964 年 7 月第二版《中医儿科学讲义》面世，内容增加了一倍。黎炳南参加编写与审订的《中医儿科学》一、二版讲义，不仅为新中国中医儿科教育提供了统一教材，还为此后数版教材的编写奠定了基础。"文化大革命"后，黎炳南虽年近古稀，但其在临床上对学术仍精益求精，依据数十年之经验，主攻小儿哮喘这一国际性难治性疾病，开设哮喘专科门诊，求医者门庭若市，解除了大批患儿的疾苦。在教学上，其主张"治学严谨，知行结合"，为西中班、中医进修班学员讲课、带教，自 1986 年起培养研究生，多年来其培养的学生遍及各地，成为当地的学术中坚力量。因黎炳南在临床与教学中对中医事业所做出的突出贡献，1978 年由广东省政府授予"省名老中医"称号，1991 年被指定为首批"全国老中医药专家学术经验继承工作"指导老师。

黎炳南教授幼承家学，后在院校教育及诸名医的指导下，学有所成，业医悬壶。其从事中医临床工作六十余载，对中医儿科造诣尤深。在其多年的诊疗工作中，依据小儿的生理病理特点，结合岭南地域特点和现代生活条件，逐渐形成了其独特的学术思想及治疗经验，为黎氏儿科推拿流派的创立奠定了基础。

（三）第三代代表性传承人

岭南黎氏儿科推拿流派在第三代传承人的继承和发扬中得到较大的发展。以第三代传承人黎世明教授、谢昭亮教授、许华教授为主的黎氏儿科学科团队，秉承黎炳南教授"辨虚实夹杂、攻补兼施、寒热并用"等学术思想，对小儿推拿手法的运用及小儿疑难杂病的治疗进行了深入研究。通过整理研究黎炳南学术思想，建立了虚实推拿手法治疗小儿泄泻、便秘、厌食、积滞、疳证、咳嗽等中医诊疗方案，临床疗效显著，得到了广泛的推广与应用。

黎世明，生于1947年，黎炳南次子，儿科教授，1982年毕业于广州中医药大学，1991年参加首批"全国名老中医药专家学术经验继承工作"，师承黎炳南教授，1994年获出师证书，在广州中医药大学第一附属医院工作至今。黎世明教授通过家传、师承、院校教育及长期在第一线从事临床、教学与科研工作，获得较高的中医儿科学术造诣，主要从事儿科呼吸、脾胃病证的中医药研究，尤擅长治疗小儿哮喘、咳嗽、反复呼吸道感染。根据现代小儿体质特点已发生较大变化，临床多见虚实夹杂、寒热并见的现状，擅用攻补兼施、寒热并用、敛散并行等法。对患者长怀恫瘝在抱之心，发扬中医特色，绝大部分病例坚持纯中医治疗，疗效显著，求医者众。

谢昭亮，主任中医师，硕士研究生导师，1965年毕业于湖北中医学院医疗系本科，20世纪70年代起在广州中医药大学第一附属医院工作。20世纪70年代末开始师承黎炳南教授，开展小儿哮喘的研究工作。80年代初设置儿科哮喘专科门诊，1986年开始招收本专业的硕士研究生。谢昭亮教授长期从事中医儿科的临床、教学、科研工作，理论基础扎实，临床经验丰富，尤其对呼吸系统和消化系统疾病有深刻的理解，对小儿哮喘、反复咳嗽、上呼吸道感染、泄泻、厌食、疳证等常见性疾病造诣尤深。

许华，师承黎炳南，医学博士，主任中医师，博士生导师，现任广州中医药大学第一临床医学院儿科教研室主任，第一附属医院儿科新生儿科主任、妇儿中心副主任，教育部重点学科、国家中医药管理局重点学科中医儿科学学科带头人，全国第三批优秀中医临床人才，广东省优秀中医临床人才。许华教授深入研究黎氏儿科"攻补兼施、寒热并用"等学术思想，以建立虚实推拿手法治疗小儿泄泻、小儿便秘，临床效佳。将国家中医药管理局第三批中医临床适宜技术推广项目"推拿治疗婴幼儿便秘技术"进行了较广泛的推广应用。尤擅运用内治与外治相结合的方式治疗小儿泄泻：内治以运脾化湿经验方为主体，结合辨证用药；外治则以虚实辨证采用推拿疗法治疗小儿泄泻。主持小儿泄泻病的系列研究，完成了国家"十一五"科技支撑计划"中医治疗小儿泄泻的研究"课题，制定了《小儿急性非细菌感染性腹泻中医药治疗方案》，并进行推广应用，取得显著疗效。将"攻补兼施、寒热并用"这一理论应用于小儿疑难重症的中医药治疗，如对胆道闭锁术后患儿的中医治疗，提出当以攻补兼施为治则，健脾益气、温阳化湿、行气祛瘀为主要治法。主持本流派小儿肺炎喘嗽病、泄泻病、紫癜病的中医诊疗方案制定、推广应用。

（四）第四代代表性传承人

第四代传承人以黎凯燕、刘华、赖东兰为代表，分别师承黎世明教授、谢昭亮教授、许华教授，继续传承着黎氏儿科推拿流派的学术思想，在临床、教学、科研等方面做了大量的工作。如在临床上，通过临床对照研究手段，研究虚实辨证推拿治疗小儿急性非细菌感染性腹泻；在教学上，探寻循证医学结合PBL（问题式学习）教学法在中医儿科学教学中实施的效果；在科研上，深入阐发黎氏哮喘方（小儿喘咳液）预防哮喘患者气道重塑的机理等。此外，还系统整理了黎炳南教授对小儿腹泻、慢性乙型肝炎等疾病的治疗经验，以及在黎炳南学术思想的指导下对儿科疾病的治法、辨证用药规律进行了总结，为不断发展和丰富黎氏儿科推拿流派做出了一定的贡献。

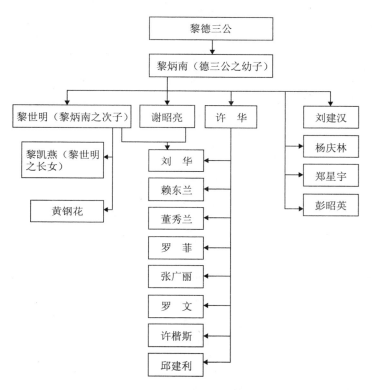

岭南小儿推拿传承谱系图

二、流派的学术特点

黎氏儿科的学术思想是在不断传承与发展的过程中逐步形成的。最早黎德三公就提出"为医关键之处，辨证之要，重在寒热虚实；论治之要，要善用攻补兼施，寒热并用"，强调了辨"寒热虚实"之要及善用"攻补兼施、寒热并用"等学术观点。黎炳南教授既承庭训，亦求创新，在诊治儿科疾患的过程中，形成了自己独特的理、法、方、药特点，如在理论上特别强调"谨守阴阳，治病必求于本"的重要性；在治法上认为"理宜严谨，而法贵灵活"，提出"补泻温清并进"的治疗原则；在组方方面提出"以病为纲，随证候变化，灵活化裁"；在用药方面亦根据小儿生理病理之特点提出"及病则已"的准则。其后，黎氏儿科的学术思想在三、四代传承人的发展中保持高度一致，并不断得到充实与完善，最终形成特色鲜明的岭南儿科流派。

（一）谨守阴阳，治病必求于本

黎炳南教授认为，临证治病，当以"谨守阴阳"为第一要务。病证百态，治法各异，然其要者在"调燮阴阳"。比如发热，原因最为复杂。然而不管外感、内伤，总以阴阳失调为主，伐有余、扶不足，皆从平调阴阳着眼。同时指出，小儿生理特点，有"体属纯阳""稚阴稚阳"之说，亦皆从阴阳立论。然若理解不当，则致偏颇之举。"体属纯阳"指生机蓬勃而言，非阳气有余之谓。若过分强调其易于化热、化火而滥投苦寒，反戕生机。"稚阴稚阳"之说，较为全面，但不可因其"稚弱"而畏于攻伐。蛮攻固可伤正，而攻邪不力，留邪致变，亦伤正气。故调阴阳者，当用则用，当止则止，"以平为期"可也。

"治病必求于本"，乃辨证论治之最高准则。何者为"本"？黎炳南教授指出，除"病因为本"说外，尚应注意"正气为本"及"阴阳为本"之说。病之因，不外正、邪二端。元气为抗邪之本，故"病因为本"之中，尤以"正气为本"。而无论外邪侵袭或正虚致病，莫不与阴阳四时之变化，人身阴阳之盛衰有关，诚如《素问·阴阳应象大论》所言："阴阳者，天地之道也，万物之纲纪……治病必求于本。"显然，"本"者，本于阴阳也。黎炳南教授总结指出："治病必求于本，就是以阴阳为纲纪，积极消除致病原因，处处顾护人身正气，以作为诊疗疾病之根本法则。"具体来说，临证治病，必先知其所因，求其所属（病位），审察病势，在顾护正气的基础上，扭转病势，使阴阳恢复新的平衡。

治病求本，须明确标本缓急之关系。黎炳南教授认为："急"者，应为"紧急""危急"之义，非为一般"急性病"之同义语。若遇急性病而不论正气盛衰，一概以治标攻邪，则"治病求本"形同虚设；"缓"者，当为"非紧急""非危急"之意。如必待"病势和缓"方言治本，则"治病求本"不啻名存实亡矣。实际上，标本每可同治，惟急则重在标，缓则重于本，重点明确，方可切中肯綮。

（二）重寒热虚实辨证，擅补泻温清并进

黎炳南教授之父黎德三公曾强调："为医关键之处，辨证之要，重在寒热虚实；治之要，要善用攻补兼施、寒热并用。"黎炳南教授亦承父训，其从当代岭南小儿体质特点出发，认为在广东发达地区，由于空调的普及、冷冻食品的流行、嗜饮"凉茶"的习俗、抗生素的滥用，小儿感寒、伤阳者甚众，且其地处炎热多湿之地，故湿热证多见，虚寒证亦属常见，而虚实夹杂、寒热并见者，更为多见。在临证辨治上，尤其是对于证情复杂者，主张补泻温清多法并进，而不能单纯以"阴证""阳证"辨治之。

如虚实并见者则用攻补兼施之法。无论体虚新感，或久病致感，皆可随症而施。因虚者正气内馁，无力鼓邪外出，故当扶正祛邪兼施。攻邪，邪去则正安，此攻中自有补意，亦可避免补而留邪之弊；补虚，正复则邪去，此补中自有攻意，亦可避免攻而伤正之虑。临证时则根据阴阳的盛衰、邪正的进退以及发病之新久，而攻补侧重有所不同，使其调配得宜。

若寒热兼见者则施寒热并用之法。小儿有素体虚寒而骤感风热者，亦有外感风寒而内郁痰热者，或外寒而内热，或上热而下寒，此时温之恐助其热，清之虑增其寒。治宜斟酌病机，寒热并行，不使寒热之邪气，互为掎角之势。如小儿哮喘，其肺、脾、肾俱虚者，治宜温脾益肺，补肾纳气为主，若虚中夹有痰热者，当酌佐黄芩、毛冬青、蚤休之类，以清热化痰，采用"寒热并用、标本兼顾"之法，效果更佳。

黎炳南教授擅于攻补兼施、寒热并用，亦常配合收散并行、刚柔相济等法，其"理宜严谨，法贵灵活，多法并进"的学术思想对黎氏儿科小儿推拿特色的形成影响至深。

（三）强调"良医不废外治"

中医外治法有着悠久的历史。早于汤药出现前，人们就善于运用外治法治疗各种疾病。在我国现存的最早医籍《五十二病方》中就记载了运用砭法、角法、灸法、按摩法、烟熏法、热熨法等外治法治疗"婴儿索痉""婴儿病痫"等。《黄帝内经》中载有多种外治法，如在《素问·阴阳应象大论》称"其有邪者，渍形以为汗"，就是利用热汤浸浴发汗的方法。《史记·扁鹊仓公列传》中记载了扁鹊运用砭针、汤熨及服药等综合疗法抢救病危的虢太子。汉代张仲景在《伤寒杂病论》中较完整地记述了针、灸、熨、烙、摩、散、灌、浴、坐药、滴耳、吹鼻、栓剂等多种外治方法。此后的医籍均有记载不同的中医外治法。然而这些简便、价廉、疗效好的外治法并没有像汤药一样被广泛运用，有些甚至有失传之虞。

黎氏儿科强调"良医不废外治"，认为小儿具有脏气清灵、随拨随应、易寒易热、易虚易实等生理病理特点，通过中医外治法，可以有效地调整小儿气血阴阳及脏腑功能，从而极大提高临床疗效。黎氏儿科擅用小儿推拿、穴位贴敷、中药熏洗、中药外敷等外治疗法治疗小儿常见病。临床常见病证的外治法如下：

1. 感冒 外感风寒湿邪出现发热、恶寒、无汗、头疼、身重，舌淡苔白者，予麻黄、桂枝各60g煎水，于避风处洗浴全身15分钟后，嘱盖薄被睡下约半小时，全身微微汗出，则热退、恶寒头痛顿减；外感风热出现发热、微恶寒、微汗或无汗、舌红苔薄白或薄黄者，用香薷、青蒿各30~60g煎水擦洗全身。

2. 头痛 感受风邪上犯清阳所致的头痛，治以祛风通络止痛为主，拟用外治法。方用细辛10g，白芷、羌活、川芎各20g，煎水，待有蒸汽出时，趁热熏蒸头部（注意保护眼睛)。再取汁擦洗头部。每日重复 2 次，洗后避风静养。此方还可治疗偏头痛、神经衰弱性头痛等多种头痛，辨证为感受风邪、风寒或风湿者。

3. 哮喘 黎炳南教授认为哮喘病有伏痰宿根，感受外邪为发病之诱因，故常配合祛风散寒化痰的生胆南星、白芥子、细辛等份研末，姜汁调成糊状，外敷肺俞穴，或以止喘灵注射液（含麻黄、杏仁等中药制剂，为全国中医医院急诊科必备的中成药之一）0.5～1mL 分别注射两肺俞穴或两定喘穴，有迅速缓解哮喘的功效。

4. 泄泻、便秘 小儿处于生长发育阶段，生发机能正当旺盛，体内所需水谷精气的供养相对比成年人更为迫切，显出"脾常不足"的生理特点。因此乳食不当、过饥过饱、护理失宜、感染诸虫等，均易导致运化失调，脾失健运，出现泄泻、便秘等症状。许华教授针对目前推拿手法复杂、分类过多的现状，提出以虚实辨证为总纲，制定了一套规范化治疗小儿泄泻、便秘的推拿手法，如实证采用清大肠、退六腑、清补脾土等推拿手法治疗虚实夹杂以实为主的病证，虚证则采用补脾土、推上三关等手法培补元气、温阳散寒，且随症加减，疗效显著。

三、流派特色穴位与技法

（一）特色穴位

黎氏儿科擅用小儿推拿治疗小儿常见脾胃病。尤其对于小儿泄泻、便秘等症状，黎氏儿科分别以虚实两证进行辨证，明确了各自所取得的特色穴位。如泄泻实证取 7 穴，虚证取 6 穴，实证推拿手法有清大肠、清板门、清补脾土、退六腑、拿肚角、推上七节骨、按揉足三里，虚证推拿手法为补脾土、补大肠、推上三关、摩腹、推上七节骨、捏脊。便秘亦是实证取 7 穴，虚证取 6 穴，实证推拿手法有清大肠、退六腑、清补脾土、内运八卦、摩腹、推下七节骨、按揉足三里，虚证推拿手法有补脾土、清大肠、推肾水、推上三关、摩腹、捏脊。

因此，根据取穴特点及推拿手法，可以将黎氏儿科小儿推拿概括为四大特色：①虚实辨证，易于掌握，便于推广；②取穴精当，两面齐观，尤重脾胃；③手法运用，补泻温清并进；④手法简洁，按完必揉。

（二）特有技法

1. 实证泄泻推拿手法

（1）清大肠：1 岁以下（含 1 岁）者 2 分钟（约 200 次）；1 岁以上者 3 分钟（约 300 次）；食指桡侧虎口推向食指尖。

（2）清板门：以揉法为主，1 岁以下（含 1 岁）者 1 分钟（约 100 次）；1 岁以上者 2 分钟（约 200 次）；揉手掌大鱼际。

（3）清补脾土：1 岁以下（含 1 岁）者先清后补各 1 分钟（各约 100 次）；1 岁以

上者先清后补各 1.5 分钟（各约 150 次）；拇指末节罗纹面（指尖推向指根为清，旋推罗纹为补）。

（4）退六腑：1 岁以下（含 1 岁）者 2 分钟（约 200 次）；1 岁以上者 3 分钟（约 300 次）；前臂尺侧，自肘推向腕部。

（5）拿肚角：脐下 2 寸，腹正中线旁开 2 寸大筋处搓拿 3~5 次。

（6）推上七节骨：1 岁以下（含 1 岁）者 2 分钟（30 次）；1 岁以上者 3 分钟（50 次）；第四腰椎至尾椎端（自上而下）。

（7）按揉足三里：1 分钟（约 100 次）。

2. 虚证泄泻推拿手法

（1）补脾土：1 岁以下（含 1 岁）者 2 分钟（约 200 次）；1 岁以上者 3 分钟（约 300 次）；旋推罗纹为补。

（2）补大肠：1 岁以下（含 1 岁）者 2 分钟（约 200 次）；1 岁以上者 3 分钟（约 300 次）；食指桡侧，自食指指尖推向虎口。

（3）推上三关：1 岁以下（含 1 岁）者 1 分钟（约 100 次）；1 岁以上者 2 分钟（约 200 次）；前臂桡侧，自腕部推向肘。

（4）摩腹：1 岁以下（含 1 岁）者 2 分钟（约 100 次）；1 岁以上者 3 分钟（约 150 次）；逆时针按摩。

（5）推上七节骨：1 岁以下（含 1 岁）者 2 分钟（30 次）；1 岁以上 3 分钟（50 次）；第四腰椎至尾椎端（自下而上）。

（6）捏脊：反复 5 次，第 3 次开始，提拿脾俞、大肠俞。完成后按揉背部 0.5 分钟。

3. 实证便秘推拿手法

（1）清大肠：1 岁以下（含 1 岁）者 2 分钟（约 200 次）；1 岁以上者 3 分钟（约 300 次）；食指桡侧虎口推向食指尖。

（2）退六腑：1 岁以下（含 1 岁）者 2 分钟（约 200 次）；1 岁以上者 3 分钟（约 300 次）；前臂尺侧，自肘推向腕部。

（3）清补脾土：1 岁以下（含 1 岁）者先清后补各 1 分钟（各约 100 次）；1 岁以上者先清后补各 1.5 分钟（各约 150 次）；拇指末节罗纹面（指尖推向指根为清，旋推罗纹为补）。

（4）运内八卦：300 次，左手逆时针进行。

（5）摩腹：200 次，顺时针进行。

（6）推下七节骨：30 次，自上向下直推。

（7）按揉足三里：1 分钟（约 100 次）。

4. 虚证便秘推拿手法

（1）补脾土：1 岁以下（含 1 岁）者先清后补各 1 分钟（各约 100 次）；1 岁以上

者先清后补各 1.5 分钟（各约 150 次）；拇指末节罗纹面（指尖推向指根为清，旋推罗纹为补）。

（2）清大肠：1 岁以下（含 1 岁）者 2 分钟（约 200 次）；1 岁以上者 3 分钟（约 300 次）；食指绕侧虎口推向食指尖。

（3）推肾水：300 次，小指指根推向指尖。

（4）推上三关：1 岁以下（含 1 岁）者 1 分钟（约 100 次）；1 岁以上者 2 分钟（约 200 次）；前臂桡侧，自腕部推向肘。

（5）摩腹：200 次，顺时针进行。

（6）捏脊：5 遍。

四、代表著作

1.《中医儿科学讲义》 由广州中医学院儿科教研组编，于 1960 年 9 月在人民卫生出版社出版。此书不仅为新中国中医儿科教育提供了统一教材，还为此后数版教材的编写奠定了基础。

2.《黎炳南儿科经验集》 黎世明主编，于 2004 年 4 月由人民卫生出版社出版，2015 年 11 月由人民卫生出版社收录至《现代著名老中医名著重刊丛书第十一辑》。

3.《岭南中医儿科名家黎炳南》 黎世明主编，于 2016 年 5 月由广东科技出版社出版。

4.《中医、中西医结合住院医师规范化培训教材：中医儿科学》 由马融、许华主编，于 2015 年 4 月在人民卫生出版社出版。此书分为上中下三篇，从中医儿科住院医师职业素养与基本技能、中医儿科基础、中医儿科临床等三个方面加以论述，其小儿泄泻、便秘等章节收录了岭南黎氏儿科推拿流派的虚实辨证推拿疗法。

附：岭南钟氏小儿推拿

一、溯源

岭南钟氏小儿推拿创始人钟奇，男，生于 1927 年，系广东龙川人，毕业于上海推拿专科学校。广州中医药大学第一附属医院 1960 年创立推拿科，钟奇是首批针灸推拿科医生之一，1981 年为推拿科主任。钟氏从事推拿针灸医疗五十余年，对小儿推拿有独特见地，为广东早期推拿四大名家之一，擅长治疗小儿脑瘫、小儿肌性斜颈、小儿抽动症、小儿各类内科疾病（咳嗽、鼻炎、便秘、消化不良、夜啼、遗尿）等。

岭南钟氏小儿推拿薪火相传已三代，地域主要在广东广州。三代都在广州中医药大学第一附属医院推拿科工作，第二代为钟奇之子钟秋辉和张静，第三代为钟秋辉之子钟声亮和龙丽娟。

二、流派的学术特点

1. 治病首重辨证施治

诊病总结出辨证三步法，一辨寒热二辨虚实三辨脏腑，诊断后再根据病况来进行分主次配穴。以"无确诊不推，确诊再推"为原则。

2. 治疗思维常用阴阳双向性治疗

特别重视阴阳的平衡，"阴平阳秘，精神乃治"，认为小儿肾气未充，而致病原因多为外邪"风、寒、暑、湿、食伤"为主，治疗先驱邪后补益，一泻一补双向调节，形成特色。

3. 四诊重切诊

钟奇善于运用切诊触及患儿身体，辨别病处病结所在，手下感觉特别敏感，常能找出疾病所在，手到病除。在传承时特别注重培养手下感觉，教徒儿感知体表的变化何为筋结、虚、实。小儿积食、便秘、腹痛等病证在体表常常能找到关键点，单部位用穴手到病除。认为手法触感为关键，并非一朝一夕能到达，要求先推大人后推小儿。

4. 天人合一

岭南钟氏小儿推拿常常考虑自然环境和气候。由于所在地属南方，气候较湿热，患儿病况常顽固不去，所以在治疗方面常兼顾清热利湿。特别强调病人素体的锻炼，常要求患儿多户外活动，并创立了治疗小儿偏瘫的复健操。钟奇要求其徒必须做基本功锻炼感受气的运行，练功方法有八段锦、太极、少林内功，运用太极去感悟阴阳一攻一守的阴阳的双互作用，八段锦体会气的运行，少林内功是扎实的基本功，如站马步、站桩。

三、流派特定穴与技法

1. 岭南钟氏小儿推拿施术以缠、揉、点、掐、按、推之法最为常用，搓、摇多为辅助。施术时聚精会神，把意念集中于施术部位并感其得气感。手法轻快、柔和、渗透。

2. 岭南钟氏小儿推拿常用穴有 32 个，并研创了鲤鱼飞跃法、醒阳扫扇法、开筋解积法、缠揉法、堆山法、复健操、腹痛穴、正筋穴等。鲤鱼飞跃法是抱提婴幼儿下肢按压腰骶部的手法，主要是治疗婴幼儿便秘。醒阳扫扇法是由印堂推至神庭再由神庭滑行至头维到上关，向后弹飞角孙后滑行至耳后高骨，再向下推行至肩井穴，主要可疏散风寒，醒神开阳，对治疗风寒阳气受阻之头痛、鼻塞和神昏症状疗效显著；开筋解积法具有解积通下作用，治疗食积、疳积、便秘等腹部积症；缠揉法是上海一指禅的演变，常运用在小儿麻痹后遗症、小儿脑瘫方面。

3. 逢推必掐。该派认为小儿致病多为外因，治疗前必掐神魂穴以驱邪醒神，运行气血，常作为治疗的开始。

四、区域性与代表著作

岭南钟氏小儿推拿创始人钟奇在学术上研究《小儿推拿广意》，撰写《按摩治疗难产引起婴儿下肢瘫痪二例》《按摩棒赞》等文献，并同珠江电影制片厂拍摄了小儿推拿教程。钟氏小儿推拿在岭南地区影响广泛，多次举办推拿师资培训班、特色手法学习班等国家级继续教育项目，授教钟氏小儿推拿技术。

第九节 闽台小儿放筋路

闽台小儿放筋路流派是千百年来闽台地区医家和民间中医在继承传统的推拿疗法的基础上，创立的一种独特的小儿推拿流派。"放筋路"在闽南民间又有"松筋""抓筋""掐筋"等别称。"筋路"是指经筋的循行的道路，放是放松的意思，放筋路就是通过放松筋路来达到治疗目的。古时候中原战乱，人们迁徙至福建广东等地，也把中原地区的医疗方法带到这些地区。在较长的一段时间里，闽南语的流行区域，都把用手法治疗疾病称之为放筋路。小儿放筋路疗法广泛流传于福建闽南、台湾及东南亚地区，其疗效确定，盛行一时，在民国时期闽南地区和台湾的中医诊所中均有人会行放筋路疗法，当孩子惊风、中暑时，到中医诊所行放筋路疗法，均能取得良好的治疗效果。《厦门地方志》上曾记载厦门鼓浪屿早期女中医叶豆仔，40岁时舅父赠送给她祖父生前用于"放筋"治疗儿科病证的图文手稿，并付诸实践，救人无数。曾有一幼儿被救世医院首任院长、外国医生郁约翰确诊为死症，不给治疗，后经叶医生"放筋"结合散剂治疗后，竟然逐渐复苏。后这个案例轰动全市，并被当时公共租界工部局予以授匾以兹嘉奖。

一、溯源

早在《灵枢·经筋》即对经筋进行了理论上概述，在《素问·生气通气论》提出："骨正筋柔，气血以流，腠理以密，如是则骨气以精，谨道如法，长有天命。"明代时经筋理论得到进一步的升华，如张介宾提出："十二经脉之外而复有经筋者，何也？盖经脉营行表里，故出入脏腑，以次相传；经筋联缀百骸，故维络周身，各有定位。虽经筋所盛之处，则唯四肢溪谷之间为最，以筋会于节也。筋属木，其华在爪，故十二经筋皆起于四肢指爪之间，而后盛于辅骨，结于肘腕，系于关节，联于肌肉，上于颈项，终于头面，此人身经筋之大略也。"明代推拿著作《秘传看惊掐筋口授手法论》中治疗小儿惊厥时有"掐筋看惊"的说法。新中国成立前由于施术者的文化水平普遍不高，放筋路疗法的操作只通过操作者口传心授进行传承，或被列为不传之秘在部分行医者中传播。新中国成立后厦门市政府重视民间传统疗法的传承，逐渐有了文字记载，并开展相关培训班进行学习，但为了规范医学专业用词，将"松筋""放筋""抓筋"归于按摩的范畴。

（一）创始人叶豆仔

叶豆仔（1845—1942），又名斗姑，同安人。40 岁时得祖传治疗儿科病证及放筋的图文手稿，并得中医验方手抄遗稿，配制各种药散。后开始行医，擅长治疗小儿时行热证、惊风、白喉、麻疹、黄疸等危重病证，民间尊称为"先生妈"，对休克有独特的疗法。[福建省政协文史资料选编：医家篇]

（二）第二代代表性传承人

林惠珍（1923—1985），女，厦门人，出生于中医世家，自幼继承家学，悬壶济世于厦门。其父林宝山为当时闽南知名老中医。幼年即随父亲学习，对针灸、推拿等外治方法尤其感兴趣，当发现小儿放筋疗法对小儿疾病的治疗有较好的疗效时，找到当时名噪一时的叶豆仔，拜师学艺。结婚后随其丈夫章宝春于厦门、漳州开设两个中医诊所，由于她医德高，医术高，伤病者经她诊治，都有很好的疗效，因此声誉很快传开。新中国成立后根据政府的安排，定居漳州，进入尤溪地区中医院工作，任针灸推拿科负责人，有《按摩与抓痧》专著一书流传于世。

（三）第三代代表性传承人

高树彬（1957—），男，厦门人，曾于 20 世纪 80 年代初拜林惠珍为师，系统学习小儿放筋疗法在儿童疾病中的应用。学习后长期在厦门市中医院从事儿科临床工作，对小儿的非药物疗法颇有钻研。在原有放筋疗法的的基础上，进行不断的探索，并加以改进，使之逐步规范，并广泛应用于儿童呼吸道、消化道等各系统疾病，由于其"快、简、灵"的特点，得到了患儿家长的一致好评。提出了放筋路疗法可在小儿治未病中起主导作用，并可在儿童疾病的诊治中起到协助诊断、协助治疗、提高疗效、缩短病程的作用，可以作为小儿内病外治的重要手段，这些观点深受业内同行的认可。

（四）第四代代表性传承人

1. 陈晓娟

陈晓娟（1965—），女，马来西亚人，厦门大学海外函授学院中医系毕业，1987年来厦门中医院儿科进修学习，以熟练掌握小儿放筋路疗法，目前于马来西亚槟城中医诊所，并带徒授业。

2. 张志杰

张志杰（1978—），男，台中人。中医世家子弟，2000 年 5 月来厦门市中医院儿科学习小儿推拿和儿科外治法，为期 3 个月，熟练掌握小儿放筋路疗法，返台后开展放筋路的诊疗，取得较好的疗效，受到病家的欢迎。

3. 高国鹏

高国鹏（1985—），男，厦门人，儿科硕士，目前随其父高树彬系统学习放筋疗法在儿童的应用。

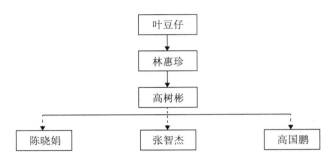

闽台小儿放筋路流派传承图

二、流派的学术特点

1. 循筋进行疾病诊断 "放筋"疗法在原有望闻问切四诊的基础上，在切诊方面增加了筋经诊查，确定疾病所处的筋经，再沿该筋经进行循经诊断。

2. 通治小儿与成人 "放筋"疗法通治小儿与成人，从在民国期间记载来看，在小儿方面主要治疗外感发热、高热惊厥、中暑、疳积、慢性咳嗽、扁桃体炎等，均取得良好疗效。由于小儿服药困难等特点，常单独使用或配合中药散剂使用。在治法上小儿与成人治疗方式无明显区别，只是根据年龄确定手法的轻重与时间的长短，特别是手法方面，成人速而重，小儿速而轻。

3. 手法独特 放筋疗法主要采用循经确定病位，在病位上进行操作。不同于其他传统小儿推拿手法，该流派主要采用"拨""松""揉""抻"等手法，必要时结合局部取痧疗法，操作时间短，5~10分钟完成操作，达到经脉通，气血和，从而治疗疾病的目的。

三、流派特定穴与技法

（一）特定穴

1. "六筋" 这是六个推拿特定穴位的合称。分别是赤筋（浮筋）、青筋（阳筋）、总筋、赤淡黄筋（心筋）、白筋（阴筋）、黑筋（肾筋），其中总筋是每次放筋路治疗疾病中必选的穴位。

2. "八虚" "八"是指人体的八个关节，即两肘、两腋、两髀、两腘，是五脏藏邪的所在之处，五脏有病又可以通过放筋手法对其中某个部分进行治疗，达到治疗疾病的目的。

（二）特有技法

1. 揉筋法 可分为顺筋揉法、横筋揉法与筋结揉法。顺筋揉法指的是沿着经筋的方向往下揉动。横筋揉法是横向经筋的方向揉动。筋节的揉法指的是在循经过程中遇到筋结时，以手法缓慢揉开。该手法具有慢、轻、拔的特点。

2. 按筋法 应用手指或掌跟按压经筋或经筋中的穴位上。往往是按揉同时进行。

3. 摩筋法 用指腹或掌轻轻摩动经筋，主要用于表面经筋。

4. 拿筋法 用手指对拿经筋上提，然后放松。分为拿筋腹、拿肌肉、拿韧带，拿筋法具有散寒泻热的作用。

5. 推筋法 用指腹或掌跟推行经筋。包括分推法，直推法，斜推法。具有行气活血的作用。

6. 拨筋法 用手指深掐经筋，然后左右上下拨动。主要用于拨寒筋，因风寒入经筋，导致筋粗筋僵，指拨寒筋，分筋散寒。多与揉筋法配合使用。

四、区域性与代表著作

（一）区域性

福建闽南、台湾及东南亚地区均盛行该疗法。厦门市卫生局、市中医学会、市医科所在 20 世纪 80 年代多次举办痧症及放筋疗法的短期培训班，共培养了一百五十多名基层医务人员，开展民间传统疗法如放筋等疗法治疗痧症，并向基层医务室访问开展的情况，反应良好，认为"既能解决患者的痛苦，又节约了医药费"。目前该疗法仍广泛流传于上述地区，在台湾及东南亚地区仍有中医医疗机构开展"放筋"疗法，"放筋术"曾一度风靡于台湾全岛。福建闽南地区以高树彬主任医师为主的团队对该疗法进行了研究，并大量运用于儿童临床实践中，取得了较好的治疗效果。2006 年高树彬教授应邀前往马来西亚槟城与印度尼西亚泗水进行学术交流时，向当地中医介绍小儿放筋疗法的操作与适应证，受到当地华侨与同行的热烈欢迎。高树彬主任及团队在继承原有放筋疗法的基础上，开拓创新将手法应用于小儿慢性扁桃体炎反复发作，该手法为国家中医药管理局立项，经多中心研究，疗效确切，在 2011 年被确定为第五批国家中医适宜技术，向全国推广。2015 年于厦门中医交流培训中心举办的海峡中医外治培训班上，高树彬教授向海外学员专题介绍小儿放筋疗法。

（二）代表性著作

1. 《按摩与抓痧》 1984 年由林惠珍编著，福建科学技术出版社出版。主要是根据民间传统推拿按摩手法（包括"放筋"疗法）治疗疾病的经验总结。

2. 《痧症民间传统疗法》 1984 年康良石、伍杰、何天赐著，厦门市卫生局资料。主要讲述"放筋"等民间疗法在夏秋季节"痧症"中的应用。

3.《小儿慢性扁桃体炎的推拿手法》 2011 年由高树彬编著，中国中医药出版社出版。主要讲述放筋疗法治疗小儿慢性扁桃体炎的方法。

第十节　滇南小儿推拿

滇南指云南，滇南小儿推拿源于海派。由于国家支边工作的需要，1964 年创始人夏惠明教授将海派推拿的学术精髓带到云南，根据云南地处高原，多民族集居，儿科疾病中缺氧缺血性脑病、脾胃及呼吸道病证较多发等特点，将中医推拿与中医儿科相结合，逐步发展成颇具特色的滇南小儿推拿。从 20 世纪 80 年代开始，以院校教育加师承教育相结合的方式，以云南中医学院（现云南中医药大学）和云南中医学院第一附属医院为中心，在全国较早、较系统、规范地开展了小儿推拿的研究生培养、本专科教学、短期进修培训、学术交流及面向家长的系列公益讲座，并以出国讲学、带教外国留学生等方式培养了大批小儿推拿专门人才，将滇南小儿推拿的学术思想及诊疗特色推广至全省各地州，并辐射全国，传至海外。

一、溯源

滇南小儿推拿始于夏惠明教授 1964 年支边来到云南。1987 年，夏惠明教授将时任儿科医师的高永强调到云南中医学院第一附属医院（云南省中医医院）推拿科，并派其前往上海专修小儿推拿。高永强医师曾师从海派金义成等老师，学成回到云南中医学院第一附属医院后，在夏惠明主任的大力支持下，开展了小儿推拿门诊，擅长推药结合治疗小儿肌性斜颈、腹泻、便秘、遗尿、脑瘫等儿科常见病和多发病。随后，分别于 1987 年和 1991 年毕业于上海中医学院的李冬梅副教授和郜先桃教授纷纷投入到小儿推拿的工作中，大力推进了滇南小儿推拿的发展。

（一）创始人夏惠明

夏惠明，教授，主任医师，硕士研究生导师，曾任云南中医学院第一附属医院（云南省中医医院）推拿科主任、推拿教研室主任；云南省推拿学科带头人，云南省国医名师，云南省名中医，第四、第五、第六批全国老中医药专家学术经验继承指导老师。

夏惠明教授 1964 年毕业于上海中医学院附属推拿学校，同年服从国家分配，支边来到云南，曾就职于云南省人民委员会卫生所、云南省交通医院及云南中医学院第一附属医院，从事中医内科及推拿科临床、教学、科研及管理工作五十余年。夏惠明教授曾师从丁季峰、朱春霆、李锡九、王松山等老一辈推拿名家习练手法，尤其擅长一指禅推法、擦法、振法和擦法。以云南中医学院推拿教研室主任的名义领衔申报推拿学专业，并于 1985 年获批招生，率先在推拿学专科学生中开设小儿推拿学课程，并亲自担任小儿推拿学授课教师。曾应西班牙政府邀请，赴加泰罗尼亚任中医推拿学专业教授；曾应香港大学邀请，多次赴港任中医推拿学科客座教授，为国内外培养了大量的从事小儿推拿的专门人才。

夏惠明教授培养人才一方面强调过硬的基本功训练，另一方面又善于结合个人的特点因材施教，以充分发掘每个人的特长。其学术传承人颇多，其中具有代表性的传承人有李冬梅、邰先桃、杨丽秋、邵长丽等。

（二）第二代代表性传承人

夏惠明通过师承及研究生带教的院校教育模式，培养了李冬梅、邰先桃、杨丽秋、邵长丽等传承人。

1. 李冬梅

李冬梅，副教授，硕士研究生导师，1987年毕业于上海中医学院推拿系推拿专业。现任云南中医药大学针推康复学院推拿基础教研室主任，云南中医药大学教学名师，云南中医药大学针灸推拿康复学院教学督导。曾先后两次获云南中医药大学"圣爱中医奖教金"。兼任中国民族医药学会疼痛分会常务理事、云南省针灸学会理事、云南省中医药学会推拿专业委员会常务委员、云南省医师协会针灸推拿医师分会常务委员。从事小儿推拿教学、临床及科研工作30年。从1989年开始主讲小儿推拿学，培养针灸推拿学专业小儿推拿方向硕士研究生10名。曾先后多次赴西班牙（加泰罗尼亚—云南中医学院）、法国（杵针中医学院）、捷克（第一传统中医学校）等国家讲授"小儿推拿学"课程，并临床带教来自法国、西班牙、美国等多个国家的留学生。其小儿推拿讲义被翻译成捷克语供学生使用。也有培养的法国学生现在法国巴黎从事小儿推拿的临床和教学工作。

李冬梅主编《实用推拿疗法》，副主编创新教材《芳香按摩实践》《推拿古籍选读》《传统功法康复学》《一指禅推拿》等。参编"十二五"规划教材《小儿推拿学》《推拿手法学》《推拿学》；"十三五"规划教材《推拿手法学》《推拿功法学》等。公开发表"推拿治疗婴儿睾丸鞘膜积液"等学术论文三十余篇。主持省级科研项目1项，校级科研项目1项，参与国家级科研项目2项，厅级科研项目2项。

李冬梅临证强调"中西合参"，强调分病、分期选用中西医理论指导临床实践，因病、因人、因时制宜选用手法、治法。手法选用少而精。临床擅长推拿针药结合治疗儿科常见病和疑难病。如厌食、遗尿、感冒、腹泻、鼻炎、夜啼、汗证、小儿斜视、弱视、近视、面瘫、小儿鞘膜积液等。并擅长运用推拿疗法进行儿童预防保健及增高等的干预。

2. 邰先桃

邰先桃，教授，硕士研究生导师，南京中医药大学中医专业博士研究生导师。1991年毕业于上海中医药大学推拿系推拿专业，就读研究生期间师从云南省儿科名医熊磊教授，获中医儿科学专业医学硕士学位。邰先桃教授现任云南中医药大学针灸推拿康复学院院长，兼任中华中医药学会推拿专业委员会常务委员，中国康复医学会康复医学教育专业委员会委员，云南省医师协会针灸推拿医师分会主任委员，云南省康复医学会康复治疗专业委员会副主任委员，云南省健康教育学会中医专业委员会副主任委员，云南省中医药学会中医全科医师及继续教育专业委员会副主任委员，云南省中医药学会推拿专业委员会常务委员，云南省中医药宣传教育中心首席专家。曾赴泰国宋卡王子大学及美国罗格斯大学进行学术访问，从事医教研及教学管理工作 26 年。公开发表《选择性脊柱推拿疗法治疗小儿脑瘫的临床研究》《选择性脊柱推拿治疗小儿过敏性鼻炎探析》等学术论文五十余篇，其中 SCI 收录 6 篇。曾获云南省卫生科技成果三等奖、云南中医药大学"伍达观教育基金奖教金"杰出奖等荣誉，主持过国家自然基金等各级各类研究项目十余项。主持云南省省级精品视频公开课程《小儿推拿学》的建设工作，编写出版全国中医药行业规划或创新教材《小儿推拿学》《中医养生保健学》等 18 部教材与专著。从 1991 年开始主讲小儿推拿学，培养针灸推拿学专业小儿推拿方向硕士研究生 18 名。

邰先桃教授临床擅长推药结合诊治儿科病证。临证重在"审症求因、审因论治"，倡导"用推即是用药，看方犹看律，用药如用兵，贵在少而精"。擅用选择性脊柱推拿疗法配合黄芪、白术、茯苓、川芎、透骨草等中药外洗以补益正气、活血通络治顽疾。创立选择性脊柱推拿疗法治疗儿科脏腑病证，如咳嗽、鼻渊、厌食、疳证、腹泻、生长发育迟缓综合征、小儿脑瘫等。自拟益气散结中药外洗方配合局部推拿，治疗小儿肌性斜颈、髋关节发育不良综合征、寰枢关节紊乱综合征等筋伤病证；研制六味地黄膏配合推拿治疗早产低体重等肾气不足诸症；研制桂椒按摩膏配合推拿治疗儿童单纯性肥胖症。

3. 杨丽秋

杨丽秋，女，副主任医师，2000 年 7 月毕业于广州中医药大学针灸推拿学专业，2007～2009 就读于云南中医学院中西医结合临床专业研究生进修班，2012 年 8 月成为全国第五批师带徒徒弟，师从云南省名中医夏惠明导师，2016 年 6 月获得云南中医学院临床医学硕士学位。2000 年开始，一直在云南省中医院推拿科从事小儿推拿临床、教学及科研工作。擅长推药结合治疗婴幼儿腹泻、便秘、小儿肌性斜颈等儿科病证。参与国家自然科学基金项目 1 项，省级项目 1 项；主持厅级课题 3 项，参与厅级课题 1 项，曾获云南省卫生科技进步三等奖 1 项，发表论文 7 篇，副主编 1 部著作，参编 1 部著作。

4. 邵长丽

邵长丽，讲师，2004 年毕业于长春中医药大学，2004～2007 年师从夏惠明教授，完成硕士研究生学习，获针灸推拿学医学硕士学位。目前任职于云南中医药大学针灸推拿康复学院推拿临床教研室，曾获全国教学基本功竞赛、全国针灸推拿临床技能竞赛三等奖。参与厅级课题 3 项，参编教材及论著 6 部。临床擅用一指禅推法、揉法、振法、擦法、摩法等治疗婴幼儿感冒、鼻炎、腹泻、便秘、厌食、夜啼、小儿发育迟缓、小儿肌性斜颈等儿科常见病证。

（三）第三代代表性传承人

通过研究生带教及科室培养等模式，培养了胡鸾、黄素婷、马海雯、李瑾、杨进娥、周颂萱、张吉、岳阳、丁建伟、苏晋燕、董美辰、杨芝仙、张黎、杨华、孙菀娇、狄桦、梁款、和媛媛、高青、杜娟、张星贺、杨叶娇、何琪、张小凡、朱博文、张骞、黄学平、袁文茜、雷白玲、李依、王晗、王厚融、罕艳菊、徐娜、苏一帆等传承人，其中具有代表性的有李瑾、胡鸾、黄素婷、张吉、岳阳、杨芝仙、苏晋燕等。

1. 李瑾

李瑾，女，副主任医师，1997 年毕业于云南中医药大学针灸推拿学专业，同年 9 月就职于建水县中医医院，从事小儿推拿临床及教学工作。是第四届云南优秀青年中医，现任建水县中医医院针推一科主任，兼任云南省中医药学会推拿专业委员会委员、云南省信息建设专业委员会委员、云南省女医师协会针灸推拿分会委员，云南省医师协会针灸推拿医师分会委员。曾师从李冬梅副教授。在上海中医药大学附属岳阳中西医结合医院进修小儿推拿期间，师从海派小儿推拿传承人陈志伟老师。擅长推拿治疗小儿肌性斜颈、婴幼儿腹泻、便秘、厌食等儿科常见病和多发病。2016 年开设小儿推拿专科门诊，月门诊量达 800 人次左右。多次参加建水县卫计局组织的乡村医师培训，把小儿推拿作为中医适宜技术之一推广至乡村，让更多的百姓受益。

2. 胡鸾

胡鸾，讲师，副主任医师，硕士研究生。2008 年毕业于云南中医学院，获针灸推拿学专业医学硕士学位，研究生师从邰先桃教授，毕业后就职于云南中医药大学第一附属医院推拿科，从事小儿推拿临床、教学和科研工作。现任云南中医药大学第一附属医院推拿科小儿推拿专科负责人，云南省中医药学会推拿专业委员会委员，云南省女医师协会针灸推拿专业分会常务委员，中国民族医药学会推拿分会理事，云南省医师协会针灸推拿医师分会委员。2009 年开始承担小儿推拿学部分课程讲授，临床带教云南中医学院本科、研究生及香港、西班牙、美国、德国等多个国家和地区的留学生。临证重在"整体观念及辨证论治"，提倡"手法及选穴是治疗的关键"。擅用腹部推拿配合艾灸及穴位贴敷治疗儿科脏腑病证，如感冒、咳嗽、厌食、腹泻、便秘、遗尿。创立颈部拔伸松解法治疗小儿肌性斜颈，小儿推拿四法预防新生儿黄疸。副主编创新教材《推拿手法》，参编"十二五"规划教材《小儿推拿学》等 3 部教材与专著。发表《选择性脊柱推拿疗法治疗小儿脑瘫的临床研究》《小儿推拿四法对新生儿黄疸早期干预的临床观察》等学术论文十余篇。

3. 张吉

张吉，讲师，硕士研究生。2014 年毕业于云南中医学院，获针灸推拿专业医学硕士学位，现任云南中医药大学针灸推拿康复学院推拿临床教研室专任教师，主要从事小儿推拿的教学、临床及科研工作，主讲本科层次针灸推拿学专业的小儿推拿学，以及中医专业、傣医专业及护理专业的推拿学课程。参与云南省自然基金1项，云南省教育厅科学研究基金项目2项，参与云南省科技厅课题1项。擅长用推拿治疗小儿肌性斜颈、腹泻、腹痛、腹胀、便秘、疳证、发热、咳嗽、遗尿等临床常见儿科病证。

（四）第四代代表性传承人

通过临床带教及科室培养等模式，培养了吴艳萍、杨何云、刘光萍、段舒、鲁芮杉等传承人，其中具有代表性的有杨何云、刘光萍。

1. 杨何云

杨何云，女，住院医师，2013年毕业于云南中医学院针灸推拿学专业，获学士学位，曾师从胡鸢。现就职于云南中医药大学第一附属医院推拿科从事小儿推拿临床工作。擅长以推拿为主结合中成药治疗厌食、腹泻、便秘、夜啼、感冒、发热、反复呼吸道感染、小儿斜颈等儿科常见病和多发病，尤其对小儿消化系统疾病的治疗疗效显著。并根据患儿个体差异，结合中医辨证论治的思想，取穴少而精。

2. 刘光萍

刘光萍，女，住院医师，2013年毕业于云南中医学院针灸推拿学专业，获学士学位，曾师从胡鸢。现就职于临沧市中医医院针灸推拿科，曾获临沧市中医医院优秀共产党员称号。兼任中国针灸协会委员、云南省针灸委员会委员、临沧市针灸协会常务委员。曾多次承担临沧市临翔区乡村医生"能西会中"小儿推拿基本手法的培训任务。擅长用推拿手法治疗小儿厌食、腹泻、便秘、夜啼、鼻渊、反复呼吸道感染、斜视、斜颈、面瘫等病证。

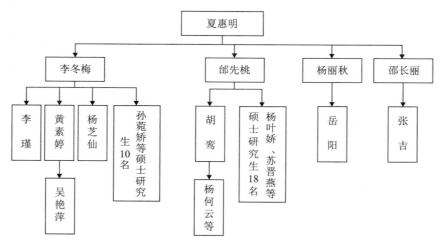

滇南小儿推拿传承谱系图

二、流派的学术特点

滇南小儿推拿主张将儿科疾病分为脏腑病证、筋伤病证和其他病证三大类，以"外治之理，即内治之理"为指导原则，强调辨证施治；临证以"整体调理和局部调治相结合"，善用"推药结合"治顽疾；手法强调柔和与渗透，擅长一指禅推法、揉法、摩法、振法、擦法等内功推拿常用手法。滇南小儿推拿传承者都被要求要在熟练掌握一指禅推法、揉法、摩法、振法、擦法、搓法等成人推拿基本手法的基础上，才能从事小儿推拿。夏惠明认为，无论治疗成人还是小儿疾病，推拿手法的功力都是取得疗效的关键。

1. 以"外治之理，即内治之理"为指导原则，强调辨证施治

滇南小儿推拿源于中医儿科与推拿学科的紧密结合，基于"正气存内，邪不可干，邪之所凑，其气必虚"的致病理论，鉴于小儿疾病的病因多为先天因素、外感因素和内伤乳食，治疗遵循"外治之理，即内治之理"的原则，强调用中医儿科的理论和方法辨证施治，讲求理、法、方、推的结合。强调在"治病求本，扶正祛邪，调整阴阳，调理气血，因人、因时、因地制宜"等中医基本治疗原则的指导下，恰当运用"汗、吐、下、和、温、清、消、补"等具体治法，合理拟订小儿推拿处方，并严格按手法操作要领实施治疗。并注重儿童日常保健。临证重在"审症求因、审因论治"，倡导"用推即是用药，看方犹看律，用药如用兵，贵在少而精"。

2. 强调"整体调理与局部调治相结合"，善用"推药结合"治疗儿科病证

提出"肺、脾、肾常不足"是小儿病证的根本，外感"风、寒、暑、湿"等六淫邪气是小儿病证的主要外因，内伤乳食积滞是小儿疾病的主要内因。擅用选择性脊柱推拿疗法配合黄芪、白术、茯苓、川芎、透骨草等中药外洗以补益正气，活血通络治顽疾。其中，因"脾胃为后天之本，为气血生化之源"，在拟定推拿处方时尤其注重顾护小儿脾胃，常以调理脾胃为中心，按照脏腑经脉五行相关证治法开具推拿处方，并严格按推拿处方实施相关治疗。

3. 手法强调柔和与渗透

夏惠明强调，小儿推拿的精髓就是要让患儿在轻松舒适的状态下治好疾病。儿科为哑科，患儿表达"轻松舒适"的途径就是不哭不闹，乐意接受推拿这种治疗方法。而患儿乐意接受的，又要疗效显著的手法一定是柔和的，而且是渗透的。为了达到手法的柔和而渗透，从事滇南小儿推拿的医师都要求习练易筋经和少林内功，要求在熟练掌握成人推拿手法的基础上，再练习小儿推拿手法。尤其在治疗小儿肌性斜颈、髋关节发育不良等筋伤疾病中强调松解类手法的渗透和运动关节类手法的因势利导，适可而止。另外，在小儿脑瘫康复中，夏惠明还将筋经学说理论及现代康复医学的相关知识引入临床，以尽快促进患儿的整体康复为目的，也促进了滇南小儿推拿的良性有序发展。

三、流派特定穴与技法

（一）特定穴

1. 重视督脉经穴与背部特定穴的应用

鉴于小儿"脏腑娇嫩，形气未充；生机勃勃，发育迅速"的生理特点，滇南小儿推拿重视督脉经穴及背部特定穴的选用。我们认为，督脉可"总督一身之阳"，小儿的自我调整和修复能力极强，适度刺激督脉经穴及背部具有条索状和结节样反应物的特定部位，可以有效促进患儿的自我调整和修复能力，进而增强其抗病能力和整体康复能力。"有诸内，必形诸外"，在临床中，许多小儿疾病都会在背部的特定部位触及条索状、结节样，或皮肤紧张，或皮肤松弛等反应区域，这些区域往往在相当于足太阳膀胱经第一侧线的各种背俞穴的位置，如感冒、咳嗽可在风门、肺俞触及反应物，腹泻、便秘可在脾俞、胃俞触及反应物等。

2. 重视头面部特定穴的应用

鉴于"头为诸阳之汇"，且五脏六腑之精气均上注于头面而走清窍，尤其是肺为娇脏，以鼻通于天，鼻又为空腔，故滇南小儿推拿尤其重视选用头面部穴位。该流派认为，古人称"开天门、推坎宫、揉太阳"为解表三法，一定是认识到了脏腑与头面的重要关系。该流派在此基础上，增加"搓擦迎香"，将"开天门、推坎宫、揉太阳、搓擦迎香"作为外感内伤诸症治疗的结束手法使用，有效增强了患儿整体的抗病能力，缩短了诸症的治疗疗程。

3. 重视中脘和腹部特定穴的应用

鉴于小儿"肺、脾、肾常不足"的生理特点和脾胃为气血生化之源、后天之本的理论指导，滇南小儿推拿善用中脘和腹部穴位以顾护脾胃，尤其是在小儿运动发育迟缓综合征、小儿遗尿症、小儿多动症、小儿脑瘫等先天因素所致的疾病诊治中，摩中脘、摩腹和振腹等操作可有效提升临床疗效。

（二）特有技法

滇南小儿推拿强调手法的柔和与渗透，推崇小儿推拿手法的"轻快柔和，平稳着实"，临证擅用指推法、一指禅推法、揉法、振法、擦法。

1. 指推法

用指面着力，在体表做单方向推动的手法称为推法，临证常根据需要选用直推、旋推、分推或合推法。直推法常用于"线"状穴位，如开天门、推坎宫、推大肠等。旋推法常用于"面"状穴位，如旋推脾经、肺经、肾经等。分推法及合推法也常用于"线"状穴位，如分推坎宫、分腕阴阳、分胸阴阳、分背阴阳等；合推坎宫、合腕阴阳、合胸阴阳、合背阴阳等。

2. 一指禅推法

夏惠明认为，一指禅推法为一切手法的基础，有了一指禅推法的功力，再练习直推、旋推等小儿推拿常用手法，可使手法的操作更轻快，更流畅。一指禅推法不仅柔和，而且渗透性好，在治疗小儿肌性斜颈、小儿脑瘫及小儿运动发育迟缓综合征等病证中应用能起到事半功倍的效果。

3. 揉法

用手掌大鱼际、掌根或手指罗纹面部分，吸定于一定部位或穴位上，做轻柔缓和的回旋揉动，称为揉法。揉法轻柔缓和，具有宽胸理气、健脾和胃、活血化瘀、缓急止痛的作用。滇南小儿推拿常单用揉法治疗脘腹胀满、腹泻、便秘、急慢性软组织损伤、小儿脑瘫等病证。

4. 振法

以指或掌在一定的部位或穴位上，做高频率小幅度振动的手法称为振法。振法具有温中散寒、理气活血的作用。滇南小儿推拿善用振法治疗虚寒性腹痛、胃肠功能紊乱等病证。

5. 擦法

用指、掌紧贴一定部位做快速直线往返摩擦，称为擦法。夏惠明曾师从内功推拿流派，对擦法应用颇有体会，故滇南小儿推拿常将擦法应用于迎香、膻中及背俞穴，治疗外感表证、消化不良等内科杂病，也常用直擦脊柱、横擦八髎等操作促进小儿生长发育。

四、区域性与代表著作

（一）区域性

滇南小儿推拿从 1988 年开始在云南中医学院针灸推拿学专业中开设小儿推拿学课程的系统讲授，临床带教以云南中医学院第一附属医院为中心，2004 年开始招收针灸推拿学专业小儿推拿学方向硕士研究生。多年来为云南昆明及各地州培养了大批小儿推拿人才，目前，云南省各地州的医院都已开展了小儿推拿业务，部分医院还设置了小儿推拿专科门诊。近年来，通过硕士研究生的培养，滇南小儿推拿已经辐射到北京、上海、杭州、山东、陕西、新疆、贵州等全国其他地区，如第三代传人丁建伟就职于上海复旦大学附属华东医院，梁款就职于北京市羊房店医院，狄桦就职于浙江省杭州市人民医院，董美辰就职于山东青岛中西医结合医院，张黎就职于新疆维吾尔自治区中医医院，杨华就职于陕西中医药大学，高青就职于山东中医药大学，杜娟就职于贵州省黔西南州人民医院等。通过教师外出讲学及临床带教留学生和短期进修人员，滇南小儿推拿已传播到美国、西班牙、法国、捷克等国家。如第三代传承人黄素婷曾多次负责留学生全英文带教工作，现为云南省中医药学会签约小儿推拿培训教师，大力推动了小儿推拿在基层医疗机构的应用；岳阳为春城晚报进行小儿推拿健康公益讲座，云南省"助盲脱贫"行动盲人小儿推拿培训班教师，曾多次承担西班牙、法国、以色列、美国等多国留学生小儿推拿的临床带教任务。

为了更好地推广滇南小儿推拿，滇南小儿推拿团队的教师们曾为家长举行了系列公益讲座。云南省医师协会针灸推拿医师分会与云南中医学院针灸推拿康复学院和继续教育学院曾多次联合举办关于"滇南小儿推拿"适宜技术及临床应用相关内容的国家级继续教育项目培训班，使学习小儿推拿的人不断增加，也使该领域的学习和培训更为规范。

（二）代表性著作

1. 《小儿推拿学》 讲义云南中医药大学推拿教研室编著，未正式出版，由云南中医药大学教务处印刷，作为2011年以前历届小儿推拿学课程的参考教材使用。

2. 《小儿推拿学》 为云南省十二五规划教材，新世纪全国高等中医药院校创新教材，邰先桃、熊磊主编，中国中医药出版社2011年9月出版。

3. 《小儿推拿学视听教材》 为新世纪全国高等中医药院校创新教材，邰先桃、熊磊主编，中国中医药出版社2012年6月发行，为DVD视频。

第十一节　津沽流派

津沽小儿推拿创建于1908年，其植根于津沽地区，是在中医理论的指导下，以传统小儿特定穴推拿为基础，在发展过程中，秉承前人经验，又融入当地古法腹部按摩技艺，吸纳民间简便验效方法，形成的小儿推拿特色流派。在历经津沽小儿推拿五代人的共同努力下，该流派继承创新，形成了独具特色的"核心特定穴""腹部推拿""皮部推按"等理论方法，并应用于小儿疾病治疗中。

一、溯源

津沽小儿推拿作为地方流派，其形成发展仅百余年，但却形成了明确的发展脉络和独具特色的学术理论体系。津沽小儿推拿流派作为一个"开放""包容"的学术流派。其不仅有"腹部推拿""皮部推按"等津沽特色手法，还汲取现代化科研成果以及其他流派优势，逐步丰厚自身理论方法体系。这种模式使津沽小儿推拿的理论根基愈发牢固，促使了津沽小儿推拿的人才梯队不断壮大，临床疗效逐步提升。截至目前，津沽小儿推拿已发展至第五代。

（一）创始人石汉卿

石汉卿（生卒年不详），河南开封人，是当地享有盛名的推拿大师。自幼习武，跟随少林大师学习正骨推拿手法。在伤科疾病治疗中，石汉卿强调筋骨并重、内外兼治、动静互补。以经络、穴道、脏腑、部位为辨伤依据，以"少林寺秘传内外损伤方""点穴疗法"、正骨等为独特手法，并配合药物的外敷或内服，疗效卓著。同时，石老还深谙少林内功，常以推拿手法治疗小儿疾患，此为津沽小儿推拿之源起。石汉卿也因其高明医术，在当地多有传人，盛名远播京津地区。

（二）第二代代表性传承人

胡秀章（1914—1984），天津人，著名推拿专家。胡秀章先后师从推拿大家安纯如和石汉卿，以"手法微妙，着手成春"享誉京津。学艺期间，除以学习伤科、脏腑推拿外，还获石汉卿老先生传授小儿推拿之法，并潜心钻研历代小儿推拿论著，撷取众家之长，形成自己别具一格的手法和学术思想。

1938年，胡秀章胡老回津业医，运用推拿手法治疗脏腑病及小儿病，以"手法微妙，着手成春"在津沽一带享有盛名，深受医家、患者推崇。胡秀章自1958年参加天津中医学院工作，曾任天津市中医学会理事、天津市政协委员、天津中医学院副教授、天津中医学院按摩教研室主任、天津中医学院第一附属医院推拿科主任等职，编写了《推拿学讲义》《腹部推拿学简编》等专著，发表了多篇学术论文。胡秀章一生勤奋，而且积极培养推拿学的后继人才，亲传弟子百余人，遍及全国各地。［资料来源于天津中医药大学第一附属医院档案馆］

（三）第三代代表性传承人

隋卓琴（1936—2016），天津人，作为津沽小儿推拿第三代传承人，师从胡秀章老先生。她不但传承了胡秀章的小儿推拿衣钵，还进一步提升津沽小儿推拿的内涵与水平。在小儿推拿临床中，她操作手法动作规范，每一术式，都谨遵前人要领。特别是在小儿腹部推拿操作时，传统的一个摩法在她手下变得不再简单。"不宜急，不宜缓，不宜轻，不宜重，以中和之意施之"是她对古人教诲的深深理解。

同时，她还注意与现代解剖结合，如在治疗小儿感冒时，她往往会在按揉小儿天突、膻中等穴基础上，加用推法施术于胸骨后的胸腺，以提高小儿免疫功能。同时，在治疗脑瘫患儿时，她也会在后背脊柱上用叩法促进脑发育不良患儿的神经支配。因此，隋卓琴在继承胡秀章儿推精髓的同时又进一步丰富了其理论基础，为津沽小儿推拿流派的形成奠定了坚实的基础。［资料来源于《津沽小儿推拿图解》一书］

（四）第四代代表性传承人

王金贵（1965—），天津人，作为津沽小儿推拿第四代传承人，师承隋卓琴先生。王金贵不仅追随隋卓琴先生系统收集整理了民间儿推手法，同时借助现代科学技术平台，将各流派名家相关临床经验纳入数据库，采用关联规则、复杂系统熵聚类等方法进行挖掘分析，总结用穴规律，提出"核心特定穴"概念，形成指导临床医师的简化"推拿经方"。减少不必要的手法操作，形成靶向明确、精准的治疗。

同时，王金贵教授效法夏禹铸《推拿代药赋》"用推即是用药"的观点，形成了津沽小儿推拿独特的术式配伍理论。其以"核心特定穴"为总领，将"核心特定穴"分为"调脏""汗法""下法""温法""清法""和法""消法""补法"八类常用穴。在治疗中，通过对患儿疾患辨证分型，准确判断治则治法，法方剂之君臣佐使，选择穴位处方配伍。发挥了津沽小儿推拿辨证准、选穴精、起效快的治疗优势，在临床中多能及时减轻小儿的病痛。

另外，王金贵还溯源名家手稿和经典藏书，并从原始古医籍中逐步梳理出"十二皮部"与小儿推拿的相关性，并将两者核心思想匹配融合。他结合多年临床经验最终形成了"皮部推按"疗法，进一步丰富了小儿推拿的理论方法体系。

正是因为他对小儿推拿的不懈挖掘、整理与理论创新，以及他带领津沽小儿推拿团队近年取得的优异成绩，王金贵教授被遴选为全国中医药行业高等教育"十二五""十三五"规划教材《小儿推拿学》主编，组织全国小儿推拿专家开展小儿推拿教材编写工作。同时，他还执笔了国家卫计委组织的"全国妇幼医疗机构中医药适宜技术"小儿推拿技术的编写，作为主讲专家进行巡回学术讲座，进一步提升并扩大了小儿推拿的社会影响力。[资料来源于《津沽小儿推拿图解》一书]

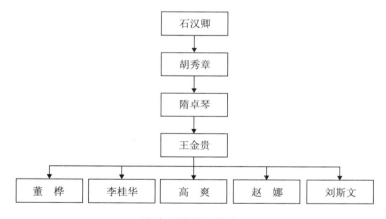

津沽流派传承谱系图

二、流派的学术特点

一辈辈的津沽推拿人不断用自己的经验丰富着津沽小儿推拿，代代相传，各有发挥，形成了津沽小儿推拿学术特色。

1. 固护中州，腹部推拿

津沽小儿推拿认为小儿疾病的预防和治疗重点在于固护中州，即调理脾胃。"脾胃无伤，则根本常固矣。"而腹部推拿是"津沽脏腑推拿"中的一大特色手法。起初是应用于成人的功能性内科病治疗，由胡秀章老先生将其应用于小儿疾病的治疗，后又经王金贵教授进一步系统整理改良，使其在临床中得到更广泛的应用。小儿腹部推拿的手法主要包括层按法、运腹法、摩腹法、旋揉法等，与成人手法相近，通过改良后又有小儿推拿自身的特点。其主要施术于腹部循行的冲脉、任脉穴位以及其他胸腹部重要穴位等。而脾胃是腹部推拿施术的主要脏腑，不仅可以通过有规律的手法机械力直接刺激"有形之脏"，充分调动胃肠动力，还可根据不同补泻手法和穴位处方，联动不同经脉，形成"功能网络"，从而干预"无形之脏"。将有形和无形整合，从而调节脾胃功能，促进气血精微物质生成输布。腹部推拿不仅可以通过调理脏腑经络治疗小儿功能性疾病，也可以配合方药，促进药物成分吸收和转运至病灶。可谓"脾胃健运则药自救，脾胃既衰，不能运转药性以施变化"。

小儿的生理特点决定了其推拿的侧重点有别于成人。《医权初编》云："治病当以脾胃为先。"《类经》云："治五脏以调脾胃。"小儿"脾常不足"在众多医家的诊治思路中均占有重要的地位。因此，"固护中州"的理念也在世代相传中，逐渐成为津沽小儿推拿的核心思想。

2. 纲举目张，核心用穴

"脏腑柔弱，易虚易实，易寒易热"是小儿发病的特点。小儿易于感邪，容易发病，并且一旦发病，其病情转化又十分迅速，变化多端。若手法杂而不精、穴位繁而不专，往往不能直达病所，无法快速缓解小儿的病痛。且穴位选取过多、操作时间过长，往往还会使患儿情绪烦躁，不配合治疗，达不到预期的效果。津沽小儿推拿在临床治疗中不提倡复杂的大处方和长时间的治疗模式，而是针对小儿的发病特点，同时在明代周于蕃所著的《小儿推拿秘诀》基础上，通过对古代医学文献的追溯和挖掘，结合津沽小儿推拿几代传承人的临床经验，经过临床验证及现代统计方法分析后，最终科学地归纳出了一套临床常用、起效迅速、针对性强、并极具津沽特色的"核心特定穴"体系。

此外，津沽小儿推拿从临床实际出发，提出了极具实用性的"以八纲辨证为纲，以八法为治则"的学术思想。清代夏禹铸在其所著的《幼科铁镜》中提到："用推即是用药，不明何可乱推？病知表里虚实，推合重症能生；不谙推拿揉掐，乱用便添一死。"其明确指出了运用小儿推拿前要辨明疾病的八纲性质，不可胡乱施术。津沽小儿推拿遵循古训，将八纲辨证作为基本诊断纲领，并要求第一时间明确小儿疾病的病性、病位、病势等关键要素，从而指导小儿推拿的手法治疗。同时在治疗方面，津沽小儿推拿又以"八法"为核心治则，系统地将传统小儿推拿中的各种常用操作进行了总结归纳，分为调脏、汗、下、和、温、清、消、补八大类核心操作手法。针对疾病性质，选取相应的操作，在临床应用中十分便捷准确。

3. 化繁为简，皮部推按

皮部推按是津沽小儿推拿的另一大特色。皮部理论应用于成年人，主要是通过脏腑与经络之间的联系，来反应体内的脏腑病变。《黄帝素问直解·皮部论》中指出："腑脏之气，亦通于皮，亦有分部，其腑脏之气，不与于皮，而生大病矣。"即人体是一个有机整体，身体各个部分之间串联形成一个关系链。当脏腑出现功能障碍时，也会在体表皮部表现出相应变化。而津沽小儿推拿将皮部理论的作用进行了延伸，并不拘泥于将成年人的皮部视为脏腑病变的信号，而是侧重于十二皮部在治疗中的经络效应。同时，津沽小儿推拿认为小儿的十二皮部效同于成人的十二经脉的作用，通过经络辨证，归纳患儿临床表现所属经脉，以皮部推按治之。

津沽小儿推拿经过数十年经验总结和溯源归纳，利用推按手法沿着十二皮部的循行区域进行刺激，通过复杂的经络网联系病变脏腑，从而利用外治手法达到皮部与相应脏腑间的呼应，调控病变脏腑，精准治疗，最终调节相应脏腑功能。同时，皮部具有抵御外邪之效。皮部位于人体最为表浅的部位，可与外界直接接触，是保护人体、抵抗外邪的第一道屏障。《黄帝素问直解·皮部论》中指出："百病之生，先于皮毛。"当皮部的屏障功能失常，病邪就会通过皮部直接进入经脉，侵袭脏腑，引发疾病。而推拿手法刺激皮部，"自外而达内"，然后机体才会产生一系列变化。皮部又是十二经脉之气散布的部位，与机体内脏腑一一对应。因此，津沽小儿推拿将皮部这一特殊系统与推拿手法相融会，并根据经络辨证，在十二皮部的循行路线进行推按，整体调节小儿脏腑之间的功能平衡，从而提升皮部卫外屏障能力，起到养生保健和未病先防的作用。

三、流派特定穴与技法

（一）核心特定穴

1. 核心特定穴的古医籍记载

津沽小儿推拿流派没有原创的特定穴，而是在明代周于蕃所著《小儿推拿秘诀》中"主治歌诀"的基础上，继承其学术思想，采取有别于现代小儿推拿选穴十多个、花哨繁琐的手法，而多采用独穴、双穴治病，精准治疗。津沽小儿推拿流派通过对古医籍的追溯挖掘，并结合现代科学研究，形成了独具特色的小儿"核心特定穴"理论。

2. 核心特定穴的形成应用

津沽小儿推拿流派对小儿常见疾病推拿穴位进行挖掘分析，总结小儿常见疾病常用穴应用规律，筛选小儿推拿核心特定穴，科学提炼古今小儿临床文献中应用频次较高的特定穴，化繁为简，形成临床治疗的核心特定穴组方，配合少量辅穴，减少无用功，纲举目张，为临床治疗预防小儿疾病提供优选治疗方案，提高了临床疗效。

津沽小儿推拿流派的"核心特定穴"以八法为总领，分为"调脏""汗法""下法""温法""清法""和法""消法""补法"的常用穴。这些核心特定穴均是能够在某一方面起到关键作用、效专力宏的穴位，其在穴位处方配伍中能发挥相当于中药配伍中"君"药的作用，或者可起到立竿见影、"急则治其标"的作用。临床只要辨证准确，选用恰当的核心特定穴，就能达到良好的治疗效果。

脾土、肝木、心火、肺金、肾水即为调脏之核心特定穴，一般向心方向推为补、离心方向推为泻，但肾水的操作与之相反；而来回推是平补平泻称之为清。二扇门、黄蜂入洞、膊阳池为津沽小儿推拿汗法之核心特定穴。大肠、后溪、七节骨为津沽小儿推拿下法的核心特定穴。三关、一窝风、外劳宫为温法的核心特定穴。清法常用的核心特定穴为天河水、六腑、内劳宫。手阴阳和脊为和法常用的核心特定穴。消法主要以肚角、内八卦、四横纹、五指节为核心特定穴。补法核心特定穴为二人上马和手背。

（二）特有技法

1. 流派特有技法的古医籍记载

（1）腹部推拿

小儿三岁前后经络逐渐形成，特定穴的临床效果随着小儿逐渐成长发育而渐渐消退，经络穴位的功效逐渐显现，而且这段年龄的小儿更易配合医者的腹部推拿操作。津沽小儿推拿流派更贴合小儿生长发育特点，应用也更加细腻而全面。在津沽小儿推拿临证中，除采用小儿特定穴推拿外，小儿腹部推拿的应用也极为普遍，两者结合相得益彰，不但增强了核心特定穴的功效，而且突出了腹部推拿的独特疗效，治疗疾患事半功倍，使得小儿推拿的应用从普遍的六岁前后，延展至十二岁上下，且效果显著。

津沽小儿腹部推拿秉承《古法腹部按摩》"三脘定三焦"的核心理论，通过特定手法作用于任脉上的穴位，起到补虚泻实、调和阴阳的目的。任脉的上脘、中脘、下脘穴合称三脘穴，分别对应并作用于上、中、下三焦继而调理五脏。通过腹部推拿手法施术于任脉上的三脘穴，可调节气血促进三焦气化，对五脏六腑的功能及气血津液的生成、输布、运行产生重要影响。

（2）皮部推按

皮部推按是津沽小儿推拿流派另一大特色，适用于不同年龄的小儿。人体体表皮肤按中医十二经脉及其所属络脉的循行分布划分成十二个区域，称为十二皮部。十二皮部是围绕经脉周围以片状或条状分布的，而经脉形成前也可发挥其作用效果，适于推拿手法治疗。《古今医统大全》云："按摩者，开关利气之道，自外而达内者也。"津沽小儿推拿手法作用于皮部，通过脏腑经络辨证，针对性选择某经的皮部进行刺激，精准治疗，能够更好地起到调理脏腑、防病治病的作用。皮部推按即循着经络皮部走向施以推法，并针对穴位，进行按揉。其理论朴素至简，对于小儿疾患有很好的疗效，同时可起到良好的防病作用。

2. 流派特有技法

（1）小儿腹部推拿常用手法

①层按法：小儿仰卧位，施术者位于其左侧，用左手大鱼际附着于腹部并吸定在腹部特定部位或穴位上，右手小鱼际处着力按压在左手第一掌骨背侧，随小儿呼吸徐徐下降或者上升，做不同深浅层面、力度、速度及停留时间的按压。

②旋揉法：小儿仰卧位，施术者位于其左侧，单手（左或右）掌指关节及指间关节屈曲，虚掌握拳扣于小儿腹部特定部位并有一定按压，以腕关节婉转回旋带动发力，单手（左或右）沿掌根部、小鱼际、小指、无名指、中指、食指远端指间关节背侧、拇指桡侧、大鱼际的顺序做环转施力按压的循环揉动（右手为逆时针方向、左手为顺时针方向），手在腹部可做顺时针或逆时针移动。

③摩腹法：小儿仰卧位，施术者位于其左侧，右手掌指关节、指间关节平直，贴置于小儿腹部特定部位，以食指、中指、无名指掌面接触皮肤，围绕受术部位做小幅度摩擦旋转，依施术部位需要摩擦范围逐步扩大，直至扩展至整个腹部。

④运腹法：小儿仰卧位，施术者位于其左侧，右手拇指伸直，食、中二指并拢，右手拇指与食、中指分置于腹部正中线两侧的特定部位上呈水平放置，先以拇指罗纹面着力，上臂主动用力使腕关节背伸，在受术部位所在水平面带动腹部组织做弧形推送至右腹侧；继以食、中指掌面在对侧着力，上臂回收使腕关节屈曲，在受术部位所在水平面带动腹部组织做弧形回带，反复操作。

（2）皮部推按的基本操作

①推经：视所推皮部的宽窄而定，以拇指的罗纹面或整个拇指掌面或拇指掌面联合大鱼际及食指掌面着力，吸附在小儿体表特定皮部皮肤区域上，沿经脉走行，或顺经或逆经，做单方向线性推动。

②按穴：每遇穴位则停止循推，在穴位处以拇指进行按揉。

四、区域性与代表著作

（一）区域性

津沽小儿推拿根植于津沽地区。近年来，天津中医药大学第一附属医院推拿科多次举办津沽小儿推拿国家级继续教育培训班，使该流派在全国享有较高声誉，并以天津为中心逐渐辐射全国各地。近年来，意大利、美国等国家来该院学习小儿推拿的人在不断增加。为了更好地推广津沽小儿推拿，天津中医药大学第一附属医院推拿科每年举办国家级继续教育项目及各种公益推广项目，使津沽小儿推拿技术惠及更多的儿童。

（二）代表性著作

1. 《腹部推拿学简编》 1960 年胡秀章著，天津中医药大学（原天津中医学院）

西医离职学习中医班跟师胡秀章学习后整理编写，未出版，此书记录了胡秀章腹部推拿理论、技巧与临床经验。

2.《推拿学讲义》 胡秀章著，天津中医药大学（原天津中医学院）油印，内部教材，真实地记录了胡秀章小儿推拿的操作和理论。

3.《中医按摩科·中医专科班试用教材》 1983年陈志华主编，隋卓琴参编，内部教材，反映了津沽小儿推拿的学术特点与技法。

4.《小儿推拿学》 刘明军、王金贵主编，中国中医药出版社出版，该书部分内容引用津沽小儿推拿特色内容。

5.《视频＋图解津沽小儿推拿》 王金贵著，人民卫生出版社出版，该书突出理论性，重视实用性，系统总结了津沽小儿推拿流派的学术理论和数代人的临床经验。

6.《津沽小儿推拿图解》 王金贵著，天津科技翻译出版社出版，该书突出科普性、实用性，为广大家长提供简单、通俗、易懂的小儿推拿学习方法。

第十二节 崂山点穴

武功点穴是将我国武术传统中作为进攻和防御的武功点穴术演变成为人体治病疗伤的方法。根据不同的病种和病情，在患者体表适当的穴位或特定刺激线上，用手进行点、按、掐、拍、叩等不同的手法的刺激，通过疏通经络的作用，使病灶区域的气血通畅，促使已经发生障碍的功能活动恢复正常，从而达到治愈疾病的目的，又称点穴疗法，民间又称"崂山点穴"。

一、溯源

中华文明，源远流长。中华武术和古代医学均为贾氏点穴提供了孕育和发展的摇篮。贾氏点穴疗法最初起源于中华武术的点穴手法。据史料记载，明代张三丰（辽东懿川人，名全一）创建了武术点穴。《少林拳术秘诀》云："盖以三丰……能融贯少林宗法，而著力于气功神化之学，晚年发明七十二穴点按术，为北派中之神功臣子……惟此中，手法有两指点、一指点、斫点、拍点、掌段点、膝盖撞点、手拐点等法，各有其用，非经亲授，不易于着力……"清代熊应熊的《小二推拿广意》中说："指涌泉，治痰壅上……""十王穴：掐之则能退热。"《穴位数伤秘方》曰："点穴之妙，在于选中穴位，击中要害，灵在眼疾手快，视其准、点其速，力之雄，无不妙也。"

贾氏点穴又结合古代医学，使疗法更丰富。如《素问·举痛论》中记载："寒气客于肠胃之间，膜原之下，血不得散，小络急引故痛，按之则血气散，故按之痛止。"指出了寒凝中焦脾胃，致使气血运行不畅，脉络拘急而发生疼痛。应用点、按手法，使气血运行通畅，通则不痛。又晋代葛洪《肘后备急方·救卒恶方》记载："救卒中恶死……令爪其病人人中，取醒。"

（一）创始人贾立惠

贾立惠（1922.02—2003.01），男，山东省崂山县人。幼年喜好武术，曾向崂山国术教师高凤翔学习武术及点穴术。学武过程中，发现武术既能制人，也能医人的特点。后又钻研医术，通过不断学习，融合武术和医学的精华，采用武术点穴的一些手法和传统医学治病原理，发明了用手指点穴并结合按压等方法，为患者治疗疾病，收到良好效果。

1964 年，崂山县对贾氏点穴治疗的五十多个不同病种的患者进行调查，证实这一疗法确实有效。并请青岛市医药科学研究所、青岛医学附属医院、青岛市纺织医院、青岛市中医院等协助进行鉴定，先后组织 54 名患者（小儿麻痹症 41 例，腰椎间盘突出症 2 例，手术后引起肢体瘫痪者 9 例，其他 2 例），进行点穴治疗，鉴定结果为"疗效较为显著"。

1966 年，贾立惠奉调进入崂山县人民医院应诊，并培训医务人员，开设了点穴门诊和病房。1966～1977 年，先后举办了 10 期点穴疗法推广学习班，培养省内外学员四百余人。1977 年，编著了由山东人民出版社出版的《点穴疗法》。又在全省范围内举办了点穴疗法师资培训班，培训学员 40 人。1981 年，参与由山东卫生厅指示山东中医学院录制的《崂山点穴》。1982 年，参与北京科学教育电影制片厂拍摄的"点穴治难疾"的科教片录制。1984 年重新全面修订了《点穴疗法》，由山东科学技术出版社出版，并翻译成英、法文两种版本，向国外发行。1988 年，正式成立崂山县点穴康复医院，主持开展点穴疗法的医疗和科研工作。20 世纪 80～90 年代，还多次赴京传授点穴经验并做了点穴功法、手法、治疗方法的录像。［山东中医杂志，1991，10（3）］

（二）第二代代表性传承人

1. 贾立应

贾立应（1928.08—2001.10），贾立惠之弟，早期即随贾立惠从事点穴研究，后于崂山县医院城阳分院点穴科工作，1983 年进入青岛市四方区医院点穴科。

2. 贾兆祥

贾兆祥（1948—），贾立惠之侄，早期随叔父学习点穴，1967 年师范毕业后，分配到崂山县人民医院，后任青岛崂山点穴康复医院副院长。

（三）第三代代表性传承人

1. 贾松安

贾松安（1955.11—），贾立应之子，自小学习点穴、武功，通过叔父、父亲的师传身授，全面掌握贾氏点穴，1983 年进入青岛市四方区医院，2013 年被聘请到青岛市城阳区夏庄街道社区卫生服务中心。2017 年被评为"青岛市首届传统医学达人"。

2. 贾维菊

贾维菊，贾立惠之女，自小跟随父亲和贾兆祥学习点穴，在悉心教导下，全面掌握贾氏点穴的经验，后于崂山县医院工作（现称青岛市第八人民医院）。

（四）第四代代表性传承人

栾伟伟（1986.01—），女，汉族，青岛市人，主治医师，毕业于山东中医药大学，中医专业。2011 年在即墨市人民医院工作，2013 年到城阳区夏庄街道社区卫生服务中心工作，2016 年至今跟随贾松安学习贾氏点穴。

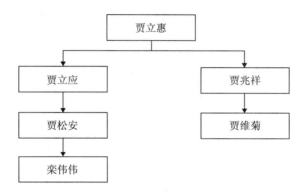

贾氏点穴流派传承图

二、流派的学术特点

1. 率迅力强，气速感大

经山东中医学院（现山东中医药大学）与山东工学院研制的推拿手法动态力学测定器测定，贾氏点穴手法虚点强度为 7kg，实点强度为 12.6kg。

2. 立足整体，注重局部

人体的气、血、精、神是奉养生命，保持生命正常生理活动的根本物质，而经络的作用，则是通行气血，营运阴阳，以濡润筋骨而滑利关节。正如《灵枢·经别》所云："十二经脉者，此五脏六腑之所以应天道。"意思是说十二经脉能把人体内的脏腑功能活动适应于外在环境的变化。因此，经络在正常生理情况下，是运行营卫气血的通道，它内联脏腑，外络肢节，网络全身，使人身成为一个完整的统一体。在病理情况下，也是表证传里，里证达表，相互传递的通路。所以《灵枢·经别》说："夫十二经脉者，人之所以生，病之所以成，人之所以治，病之所以起……"这就是说，人体一旦受致病因素的侵袭，脏腑经络功能失调，人体就会出现各种症候而为病。点穴疗法就是在人体的一定穴位或刺激线上，恰当地运用点、按、掐、拍、叩等手法，使"气"和"力"的作用沿着经络——内脏的相关路线，深透患者体内，以激发经气，使气至病所产生感应，从而调整阴阳脏腑的功能和营卫气血的盛衰。手法上分清

"筋、骨"，以动为主；"气""力"结合，功到自然成。

三、流派特定穴与技法

（一）特定穴

点穴疗法的常用穴位很多，其中有部分属于针灸的常用穴位，但多数穴位则是点穴疗法的专用穴，并有些特定刺激线，作为本疗法的刺激部位。为了便于取穴，对身体各部的长短度数，在临床上可按《针灸疗法》中的"骨度分寸取穴法"所载分寸为依据，故不再重述。

1. 头颈部

（1）内眦上

【部位】在两眉里端稍下处，眼眶内上角。

【解剖】在额骨眶上缘内侧，有额动脉、额神经、三叉神经第一支分布。

【取穴与手法】患者正坐或仰卧，于内眦上5分额骨际取穴。按压时，医者一手扶患者枕部，另一手拇指掌面桡侧靠近鼻梁，一拇指尖向额骨缘按压。

【反应】局部酸胀，头涨。

【主治】脑疾患及其后遗症、失明、近视、斜视、上眼睑下垂、面神经麻痹、感冒、失眠等。

（2）内眦

【部位】在内眼角。

【解剖】在内眦处，正对睑内侧韧带，有从颌外动脉来的内眦动脉、三叉神经第一支分出的滑车上神经分布。

【取穴与手法】患者正坐或仰卧，闭目，于内眼角处取穴。医者一手扶患者枕部，另一手拇指掌面桡侧靠近鼻梁，以指尖向鼻梁按压。亦可用轻点法。

【反应】局部胀痛，流泪。

【主治】脑炎后遗症、失明、近视、斜视、上眼睑下垂、面神经麻痹、感冒、失眠。

（3）内眦下

【部位】在鼻骨和眶腔的移行部位之下缘，约在内眦下5分处。

【解剖】在鼻根部之两侧，深面有眼轮匝肌，分布着眶下神经的鼻支。

【取穴与手法】患者正坐或仰卧，闭眼，于内眦下约5分处取穴。医者一手扶患者枕部，另一手拇指掌面桡侧靠近鼻梁，以指尖向鼻梁按压。亦可用轻点法。

【反应】鼻酸胀，流泪。

【主治】失明、近视、斜视、眼睑下垂、面神经麻痹、感冒、失眠、脑炎后遗症。

（4）承泣

【部位】目下7分，直对瞳子。

【解剖】在眶下缘与眼睑交界处，眼轮匝肌中。有眶下动脉及三叉神经的第二支，即眶下神经分布。

【取穴与手法】患者正坐或仰卧，闭目，于眶下缘中点取穴。医者一手扶患者枕部，另一手以拇指指腹靠近眶下缘，以指尖按压，患者同时用力闭目。

【反应】流泪，眼有胀突感。

【主治】面神经麻痹、近视、失明。

（5）内眦内

【部位】于内眦沿眶下缘外开半寸。

【解剖】在下眼睑内侧与眶下缘交界处眼轮匝肌中，有眶下动脉、眶下神经分布。

【取穴与手法】患者取坐位或仰卧位，闭目，于内眦外框下缘取穴，医者一手扶患者枕部，另一手拇指指腹靠近眶下缘，以指尖按压，患者同时用力闭目。

【反应】流泪，眼有胀突感。

【主治】面神经麻痹、近视、失明。

（6）丝竹空

【部位】眉之外端凹陷中。

【解剖】在额骨颧突之外缘，皮下是眼轮匝肌，有颞浅动脉分布着三叉神经的第一支。

【取穴与手法】患者正坐或仰卧，医者一手扶患者枕部，一手以拇指指尖按压，亦可用轻点法。

【反应】局部及眼有胀突感。

【主治】失明、近视、偏头痛。

（7）上明

【部位】眉弓中点，眶上缘下。

【解剖】自浅入深为皮肤、皮下组织、眼轮匝肌，并有眶上血管、眶上神经及面神经分布。

【取穴与手法】患者取坐位或仰卧位，医者一手扶患者枕部，一手以拇指指腹靠近眶上缘，垂直按压，按压时患者闭目。

【反应】流泪，眼有胀突感。

【主治】失明、近视、上眼睑下垂、面神经麻痹。

（8）四白

【部位】在瞳孔直下，眶下孔之凹陷处。

【解剖】在上颌骨前面，眶下孔部。对应眼轮匝肌下缘，有眶下动脉、眶下神经分布。

【取穴与手法】患者正坐或仰卧，于眶下孔之凹陷处取穴。用拇指指腹向鼻骨方向按压。亦可用轻点法。

【反应】局部酸胀，流泪

【主治】面神经麻痹、近视。

（9）迎香

【部位】在鼻翼中部之旁鼻唇沟中。

【解剖】在鼻翼外缘对应上唇方肌。有眶下动脉、眶下神经（皮肤）、面神经（肌肉）分布，深部有颌外动脉。

【取穴与手法】患者正坐或仰卧，于鼻翼旁鼻唇沟中取穴。用拇指指尖桡侧向鼻骨方向按压，亦可用轻点法。

【反应】局部酸胀。

【主治】面神经麻痹、感冒、鼻塞。

（10）素髎

【部位】在鼻尖中央。

【解剖】在鼻尖左右，有鼻背动脉，滑车下神经分布。

【取穴与手法】医者正坐或仰卧，于鼻尖之中央取穴。以拇指指腹向上按压。

【反应】鼻酸胀，流泪。

【主治】脑炎后遗症、昏厥、中暑。

（11）鼻隔

【部位】在人中沟之上端，鼻中隔根部正中及两侧。

【解剖】在鼻梁柱正中及两侧。有鼻软骨，口轮匝肌上缘，有上唇动脉，分布着三叉神经第二支和颜面神经的颊支。

【取穴与手法】患者正坐或仰卧，于鼻中隔根部正中或其左、右侧取穴。用拇指指尖尺侧按压。

【反应】头涨，流泪，上齿麻木。

【主治】脑炎后遗症、昏厥、中暑、牙痛。

（12）听宫

【部位】在耳屏前凹陷中。

【解剖】在耳屏前缘，下颌关节头后缘，有颞浅动脉的耳前支、耳颞神经分布，深部有颞浅动脉。

【取穴与手法】患者正坐或侧卧，于下颌关节后耳屏前，开口凹陷处取穴。以按压法向下颌关节方向按压。亦可用点法。

【反应】耳内闷胀。

【主治】脑炎后遗症、耳聋、失明。

（13）颏孔

【部位】在口角直下颏孔之凹陷处。

【解剖】在颏隆突旁对应三角肌。有颏动脉、颏神经分布。

【取穴与手法】 患者正坐或仰卧，在颏孔处取穴。按压时以指尖向上推动。亦可用轻点法。

【反应】 口腔麻木，下齿胀痛，流口水，上眼眶及耳部酸胀。

【主治】 脑炎后遗症、失明、面神经麻痹、下牙痛、流涎。

（14）颏三角

【部位】 在颏唇沟之下端，颏隆突上缘。

【解剖】 在下颌骨颏结节之上部，对应颏肌，有颏动脉、颏神经分布。

【取穴与手法】 患者正坐或仰卧，于颏隆突之上缘取穴。按压时以指尖向上推动。亦可用轻点法。

【反应】 下齿麻木。

【主治】 脑炎后遗症、恶心、呕吐、昏厥。

（15）颏底

【部位】 在颏隆突正中下缘凹陷处。

【解剖】 在颏隆突下缘正中凹陷处，二腹肌的前腹之间。由颈皮神经司皮肤感觉。

【取穴与手法】 患者正坐或仰卧，于结喉上1寸，颏隆突正中之下缘凹陷处取穴。以拇指指尖或中指指尖向舌根方向按压。

【反应】 舌根麻木，舌伸不出，流口水。

【主治】 舌外伸、流口水。

（16）颌角

【部位】 在下颌角下缘。

【解剖】 在下颌角底部，二腹肌后缘，有颈外静脉之分支，由颈皮神经司皮肤感觉。

【取穴与手法】 患者正坐或侧卧，于下颌角之前下缘凹陷处取穴。按压时向内上方用力。

【反应】 腮麻木，流口水，头、眼有胀感。

【主治】 头疼、牙痛、脑炎后遗症。

（17）颌底

【部位】 在下颌角之前下方约1寸处。

【解剖】 在下颌底茎突舌肌后方，深面有颈外浅静脉之分支，由颈皮神经司皮肤感觉。

【取穴与手法】 患者正坐或仰卧，于下颌角之前下方1寸处内缘取穴。按压时向颌骨方向用力。

【反应】 下颌麻木，头晕、头涨。

【主治】 流口水、言语不清、牙痛。

（18）颞中

【部位】 在颞肌中央。

【解剖】 在颞肌前中部，有颞浅动脉之顶支，由三叉神经第三支的耳颞神经和面神经的颞支司皮肤感觉。

【取穴与手法】患者正坐或仰卧，于鬓角上方咀嚼时颞肌收缩最明显处取穴。常用按压法。

【反应】头昏、头涨，恶心。

【主治】头痛、头晕。

（19）壳后

【部位】在耳屏后，乳突前上方凹陷处。

【解剖】在颞骨乳突根稍前耳后肌部位，有耳后动脉经过，分布着耳大神经。

【取穴与手法】患者正坐或侧卧，于耳屏后乳突前凹陷中取穴。按压时以拇指指尖向耳屏与乳突交接处按压。

【反应】耳胀，头涨。

【主治】头痛、牙痛、高血压、脑炎后遗症。

（20）乳突

【部位】在胸锁乳突肌附着部之后，有耳后动脉，分布着耳大神经。

【取穴与手法】患者正坐或伏卧，于乳突后方凹陷处取穴。按压时向乳突方向用力；施用点法时，颈转向对侧。

【反应】头部有酸、胀、重感，点刺后麻木可传至足底。

【主治】脑炎后遗症、神经衰弱、头痛、呕吐、下肢瘫痪。

（21）翳风

【部位】在耳垂后凹陷处。

【解剖】在乳突和下颌支的中间，有耳后动脉、耳大神经分布，并有面神经的耳后神经分布于耳后肌。

【取穴与手法】患者正坐或侧卧，于耳垂后乳突前凹陷中取穴。医者一手扶患者枕部，另一手以拇指指尖垂直于皮肤按压。亦可用轻点法。

【反应】耳内胀痛。重手法时头发热，发胀。

【主治】脑炎后遗症、耳聋、失明、外伤性截瘫。

（22）翳上

【部位】在翳风穴上5分寸。

【解剖】在乳突的前上方，有耳后动脉，分布着耳大神经。

【取穴与手法】患者正坐或仰卧，耳垂后凹陷处上方与耳壳交接处取穴。按压时指尖向内上方用力。

【反应】头涨，耳胀痛，眼内有热胀感。

【主治】失明、脑炎后遗症、耳聋、外伤性截瘫。

（23）扶聪

【部位】在对耳轮下脚。

【解剖】有颞浅动脉的耳前支及耳颞神经的分支分布。

【取穴与手法】患者正坐或仰卧，于对耳轮下脚消失处取穴。常用按压法。

【反应】耳内胀，头涨。

【主治】耳聋、脑发育不全、脑炎后遗症。

（24）扶智

【部位】在耳轮脚消失处。

【解剖】有颞浅动脉的耳前支及耳颞神经的分支分布。

【取穴与手法】患者正坐或仰卧，于耳轮脚消失处取穴。常用按压法。

【反应】耳内胀，头涨。

【主治】耳聋、脑发育不全、脑炎后遗症。

（25）扶明

【部位】在耳屏的内侧面。

【解剖】在耳珠前缘，下颌关节后缘，有颞浅动脉的耳前支、耳颞神经分布，深部有颞浅动脉。

【取穴与手法】患者正坐或仰卧，于耳屏内侧面之中央凹陷处取穴。以拇指指尖向下颌关节方向按压。

【反应】局部胀痛，眼内胀热，头晕。

【主治】耳聋、失明、脑发育不全、面神经麻痹、上眼睑下垂。

（26）屏间

【部位】在屏间切迹处。

【解剖】耳屏与耳屏间之凹陷处，有颞浅动脉耳前支、耳颞神经分布。

【取穴与手法】患者正坐或仰卧，于耳屏间切迹处取穴。以拇指指尖向下颌关节按压。亦可用点法。

【反应】局部酸麻，头涨。

【主治】面神经麻痹、头痛、牙痛。

（27）垂根

【部位】耳垂根部。

【解剖】上颌支外上缘，对应腮腺，耳大神经司皮肤感觉。

【取穴与手法】患者正坐或仰卧，于耳垂下取穴。按压时向下颌骨方向用力。亦常用点法。

【反应】耳内胀痛，腮麻木。

【主治】面神经麻痹、头痛、牙痛。

（28）颈后

【部位】胸锁乳突肌后缘平发际处。

【解剖】上层覆盖着斜方肌，乳突下胸锁乳突肌后缘，下有枕小神经和颈外浅静脉，深层分布着副神经。

【取穴与手法】患者正坐或伏卧，于风池穴下方平发际处取穴。按压时向对侧眼窝方向用力。亦常用点法。

【反应】头涨、颈酸、麻木，部分患者眼有胀感。

【主治】脑炎后遗症、神经衰弱、头痛、失眠、外伤性截瘫、落枕、眼疾。

（29）风池

【部位】在颈后枕骨粗隆直下凹陷处与乳突之间凹陷中。

【解剖】在发际下缘，斜方肌之起点外下缘，有枕动脉和枕静脉，分布着枕大神经和枕小神经。

【取穴与手法】患者正坐或侧卧，于枕骨粗隆直下凹陷处（约在后发际正中直上1寸）与乳突之间，斜方肌与胸锁乳突肌上端之间凹陷中取穴。按压时向对侧眼窝方向用力。亦常用点法、扣压法。

【反应】头颈部酸胀，部分患者眼有胀突感。

【主治】脑炎后遗症、脑发育不全、神经衰弱、头痛、失眠、外伤性截瘫、眼疾。

（30）池上

【部位】在风池内上1横指处。

【解剖】在发际下缘，斜方肌之起点外下缘，有枕动脉和枕静脉，分布着枕大神经和枕小神经。

【取穴与手法】患者正坐或伏卧，于风池稍上凹陷处取穴。按压时，向对侧眼窝方向用力。亦常用扣压法、点法。

【反应】头颈部酸胀，部分患者眼有胀突感。

【主治】脑炎后遗症、脑发育不全、神经衰弱、失眠、头痛、外伤性截瘫、眼疾。

（31）府上

【部位】在后发际正中直上1.5寸处。

【解剖】在枕骨底部，左右斜方肌当中，有枕动脉的分支、枕第三神经和枕大神经分布。

【取穴与手法】患者正坐或伏卧，于后发际正中直上1.5寸，两斜方肌之间取穴。按压时向前额方向用力。

【反应】头涨、头晕。

【主治】神经衰弱、失眠、头痛、四肢共济失调、脑炎后遗症。

（32）哑旁

【部位】在府上穴旁开5分处。

【解剖】在枕骨下际斜方肌起点外缘，有枕动脉和枕静脉，分布着枕大神经和枕小神经。

【取穴与手法】患者正坐或仰卧、俯卧，于府上穴旁开5分处取穴。按压时向同侧眼窝方向用力。亦可用扣压法。

【反应】头涨，目胀。

【主治】神经衰弱、失眠、头痛、四肢共济失调、脑炎后遗症。

（33）人迎

【部位】胸锁乳突肌前缘平结喉处。

【解剖】在胸锁乳突肌的前缘与甲状软骨相邻部。该部由颈皮神经司皮肤感觉。稍外有颈内静脉。

【取穴与手法】患者正坐或仰卧，于结喉之旁，胸锁乳突肌前缘动脉应手处取穴。用指尖按压或指腹按压。

【反应】头涨，眼胀，肩胛麻木，喉闷。

【主治】头痛、脑炎后遗症、脑积水。

（34）翳下

【部位】在人迎穴上1寸。

【解剖】在甲状软骨之上缘的外方，胸锁乳突肌的前缘。上有颈外静脉。耳大神经司皮肤感觉。

【取穴与手法】患者正坐或仰卧，于人迎穴上1寸，胸锁乳突肌之前缘动脉应手处取穴。用指尖或指腹按压。

【反应】头涨，眼胀，肩胛麻木，喉闷。

【主治】头痛、脑炎后遗症、脑积水。

2. 上肢穴位

（1）肩髃

【部位】在肩峰端下缘与肱骨大粗隆之间凹陷处。

【解剖】在肩峰外侧，三角肌起点的中点处。由锁骨上神经司皮肤感觉。

【取穴与手法】患者正坐，垂肩，于锁骨肩峰端下缘，三角肌起始部之中点取穴，或上臂平举时肩部呈现2个凹陷，于前凹陷处取穴。常用按压法、按拨法、点法。

【反应】肩关节周围酸胀。

【主治】上肢瘫痪、肩关节周围组织炎。

（2）举臂

【部位】在肩峰前下方3.5寸处。

【取穴与手法】患者垂臂，于肩关节前下方3.5寸处，肱二头肌长端之起点取穴。按拨时向外侧方向用力。亦可用按压法。

【反应】上臂酸、麻、胀。

【主治】肩关节周围组织炎，上肢瘫痪、麻木等。

（3）腋后

【部位】在腋后纹头处。

【解剖】在腋窝后面，竖纹尽头，三角肌与大圆肌交接处，由臂外侧皮神经司皮肤感觉。

【取穴与手法】患者肩臂下垂，于腋后纹头尽处取穴。常用按压法、点法。

【反应】肩关节周围组织有酸、麻、胀感。

【主治】肩痛、肩关节周围组织炎、上肢瘫痪。

（4）肩后

【部位】在腋后直上2寸。

【解剖】深层为三角肌，有腋神经通过，由第二肋间神经外侧后支司皮肤感觉。

【取穴与手法】患者肩臂下垂，于纹头直上2寸处取穴。常用按压法、按拨法。

【反应】肩胛酸、胀。

【主治】肩痛、肩关节周围组织炎，上肢瘫痪。

（5）臂后

【部位】在腋后外开2寸处。

【解剖】在肱骨上端，背面大粗隆之后下方，三角肌后缘。肱三头肌外侧头之上部，有旋肱后动脉，分布着腋神经。

【取穴与手法】患者肩臂下垂，于腋后纹头外开2寸，三角肌后缘取穴。常用按压法、按拨法。

【反应】局部酸胀，胸闷，上肢沉紧。

【主治】肩痛、肩关节周围组织炎、上肢瘫痪。

（6）肩内

【部位】在举臂穴向内旁开1寸处。

【解剖】在肩关节之前方，三角肌之前界，锁骨上神经司皮肤感觉。

【取穴与手法】患者坐位或仰卧，垂肩，于举臂向内侧开1寸，肱二头肌短端起点取穴。按压时向内或向外用力均可。亦常用按拨法。

【反应】向外侧按压，两臂麻木；向内测按压，腹内发热。

【主治】向外按压治臂痛、麻木，向内按压治腹痛。

（7）腋前

【部位】在腋前纹头处。

【解剖】对应腋前线胸大肌下缘处，由第二肋间神经外侧皮支司皮肤感觉。

【取穴于手法】患者垂臂，于腋前纹头取穴。向肱骨头方向按压或按拨。

【反应】酸、麻、胀传至中指。

【主治】肩关节周围组织炎、上肢瘫痪。

（8）肢麻

【部位】在上臂腋窝之中点下1寸。

【解剖】在肱二头肌短头之内侧缘与三头肌之间，深部有肱动脉，尺神经，正中神经通过，由臂内侧皮神经司皮肤感觉。

【取穴与手法】患者举臂或外展，于腋窝中央之下1寸，肱二头肌之尺侧缘取穴。按拨时用拇指向前或向后用力均可。采用抓拿法时，需用拇指及其余四指先按压入深部，然后将深部组织拿住迅速提起（取穴时将上臂外展或前伸平举）。

【反应】酸、麻传至指端，犹如触电感。

【主治】上肢瘫痪、臂痛、麻木、目昏暗、高血压、头痛、感冒。

（9）臂外

【部位】在肱骨下1/3与中1/3交接处之外侧。

【解剖】在肱骨中、下1/3交界处外侧，肱肌起点之外缘，有桡神经通过，由臂背侧皮神经司皮肤感觉。

【取穴与手法】患者屈肘，于肱骨外上髁与肩峰连线之中1/3与下1/3交界处取穴。常用点法、按压法、按拨法。

【反应】酸、麻传至中、食指。

【主治】头痛、牙痛、高血压、上肢瘫痪。

（10）臂内

【部位】在上臂腋窝中央直下6寸。

【解剖】在肱二头肌肌腹中点内缘，有肱动脉和正中神经通过，肋间臂神经司皮肤感觉。

【取穴与手法】患者正坐或仰卧，上肢外展，于腋窝中央直下6寸，肱二头肌肌腹尺侧缘取穴。按拨时向肱二头肌方向用力。亦常用点法、按压法。

【反应】酸、麻传至手掌及中指。

【主治】上肢瘫痪、臂痛、麻木、头痛、牙痛、感冒、高血压。

（11）纹上

【部位】微屈肘，在肘横纹尺侧端上1寸。

【解剖】在肱骨内上髁之前面，肱二头肌下端内侧缘，有肱动脉及正中神经通过，由臂内侧皮神经司皮肤感觉。

【取穴与手法】患者正坐或仰卧，于肘横纹尺侧端上1寸，肱二头肌肌腱尺侧取穴。按拨时向尺侧拨动。亦常用点法，按压法。

【反应】酸、麻、胀可传至手掌及第三、四、五指端。

【主治】上肢瘫痪、头痛、高血压。

（12）髁上

【部位】在肱骨内上髁上1寸。

【解剖】在肱骨内上髁，肱二头肌内缘，有尺神经通过，有尺下副动脉分布，臂内侧皮神经司皮肤感觉。

【取穴与手法】患者正坐或仰卧，于肱骨内上髁上方1寸处取穴。按拨时向桡侧用力。亦常用点法、按压法。

【反应】前臂掌侧酸、麻、沉且传至小指尖。

【主治】上肢瘫痪、头昏、目暗、失明。

（13）小海

【部位】在肱骨内上髁之后凹陷处。

【解剖】在肱骨内上髁后，有尺神经通过，臂内侧皮神经司皮肤感觉。

【取穴与手法】患者屈肘，于肱骨内上髁与尺骨鹰嘴之间取穴。常用点法、按压法、按拨法。

【反应】酸、麻传至指尖。

【主治】臂痛、麻木、上肢瘫痪。

（14）肘内

【部位】微屈肘，在肘横纹尺侧端下 0.5 寸处。

【解剖】在屈肌总腱起点处，肱二头肌下端之内缘，深部有肱动脉端及正中神经通过。

【取穴与手法】患者正坐或仰卧，于肘横纹尺侧端下方 0.5 寸取穴。按拨时向桡侧方向用力。点法、按压法亦常用。

【反应】小臂有酸、麻、沉重感。

【主治】昏厥、上肢瘫痪、肘痛、麻木。

（15）曲池

【部位】屈肘，在肘横纹头与肱骨外上髁之间。

【解剖】在肱骨外上髁前方，肱桡肌桡侧腕长伸肌起始部，深而有桡神经通过，由臂背侧皮神经分布。

【取穴与手法】患者屈肘旋前，于肘横纹外端与肱骨外上髁之间取穴。亦可用点法、按压法、按拨法。

【反应】酸、麻、胀传至腕部。

【主治】臂痛、麻木、肘关节痛。

（16）肘下

【部位】在桡骨小头下 1 寸处。

【解剖】在指总伸肌之内缘，尺侧腕伸肌的外缘，臂内侧皮神经司皮肤感觉。

【取穴与手法】患者屈肘，于桡骨小头外下方 1 寸处取穴。按压时向尺骨方向用力。亦常用点法、按拨法。

【反应】酸、麻感传至腕部。

【主治】臂痛、麻木、肘关节痛。

（17）肌汇

【部位】在曲池下 0.5 寸，向背侧旁开 1 寸处。

【解剖】在肱桡肌与桡侧腕长伸肌之间，有桡神经深支通过，臂背侧皮神经司皮肤感觉。

【取穴与手法】患者屈肘，于曲池穴旁指总伸肌起始部稍下，约在肘下与曲池之间取穴。常用点法、按压法。

【反应】前臂酸、胀、麻。

【主治】头痛，牙痛，肘、腕关节扭伤，脑炎后遗症，上肢瘫痪。

（18）肘外

【部位】在曲池下 0.5 寸处。

【解剖】在肱桡肌上、中 1/3 交界处，有桡神经经过，前臂臂侧皮神经司皮肤感觉。

【取穴与手法】患者坐位或仰卧，于曲池稍下适与肌汇相隔 1 筋处取穴。按拨时向尺侧用力。亦常用点法、按压法。

【反应】局部酸、麻、胀，上传至臂，下传至中指。

【主治】上肢瘫痪、感冒、肘麻木。

（19）手三里

【部位】在曲池下 2 寸处。

【解剖】在桡骨上 1/4 与下 3/4 交界处外侧，桡侧腕长伸肌之后缘，有骨间背侧动脉之分支分布，前臂背侧皮神经司皮肤感觉。

【取穴与手法】患者屈肘，于曲池下 2 寸处取之。常用点法、按压法、按拨法。

【反应】酸、麻、胀传至中指。

【主治】上肢瘫痪、麻木、臂痛。

（20）间使

【部位】仰掌，在腕横纹上 3 寸两筋之间。

【解剖】在桡骨与尺骨的中间，掌长肌腱与桡侧腕屈肌腱之间，当正中神经之通路，深部有骨间掌侧动脉，由前臂内侧皮神经司皮肤感觉。

【取穴与手法】患者仰掌，手腕横纹上 3 寸，桡侧腕屈肌腱与掌长肌腱之间取穴。点法、按压法、按拨法均可采用。

【反应】酸、麻传至中指；用力按压，五指不能伸。

【主治】恶心、头痛、上肢瘫痪。

（21）间外

【部位】在间使向桡侧旁开 0.5 寸处。

【解剖】在桡骨内侧缘，桡侧腕屈肌腱之外侧，有桡动脉及桡神经通过，由前臂外侧皮神经司皮肤感觉。

【取穴与手法】患者仰掌，于间使向桡侧旁开 0.5 寸，桡骨内侧缘之凹陷处取穴。按压时向桡侧方向用力。亦常用点法。

【反应】酸、麻传至中指。

【主治】头痛、上肢瘫痪。

（22）经渠

【部位】仰掌，在腕横纹桡侧端上 1 寸处。

【解剖】在桡侧腕屈肌腱与拇长展肌腱之间，旋前方肌中，为桡静脉动脉之通路，分布着前臂外侧皮神经和桡神经。

【取穴与手法】患者仰掌，于腕横纹桡侧端上 1 寸处，桡骨茎突内侧桡动脉之桡侧取穴。点法一般采用中、轻手法，按压时向尺侧拨动。亦常用按拨法。

【反应】局部麻、胀。

【主治】上肢瘫痪、脑疾患。

（23）阴郄

【部位】仰掌，在腕横纹尺侧端上 5 分处。

【解剖】在尺侧腕屈肌与指浅屈肌之间，为尺动脉和尺神经的通过，分布着前臂内侧皮神经。

【取穴与手法】患者仰掌，于腕横纹尺侧端上 5 分，尺侧腕屈肌腱之桡侧取穴。点法一致采用中、轻手法，按压时向桡侧方向用力。

【反应】局部酸胀、麻木，并传至小指尖。

【主治】上肢瘫痪、头痛、牙痛。

（24）合谷

【部位】在虎口岐骨间隙中。

【解剖】在第一掌骨和第二掌骨之间，第二掌骨之桡侧，第一骨间背侧肌中，有来自肱动脉的指背动脉，桡神经浅支分布。

【取穴与手法】于手背第一、二掌骨之间，近第二掌骨中点之桡侧凹陷中取穴。按拨时向第二掌骨方向用力。亦常用点法、按压法。

【反应】局部酸胀，手麻木。

【主治】上肢瘫痪、头痛、牙痛、高血压、麻木。

（25）合间

【部位】在合谷与第二掌骨小头之间。

【解剖】在第二掌骨下端的外缘，第一骨间背侧肌中，有来自桡动脉的指背动脉，分布着桡神经浅支。

【取穴与手法】患者坐位或仰卧、伏卧。于合谷向掌指关节 5 分处取之。按拨时向第二掌骨方向用力。亦常用点法、按压法。

【反应】臂酸，手麻木，重则患者可出现昏厥。

【主治】昏厥、上肢瘫痪、麻木、呕吐、头痛、牙痛。

（26）腕背

【部位】在腕关节背侧，腕横纹正中指总伸肌肌腱处。

【解剖】在腕骨背侧上缘，指伸肌腱过腕背侧韧带处，前臂内侧皮神经司皮肤感觉。

【取穴与手法】患者伏掌，于腕关节背侧，指总伸肌肌腱处取穴。按拨时向尺侧用力。亦常用点法、按压法。

【反应】局部酸胀，并传至手指。

【主治】头痛、牙痛、腕关节扭伤、脑炎后遗症。

（27）掌间

【部位】在手背侧第二、三，三、四，四、五掌骨小头之间隙，各1穴。

【解剖】在第二、三，三、四，四、五掌骨头间隙，在骨间背侧肌中，有来自桡动脉的掌背动脉，分布着桡神经浅支及尺神经手背支。

【取穴与手法】患者伏掌，于手背侧之第二、三、四、五掌骨小头之间隙约距掌指关节5~6分处取穴。常用点法、按压法、按拨法。

【反应】局部酸、麻、胀，并可传至肘部。

【主治】上肢瘫痪、麻木、脑炎后遗症、神经衰弱、扁桃体炎。

（28）指根

【部位】在手掌面第二掌指关节横纹桡侧端。

【解剖】在第二掌指关节，有指浅、深屈指肌腱及蚓状肌，分布着桡动脉，有正中神经的分布。

【取穴与手法】于第二指掌面，掌指关节横纹桡侧端取穴。按压时向尺侧拨动。

【反应】局部酸、胀、痛、麻木。

【主治】脑炎后遗症、神经衰弱、失眠、头痛、牙痛。

（29）指甲根和指关节

【部位】在各手指爪甲根部及各指关节的掌侧横纹处。

【解剖】每一指甲根部分布着指掌侧固有神经的末梢，每一指关节的两侧有副韧带，并有指掌侧固有神经通过。指甲根是在每一指骨体的中下方；指关节在指的第一节指骨与第二节指骨、第二节指骨与第三节指骨之间。

【取穴与手法】患者坐位或仰卧、伏卧，于每一指的指甲根部及每一指关节的周围取穴。用掐法，每处可掐3~5遍。

【反应】局部痛、热，有些患者头部有热、胀感。

【主治】上肢瘫痪、麻木、昏厥、头晕、恶心、外感发烧。

3. 胸腹部

（1）天突

【部位】喉结下凹陷中。

【解剖】在胸骨颈静脉切迹之中央，当左右胸锁乳突肌之中间，深部有胸骨舌骨肌，胸骨甲状肌，有颈前皮神经分布，深部有气管。

【取穴与手法】患者正坐或仰卧，于胸骨切迹正中上凹陷中取穴。按压时，用中指可直接或沿胸骨体向下按压。亦可用点法。

【反应】胸闷，咳嗽。

【主治】咳嗽痰多、牙关禁闭、脑炎后遗症、失音。

（2）锁凹

【部位】在锁骨中点凹陷中。

【解剖】在锁骨中点上方，胸锁乳突肌止点之外缘，对应臂丛，由锁骨上神经司皮肤感觉。

【取穴与手法】患者正坐或仰卧，于锁骨上窝胸锁乳突肌外缘取穴。常用点法、按压法。

【反应】肩胛处有酸、麻、胀感，并可传至手指。

【主治】上肢瘫痪、臂麻木、高血压、头痛、牙痛。

（3）腹安

【部位】腋窝前纹端直上1寸向内开1寸处。

【解剖】在腋前线，深部为胸大肌，由第二肋间神经外侧皮支司皮肤感觉。

【取穴与手法】患者垂臂，于腋前纹端上1寸向内开1寸取穴。按压时向内斜方向用力。

【反应】腹内有热、麻感，胸闷，肠蠕动增快。

【主治】神经性胃痛、胃痉挛、胆道蛔虫症。

（4）屋翳

【部位】锁骨中线第二、三肋间。

【解剖】在第二、三肋间，深部为肋间肌，有肋间动脉，分布着肋间神经和胸前神经，胸腔内容肺脏。

【取穴与手法】患者仰卧，于膺窗上1肋间取穴。常用点法、按压法。

【反应】胸腔发闷。

【主治】咳嗽、胸闷。

（5）膺窗

【部位】锁骨中线第三、四肋间。

【解剖】在第三、四肋骨之间，胸大肌中，深部为胸小肌、肋间肌，有肋间动脉、肋间神经、胸前神经分布，胸腔内容肺脏。

【取穴与手法】患者仰卧，于乳上肋间取穴。常用点法、按压法。

【反应】胸腔发闷。

【主治】胸闷、腹痛。

（6）鸠尾

【部位】在剑突下5分处。

【解剖】在剑突之下腹白线中，第五肋间神经前侧皮支司皮肤感觉。

【取穴与手法】患者仰卧，于剑突直下5分处取穴。嘱患者用腹式呼吸，当吸气时，用拇指随腹壁的收缩向下按压。亦可用点法。

【反应】腹内有热、胀感。

【主治】腹痛、消化不良。

（7）巨阙

【部位】脐上6寸处。

【解剖】在脐上腹白线中，皮肤上分布着肋间神经前侧皮支。

【取穴与手法】患者仰卧，于脐上6寸处取穴。手法同鸠尾。

【反应】腹内有热、胀感。

【主治】腹痛、消化不良。

（8）建里

【部位】脐上3寸。

【解剖】在脐上腹白线中，有肋间神经前侧皮支分布，对应胃之小弯部位。

【取穴与手法】患者仰卧，于脐上3寸处取穴。手法同鸠尾。

【反应】腹内有热、胀感。

【主治】腹痛、消化不良。

（9）脐中

【部位】在肚脐正中。

【解剖】当脐的中央，有肋间神经的前侧皮支分布。

【取穴与手法】患者仰卧，于肚脐正中取穴。手法同鸠尾。

【反应】腹内有热、胀感。

【主治】腹痛、消化不良。

（10）脐旁

【部位】在肚脐旁3寸处。

【解剖】对应腹直肌及鞘，有腹壁上下动脉吻合网，有第十对肋间神经分布。

【取穴与手法】患者仰卧，于肚脐旁开3寸处，腹直肌外缘取穴。嘱患者用腹式呼吸，当吸气时按压，向内下方向用力。

【反应】腹内有热、胀、麻感。有些患者可传至会阴处。

【主治】腹痛、消化不良、二便失禁、月经不调、遗尿。

（11）阴交

【部位】脐下1寸处。

【解剖】在脐下腹白线中，分布着肋间神经前侧皮支，深部容小肠。

【取穴与手法】患者仰卧，于脐下1寸处取穴。手法同鸠尾。

【反应】腹内有热、胀、麻感，部分患者可传至会阴处。

【**主治**】腹痛、消化不良、二便失禁。

（12）关元

【**部位**】脐下 3 寸处。

【**解剖**】在腹白线中，分布着第十一对肋间神经前皮支。

【**取穴与手法**】患者仰卧，于脐中直下 3 寸处取穴。手法同鸠尾。

【**反应**】腹内有热、胀、麻感，部分患者可传至会阴处。

【**主治**】腹痛、消化不良、二便失禁。

（13）曲骨

【**部位**】脐下 5 寸处。

【**解剖**】在耻骨联合上缘左右椎体肌之中间，分布着髂腹下神经。

【**取穴与手法**】患者仰卧，于耻骨联合上缘取穴。常用点法、按压法。

【**反应**】局部胀、麻。

【**主治**】二便失禁、阳痿、遗精。

（14）耻旁

【**部位**】在曲骨旁开 2 寸处。

【**解剖**】上层为腹直肌，有腹壁下动脉通过，分布着第十二对肋间神经。

【**取穴与手法**】患者仰卧，于曲骨旁开 2 寸，腹直肌外缘取穴。按压时向内下方用力。

【**反应**】腹内有酸、胀感。

【**主治**】二便失禁、阳痿、遗精。

4. 脊背部

（1）肩上

【**部位**】在第六、七颈椎间旁开 2.5 寸处。

【**解剖**】在第六、七颈椎棘间的外方，当斜方肌的上、中 1/3 交界处菱形肌上缘，有颈横动脉降支，锁骨上神经司皮肤感觉。

【**取穴与手法**】患者正坐或伏卧，在第六颈椎棘突下旁开 2 寸，斜方肌之外缘取穴。常用点法、按压法、按拨法。

【**反应**】局部酸、胀。

【**主治**】落枕、上肢瘫痪、臂痛。

（2）肩井

【**部位**】在大椎与肩髃之间的中点。

【**解剖**】在肩部斜方肌上缘中、外 1/3 交界处，深部为冈上肌。锁骨上神经司皮肤感觉。

【**取穴与手法**】患者正坐、垂肩，于大椎与肩髃之间的中点凹陷处取穴。常用点法、按拨法。

【反应】肩部酸、沉。

【主治】肩关节周围组织炎、上肢瘫痪。

（3）冈中

【部位】在肩胛冈中点的下缘。

【解剖】上覆盖着冈下肌，有肩胛上动脉及旋肩胛动脉，分布着肩胛上神经，肋间神经司皮肤感觉。

【取穴与手法】患者正坐，于肩胛冈中点的下缘凹陷处取穴。常用点法、按压法、按拨法。

【反应】局部酸、麻，且可传至小指，两臂沉重。

【主治】肩关节周围组织炎、臂痛、麻木。

（4）天宗

【部位】在冈中直下约2寸处。

【解剖】在肩胛骨冈下窝正中，冈下肌正中。下有肩胛上神经，肋间神经司皮肤感觉。

【取穴与手法】患者正坐或伏卧，于冈中直下，肩胛冈下窝之中央凹陷处取穴。常用点法、按压法、按拨法。

【反应】局部酸、麻，且传至小指，两臂沉重。

【主治】肩关节周围组织炎、臂痛、麻木。

（5）附分

【部位】在第二、三胸椎棘突间旁开3寸处。

【解剖】在第二胸椎棘突下方两旁约3寸，肩胛冈内侧端的边缘上方，上层为斜方肌，下层为菱形肌之边缘，有颈横动脉降支，分布着肩胛背神经、胸神经后支和副神经。

【取穴与手法】患者正坐或伏卧，于肩胛上角内缘与第二胸椎棘突平齐处取穴。常用点法、按压法、按拨法。

【反应】局部酸胀，胸闷、憋气。

【主治】肩关节周围组织炎、落枕、脑疾患。

（6）胛内

【部位】在第五胸椎棘突下旁开2寸处。

【解剖】在第五、六胸椎棘突间的外侧，对应斜方肌和骶棘肌，有肋间动脉后支，颈横动脉降支，分布着胸神经后支。

【取穴与手法】患者正坐或伏卧，于第五、六胸椎间旁开2寸处取穴。常用点法、按压法、按拨法。

【反应】局部酸胀，胸闷、憋气。

【主治】外伤性截瘫、中暑急救。

（7）角内

【部位】在第七胸椎棘突旁开2寸处。

【解剖】在第七、八胸椎棘突间之外侧，皮下为斜方肌和背阔肌，再为骶棘肌。有肋间动脉后支及胸神经的后支分布。

【取穴与手法】患者正坐或伏卧，于第七胸椎旁约2寸处取穴。常用点法、按压法、按拨法。

【反应】局部酸胀，胸闷、憋气。

【主治】外伤性截瘫、中暑急救。

（8）胛内

【部位】在肩胛下角内侧缘。

【解剖】在肩胛骨下角，内侧稍上，覆盖着背阔肌、前锯肌，深层有肋间肌，有第七对肋间神经支配。

【取穴与手法】患者正坐或伏卧，垂臂，于肩胛内下角与第七胸椎平齐处取穴。常用点法、按压法。

【反应】局部酸、胀，重点后憋气。

【主治】外伤性截瘫、中暑急救。

（9）内下

【部位】在角内直下与第九胸椎棘突平齐处。

【解剖】在第九、十胸椎棘突间的外侧，皮下为背肌肌膜，再下为骶棘肌，深部为背最长肌，有肋间动脉后支，分布着胸神经的后支，后方深层容肺脏，左方深层容胃。

【取穴与手法】患者正坐或伏卧，于第九、十胸椎间旁开2寸处取穴。常用点法、按压法、按拨法。

【反应】局部酸胀，胸闷、憋气。

【主治】外伤性截瘫、中暑急救。

（10）腰眼

【部位】在第二腰椎棘突下旁开2.5寸凹陷中。

【解剖】在第二、三腰椎间旁的外方背阔肌中，有腰动脉后支，分布着腰神经后支。

【取穴与手法】患者伏卧，于第二、三腰椎间旁开2.5寸凹陷中取穴。常用点法、按压法、按拨法。

【反应】腰酸、胀、痛，且放射至腿。

【主治】腰痛、坐骨神经痛、小儿消化不良、下腹痛、月经不调。

（11）腰骶

【部位】在腰骶关节两侧1寸处。

【解剖】在第五腰椎与骶骨间隙的骶棘肌中，有第五腰神经的后支司皮肤感觉。

【取穴与手法】患者坐位或伏卧、弯腰，于腰骶关节两侧 1 寸处取穴。常用点法、按压法。

【反应】酸、胀、麻感传至髋关节。

【主治】坐骨神经痛、下肢瘫痪。

（12）棘中

【部位】在髂前上棘和髂后上棘连线中点。

【解剖】在臀中肌与髂嵴最高点的交接处，由臀上神经支配该处肌肉，臀上皮神经司皮肤感觉。

【取穴与手法】患者伏卧或弯腰，于髂骨上缘中点处取穴。常用点法、按压法、按拨法。

【反应】酸、麻感传至足跟。

【主治】腰痛、坐骨神经痛、下肢瘫痪。

（13）髂凹

【部位】在髂前上棘后凹陷中。

【解剖】臀中肌与髂前上棘交接处后凹陷中，由臀上皮神经司皮肤感觉。

【取穴与手法】患者伏卧或侧卧，于髂前上棘后凹陷中取穴。常用点法、按压法、按拨法。

【反应】酸、胀、麻感传至足跟。

【主治】腰痛、坐骨神经痛、下肢瘫痪。

（14）髂后

【部位】髂后上棘旁 1 寸处。

【解剖】在髂后上棘外侧旁与臀大肌交接处，有臀上动脉、臀上神经分布。

【取穴与手法】患者伏侧卧位或站、坐位，于髂后上棘旁臀大肌交接处取穴。常用点法、按压法、按拨法。

【反应】臀部酸胀，亦可向下肢放射。

【主治】坐骨神经痛、下肢瘫痪、腰肌损伤。

（15）臀外

【部位】在以棘中、髂凹为底边的等边三角形之顶点处。

【解剖】在臀中肌的中点，由臀上神经支配该处肌肉，臀上皮神经司皮肤感觉。

【取穴与手法】患者伏卧，于棘中与髂凹为底边的等边三角形之顶点，臀中肌的中点处取穴。常用点法、按压法、按拨法。

【反应】酸、胀、麻感传至足跟。

【主治】坐骨神经痛、腰痛、下肢瘫痪、腹痛、小便失禁。

5. 下肢部

（1）环跳

【部位】在股骨大转子与骶管裂孔之连线外开 1/3 处。

【解剖】在股骨大粗隆、坐骨结节与髂后上棘联成的三角形之中间部，浅层为臀大肌，深部为坐骨神经通过之处，有臀下动脉、臀下神经经过，臀中神经司皮肤感觉。

【取穴与手法】患者侧卧，伸下足，屈上足，于股骨大转子最高点与骶管裂孔连线的外 1/3 与中 1/3 交接处取穴。

【反应】局部酸、胀并放射至腘窝部或足跟部。

【主治】坐骨神经痛、腰痛、下肢瘫痪。

（2）环上

【部位】在环跳上 1 寸处。

【解剖】在股骨大粗隆、坐骨结节和髂后上棘联成的三角形之中间稍上部，浅层为臀大肌，深层为梨状肌及坐骨神经，分布着臀下动脉、臀下神经。臀中神经司皮肤感觉。

【取穴与手法】患者侧卧或伏卧，于环跳上 1 寸处取穴。常用点法、按压法、按拨法。

【反应】局部酸、胀，并放射至腘窝或足跟部。

【主治】坐骨神经痛、腰痛、下肢瘫痪。

（3）坐结

【部位】坐骨结节下缘。

【解剖】在坐骨结节内下，下有半腱肌、半膜肌的起始肌腱，有坐骨神经支配该肌，有臀下皮神经司皮肤感觉。

【取穴与手法】患者伏卧，于坐骨结节下缘取穴。按压、按拨时，由内下向坐骨结节方向用力。

【反应】局部酸、麻，有时可传至足底。

【主治】下肢瘫痪、遗尿、小便失禁、坐骨神经痛。

（4）扶下

【部位】在臀横纹中央下 1 寸处。

【解剖】在臀大肌下缘之下方，股二头肌长头和半腱肌之间，有臀下动脉，分布着支配臀大肌的臀下神经和股后皮神经，深部为坐骨神经的通路，臀下皮神经司皮肤感觉。

【取穴与手法】患者伏卧，于臀横纹中央下 1 寸处取穴。常用按压法、按拨法。

【反应】局部酸、麻、胀，并放射至足部。

【主治】下肢瘫痪、大小便失禁、腰腿痛。

（5）沟中

【部位】 在腹股沟中点动脉应手处。

【解剖】 在腹股沟中点，深部有股动脉、静脉通过，其外侧有股神经通过，由髂腹股沟神经司皮肤感觉。

【取穴与手法】 患者仰卧或坐位，于腹股沟中点之股动脉处取穴。可采用按压法、按拨法。

【反应】 局部酸、胀、麻、热，且可传至足底。

【主治】 下肢瘫痪、二便失禁、坐骨神经痛。

（6）前棘下

【部位】 在髂前上棘下 2.5 寸处。

【解剖】 在股骨的上端，髂前上棘的下方，缝匠肌与阔筋膜张肌的交接处，下层是股直肌，由股外侧皮神经司皮肤感觉。

【取穴与手法】 患者仰卧或坐位，在髂前上棘的下方，缝匠肌与阔筋膜张肌的交接处取穴。常用点法、按压法、按拨法。

【反应】 酸、胀、麻传至膝部。

【主治】 下肢瘫痪、膝关节痛。

（7）股前

【部位】 髂前上棘下 6.5 寸处。

【解剖】 在股骨上端之外侧，股外肌之上份，当阔筋膜张肌止点，髂胫束起始处，由股神经支配该肌，股外侧皮神经司皮肤感觉。

【取穴与手法】 患者仰卧或坐位，于股骨上端髂前上棘下 6.5 寸处取穴。常用点法、按压法、按拨法。

【反应】 酸、麻至膝部。

【主治】 下肢瘫痪、膝关节痛。

（8）起腿

【部位】 在大转子与髌骨连线下 1/3 与中 1/3 交界处。

【解剖】 股骨的中下段，股直肌与股外肌之间，由股神经前皮支支配该部肌肉，股前皮神经司皮肤感觉。

【取穴与手法】 患者仰卧或坐位，于股骨大转子与髌骨外上连线的下 1/3 与中 1/3 交接处取穴。常用点法、按压法、按拨法。

【反应】 酸、胀至臀部、膝部。

【主治】 下肢瘫痪、膝关节痛。

（9）股中

【部位】 在腹股沟中点与髌骨内上缘连线之中点。

【解剖】 股骨的中段内侧，缝匠肌与股直肌之间，分布着股神经。

【取穴与手法】患者仰卧，于腹股沟中点与髋骨内上缘连线之中点，股骨内侧中段缝匠肌与股内肌之间取穴。常用点法、按压法。

【反应】酸、麻、胀至足部。

【主治】下肢瘫痪、疝气、小便失禁、遗尿、坐骨神经痛。

（10）股外

【部位】在股中外开 2.5 寸处。

【解剖】股骨的中段前侧，股直肌肌腹的中点，有股神经分布。

【取穴与手法】患者仰卧或正坐，于股中旁开 2.5 寸处取之。常用点法、按压法。

【反应】酸、麻、胀至足底部。

【主治】下肢瘫痪、疝气、小便失禁、遗尿、坐骨神经痛。

（11）股后

【部位】在浮郄直上 4 寸处。

【解剖】在股骨中下段后外侧，股二头肌与股外肌之间。由股后皮神经司皮肤感觉。

【取穴与手法】患者伏卧，于浮郄直上 4 寸处取穴。按压、按拨时由内向外用力。亦可用点法。

【反应】酸、麻至足外侧。

【主治】坐骨神经痛、下肢瘫痪、膝关节痛。

（12）股内

【部位】股骨内髁上缘直上 3 寸处。

【解剖】在股内侧半腱肌的前缘，股薄肌之后方，内收肌之后缘，深层为股动脉通路，分布着闭孔神经皮支及股神经前皮支。

【取穴与手法】患者仰卧或正坐，于股骨内髁上缘直上 3 寸处取穴。按压法、按拨法、点法均可施用。

【反应】局部酸、胀、热，且向下有传导感。

【主治】下肢瘫痪、二便失禁、遗尿、阳痿、遗精、疝气。

（13）浮郄

【部位】在委上外旁，股二头肌之内缘凹陷处。

【解剖】在股骨的下端，股二头肌腱与股外肌之间，由股后侧皮神经司皮肤感觉。

【取穴与手法】患者伏卧，于委上外旁，股二头肌肌腱之内缘凹陷处取穴。可用按压法、按拨法、点法。小儿患者可点股二头肌肌腱处。

【反应】酸、麻、胀至足外侧。

【主治】腰腿痛、下肢瘫痪、膝关节痛。

（14）委上

【部位】在委中直上 1 寸处。

【解剖】 在膝关节的后面，股二头肌与半膜肌之间的间隙中，下有腘动脉、静脉及胫神经通过，由股后皮神经司皮肤感觉。

【取穴与手法】 患者伏卧，于委中上 1 寸处取之。按压法、按拨法、点法均可施用。

【反应】 酸、麻、胀至足底。

【主治】 腰腿痛、下肢瘫痪、膝关节痛。

（15）窝内上

【部位】 在腘横纹内侧端上方两筋间。

【解剖】 在膝关节的后面，股骨内上髁，半腱肌、半膜肌两肌腱之间，由坐骨神经支配该肌，由股内侧皮神经和骨后皮神经司皮肤感觉。

【取穴与手法】 患者伏卧，于腘横纹内侧端稍上，半腱肌腱与半膜肌腱之间取穴。按压法、按拨法、点法均可施用。

【反应】 酸、麻、胀至足底部。

【主治】 腰腿痛、下肢瘫痪、膝关节痛。

（16）委中

【部位】 在腘窝横纹正中。

【解剖】 在膝关节的后面，腓肠肌外侧头与内侧头之间，有腘动脉及胫神经通过，由股后皮神经司皮肤感觉。

【取穴与手法】 患者伏卧，于腘横纹正中取穴。按压法、按拨法、点法均可施用。

【反应】 酸、麻、胀传至足底。

【主治】 腰腿痛、下肢瘫痪、膝关节痛。

（17）阳下

【部位】 在腘横纹外侧端下 0.5 寸处。

【解剖】 膝关节后面，腓骨小头内缘，腓肠肌外侧头，深部有腓总神经通过，由腓浅神经司皮肤感觉。

【取穴与手法】 患者伏卧，在腘窝横纹外侧端下 0.5 寸处取穴。按压法、按拨法、点法均可施用。

【反应】 酸、麻、胀至足底。

【主治】 腰腿痛、下肢瘫痪、膝关节痛。

（18）委下

【部位】 在委中直下 1 寸处。

【解剖】 在膝关节的后面，腓肠肌内、外头的间隙中，下有胫神经和胫后动脉、胫后静脉通过，由肌皮神经司皮肤感觉。

【取穴与手法】 患者伏卧，于委中下 1 寸处取之。按压法、按拨法、点法均可施用。

【反应】酸、麻、胀传至足底。

【主治】腰腿痛、下肢瘫痪、膝关节痛。

（19）窝内下

【部位】在腘横纹内侧端下5分处。

【解剖】膝关节后面，对应小腿腓肠肌内侧头，有隐神经和股后皮神经司皮肤感觉。

【取穴与手法】患者伏卧，于腘窝横纹内侧端下5分处取穴。按压、按拨时由外向内用力。亦可用点法。

【反应】酸、麻、胀至足部。

【主治】腰腿痛、下肢瘫痪、膝关节痛。

（20）起膝

【部位】在髌骨上缘中点向内旁开2寸处。

【解剖】股骨下端内侧，股内肌止痛，分布着股神经的前皮支与肌支。

【取穴与手法】患者正坐或仰卧，屈膝，于股骨下端内侧、股内肌下端取穴。按压时膝关节屈曲向股骨方向用力。亦可用点法。

【反应】酸、麻、胀至足底。

【主治】下肢瘫痪、膝关节痛。

（21）髌上

【部位】在髌骨外上缘。

【解剖】髌骨的外侧支持带与髌骨的交接处，下面是股骨的下端及膝关节囊，由股前皮神经司皮肤感觉。

【取穴与手法】患者正坐或仰卧，于髌骨外上缘取穴。常用点法、按压法、按拨法。

【反应】膝部酸、胀。

【主治】下肢瘫痪、膝关节痛。

（22）髌下

【部位】在髌骨下缘正中处。

【解剖】髌韧带上端附着处，由股前皮神经和隐神经下支司皮肤感觉。

【取穴与手法】患者正坐或仰卧，于髌骨下缘取穴。常用点法、按压法、按拨法。

【反应】酸、麻至足尖。

【主治】下肢瘫痪、膝关节痛。

（23）阴陵泉

【部位】在胫骨内髁下缘。

【解剖】深部为腓肠肌内侧头前缘，由隐神经司皮肤感觉。

【取穴与手法】患者仰卧或正坐，于胫骨内髁下缘，胫骨内侧之凹陷处取穴。按压法、按拨法、点法均可施用。

【反应】局部酸胀，并向下传至足底。

【主治】下肢瘫痪、腹痛。

（24）腓前

【部位】在腓骨小头前缘凹陷处。

【解剖】腓骨小头前缘，腓骨长肌与趾长伸肌之间，有胫前动脉的分支，分布着腓肠外侧皮神经。

【取穴与手法】患者仰卧或正坐，于腓骨小头前缘取穴。常用按压法、点法。

【反应】局部酸、麻。

【主治】下肢瘫痪、膝关节痛。

（25）阳陵泉

【部位】腓骨小头前下缘，腓骨长肌和趾总伸肌之间，当腓总神经与腓深神经之分歧处，有胫前动脉的分支和胫返后动脉，分布着腓肠外侧皮神经。

【取穴与手法】患者坐位或仰卧，于腓骨小头前下缘取穴。常用点法、按压法。

【反应】局部酸、胀，并放射至足。

【主治】下肢瘫痪、膝关节痛。

（26）腓下

【部位】在腓骨小头下缘。

【解剖】在腓骨小头前侧，腓骨长肌的上端，下有腓总神经通过。

【取穴与手法】患者仰卧或侧卧，于腓骨小头下缘凹陷处取穴。点法、按压法、按拨法均可用。

【反应】局部酸、麻，上传至股部，下传至足尖。

【主治】下肢瘫痪、坐骨神经痛。

（27）足三里

【部位】在外膝眼下 3 寸处。

【解剖】对应胫骨前肌上 1/4 与 3/4 交界处，有腓深神经及胫前动脉经过，由小腿外侧皮神经司皮肤感觉。

【取穴与手法】患者正坐或仰卧屈膝，于外膝眼直下 3 寸，胫骨前嵴 1 横指处取穴。常用点法、按压法、按拨法。

【反应】酸、麻感传至足尖。

【主治】下肢瘫痪、腹痛。

（28）三里下

【部位】在足三里下 1.5 寸处。

【解剖】胫骨的中上端与腓骨中上端之间，胫骨前肌外缘。下有胫前动脉，分布着腓深神经，由股神经前皮支和腓肠外侧支神经司皮肤感觉。

【取穴与手法】患者仰卧屈膝或正坐，于足三里下 1.5 寸处取之。常用点法、按压法、按拨法。

【反应】酸、麻感传至足尖。

【主治】下肢瘫痪、腹痛。

（29）丰隆

【部位】在外踝与外膝眼连线之中点。

【解剖】胫腓两骨之间，胫前肌肌腹之外缘，有胫前动脉的分支，分布着腓深神经，由腓肠外侧皮神经司皮肤感觉。

【取穴与手法】患者仰卧或正坐，于外踝与胫骨结节连线中点取穴。常用按压法、点法。

【反应】小腿麻、胀。

【主治】下肢瘫痪（婴儿瘫急性期常用）。

（30）腓中

【部位】在阳下直下 6 寸处。

【解剖】腓肠肌外侧肌腹隆起最高点，有胫神经支配该处肌肉，由腓肠外侧皮神经司皮肤感觉。

【取穴与手法】患者伏卧，于腓肠肌肌腹之外侧取穴。按压、按拨时由外向内用力。亦可用点法。

【反应】局部酸胀，并向下传至足底部。

【主治】腰腿痛、下肢瘫痪、膝关节痛。

（31）胫中

【部位】在腓肠肌肌腹之内侧。

【解剖】腓肠肌内侧肌腹隆起最高处，有胫神经支配该处肌肉，腓肠外侧皮神经司皮肤感觉。

【取穴与手法】患者伏卧，于腓肠肌肌腹之内侧与腓中呈水平处取穴。按压、按拨时由内向外用力。亦可用点法。

【反应】局部酸胀，并向下传至足底。

【主治】腰腿痛、下肢瘫痪、膝关节痛。

（32）承山

【部位】在委中与跟腱连线之中点。

【解剖】对应腓肠肌肌腹，有胫后动脉，胫神经通过，由股后皮神经司皮肤感觉。

【取穴与手法】患者伏卧，于委中直下，当伸小腿时，腓肠肌所形成人字纹的交角处取穴。按压法、按拨法、点法均可施用。

【反应】局部酸胀，并向下传至足底。

【主治】坐骨神经痛、下肢瘫痪。

（33）承下

【部位】在承山下 1.5 寸处。

【解剖】对应腓肠肌肌腹及比目鱼肌肌腹，有胫后动脉及胫神经通过，由股后皮神经司皮肤感觉。

【取穴与手法】患者伏卧，于承山下 1.5 寸处取穴。点法、按压法、按拨法均可施用。

【反应】局部酸胀，并向下传至足尖。

【主治】下肢瘫痪、腰腿痛。

（34）阴交上

【部位】在内踝直上 4 寸处。

【解剖】在胫后方比目鱼肌与趾长屈肌之间，有胫后动脉及胫神经通过，隐神经司皮肤感觉。

【取穴与手法】患者正坐或仰卧，于三阴交上 1 寸处取之。按压、按拨时向胫骨缘方向用力。亦可用点法。

【反应】局部酸、麻，并向下传至足底，向上传至股部。

【主治】小儿消化不良、高烧、昏厥、腹泻、下肢瘫痪。

（35）三阴交

【部位】在内踝尖上 3 寸处。

【解剖】小腿内侧中、下 1/3 交界处，对应比目鱼肌内侧前缘。深部有胫神经、胫后动脉通过。由隐神经司皮肤感觉。

【取穴与手法】患者仰卧或正坐，于内踝尖上 3 寸，胫骨后缘取穴。按压法、按拨法、点法均可施用。

【反应】局部酸胀，并传至足尖。

【主治】下肢瘫痪、遗尿。

（36）溪上

【部位】在解溪上 1 寸处。

【解剖】趾长伸肌腱与胫骨前肌腱之间，当小腿横韧带上方，有胫前动脉，分布着腓深神经。

【取穴与手法】患者正坐或仰卧，于解溪直上 1 寸处取之。常用点法、按压法。

【反应】酸、麻感至足趾。

【主治】下肢瘫痪、头痛。

（37）解溪

【部位】在踝关节前横纹中点两筋间。

【解剖】内外踝之间的前方中点，相当于小腿十字韧带上缘，拇长伸肌与趾长伸肌之间，有腓深神经及胫前动脉通过，由腓浅神经司皮肤感觉。

【取穴与手法】患者正坐或仰卧，于踝关节前横纹中点，当跗长伸肌腱和趾长伸肌腱（两筋）之间取穴，常用点法、按压法。

【反应】酸、麻感至足趾。

【主治】下肢瘫痪。

（38）虚外

【解剖】在外踝直下凹陷中。

【解剖】外踝前下缘，趾长伸肌腱外缘。有胫前动脉的外髁前动脉，分布着自腓肠神经的足背外侧皮神经。

【取穴与手法】患者仰卧或坐位，于外踝之下缘取穴。按压时向内侧方向用力。亦可用点法。

【反应】酸、胀感，上至小腿，下至足尖。

【主治】下肢瘫痪、头痛、踝关节扭伤。

（39）腱外

【部位】在外踝尖下凹陷处，有腓骨长肌短肌腱通过，腓肠神经司皮肤感觉。

【取穴与手法】患者伏卧，于跟腱外侧，平时踝尖处取穴。按压、按拨时向外踝尖方向用力。亦常用点法。

【反应】酸、麻至足底。

【主治】下肢瘫痪、小儿高烧、小儿消化不良、疝气、阳痿。

（40）腱上

【部位】在与外踝相平的跟腱处。

【解剖】跟腱中下端，分布胫后动脉的分布，有腓肠神经司皮肤感觉。

【取穴与手法】患者伏卧，于跟骨结节上与外踝尖相平的跟腱中央处取穴。常用按压法、点法。

【反应】酸、胀、痛至足底。

【主治】下肢瘫痪、小儿高烧、小儿消化不良。

（41）腱内

【部位】在内踝后凹陷处。

【解剖】内踝后方，有趾长屈肌、跗长屈肌，胫神经、胫后动脉经过，由隐神经司皮肤感觉。

【取穴与手法】患者伏卧或仰卧，于内踝尖后凹陷处取穴。按压法、按拨法、点法均可施用。

【反应】酸、麻至足底。

【主治】小儿消化不良、小儿高烧、昏厥、腹泻、下肢瘫痪、疝气、阳痿。

（42）跟腱

【部位】在跟骨结节部。

【解剖】跟腱的上端，下是跟骨，由跟骨内侧支神经司皮肤感觉。

【取穴与手法】患者伏卧，于跟骨结节与跟腱交接处之中央取穴。常用按压法、点法。

【反应】胀、痛至足底。

【主治】下肢瘫痪、小儿高烧、小儿消化不良。

（43）麻筋

【部位】在内踝后下凹陷处。

【解剖】足内踝下缘，跟骨之上，有胫后动脉，蹠内侧神经通过，小腿内侧皮神经司皮肤感觉。

【取穴与手法】患者仰卧或坐位，于内踝尖后下凹陷处取穴。按压法、按拨法、点法均可施用。

【反应】酸、麻传至足尖。

【主治】下肢瘫痪、坐骨神经痛、大小便失禁、感冒。

（44）照海

【部位】在内踝下凹陷中。

【解剖】内踝前方与舟状骨之间，小腿十字韧带的下侧。有来自胫前动脉的内踝前动脉和来自腓浅神经的足背内侧皮神经，隐神经司皮肤感觉。

【取穴与手法】患者正坐或仰卧，于内踝下缘凹陷处取穴。按压法、按拨法、点法均可施用。

【反应】局部酸、麻、胀，上传至膝部，下传至足尖。

【主治】下肢瘫痪、头痛、感冒。

（45）小趾间

【部位】在第四、五蹠趾关节间。

【解剖】第四蹠趾关节外侧与第五蹠趾关节内侧之间，有来自胫前动脉的足背动脉，分布着来自腓浅神经足背中间神经。

【取穴与手法】患者仰卧或正坐，于第四、五蹠趾关节间取穴。按压时向第五蹠趾关节用力。亦常用点法。

【反应】酸、麻、胀至下肢外侧，重则周身发热。

【主治】下肢瘫痪、头痛。

（46）大趾间

【部位】在第一、二蹠趾关节间。

【解剖】第一蹠趾关节的内侧与第二蹠趾关节的外侧之间，有趾背动脉，分布着腓浅神经的足背内侧神经，并有腓深神经的终支。

【取穴与手法】患者仰卧或正坐，于第一、二蹠趾关节取穴。按压时向第一蹠趾关节方向用力。常用点法。

【反应】酸、麻、胀至下肢外侧，重则头部发热或周身发热。

【主治】下肢瘫痪、头痛。

（47）趾关

【部位】在第一跖趾关节内侧。

【解剖】第一跖与第一趾之间内侧，拇展肌腱之内缘，有跖内侧动脉，分布着胫神经的分支足底内侧神经。

【取穴与手法】患者正坐或仰卧，于跖趾关节内侧取穴。常用掐法。

【反应】局部酸、痛，周身发热。

【主治】下肢瘫痪、头痛、感冒、癫痫。

（48）节内

【部位】在第一跗跖关节内侧。

【解剖】第一跖骨与第一楔骨关节内侧，当屈拇长肌腱内缘，有来自胫前动脉的足背动脉的跗内侧动脉，分布着来自胫神经的足背内侧神经。

【取穴与手法】患者正坐或仰卧，于第一跗跖关节内侧取穴。按压时向跗跖关节方向用力。

【反应】局部胀、痛。

【主治】头痛、感冒、癫痫。

（49）趾甲根和趾关节

【部位】在各趾甲根部及趾关节部。

【解剖】每一趾甲的根部分布着掌侧固有神经之末梢，每一趾关节两侧下有副韧带，均有趾掌固有神经通过。

【取穴与手法】患者仰卧或正坐，在每个指甲根部稍上方，于第二、三、四、五趾关节两侧及掌侧取穴。每处掐3~5次，可交替使用。

【反应】局部痛、热，有些患者头部有热、胀感。

【主治】下肢瘫痪、昏厥、中风、头晕、吐酸水。

（50）关底

【部位】在第一跖骨下缘正中处。

【解剖】第一跖骨前侧下缘，下有拇长屈肌肌腱、拇短屈肌，分布着足底内侧动脉，由足底内侧神经支配。

【取穴与手法】患者仰卧，于跖骨下缘正中处取穴。常用按压法。

【反应】局部胀、痛。

【主治】下肢瘫痪、头痛、感冒、癫痫。

（51）涌泉

【部位】在足心凹陷中。

【解剖】足底中央靠前部，有跖腱膜短屈肌腱，由跖外侧神经司皮肤感觉。

【取穴与手法】患者伏卧或仰卧，于足底前 1/3 与中 1/3 交界凹陷处取穴。点法、按压法、按拨法均可用。

【反应】局部酸、胀、痛。

【主治】下肢瘫痪。

（二）特有技法

点穴操作需要一定的气功，要达到充足的气力，必须运用功力。功力是经过长期练功而得到的一种视之不见、触之如电的内劲。虽然从外面看不出力的大小，而患者却感到力量深达筋骨或内脏，甚者触之一点全身麻热。功法的练习从青年时期开始最为适宜。点穴练功共分九种，每种的准备姿势都要求做到眼平视、心平静、口合拢、舌抵上腭、沉肩坠肘、含胸拔背、呼吸均匀、全身松紧适度、精神集中意守丹田。

1. 点穴练功

（1）蹲起功

方法：两足分开与肩同宽，下蹲，双手扶膝上缘然后站起，要求发力于足，由足而腿而腰，双手双臂同时用力，这样反复蹲起锻炼。

作用：壮腰肾，强筋骨，增强体力及全身的耐久力。用于强身及治疗关节炎、阳痿、遗精、高血压等病证。

（2）运气拍打功

方法：两足并齐，双腿直立，双手五指交叉，两臂上举，掌心向上，用腹式呼吸，当气贯丹田后，暂时停止呼吸，另一人以拍打或捶打、棒打脐部或脐部以下。拍打等的用力及次数，应由轻到重，由少到多，循序渐进。

作用：练丹田之气，可以健脾胃、壮腰肾。用于治疗食欲不振，消化不良，大小便失禁，遗尿，遗精，阳痿，腹肌麻痹等。

（3）对拉功

方法：对拉功分二人对拉、三人拉。二人对拉做法是二人骑马式站稳，侧身相对，前脚外侧相靠，相互握手（一只手或双手），全身协调一致。气贯丹田后，上肢相互用力对拉，身体重心放于后腿，随着用力可逐渐下蹲，以拉动对方脚动者为胜。哪方协调得当，就能得心应手，但二人以实力相等为宜。如果来回往复对拉数次之后，即换手更易方向，反复练习。三人拉的做法是一人力大者骑马式站稳，双手向左右两侧同时对握另二人之手，脚跟务须站实，气贯丹田后，全身同时用力对拉另二人，另二人站法用力同时对拉。居中者应掌握平衡，虽然双手被左右同时对拉，但如掌握要令亦能稳如泰山，安然居中，而不被拉动。

作用：常练此功，能增加平衡能力，强壮筋骨。

（4）仰卧功

方法：全身放松，排除一切杂念，先吸气运气于周身，同时提肩、挺脊、蹬跟、屈足背，将气下注丹田再呼气，放松收敛周身四肢百脉及一切经筋，使真气在全身上下往回，周而复始。日行数次，不可过速，过速反而无益。

作用：平阴阳，通气血，使真气旺盛。

（5）撞背功

方法：双足与肩等宽，站立于一平面墙壁之前，约相隔半尺，全身协调一致，身体后仰，突然用背部撞击墙壁，借撞击之反作用力，身体前倾，如此反复进行；撞击下背部（腰软处）时，骑马式站立，上背适当前屈，两臂下垂，然后进行撞击，初学不必用力，轻轻撞击，以后逐渐加重用力。行功时，务须使意气集中腰、肾、肩、背之间。

作用：壮腰肾，使背部坚实，功成后，肩背腰肾坚实无比。可用于强壮身体及治疗腰背痛。

（6）蜈蚣跳

方法：先用两手掌、两足趾抵地，胸腹离地，如体操动作"伏地挺身"，将身体之中部向上耸起成弓背形，两掌及两足趾同时用力向后一撑，使全身凌空，乘此按掌之力，即向前跃出。如此练习，直练至能随意进退为功成矣。

作用：使胸腹、腰背、肩臂等部协调、手足有力。主要用于强身。病人一般不练此功。

（7）鹰爪力

方法：鹰爪力，又名龙爪力，练习方法为用五指抓住重约5kg的小口缸坛之口，向上提之，初颇滑泽，不易应手上提，久之即可随意升降，然后每练十日加小米或沙子一碗，渐增至坛满为止，再改换小米或沙子为铁砂，亦能升降自如者，至气随意注力随指行功成矣。

作用：增强指力。

（8）捶纸功

方法：将100~150张纸挂于墙上，气贯丹田后，再将气引致臂部，然后意守双拳，一般常以小鱼际或二、三、四、五指的第一节指骨背侧接触纸面。病人一般不练此功。

作用：练习臂力及拳力。

（9）推山功

方法：两足分开与肩同宽，立于墙壁前，双手五指稍微带弧度成爪形，指端着墙，或五指自然伸开。手掌着墙，躯体挺值，气贯丹田后，将气引至双臂，做俯卧撑动作，或上臂推时，猛一用力，身体后仰，双手离开墙壁，如此反复练习。身体后仰时应避免跌倒。

作用：练指力、臂力和体力。

2. 点穴基本手法

（1）点法

【手势】点法的手势有两种，一是掌指关节微屈，食指按于中指背侧，拇指抵在中指末节，小指、无名指握紧，重点时常用此法；二是中指与食指并齐微屈，拇指抵于中指、食指的末节，小指与无名指紧握，轻点或中点时常用此法。

【操作要求】点法是点穴疗法中最基本的手法，一般病证和常用穴位、刺激线均可采用本法。操作时要求医者的气力，通过上臂、前臂、手腕，直达指端，将指端与患者的皮肤呈60°~90°角，迅速地叩点在选定的穴位刺激线上，利用手腕及前臂的弹力，将指端迅速抬起，这样反复地叩点，一般2~3次/秒。施用点法时，医者既要有灵活的弹力，又要有坚实的指力和十足的臂力，做到意到、气到、力到，刚中有柔。只有弹力（柔）而无指力（刚），其力则不能透达深层；反之，只有指力而无弹力，则易造成局部损伤（硬结），增加病人的痛苦。因此在施用点法时，既要注意腕、肘、臂的弹力，又要注意指力，使之刚柔相济。

点法在临床上由于用力的强弱不同，一般可分为轻点、中点、重点三种。

轻点：以腕关节为活动中心（主要用腕部的力量），肘关节、肩关节予以协调配合。其力轻而富有弹性，是一种较弱的刺激手法多用于小儿、妇女或年老体弱患者和虚性疾患，如婴儿瘫、脑发育不全等。

中点：以肘关节为活动中心（主要用前臂的力量），腕关节固定或半固定，肩关节以协调配合。其力介乎强弱之间，是一种中等刺激手法。具有调和营卫、疏通经络的作用，既可用于虚证，也可用于实证。施术时感应大，发射强，作用于肌肉深层。

重点：以肩关节为活动中心（主要用上臂的力量），腕关节固定，肘关节予以协调配合。其力大，是一种强刺激手法。主要用于青壮年及体格健壮的患者和临床表现为实证者。

【练习方法】练习点法，一般应由轻点到中点，最后练重点。轻点应主要练腕关节的弹力，中点着重练肘关节的弹力，重点主要练肩关节的弹力。在练习弹力的同时，三者都要注意叩点频率（快、慢）、节律和部位的准确。练习时可制成如茶杯大小的沙袋，并在上面划上几个如指端大小的圆圈，以便在沙袋上练习叩点。并应注意在叩点频率快的情况下，位置要始终如一。练习初期不需要用力太大，要以练习各种点法的基本动作为主，熟练后再逐渐用力，并需在自己身上肌肉丰厚处的穴位或按刺激线走向叩点，每逢穴位均用重手法叩点2~3下。切记在桌椅或者其他坚硬物品上叩点，以免损伤手指。

练习点法的初期，中指的关节易肿胀、疼痛，练习过程中可随时对手指进行捏、揉、挣等活动，以免疲劳肿痛。或用伸筋草、透骨草、羌活、独活、陈皮、威灵仙、大茴香各60g，木通、红花、乌药各15g，草乌6g，煎汤熏洗。

（2）按压法

【手势】拇指伸直，其余4指伸张或扶持于所按部位之侧旁；也可将4指握起，拇指之第二关节紧贴于食指之桡侧。

【操作要求】此法是点穴疗法中最常用的基本手法之一，一般病证和常用穴位及刺激线均可采用。操作时拇指指端与按压部位呈 45°～90°角，向不同方向用力按压。在按压时拇指指端如向上、下、左、右拨动时，称为"按拨法"；拇指指端转动时，则称为"按扭法"。无论按拨或按扭，指端均不应在被按部位的皮肤上滑动或移位。本法是一种强刺激手法，具有镇静、止痛、解痉的作用，多用于实证。

【练习方法】练习按压时用力需由轻到重，一定要使气力达到指端。但指端不要滑动，以免损伤皮肤。

（3）掐法

【手势】医者用拇指爪甲或食指爪甲进行爪切，即为掐法。

【操作要求】掐法只用于手、足部的指、趾甲根和指、趾关节。操作时一手将患者应掐部位的腕或踝关节握紧，既可防止肢体回缩移动，亦可了解患者的反应；另一手将患者的指（趾）捏起，用拇指或食指对准穴位进行爪切。爪切的轻重、节律可根据病证的虚实，酌情施术。

【练习方法】一是练习节律均匀的掐法，快则掐 2～3 次/秒，慢则 1～2 次/秒；一是练习由轻到重的持续性掐法。无论练习何种掐法，均应注意勿掐伤皮肤。

（4）拍打法

【手势】食、中、无名、小指并拢、微屈，拇指与食指第二关节靠近，掌心呈空虚状。拍打时，使指腹与大小鱼际接触被拍打部位的皮肤。

【操作要求】拍打法是一种带有震动性的中等刺激手法，一般部位均可采用。操作时以肘关节的活动为中心，腕关节固定或微动，肩关节协调配合，用上臂带动肘关节，使手掌上、下起落拍打。在拍打胸、腹部时，要分别采用胸、腹式呼吸，每当深呼吸后方可进行拍打。开始可拍打 5～10 次，随着患者气力增加，可逐渐增加拍打次数和强度。拍打法具有行气、活血、疏通经络的作用。虚、实病证，皆可应用，并可缓解因手法过重而引起昏厥等反应，也可作为强身保健之法。

【练习方法】拍打法的用力与中点法的用力相同，应注意腕关节的活动范围不要过大，以免手掌接触皮肤面时用力不均。

（5）叩打法

【手势】叩打法可分指腹叩打和指尖叩打。指腹叩打法手势同拍打法，即以五指指腹接触皮肤面；指尖叩打是五指微屈并捏起，拇指尖和小指尖靠近呈梅花状。

【操作要求】叩打法刺激面大，而作用同点法，一般部位均可采用。操作与点法相同。指腹叩打是指腹向前下方用力，多作轻刺激手法用。指尖叩打多作重手法用，有时重点手法达不到治疗目的时，可采用此法。

【练习方法】参照点法。

3. 点穴辅助手法

（1）扣压法：扣压法是将 5 指并齐，用指尖按于所示线或区内，按压时轻度上下、左右拨动，一般是双手同时扣压。此法是按压、按拨法的一种辅助手法。

（2）捏挣法：医者以拇、食二指捏住患者指（趾）关节部进行牵拉。一般用于治疗开始时及关节肿痛，指（趾）伸屈不利。

（3）抓拿法：医者以拇指及其余4指抓起局部组织（多是神经通过处、肌腱、肌肉肥厚处），然后迅速放开。即医者两拇指指尖按压患者任意一侧腹直肌外缘，患者腹式呼吸，呼气时，缓慢按压，同时双手其余4指指尖按压对侧腹直肌并上提，然后迅速松开，可连续自上而下抓拿2~3次，下腹部有胀、麻、热感为佳。有疏通经络、行气活血的作用。

（4）捶打法：是护理人员配合治疗的一种方法。捶打时医者将手指握起，呈空拳状，以小鱼际的外侧接触皮肤面，用力方法同点法。捶打法刺激面积大，亦可深入肌层。捶打后，局部酸胀，此法对肌肉萎缩的患者疗效较好。

（5）整形法

①整膝法：患者仰卧，医者两手重叠扶膝按压。主要用于婴儿瘫、脑性瘫痪、截瘫等症引起的膝关节挛缩。

②整足法：分压膝整足法、推足按膝整足法、压足整足法三种。

a. 压膝整足法：患者仰卧，患肢屈曲支起，医者一手握踝关节上方，一手按膝上缘，同侧胸部紧贴患肢膝上缘按压。

b. 推足按膝整足法：患者仰卧，医者一手握足掌用力向前推，一手按压膝部。

以上两种手法用于婴儿瘫后遗症、脑性瘫痪、截瘫、先天性马蹄足等引起的足下垂、足内翻。

c. 压足整足法：患者伏卧，患肢屈曲呈90°，医者一手握足掌前部，同侧胸部紧贴前臂，另一手扶持小腿下部，向下按压。

③按足背法：患者取坐位或仰卧位，足掌放平，医者一手置于患者足前掌下方，另一手放足背中上方，用力快速按压，以听到"啪啪"响声为好。主要用于仰趾足、弓形足、足内翻。

④按臀法：患者伏卧，医者一手握住患者小腿，另一手置两臀间向下按压，或另一人协助将患者双小腿固定，医者双手按压臀部。主要用于婴儿瘫和脑性瘫痪引起的髋关节挛缩。

⑤分髋法：患者仰卧，两下肢屈曲外展，医者双手分别按于双膝上方内侧，向外上方按压。主要用于脑性瘫痪、婴儿瘫后遗症引起的髋关节内收挛缩。

外固定矫形法：因肌痉挛引起的畸形，在施术治疗到被动活动可达到功能位或接近功能位时，配合外固定矫形，以尽快恢复正常。外固定材料可用胶皮箍、铁线箍、石膏等。

4. 常用刺激线

点穴疗法的常用穴位很多，其中有部分属于针灸的常用穴位，但多数穴位则是点穴疗法的专用穴，并有些特定刺激线作为本疗法的刺激部位。

（1）上肢

①一线分布：起于掌侧腕横纹桡侧端，沿前臂桡侧经肱桡肌隆起线，止于肘横纹桡侧端（相当于手太阴肺经循行线的一部分）。

②二线分布：起于掌侧腕横纹中点，沿前臂中线，经肘关节与肱二头肌，止于肩关节前方（相当于手厥阴心包经循行线的一部分）。

③三线分布：起于掌侧腕横纹尺侧端，沿前臂尺侧，经肘上止于腋前纹头（相当于手少阴心经循行线的一部分）。

④四线分布：起于背侧腕横纹的尺侧端，沿前臂尺侧，过肘关节，经上臂尺侧，止于腋后纹头（相当于手太阳小肠经循行线的一部分）。

⑤五线分布：起于二、三、四、五指掌关节背侧，各自沿指总伸肌肌腱，经腕关节中点，沿指总伸肌隆起线，止于肘关节（相当于手少阳三焦经循行线的一部分）。

⑥六线分布：起于背侧腕横纹的桡侧端，沿前臂桡侧，经肘关节桡侧缘，沿肱三头肌与肱二头肌间隙，止于肩峰（相当于手阳明大肠经循行线的一部分）。

（2）脊背

①一线分布：起于后发际处，沿脊椎两侧1~2寸处向下，止于腰骶关节之两侧（相当于足太阳膀胱经在颈部循行与背部循行的第一侧线）。

②二线分布：起于第一胸椎两旁，沿脊椎两侧3寸向下，止于骶骨上缘（相当于足太阳膀胱经在背部循行的第二侧线）。

（3）下肢

①一线分布：起于踝关节前面，沿胫骨前肌隆起线，经髌骨外侧，沿股直肌隆起线，止于髂前上棘下缘（相当于足阳明胃经循行线的一部分）。

②二线分布：起于足五趾趾蹠关节背侧，沿各伸趾肌腱，经踝关节，沿胫骨前肌外缘，膝关节外侧股外侧肌隆起线，止于髂前上棘凹陷处（相当于足少阳胆经循行线的一部分）。

③三线分布：起于跟腱根部内侧，沿腓肠肌内侧隆起线，经膝关节内髁—股薄肌隆起线，止于股薄肌止点（相当于足少阳肾经循行线的一部分）。

④四线分布：起于内踝后凹陷处，沿胫骨与腓肠肌间隙，经膝关节内髁。一条沿缝匠肌隆起线，止于髂前上棘之下；一条沿内收大肌隆起线，止于腹股沟（相当于足厥阴肝经和足太阴脾经循行线的一部分）。

⑤五线分布：起于跟腱根部，沿腓肠肌内侧隆起线，过腘横纹内侧头，经半腱肌、半膜肌隆起线，止于坐骨结节（相当于足太阳膀胱经循行线的一部分）。

⑥六线分布：起于跟腱根部，沿腓肠肌中线，经过腘窝半腱肌、半膜肌和股二头肌间隙，止于坐骨结节（相当于足太阳膀胱经的一部分）。

⑦七线分布：起于跟腱根部外侧，沿腓肠肌外侧隆起线，至腘横纹外侧头，经股二头肌隆起线，过大转子上缘，止于髂后上棘。

⑧八线分布：起于外踝，沿腓骨长肌隆起线，抵腓骨小头前下方，过髌骨外缘经股外侧肌外缘，止于髂嵴中点（相当于足少阳胆经的一部分）。

四、区域性与代表著作

1. 1977 年，崂山县人民医院编辑出版一套《赤脚医生医疗卫生丛书》，由山东人民出版社出版，用于广大赤脚医生学习参考，其中《点穴疗法》，由贾立惠及贾兆祥编写。同年并在全省范围内举办了点穴疗法师资培训班，培训师资 40 人。

2. 80 年代以来，国内外重要报纸、电视台等多家媒体对崂山点穴进行报道，引起世人的瞩目。其中包括中央电视台，《人民日报》《健康报》以及美国《世界日报》美国《侨报》《欧洲时报》《星岛日报》等。1980 年《纽约华侨日报》以《崂山不仅有名泉，还有神医善治病》的醒目标题来评说崂山点穴。

3. 1981 年，山东中医学院录制《崂山点穴》教学片，用于中医学院教学。

4. 1982 年，经中央卫生部同意，文化部批准，国家投资，由北京科学教育电影制片厂拍摄的科教片"点穴治难疾"在国内、外发行，并于 1985 年代表中国参加了在保加利亚举行的国家红十字协会电影节，受到国际与会代表的高度赞扬，这是中国第一部传统医学科学教育电影参加世界电影节。

5. 1984 年，贾立惠与贾兆祥重新全面修订《点穴疗法》，由山东科学技术出版社出版。并翻译成英、法文两种版本，向国外发行。并分别获山东省及国家奖。

6. 1989 年，《点穴疗法函授教材》已用于全国教学。

7. 1991 年，崂山点穴编入《全国医学疗法大全》，用于全国中医学院教学。

8. 2002 年，崂山点穴被编入新世纪全国高等中医药院校规划教材《推拿手法学》。

9. 2012 年，《点穴与临床》由陈荣钟等编写，海天出版社出版。

10. 2014 年，"点穴疗法"入选国家非物质文化遗产。

11. 2017 年青岛电视台、城阳电视台、半岛都市报、青岛早报、大众网分别对"贾氏点穴"进行报道。

第十三节　小儿脏腑流派

小儿脏腑流派推拿是源于《脏腑图点穴法》的小儿推拿流派，传承脉络清晰，治疗思路独特，选穴定穴新颖，手法特色鲜明，手法套路成熟，临床基础深厚，适应范围广泛，患者易于接受。

一、溯源

《脏腑图点穴法》是我国中医药宝库中的一颗明珠，其起源时间待考，自清末以来流入民间，发源地为河北省雄县。王文老先生，根据古籍《推按精义》（惜原书已不可考），结合临床实践，逐渐将该手法提炼成为较为系统的治疗手法。后又经过王雅儒、王振国等老一辈医家不断整理完善，发扬光大。并于20世纪60年代总结为《脏腑图点穴法》一书。从其流传来看，该流派与道教有着千丝万缕的联系。在《脏腑图点穴法》开篇的"师训"中也基本以道教修行口诀为主。

（一）创始人王文

王文（1840年间），河北省雄县人。种烟叶为生。长身鹤立，性耿介，不苟取与，落落寡合。中年，患咯血，养病于戚家。戚设肆乡镇。某年冬，大雪，有游方道人叩门询旅店觅宿。戚告以荒村店陋，一切设备太简，如不以敝肆见弃，愿作东道主。道人欣诺，遂寄宿焉。道人随身仅一黄袱，但寸步不离，店友见其重视过甚，欲窃视之，又苦无机会。一日，道人睇视先师曰："汝有疾耶？"先师告以咯血多年来未愈。道人遂就肺俞穴按摩数次，告以"愈矣"。先师漫应之。雪连日不止，戚招道人至室内饮酒，黄袱遂置于外室，店友见有机可乘，遂解袱窥视，仅书两函而已，仍包装如故。道人餐毕，自内出，微笑曰："汝等窃我物耶？"店友否认，即指黄袱，始以实告，并致歉意。道人曰："无关，此书名《推按精义》南京版，北方少有，汝等既喜爱，当留赠。"翌日雪止，道人留书而去。先师自经道人按摩后，咯血未发，逾数月，吐黑色瘀血数口，宿疾顿除。心讶其术之精，遂向戚索书借阅。戚谓："汝既喜之，我即转赠。"先师得书，披览后，知是书分内科、外科、正骨科，及各省人体骨骼异同等四种，每种图、说各一册，共八册。遂朝夕钻研弗辍，数年后，尽明其精髓，即以按摩为人治病。内、外、正骨科，以及沉疴奇疾，应手辄愈，虽精于医者，咸目瞪心讶，视为奇迹，而卒莫名其所以然。

这段文字载于《脏腑图点穴法》原书，除了详细阐明传授过程之外，该术之迅捷奇效，道人之深邃豁达，王文老之勤勉善悟，均为医家楷模。时时提醒后来人，学道应努力刻苦，传道更应毫无保留，才能使得中医学术的发展日渐昌盛。

（二）第二代代表性传承人

王雅儒（生卒年月不详）曾曰："先师为人治病不索酬，不耐俗扰。凡遇贫苦求治者，无弗应。遨游于河北津沽各县间，远近知名……其术之神妙，令人甚感敬服。遂兴起拜师求学之志愿，跬门拜谢，时往请教，经岁余，陈述拜师之意。先师首肯，并将得书研习经过相告，曰：'医以利济为心，品行为先，妄传匪人，反增罪恶。余虽得此术有年，未敢收徒，知汝谨饬，宅心仁厚，可以相传。奈原书遗失有年，访求弗得，只可就余所知口授耳。'追随十数年，始得略窥堂奥。一日师呼余告之曰：'所传内科、正骨科，已足以济世而有余，勿多求也。余已年迈，亦不再传第二人矣，望善守之。'余谨受教。"

从文中王文老先生语重心长的谈话，不难看出传统中医在选择传承者的谨慎，以及对传承者品质的重视。"不索酬，不耐俗扰。凡遇贫苦求治者，无弗应"这种医德医风的体现，固然有其时代特色，也是王文老先生严格的持身之道的体现。

（三）第三代代表性传承人

王振国（1910—2008），为王雅儒先生之子。父子二人在王雅儒先生一代，由河北雄县迁居至北京市，挂牌行医。据杜文俊先生描述，当时出诊价格不菲，门诊仍门庭若市，足见其医术高超。新中国成立后，此门诊并入北京市按摩康复医院。王振国先生于70年代后期离开该院。

（四）第四代代表性传承人

杜文俊（1925.9—2014.11），汉族，山东省牟平界牌村初家公社人，出生在辽宁省柳河县城。中共党员，相当于初中学历，主治医师。1946年1月参军于东北军政大学辽东分校；在新中国成立初期，杜文俊就职于人民解放军海军后勤部卫生部，其办公地点与王雅儒父子门诊相邻。因每日路过见到门诊繁荣的状况，由好奇转为关注，继而认真地向王振国先生拜师学艺，深得其中三昧。

后由于工作原因，杜文俊离开北京，调到青岛市卫生局工作。在一个偶然的机会下，为了将脏腑图点穴法发扬光大，杜文俊毅然离开了卫生局的管理岗位，于1963年6月来到青岛市中医院儿科，做起了一名小儿推拿医生，将脏腑流派推拿带入青岛市中医院儿科，1979年任儿科副主任；1985年6月离休。

杜文俊先生师古不泥古，在继承老一辈脏腑图点穴法的基础上，根据自己多年的临床观察，将"灵空禅师点穴法"及"河图洛书"理论，巧妙地融入其中，形成了疗效更为显著，自成一格的治疗手法，并将其手法传授于科室员工。

（五）第五代青岛市中医院的传承

杜文俊担任儿科副主任主持工作期间，将手法传至科室人员，主要有刘瑞英、孔玲荣、赵鉴秋、刘宗华等，然在20世纪80年代后期，由于许多客观因素，脏腑流派推拿与三字经流派推拿混为一体。

（六）第六代代表性传承人

葛湄菲（1960.4—），女，主任医师，青岛市人。1981年作为山东中医学院学生在青岛市中医院见习，在儿科跟随刘瑞英学习小儿推拿，看到老师有本《脏腑图点穴法》甚为喜欢，借读此书，并将此书手抄一遍，不懂之处，次日请教老师，手抄本至今保留。在内科见习期间，对一位因失恋而至失眠、厌食的住院病人，用脏腑流派推拿治疗一次，胃口大开，增加了对推拿的兴趣与热爱。

2001 年 2 月调入青岛市中医医院任儿科负责人，当时儿科编制 3 人，每日门诊量 10 人左右，推拿患儿不论年龄大小，均推手后，再做腹部推拿，手法不规范。为了使三字经流派推拿与脏腑流派推拿完整地保存下来，在科室强力规定，3 岁以下婴幼儿用三字经流派推拿，3 岁以上儿童用脏腑流派推拿，致使三字经流派推拿和脏腑流派推拿两大推拿手法在科室中传承下来，并有了很大的发展。

脏腑图点穴法在青岛市中医医院儿科五十多年的临床实践，由最初的脏腑图手法已经进一步发展成为更为成熟有效，切合临床实际，应用效果卓越的小儿脏腑流派推拿，已成为与三字经流派小儿推拿相辅相成，并驾齐驱的治疗体系。

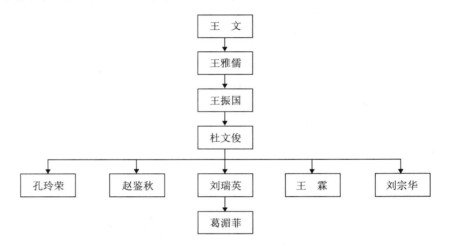

小儿脏腑流派传承谱系图

二、流派的学术特点

1. 治疗思路独特，选穴定穴新颖

小儿脏腑流派推拿在前人的基础上，归纳梳理，抽丝剥茧，提出了该流派手法治疗思路是以调节冲任督带四条奇经的气血为主，补其不足，泄其有余，使逆乱气血反之于平，从而令人体达到阴平阳秘的理想状态，而诸病自消。这是从根本上提出了有别于六经辨治，脏腑辨治的新思路，即奇经辨治。其选穴定穴与传统经典选穴定穴有很大区别，并提出了阑门穴等新的腧穴。在仔细求证，反复推敲的基础上，提出了关于腹部冲脉循行线路，及背部督脉支脉循行线路的新思路，从而奠定了以调节冲任督带四脉为主的治疗思路。其中关于冲脉及督脉支脉的探究，为历史上模糊不清的认识提供了新的思路。

2. 手法特色鲜明

小儿脏腑流派推拿手法经过几代人的传承和发展，不断探索古法真义，扬弃生硬粗放的现代点按类手法。师古而不泥于古，形成崇尚自然，沉着灵活的手指运用方法。讲求"沉肩坠肘，悬腕柔指"。上肢尽量松沉，手指不是为了柔而柔，而是通过长久的锻炼，使指间关节尽量放松，从而使后背发出的膂力，尽可能向指尖传导。通过自然深沉的力量，通过穴位的刺激，进而达到改善内脏功能的效果。

3. 手法套路成熟

《脏腑图点穴法》中内容相对散乱，重点不甚突出，主治范围相对狭窄，经过青岛市中医医院儿科几代人的不断努力，现已推拿套路稳定，重点手法清晰明确，主治范围也在不断扩大和发展。

4. 临床基础深厚，适应范围广泛，患者易于接受

随着中医医院儿科门诊量不断提高，接受"小儿脏腑流派"推拿的患者数量也在不断提高，每年接受小儿脏腑流派推拿治疗的患儿数以千计。同时，小儿脏腑流派推拿的适应证也在不断增加。从最初偏重脾胃病调理的情况，发展到现在可适用于呼吸系统、消化系统、泌尿系统、神经系统的各类常见病。由于避免和减少了药物的应用，小儿脏腑流派推拿在临床上也越来越被更加注重生活和健康质量的家长和患儿所接受。

三、流派特定穴与技法

（一）特异"经穴"定位与冲任督三脉的关系

1. "背俞"穴与督脉

小儿脏腑流派推拿常规操作中大量地使用了背俞穴穴名，而其定位与足太阳膀胱经背俞穴定位不同。《脏腑图点穴法》常用的背俞穴由风门穴而下，至大肠俞，均在各棘突下旁开 2 寸，区别于膀胱经穴的旁开 1.5 寸。

《素问·骨空论》曰："督脉者……其络……与太阳起于目内眦，上额交巅，上入络脑，还出别下项，循肩膊内，侠脊抵腰中，入循膂络肾。"《针灸甲乙经》中则对督脉络脉循经的穴位进行了考订，自百会、脑户、大椎、陶道、大杼、风门等足太阳与督脉交会穴一一列举。而自风门以下，则没有交代督脉络脉所循经的穴位，后来的历代医家也均未对其予以论述。

该流派认为《脏腑图点穴法》中背俞穴的特殊定位或许就是督脉络脉的循经穴位。同时也说明了督脉络脉与足太阳膀胱经不是合为一体的，而是并行的。这一点观察之前的两经交会穴也可以佐证。

至于《脏腑图点穴法》中提到的小肠俞则与膀胱经背俞穴定位相同。这其实恰好反证了上述论点。首先，《脏腑图点穴法》常规手法仅止于大肠俞，小肠俞并非常规手法选穴。其次，小肠俞在骶部（骶正中嵴旁 1.5 寸，平第 1 骶后孔），而督脉络脉"入循膂络肾"，而并没有继续下行。所以，小肠俞也就不属于督脉的络脉，而是属于膀胱经的穴位。可见创始者最初没有将小肠俞纳入常规手法，是包含深意的。

2. 胸腹部穴位与冲脉

腹部的穴位与经穴同名而定位不同的有足少阴肾经的石关、幽门及足阳明胃经的梁门。肾经两穴均为前正中线旁开 1.5 寸，区别于同名经穴的旁开 0.5 寸。而胃经梁门穴则为前正中线旁开 3 寸，区别于同名经穴的旁开 2 寸。均较原穴位外移 1 寸。

《素问·骨空论》云："冲脉者，起于气街，并少阴之经，侠齐（挟脐）上行，至胸中而散。"《难经·二十八难》曰："冲脉者，起于气冲，并足阳明之经，夹脐上行，至胸中而散也。"推测冲脉与胃肾二经应并行于腹中，其循经穴位也与经穴同名而实异。

反证之以同为肾经穴的或中（在胸部，当第 1 肋间隙，前正中线旁开 2 寸），其定位与经穴相同。其位置在胸部上端，而任脉"至胸中而散"，故其定位仍取肾经穴定位。

同为胃经的天枢穴，定位也无变化。观察其在《脏腑图点穴法》中的作用。首先，并非常规操作手法中的选穴。其次，作为配穴选用时，也仅用于腑气不通，大便秘结的情况下，作用也与胃经原穴主治相同。

另外，关于冲脉在腹部的循行，《针灸大成》指出"以穴考之……冲脉并足少阴之经明矣"，认为冲脉在腹中是并足少阴肾经上行，而《难经》"并足阳明之经"的说法不通。而后世医家也多从之。事实上，《难经》的说法是有其根据的。《灵枢·逆顺肥瘦篇第三十八》认为"夫冲脉者，五脏六腑之海也"，《灵枢·动输篇第六十二》认为"胃为五脏六腑之海"，两者同为五脏六腑之海，多气多血之经。同气相求，两经并行于腹中，或有其必然之理。由此可见，任脉在腹部的循行，或为"一源而两歧"，亦未可知。

（二）阑门穴考订

首先，引用在《脏腑图点穴法》中对于阑门的论述如下：

《第一章·第二节·论脏腑》：经过小肠的循环曲折（共十六曲），传送至将近小肠的下口，缓缓运转至大小肠交会稍上处，此处为"阑门"。经阑门的一拦水食的运行就慢了。阑门以下为"水分"。水分将水谷分开，水被气分蒸发，如露如雾，入于肾脏。

《第二章·第一节·按摩穴位》：阑门脐上一寸五分。为大小肠交会之处，水谷运化经过的暂停之所。主治通上下之气，为按摩诸症时，必须首先施治的重要穴位。

其次，历史上对于阑门穴的命名与定位，主要观点可归为以下三类：

1. 阑门本意

阑门这个概念最早出现在《难经》，为七冲门之一。《难经·四十四难》云："大肠小肠之会为阑门。"可见《脏腑图点穴法》的观点与之基本吻合，存在的只是论述细节的差异。

而以此观点为穴位定位，最早的记载是元代滑寿《难经本义·四十四难》注解："在脐上一寸，水分穴。"这也是目前可见文献中最早对阑门进行穴位定位的记载。

2. 同穴异名

"脐上一寸五分"，这个穴位的应用，出现时间则比较早。唐代王焘《外台秘要·卷四·黄胆方十三首·崔氏疗黄胆年六十以上方》载：配合羹方及其他穴位（鱼际），"当灸脐上下两边各一寸半一百壮"。

后世多以"脐上下"命名该穴，作为一个独立的奇穴来认识。其实这一组对穴本身位于任脉，而且脐下 1.5 寸本来就是经穴气海的位置。归为经外奇穴主要是由于"脐上一寸五分"这个位置一直没有作为一个常用穴位独立出现。

考察其穴性，该穴配合气海、鱼际共奏泄热补虚，分清退黄的作用，与《脏腑图点穴法》对穴性的解释有类似之处。这或许是其以后作为独立穴位出现的缘起。

3. 同名异穴

阑门穴，作为一个独立穴位出现，最早的记载见于《景岳全书》。其云："阑门穴：在阴茎根两旁各开三寸是穴，针一寸半，灸七壮，治木肾偏坠。按：此即奇俞中泉阴穴。《千金翼》云：在横骨旁三寸，治卵偏大，灸百壮，三报之。"这段论述首次明确提出了阑门穴这个穴位名词；其次确定了穴位的定位，但是明显与《脏腑图点穴法》中穴位定位不同；此外说明阑门穴作为一个"奇俞"，早在唐代就已经出现在《千金翼方》的记载中，但是穴名不同，叫作"泉阴"。

后世在奇穴的考订中也多收录此穴。但由于历代传抄的失误，逐渐形成了"阑门""兰门""阁门""关门"等名称。

实际上这种传抄中的失误从阑门穴开始命名的时候可能就已经发生了。明早期徐凤的《针灸大全·八法主治病证》中提到："兰（阑）门二穴（在曲骨两旁各三寸，脉是穴）……乳弦疝气，发时冲心痛。"

也许是偶尔的传抄失误，也许是本来就有意要加以区别。尽管在《景岳全书》中，第一次正式提出了"阑门"的穴名，为后世的研究与考证提供了最直接的指导。但与"阑门"的本意"大肠小肠之会"相比较，两者无论是定位，还是功能主治，都有着一定区别。最初"阑门"穴名的产生，或许更像是传抄失误的结果。

综上所述，可见阑门穴真正意义上的命名与定位最早的确始于《脏腑图点穴法》。而且其定位及功能主治都与最初《难经》的论述比较接近。至于脏腑图点穴法最初的创始者为什么要将其单独命名，并将其作为该手法的主要穴位，则需继续研究。

（三）特有技法

手法是辨证施治的重要环节。小儿脏腑流派推拿特别重视手法的补泻和调理。手法适当，就能获得预期的治疗效果；手法不适当，甚至相反，疗效将明显下降，甚至起到相反的作用。为了增加临床的实用性，已将原书"九字手法"，改为"八字手法"，即补、泄、调、压、推、拨、分、扣，作为本手法的基本手段。原书中"按"法与"指压"法临床上难以区分，故从略。

1. 补 脏腑图点穴法中，无论以单指、双指，还是三指同施，均以向右旋转（顺时针）为补。

2. 泄 无论以单指、双指，还是三指同施，以向左旋转为泄。

3. 调 操作时以往还旋送为调，即平补平泻之意。

4. 压 分为指压和掌压两种。

指压：以中指或食指按某穴，如中指按某穴不动，用食指内侧面压于中指之上，向右侧微微下捺，或微用力捺（以中指捺穴，侧压于无名指侧面，以助力）。

掌压：用手掌或手背，正压或侧压少腹等部位。

以上四法，均用右手各指。补、泄、调，适用于任脉和腹部的穴位。压，专适用于任脉。

5. 推 按而送之，为推。根据施术部位的不同，分为指推和掌推。根据操作手法的不同，分为斜推、直推、分推三种。

斜推：适用于腹部。主要为指推。用右手的食指和中指，由某一适应穴位，斜推至某部位。

直推：适用于腹部（多为指推）和背部（多为掌推）。用右手的食指和中指或手掌，由某一适应穴位，向下直推至某部位。

分推：适用于背部。将左右手叉开，用大指由某一适应穴位，分向两侧往下斜推至某部位。

6. 拨 按而动，为拨。根据不同部位，分为四种不同的拨法。

弹拨：适用于身体各部。按住某一特定穴位，用手指拨动其肌腱，或肌束。

拧拨：适用于腹部任脉旁开穴位。用右手的食指和大指，并按两穴；食指和中指向右旋引，同时大指乘势挑送。

顶拨：适用于背部。用两手的大指端，顶按住两个穴位的筋，顺其筋势，慢慢地向下拨弄至适应部位。

提拨：适用于背部。用两手的大指，插于相同部位，扣住这个部位的筋，向上拨弄。

7. 分 用大指或食指的指端，按住某一穴位的筋，挑送。适用于足三里、三阴交等穴。

8. 扣 用大指、中指，或大指食指作半月形，扣住两穴或两部位运行之。适用于胸腹部、背部和四肢。

（四）基本功训练

手法操作包括力量训练和手法训练两个部分。

1. 力量训练

（1）穿腕：以左右手上下交叉状，手指若攫物状。上边手顺下边手的食指边向下转，下边手随即翻上来，往下转，互相如梭状，分叉交换。这样反复练习，可使指、腕、肘、臂的力量增强，运转灵活。穿腕生力的练习，和武术家的穿手式的练力法相类似。所不同的，穿手式是四肢的联合动作；穿腕式仅是上肢指、腕、肘、臂的联合动作。

（2）拷腕：两人面向内对立，互相伸出左手或右手，两手相交，互扣腕背，分别拉动对方前臂，靠向自己，用力相较，日久功深，达到增强腕臂力量的作用。

（3）拧棍式：用圆滑的木棍（棍长一尺多，直径一寸）一条，各握木棍的一端，握紧握牢；两人面向内对立，互相伸出左手或右手，向内往下拧转。这样反复练习，可增掌力。

以上三式，都是增生力量的方法，是基础功夫的锻炼，要长期的练习。拷腕式、拧棍式是双人互相练力法，必须合作。双方慢慢地用力，慢慢地增力；不要突然用猛力，以防止对方的筋被挫伤。双方力量不可能平衡，力量大的，应照顾力量小的。经过长期锻炼，力量小的，可以逐渐增生力量；力量大的，也能达到锻炼的目的。

2. 手法训练

第一步：将自己的右手食、中指和无名指，按在自己的大腿的肌肉肥厚处，左右旋转，力量均衡，不要忽轻忽重。每日练习若干次，不可间断。初练时不要用力；手指会有酸痛感，但仍需继续锻炼。坚持练习日久，手指酸痛现象即可减轻；所按部位，亦不移动；手指亦逐渐灵活。这是第一步的基础锻炼。

第二步：在第一步锻炼的基础上，仍如前法练习：向左旋转数十分钟后，即向右旋转。俟熟练灵活后，即进行手指往还、旋送、柔推（如手法中的调式）的练习。这是第二步的基础锻炼。

第三步：在第二步锻炼的基础上，即进行两指迭送的练习，即一指侧按于一指之上，压按之。经过一定时间的练习，指腕灵活而不酸疼；指按旋转自如，不致移动部位。

第四步：在第三步锻炼的基础上，进行腹部推按的练习。腹部推按的练习，应用开中气法练习之。以两人交换推按为宜。手法用调、泻，暂不用补（补恐气塞，气塞则堵闷）。初练时，指、腕、肘、臂有酸疼感；所按穴位，不能保证固定不移；指下亦无显著感觉。经过一定时期的练习，酸痛感消失，指感灵敏，所按穴位不移动。这时即具备了对病人施治的基本条件。

3. 手法要领

小儿脏腑流派推拿对手法要求尽遵古法，重现按摩本意，力求手法松沉深透，发力科学自然，不僵不滞。

该流派通过力量训练和手法训练，使施术者达到该推拿手法的操作标准，即务求指间关节的放松，兼以沉肩坠肘悬腕。这样操作可以使力量发自后背，甚至腰部，即使用"膂力"。更重要的是在力的传导过程中尽可能减少能量的损耗，使膂力可以直接传导至指尖，以大驱小，如同高屋建瓴，自然力宏效著。而且节省体能，使人不易疲劳，在提高疗效的同时，更好地保护施术者的身体健康。

反观之前穿掌之类的体能训练，也无一不来自于内家拳术的基本功。明白写出的目的，无非是让后人了解锻炼体会内家拳的发力方式。在施术时，也按照内家拳"气沉丹田""舍己从人"的方式发力。一方面可以使力量的起点更加深沉，力量的持续性更加长久，另一方面也可以根据病人不同的体质特征，比如高矮胖瘦，肌肉脏腑坚实与否，区别进行施术。

根据推拿一般要求的"柔和、持久、深透、有力"的原则来分析，以上所述，可以大致说明柔和持久有力的基本原理。至于深透，则基本来自于手法刺激幅度和频率的均匀持久。人体有自我保护的本能，会使我们的肌体对较为粗暴的外力刺激产生抵抗。中医古法按摩的特点即在于通过柔和持续，且频率与幅度均匀的刺激手法，避开或消除这种本能的抵抗，从而使力量更容易刺激深部的脏腑，产生更为深刻的效果。同时，也节省了施术者的体力，减轻了气机的交流，更好保护了施术者的健康。

最后，是对"气通为度"的说明。小儿脏腑流派推拿讲求的气通为度，对很多初学者来说，是一个比较困惑的难点。这点只有通过长期的训练和临床实践，才有可能真正掌握。需要注意的是，体会气通为度，首要的前提是手法必须保证放松。这样才能对气机的变化有真实的把握。一般以气感稍有柔和感的变化为准。在早期很多初学者反映出现指下的气机流动感，穴位剧烈的波动感，或者穴位的空松感，其实都是手法过重或过久，导致气机受伤的表现。临床时应注意避免。

四、区域性与代表著作

脏腑图点穴法在北京、天津、保定等区域应用较多，而小儿脏腑流派推拿在青岛市中医院应用已有五十余年的历史，因其手法繁琐，而未做推广。代表著作就是王雅儒、王振国、濮卿和编著的《脏腑图点穴法》，河北人民出版社 1962 年出版。

第十四节　河东少儿推拿

河东少儿推拿流派发源于黄河岸边、古称河东的山西运城一带，历史悠久，源远流长。上可追溯到春秋战国时期的扁鹊，其推拿医术在河东民间世代相传，直至今日，是为河东少儿推拿流派的始祖。在河东少儿推拿流派形成、发展的历史中，具有较大影响力的人物，当数 20 世纪 30 ~ 80 年代的任化天、20 世纪 40 ~ 90 年代的杨钊和现代的孙德仁，他们是河东少儿推拿流派承前启后的主要人物。他们扎实有效的实践经验丰富了河东少儿推拿流派的理论与手法，是该流派形成、成熟、发展过程中不可或缺的一环。特别是孙德仁，是为河东少儿推拿流派继往开来的代表性人物，也是河东少儿推拿流派当代掌门人。

一、溯源

（一）扁鹊

西汉初年韩婴所著的《韩诗外传》，以及司马迁的《史记》都记载了扁鹊治疗虢国太子尸厥的病例，并且高度赞扬了扁鹊的针灸、推拿医术，说普天之下"尽以扁鹊能生死人"，扁鹊也因此留下了"起死回生"的千古美名。虢国即现在运城的芮城、平陆县一带。据有关史料和现存文物考证，扁鹊带领子同、子明、子游、子仪、子越等弟子在山西运城（古称河东）用推拿、针灸为百姓治病，深受欢迎。特别是扁鹊的推拿医术在河东民间世代相传至今，是为河东少儿推拿流派的始祖。

（二）任化天

任化天（1893—1981），山西运城人，河东民间儿科名医。一生致力于少儿推拿之钻研探索，从事少儿推拿六十余年，活儿无数。他不墨守旧规，敢于创新，其"按摩胸腹法"是为河东少儿推拿流派锦上添花之作。该手法技法独特，疗效显著，安全舒适，无痛苦，无副作用，并且易学习，易掌握，易操作，对少儿常见的呕吐、腹泻、发热、咳嗽、惊厥、便秘等病证都有明显的效果，深得群众信赖与好评。当地流传有"小儿若要安，离不了任化天"的谚语，足见其影响力之大。1983年山西省运城地区行署科学技术委员会组织专人对其学术思想进行了总结，对其特有的小儿按摩技术进行了发掘整理，并在运城地区举办了3期"任化天小儿简明按摩法培训班"，进一步普及了河东少儿推拿流派理论和技术，使之在山西运城一带广泛运用，造福于河东赤子。任化天的"按摩胸腹法"经过后来的孙德仁等人的精心研习，反复实践，不断完善，化繁为简，最终成为河东少儿推拿流派的独特推拿技法——"神阙静振法"。任化天是河东少儿推拿流派传承链上开拓创新的人物，也是河东少儿推拿流派具有承上启下作用的重要环节。

（三）杨钊

杨钊（1920—1998），山西浮山人。早在抗日战争时期，他凭借高超的少儿推拿医术为掩护，在运城一带从事党的地下工作，是当时小有名气的少儿推拿医生。1983年离休后，发挥余热，继续研究少儿推拿医术，挂牌义务行医，利用一技之长，无偿为儿童推拿治病共计十余万人次。义务举办了不同类型的少儿推拿培训班43期，共培训四千三百余人，并在运城稷山县建立了县、乡、村三级少儿推拿普及网络。多次受到党和政府的表彰和奖励。1989年被选为山西省劳动模范，连续数年出席山西省离退休干部"双先"表彰会。他主编的《育儿保健临床推拿三百例》由山西教育社出版发行。1996 年，山西省电视台和国家教育电视台联合为杨钊拍摄了 50 集少儿推拿电视专题片，通过卫星电视向全球播放，将少儿推拿这个神奇而悠久的绿色疗法推向了世界。可以说，杨钊先生是推广普及少儿推拿事业的第一人。1984 年，杨钊接收孙德仁为入室弟子，将自己的毕生经验倾囊传授。1992 年，杨钊倾其全力帮助孙德仁成立了山西省运城中医小儿推拿学校（现更名为山西省河东中医少儿推拿学校），担任学校的名誉校长。建校之初，一切从零开始，杨钊先生亲力亲为，编写了二十余万字的少儿推拿教学讲义。由于师资匮乏，杨钊先生不顾年事已高，亲自登台授课，呕心沥血，无私传授少儿推拿知识，培养了一批又一批少儿推拿专业人才。杨钊先生不仅是孙德仁从事少儿推拿的启蒙老师，也是挖掘、整理河东少儿推拿流派理论与技术的有功之人，是推动河东少儿推拿流派走向成熟的重要人物。

（四）孙德仁

孙德仁（1956—），山西省名中医，中医主任医师。1983 年毕业于山西中医学院并分配到山西运城市中医医院儿科。在临床工作中，孙德仁目睹了打针、输液给患儿带来的身体和精神上的苦痛；就算是服药，患儿也难以接受，临床常因患儿不能和医生配合而影响疾病的治疗效果。而应用少儿推拿治疗疾病，不仅效果显著，患儿也乐于接受。推拿过程中，少儿不会有痛苦感，能使其在轻松愉快甚至是游戏之中恢复和保持健康。孙德仁心存恻隐，痛定思痛，于是做出人生抉择：用少儿推拿解除患儿疾病，以研究推广少儿推拿为使命。遂拜河东少儿推拿名家杨钊为师，得其口授心传，耳提面命，以少儿推拿为主开展儿科临床工作。与此同时，孙德仁先后拜中医儿科泰斗张奇文、小儿推拿泰斗金义成为师，潜心学习研究各流派的推拿技术及学术思想，融会贯通，在扁鹊推拿医术的基础上，博采众长，汇通创新。首创少儿亚健康推拿调理分支学科，充实了河东少儿推拿理论和手法体系，使河东少儿推拿流派焕发活力，再现辉煌。孙德仁也成为当代河东少儿推拿流派的代表性人物。

为让更多的孩子享受少儿推拿的益处，孙德仁 1992 年在恩师杨钊的大力帮助下，创办了山西省运城中医小儿推拿学校（现更名为山西省河东中医少儿推拿学校），杨钊担任名誉校长。2009 年又聘请海派儿科推拿创始人金义成教授为学校名誉校长兼学术顾问，大力推广普及少儿推拿事业。二十多年来，培养了数以万计的少儿推拿专业人才，走出了一条少儿推拿养生保健为特色的治未病之路。

为使河东少儿推拿流派后继有人，发扬光大，自 2011 年至今，河东少儿推拿流派的当代掌门人孙德仁共接收王建红、张九龙、郑建军等 26 名徒弟，谱写了河东少儿推拿流派继往开来的传承新篇章。

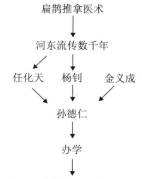

河东少儿推拿流派传承谱系图

二、流派的学术特点

（一）少小有别

河东少儿推拿流派将传统的小儿推拿主要针对 0～5 岁之小儿的治疗调理拓展到 0～14 岁。河东流派认为，随着时代的变迁，社会的进步，医疗模式的转变，小儿推拿由医疗领域进入了"治未病"的养生保健领域，扩大了小儿推拿的应用范围和病种。2009 年在中华中医药学会主办的全国首次小儿推拿学术沙龙上，孙德仁提出了"少儿推拿"概念，与会专家达成共识。2010 年由国家中医药管理局立项、中华中医药学会颁布实施的《中医养生保健技术操作规范·少儿推拿》正式规范了少儿推拿的定义，少儿推拿调理的范围、适应证。

（二）防重于治

河东少儿推拿流派注重未病先防，首创了少儿亚健康状态的推拿调理穴位手法。河东流派认为亚健康对少儿的成长及家庭、社会，甚至国家的未来都将产生严重的负面影响。少儿亚健康如不及时干预，与成人相比，更容易发展为疾病。2011 年由孙德仁主编、中国中医药出版社出版发行的《少儿亚健康推拿调理》一书进一步明确了少儿亚健康的原因、临床表现、危害及其综合干预方法。

河东少儿推拿流派十分重视少儿体质在疾病的发病、传变、转归、治疗、预后上的重要作用。根据《内经》"天人相应"和"五行生克"理论，天人阴阳相通，相互影响，相互作用，共同存在和发展；相生相克则使人体之五大系统不卑不亢，运行有序，浑然一体，共同完成许多复杂的生理功能，这样的体质称为标准体质或常态体质，而偏态体质是少儿亚健康状态和儿童发生某类疾病的土壤。所以，体质关系着少儿的健康，体质决定着少儿的未来。由于少儿先天禀赋不同，后天环境有异，故体质上有明显的差别。河东少儿推拿流派将少儿体质类型分为五类，即正常质、痰湿质、气虚质、内热质、气阴两虚质。临证时要求全面了解少儿体质，根据不同体质，选择推拿方法。不同的体质有着不同的心理与性格表现，亦有不同的发病倾向和易患疾病。故要做到穴位手法个体化，有针对性。河东流派提出了调节不离五脏、重在心肝，抑强扶弱、贵在平衡，本经为主、兼顾它经，特定穴位与传统腧穴相结合，综合调节的原则。

掌握少儿的体质类型，有助于临床诊断、预后和治疗护理，有助于提高疗效。另外，由于少儿处于生长发育阶段，可塑性很大，掌握了少儿的体质类型，就可针对其成因，做好保健调理，以起到转化和调整体质类型的作用，使不正常质逐渐趋于正常，最终达到提高机体抗病能力，减少疾病发生的目的。例如运用少儿推拿之强肺卫、增体质手法对气虚（脾虚）易感儿进行调理，有调整体质、增强正气、预防疾病的作用。

（三）先后天统一观

河东少儿推拿流派认为先天与后天虽有区别，然其相互资助，相互促进，密不可分，而先天与后天就统一于神阙穴。神阙穴乃神之所舍，生命力之所在；又是神气通行出入之门户，为胎儿从母体获取营养以维持其生命活动之通道。故神阙穴为先天之本源、生命之根，又为后天之根源，十二经之发源地，乃经络之总枢，经气之海，与人体五脏六腑、脑髓胞宫、五官九窍、四肢百骸、皮毛骨肉有着密切的生理、病理联系。河东少儿推拿流派独特的"神阙静振法"就作用于神阙穴，功能健脾补肾，和胃理肠，温经通络，散结通滞。

（四）经络系脏腑，命根在脚上

河东少儿推拿流派调治临床疑难杂症时，除常用穴位手法外，还用循经推拿法。根据"年少则求之于经"（《素问·示从容论》）理论，认为"经气内连脏腑，外络形身，主外内出入之枢也"，"五脏之道，皆出于经隧，以行血气。血气不和，百病乃变化而生"；"经隧有邪，则变生百病。知者守其经隧而调之，是谓调经"，"善治者，知邪入于经，即从经而外解"。少儿推拿手法作用于体表局部，通过经络行气血、濡筋骨的作用影响到内脏及其他部位，改善和调整脏腑功能，使脏腑阴阳得到平衡。这种调和气血、平衡阴阳的作用是通过经络而发挥的，故"年少则求之于经"是河东少儿推拿流派之理论核心，亦是河东流派推拿治病求本之道。

河东少儿推拿流派依据"病在上，取之下"（《灵枢·官针》）理论和"上病治下，滋苗灌根，以脾肾为资生立命之本"（《孟河马培之医案论精要·噎膈》）学说，将足部全息胚反射疗法引入少儿推拿。以轻快柔和的手法刺激少儿足部特效穴，改善五脏六腑功能，增强少儿体质和抗病能力。对少儿咳嗽、慢性支气管炎、哮喘、厌食、腹泻、疳证、夜啼等多种先天不足与后天失调疾病，取得了很好的效果。

（五）重视脾胃

脾胃功能失调是导致少儿亚健康和少儿疾病的重要因素，其共同特点就是脾胃虚弱，脾胃功能的强弱则直接影响少儿的生长发育和对疾病的抵抗能力。因此，调理脾胃功能就成为少儿养生保健、调理少儿亚健康状态和治疗少儿疾病的关键。脾胃学说，是少儿养生保健、调理少儿亚健康状态和治疗少儿疾病的基本理论和核心。少儿之为病，多外感风寒，或内伤饮食。而外感之疾，亦多挟食也。盖少儿脾常不足，饮食不知自节，或喂养不当，易被饮食所伤，产生脾胃病证。脾胃是后天之本，气血生化之源，脾胃一伤，生化乏源，则气血不足，引起肺、肾、心、肝诸脏不足而百病皆生。胃之一腑病，则十二经元气皆不足也。故养生保健和治疗疾病以健脾和胃为大法，不论外感风寒或内伤饮食，每每推拿之时，无不以补脾经、助运化为要，时时固护后天之本，处处虑及脾胃为先，念念不忘脾胃之气。在少儿推拿调理时注重健脾和胃以扶助正气，调和阴阳，促使机体气血流畅。例如应用少儿推拿调理少儿亚健康之易感冒时，注重调理脾胃，培土生金，补母实子，健脾益气，固表和卫。调理少儿之厌食时，运用手法技巧，解脾气之困，拨清灵脏气，恢复脾胃转运之机，使脾胃调和，脾运复健，胃纳自开，则厌食自愈。治疗少儿之腹泻时，认为其病机为中气不足，脾虚湿盛，肾阳衰微。故以益火培土，健脾利湿，温阳补肾为大法，调理胃肠功能以改善腹泻。调理少儿肺经虚证之咳嗽、气短，除补肺经外，还根据"虚则补其母"的原则，运用补脾经的手法来补益肺气。调理少儿身材矮小、智力发育异常时，通过健脾益气，调整气血，养精补肾，强后天之本以壮先天之精，肾主骨生髓，肾精充足，则少儿生长发育自然正常，身健则智明矣。

少儿乳贵有时，食贵有节。然少儿幼稚，往往不能自调饮食，多是挑食偏食，造成偏嗜作疾，饮食营养不均衡，或过寒伤阳、过热伤阴、过辛伤肺、甘腻伤脾，高粱肥厚易生痰，少进蔬菜多便秘；或课业负担重，生活无规律，饮食不按时，饥饱不均匀；饮食质、量过度，则少儿脾胃不能耐受而遭损；饮食质、量不足，则少儿气血生化无源而虚怯。又有因家长缺少正确的喂养知识，婴儿期未能用母乳喂养，或未按时添加辅食，或任意纵儿所好，或滥进滋补之品，都易于造成脾气不足甚至受损，运化不健，易发脾胃病证。脾胃一病，则气血生化无源，气血亏虚，则五脏六腑失其所养，必会引起诸脏之不足而诸病生矣。

少儿思想相对单纯，接触社会较成人为少，七情六欲之伤亦不及成人多见。但是，少儿情志失调致病也不容忽视。例如，所欲不遂，思念伤脾，会造成食欲下降，产生厌食或食积；学习负担过重，家长期望值过高，致使少儿忧虑、恐惧，产生头痛、疲乏、失眠、厌食，严重者可见精神行为异常；父母之离异、再婚，亲人之亡故，与父母长期分离，教师之责罚，玩伴之欺侮等，均可能使少儿情志抑郁，肝失条达，气机不畅，横逆犯脾，以致脾胃生病。如《知医必辨》云："肝气一动，即乘脾土，作痛作胀，甚则作泻，又或上犯胃土，气逆作呕，两胁痛胀。"又如《保婴撮要·癖块痞结》云："凡脾土亏损，必变症百出矣。"

三、流派特定穴与技法

（一）神阙静振法

施术者将手烤热或搓热，手心（内劳宫）轻覆少儿神阙穴（肚脐）上，随少儿之呼吸，呼按吸提，不即不离，是为神阙静振法。河东少儿推拿流派认为肚脐乃生命之蒂，人身之太极，生死之门户，内通五脏六腑，真神往来之处，故名神阙；又腹部乃脾土之郭，肠胃之司，肝升肺降之通道。手心（内劳宫）属火，腹为阴中之阴，运用呼按吸提，动静结合，阴阳交感，任督互通，补益中气，温暖全身，充五脏，强六腑，生精血，濡筋骨，脾升胃降，上下通和，阴阳平衡，具有驱外感诸邪、清内生诸积之功效。

神阙静振法实则是使腹壁产生共振效应。少儿以腹式呼吸为主，故神阙静振法以肚脐（神阙穴）为中心，随少儿之呼吸节奏变化，呼按吸提，动中有静，静中有动，使腹式呼吸引起的腹部运动受到共振力的作用，调节少儿之呼吸节律，改善气机升降出入运动，增强腹部及相邻脏腑的功能活动及其相互作用，特别是增强了脾胃的运化功能，使精充、气足、神全，经络疏通，气血流畅，升降有序，阴平阳秘。

神阙静振法操作大法为"聚神、调息、持久"，要求施术者细心感受少儿之呼吸，随少儿之呼吸逐渐调节自身呼吸以配合少儿呼吸，当两者呼吸达到同一频率后再逐渐以施术者自身呼吸去引导少儿之呼吸，呼按吸提，形成共振。神阙静振法的操作时间不应少于30分钟。

（二）循经推拿法

循经推拿法是河东少儿推拿流派的特色手法。该法以中医理论为基础，经络学说为依据，辨证论治为原则，在少儿身体上循着经络走向施以推拿手法，对脾经、胃经、肺经、胆经、膀胱经、任脉、督脉及特定穴位，迎随补泻，施以推、按、点、揉、摩、擦等手法刺激，通过经络的传导输送，疏通经络气血，调节脏腑功能，使气机升降有序，达到调理少儿亚健康状态，增强少儿体质的一种纯自然疗法。

河东少儿推拿流派的循经推拿法根据少儿亚健康状态或病证表现，四诊合参，确定脏腑病变，然后循其经络在四肢之相应皮部缓缓推揉。如遇手下异样点，则定点按、点、弹拨等。循经络整体调理，异样点局部处置。

1. 肺系病证 用于咳嗽、哮喘实证、感冒、痰鸣等。手法包括神阙静振法，足部止咳穴，循推肺经（上肢掌侧前线，重点刺激中府、云门、尺泽、列缺、太渊、少商等穴），加头面四大手法，揉迎香，拿风池，分推手阴阳。肺系虚证治在肾（见肾系疾病）。

2. 脾系病证 用于消化不良、腹泻、腹胀、便秘等。手法包括长时间神阙静振法，足部止泻穴或消食穴，循推胃经（下肢外侧前线及下肢内侧前线，重点刺激上巨虚、内庭、公孙、太白、三阴交、阴陵泉等穴），加补脾经，揉板门，掐四横纹，揉中脘，摩腹，揉足三里。

3. 肾系病证 用于口吃、语迟、反应迟、神气怯弱、遗尿、尿频、口齿耳疾等。手法包括长时间神阙静振法，足部涌泉，循推肾经（下肢内侧后线，太溪、复溜等穴），循推脊柱，加补肾经，揉二马，揉三阴交，摩涌泉，摩囟门，推肾经。

4. 心系病证 用于夜啼、惊惕、多汗、吐舌弄舌、口舌生疮等。手法包括神阙静振法，足部镇惊穴，循推心包经（上肢掌侧正中线，重点刺激内关、大陵、劳宫等穴），膻中振法，清心经，清肝经，捣小天心，清天河水。

5. 肝系病证 用于惊风、抽动症、多动症、磨牙、眨眼频繁。手法包括神阙静振法，足部镇惊穴，循推肝经（下肢内侧正中线，重点刺激行间、太冲、中封等穴），加清肝经，清心经，搓摩胁肋，点风府，摩囟门，掐总筋，掐揉五指节。

（三）特定穴

1. 止泻穴 河东少儿推拿流派对腹泻之病，特别是虚证、寒证之腹泻，必用止泻穴，随试而随效，屡用不爽。此穴为河东少儿推拿流派经验穴，位于足外踝向下做垂直线与赤白肉际相交处。以点法或按揉法操作。

2. 止咳穴 河东少儿推拿流派对咳嗽之症，不论外感内伤，皆配以止咳穴。该穴位于足拇指跖骨外侧，行间穴与太冲穴成一带状区。以推揉法或推按法操作。

3. 镇惊穴 河东少儿推拿流派对少儿因惊吓导致的夜啼、腹泻、厌食等，必用镇惊穴。该穴位于双足拇指的整个趾腹。以旋推法操作。

4. 消食穴 河东少儿推拿流派对少儿常见之食欲不振、消化不良、疳积等脾胃病证，必用消食穴。该穴位于足底部第 1 跖骨底与楔骨间成一带状区。以推揉法或推按法操作。

四、区域性与代表著作

（一）区域性

河东少儿推拿流派发源并流行于黄河岸边、古称河东的山西运城一带，其影响力已遍及国内外。

（二）著作

1990 年，《宝宝推拿》，主编孙德仁，科学技术文献出版社重庆分社出版。

1995年,《育儿保健临床推拿三百例》,主编杨钊,山西教育出版社出版。

2004年,《宝宝推拿保健法》,主编孙德仁,中国古籍出版社出版。

2010年,《少儿亚健康推拿调理》,主编孙德仁,中国中医药出版社出版。

2010年,《中医养生保健技术操作规范·少儿推拿》,第一起草人孙德仁,国家中医药管理局立项、中华中医药学会发布实施,中国中医药出版社出版。

2011年,《亚健康服务规范·少儿推拿调理》,第一起草人孙德仁,中华中医药学会亚健康分会审定,试行中。

2013年,《少儿推拿专业系列教材》,总主编孙德仁,中国中医药出版社出版。包括孙德仁主编的《少儿推拿中医儿科学基础》《少儿推拿经络腧穴学》《少儿推拿解剖生理学基础》《少儿推拿治疗学》《少儿推拿辅助调理》《少儿亚健康推拿调理》,廖品东主编的《少儿推拿手法学》,王晋主编的《少儿推拿中医学基础》《少儿推拿中医诊断学基础》,黄甡主编的《少儿推拿中药方剂学》。

2016年,《中医儿科学基础与亚健康》,主编徐荣谦,孙德仁,中国中医药出版社出版。

2016年,《父母是孩子最好的推拿调理师》,主编孙德仁,中国轻工业出版社出版。

2016年,《中国健康服务业岗位能力提升培训项目系列教材·少儿推拿保健培训教材》,主编孙德仁。国家卫计委能力建设和继续教育中心、中国健康促进基金会共同立项的岗位能力提升指定培训教材,吉林出版社出版。

2017年,《少儿亚健康推拿调理师培训教材及教学大纲》,主编孙德仁。北京中和亚健康服务中心指定培训教材,中国中医药出版社出版。

2017年,《孙德仁小儿推拿百病消》,主编孙德仁,中国轻工业出版社出版。

2018年,《少儿推拿实用教程》,主编戴淑凤,孙德仁。世界中医药学会联合会儿童保健与健康教育专业委员会和北京保护健康协会指定教材,中国轻工业出版社出版。

2018年,《孙德仁河东流派少儿推拿》,主编孙德仁,青岛出版社出版。

2019年,《中国儿科推拿》,主编王华兰,副主编孙德仁,河南科学技术出版社出版。

2019年,《小儿脏腑推拿》,主编王华兰,副主编孙德仁,人民卫生出版社出版。

古籍篇
GU JI PIAN

第十九章 《针灸大成·按摩经》（节选）

【明·杨继洲】

手法歌

心经有热作痰迷，天河水过作洪池，肝经有病儿多闷，推动脾土病即除。脾经有病食不进，推动脾土效必应，肺经受风咳嗽多，即在肺经久按摩。肾经有病小便涩，推动肾水即救得，小肠有病气来攻，板门横门推可通。用心记此精宁穴，看来危症快如风。胆经有病口作苦，好将妙法推脾土，大肠有病泄泻多，脾土大肠久搓摩。膀胱有病作淋疴，肾水八卦运天河，胃经有病呕逆多，脾土肺经推即和。三焦有病寒热魔，天河过水莫蹉跎。命门有病元气亏，脾上大肠八卦推，仙师授我真口诀，愿把婴儿寿命培。

五脏六腑受病源，须凭手法推即痊，俱有下数不可乱，肺经病掐肺经边。心经病掐天河水，泻掐大肠脾土全，呕掐肺经推三关，目昏须掐肾水添。再有横纹数十次，天河兼之功必完，头痛推取三关穴，再掐横纹天河连。又将天心揉数次，其功效在片时间，齿痛须揉肾水穴，颊车推之自然安。鼻塞伤风天心穴，总筋脾土推七百，耳聋多因肾水亏，掐取肾水天河穴。阳池兼行九百功，后掐耳珠旁下侧。咳嗽频频受风寒，先要汗出沾手边，次掐肺经横纹内，干位须要运周环。心经有热运天河，六腑有热推本科，饮食不进推脾土，小水短少掐肾多。大肠作泻运多移，大肠脾土病即除，次取天门入虎口，揉脐龟尾七百奇。肚痛多因寒气攻，多推三关运横纹，脐中可揉数十下，天门虎口法皆同。一去火眼推三关，一百二十数相连，六腑退之四百下，再推肾水四百完，兼取天河五百遍，终补脾土一百全。口传笔记推摩诀，付与人间用意参。

阳掌图各穴手法仙诀（注：图缺）

掐心经，二掐劳宫，推上三关，发热出汗用之。如汗不来，再将二扇门揉之，掐之，手心微汗出，乃止。

掐脾土，曲指左转为补，直推之为泻，饮食不进，人瘦弱，肚起青筋，面黄，四肢无力用之。

掐大肠，倒推入虎口，止水泻痢疾，肚膨胀用之。红痢补肾水，白多推三关。

掐肺经，二掐离宫起至干宫止，当中轻，两头重，咳嗽化痰，昏迷呕吐用之。

掐肾经，二掐小横纹，退六腑，治大便不通，小便赤色涩滞，肚作膨胀，气急，人事昏迷，粪黄者，退凉用之。

推四横纹，和上下之气血，人事瘦弱，奶乳不思，手足常掣，头偏左右，肠胃湿热，眼目翻白者用之。

掐总筋，过天河水，能清心经，口内生疮，遍身潮热，夜间啼哭，四肢常掣，去三焦六腑五心潮热病。

运水入土，因水盛土枯，五谷不化用之。运土入水，脾土太旺，水火不能即济用之。如儿眼红能食，则是火燥土也。宜运水入土，土润而火自克矣。若口干，眼翻白，小便赤涩，则是土盛水枯，运土入水，以使之平也。

掐小天心，天吊惊风，眼翻白偏左右，及肾水不通，用之。

分阴阳，止泄泻痢疾，遍身寒热往来，肚膨呕逆用之。

运八卦，除胸肚膨闷，呕逆气吼噫，饮食不进用之。

运五经，动五脏之气，肚胀，上下气血不和，四肢掣，寒热往来，去风除腹响。

揉板门，除气促气攻，气吼气痛，呕胀用之。

揉劳宫，动心中之火热，发汗用之，不可轻动。

推横门向板门，止呕吐；板门推向横门，止泻。如喉中响，大指掐之。

总位者，诸经之祖，诸症掐效。嗽甚，掐中指一节。痰多，掐手背一节。手指甲筋之余，掐内止吐，掐外止泻。

阴掌图各穴手法仙诀（注：图缺）

自掌至天河穴为上，自天河穴至指头为下。

掐二扇门，发脏腑之汗，两手掐揉，平中指为界，壮热汗多者，揉之即止。又治急惊，口眼歪斜，左向右重，右向左重。

掐二人上马，能补肾，清神顺气，苏醒沉疴，性温和。

掐外劳宫，和脏腑之热气，遍身潮热，肚起青筋揉之效。

掐一窝风，治肚疼，唇白眼白一哭一死者，除风去热。

掐五指节，伤风被水吓，四肢常掣，面带青色用之。

掐精宁穴，气吼痰喘，干呕痞积用之。

掐威灵穴，治急惊暴死。掐此处有声可治，无声难治。

掐阳池，止头痛，清补肾水，大小便闭塞，或赤黄，眼翻白，又能发汗。

推外关，间使穴，能止转筋吐泻。外八卦，通一身之气血，开脏腑之秘结，穴络平和而荡荡也。

要诀

三关出汗行经络，发汗行气此为先，倒推大肠到虎口，止泻止痢断根源。

脾土曲补直为推，饮食不进此为魁，疟痢疲羸并水泻，心胸痞痛也能祛。

掐肺一节与离经，推离往干中间轻，冒风咳嗽并吐逆，此经神效抵千金。

肾水一纹是后溪，推下为补上清之，小便秘涩清之妙，肾虚便补为经奇。

六经专治脾肺热，遍身潮热大便结，人事昏沉总可推，去病浑如汤泼雪。
总经天河水除热，口中热气并拈舌，心经积热火眼攻，推之方知真妙诀。
四横纹和上下气，吼气腹疼皆可止，五经纹动脏腑气，八卦开胸化痰最。
阴阳能除寒与热，二便不通并水泻，人事昏沉痫疾攻，救人要诀须当竭。
天门虎口揉肿肘，生血顺气皆妙手，一揣五指爪节时，有风被吓宜须究。
小心天能生肾水，肾水虚少须用意，板门专治气促攻，膈门发热汗宣通。
一窝风能除肚痛，阳池专一止头疼，精宁穴能治气吼，小肠诸病快如风。

手诀

◎三关：凡做此法，先掐心经，点劳宫，男推上三关，退寒加暖，属热；女反此，退下为热也。

◎六腑：凡做此法，先掐心经，点劳宫。男退下六腑，退热加凉，属凉；女反此，推上为凉也。

手法治病诀

水底捞月最为良，止热清心此是强，飞经走气能通气，赤凤摇头助气长。
黄蜂出洞最为热，阴证白痢并水泻，发汗不出后用之，顿教孔窍皆通泄。
按弦走搓摩，动气化痰多，二龙戏珠法，温和可用他。
凤凰单展翅，虚浮热能除，猿猴摘果势，化痰能动气。

◎**黄蜂出洞**

大热。做法：先掐心经，次掐劳宫，先开三关，后以左右二大指从阴阳处起，一撮一上，至关中离坎上掐穴。发汗用之。

◎**水底捞月**

大寒。做法：先清天河水，后五指皆跪，中指向前跪，四指随后，右运劳宫，以凉气呵之，退热可用。若先取天河水至劳宫，左运呵暖气，主发汗，亦属热。

◎**凤单展翅**

温热。用右手大指掐总筋，四指翻在大指下，大指又起又翻，如此做至关中，五指取穴掐之。

◎**打马过河**

温凉。右运劳宫毕，屈指向上，弹内关、阳池、间使，天河边，生凉退热用之。

◎**飞经走气**

先运五经，后五指开张一滚，做关中用手打拍，乃运气行气也，治气可用。又以一手推心经，至横纹住，以一手揉气关，通窍也。

◎**按弦搓摩**

先运八卦，后用指搓病人手，关上一搓，关中一搓，关下一搓，拿病人手，轻轻慢慢而摇，化痰可用。

◎天门入虎口

用右手大指掐儿虎口，中指掐住天门，食指掐住总位，以左手五指聚住揉肘肘，轻轻慢慢而摇，生气顺气也。又法：自干宫经坎艮入虎口按之，清脾。

◎猿猴摘果

以两手摄儿螺蛳上皮，摘之，消食可用。

◎赤凤摇头

以两手捉儿头而摇之，其处在耳前少上，治惊也。

◎二龙戏珠

以两手摄儿两耳轮戏之，治惊。眼向左吊则右重，右吊则左重；如初受惊，眼不吊，两边轻重如一，如眼上则下重，下则上重。

◎丹凤摇尾

以一手掐劳宫，以一手掐心经，摇之。治惊。

◎黄蜂入洞

屈儿小指，揉儿劳宫，去风寒也。

◎凤凰鼓翅

掐精宁、威灵二穴，前后摇摆之，治黄肿也。

◎孤雁游飞

以大指自脾土外边推去，经三关、六腑、天门、劳宫边，还止脾土，亦治黄肿也。

◎运水入土

以一手从肾经推去，经兑、干、坎、艮至脾土按之，脾土太旺，水火不能既济，用之，盖治脾土虚弱。

◎运土入水

照前法反回是也。肾水频数无统用之。又治小便赤涩。

◎老汉扳缯

以一指掐大指根骨，一手掐脾经摇之，治痞块也。

◎肘肘走气

以一手托儿肘肘运转，男左女右，一手捉儿手摇动，治痞。

◎运劳宫

屈中指运儿劳宫也。右运凉，左运汗。

◎运八卦

以大指运之，男左女右，开胸化痰。

◎运五经

以大指往来搓五经纹，能动脏腑之气。

◎推四横

以大指往来推四横纹，能和上下之气，气喘腹痛可用。

◎分阴阳

屈儿拳，于手背上四指节，从中往两下分之，分利气血。

◎和阴阳

从两下合之，理气血用之。

◎天河水

推者，自下而上也。按住间使，退天河水也。

◎掐后溪

推上为清，推下为补，小便赤涩宜清，肾经虚弱宜补。

◎掐龟尾

掐龟尾并揉脐，治儿水泻、乌痧、膨胀、脐风、月家盘肠等惊。

◎揉脐法

掐肘毕，又以左大指按儿脐下丹田不动，以右大指周围搓摩之，一往一来。一掐肘下筋，曲池上总筋，治急惊。

◎止吐泻法

横门刮至中指一节掐之，主吐；中指一节内推上，止吐。

板门推向横门掐，止泻；横门推向板门掐，止吐。

提手背四指内顶横纹，主吐；还上，主止吐。

手背刮至中指一节处，主泻；中指外一节掐，止泻。

如被水惊，板门大冷；如被风惊，板门大热。

如被惊吓，又热又跳，先扯五指，要辨冷热。

如泻黄尿，热；泄清尿，冷；推外脾补虚，止泻。

掐足诀

凡掐男左手右足，女右手左足。

◎大敦穴：治鹰爪惊，本穴掐之就揉。

◎解溪穴：治内吊惊（一名鞋带风）。往后仰，本穴掐之就揉。

◎中廉穴：治惊来急，掐之就揉。

◎涌泉穴：治吐泻，男左转揉之，止吐；右转揉之，止泻。女反之。

◎仆参穴：治脚掣跳，口咬，左转揉之补吐，右转补泻。又惊又泻又吐，掐此穴及脚中指效。

◎承山穴：治气吼发热，掐之又揉。

◎委中穴：治望前扑，掐之。

治小儿诸惊推揉等法

第一，蛇丝惊：因饮食无度，劳郁伤神，拉舌，四肢冷，口含母乳，一喷一道青烟，肚上起青筋，气急，心经有热。推天河水二百，退六腑、运八卦各一百，推三关、运水入土、运五经、水底捞月各五十，用火于胸前煅四焦，于小便头上轻掐一爪，用蛇蜕四足缠之，便好。

第二，马蹄惊：因食荤毒，热于脾胃，四肢乱舞是也。因风受热。推三关、肺经脾土各一百，运八卦五十，运五经七十，推天河水三百，水底捞月、飞经走气各二十，掐天心穴及总心二筋，煅手心、肩膊上、脐下、喉下各一壮，其气不进不退，浮筋掐之。

第三，水泻惊：因生冷过度，乳食所伤，脏腑大寒，肚响身软，唇白眼翻。推三关一百，分阴阳、推太阳各二百，黄蜂入洞十二，将手心揉脐及龟尾各五十，男左女右手后，煅颊车各一壮，更推摩背心演、总筋、脚上。

第四，潮热惊：因失饥伤饱，饮食不纳，脾胃虚弱，五心烦热，遍身热，气吼口渴，手足常掣，眼红。推三关一十，推肺经二百，推脾土、运八卦、分阴阳各一百，二扇门二十，要汗后，再加退六腑、水底捞月各二十。

第五，乌痧惊：因生冷太过，或迎风食物，血变成痧，遍身乌黑是也。青筋过脸，肚腹膨胀，唇黑，五脏寒。推三关、脾土各二百，运八卦一百，四横纹五十，黄蜂出洞二十，二扇门、分阴阳各三十，将手心揉脐五十，主吐泻；肚上起青筋，于青筋缝上煅七壮，背上亦煅之，青筋纹头上一壮，又将黄土一碗研末，和醋一钟，铫内炒过袱包，在遍身拭摩，从头往下推，引乌痧入脚，用针刺破，将火四心煅之。

第六，老鸦惊：因吃乳食受吓，心经有热，大叫一声即死是也。推三关三十，清天河水，补脾土、运八卦各一百，清肾水五十，天门入虎口，揉肘肘，煅囟门、口角上下、肩膊、掌心、脚跟、眉心、心演、鼻梁各一壮。若醒气急掐百劳穴，吐乳掐手足心，或脚来手来，用散麻缠之。将老鸦蒜晒干为末，用车前草擂水调，在儿心窝贴之，或令儿服之。

第七，鲫鱼惊：因寒受惊，风痰结壅，乳气不绝，口吐白沫，四肢摆，眼翻，即肺经有病。推三关、肺经各一百，推天河水五十，按弦搓摩、运五经各三十，掐五指节三次，煅虎口、囟门上、口角上下各四壮，心演、脐下各一壮。小儿半岁，用捞鱼网，温水洗鱼涎与吞。一二岁者，用鲫鱼为末，烧灰乳调，或酒调吞下。

第八，肚膨惊：因食伤脾土，夜间饮食太过，胃不克化，气吼，肚起青筋膨胀，眼翻白，五脏寒。推三关一百，推肺经一十，推脾土二百，运八卦、分阴阳各五十，将手揉脐五十，按弦搓摩、精宁穴一十，青筋缝上煅四壮。如泻，龟尾骨上一壮；若吐，心窝上下四壮，脚软，鬼眼穴一壮；手软、曲池侧拐各一壮；头软，天心、脐上下，各一壮；若不开口，心窝一壮。

第九，夜啼惊：因吃甜辣之物，耗散荣卫，临啼四肢掣跳，哭不出，即是被吓，心经有热。一推三关二十，清天河水二百，退六腑一百，分阴阳、清肾水、水底捞月各五十。

第十，宿疢惊：到晚昏沉，不知人事，口眼歪斜，手足掣跳，寒热不均。推三关、退六腑、补脾土各五十，掐五手指、分阴阳各一十，按弦搓摩。

第十一，急惊：因食生冷积毒以伤胃，肺中有风，痰裹心经心络之间，手掐拳，四肢掣跳，口眼歪斜，一惊便死是也。推三关、脾土、运五经、猿猴摘果各二十，推肺经、运八卦、推四横纹各五十，掐五手指节三次，煅鼻梁、眉心、心演、总筋、鞋带，以生姜热油拭之，或在腕上阴阳掐之。

第十二，慢惊：因乳食之间，受其惊搐，脾经有痰，咬牙，口眼歪斜，眼闭，四肢掣跳，心间迷闷，即是脾肾亏败，久疟被吓。推三关一百，补脾土、推肺经各二百，运八卦五十，掐手五指节、赤凤摇头各二十，天门入虎口，揉斗肘一十，运五经三十。若人事不省，于总筋心穴掐之，或鼻大小，于手青筋上掐之；若心间迷闷，掐住眉心，良久便好，两太阳、心演，用潮粉热油拭之，煅心窝上下三壮，手足心各四壮，其气不进不出，煅两掌心、肩膊上、喉下各一壮。

第十三，脐风惊：因产下剪脐，入风毒于脐内，口吐白沫，四肢掣动，手拈拳，眼偏左右，此症三朝一七便发，两眼角起黄丹，夜啼，口内喉演有白泡，针挑破出血，即愈。推三关、肺经各十一，煅囟门、绕脐各四壮，喉下、心中各一壮。

第十四，弯弓惊：因饮食或冷或热，伤于脾胃，冷痰壅于肺经，四肢向后仰，哭声不出。推三关、补肾水、运八卦各一百，赤凤摇头、推四横纹、分阴阳各二十，推脾土二百。脚往后伸、煅膝上下四壮，青筋缝上七壮，喉下二壮；手往后挽，将内关掐之。

第十五，天吊惊：因母在风处乳食所伤，风痰络于胃口，头望后仰，脚往后伸，手望后撑，肺经有热。推三关、补肾水各五十，推脾土、分阴阳各一百，推肺经二百，飞经走气一十，煅总筋、鞋带、喉下各一壮，绕脐四壮，大陵穴掐一下，总穴掐三下；若眼翻不下，煅囟门四壮，两眉二壮，耳珠下掐之。又总心穴往下掐抠之，仍用雨伞一柄撑起，将鹅一只，吊在伞下，扎鹅嘴，取涎水与儿吃之，便好。

第十六，内吊惊：因当风而卧，风雨而眠，风痰太盛，哭声不止，遍身战动，脸青黄，眼向前内掣，脾经受病，其心不下是也。推三关、肾水各五十，推肺经、脾土、分阴阳各一百，运土入水二百，按弦搓摩五十，用竹沥小儿吞之；手缩，用细茶、飞盐各二钱，研为末，皂角末五分，黄蜡二钱，酒醋各半小钟，铫内化成饼，贴心窝，一时去药筋倒，用胶枣三枚，杏仁三十个，银磨水为饼，贴手足心即安。

第十七，胎惊：因母得孕，食荤毒，受劳郁，儿落地，或软或硬，口不开，如哑形，即是在母腹中，中胎毒也。推三关三十，分阴阳一百，退六腑五十，飞经走气、运五经、天门入虎口、揉斗肘各二十，掐五指头。不醒，煅绕脐四壮；若醒，口不开，用母乳将儿后心窝揉之；若肚起青筋，煅青筋缝上七壮，喉下三壮。

第十八，月家惊：因母当风而卧，或因多眠，或儿月内受风，痰壅心口，落地眼红撮口，手掐拳，头偏左右，哭不出声，肚起青筋，半月即发，肚腹气急，母食煎炒过多所致。推三关、肺经各一百，运八卦、推四横纹各五十，双龙摆尾二十，掐中指头、劳宫、板门。若不效，煅青筋缝上、胸前各七壮，绕脐四壮，百劳穴二壮，即安。

第十九，盘肠惊：因乳食生冷荤物，伤于脏腑，肚腹冷痛，乳食不进，人瘦软弱，肚起青筋，眼黄手软，六腑有寒。推三关、脾土、大肠、肺、肾经各一百，运土入水五十，揉脐火煅。

第二十，锁心惊：因食生冷过度，耗伤荣卫，鼻如鲜血，口红眼白，四肢软弱，好食生冷，皆因火盛。推三关二十，清心经三百，退六腑，分阴阳、清肾水各一百，运八卦、水底捞月、飞经走气各五十，即安。

第二十一，鹰爪惊：因乳食受惊，夜眠受吓，两手乱抓，掐拳不开，仰上啼号，身寒战，手爪望下来，口望上来，是肺经有热，心经有风。推三关二十，清天河水二百，推肺经、清肾水各一百，打马过河、二龙戏珠各一十，天门入虎口，揉肘肘，将手足二弯掐之，煅顶心、手心各一壮，太阳、心演、眉心俱煅，将潮粉围脐一周，大敦穴揉或火煅。

第二十二，呕逆惊：因夜睡多寒，多食生冷，胃寒腹胀，四肢冷，肚疼响，眼翻白，吐乳呕逆。推三关、肺经各一百，推四横纹五十，凤凰展翅一十，心窝、中脘，各煅七壮。

第二十三，撒手惊：因乳食不和，冷热不均，有伤脏腹，先寒后热，足一掣一跳，咬牙，眼翻白，两手一撒一死是也。推三关、脾土各一百，运土入水、运八卦、赤凤摇头各五十，将两手相合，横纹侧掐之。若不醒，大指头掐之，上下气闭，二扇门、人中穴掐之；鼻气不进不出，吼气寒热，承山穴掐之；若泻，随症治之，先掐承山、眉心，后煅总筋、两手背上各二壮。

第二十四，担手惊：因湿气多眠，或食毒物，乃伤脾土，眼黄口黑，人事昏迷，掐不知痛，双手往后一担而死是也。于太阴，太阳掐之，推三关、脾土、肺经、分阴阳各一百，黄蜂入洞一十，飞经走气、天门入虎口、揉肘肘各二十，煅眉心、囟门各四壮，心窝七壮，曲池一壮。

第二十五，看地惊：因乳食受惊，或夜眠受吓，或饮食冷热，两眼看地，一惊便死，口歪，手掐拳，头垂不起是也。推三关三十，天河水二百，赤凤摇头一十，推脾土八下，按弦搓摩，煅绕脐、囟门各四壮，喉下二壮，用皂角烧灰为末，入童便及尿碱，用火焙干，将囟门贴之，即醒。

第二十六，丫凳惊：两手如丫凳坐样。推三关一百，二扇门、飞经走气各一十，分阴阳、运八卦各五十，曲池、虎口各四壮，若子时起可救，只宜温拭之，煅大口纹，即安。

第二十七，坐地惊：如坐地样。推三关、揉委中、揉脐、鞋带各一百，二扇门一十，用桃皮、生姜、飞盐、香油、散韶粉和拭，即安，两膝、两关、龟尾用火煅之。

第二十八，软脚惊：软脚向后乱舞。揉脐，煅螺蛳骨上侧缝各二壮，绕脐四壮，喉下三壮。

第二十九，直手惊：双手一撒便死，直手垂下。先推眉心，用火煅四壮，推三关，运曲池各五十，揉一窝风一百，后煅总筋、手背上各四壮。

第三十，迷魂惊：昏沉不知人事，不识四方。推三关、运八卦、推肺经、清天河水各一百，补脾土五百，凤凰展翅一十，掐天心、眉心、人中、颊车，后煅心演、总筋、鞋带各一壮。

第三十一，两手惊：两手丫向前。先将两手掐之，后煅心演、总筋、囟门即愈。

第三十二，肚痛惊：哭声不止，手抱腹，身展转。推三关、补脾土、二扇门、黄蜂入洞、推大肠经、揉脐、揉龟尾各一百，次月便发，肚腹气急，脐中烧一炷香，即愈；不愈，绕脐四壮。

补遗

◎**孩儿惊**：手足缩住，先笑后哭，眼光、筋红白难治，紫黄不妨。于太阴太阳穴掐之，用黄麻一束，烧灰，吹鼻中；不醒，中指掐之。

◎**脐风惊**：将太阴、太阳掐之，太阳日起而红，酽醋一钟，韶粉炼之，红脉各处治之。太阴日起而红，将龟尾骨煅之，天心穴一壮，吐则横门掐之，泻则中指掐之。初一为太阳日，初二为太阴日，余仿此。用黄麻烧灰，吹鼻中，掐中指。

水惊：眼翻白睛，眼角起黄丹者。将韶粉飞盐，清油煎干，五心揉之，眼角、天心、太阳、太阴、掐抠三五次，即愈。

肚胀惊：夜啼，肚上起青筋，肚胀如膨。将生姜、韶粉、桃皮、飞盐、和同拭眉梁心，煅眉心、太阳、囟门各四壮，喉下一壮，心中三壮，绕脐四壮。

凡看惊，掐筋之法，看在何穴，先将主病穴，起手掐三遍，后将诸穴，俱做三遍，掐揉之，每日掐三四次，其病即退。

婴童杂症

◎**潮热方**：不拘口内生疮，五心烦热，将吴茱萸八分，灯心一束，和水捣烂成一饼，贴在男左女右脚心里，裹住，退药后，推三关十下。

一、虚疟：补脾土四百，推三关、运八卦、推肾经、肺经、清天河水各三百。

二、食疟：推三关、运八卦各一百，清天河水二百，推脾土三百，肺经四百。

三、痰疟：推肺经四百，推三关、运八卦、补脾土、清天河水各二百。

四、邪疟：推肺经四百，推三关、六腑各三百，运八卦、补脾土、清天河水各二百，各随症加减，五脏四指，六腑一截二指。

五、痢赤白相兼，寒热不调，感成此疾：用姜汁车前草汁，略推三关，退六腑，清天河水，水底捞月，分阴阳。

六、禁口痢：运八卦，开胸，阴阳，揉脐为之。推三关、退六腑、大肠经各一百，清天河水四十，推脾土五十，水底捞月一十，凤凰展翅，泻用蒜推。补脾土，用姜推。

七、头疼：推三关、分阴阳、补脾土、揉大肠经各一百，煅七壮，揉阴池一百；不止，掐阳池。

八、肚痛：推三关、分阴阳、推脾土各一百，揉脐五十，腹胀推大肠；不止，掐承山穴。

九、湿泻不响：退六腑、揉脐及龟尾各二百，分阴阳、推脾土各一百，水底捞月三十。

十、冷泻响：推三关二百，分阴阳一百，推脾土五十，黄蜂入洞，揉脐及龟尾各三百，天门入虎口、揉斗肘各三十。

十一、治口内走马疳：牙上有白泡，退六腑、分阴阳各一百，水底捞月、清天河水各三十，凤凰展翅，先推，后用黄连、五倍子煎水，鸡毛口中洗。

◎小儿眼光指冷：将醋一钟，皂角一片，烧灰为末，贴心窝。若吐即去药，用绿豆七粒，水浸研细，和尿碱为饼，贴囟门。

◎小儿四肢冷：将明矾钱半，炒盐三钱，黄蜡二钱，贴脐上。若气急，取竹沥服之。

◎小儿遍身热不退：用明矾一钱，鸡清调匀，涂四心即退。若不退，用桃仁七个，酒半钟，擂烂，贴在鬼眼便好。

◎小儿肚胀作渴、眼光：用生姜，葱白一根，酒半钟，擂烂吞下，则眼不光，又将雄黄不拘多少，烧热放在脐上，揉之即安。脚麻用散麻煎水，四心揉之。

◎小儿膀胱气：将黄土一块，皂角七个，焙为末，用醋和黄土炒过为饼，贴尾闾好。

◎小儿遍身肿：用胡椒、糯米、绿豆各七粒，黄土七钱，醋一钟，通炒过，袱包遍身拭之，即消。

◎小儿不开口：将朱砂一钱研末，吹入鼻中即安。

◎小儿咳嗽：掐中指第一节三下，若眼垂，掐四心。

◎小儿身跳：推肾筋后四心揉之。

◎小儿喉中气响：掐大指第二节。

第二十章 《小儿推拿方脉活婴秘旨全书》（节选）

【明·龚云林】

掌上诸穴拿法歌

"三关"出汗行经络，发汗行气是为先，"大肠"侧推到"虎口"，止泻止痢断根源。"脾土"曲补直为清，饮食不进此为魁，泄痢羸瘦并水泻，心胸痞满也能开。掐"心经"络"节"与"离"，推"离"往"乾"中要轻，胃风咳嗽并吐逆，此轻推效抵千金。"肾水"一纹是"后溪"，推上为补下为清，小便闭塞清之妙，肾经虚便补为奇。"六腑"专治脏腑热，遍身潮热大便结，人事昏沉总可推，去病犹如汤泼雪。"总筋""天河"水除热，口中热气并括舌，心经积热火眼攻，推之即好真秘诀。"四横纹"和上下气，吼气肚痛皆可止，"五经"能通脏腑热，"八卦"开胸化痰逆。胸膈痞满最为先，不是知音莫可传，"水火"能除寒与热，二便不通并水湿。人事昏沉痢疾攻，疾忙需救要口诀，"天门""虎口"需当竭，"肘肘"生血顺是妙。一指"五指节"与推，惊风被唬要须知，"小天心"能生肾水，肾水虚少须用意。板门专治气发攻，"扇门"发汗热宜通，"一窝风"能治肚痛，"阳池"专一治头疼。"二人上马"清补肾，"威灵"卒死可回生，"外劳宫"治泻用之，拿此又可止头疼。"精灵"穴能医吼气，小肠诸气快如风。

掌面推法歌

一掐"心经"二"劳宫"，推推①"三关"汗即通，如若不来加"二扇"，"黄蜂入洞"助其功。侧掐"大肠"推"虎口"，"螺蛳"穴用助生功，内伤泄痢兼寒疟，肚胀痰吼气可攻。一掐"脾经"屈指补，"艮""震"重揉肚胀宜，肌瘦面若带黄色，饮食随时而进之。"肾经"一掐二"横文"，推上为清下补盈，"上马"穴清同此看，"双龙摆尾"助其功。"肺经"一掐二为"离"，"离""乾"二穴重按之，中风咳嗽兼痰积，起死回生便响时。一掐"肾水"下一节，便须二掐"小横文"，退之"六腑"凉将至，肚膨闭塞一时宁。"总筋"一掐"天河水"，潮热周身退似水，再加"水底捞明月"，终夜孩啼即住声。运行"八卦"开胸膈，气喘痰多即便轻，"板门"重揉君记取，即时饮食进安宁。眼翻②即掐"小天心"，望上须当掐下平，望下即宜将上掐，左边掐右右当明。"运土入水"身羸瘦，土衰水盛肚青筋，"运水入土"膨胀止，水衰土盛眼将睁。"阴阳"二穴分轻重，寒热相攻疟痢生，痰热气喘"阴"重

---

① 推字，藻文堂本作上字。

② 播字，疑是掐字之误。

解，无吼无热用"阳"轻。运动"五经"膈脏腑，随时急用"四横文"。

掌背穴治病歌

掌背三节驱风水，"靠山"剿疟"少商"同，内、外"间使"兼三穴，"一窝风"止头疼功，头疼肚痛"外劳宫"，潮热孩啼不出声，单掐"阳池"头痛止，"威灵"穴掐死还生。一掐"精灵"穴便甦，口歪气喘疾皆除，"内间""外使"平吐泻，外揉"八卦"遍身舒。

二十四惊推法歌

兔丝惊主口括舌，四肢冷软心家热，"推上三关"二十通，"清肾""天河"五十歇。"运卦""分阴"亦三十，二十"水底捞明月"，葱水推之蛤粉擦，手足中心"太阳"穴。洗口米泔仍忌乳，顷刻其惊潜咸灭。

马蹄惊主肢向上，四肢乱舞或风吓，"推上三关"五十通，三次"掐手五指节"。"补脾""运卦""四横文"，各加五十无差迭，"走磨""摇头"三十遭，"天门入虎"神仙诀。姜水推之生冷忌，"上马"揉之汗不歇。

水泻惊主肚中响，逼身软弱嘴唇白，眼翻寒热不调匀，推上"三关"加半百，"补脾""运卦"五十遭，"天门入虎"一次诀，"横文"四十"肫"揉十，大蒜细研重纸隔，敷脐大久小片时，风乳饮食皆忌得。

鲫鱼惊主吐白沫，肢摇眼白因寒唬，十三"关"上好追求，"肺经""走磨"五十歇。"八卦"四十"横文"二，四次掐手"五指节"，"上马"三遭茶洗口，蛤粉涂顶惊自灭。

乌纱惊主唇肢黑，面有青筋肚作膨，食后感寒风里唬，"三关"五十逞奇能。"运卦""补脾"并"补肾"，半百还揉"二扇门"，"分阴"二十"横"四十，二十"黄龙入洞"增，麝香推罢忌乳风，虚汗多来"补土"行。

乌鸦惊大声即死，眼闭口开手足舞，此是痰多被唬惊，"三关"二十应无苦，"推肺""运卦""分阴阳"，"补肾""横文"五十主，"散弦走磨"只三次，"天心"一掐葱姜补，细茶洗口取微汗，蛤粉涂顶忌乳风。

肚胀惊气喘不宁，青筋裹肚眼翻睛，此子只系伤乳食，二十三"关"即效灵。"大肠""阴阳"并"八卦"，补"脾"补"肾"半百匀，"天门""虎口"只三次，五十"横文"最有情。二十"水底捞明月"，葱姜推取汗频频，捣葱用纸重包裹，敷向胸前忌乳风。

潮热惊多生气喘，口渴昏迷食咸寒，"推关""六腑"各六十，"河水""阴阳"四十完。"八卦""横文"须半百，三次"天门入虎"看，姜葱推汗泔洗口，茱萸灯草脚心安。

一哭一死惊夜啼，四肢掣跳起登时，有痰伤食仍伤热，"八卦""三关"二十施。

"分阴阳""清天河水"，"六腑"清凉半百奇，"横文"四十推盐水，薄荷煎汤口洗之。生冷乳时须禁忌，搽胸用蛤更敷脐。

缩沙惊至晚昏沉，人事不知口眼掣，痰症"三关"四十推，"八卦"三十"肾"二百，"虎口""阴阳"五十匀，"指节"一百为真诀。"揉脐"一十麝香推，蛤搽手足风忌得，研茶作饼"内间"敷，洗口还须汤滚白。

脐风惊主口吐沫，四肢掣跳手拿拳，眼翻偏视哭不止，"三关"一十问根原，"运卦""清金"并"补肾"，"龙戏珠"皆五十圆，"指节"数翻姜水抹，米泔须用洗丹田。

慢惊咬牙眼不开，四肢掣跳脾虚是，"八卦""三关"五十通，"天门""指节"数番治，"补肾"五十十"走磨"，"天心"揉之风乳忌。

急惊捏拳四肢掣，口歪惊主感风寒，一十"三关"五十"腑"，"补肾""推横"五十完，"运卦""走磨"加二十，"威灵"掐穴汗漫漫，推时更用葱姜水，洗口灯芯忌乳寒。

弯弓惊主肢向后，肚仰上哭不出声，痰积"三关"推二十，五十须当把"肺"清。"入水""走磨"加数次，一十"天门入虎"真，麝香水推河洗口，百草霜敷治嗓声。

眼睛向上天吊惊，哭声大叫鼻流清，"清肺""推关"并"运卦"，"推横""补土"又"分阴"。各加五十无差别，"走磨"二十掐"天心"，推用葱姜尤忌乳，宗因水唬致惊深。

内吊咬牙苦寒战，掐不知疼食后寒，"推关""清肾"仍"清肺"，"补土"五十一般般。"天门虎口"加二十，"摘果猿猴"半百完，推用麝香甘草洗，忌风生冷乳兼寒。

胎惊落地或头软，口噤无声哑子形，胎毒"推关"兼"补肾"，"补土""清金"半百勤。"横文"二十"威灵"掐，"虎口""天门"数次灵，灯火顶头烧一焦，"涌泉"一焦便安宁，葱姜推后应须退，不退应知是死形。

月家惊撮口拿拳，眼红不响抹"三关"，"横文""阴阳"皆二十，"运卦""清金"半百玄。"取土入水"运数次，"指节"数次"二人"连，葱姜推后灯芯洗，蛤粉敷两"太阳"边。

盘肠气喘作膨胀，人形瘦弱肚筋青，脏寒"运卦""推关上"，"指节""横文""补肾经"，"补脾"五十"天心"掐，"外劳"揉之立便轻，艾饼敷脐葱水抹，麝香搽向脚中心。

锁心惊主鼻流血，四肢冷软火相侵，"推关""补肾""天河水"，"运卦""天门"五十真。"清肺""分阴"各二十，米泔洗口麝香淋，蛤粉细研搽两额，还敷手足两中心。

鹰爪掐人眼向上，哭时寒战眼时光，肺风被吓仍伤食，二十"三关""分阴阳"，

"清金""补土""横文"等，各推五十用生姜，"走磨""入土"皆数次，取"肝"灯芯洗口汤。

吐逆四肢冷肚响，吐乳须知胃有寒，"三关"阴阳"各二十，"清金""清肾""四横文"。"八卦"各皆加半百，数次"天门""虎口"完，十揉肨肘椒葱汁，茱萸蛤粉脚心安。

撒手惊主手足掣，咬牙歪口被风吓，心热推"关"二十通，"运卦"资"脾"加半百，"横文""指节"及"天门"，各加数次为准则，"走磨"一十葱姜推，取汗微微惊自歇，仍将蛤粉搽手心，洗口茱萸须记得。

祖手惊主手祖下，眼黄口面黑紫青，舌动只因寒水唬，五十"三关"把"肺"清。"补肾""横文"入"虎口"，"八卦""天河"半百经，"入水"数次姜推汗，麝香敷向涌泉穴，洗口细茶忌风乳，却能起死致安宁。

看地惊主眼看地，手捏却拳时心热真，"八卦""横文"皆五十，"三关"一十掐"天心"，"虎口""板门"皆数次，葱姜洗口用灯芯。

肚痛"三关"推一十，"补脾"二十掐"窝风"，"运卦""分阴"并"补肾"，"揉脐"入"虎口"中心，各加五十掐"指节"，"肨肘"当揉二十工，艾敷小肚须臾止，"虎口"推完忌乳风。

火眼"三关"把"肺清"，"五经""入土""捞明月"，各加二十肨肘十，"清河""退脐""阴阳"穴，五十"横文"十"戏珠"，两次"天河""五指节"。

"气肿""天门"是本宗，"横文"水肿次详"关"，虚肿肚膨用"补脾"，此是神仙真妙诀。

黄肿"三关"并"走磨"，"补肾"皆将二十加，"补土""横文"皆五十，"精灵"一掐服山查，推时须用葱姜水，殷勤脐上麝香搽。

走马疳从"关"上推，"赤凤""阴阳"一十归，"清河""运卦"兼"捞月"，各加五十麝香推，烧过焙子同炉底，等分黄连作一堆。

头痛一十向"三关"，"清土""分阴"并"运卦"，"横文"及"肾""天河水"，"太阳"各安五十下，"阳池"一掐用葱姜，取汗艾叶敷顶上。

痰癎来时多战盛，不知人事极昏沉，"阴阳""清肾"并"脾土"，五十麝香水可寻，"走磨""横文"各二十，桃叶将来敷脚心。

食癎原因人瘦弱，不思饮食后门开，一十"三关"兼"走磨"，"补土""横文"五十回，"肨肘"一十"威灵"掐，"上马""天门"数次归。

邪疟无时早晚间，不调饮食致脾寒，"上马""三关"归一十，"补脾""补肾"掐"横文"，五十推之加"肨肘"，"威灵"三次劝君看，"阴阳"二关须详审，"走气""天门"数次攒。

白痢"推关"兼"补脾"，各加五十"掌揉脐"，"阴阳""虎口"仍"揉肨肘"，二十"清肠"取汗微，葱姜少用"揉龟尾"，肚痛军姜贴肚皮。

赤痢"三关"推一十，"分阴""退腑"及"天河"，"横文"五十皆相等，"揉掌""清肠""龟尾"摩，半百各加姜水抹，黄连甘草起沉疴。

痢兼赤白"抹三关"，"阴阳""八卦""四横文"，"龟尾""大肠""揉掌心"，揉脐五十各相安，葱姜推罢忌生冷，起死回生力不难。

痞痢"推关""补脾土"，"五节""横文"二十连，"退腑"一百盐揉否，螺蛳艾叶及车前，细研敷向"丹田"上，白芨将同牛肉煎。

热泻"推肠""退六腑"，"八卦""横文"及"掌心"，"揉脐"五十同"清肾"，姜水推之立便轻。

冷泻"推关"及"大肠"，"运卦""分阴""补肾"乡，各加五十推姜水。"走磨""指节"并脐旁，掌心数次同"龟尾"，此时先贤治泻方。

伤寒潮热抹"三关"，"六腑""阴阳""八卦"看，"清肾""天河"加五十，数次"天门入虎"钻，"五指节"当施五次，葱姜推罢立时安。

泄法"天河""捞明月"，数番"六腑""五指节"，螺蛳苧苜贴丹田，大泻大肠真妙诀，小便不通用蜜葱，作饼敷囊淋自泄，若将捣烂贴丹田，此法能通大便结。

十二手法主病赋

"黄蜂入洞"治冷痰、阴证第一；"水底捞明月"主化痰、潮热无双。"凤凰丹展翅"同"乌双龙摆尾"之功；"老翁绞罾"合"猿猴摘果"之用。"打马过天河"止呕、兼乎泻痢；"按弦走搓磨"动气、最化痰涎。"赤凤摇头"治木麻；"乌龙摆尾"开闭结。"二龙戏珠"利结止搐之猛将；"猿猴摘果"祛痰截疟之先锋。"飞筋走气"专传送之；"天门入虎"之能血也。

十二手法诀

"黄蜂入洞"法：大热。一掐"心经"，二掐"劳宫。先开"三关"；后做此法。将左、右二大指"分阴阳"；二大指并向前，众小指随后，一撮、一上，发汗可用。

"水底捞明月法"：大凉。做此法，先掐"总筋"，"清天河水"；后以五指皆跪，中指向前，众指随后，如捞物之状，以口吹之。

"飞经走气法"：化痰，动气。先运"五经文"；后做此法。用五指开张，一滚，一笃，做至"关"中，用手打拍乃行也。

"按弦走搓磨法"：先"运八卦"；后用二大指搓病人掌、三关各一搓；二指拿病人掌，轻轻慢慢如摇，化痰甚效。

"二龙戏珠法"：用二大指，二盐指并向前，小指在两旁，徐徐向前，一进、一退，小指两傍掐穴，半表里也。

"赤凤摇头"：此法，将一手拿小儿中指；一手五指，攒住小儿"肘肘"，将中指摆摇，补脾、和血也（中指属心、色赤，故也）。

"乌龙摆尾法"：用手拿小儿小指，五指攒住"肘肘"，将小指摇动，如摆尾之状，能开闭结也（小指属肾水、色黑，故也）。

"猿猴摘果法"：左大指、食指交动，慢动；右手大指、食指，快，上至"关"中，转至"总筋"左边，右上至"关"上。

"凤凰单展翅"：热。用大指掐总筋；四指皆伸在下，大指又起，又翻四指，如一翅之状。

"打马过天河"：温凉。以三指在"上马穴"边，从手背推到"天河"头上。与"捞明月"相似（俗以指甲弹响过天河者，非也）。

"天门入虎口法"：右手大指掐小儿"虎口"；中指掐住"天门"；食指掐住总筋，以五指攒住"肘肘"，轻轻摇动，效。

黑筋：重阴，属水，应肾、膀胱，通两耳。主冷气、尪羸、昏沉，掐此。

掐心一节及劳宫，推三关，能出汗；后做黄蜂入洞（心在中指）。

内劳宫：屈中指尽处是穴，发汗用。

天河水：在总筋下三指。掐总筋，清天河水，水底捞明月，治心经有热。

横文掐至中指尖，主吐（横文在掌尽处）。

无名指属肺。掐肺一节及离宫节，止咳嗽；离至乾中，要轻。

小指属肾。掐肾一节，小横文、大横文、退六腑，治小便赤涩。

运五经文，治五脏六腑气不和。

运四横：和上下不足之气，气急、气喘、腹肚疼痛。

大指属脾。掐脾一节，屈指，为补。小儿虚弱，乳食不进。

板门：在大指节下五分，治气促、气攻。板门推向横文，主吐；横文推向板门，主泻。

横文两傍，乃阴阳二穴。就横文上，以两大指中分，望两傍抹，为分阴阳。肚腹、腹膨胀，泄泻，二便不通，脏腑虚，并治。

运八卦：开胸膈之痰结。左转止吐；右转止泻。

天心穴：乾入寸许，止天吊惊风，口眼歪斜，运之，效。

虎口对天门：推之，名天门入虎口。推后，二指拿定二穴，一指掐住总筋，以收揉肘肘，是也。

清天河，分阴阳，赤凤摇头，止夜啼。

掐中指一节及指背一节，止咳嗽。

掐五指背一节：专治惊吓，醒人事，百病离身。

掐大指少商穴：治湿痰、瘰、痢。

靠山穴在大指下掌根尽处腕中，能治疟疾，痰壅。

威灵穴在虎口下傍岐，有圆骨处。遇卒死症，摇掐即醒。有声则生；无声则死。

一扇门，二扇门：在中指两傍夹界下半寸是穴。治热不退，汗不来，掐此，即汗如雨，不宜太多。

精灵穴：在四指、五指夹界下半寸，治痰壅、气促、气攻。

二人上马：在小指下里侧，对兑边是穴。治小便赤涩，清补肾水。

外劳宫：在指下，正对掌心是穴。治粪白不变，五谷不消，肚腹泄泻。

一窝风：在掌根尽处腕中。治肚痛极效。急慢惊风。又一窝风掐住中指尖，主泻。

阳池穴：在掌根三寸是。治风痰，头痛。

外运八卦：能令浑身酥通。

膝眼穴：小儿脸上惊来，急在此掐之。

前承山穴：小儿望后跌，将此穴久掐，久揉，有效。

解溪穴：又惊、又吐、又泻，掐此即止。

鞋带穴：小儿望后仰，掐此，效。

按：针灸专书亦称解豁穴为鞋带穴。惟此处所谓之鞋带穴，根据图解，是在解豁穴下少许。

若小儿惊急，掐人，眼光掣跳，寒战，咬牙，将大指一节久揉，即止。掐左足，右手，又将手中指一节掐三下。

揉龟尾并揉脐，治水泄，乌纱膨胀，脐风、急慢等症。

后承山穴：小儿手足掣跳，惊风紧急，快将口咬之，要久，令大哭，方止。

仆参穴：治小儿吼喘，将此上推、下掐，必然苏醒。如小儿急死，将口咬之，则回生，名曰老虎吞食。

第二十一章 《秘传推拿妙诀》（节选）

【明·周于蕃】

五脏六腑之诀

心经有热作痴迷，天河水过入洪池；

肝经有病眼多闭，推动脾土病即退；

脾土有病食不进，推动脾土效必应；

胃经有病食不消，脾土大肠八卦调；

肺经有风咳嗽多，可把肺经久按摩；

肾经有病小便涩，推动肾水必救得；

大肠有病泄泻多，可把大肠用心搓；

小肠有病气来攻，横纹板门精宁通；

命门有病元气虚，脾土大肠八卦推；

三焦有病生寒热，天河六腑神仙决；

膀胱有病作淋疴，肾水八卦运天河；

胆经有病口作苦，只有妙法推脾土；

五脏六腑各有推，千金秘诀传今古。

四症八候说

何谓四症，风痰惊热是也（总谓惊风）。何谓八候，手之伸缩为搐，十指开合为搦，欲相扑捉谓掣，四肢寒动为颤，身仰为反，势将开弓为引，常若嗔恕为窜，露睛不活为视。八候之中为搐独多。男搐左视无声右视有声，女搐右视无声左视有声。又有时刻寅卯时发，目上视，手足摇，口流涎，颈项强，此肝火太旺。法当多退六腑，推肾经（地黄丸，泄肾丸）。已午未时发，身热，神悸，目上视，睛赤，牙关紧，口流涎，手足动，此心火太旺。法当多退六腑，推肺经，肾水（泻心汤，导赤散）。申酉时发，气喘，目微斜，睡则露睛，手足冷，此乃脾伤。法当多分阴阳，推脾经（益黄散，泻青丸）。亥子时发，喉中有痰，食不消，睡多不省，此亦脾病。法亦当多分阴阳，推心经，脾土，急用吐法（益黄散，导赤丸）。丸药大者用之，小者则推拿自愈。

拿说

拿法

医用右手大指，跪于孩童总位上，而以中指于一窝风处，对着大指尽力拿之（此法所谓急惊拿之即醒是也）。或医用右手食中二指，夹孩童左手中指甲梢，却用大指当所拿中指甲巅一折拿之，或用医大指甲巅掐入病者中指甲内，尤为得力［此二法不拘急慢惊并可拿之。凡看病入门，必先用此以试之。如拿之而病者一声哭醒，即连哭数声，可生之兆也，即与照病依法拿之，轻者即愈，重者久推亦愈。若拿而口嗗如鱼口样，声叫如鸦声样者，并难治也，然亦尽力用功，冀其万一之生。则在好生者之仁心耳，总位窝风穴，俱载图内（注：图缺）］。又有医将两手托着病者两手背，紧紧连指掌一把拿住，扯傍两胯一捻。尽力夹住者（此法发狂或用手抓人或手足扬舞僵搐者，用之极妙）。又病者口紧不开，医人将大中二指着力拿其牙关穴，自开（牙关穴在两牙腮尽处近耳是也，如要用指入口按病者舌根取吐，与灌汤药，俱用此法。其用剪拗开者，此蛮法也。若小而未生齿者，用剪岂不伤其肉乎。按舌法详后吐法内）。

汗法

遇小儿作寒作热，或鼻流清涕，或昏闷，一应急慢惊风等症，用葱姜汤。医以右手大指面蘸汤，于鼻两孔着实擦洗数十次，谓之洗井灶，以通其脏腑之气。随用两大指俱蘸汤，擦鼻两边数十下，随由鼻梁山根推上印堂数十。推法，医用两手中名小六指，将病者两耳扳转向前，掩其耳门，而以两大指更迭上推，从印堂而上，左右分抹眉额眼胞数十下，至两太阳揉掐之数十下，随将全指摩擦其囟门头脑亦数十下，临后将两大指拿住两太阳，两中指拿住脑后两风池穴（后脑下，颈项之上，两边软处即风池穴），四指一齐着力拿摇一会。小者令其大哭，即有汗出（当时虽无汗，以后亦自有汗）。又或用手擦其肺俞穴（背两边，反手骨边软处即肺俞穴。但擦要轻带汤擦，恐伤其皮），又有揉一窝风，揉内劳宫，掐二人上马［此三穴另载手图下（注：图缺），照病证推拿时用之，皆取汗之法也。风寒之症得出汗即减大半矣，盖面部气通脏腑，此取汗诸法，不拘何症，但有病俱须用之，真除病之通术也。但推后须用手掌摩其头面令干，恐有汤湿反招风也。若自汗者，亦用此以取其正汗，但汗后须多推脾土以收之］。

吐法

凡遇孩童风寒水湿，伤乳伤食，或迷闷不爽，胸中饱满，不进乳食，或咳嗽多痰并呕吐。一切急慢惊风，不论暂感久感，即先用前取汗法毕。随将左手托住后脑令头向前，用右手中指插入喉间按住舌根，令其呕喂。或有乳食，即吐出乳。有食者，吐食。有痰者，吐痰。若初感者一吐之后，病即霍然大减矣。随再照症推之，无不立愈。但孩童有齿者并牙关紧者，照前拿牙关法拿开牙关。随用硬物如笔管之类填其齿龈，然后入指，庶不被咬。又须入指从容，恐指甲伤及病者喉腭（此吐法，系除病第一捷径，较汗下之取效速，余每以此救人甚多。盖小儿之病，不过风寒伤乳伤食，久之停积胃脘之间，随成他症。诚一吐而病自愈耳，就是胃间无停积者，用此，亦能通其五脏六腑之滞。医者留心，又有板门推下横纹则吐者。然不若按舌根，吐之快也，有用药吐者，风斯下矣）。

下法即泻也

凡遇小儿不能言，若偶然恶哭不止，即是肚疼。即将一人抱小儿置膝间，医人对面，将两手搂抱其肚腹，着力久久揉之，如搓揉衣服状。又用手掌摩揉其脐，左右旋转数百余回（每转三十六），愈多愈效。随用两手于肚两边，推下两膀胱数十，或百下，并从心口推下小肚，此下泻之法也（又有横纹推向板门则泻之法，可并用之，大约揉肚并脐，若久自然消化，但要揉之如法耳）。

风关、气关、命关说（即三关也）

凡小儿未及五六岁者，难以诊脉，惟以男左女右，食指根上三节，分为三关。第一节曰风关，无红紫青筋，则无病，即有亦易治。二节曰气关，有红紫青筋，病虽重仍可治。三节曰命关，有红紫青筋，病深难治。其筋色病证，载小儿被惊法歌（歌内云：筋透三关命必亡，但小儿二岁上下者，其皮肤嫩薄，有病三关上多有浮筋，但要用心推之，不可谓必亡，而不用功也）。推法，医用右手大指，推送入病者大指根虎口之内（所推是食指，故曰推送入大指根也。下数不嫌多，每治病必先推此。或每节一掐，此根本也，即所谓天门入虎口是也）。

男女左右说

凡男推拿左手，女推拿右手，一切相同。但男推三关为热，退六腑为凉。女则推三关为凉，退六腑为热耳（女推三关二句，据书如此说，恐未必相悬若此，予每照男用，明者更试之）。

分阴阳，推三关，退六腑（此三关在臂纹，非风气命三关也）。

凡男女有恙，俱由于阴寒阳热之失调，故医之即当。首先为之分阴阳，次即为推三关，六腑（穴名载后）。如寒多则宜热之，多分阳边，与推三关。热多则宜凉之，多分阴边，与退六腑。然阴阳寒热必须相济，不可偏寒偏热。如要热，分阳边一百十下，则分阴边亦二三十下。要凉，分阴边一百十下，则分阳边亦二三十下。此亦燮理阴阳之义。推三关，退六腑亦然。如不寒不热，则各平分平推。此在人心之活治也。

字法解

推者，医人以右手大指面蘸汤水，于其穴处，向前推也。故大肠曰推，心经曰推，肺经肾经曰推，板门向横纹、横纹向板门曰推。而惟阴阳有分之说。以医人用左右两大指，于阴阳穴处，向两边分，故谓之分，而亦谓之推也。三关六腑有推退之说，以三关上推（上者向手膊推也），六腑下推（下着向手掌推也）。虽有推退之名，而实皆谓之推也。又脾土有推补之说，以医人用左手大食二指拿病者大指巅（男左大指，女右大指）。直其指而推，故曰推，取消饮食之意。屈其指而推，故曰补，取进饮食之意。虽有推补之名，而实则皆谓之推也。

运者，亦医人以右手大指推也，但如八卦，自干上推迟至兑上止，周环旋转，故谓之运。又如运土入水，自脾土推至肾水止。运水入土，自肾水推至脾土止。因有土入水，水入土之说，故谓之运，而实皆谓之推也。

拿者，医人以两手指，或大指，或名指，于病者应拿穴处，或掐或捏或揉，皆谓之拿也。

凡推，俱用指蘸汤水推之，但太湿恐推不着实，太干恐推伤皮肤，要干湿得宜，拿则不用水。

凡推，各指俱要于指面并挨两边推之，凡云几十几百者，于其穴处推或几百下或几十下也，凡下数不厌多，愈多愈效。轻者二三百，重者三五百。凡推各指，医人以左手大食二指，拿所推之指，以右手大指自指巅推至指根而止。推三关，退六腑，亦以左大食中三指对拿总心处，而三关以右大指推，六腑以右中指退，但俱长不过二寸。

凡推法，俱有次序，每病必先用面上取汗，喉中取呕法，次于手上分阴阳，次推三关，次六腑，次各应先推之指。如饮食先脾土，泄泻先大肠，伤风先肺经，而后次及八卦、横纹、板门、天河之类。其应推之穴，尤要多推，不妨数百。

推拿曰每次者，盖病有轻重，人有大小。如初生曰婴儿，五七岁曰小儿，十二岁曰童子，并皆可用推拿。但感病轻者，推拿一二次，或三五次即愈。若感重者，非十数次不愈。如感重而人又大者，非数十次不愈。如人小者，一二次或三五次即愈。若人大者非十数次不愈，故曰每次也。

补推指法

凡小儿一二岁之内，指小难捉。医用左手大指与名指或中指对拿着病者应推之指梢，以食指托起指背，却以右手中指名指，分夹病者手掌，以大指推之。惟推脾土，医用大指食指拿其指梢，随便用之。在人活法，附经验活幼黄金散。

附：治恶痘黑陷将死，此药起死回生。

紫草茸三钱，穿山甲（炒成珠）二钱，上二味为极细末，用人参煎汤调下五分，即刻起顶贯浆，次第取功，真仙丹矣。此方紫草茸难得，然效果如神，特并载之。

手上推拿法

天门入虎口

大指食指中间软肉处为虎口。医人用大指，自病者命关推起至虎口，又将大指钻掐虎口，又或从大指巅推入虎口，总谓天门入虎口。

水里捞明月

凡诸热证，热甚，以水置病者手中，医人用食指杵，从内劳宫左旋，如搅物状，口吹气，随指而转数回，径推上天河，又仍前法行数次。此退热之良法也，但女右旋。

打马过天河

中指午位属马，医人开食中二指，弹病者中指甲十余下，随拿上天河位摇按数次，随用食中二指，从天河上密密一路打至手手弯止，数次。

黄蜂入洞

医将二大指跪入两耳数十次，能通气，如前所云板门掩耳门俱是，余皆非。

赤凤摇头

医用右大食二指，拿病者大指头摇摆之，向胸内摆为补，向外摆为泄。又医将一手拿病者曲尺，将一手拿病者总心经处揉摆之，为摇肘。亦向胸内为补，外为泄。

飞经走气（以下各法俱可不用）

传送之法，医人将大指，对病者总心经位立住，却将食中名三指一站，彼此递向前去，至手弯止，如此者数次。

凤凰单展翅

医人将右手食指，拿病者大指，屈压内劳宫，将右手大指拿外劳宫，又将左手大指跪外一窝风，并食中二指拿住内一窝风，右手摆动。

猿猴摘果

医人将手牵病者两手，时伸缩，如猿猴摘果样。

双龙摆尾

医人屈按病者中名二指，摇食小二指，故名双龙摆尾。

身中十二拿法（拿即揉掐类也）

一拿两太阳穴，属阳明经，能醒。

二拿耳后穴，属肾经，能去风。

三拿肩并穴，属胃经，能出汗。

四拿奶旁穴，属胃经，能止吐。

五拿曲尺穴，属肾经，能止搐。

六拿肚角穴，属大肠，能止泻。

七拿百虫穴，属四肢，能止惊。

八拿皮罢穴，属肝经，能清神。

九拿合骨穴（即总位），通十二经，能开关。

十拿鱼肚穴，属小肠经，能止泄，醒人事。

十一拿膀胱穴，能通小便。

十二拿三阳交穴，能通血脉。

男女诸般症候并治法

口中插舌，乃心经有热，退六腑，水里捞明月，清天河为主。

四肢冷弱，推三关，补脾土，四横纹为主。

头向上，运八卦，补脾土为主。

眼翻白，推三关，擦五指节为主。

四肢乱舞，掐五指节，清心经为主。

口渴是虚火，推天河水为主。

肚响是虚气，分阴阳、推脾土为主。

口吐白涎有痰，推肺经为主（吐法急用）。

四肢掣跳，寒热不均，掐五指节，分阴阳为主。

眼不开，气血虚，推肾水为主。

如哑子不言，是痰迷心窍，推肺经为主（吐法急用）。

眼翻白，偏左右，拿二人上马，小天心为主。

眼白，推肾水，运八卦为主。

头偏左右有风，分阴阳，擦五指节为主。

遍身潮热，乳食所伤，推脾土，肾水为主。

气吼虚热，面白唇红，补脾土，推肾水为主。

口唇白，气血虚，补脾土为主。

肚胀气虚血弱，补脾土，分阴阳为主。

青筋裹肚，有风，补脾土，掐五指节为主。

吐乳有寒，分阴阳，推脾土为主。

饮食俱进，人事瘦弱，有盛火，退六腑，清天河水为主。

眼向上，分阴阳，推肾水，运水入土为主。

哭声号叫，推心经，分阴阳为主。

鼻流清水，推肺经为主。

四肢向后，推脾土，肺经，为摆尾为主。

眼黄有痰，清肺经，推脾土为主。

大小便少，退六腑，清肾水为主。

口歪有风，推肺经，掐五指节为主。

掐不知痛，有风麻，推脾土，掐五指节为主。

到晚昏迷，推肺经为主。

咬牙，补肾水，分阴阳为主。

哭声不出，清心经，分阴阳，掐威灵穴为主。

脸青，推三关，推肺经为主。

手抓人，推心经，退六腑为主。

遍身掣，有风，掐五指节，补脾土，凤凰单展翅为主。

哭声不出，推肺经，擦四横纹为主。

身寒掣，推三关，揉涌泉穴为主。

大叫一声死，推三关，拿合骨穴，清天河水，捞明月为主。

晚啼哭，心经有热，清天河水为主。肚痛，擦一窝风为主，并拿肚角穴。干呕，掐精宁穴为主。

鼻流鲜血，五心热，退六腑，清天河水，捞明月为主。

一掣一跳，推心经，掐五指节，补脾土为主。

两眼看地，补脾土，推肾水，擦四横纹为主。

卒中风，急筋吊颈，拿合骨穴，掐威灵穴为主。

以上治法，虽各有主者，然各经俱要推之，遍推更妙。只有益，定无损，医者留心。

阳掌诀法（掌面为阳，非左手也）

一擦心经，二揉劳宫，推上三关，发热出汗用之，引开毫毛孔窍。要汗而汗不来，再以二扇门掐之。揉孩童右手心，微出汗即止。二扇门，须缓缓重掐。

大指食指侧推入虎口，水泄泻痢肚胀用之。推脾土，屈指为补，饮食不进，人事瘦弱，肚起青筋用之。

直指为泄，饮食不消，作饱胀用之。一推肺经，二揉掐离干，离上起乾上止，当中轻两头重，咳嗽有痰昏迷呕用之。

推肾水、推小横纹、退六腑，大小便秘结、人事昏迷、粪黄者用之。

推肾水，推小横纹。肾水短少，可以补。肾水赤红，可以清。

揉掐总位，清天河水，口内生疮，遍身潮热，夜间啼哭，四肢长掣用之。

分阴阳，风寒水湿，水泄痢疾，遍身潮热，往来，膨胀呕吐并用之。

运五经，通五脏六腑之气。肚胀气血不和，四肢常掣，寒热往来用之。

运八卦，除胃隔迷闷。肚胀，呕吐，气喘，饮食不进，打噎用之。

运水入土，水盛土枯，五谷不化，痢疾用之。

推四横纹，和气血，人事瘦弱，乳食不思，手足常掣头偏左右用之。

运土入水，脾太旺，水谷不分，水火未济，水症用之。揉掐小天心，眼翻白，偏左右，肾水闭结用之。

掐大指面巅，迷闷气吼，作呕干呕用之。

阴掌穴法（掌背为阴，非右手也）

二扇门，两手揉掐，平中指为界，凡发汗用之。

揉掐二人上马，清补肾水用之。

揉掐外劳宫，遍身潮热，肚起青筋用之。

揉掐一窝风，肚疼，眼翻白，一哭一死用之。

揉掐五指节，伤风被水惊，四肢常掣，面青色用。

揉掐精宁穴，气吼干呕用之。

揉掐威灵穴，暴中风死，急筋跳水吊颈用之。

胎惊

落地或软或硬，不开眼，不做声，胎中多毒。

每次分阴阳（五七十次），推三关（五七十次），退六腑（五七十次），推脾土（五七十次）。又用热水推，如再不醒，用灯火于脑顶，并二涌泉穴，各一焦，再不醒，不治，又俗传其父之乳名，即醒者，试之可也。

脐风惊

初生一二日，舌硬托乳，头摇眼闭，哭不出声，口吐白沫，左右牙龈上下，并口上腭，具觉有硬梗，带蓝白色，如鸡鱼脆骨样，或白点如栗米大，初生但见有此症，急宜速治。然此症初起，人多不觉，在一二日间，就要留心，凡婴见初生下地，见风即生此症，治之在三日内，即可愈，若至四日，便费乎。越五日，断不治矣。近日此症极多，亦多误为别症失事。

治法：先寻鸡糟粪，同好香墨磨之待用。先用大布针将龈腭间硬梗。一一划破，重些不妨事，即用青绢布片，打湿扭干，缠食指头。蘸粪墨，擦于划破处，轻者一次即愈。重者如前法，再用一次，亦无不愈矣，如见口不开，大人用左手大指中二指擎具牙关穴，即开。便手用针，如擎不开，则重矣。其病端在四日内，可不起早防之。

每次分阴阳、推三关、退六腑（各五七十次），运八卦（五十次），推肺经（五十次），重者天心穴，脐上，两大指面巅，各用灯火一壮，惟脐上可三壮，轻者不必用灯火，予屡试活人。又用姜葱汤推之。

蛇丝惊

口中舌长吐，四肢冷，心经有热。

每次分阴阳（一二百次），推三关（一二百次），退六腑（一百次），清天河水（二百次），运八卦（一百次），捞明月（五十次），汗吐法先用，又麝香水，或姜葱汤推之。将米泔水洗口，蛤粉擦太阳，并涌泉穴二。

马蹄惊

头向上，四肢乱舞，感风被吓，脾土为主。

每次分阴阳（一二百次），推三关（二百次），退六腑（一百次），脾土推补（各一百次），运八卦（一百次），擦四横纹（五十次），清天河水（一百次），揉太阳（五十次），掐五指节（五次），摇头（二十下），掐二人上马（五十次），汗吐法先用。又用姜水推，将姜葱捣烂，敷膝腕，取微汗，用布裹之，一二时，忌乳食少用。

水泄惊

肚响，遍身软，眼翻白，口作渴，因乳食所伤，寒热不调，以脾土大肠为主。

每次分阴阳（二百次），阳边多分。推三关（一二百次），推大肠（一二百次），脾土推补（各一百次），板门推向横纹（五十），摩脐并腰眼、龟尾（各二三百次），用右掌心轻轻于腰脐龟尾档左右旋转（各五十），男要左旋多些，女要右旋多些，四六分用，推委中，后承山（各五七十次）。

右姜水推之，将蒜捣烂，隔火纸敷脐，量人大小，大者敷一饭之时，小者敷一茶之时，大者禁乳食两时，小者忌一时，以茶汤洗口，然须分寒热，此寒法，若热方具集症内。龟尾即尾骶穴也。

鲫鱼惊

口吐白沫，四肢摆动，眼动，有寒，被吓。

每次分阴阳（一二百次），推三关（一二百次），退六腑（一百次），推肺经（二百次），运八卦（五六十次），脾土推补（各二百次），清天河水（一百次），运土入水（五十次），推肾水（五十次），揉肭肘（各五十次），掐五指节数次，掐二人上马数次，汗吐法先用。

右用姜葱汤推，蛤粉搽擦脑顶，乳母将乳捏去其陈积者，方与之食，不可太饱，禁风。凡病推后，与之乳或食，俱勿令饱，可谓要得小儿安。多受饥与寒是也，总之不令伤食，养子之良法也。

乌鸦惊

大叫一声，即手足掣，口开眼闭，被吓有痰。

每次分阴阳（二三百次），推三关（一二百次），退六腑（一百次），推肺经（二百次），清天河水（一百次），脾土推补（一百次），推肾水（一百次），运八卦（五十次），揉内劳宫（一百次），取微汗，如不醒，或拿中指巅即醒，二拿法，载前，汗吐法要用。

右用姜汤推，忌乳食，蛤粉搽脑顶涌泉。

潮热惊

口渴气吼昏迷，先被乳食所伤，后感风寒，脏脐有热，多清天河水，与水裹捞明月。

每次分阴阳（二百次），阴多些，阳少些，四六分用。推三关（一百次），推六腑（二百次），清天河水（一百次），捞明月（五十次），掐五指节数次，运八卦（五十次），揉内劳宫（一百次），汗吐法要用。

右用葱水推之，忌乳食片时，如口中有疮，多清天河水，退六腑。

肚胀惊

气喘，眼翻白，泄。伤食，感寒，脾肺之症。

每次分阴阳（二百次），推三关（一百次），推肺经（一百次），脾土推补（各二百次），推肾水（一百次），掌揉脐（二三百次），左右旋，男左旋多，女右旋多，四六分用。擦四横纹（五十次），运八卦（五十次）。右姜汤水推之，忌生冷，如泄，揉腰脐龟尾（各二百法载水泄惊）。

夜啼惊

一哭一?，再无住时，手足掣跳，被吓，乳食过度。

每次分阴阳（一百次），推三关（一百次），退六腑（二百次），推心经（一百次），清天河水（一百次），推肺经（一百次），推肾水（一百次），展翅（五十次），运八卦（五十次）。右盐姜水推之，少与乳食。

宿痧惊

蚤晚音沉，人事不醒，咬牙。寒热不均所致。

每次分阴阳、推三关、退六腑（各二百次），捞明月、脾土推补（各一百次），运八卦、擦四横纹、摇头（各五十次），推肺经、清天河水（各一百）。

右葱水推，节乳食。

急惊

手捏拳，一撒一死，口偏眼歪。受风被吓。

先拿合骨穴，或中指巅，令醒。随用吐法（法俱载前）每次分阴阳（三百次），推三关（二百次），退六腑、脾土推补（各一百次），推肺经（二百次），掐五指节（数十次），清天河水（二百次），运八卦（一百次），推肾水（一百次），揉内劳宫（二百次），汗吐法第一要紧用。

右葱椒研水推之，调蛤粉，搽头顶心太阳手足掌心，禁风，忌乳食。

慢惊

日遂被吓，眼偏口歪，四肢软拽，气无时，此非一时之病，不可治之太过。

每次分阴阳（二百次），推三关（二百次），退六腑（二百次），脾土推补（各一百次），推肺经（一百次），运八卦（一百次），摇头（五十次），推肾水（二百次），小天心又揉之，亦可用吐法。

右麝香水，或葱姜汤推之，米泔水洗口，草麻子研饼，敷涌泉两太阳。

弯弓惊

四肢向后，头向胸靠，哭声不出。

每次分阴阳（二百次），推三关（二百次），退六腑（一百次），脾土推补（各一百次），推肾水（二百次），推肺经（三百次），运八卦（一百次），擦四横纹（五十次），双龙摆尾（十次），汗吐法要用。

右用葱姜汤推之，以水调蛤粉搽手足掌心四遍。

天吊惊

眼向上，哭多好叫，鼻流水。食后感寒被吓。

每次分阴阳（阳二百次、阴一百次），推三关（一百次），脾土推补（各一百），运八卦（五十），推肾水（一百次），双龙摆尾（一百次），揉内劳宫（三十次），汗吐法要用。

右姜葱汤推之，禁乳食一时，如不止，用取痰法吐其痰。

内吊惊

咬牙寒战，掐不知痛。食后感风被吓。

每次分阴阳（二百次），推三关（二百次），退六腑（一百次），推肺经（二百次），天门入虎口（五十次），清天河水（一百次），推肾水（一百次），运八卦（五十次），揉内劳宫（一百次），取微汗，吐法忌用。

右姜葱汤推之，忌风，节乳食。葱枝捣饼，敷头顶心一时。

盘肠惊

气吼眼黄，肚起青筋，饮食俱进，人事瘦弱，大小便短少。因六腑有寒而致。

每次分阴阳（阳一百次、阴二百次），推三关（二百次），退六腑（一百次），推脾土（二百次），退四横纹（二十次），推大肠（二百次），推肾水（一百次），运八卦（二十次），运水入土（一百次），揉腰脐及龟尾（二三百次），揉内外劳宫（各一百次），天门入虎口（十次），汗吐法可用。

右用姜葱汤推之，忌生冷，艾绒敷脐，草麻子为饼，敷两脚心。

锁心惊

鼻流鲜血，唇眼皆红，眼角粪无时，因盛火所致。

每次分阴阳（阴二百、阳一百次），推三关（五十次），退六腑（二百次），清天河水（一百次），推肾水（一百次）。

右葱汤推之，蛤粉搽两太阳两脚心，揉后要退凉，如再热难治。

鹰爪惊

两手爪人，眼闭不闻，叫哭无时，被吓，并乳食所伤，肺经受风，心经有热。

每次分阴阳（一百次），推三关（一百次），退六腑（二百次），脾土推补（各一百次），运八卦（五十次），清天河水（一百次），推肾水（一百次），打马（五十次），手足二弯揉拿之，揉外劳宫（一百次），汗吐法用之。

右椒汤推之，如甚用油头绳扎两中指，用花针刺指头出血，以泻其心火。

呕逆惊

肚胀，四肢冷，吐乳食，胃有寒，乳食所伤。

每次分阴阳（阳二百次、阴一百次），推三关（二百次），推六腑（八十次），推肺经（一百次），脾土推补（各一百次），运八卦（五十次），仍要先用汗吐法。

右用姜水推之，如胃间有积乳积食，仍用吐痰法吐之，不妨，最要少与之乳食，令多饱。

撒手惊

手足掣动，眼歪斜，咬牙，心经先寒后热，心经为主。

每次分阴阳（阳一百次、阴五十次），推三关（一百次），退六腑（一百次），推四横纹（五十次），天门入虎口（五十次），清天河水（一百次），运八卦（五十次）。

右葱水推之，忌乳食，细茶煎汤洗口，禁风，节乳食。

乌痧惊

唇嘴皆黑，筋亦黑，食后感风邪入肺。

每次分阴阳（二百次），推三关（二百次），退六腑（一百次），推脾土（一百次），推肺经（一百次），运八卦（一百次），掐二扇门数次，揉外劳宫数次，汗吐法要用。

右用姜汤推之，要忌乳，如重，用吐痰法吐之，然要量人虚实，终者少吐，近者多吐，过后有虚汗出，多补脾土八卦。

看地惊

手捻拳，眼看地，不言，口外嘴斜。

每次分阴阳（一百次），推三关（一百次），退六腑（一百次），运天河水（一百次），推脾土（一百次），推心经（五十次），按弦（八十次），推肺经（一百次），揉斗肘（二十次），汗吐法急用。

右姜汤推，用皂角烧灰存性为末，将醋和饼，贴心门一时。

杂症治法

一治肚疼

每次分阴阳（二百次），推三关（一百次），退六腑（一百次），推脾土（一百次），天门入虎口（一十次），抱手揉肚（二三百次），揉窝风穴（五十次），掌心揉脐（一二百次），吐法可用。

一治火眼

每次退六腑（一百次），清天河水（三十次），运八卦（五十次），推肾水（一百次）。

右用滚水推，或茶汤亦可。

一治气肿

每次分阴阳（一百次），推三关（二百次），退六腑（二百次），推脾土（三百次），运水入土（一百次），天门入虎口（五十次）。

右滚水推或淡醋亦可。

一治水肿

每次分阴阳（二百次），推三关（二百次），退六腑（二百次），推脾土（三百次），运水入土（一百次）。

右用姜葱汤推之。忌盐，并生冷，乳食亦少用。

一治黄症

每次分阴阳（二百次），推三关（一百次），退六腑（一百次），推肾水（一百次），推脾土（三五百次），运水入土（一百次）。

右用姜葱汤推之。山楂汤不时服。

一治走马牙疳

每次分阴阳（二百次），推三关（一百次），退六腑（二百次），清天河水（二百次），捞明月（五十次），摇头（五十次）。

右麝香水或姜葱汤推之，五倍子烧灰存性，炉底黄连等分，为末，搽之，但搽药须于夜间，与日间睡着时，用扬枕其头，令仰睡张口，方便用药。若醒时用药，为涎所流，无益也。

一治痰迷心窍

每次分阴阳（一百次），推三关（一百次），退六腑（一百次），推肺经（一百次），推心经（五十次），推四横纹（五十次），运八卦（五十次），揉内劳宫（五十次），天门入虎口（五十次），掐五指节数次，吐法急急要用。

右麝香水或姜葱汤推之，用吐痰法吐之如重，用灯窝油鸡毛扫喉中，即吐。

一治头肿

每次分阴阳（三百次），推三关（二百次），退六腑（一百次），推脾土（一百次），揉两太阳（五十次），运八卦（二十次），揉内劳宫（五十次），汗法要用。

右姜水推之，将葱为饼敷脐，忌乳食少用，或将艾饼敷头顶。

一治痰疟

每次分阴阳（二百次），推脾土（二百次），退六腑（一百次），运八卦（五十次），推四横纹（三十次），揉脐（一百二十次），揉内劳宫（三十次），汗吐法急用。

右姜汤推，忌生冷，向东桃叶研饼敷涌泉穴。

一治食疟

每次分阴阳（二百次），推三关（二百次），退六腑（一百次），推脾土（二百次），推肾水（二百次），天门入虎口（二十次），运八卦（二十次），揉内劳宫（三十次），发汗要用。

右葱水推，忌生冷，乳食少用。

一治虚疟

每次分阴阳（二百次），清天河水（二百次），推三关（二百次），退六腑（十五次），推脾土（三百次），运八卦（一百次），拿二人上马（三十次）。

右葱姜水推，忌生冷，并风桃叶敷脚心。

一治邪疟：往来不时为邪

每次分阴阳（二百次），清天河水（二百次），推三关（一百次），推肺经（一百次），掐五指节（二十次），推四横纹（二十次），运水入土（五十次），拿二扇门（三十次），揉内劳宫（二十次），汗法要用。

右葱姜汤推，忌生冷，用独囊蒜一个捣烂，过火纸敷内间使，大者终敷，小者少敷，或桃叶捣敷涌泉穴。（内间使即天河水处）。

一治红痢　白痢再推脾土（一百次）余皆同

每次分阴阳（二百次），推三关（一百次），退六腑（二百次），推大肠（二百次），运水入土（一百次），板门推向横纹（五十次），摩脐并腰眼及龟尾（各一百二十次），推委中后承山（各五十七十次）。

右姜葱水推。忌生冷。甘草黄连金银花各等分，煎汤服之。

一治赤白痢

每次分阴阳（二百次），推三关（一百次），退六腑（一百次），推脾土（一百次），运八卦（五十次），推大肠（一百次），板门向横纹（五十次），摩脐并腰眼及龟尾（各一百二十次），推委中后承山（各五七十次）。

右姜葱水推之，忌生冷，艾叶同花椒研饼敷脐，以绢布之，愈而后去。

一治禁口痢

每次分阴阳（二百次），推三关（一百次），退六腑（一百次），推脾土（二百次），推大肠（二百次），板门向横纹（五十次），摩脐并腰眼及龟尾（各一百二十次），推委中后承山（各五七十次）。

一治疳积黄疸

凡面口白，肌瘦，发稀疏，肚大者是也。

每次分阴阳（二百次），推三关（一百次），退六腑（一百次），脾土推补（各二三百次），推肾水（一百次），抱肚揉肚（一百次），摩脐右左旋（各一百次）。

治法提要歌诀

需熟读，与前无患歌，被惊歌，及脏腑定诀，看面定诀，看指定诀，生死断诀，四症八候说，以至拿说拿法，汗吐下法，并诸图穴（注：图缺），大纲领十得其九矣，此十三者，缺一不可。

人间发汗如何说，只在三关用手诀，再掐心经与劳宫，热汗立止何愁雪，不然重指二扇门，大汗如雨便休歇，若治痢疾并水泻，重推大肠经一节，侧推虎口见工夫，再推阴阳分寒热，若问男女咳嗽诀，多推肺经是法则，八卦离迟到乾宫，中间宜乎轻些些，凡运八卦开胸膈，四横纹指和气血，五脏六腑气候闭，运动五经开其塞，饮食不进见着吓，推动脾土孰吃得，饮食若进人事瘦，曲指补脾何惧怯，若小便还黄赤涩，小横纹与肾水节。（即勤云先生清膀胱五十下是也）往之推去为之清，往下退来为补诀，小儿若着风水吓，多推五指指之节，大便闭塞终不通，盖回六腑有积热，小横肚角要施工，更掐肾水下一节，口出臭气心经热，只要天河水清切，上入洪池下人掌，万病之中多去得，若是遍身不退热，外劳宫上多揉擦，不问大热与大炎，更有水裹捞明月，天门虎口肶肘诀，重揉顺气又生血，黄蜂入洞医阴证，冷气冷痰俱治得。阳池穴掐止头疼，一窝风掐肚痛绝，威灵捻心救暴亡，精宁穴治打逆咽，男女眼若往上撑，重重多揉小天心，二人上马补肾经，即时下来就醒豁，男左三关推最热，退下六腑冷如铁，女右三关退下凉，推上六腑又是热（此四辨在前，男女左右说下，大约男女既分左右手，则三关六腑，想亦相同，用者细心。更参之莫怪）。病证虚实在眼功，面部详观声与色，寒者温之热者清，虚者补之实者泻。

第二十二章 《医学研悦》（节选）

【明·李盛春】

论推拿之由

人禀天地，气合阴阳。阴阳顺则精爽神怡，百骸畅适；阴阳逆则积中发外，百病丛生。大抵寒暑不应，天时饥饱失其节度以致气血错乱，外邪犯干，哭啼吵嚷，口不能言，父母无主，甚至坐以待毙，罔识护持，于是太白金星，怜其陷罹苦途，指点手法，付马郎救济孩童，无论初病沉疴，举手奏效，譬树木之有枝干根株藉之乎，栽培灌溉，而手足血脉，赖之乎节宣流通，男子推上三关为热，女子退下三关为热，男子退下三关为凉，女子推上三关为凉。任是惊风痰热，及一切内外等证，一以后法行之，若能循经推掐，按穴运行，无不顷刻立应者，诚不刊之书，救世之诀也。彼世之妄投汤剂者，不惟无益，充且匕剂稍瘥，害从其后，悔之无及，可胜悼哉！志此者，尤当于推拿一法留意焉。

小儿无患歌

孩儿常体貌，情态自殊然，鼻内既无涕，喉中又没涎，头如青黛染，唇似点朱鲜，脸方花映竹，颊绽水浮莲，喜引方才笑，非时手不掀，纵哭无多哭，虽眠不久眠，意同波浪静，性若镜中天，此儿安且吉，何愁病疾缠。

风气命三关说

凡小儿未及五六岁者，难以诊脉，惟以男左女右，食指三节，分为三关，第一节曰风关，无红紫青筋则无病，有亦易治。二节曰气关，有红紫青筋，病虽重犹可治。三节曰命关，有红紫青筋，病深难治。

歌曰

虎口有三关，风气命相连，青红惊急病，黄黑水伤残，紫色生惊搐，青红热在肝，关中存五色，节节见纹斑。虎口乱纹多，须知气不和，色青惊积聚，下乱泻如何，青黑慢惊发，入掌内钩多，三关忽过度，此病定沉疴，风关通九窍，色色是风纹，关中青与白，定是食伤生。

气关从气论，因气便成形，未过中关节，相逢可保生。

命关生死路，青黑定热凶，过了三关节，良医总是空。

指上辨青纹（青脉见），认是四足惊，虎口脉色青（是猪犬马惊），猪犬鸟搐惊，黑色因水扑（黑脉身缘跌扑水中），青赤火人惊（颠扑火），紫色多成泻（紫色主泻痫），黄色雷鼓惊，曲隐风热盛（曲是伤寒而有燥热），弯弓食上蒸，但看叉指处，方可辨真形。

看指定诀

五指梢头冷，惊来不可当，若还中指热，必定是伤寒，中指独自冷，麻痘症相传，男左女右手，分明仔细看。

儿心热跳是着惊，热而不跳伤风说，凉而翻眼是水惊，此是入门探候诀。

形色部位歌

左额属肝右颧肺，额主心兮鼻主脾，肾见承浆分五脏，更兼五色识真机。面青肝病，面赤心病，面黄脾病，面白肺病，面黑肾病。红赤心蓄热，黄青肝积攻，青而黑黯色，吐泻与惊风。小儿天中青，果食所伤因，黄色天中现，定是乳积成，龙角青筋起，知是畜类惊，或是虎角黑，水扑是其形，眉间紫赤黑，急救莫沉吟。

又歌

唇红面赤是伤寒，脸青唇青是惊风，唇青面白为疟疾，面黄如土有食癖。

凡看小儿疾病，先观形色，次察筋纹，夫面部气色总见，如五位青色者，惊积不散，欲风之候也。五位红色者，痰积壅盛也。五位黄色者，食积所伤，痞疳之候也。五位白色者，肺气不实，吐泻滑痢之症也。五位黑色者，脏腑欲绝，为疾危笃也。先辨五脏所主，次看禀赋亏盈，胎气虚实，阴阳二证，表里补泻各有其应，神圣之妙，须在于用心推运，不得心想别事，妄起贪淫，奉法持行，务宜谨慎。

额　印堂　山根

额红火热燥，青色有肝风，印堂青色见，人惊火则红，山根青隐隐，惊遭两三重，若还斯处赤，泻燥自然通。

年寿

年寿微黄为正色，若平更陷天难禁，忽因痢疾黑危候，霍乱吐泻黄色深。

鼻准　人中

鼻准微黄赤白平，深黄燥黑死难生，人中短缩吐因痢，唇反蜎虫黑候惊。

正

正口常红号曰平，燥干脾热积黄生，白主失血黑绕口，青黑惊风尽死形。

承浆　两眉

承浆青色食时惊，黄多吐逆痢黄形，烦躁夜啼青色吉，久病眉红死症真。

两眼

白眼青色有肝风，若是黄时有积攻，或见黑睛睑胞黑，伤寒之症此为踪。

风气　二池

黄吐逆，烦躁啼叫气鲜红，更有两颐胚样赤，肺家客热此非空。

两太阳

太阳青色惊方始，红色赤淋萌孽起，要知死症是如何，青色从兹贯两耳。

天中　天庭　司空　印堂

天中与天庭，司空及印堂，额角方广处，有病定有亡，青黑惊风恶，体和滑泽光，不可陷兼损，纯黑病难当，青则甚忧急，昏黯亦堪伤，此是命门地，推拿细较量。

目

两眼目多闭，神昏被热迷，睛黄脾有积，后必发疮痍。

眉　脸　唇　眼

泄泻眉多皱，惊风脸带红，渴来唇有赤，热甚眼朦胧。

唇

唇青脾胃怯，肠冷痛非常，胃热多嫌乳，怕寒面色黄。

舌

白焦燥黑，黄病热不胜，小便赤兼沥，头热是变蒸。

小儿被惊

囟门八字好非常，筋度三关命必亡，初关乍入病易退，次节相侵亦可防，筋赤必是因食膈，筋青端是水风伤，筋连大指是阳证，筋若生花定不祥，筋带悬针主吐泻，筋开关外命难当，四肢瘫软腹膨胀，吐泄皆因乳食伤，鱼口哑声并气急，犬吠人骇自惊张，二十四筋推早好，若教迟缓命遭亡。

五脏六腑歌

心惊有热作痴迷，天河水过入洪池。肝经有热儿多病，推动脾土能救命。脾土有病食不进，推动脾土效必应。肺经有风咳嗽多，可把肺经久按摩。肾经有病小便涩，推动肾水必救得。大肠有病泄泻多，可把大肠用心搓。小肠有病气来攻，横开板门精宁通。命门有病元气虚，脾土大肠八卦为。三焦有病生寒热，天河六腑神仙诀。膀胱有病作沉疴，肾水八卦运天河。胆经有病口作苦，只有妙法推脾土。五脏六腑各有推，千金秘诀传今古。

五脏者，心肝脾肺肾也。

心脏

心额多青色，惊痛卧不安，赤时身壮热，黄燥汗难干。

心经有病热痴迷，天河水过入洪池，八卦运行从兑重，阴阳经脉要相宜。

退心经之热，以天河水为主，推肾水推脾土，退六腑，运肺经，运八卦，离兑要重，分阴阳，揉小天心，二人上马，掐五指节，水底捞明月，打马过天河，推天门，入虎口，揉肘肘。

肝脏

左脸腮青赤，身躯发热时，肝悬筋脉急，惊哭又攒眉。

肝经有病人多痹，推动脾土自能除，八卦阴阳单展翅，飞经走气即安舒。

一退肝经之症，以脾土为主，清天河水，掐五指节，飞筋走气，凤凰单展翅，按弦走推摩。

脾脏

鼻燥身热走血来，名鼻衄。青黄溲不利，吐泻冷伤物。

脾经有病食不进，补脾八卦阴阳并，又开肺腑虎横纹，立时攻效如神圣。

一脾土以补为主，推三关运八卦，艮要重，分阴阳，推四横纹，推天门入虎口。

肺脏

右脸腮青白，咳嗽无留停，痰涎多呕逆，不食无精神。

一肺经有病咳嗽多，离轻坎重久推摩，肾水阴阳分左右，免教咳嗽到沉疴。

一退肺经之症，以泻肺为主，推肾水分阴阳，凤凰单展翅，二龙戏珠，推天河水入虎口。

肾脏

额赤主耳聋，气结小肠中，闭塞膀胱路，冷气滞不通。

又，肾经有病小便涩，推动肾水即救得，汤池上下小横纹，方知此是神仙诀。

一退肾，以肾经为主，推三关，退六腑，二人上马，运水入土，打马过天河，猿猴摘果，丹凤摇头。

六腑者，胃、大肠、小肠、命门、三焦、膀胱、胆也。

胃腑

鼻燥孩儿哭，肺因热有余，白青连口鼻，吐泻冷伤食。

大肠腑

大肠有病泄泻多，揉脐尻尾按搓摩，八卦阴阳分外间，立地运动起沉疴。

以大肠为主，推脾土，揉脐尻尾，运八卦，艮乾重，离轻运肺经，外间使，按弦走搓摩。

小肠腑

小肠有病气来攻，横纹推罢板门从，脾土三关皆有法，情宁去病快如风。

退小肠之症，以横门板门为主，掐精宁，推三关，退肺经推脾土，运八卦，按弦走搓摩。

命门腑

命门有病元气亏，八卦脾土大肠为，飞筋走气阴阳并，天门虎口不相离。

命门以脾土大肠八卦为主，推三关，运土入水，分阴阳，运肺经，推天门，入虎口，飞筋走气。

三焦腑

三焦有病生寒热，天河六腑阴阳诀，肺经脾土与天心，五经八卦五指节。

三焦之热，以天河六腑为主，掐小天心，推脾土，运八卦，掐五指节，按弦走搓摩。

膀胱腑

膀胱有病作沉疴，肾水八卦运天河，明月心经俱有法，天心穴上更加摩。退膀胱之热，以肾水为主，运八卦清天河水，掐小天心穴，掐二人上马，水底捞明月。

胆腑

胆经有病口作苦，忽听惊响悸必多，妙法推脾清肾水，阴阳穴上要频搓。

一胆以推脾为主，推三关，分阴阳，二龙戏珠，乌龙摆尾。按弦走搓摩。

论阳掌推拿

一掐脾土，屈指左转为补，凡人事瘦弱，面黄脸赤，饮食不进者，用此法能开胃口。

直指掐动为泻，凡实者用之，能使人事爽健，能消冷食。

一掐大肠，侧推入虎口，凡水泻痢疾用之。

一掐心经，二掐劳宫，推上三关，发热出汗用之。能开泄腠理，如汗不来，再以二扇门掐之，此法最热，量入虚实用之。男左手女右手。

一掐肺经，二掐离宫，离起乾止，当中轻，两头重，凡咳嗽呕逆痰迷，用此法温之。

一掐肾水，二掐小横纹，凡小便红赤，往下退而清之，小便短少，往上推而补之，此法凉。

一掐总位，清天河水，凡口内生疮，遍身潮热，夜间啼哭，四肢常掣，用之。

一掐肾下节，二掐小横纹，三退六腑，凡大小便秘结，肚起青筋，人事不省者用之。

一分阴阳，以大指分轻重掐之，凡作寒作热，潮热水泻用之。

热阴重，寒阳重，阳属火，阴属水。

一运五经，通五脏六腑之气，凡咽喉闭塞，肚腹膨胀，气血不和用此法。

一运八卦，用九经三重之法，凡胸膈饱闷，痰气喘急，饮食不进者，以此法用之，咳嗽用离乾，饮食不进用坎艮，肾水枯渴气喘，用坤兑，泄泻用震巽。

一掐四横纹，和上下气血，乳食不化，手足搐掣，用之。

一掐小天心，清补肾水，凡男女眼向上，此穴往下揉，眼向下，往上揉，向左右，居中重揉。推板门穴，可止气喘肚胀之疾。

一运水入土，因水旺土枯，运土入水，因火炎上燥。凡谷食不化，水土不分用之。

论阴掌推拿

一掐二扇门在手背上，两手掐揉，中指为界，小儿凡汗不来，久掐此穴，并及合骨，乃发汗之法，表脏腑之热。

一掐二人上马，在小指与无名指空骨筋中，大指节掐之，乃发汗补肾之法。

一掐外劳宫，左转男为补，右转女为补，凡小儿遍身潮热，肚大青筋用之。

一掐一窝风，止肚疼，眼翻白，一笑一死用之。

一掐五指节，温和血脉，凡风水惊伤，四肢常掣，面青色者用之。

一掐阳池，止头疼。

一掐精宁穴，气急气吼，痰痞干呕，用之。

一掐威灵穴，定心，补虚，止嗽，急惊吊颈用之。

论字说

推者，医人以右手大指面蘸汤药于其穴处，向前推也。故大肠、心经、肺经、肾水皆曰推，板门向横纹，横纹向板门，亦曰推。三关六腑有（进退）推之别，三关向手膊推，六腑向手掌推。脾土有补泻之说，直病者之指而推，取进饮食之意，亦谓之推。分阴阳者，以左右两大指于阴阳穴处，向前两边分，故谓之分推也。

一运者，如掌上八卦，自乾推起，至兑上止，周环旋转，谓之运，如运土入水，自脾土推至肾水止，运水入土，自肾水推至脾土止，有水入土，土入水之说，故谓之运也。

一拿者，医人于病者当穴处，或掐或揉，皆谓之拿也凡推拿俱蘸汤药，太湿不着，太干伤肤，须要湿干得宜，拿则不用水矣。

汗吐下，惟风寒急宜汗，伤乳伤食急宜吐。乳食积久则宜泻，至于风裹乳食者则汗下，又不如吐之速也。

汗

凡小儿寒热鼻涕，或昏闷及一切急慢惊风等症，医人以右手大指面蘸葱姜汤，于鼻两孔擦洗数十次，谓之洗井灶，以通脏腑之气，随用两大指蘸汤，擦鼻两边数十下，由鼻梁山根印堂数十，又用中名小六指，将病者两耳，扳转向前，掩耳门而以两大指更迭上推，从印堂而上，左右分抹眉额眼胞各数十下，至两太阳揉掐之数十下，随将全指摩擦囟门，头脑数十，又将两大指拿两太阳，两中指拿脑后两风池穴，（从脑下颈项上，两边软处，即风池穴。）一齐四指着力拿摇一会，令其大哭即有汗（当时无汗，以后自汗），又或用手擦两肺俞穴（背两边，反手骨边软处即肺俞穴，但擦时要带汤擦，恐伤其皮）。又揉内劳营，一窝风，掐二人上马［此三穴载手图中（注：图缺），照病推拿之，皆取汗之法也］。风寒之症，得汗即解，盖面部气通脏腑，推后须用手掌摩其头面令汗，恐汗湿不散，反招风邪，汗后推脾土以收之。

吐

凡风寒乳食迷闷不爽，不思乳食，或咳嗽多痰，并一切急慢惊风，不论久暂，先用取汗，随将左手托住后脑，令头向前，用右手中指，插入喉间按住舌根，令其呕哕，或有乳者，即吐乳。有食者吐食，有痰者吐痰，若初感者，一吐之后即减。随照症推之，但孩童有齿者，并牙关紧者，用拿牙关法，以笔管填其齿龈，然后入指，庶不着咬，又须入指从容，恐指甲伤喉。盖小儿多风寒乳食伤，久之停积胃脘，随感他症，试一吐之，病自愈矣。此吐法能导五脏六腑之滞，又有板门推下横纹而吐者，终不如按舌根之捷。若用吐药者，风斯下矣。

泻

凡不语小儿，恶哭不止者，肚疼也。即令一人，抱小儿置膝上，医人将两手搂其腹，久久揉之。又揉摩脐左右，旋转百回，（每回三十六）随用两手于肚两边下推，两膀胱下推。或从心推下小肚，此下泻之法也。又有横纹推向板门者，当与揉脐法并用之，久久自然消化。

手上推拿法

凡推俱有次序，先用面上取汗，次或用呕，然后分阴阳，推三关，及六腑，如饮食先脾土，泄泻先大肠，伤风先肺经，次及八卦横纹横门，天河之类，其应用手法开后，但男先左手，女先右手。

天门入虎口

大指食指中间软肉处为虎口，医人用左大指，压屈病儿大指，从命关推起，至虎口止，又将大指钻掐虎口，又或从大指尖推入虎口，总谓之天门入虎口。（此法能清脾消胀，生血顺气，人弱其瘦血气不和用。）

黄蜂入洞

医用两大指屈于病耳，名板耳掩耳门，此法开关清热而能通气。（又云）从总心经上起，遂步而行，跳至曲池窝，一掐若蜂之人洞也。能化寒取热两手并行。

推运天河水

用右手拿住左手总经，将左手大指，往上推之，取天河水过入洪池。（此法治心经之火。）

赤凤摇头

医用右手大指食指拿病儿大指，头摇摆之，向胸内摆为补，向外摆为泄，（又云）医将一手拿病儿曲池，将一手拿病儿总心经摇摆之，为摇肚肘，亦向胸为补，向外为泄，此法治惊。

打马过天河

中指午位，午属马，医人开食中二指，弹病儿中指甲十余下，随拿上天河位，摇按数次，随用食中二指，从天河上密密路，打至手弯而止，此法生凉退热。

水里捞明月

医人从内劳宫，用食指旋转，如攦物状，（男左女右）口吹凉气，以去热，如欲温，口呵暖气，推上天河。孩小者，以指面密密行数次，若热甚，以水置病儿手中，此法退热，呵暖气亦能发汗。

飞经走气

医人将大指到孩总位立住，去将食中名三指，彼此递向前去，从内关行至手弯，及肩井而止，如此数次，能开关通窍，舒气运经。

按弦搓摩

用两手按合左手两傍，往上而行。（又云）搓病儿关上关中关下，轻轻慢慢而摇。

双龙摆尾

大小指伸，中三指屈，按病儿中名二指，摇食小二指，是名摆尾。（又云）将小儿两耳提上耳尖发热，扯下耳珠取凉，凡气吼发热，提之数次，即见和平。

二龙戏珠

将大指二指擦病儿两鼻边，能治二便闭结，鼻塞，运气化痰，亦治眼吊，将二指掐两耳，若眼向左须右重，眼向右须左重，眼向上则下重，眼向下则上重。

双凤展翅

医将右手食指，拿病儿大指，屈压内劳宫，大指拿外劳宫，又将大指跪顶外一窝风，并食中二指，拿住内一窝风，右手摇动（此法能温能热）。

猿猴摘果

医人以手牵病人两手，时伸时缩，如猿猴之摘果然，或寻至螺蛳穴摘之，或从六腑至曲池，乃上清下补之法。

身中十二拿法（穴载类）周身图拿即揉掐（注：图缺）

一拿两太阳穴，属阳明经能醒。

二拿耳后穴，属肾经能去风。

三拿肩井穴，属胃经能出汗。

四拿奶傍穴，属胃经能止吐。

五拿曲池穴，属肾经能止痛。

六拿肚角穴，属太阳能止泻。

七拿百虫穴，属四肢能止惊。

八拿皮罢穴，属肝经能清神。

九拿合谷穴（即总位），通十二经能开关。

十拿鱼肚穴，属小肠经能止泻省人事。

十一拿膀胱穴，能利小便。

十二拿三阳交穴，能通血脉。

治男女诸般症候并治法

口中插舌，乃心经有热，退六腑，水里捞明月，清天河为主。

四肢冷弱，推三关，补脾土四横纹为主

头向上，运八卦，补脾土为主。

眼翻白，推三关擦五指节为主。

四肢乱舞，掐五指节，清心经为主

口渴是虚气，大推天河水为主。

肚腹响是虚气，分阴阳推脾为主。

口吐有痰白涎，推肺经为主（吐法急用）。

四肢掣跳，寒热不匀，掐五指节，分阴阳为主。

哑子不言，是痰迷心窍，推肺经为主。

眼不开，气血虚，推肾水为主。

眼白，推肾水，运八卦为主。

眼翻白，偏左右，拿二人上马，小天心为主。

头偏左右有风，分阴阳，擦五指节为主

面虚白唇红，推脾土肾水为主。

气吼虚热，补脾土，推肾水为主。

遍身潮热，乳食所伤，推脾土肾水为主。

口唇白，气血虚，补脾为主。

肚腹胀气虚血弱，补脾土，分阴阳为主。

青筋裹肚，是有风，补脾土，掐五指节为主。

吐乳有寒，分阴阳，补脾土为主。

饮食虽进，人瘦弱，有火，退六腑，清天河水为主。

眼向上，分阴阳，推肾水，运水入土为主。

哭声号叫，推心经，分阴阳为主。

鼻流清水，推肺经为主。

四肢向后，推肺经脾土摆尾为主。

眼黄有痰，清肺经推脾土为主。

口歪有风，推肺经掐五指节为主。

指不知痛，有风麻木，推脾土，掐五指节为主。

大小便少，退六腑，清肾水为主。

到晚昏迷，推肺经为主。

咬牙，补肾水分阴阳为主。

哭不出声，清心经，分阴阳，掐威灵穴为主。

哭声不出，推肺经擦四横纹为主。

遍身掣，有风，补脾掐五指节，凤凰单展翅为主。

脸青，推三关，推肺经为主。

手抓人，推心经，退六腑为主

身寒掣，推三关，揉涌泉为主。

临晚啼哭，心经有热，清天河水为主。

大叫一声死，推三关拿合谷穴，清天河水，捞明月为主。

肚痛，擦一窝风，并拿肚角穴为主。

干呕，推精宁穴为主。

鼻流鲜血，是五心热，退六腑，清天河水，捞明月为主。

两眼看地，补脾土，推肾水，擦四横纹为主。

一掣一跳，推心经，掐五指节补脾为主。

卒中风，急筋吊颈，拿合谷穴，掐威灵穴为主。

以上治法虽各有主，然各经俱要推之，偏推偏妙，有益无损，医者留心焉。

诸经症候并推治法

胎惊落地，或硬或软，不开眼，不作声，胎中多毒，每次分阴阳五七十，推三关五七十，退六腑五七十，推脾土五七十。上用热水推，如再不醒，用灯火于脑顶，并二涌泉穴，各一焦，又不醒，不治。又俗传呼其父之乳名即醒者，一试之可也。

脐风惊

初生一二日，舌硬托乳，头摇眼闭，哭不出声，口吐白沫，左右牙根上下并口上腭，俱觉有硬梗带蓝白色，如鸡鱼脆骨样，或白点如粟米大，初生但见有此症，急速宜治，然此症初起，人多不觉，在一二日间，就要留心。凡婴初生下地，受风即生此症，治之在三日内外即可愈。若至四五日便费手，越五日，断不治矣。近日此症极多，先寻糖鸡屎同好香墨研之听用，先以大针将根间硬梗，一一划破，重此不妨，即用青绢布片水湿扭干，包食指头，蘸屎擦划破处，轻者一次即愈，重者如前法，再用一次即愈，重甚如前法，再用一次无不愈矣，如儿口不开，大人用左手大指二指，拿其牙关穴即开，使于用针，若拿不开，则重矣。其病端在四日，何不趁早防之。每次分阴阳五七十，推三关五七十，退六腑五七十，运八卦五十，推肺经五十。重者，天心穴脐上两大指面颠各用灯火一壮，推脐上三壮轻者不必灯火，予屡试屡验，活人甚多，上用葱姜汤推之。

蛇丝惊

口中舌常吐，四肢冷，乃心经有热。每次分阴阳一二百，推三关一二百，退六腑一百，清天河水二百，运八卦一百，捞明月五十，汗吐法先用。

上麝香水或葱姜汤推之，将老米泔水洗口，蛤粉搽太阳并涌泉穴二处。

马蹄惊

头向上，四肢乱舞，感风被吓，推脾土为主。每次分阴阳一二百，推三关二百，退六腑一百，脾土推补各一百，运八卦一百，擦四横纹五十，清天河水一百，揉太阳五次，摇头二十，掐二人上马五十。汗吐法先用。

上用姜水推，将姜葱杵烂，敷膝腕，取微汗，用布裹之二时，忌乳食半日。

水泄惊

肚响，遍揣软，眼翻白，口作渴，因乳食所伤，寒热不调，以脾土大肠为主。

每次分阴阳二百阳边多分，推三关一二百，推大肠一二百，脾土推补各一百，板门推向横纹五十，摩脐及腰眼气龟尾各二三百。用右掌心，轻轻于脐腰龟尾摩荡左右旋转各五十，男要左旋多些，女要右旋多些（四六分用），推委中后承山各五七十。（龟尾即尾脊穴）。

上姜水推之，将蒜捣烂，隔火纸敷脐，量人大小，大者，敷一饭时，小者敷一茶时，大者禁乳食两时，小者禁一时，以茶汤洗口，然须分寒热，此治寒法。若热，方具杂症内（龟尾即屋脊穴）。

鲫鱼惊

口吐白沫，四肢摆动，眼动，有寒被吓。

每次分阴阳一二百，推三关一二百，退六腑一百，推肺经二百，运八卦五六十，脾土推补各一百，清天河水一百，运土入水五十，推肾水五十，肘肘五十，掐五指节数次，掐二人上马数次。汗吐法先用。

上用姜葱汤粉搽脑顶，揉母乳，水捏去陈积者，方与之食不可太饱忌风，凡病推后与之乳或食，俱勿令饱，所谓要得小儿安，多受饥与寒，总之勿令伤食，养子之良法是也。

乌鸦惊

大叫一声即死，手足掣，口开目闭，被吓有痰。

每次分阴阳二三百，推三关一二百，退六腑一百，推脾经二百，清天河水一百，脾土推补各二百，推肾水一百，运尺卦五十，揉内劳宫二百，取微汗，如不醒拿合谷穴，或拿中指尖即醒，二拿法载前汗吐法中要用。

潮热惊

口渴气吼昏迷，先被乳食所伤，后感风寒，脏腑热粪青色，清天河水，与水里捞明月为主。

每次分阴阳二百，阴多阳少，四六分用，推三关一百，退六腑二百，清天河水一百，捞明月五十，掐五指节数次，运八卦五十，揉内劳宫一百，汗吐法要用。

上葱水推之，忌乳食片时，如口中有疮，多清天河水，退六腑。

肚胀惊

气喘，眼翻白，作泄，伤食，感寒，脾土症。

每次分阴阳二百，推三关一百，推肺经一百，脾土推补各二百，推肾水一百。掌揉脐二三百左右旋，男左旋多，女右旋多四六分，运八卦五十，擦四横纹五十。

上姜水推之，忌生冷，如泄，揉腰脐龟尾各二百，载前水泄惊吓。

夜啼惊

一哭一死，再无住时，手足掣跳被吓，乳食过度之症。

每次分阴阳一百，推三关一百，退六腑二百，推心经一百，清天河水一百，推肺经一百，推肾水一百，展翅五十，运八卦五十。上用盐姜水推之。少与乳食。

宿沙惊

早晚昏沉，人事不省，咬牙，寒热不均所致。

每次分阴阳二百，推三关二百，退六腑二百，捞明月一百，脾土推补各一百，运八卦五十，推肺经一百，摇头二十，擦四横纹五十，清天河水一百。

上用葱水推之节其饮食。

急惊

手捏拳一撒一死，口偏眼歪，受风被吓之故，先拿合谷穴，或中指尖令醒，随用吐法（法俱见前）。

每次分阴阳三百，推三关二百，退六腑一百，推补脾土各一百，推肺经二百，掐五指节数十次，清天河水二百，运八卦百，推肾水一百，揉内劳宫二百。

汗吐法第一要紧用。

上葱椒研水推之，水调蛤粉搽头顶心太阳手足掌心，禁风，忌乳食。

慢惊

逐日被吓，眼偏口喎，四肢软，拽气无时，此非一时之病，不可治之太过。

每次分阴阳二百，推三关二百，退六腑二百，推补脾土各一百，推肺经一百，运八卦一百，摇头五十，推肾水二百，小大心久揉之亦可。用叶法。

上用麝香研水，或葱姜汤推之，米泔水洗口，蓖麻子研作饼，敷涌泉、两太阳。

弯弓惊

四肢向后，头靠向胸，哭不出声。每次分阴阳二百，推三关二百，退六腑一百，推肾水二百，推肺经三百，运八卦一百，擦四横纹五十，脾土推补各一百，双龙摆尾十次。汗吐法要用。

上姜葱汤推之，水调蛤粉涂手足掌心四处。

天吊惊

眼向上，哭声号叫，鼻流清水，乃食后感寒被骇也。

每次分阴阳阴一百阳二百，推三关一百，推补脾土各一百，运八卦五十，推肾水一百，双龙摆尾三十，揉内劳宫三十。汗吐法要用。

上用姜葱汤推之，禁乳食一时，如不止用取痰法吐其痰。

内吊惊

咬牙寒战，掐不知痛，食后感风被骇。

每次分阴阳二百，推三关二自，退六腑二百，推肺经三百天门入虎口五十，清大河水一百，推肾水一百，运八卦五十，揉内劳宫一百，取微汗，吐法忌用。上用姜葱汤推之，忌风，节乳食，葱枝杵饼贴头顶心一时。

盘肠惊

气吼眼黄肚起青筋饮食俱进，人事瘦弱，大小便短少，因六腑有寒而致。

每次分阴阳各一百，推三关二百，退六腑一百，推脾土二百，推四横纹二十，推大肠二百，推肾水一百，运八卦二十，运水入土一百，揉腰脐龟尾二百，揉内外劳宫各一百，天门入虎口十下。汗吐法可用。

上姜葱汤推之，忌生冷，以艾绒敷脐，蓖麻子为饼敷两脚心。

惊

鼻流鲜血，唇眼皆红，眼角生屎无时，此由火盛所致。

每次分阴阳阴二十阳一百，推三关五十，退六腑二百，清天河水一百，推肾水一百。

上用葱汤推之，水调蛤粉搽两太阳两脚心，搽后退凉方可如再热难治。

鹰爪惊

两手抓人，眼闭不开，叫哭不时，被吓，并乳食所伤，肺经受风，心经有热。

每次分阴阳一百，推三关一百，退六腑二百，推补脾土各一自，运八卦五十，清天河水一百，推肾水一自，打马五十。

手足二弯处揉拿之，揉内劳宫一百，汗吐法可用。上椒汤推之，如甚，以麻线扎其两中指，用花针刺挑指头出血，以泄其心火。

撒手惊

手足掣动，口眼㖞斜，咬牙挫齿，因先寒后热，治心经为主。

每次分阴阳阳一百阴五十，推三关一百，退六腑一百，推四横纹五十，天门入虎口二十，清天河水一百，运八卦五十。

上葱水推之，忌乳食，细茶煎汤洗口，忌见风，节乳食。

呕逆惊

肚胀四肢冷，吐乳食，胃有寒，乳食伤。

每次分阴阳阴一百阳二十，推三关二百，退六腑八十，推肺经一百，脾土推补各一百，运八卦五十，仍要先用汗吐法。

上姜水推之，如胃间有积乳积食，仍用吐痰法吐之不妨，最要少与乳食，多饥为上。

乌沙惊

唇嘴皆黑，筋亦黑，食后风邪入肺也。

每次分阴阳二百，推三关二百，退六腑一百，推脾土一百，推肺经一百，运八卦一百，掐二扇门数次，揉外劳宫数次，汗吐法要用。

上姜葱汤推之，要忌乳，如沉重用叶痰法吐之，要量人虚实，久者少吐，近者多叶，过后有虚汗出者，多补脾土八卦。

看地惊

手捻拳眼看地，口不言，嘴正斜。

每次分阴阳一百，推三关一百，退六腑一百，运天河水一百，推脾土一百，推心经五十，推肺经一百，按弦八十，揉肿肘二十，汗吐法急用。

上姜汤推之，再用皂角烧灰，存性为末，以醋和作饼，贴在囟门上一时，或用神曲醋和敷脐上亦可。

杂症治法

一治肚疼

每次分阴阳二百，推三关一百，退六腑一百，推脾土一百，天门入虎口十，抱手揉肚二百，揉一窝风穴五十，掌心揉脐百。吐法可用，上滚水推用艾捶饼贴脐，忌乳食，要常带饥。

一治火眼

每次退六腑一百，清天河水三十，运八卦五十，推肾水百，将田螺捣敷太阳穴上用滚水推，或茶汤亦可。

一治气肿

每次分阴阳二百，推三关二百，退六腑二百，推脾土三百，运水入土一百，天门入虎口五十，将麝香、杵螺蛳、车前草敷丹田。上滚水推，或淡醋亦可，要汗戒见风。

一治水肿

每次分阴阳二百，推三关二百，退六腑二百，推脾土三百运水入土一百上用姜葱汤推之，忌盐，并生冷物，乳食少用。

一治黄症

每次分阴阳二百，推三关一百，退六腑一百，推肾水一百，推脾上三五百，运土入水一百。上用姜葱汤推之，山楂煎汤不时服。

一治迷心窍

每次分阴阳二百，推三关一百，退六腑一百，推肺经一百，推心经五十，推四横纹五十，运八卦五十，揉内劳宫五十，天门入虎口五十，掐五指节数次。吐法急要用。

上用麝香水，或姜葱汤推之，用吐痰法吐之，如重，用灯窝油，鸡毛蘸扫喉中即止。

一治走马牙疳

每次分阴阳二百，推三关一百，退六腑二百，清天河水二百，捞明月五十，摇头三十。

上用麝香水，或姜葱汤推之，五倍子烧灰存性，黄连罐底等份为末搽之，但搽药时，须于夜间，与日间睡着时，用物枕其颈，令仰卧张口，方便于用药，若是醒时搽药，必为涎水所流，终无益也。

一治头肿

每次分阴阳二百，推三关二百，退六腑一百，推脾土一百，揉两太阳五十，运八卦二十，揉内劳宫三十。汗法要用。

上用姜水推之，用葱为饼，敷脐，忌乳食少用，或用艾饼敷头顶。

一治痰疟

每次分阴阳二百，推脾土二百，退六腑一百，运八卦五十，推四横纹三十，揉脐一百二十，揉内劳宫三十。汗吐法要急用。

上用姜汤推之，忌生冷，桃叶研饼，敷涌泉穴。

一治食疟

每次分阴阳二百，推三关二百，推脾土二百，退六腑一百，推肾水一百，天门入虎口二十，运八卦二十，揉内劳宫三十。汗法要用。

一治虚疟

每次分阴阳二百，清天河水二百，推三关二百，退六腑一百，推脾土三百，运八卦一百，拿二人上马三十。

上姜葱水推，忌风，生冷，桃叶研敷脚心。

一治邪疟（往来不时为邪）

每次分阴阳二百，清天河水二百，推三关一百，推肺经一百，掐五指节二十，推四横纹二十，运水入土五十，拿二扇门三十，揉内劳宫二十。汗法要用。

上姜葱汤推，忌生冷，用独蒜一枚，杵烂隔夹纸敷内间使大儿久敷小儿少敷，或桃叶捣敷涌泉穴。（内间使即天河水处。）

一治红痢

每次分阴阳二百，推三关一百，退六腑二百，推大肠二百，运水入土一百，板门推向横纹五十，摩脐及腰根并龟尾各一百二十，推委中、后承山各五十。

上葱水推之，黄连、甘草各等份，煎汤与服。

一治白痢

每次分阴阳二百，推三关二百，推脾土一百，退六腑八十，推大肠一百，运水入土一百，板门推向横纹五十，摩脐及腰根并龟尾各一百二十，推委中、后承山各五七十。

上用葱姜水推之，忌生冷，甘草、黄连各等份，煎汤服之。

一治赤白痢

每次分阴阳二百，推三关一百，推脾土一百，退六腑一百，运八卦五十，推大肠一百，板门广推向横纹五十，摩脐及腰根并龟尾各一百二十，推委中、后承山各五七十。

上葱姜水推之，忌生冷，艾叶、花椒研饼敷脐，以绢布护之，愈后去之。

一治禁口痢

每次分阴阳二百，推三关一百，推脾土二百，退六腑一百，推大肠二百，板门推向横纹五十，摩脐及腰根并龟尾各一百二十，推委中、后承山各五七十。

一治疳积黄疸（面口白肌肤瘦，发稀竖肚大者是也）

每次分阴阳二百，推三关一百，推补脾土各二三百，退六腑百，推肾水一百，抱肚揉一百，摩脐左右施各一百。

以上诸症，治无遗法，犹恐学者忽略，又编次手法捷要歌诀于左，以便记诵，以致叮咛，不厌重复也。

第二十三章 《小儿推拿广意》（节选）

【清·熊应雄】

阳掌十八穴疗病诀

脾土：补之省人事，清之进饮食。

肝木：推侧虎口，止赤白痢水泄，退肝胆之火。

心火：推之退热发汗，掐之通利小便。

肺金：推之止咳化痰，性主温和。

肾水：推之退脏腑之热，清小便之赤。如小便短，又宜补之。

运五经：运动五脏之气，开咽喉。治肚响气吼，泄泻之症。

运八卦：开胸化痰除气闷，吐乳食。有九重三轻之法，详见区内。

四横纹：掐之退脏腑之热，止肚痛，退口眼歪斜。

小横纹：掐之退热除烦，治口唇破烂。

运水入土：身弱肚起青筋，为水盛土枯，推以润之。

运土入水：丹田作胀眼睁，为土盛水枯，推以滋之。

内劳宫：属火。揉之发汗。

小天心：揉之清肾水。

板门：揉之除气吼肚胀。

天门入虎口：推之和气，生血生气。

指上三关：推之通血气发汗。

中指节：推内则热，推外则泻。

十王穴：掐之则能退热。

阴掌九穴疗病诀

五指节：掐之去风化痰，苏醒人事，通关膈闭塞。

一窝风：掐之止肚疼，发汗去风热。

威宁：掐之能救急惊卒死，揉之即能苏醒。

三扇门：掐之属火，发脏腑之热，能出汗。

外劳宫：揉之和五脏潮热，左清凉，右转温热。

二人上马：掐之苏胃气，起沉。左转生凉，右转生热。

外八卦：性凉，除脏腑秘结，通血脉。

甘载：掐之能拯危症，能祛鬼祟。

精灵：掐之能治风哮，消痰食痞积。

附臂上五穴疗病诀

大陵：掐之主吐。

阳池：掐之主泻。

分阴阳：除寒热泄泻。

天河水：推之清心经烦热，如吐宜多运。

三关：男左三关推发汗，退下六腑谓之凉。女右六腑推上凉，退下三关谓之热。

足部十三穴疗病诀

脐上：运之治肚胀气响，如症重则周遭用灯火四燋。

龟尾：揉之止赤白痢泄泻之症。

三里：揉之治麻木顽痹，行涧穴同功。

委中：掐之治往前跌扑昏闷。

内庭：掐之治往后跌扑昏闷。

大冲：掐之治危急之症，舌吐者不治。

大敦：掐之爪，惊不止，将大指屈而掐之。

涌泉：揉之左转止吐，右转止泻。

昆仑：灸之治急慢惊风危急等症。咬之叫则治，不叫不治。

前承山：掐之治惊来急速者，子母穴同功。

后承山：揉之治气吼发汗。

推坎宫：医用两大指，自小儿眉心分过两旁是也。

推攒竹：医用两大指，自儿眉心交互往上直推是也。

医用两大指运儿太阳。往耳转为泻，眼转为补是也。

医用两手中指无名指，揉儿耳后高骨二十四下毕，掐三十。

双凤展翅：医用两手中食二指，捏儿两耳往上三提毕，次捏承浆，又次捏颊车及听会太阴太阳眉心人中完。

风气命为虎口三关。即寅卯辰位是也。小儿有疾，必须推之，乃不易之法。

运八卦法

医用左手拿儿左手四指，掌心朝上，右手四指略托住小儿手背。以大指自乾起至震，四卦略重，又轻运七次，此为定魄。自巽起推兑四卦略重，又轻转运七次，此为安魂。自坤推至坎四卦略重，又轻转运七次，能退热。自艮推起至离四卦略重，又轻七次能发汗。若咳嗽者，自离宫推起至干四卦略重，又轻运七次，再坎离二宫直七次，为水火既济也。

分阴阳法

此法治寒热不均，作寒作热。将儿手掌向上，医用两手托住，将两大指往外阴阳二穴分之，阳穴宜重分，阴穴宜轻分。但凡推病，此法不可少也。

推五经法

五经者，即五指尖也，心肝脾肺肾也。如二三节即为六腑。医用左手四指托儿手背，大指掐儿掌心，右手食指曲儿指尖，下大指盖儿指尖，逐指推运，往上直为推。往右顺运为补，往左逆运为泻。先须往上直推过。次看儿之寒热虚实。心肝肺指，或泻或补。大指脾胃只宜多补，如热甚可略泻。如肾经或补或泻或宜清。如清肾水，在指节上往下直退是也。

黄蜂入洞法

以儿左手掌向上，医用两手中名小三指托住，将两大指在三关六腑之中。左食指靠腑，右食指靠关，中指傍揉。自总经起循环转动至曲池边，横空三指，自下而复上，三四转为妙。

苍龙摆尾法

医右手一把，拿小儿左食中名三指，掌向上。医左手侧尝从总经起，搓摩天河及至肘肘略重些，自肘肘又搓摩至总经，如此一上一下三四次。医又将左大食中三指担肘肘，医右手前拿摇动九次。此法能退热开胸。

二龙戏珠法

此法性温。医将右大食中三指，捏儿肝肺二指。左大食中三指，捏儿阴阳二穴。往上一捏一捏，捏至曲池五次。热证阴捏重而阳捏轻。寒证阳重而阴轻。再捏阴阳。将肝肺二指摇摆。二九三九是也。

赤凤摇头法

法曰。将儿左掌向上，医左手以食中指轻轻捏儿肘肘。医大中食指先捏儿心指，即中指，朝上向外顺摇二十四下。次捏肠指，即食指，仍摇二十四下。再捏脾指，即大指，二十四。又捏肺指，即无名指，二十四。末后捏肾指，即小指，二十四。男左女右，手向右外，即男顺女逆也。再此即是运肘肘。先做各法完，后做此法。能通关顺气，不拘寒热，必用之法也。

猿猴摘果法

此法性温，能治痰气，除寒退热。医用左食中指，捏儿阳穴大指捏阴穴。寒证，医将右大指从阳穴往上揉至曲池，转下揉至阴穴，名转阳过阴。热证，从阴穴揉上至曲池，转下揉至阳穴，名转阴过阳。俱揉九次。阳穴即三关，阴穴即六腑也。揉毕，再将右大指掐儿心肝脾三指，各掐一下，各摇二十四下。寒证往里摇，热证往外摇。

凤凰展翅法

此法性温治凉。医用两手托儿手掌向上，于总上些。又用两手上四指在下两边爬开，二大指在上阴阳穴往两边爬开，两大指在阴阳二穴，往两边向外摇二十四下，掐住捏紧一刻。医左大食中三指侧拿儿肘，手向下轻摆三四下。复用左手托儿肘上，右手托儿手背，大指掐住虎口，往上向外顺摇二十四下。

飞经走气法

此法性温。医用右手奉拿儿手四指不动，左手四指从腕曲池边起，轮流跳至总上九次。复拿儿阴阳二穴，医用右手向上，往外一伸一缩，传逆其气，徐徐过关是也。

按弦搓摩法

医用左手拿儿手拿向上，右手大食二指，自阳穴上轻轻按摩至曲池，又轻轻按摩至阴穴止，如此一上一下九次为止。阳证关轻腑重，阴证关重腑轻。再用两手从曲池搓摩至关腑三四次。医又将右大食中掐儿脾指，左大食中掐儿肘肘，往外摇二十四下，化痰是也。

水里捞明月法

法曰。以小儿掌向上，医左手拿住右手，滴水一点于儿内劳宫。医即用右手四指扇七下，再滴水于总经中，即是心经。又滴水天河，即关腑居中。医口吹上四五口。将儿中指屈之，医左大指掐住，医右手捏卷将中指节，自总上按摩到曲池，横空二指，如此四五次。在关踢凉行背上，在腑踢凉入心肌。此大凉之法，不可乱用。

打马过天河法

此法性凉去热。医用左大指掐儿总筋，右大中指如弹琴，当河弹过曲池，弹九次。再将右大指掐儿肩井琵琶走马三穴，掐下五次是也。

脏腑歌

心经有热作痴迷，天河水过作洪池，心若有病补上膈，三关离火莫延迟。

退心经热病，掐总筋，以天河水为主，推肾经，退六腑，推脾土，推肺经，运八卦，分阴阳，揉小天心，二人上马，掐五指节。

肝经有病患闭目，推展脾土效最速，脾若热时食不进，再加六腑病除速。

退肝之病，以脾土为主，运八卦坎重，推大肠，运五经，清天河水，飞经走气，凤凰单展翅，按弦走搓摩。

脾经有病食不进，推展脾土效必应，心哕还应胃口凉，略推温热即相称。

退脾土之病，以脾土为主，推三关，运八卦艮宫宜重，推肺经，分阴阳，推四横纹，天门入虎口，揉肘肘。

肾经有病小便涩，推动肾水即清澈，肾脉经传小指尖，根据方推掐无差式。

退肾经之病，以肾经为主，推三关，退六腑，二人上马，运八卦兑重，分阴阳，运水入土，打马过天河，猿猴摘果，赤凤摇头，天门入虎口，揉肘肘。

胃经有病食不消，脾土大肠八卦调，妙诀神仙传世上，千金手段不须饶。

退胃经之病，以脾土肺经为主，其法与脾经法同，加运八卦艮巽重。

大肠有病泄泻多，可把大肠久按摩，调理阴阳皆顺息，此身何处着沉疴。

退大肠之病，以大肠为主，运土入水，推脾土，运八卦艮乾重离轻，揉龟尾，脐，推肺经，推外间使，分阴阳，按弦搓摩。

小肠有病气来攻，横纹板门推可通，用心记取精灵穴，管教却病快如风。

退小肠之病，以横纹板门为主，揉精灵穴，推肺经，推脾土。

命门有病元气亏，脾土大肠八卦推，再推命门何所止，推临乾位免灾危。

退命门之病，以脾土大肠八卦为主，推三关，分阴阳，推肺经，运土入水，天门入虎口，揉肘肘，飞经走气。

三焦有病生寒热，天河六腑神仙说，能知气水解炎蒸，分别阴阳真妙诀。

退三焦之病，以天河六腑为主，揉小天心，推脾土，运八卦，运五经，掐五指节，按弦搓摩，天门入虎口，揉肘肘。

脐风

【治法】推三关、肺经（各一百二十），运八卦、脾土（各一百），分阴阳。

如口撮只用灯火，口角两边各一燋，左右虎口各一燋，两小指四节各一燋，脑门四燋。如肚上青筋胀硬，脐周遭七燋，每筋上一燋，青筋开了处一燋，涌泉穴一燋。脐肿翻出，神脱气冷者不治。

重舌鹅口

【治法】推三关，心经、脾经（各一百），六腑，八卦，运水入土（五十），分阴阳（二十四），天河水。

乳食多艰，或生于牙龈上下，名曰马牙，皆由热毒上攻，名虽异治则一也。

【治法】推三关、退六腑（各一百），分阴阳，捞明月，打马过天河。

再用扁银簪脚，将牙龈刮破出血，以软绢拭净，古墨涂之。

夜啼

【治法】推三关（五十），六腑（一百二十），清心经（一百），捞明月，分阴阳，掐胆经。

如寒疝痛啼，宜运动四横纹，揉脐并一窝风。

惊风门

【治法】三关（八十），分阴阳（一百），六腑（一百），脾土（一百），运五经（二十四），飞经走气，天门入虎口（二十）。

月家惊，小儿落地，眼红口撮头偏，左右手掐拳，哭声不出，是胎中热毒，或月内受风，痰涌心口，名曰月家惊。

【治法】三关（二十四），运八卦，四横纹（五十），双龙摆尾，揉脐及龟尾（五十），中指节，内劳宫，板门掐之青筋缝上灯火七。气急脐上七。

潮热惊，小儿身热气吼，口渴眼红，四肢掣跳，伤食感寒而成，名曰潮热惊。

【治法】三关（一百），肺经（一百），分阴阳（一百），推扇门（二十），如出汗加六腑（一百），清心经（一百二十）。

脐风惊，治法见胎毒门脐风症。

呕逆惊，肚响食呕，四肢冷，人事昏，是胃经伤食受寒，名曰呕逆惊。

【治法】三关（一百），肺经（一百），脾土（一百），分阴阳，运八卦，四横纹（各五十），飞经走气，凤凰单展翅。

泄泻惊，面青唇白，肚响作泻，眼翻作渴，人事昏迷，四肢六腑有寒，乳食所伤，名曰泄泻惊。

【治法】推三关（一百），分阴阳（一百），大肠（一百二十），脾土（二百），二扇门（一十），黄蜂入洞，揉脐及龟尾。

膨胀惊，寒热不均，气喘眼白，饮食不进，青筋裹肚，肚腹胀泻，名曰膨胀惊。皆因食后感寒，脾不能运。

【治法】三关（二百），肺经（五十），脾土（二百），运八卦，分阴阳（五十），揉脐（一百），精宁穴，按弦搓摩，凤凰单展翅，用灯火肚上青筋四燋。

盘肠惊，气吼肚膨，饮食不进，人瘦体弱，肚起青筋，眼黄手软，大小便不通，肚腹疼痛，名曰盘肠惊。此乃六腑有寒也。

【治法】三关（一百），脾土（一百），大肠（二百），运土入水（一百二十），肺经（一百），补肾水（一百），揉脐及龟尾，脐周遭灯火七燋，再用艾绒炙热一围扎脐上。

马蹄惊，四肢乱舞头向上，名曰马蹄惊。此因受风热被吓之症也。

【治法】三关（二百），肺经（一百），运八卦脾土（一百），天河水，大阳（十五），飞经走气，以灯火爆四肢肩膊喉下脐下各一燋。

鲫鱼惊，口吐白沫，四肢摆动，嘴歪，常搭翻白眼，名曰鲫鱼惊。此肺经有风，脾经有寒。

【治法】三关（三百），脾土（二百），肺经（一百），八卦，清天河，运水入土（五十），五经（五十），补肾水（二十），掐五指节三次，按弦搓摩，口角上下灯火四燋。

摆手惊，两眼向上，四肢反后，或两手垂下，眼黄口黑，人事昏沉，此因水唬。掐之觉痛者治之，不痛不治。

【治法】三关、肺经（各二百），横纹，天门，虎口，揉肘肘，运水入土，飞经走气。

宿沙惊，日轻夜重，到晚昏迷，口眼歪斜，四肢掣跳，口鼻气冷，名曰宿沙惊。乃脾肾有寒之症也。

【治法】三关、六腑（各一百），四横纹，运八卦，分阴阳，掐五指节，掐肾水，打马过天河。

急惊，口眼歪斜，四肢搐搦，痰壅心迷，人事不省，其状如死，名曰急惊。乃肝经积热，风火之症也。

【治法】三关、六腑、肾水、天河、脾土（二百）、肺经、运五经、掐五指节、猿猴摘果、咬昆仑穴、推三阴穴（急惊从上往下）。

慢惊，面青唇白，四肢厥冷，人事昏迷，手足搐搦，眼慢痰壅，名曰慢惊。由大病之余，吐泻之后，脾土虚败，肝木无风而自动也。

【治法】先掐老龙穴，有声可治，无声不可治。次用艾灸昆仑穴，推三关，肺经，肾水，八卦，脾土，掐五指节，运五经，运八卦，赤凤摇头，二龙戏珠，天门入虎口，用灯火手足心四心燋，上下三推三阴穴（慢惊从下往上）。

内吊惊，两眼迷闭，哭声不止，面青眼黄，手眼望内掣者，名曰内吊惊。乃肺经受寒证也。

【治法】三关、肺经、脾土、肾水（各一百），双凤展翅，按弦搓摩，再以竹沥灌之。又以细茶飞盐皂角各末五分，水一钟，黄腊二分，锅内溶化，入前末为饼，贴心窝即效。

天吊惊，眼向上，哭声号，四肢掣，口眼歪斜，鼻流清水，或衄血。此乃肺惊受风，或食后感寒而成。名曰天吊惊。

【治法】三关、脾土、阴阳（各一百），天河，六腑，肺经，八卦，揉五指，重揉大小天心。

又云，总筋青筋耳珠掐之，又将灯火脐上下提之。

弯弓惊，头仰后，四肢向后，眼翻或闭，腹胀哭声不止。此乃肺经受风积痰致也。名曰弯弓惊。

【治法】三关，肺经，脾经，八卦，天河，重揉手脚弯内关中界，掐脐上下，青筋缝上喉下各三燋。

又须重揉委中。书曰，手足后伸头后仰，灸脐上下即安康。

蛇丝惊，口中拉舌，四肢冷而掣，哭声不出。乃心经有热，睡中食乳，口角入风。名曰蛇丝惊。

【治法】三关，六腑，阴阳，八卦，天河，略推三关，多推肾水，如舌拉不止灯火胸前六燋。

鹰爪惊，两手爬人，捻拳切牙，手往下，口往上，身寒战，名曰鹰爪惊。此因被吓伤乳，心有风热也。

【治法】三关，脾土，阴阳，八卦，又在大指左右手足三弯掐之。再用灯火爆手心太阳眉心脚心各一燋。

乌沙惊，四肢掣跳，口唇青黑，肚胀青筋，名曰乌沙惊。此乃脏腑受寒之症也。

【治法】三关、肺经、八卦（宜多推运），六腑、脾土（少推），内劳宫，二扇门。再用灯火四心提之。肚上青筋缝上七燋。

乌鸦惊，手足掣跳，口眼俱闭，大叫一声，形如死状，名曰乌鸦惊。乃心有热有痰，症类急惊是也。

【治法】三关，肺经，六腑，天河水，捞明月，飞经走气，脾土，若吐四心用灯火各一燋。

夜啼惊治法见胎毒门。

锁心惊，口吐沫，鼻流血，四肢软，好吃冷物，眼白不哭，名曰锁心惊。心肝经有热，火盛痰壅之症也。

【治法】三关，六腑，天河水，捞明月，分阴阳，运八卦，肾水，赤凤摇头。

撒手惊，眼翻切牙，手足一掣一死，名曰撒手惊。乃心经被风吓，先寒后热，有痰之症也。

【治法】三关、六腑、肺经（各二百），天河，脾土，八卦，赤凤摇头，将两手相合，共掐横纹。若不醒，大指头上掐之，上下气闭，人中掐之。鼻气无出入吼气，寒热作渴，随症治之。先承山推眉心，再用灯火手上手背各二燋。若切牙将两手捻耳珠，屈中指揉颊车穴，又运土入水。

诸热门

夫胎热者。儿生三朝。旬月之间。目闭而赤。眼胞浮肿。常作呻吟。或啼叫不已。时复惊烦。遍体壮热。小便黄色。此因在胎之时。母受时气热毒。或误服温剂。过食五辛。致令热蕴于内。熏蒸胎气。生下因有此症。名曰胎热。若经久不治。则成鹅口。重舌木舌。赤紫丹瘤等症。又不可以大寒之剂攻之。热退则寒起。传作他症。切宜慎之。

【治法】推三关，退六腑，三焦，分阴阳，天河，揉外劳，运八卦（自坤至坎宜多二次），掐肾水，五经，十王穴，运肘肘，水里捞明月，虎口曲池各用灯火一燋。

潮热者，时热时退，来日依时而发，如潮水之应不差，故曰潮热。大抵气血壅盛，五脏惊热，熏发于外。或夹伏热，或宿寒。伏热者，大便黄而气臭。宿寒者，大便白而酸臭是也。

【治法】推三关，补心经，运八卦，分阴阳，泻五经，掐十王，掐中指，六腑，捞明月，肘肘。

惊热者，或遇异物而触目忤心，或金石之声而骇闻悚惧，是以心既受惊，而气则不顺，身发微热而梦寐虚惊，面光而汗，脉数烦躁，治当与急惊同法也。

【治法】推三关，肺经，分阴阳，推扇门，清心经，天河，五经，掐总经，运肘肘，捞明月，飞经走气。

风热者，身热面青，口中亦热，烦叫不时，宜疏风解热。若热甚而大便秘者，下之可也。

【治法】推三关，泻大肠，掐心经，泻肾水，运八卦，掐总经，清天河，二龙戏珠，运肘肘。

烦热者，血气两盛，脏腑实热，表里俱热，烦躁不安，皮肤壮热是也。如手足心热甚者，五心烦也。

【治法】推三关，掐中指，泻五经，掐十王，运八卦，揉外劳，分阴阳，退六腑，捞明月，打马过天河，运肘肘。

脾热者，舌络微缩，时时弄舌。因脾脏积热，不可妄用凉剂。

【治法】推三关，脾土，泻心火，肾水，运八卦，分阴阳，掐总经，推上三关（二十四），退下六腑（八十）。

虚热者，因病后血气未定，四体瘦弱，时多发热，一日三五次者。此客热乘虚而作，宜调气补虚，其热自退。

【治法】推三关，补五经，捻五指，运八卦，捞明月，掐总经，推上三关（二十四），退下六腑（八十），分阴阳，飞经走气，运肘肘。

实热者，头昏颊赤，口内热，小便赤涩，大便秘结，肚腹结胀。此实热之症也，宜下之，泄去脏腑之热即安。

【治法】推三关，泻五经，推大肠，清肾水，运八卦，推膀胱，分阴阳，捞明月，退六腑，打马过天河，飞经走气，运肘肘。

积热者，眼胞浮肿，面黄足冷，发热从头至肚愈甚，或恶闻饮食之气，呕吐恶心，肚腹疼痛。

【治法】三关，五经，脾土，大肠，心经，三焦，肾水，运八卦，掐总筋，分阴阳，捞明月，退六腑，飞经走气，揉肘肘。

疳热者，皆因过餐饮食，积滞于中，郁过成热。脾家一脏，有积不治，传之别脏，而成五疳之疾。若脾家病去，则余脏皆安矣。

【治法】推三关，补脾土，推大小肠，三焦，运八卦，掐总筋，分阴阳，捞明月，推上三关（二十四），退下六腑（八十），飞经走气，运肘肘。

血热者，每日辰巳时发，遇夜则凉，世人不知，多谓虚劳，或谓疳热，殊不知此乃血热证也。

【治法】推三关，推上三关，退下六腑，分阴阳，运八卦，五经，掐十王，掐总筋，肾水，捞明月，揉肘肘，按弦搓摩，飞经走气。

骨蒸热者，乃骨热而蒸，有热无寒，醒后盗汗方止，非皮肤之外烧也。皆因小儿食肉太早，或素喜炙面食之类，或好食桃李杨梅瓜果之类，或至冬月衣绵太浓，致耗津液而成。或疳病之余毒，传作骨蒸，或腹内痞癖，有时作痛。

【治法】三关，六腑，运五经，分阴阳，清天河，捞明月，肾水，掐总筋，大横纹，打马过天河。

壮热者，一向不止，皆因血气壅实，五脏生热，蒸熨于内。故身体壮热，眠卧不安，精神恍惚，蒸发于外，则表里俱热，甚则发惊也。

【治法】三关，六腑，肺经，分阴阳，推扇门，清心经，天河，五经，总经，运肘肘，捞明月，飞经走气。

温壮热，与壮热相类，而有小异。但温温不甚盛，是温壮也，由胃气不和，气滞壅塞，故蕴积体热，名曰温壮热。大便黄臭，此腹内伏热，粪白酸臭，则宿食停滞，宜微利之。

【治法】三关，六腑，五经，大肠，肾水，运八卦，膀胱，分阴阳，捞明月，打马过天河。

伤寒门

伤寒一日，遍身发热，头疼脑痛，人事昏沉，胡言乱语。

【治法】推三关，六腑，天河，捞明月，分阴阳，运八卦，五指尖，肘肘，无汗掐心经，内劳宫，肩井（有汗不用）。

伤寒二日，结胸腹胀，阻食沉迷，内热外寒，遍体骨节疼痛。

【治法】推三关，六腑，心经，分阴阳，运八卦，开胸胸痛加肺经，饮食不进加脾土，曲池，阳池。

伤寒三日，遍身骨节疼痛，大小便不通，肚腹作胀。

【治法】推三关，肺经，和阴阳，运八卦，开胸，揉肘肘，天河入虎口，四横纹，捞明月，赤凤摇头，揉太阳，揉五指节，攒竹，曲池，肩井。

伤寒四日，脚疼腰痛，眼红口渴，饮水不进，人事颠乱。

【治法】推三关，六腑，曲池，虎口，二人上马，掐五指节，捞明月，飞经走气，打马过天河。

伤寒五日，传遍经络，或大便不通，小便自利，或噫气霍乱。

【治法】推三关，天河，脾土，八卦，肾水，劳宫，肺经，打马过天河。

伤寒六日，血气虚弱，饮食不进，腰痛气喘，心疼头痛。

【治法】推三关，肺经，横纹，八卦，天河水，捞明月，赤凤摇头，按弦搓摩，飞经走气，曲池，肩井，合谷，阴阳。

伤寒七日，传变六经，发散四肢，各传经络，或痢或疟，加减推之。

【治法】推三关，六腑，天河，肺经，横纹，肾水，八卦，和阴阳，天门入虎口，揉肘肘，曲池，肩井，太阳，推脾土，若瘅疟揉五指中节与节根。凡推疟疾必以常用不易者推之。而后用此法即效。

呕吐门

热吐者，夏天小儿游戏日中，伏热在胃，或乳母感冒暑气，乘热乳儿，或过食辛热之物，多成热吐。其候面赤唇红，五心烦热，吐次少而出多，乳片消而色黄是也。

【治法】推三关，脾胃，肺经，十王穴，掐右端正，运水入土，八卦，分阴阳，赤凤摇头，揉总经，六腑，揉肘肘。

冷吐者，冬月感冒风寒，或乳母受寒，乘寒乳儿，冷气入腹，或食生冷，或伤宿乳，胃虚不纳。乳片不化，喜热恶寒，四肢逆冷，脉息沉微，吐次多而出少者，是也。

【治法】推三关，补脾胃，肺经，掐右端正，八卦，分阴阳，黄蜂入洞，赤凤摇头，三关（八十），六腑（二十四），肘肘。

伤食吐者，夹食而出，吐必酸臭，恶食胃痛，身发潮热是也。

【治法】推三关，五指尖，掐右端正，推脾土，八卦，分阴阳，捞明月，打马过天河，六腑，肘肘。

虚吐者，胃气虚弱，不能停留乳食而作吐也。

【治法】推三关、补五经、多补脾胃、掐右端正、运土入水、八卦、分阴阳、赤凤摇头、三关（二十四），六腑，补大肠，肘肘。

泄泻门

肝冷传脾臭绿青，焦黄脾土热之形，肺伤寒色脓粘白，赤热因心肾热成。

胃为水谷之海，其精英流布以养五脏，糟粕传送以归大肠。内由生冷乳食所伤，外因风寒暑湿所感，饥饱失时，脾不能消，冷热相干，遂成泻利。若脾胃合气以消水谷，水谷既分，安有泻也。盖脾虚则吐，胃虚则泻，脾胃俱虚，吐泻并作。久泻不止，元气不固，必传慢惊，宜大补之。

【治法】推三关，心经，清肾水，补脾胃，掐左端正，侧推大肠，外劳宫，阴阳，八卦，揉脐及龟尾，掐肚角两旁，补涌泉，掐承山，寒证加黄蜂入洞，三关六腑，肘肘，热证加捞明月，打马过天河，三关六腑，肘肘。

霍乱者，挥霍撩乱也，外有所感，内有所伤，阴阳乖隔，上吐下利，肠扰闷痛是也。

【治法】三关，肺经，八卦，补脾土，大肠，四横纹，阴阳，二人上马，清苍龙摆尾。又将独蒜一个，捣碎，将烧纸隔七层敷脐，若起泡用鸡蛋清涂之，即愈。

腹痛门

热腹痛者，乃时痛时止是也，暑月最多。

【治法】三关，六腑，推脾土，分阴重阳轻，黄蜂入洞，四横纹。

寒腹痛者，常痛而无增减也。

【治法】三关，运五经，二扇门，一窝风，按弦搓摩，八卦揉脐及龟尾。

气滞食积而痛者，卒痛便秘，心胸高起，手不可按是也。

【治法】推三关，分阴阳，推脾土，揉脐及龟尾，掐威灵，若腹内膨胀，推大肠。

冷气心痛者，手足厥逆，偏身冷汗，甚则手足甲青黑，脉沉细微是也。

【治法】推三关，八卦，分阴重阳轻，补肾，二扇门，黄蜂入洞，鸠尾前后重揉要葱姜推之发汗。

痢疾门

夹热而痢者，则痢下红色，此风能动血也。

【治法】推三关，六腑，清心经，和阴阳，推大肠，脾土，八卦，肾水，揉脐及龟尾。

夹冷而痢者，则下纯白冻，或白上有粉红色，或似猪肝瘀血，皆为阴证。盖血得寒则凝故也。

【治法】推三关，八卦，脾土，大肠，和阴阳，天门入虎口，揉脐及龟尾。

疟疾门

疟疾兼呕吐肚疼者。

【治法】推三关，脾土，分阴阳，揉脐，运八卦。

痰疟一日一发者。

【治法】推三关，肺经，分阴阳，八卦，按弦搓摩。

久疟不退，而脾气虚弱者。

治宜补脾土（二百），分阴阳（一百），运八卦（二百）。

邪疟至晚发者。

治宜推三关（五十），脾土（一百），分阴阳（三百），八卦六腑（二百），天门入虎口。

瘅疟，但热无寒者。

治宜推三关、脾土、分阴阳、八卦、肺经、六腑、间使、内关（各一截），天门入虎口，肘肘。

疳疾门

治宜推三关，六腑，脾土，运八卦，大肠，五经，心经，清天河水，板门，运水入土。

积症门

治宜推三关，六腑，多补脾土，掐四横纹，补肾水，分阴阳，掐大肠，揉板门，小横纹。

运八卦（退艮重），三扇门，天门入虎口。发热腹痛，加水里捞明月。大便秘结，多推六腑，小横纹，揉掐肾水。腹痛泄泻，掐一窝风，揉脐及龟尾。

痞症门

治宜推三关，脾土，大肠，肺经，四横纹，板门，精宁，二扇门，清肾水，运五经，小横纹，运八卦，小天心，黄蜂入洞，赤凤摇头，久揉脾土。

痫症门

治宜推三关，六腑，肺经，补脾土，天门入虎口，揉肘肘，掐板门，精宁，窝风，运天心，掐五指节，分阴阳，运八卦，赤凤摇头，按弦搓摩，威灵穴，揉中指，掐总筋，灸昆仑。

咳嗽门

治宜推三关、六腑、肺经（往上一百二十），二扇门、二人上马、五总（六转六掐），多揉肺俞穴，掐五指节，合谷，运八卦，多揉大指根，掐精宁穴，涌泉，天门入虎口，板门。痰壅气喘，掐向导穴，再掐板门。痰结壅塞，多运八卦。干咳，退六腑。痰咳，退肺经，推脾，清肾，运八卦。气喘，掐飞经走气，并四横纹。

肿胀门

治宜推三关（一百），推脾土（一百），黄蜂入洞（十下），运五经（五十），二扇门（二十），掐威灵（二十），天门入虎口（二十），肘肘（二十），以上泻法。泻后补法推脾土（一百），分阴阳（一百），补肾（一百），运土入水（四十），天门入虎口、肘肘（各二十）。

目疾门

火眼之症。治宜补肾（五百），推天河（五百），六腑（五百），分阴阳（三百），运八卦（二百），推脾土（一百），水里捞明月（一百），合谷、曲池、肩井（各一截）。

风眼之症。治宜推三关（三百），揉肾（三百），掐五指节（一百），分阴阳（三百），八卦（一百），推天河（二百），六腑（一百），水里捞明月（一百），合谷、曲池、肩井（各一截）。

杂症门

小儿头疮。治宜推三关（一百），推肺（一百），分阴阳（一百），推脾（一百），揉太阳（一百），揉阳池（一百）。

小儿口内生疮。治宜退六腑（一百），分阴阳（一百），捞明月（二十），清天河（一百），清肾水（二十），凤凰单展翅（十下）。

小儿偏坠。治宜推三关（五十），推肾（四百），揉板门（二百），分阴阳（二百），八卦（二百），天河（二百），三阴交（一截），承山穴（一百）。

外用艾绒为囊，将肾子兜之，甚效。

小儿耳流脓。治宜推三关（一百），六腑（一百），推脾（十五），将耳珠揉行前补后泻法（二十）。

小便黄赤，可清之。治宜清肾水（自肾指尖推往根下为清也），掐小横纹，二人上马，运水入土如大。

小便俱闭，只宜分阴阳为主。

小儿眉目不开。治宜掐阳池穴（宜久揉久掐），再推四横纹。

小儿口渴咽干者，气虚火动也。清天河为主。

小儿四肢厥冷。治宜推三关，补脾土为主。

小儿口哑不能语言，乃痰迷心窍也。清肺经为主。

小儿手不能伸屈者，风也，宜威灵穴揉之。四肢软者，血气弱也，宜补脾土，掐四横纹。手掐拳者，心经热也，急掐捞明月，及运八卦。

小儿头痛。揉脐及阳池外劳宫。头向上者，宜补脾土，运八卦，为主。

一惊风不省人事，灸上星涌泉大指甲侧。

一发热目上视，宜泻心经，掐中平穴，横门中指，俟眼正起指。

一眼左视，掐右端正穴。右视，掐左端正穴。中指中节外边是。

一吐血，两大指甲后一韭叶，即母腮穴，许平掐。

一汗多是肾虚，多推补肾水，汗即止。

一日间病重者，宜抑阳。

一夜间病重者，宜抑阴。

一子后火盛者，是阳火，宜泻之。午后火盛者，是阴火，宜补之。

一先热后寒者，阴干阳，宜先泻后补。

一先寒后热者，阳干阴，宜先补后泻。

一推浮肿者，脾土宜补，阴阳宜分，肾水宜先补后泻，用灯火太阳五心脊骨上各灸愈。

一揉五指节，化痰用之。

一推三焦，治心气冷痛。

一推命门，止腰痛补下元。

一推横纹，通上下之血气。

一推门，止小肠之寒气。

一揉小天心，治肾水枯短。

一截三关，祛腰背之风寒。

一截风池，止眼痛头疼。

一截昆仑，救半身不遂，大小便涩。

一截曲池，通肺腑气血，治麻痹半身不遂。

一泄，龟尾骨上一燋，大便多而秽者不可止。

一吐，心窝上下四，一口水多推脾土。

一脚软鬼眼一燋。

一手软倒蹭，后拐节弯上一燋。

一内热外寒者，掐肾水即止。

一外热内寒者，掐阳筋汗出为度。

一头软，心脐上下一燋。

一作寒，掐心经转热。

一作热，掐肾经转凉。

一口不开，多揉脾心口一燋，亦有心窝揉者。又有研朱砂一分，吹鼻，即开。

一上吐下泻，多推胃与阴阳，灯火五心提之，肚上五火，背上五火效。

一无门有纹，如针入眼，五色皆主死。

一凡推法必似线行，毋得斜曲，恐动别经而招患也。

一治鼻干，年寿推下两宝瓶效，或曰多推肺经，以鼻乃肺窍故也。

一久揉脾土后心，以肚附应之，谓之内消。

一脊骨自下缓缓推上，虽大人可吐也。

一小儿望后跌，承山掐之。

一三里属胃，久揉止肚疼，大人胃气痛者通用。

一小儿望前扑者，委中掐之，亦能止大人腰背疼。

一便秘者，烧酒在肾俞推上龟尾，推膀胱推下承山，但脚里边在承山旁抽骨处，亦要推下。而推此顺气之法，无急胀之患。若泄泻亦要逆推，使气升而泄可止。

一两手抄停，食指尽处为列缺，止头疼。中指尽处为外关，止腰背痛。大人通用。

一掐靠山即合谷，少商，内关，剿疟用之。

一掐向导，治气喘，口歪眼偏，哭不出声口渴。

一掐总经，推天河，治口内生疮吐热，人事昏沉。

一掐大指母腮穴，止吐血。

一掐涌泉，治痰壅上，重则灸之。

一揉二大指头顶，向外转三十六，随掐之，主醒脾消食。

一推毕掐劳宫，所以定气。

一板门推上横门可吐，横门推下及板门可泄，二穴许对掐之。

一运水入土，治身弱肚起青筋，曰水盛土枯。

一运土入水，治外由作胀眼睁，曰土盛水枯。

一危症先劈面吹气一口，若眼皮连动，睛活转可救。若鱼目，脾绝不治。

一生血顺气，天门入虎口，揉肘肘。

一推惊，不可拘推三回一之说，但推中回几下便是。

一论穴有分寸者，以小儿中指屈中节度之为寸，折半为五分，非尺之谓。

一惊之义，惊之为言筋也，筋见是也。

一当时被吓，补童子，以两手提耳三四次效。

第二十四章 《幼科铁镜》（节选）

【清·夏禹铸】

看病秘诀

禹铸曰：凡小儿病有百端，逃不去五脏六腑气血。症虽多怪，怪不去虚实寒热风痰。病纵难知，瞒不过颜色苗窍。症即难辨，莫忽略青白红黄。面上之颜色苗窍，乃脏腑气血发出来的。颜色之红黄青白，乃寒热虚实献出来的。业医者，能于此处做工夫，便得吾家之秘诀。

推法，用葱姜煎汁浸染医人大指，先从眉心向额上，推至二十四数。次从眉心分推，至太阳太阴九数。再自天庭至承浆各穴，掐一下，以代针法。再于大阳太阴，或发汗，或止汗。再将两耳下垂尖捻而揉之。又将两手捧头面摇之，以视其气。再看寒热，向手推三关六腑及运八卦，随分推胸口，及揉脐，推委中毕，再揉肩井，至于别穴看症，再加揉法。

推三关，退六腑，运八卦，男女俱在左手。人以男右手为女之左手，独不思右掌无八卦，若亦有八卦，则震居西，兑居东，艮居乾，而坤居巽。岂后天八卦之定理。而为女子之推拿，遂变其位置耶。况男女心肝肾脉，俱在左手。若女以右手为左，则心肝诸脉，可在右手否。

儿眼翻上者，将大指甲在小天心向掌心下掐，即平。

儿眼翻下者，将大指甲在小天心向总筋上掐，即平。

夏禹铸曰：大指面属脾，画家画手掌，不把大指画正面，乃画家之正法。前人只得以脾土字，写在侧边，后人误认，以讹传讹，遂以大指之侧边为脾。余故将前掌图（注：图缺），大指移作正面，此因脾土画图之权宜。又因口诀有曰，脾土曲补直为推，见有曲字，便把儿指一曲着，则侧面居正，故愈以侧面为脾。那晓得曲补之说，曲者旋也。于指正面，旋推为补，直推至指甲为泻，此前人一字之讹，遂成流弊莫救。今人推之不效，皆由穴之不真，前人传之已误，后人幸勿再误。

少商穴：两大指背挨甲处各灯火一燋专治脐风。

外劳：将见小指曲着重揉外劳宫祛脏腑之寒风。

后溪：推往下补肾，推往上是清肾利小便。

夏禹铸曰：五指梢尖俱属下，前人作上，误矣。譬诸草木，根是本，梢为末。末，下也，不辨可知。前人又每以左足为右足，独不想到人在堂居中朝上坐，却是西边为左边。如此明白显易的道理，胡为乎还错了。若女则右足为左足，地道尚右也。

男左手直骨背面为三关，属气分，推上，气行阳动，故为热为补。

男左手直骨正面为六腑，乃血分，退下，则血行阴动，故为寒为泻。其两边侧里，属阳气阴血交界之地，以此处作三关六腑之气血，无所适从，补泻何可合用。

五脏阳也，何女以推上为寒为凉，所谓阳极阴生是也，女阴道，故从阴生处推之。

六腑阴也，何女以退下为热为补，所谓阴极生阳是也，故女从阳生处推之。

诀曰：肾水一纹与后溪，推上为清下补之，小便闭赤清之妙，肾虚便少补为宜。

禹铸曰：四脏俱推上为补，下为泻。何肾与四脏相反？盖四脏居一身之上，而肾居下，肾虚则推四脏之气，往下以滋肾，故曰下补。肾水混浊，则小便闭赤，若再往下推，则闭愈甚。一往上提，疏通水道，而小便自清，故曰推上为清。此上下清补有异，若不发明上下之理，恐人疑推肾之上下，两字有讹，则遗害不浅，故识之。

合骨穴：乃两骨合缝处用元宵火两手各一燋。

看侧骨之两边明明是正面，后人多错，看了奈何奈何。

老龙穴：于惊死时在精威二穴拿，不醒再于此穴一掐，知痛者生，不知痛者死。可向肺俞穴里揉以探之。

夏禹铸曰：前人因合骨穴，故画侧手图。只能画一面，不能画三面。故以三关六腑，写在两边。按图虽在两边，而推画图之情，两边原是正面。后人不体其情，以侧手图之侧边，遂执为儿手正面之侧边作三关六腑，不大可怪哉。

古人画图绘穴，想无不真，多因粗心者，皆不能揣情度理，一错看过，以讹传讹，相习不察。余力辟前谬，非故示异也。由几番折肱体认得来。后之君子，当毋以妄诞目我。

涌泉穴，男左转揉之，吐即止。右转揉之，泻即止。左转不揉，主吐。右转不揉，主泻。女反是。

惊来若急，大墩穴拿之，或鞋带穴对拿。如婴儿弱极，在大墩穴按之无脉，又在解溪穴再按又无脉，弱到十二分地位，不必医。如两处有脉，即用人参一二分服之自转，不可多用。恐弱不能受，反加一死，医者知之。

惊时，若身往前扑，即将委中穴向下掐住，身便直。若身后仰，即将膝上鬼眼穴向下掐住，身即正。

定惊元宵灯火，囟门，眉心，脐心脐轮，合骨，鞋带，各穴共十五。

脐风灯火，囟门，眉心，人中，承浆，两手大指少商，脐心脐轮，共十三。

推拿代药赋

前人忽略推拿，（卓溪）今来一赋。寒热温平，药之四性。推拿揉掐，性与药同。用推即是用药，不明何可乱推。推上三关，代却麻黄肉桂。退下六腑，替来滑石羚羊。水底捞月，便是黄连犀角。天河引水，还同芩柏连翘。大指脾面旋推，味似人参白术。泻之则为灶土石膏，大肠侧推虎口。何殊诃子炮姜，反之则为大黄枳实。涌泉右转不揉，朴硝何异。一推一揉右转，参术无差。食指泻肺，功并桑皮桔梗。旋推止嗽，效争五味冬花。精威拿紧，岂羡牛黄贝母。肺俞重揉，漫夸半夏南星。黄蜂入洞，超出防风羌活。捧耳摇头，远过生地木香。五指节上轮揉，乃祛风之苍术。足拿大敦鞋带，实定掣之钩藤，后溪推上，不减猪苓泽泻。小指补肾，焉差杜仲地黄。涌泉左揉，类夫砂仁藿叶。重揉手背，同乎白芍川芎。脐风灯火十三，恩符再造。定惊元宵十五，不啻仙丹。病知表里虚实，推合重症能生，不谙推拿揉掐，乱用便添一死。代药五十八言，自古无人道及，虽无格致之功，却亦透宗之赋。

第二十五章 《幼科推拿秘书》（节选）

【清·骆如龙】

分阴阳：阴阳者，手掌下。右阴池穴，左阳池穴也。其穴屈小儿四指拳过处，即坎宫小天心处。以我两手大拇指，从小天心处两分推之。盖小儿之病，多因气血不和。故一切推法，必先从阴阳分起。诸症之要领，众法之先声。推此不特能和气血，凡一切膨胀泄泻，如五脏六腑有虚，或大小便不通，或惊风痰喘等疾，皆可治之。至于乍寒乍热，尤为对症。热多则分阳从重，寒多则分阴从重，推者必审其轻重而用之，凡症必先用此法。用时医者正好察色审音，探问因由而斟酌其对症之手法也。

合阴阳：合者，以我两大指从阴阳处合来，盖因痰涎涌甚，先掐肾经取热，然后合阴阳照天河极力推去，而痰即散也。

小天心：因额上有大天心，故此阴阳中间名小天心。临坎水，小水赤黄，揉此以清肾水之火，眼翻上下，掐之甚妙。若绕天心，则已在分阴阳之内矣。

运八卦：八卦在手掌上，中指根下是离宫，属心火。此宫不可运动，恐运动心火。运法必用我大指覆按之，然后以我食指头，从乾宫向兑坤小指边左旋到坎，归乾为一运，其运至离宫则从大指甲上过去。此法开胸化痰，除气闷满胀。至于吐乳食，有九重三轻之法。医者分阴阳之后，必次及于此。

运五经：五经者，五指头之经络也。心经在将指，肝经在食指，脾经在大拇指，肺经在无名指，肾经在小指。运者以我食指运小儿五指头肉上。此法能治大小便结，开咽喉胸膈中闷塞，以及肚响腹胀，气吼泄泻诸症。盖五脏之气，运动即能开利。

运水入土（泄）：土者，胃土也，在板门穴上。属艮宫，水者。肾水也，在小指外边些。运者以我大指，从小儿小指侧巅，推往干坎艮也。此法能治大小便结，身弱肚起青筋，痢泻诸病。盖水盛土枯，运以润之，小水勤甚效。

运土入水（补）：土者，脾土也，在大指。水者，坎水也，在小天心穴上。运者从大指上，推至坎宫。盖因丹田作胀，眼睁，为土盛水枯，运以滋之，大便结甚效。

侧推大肠到虎口：大肠穴，在小儿食指外旁。虎口在大食二指掌丫处。侧推者，以我大指从儿食指旁尖推往虎口。盖因赤白痢水泻，皆属大肠之病。必推此以止而补之，且退肝肠之火。推者必多用工夫，若大肠火结，退六腑足矣，不必清。

推脾土：脾土，在大拇指上罗纹。男左旋，女右旋。而程公权云：不如屈小儿大指内推为补，直指外推为清。盖因小儿虚弱，乳食少进，必推此有效。至痰食诸症，又必先泄后补。总之人一身以脾土为主，推脾土以补为主。清之省人事，补之进饮食。万物土中生，乃一身之根本，治病之要着也。

推肾水：肾水，在小拇指外旁，从指尖一直到阴池部位，属小肠肾水。里推为补，外推为清。清者，因小儿小水赤黄。补者，因肾水虚弱。清退脏腑热，补因小便短少。

推肝木：肝木，在食指，肝属木，木生火。肝火动人眼目昏闭，法宜清。诸病从火起，人最平者肝也，肝火盛则伤脾，退肝家之热，又必以补脾土为要。

推心火：（宜清不宜补、补则于人不利、宜切记）

心属中指，指根下离，属火。凡心火动，口疮弄舌，眼大小赤红，小水不通，皆宜推而清之。至于惊搐，又宜清此。（心经内一节。掐之止吐。）

推肺金：肺金在无名指，属气，止咳化痰，性主温和。风寒入肺固嫩，伤热亦嗽，热宜清，寒亦宜清，惟虚宜补，而清之后亦宜补。凡小儿咳嗽痰喘，必推此，惊亦必推此。

推离往干：离在将指根下，乾在二人上马之左旁。以我大指，从儿离宫推至干宫，打个圆圈，离乾从重，中要轻虚，男左女右。盖因冒风咳嗽，或吐逆，掐肺经指节之后，必用此法为主。

二人上马：二人者，我之大食二指也，上马者，以我大指尖，按儿神门外旁，又以我食指尖，按儿小指根横纹旁，掐之，清补肾水，治小肠诸气，最效。若单掐肾水一节横纹，退潮热立效，又苏（音苏醒也）胃气，起沉疴，左转生凉，右转生热。

掐四横纹：四横纹，在食将无名小指指根下横纹，一名小横纹。小者对坎下大横纹而言也。四者四指也。掐者，以我大指掐之，按穴不起，手微动，却有数，其数如推运之数。盖因脏腑有热，口眼歪斜，嘴唇破烂，掐此退热除烦，且止肚痛。

点内牢：内牢在手心处，属凉，捞明月在此。点者，轻轻拂起，如蜻蜓之点水。退心热甚效。

揉外牢：外牢在手背居中，紧与内牢对，故亦名牢宫也。属热，揉之取汗，能治粪白不变，五谷不化，肚腹泄泻诸病。又大热不退，揉此退之，是以火攻火之道也。一云左转生凉，右转生热。

外牢推至大陵位：大陵位在外牢下，手背末骨节处，在一窝风之上。从外牢推至大陵位者，取小儿吐痰，又大陵反转至外牢，以泄心热。然以我手大指，左转三来，又必向右转一摩，左从重，右从轻，以取吐泄神效。但此九重三轻手法，最易忽忘，须用心切记。方不错乱，若错乱，即不能吐矣。

板门直推到横纹：（止吐止泻、此为要着、神效有谓取吐取泻者、则谬妄可恨矣）

板门穴，在大指下，高起一块平肉如板处，属胃脘。横纹者，大横纹也，手掌下一道大横纹。板门直推到横纹，止吐神效。横纹转推到板门，止泻神效。

若吐泄并作，先推止吐一半，然后合推。板门推去重（止吐），若横纹推转轻（止泄）。治气促气攻之症，推此即通快，吼胀亦揉板门。

拿总经：总经在小天心下，内间史上，五指诸筋经络。总由此散去，故名总经。

小儿惊风，手足掣跳，横拿一个时辰。如不止，再掐大敦穴。大敦在足大指，男掐右足，女掐左足。若鹰爪惊，本穴掐后就揉。

掐心经：心经在将指尖中冲穴。小儿惊死，先掐此以试之。叫一声可治，如不叫，再掐威灵穴以试之。

双手掐威灵：威灵穴，在外牢右边，与上一扇门相对。双手者以我两大指甲与甲合，一齐着力。如小儿手嫩，以绸绢隔之，掐虽重而不伤儿手。此治小儿急惊。一搐一死，有声治，无声不治。

掐精灵：精灵穴，在外牢左边，与二扇门相对。掐此穴揉之。治小儿痰涌气促气急，用此法即散。

揉扇门：一扇门穴，在食将两指根夹缝中。二扇门穴，在无名小指夹缝处。以我两大指肉掐揉之，治小儿汗不出，热不退。

侧推大三关：大三关者，对风气命食指上小三关而言也，属真火元气也。其穴从鱼际穴，往膀上边，到手弯曲池，故曰侧。其推法，以我二指，或三指，从容用力，自鱼际推到曲池。培补元气，第一有功，熏蒸取汗，此为要着。男子左手，从鱼际推到曲池。女子从曲池推往鱼际在右手。皆大补之剂，大热之药也。

退六腑：六腑穴，在膀之下，上对三关。退者，从肘肘处向外推至大横纹头，属凉，专治脏腑热，大便结，遍身潮热，人事昏沉。三焦火病，此为要着。若女子，则从大横纹头向里推至曲池以取凉，在右手。医家须小心记之，不可误用。男女惟此不同耳。合上二法，大寒大热，偏用。若补元气，必相剂而用，未可偏也。但推数多寡之不同耳。

揉上天心：上天心者，大天心也，在天庭中。小儿病目，揉此甚效。以我大指按揉之，眼珠上视，往下揉；眼珠下视，往上揉；两目不开，左右分揉。口眼歪斜，亦必揉此。

清天河：天河穴，在膀膊中，从坎宫小天心处，一直到手弯曲池。清者，以我手三指，或二指，自大横纹推到曲池，以取凉退热。并治淋疴昏睡，一切火症俱妙。

揉中脘：中脘，在心窝下，胃腑也。积食滞在此，揉者。放小儿卧倒仰睡，以我手掌按而揉之，左右揉，则积滞食闷，即消化矣。

揉涌泉（久揉亦能治眼病）：涌泉穴，在脚心不着地处。左揉止吐，右揉止泻。男依此，女反之。男右脚，女左脚。退烦热，亦妙引热下行。

揉一窝风：一窝风，在大陵下些。掐此能止肚痛，或久病慢惊皆可。

掐揉阳池：阳池穴，在一窝风之下。掐此专治头痛。

掐内间史：内间史，在总经下寸许，天河路上。掐此剿疟。

揉膻中风门：膻中，在胸前堂骨洼处。风门，在脊背上，与膻中相对。揉者，以我两手按小儿前后两穴，齐揉之，以除肺家风寒邪热，气喘咳嗽之症。

掐五指节：掌背后五指节掐之，去风化痰，苏醒人事，通关隔闭塞。

拿蹼参穴：一名鞋带穴，在脚后根上。惊死重拿即醒，久拿必活。

揉天枢：天枢穴，在膻中两旁两乳之下。揉此以化痰止嗽。其揉法以我大食两指，八字分开，按而揉之。

掐解溪：解溪穴，在脚面上弯处。小儿内吊惊，往后仰，掐之即揉。

拿委中：委中穴，在腿弯处。小儿脚不缩，重拿之，向前蹼掐之。

拿承山：承山穴在腿肚中，一名鱼肚穴。一把拿之，拿此穴，小儿即睡，又治喘，掐之即揉，男右女左。

揉脐及鸠尾：鸠尾在心窝上，掩心骨是也。脐乃肚脐，一名神阙。揉者，以我右掌，从小儿关元，右拂上至鸠尾，左旋而下，如数周回。盖小儿天一真水在此，取水来克火之故也，身热重者，必用此法。须用三指方着力，若手心则不着力矣，寒掌热指，乃搓热手心揉脐也。

十三大手法推拿注释

天门入虎口重揉肔肘穴

此顺气生血之法也。天门即神门，乃乾宫也。肔肘，膀膊下肘后一团骨也。其法以我左手托小儿肔肘，复以我右手大指叉入虎口，又以我将指管定天门，是一手拿两穴，两手三穴并做也，然必曲小儿手揉之，庶肔肘处得力，天门虎口处又省力也。

打马过天河

此能活麻木，通关节脉窍之法也。马者，二人上马穴也，在天门下。其法以我食将二指，自小儿上马处打起，摆至天河，去四回三，至曲池内一弹，如儿辈嬉戏打破之状，此法退凉去热。

黄蜂入洞

此寒重取汗之奇法也。洞在小儿两鼻孔，我食将二指头，一对黄蜂也。其法屈我大指，伸我食将二指，入小儿两鼻孔揉之，如黄蜂入洞之状。用此法汗必至。若非重寒阴证，不宜用。盖有清天河捞明月之法在。

水底捞明月

此退热必用之法也。水底者，小指边也。明月者，手心内牢宫也。其法以我手拿住小儿手指，将我大指，自小儿小指旁尖，推至坎宫，入内牢轻拂起，如捞明月之状。再一法，或用凉水点入内牢，其热即止。盖凉入心肌，行背上，往脏腑。大凉之法，不可乱用。

飞金走气

此法去肺火，清内热，消膨胀，救失声音之妙法也。金者，能生水也。走气者，气行动也。其法性温。以我将指蘸凉水置内牢宫，仍以将指引牢宫水上天河去，前行三次，后转一次，以口吹气微嘘跟水行，如气走也。

按弦走搓摩

（此法治积聚屡试屡验）

此运开积痰积气痞疾之要法也。弦者，勒肘骨也，在两胁上。其法着一人抱小儿坐在怀中，将小儿两手抄搭小儿两肩上，以我两手对小儿两胁上搓摩至肚角下。积痰积气自然运化。若久痞则非一日之功，须久搓摩方效。

二龙戏珠

此止小儿四肢掣跳之良法也。其法性温。以我食将二指，自儿总经上，参差以指头按之，战行直至曲池陷中，重揉，其头如圆珠乱落，故名戏珠，半表半里。

双龙摆尾

此解大小便结之妙法也。其法以我右手拿小儿食小二指，将左手托小儿肸肘穴，扯摇如数，似双龙摆尾之状。又或以右手拿儿食指，以我左手拿儿小指，往下摇拽，亦似之。

猿猴摘果

此剿疟疾，并除犬吠人喝之症之良法也，亦能治寒气除痰退热。其法以我两手大食二指提孩儿两耳尖，上往若干数，又扯两耳坠，下垂若干数，如猿猴摘果之状。

揉脐及龟尾并擦七节骨

（此治痢疾水泻神效）

此治泻痢之良法也。龟尾者，脊骨尽头间尾穴也。七节骨者，从头骨数第七节也。其法以我一手，用三指揉脐。又以我一手，托揉龟尾。揉讫，自龟尾擦上七节骨为补，水泻专用补。若赤白痢，必自上七节骨擦下龟尾为泄。推第二次，再用补。盖先去大肠热毒，然后可补也。若伤寒后，骨节痛，专擦七节骨至龟尾。

赤凤摇头

此消膨胀舒喘之良法也，通关顺气，不拘寒热，必用之功。其法以我左手食将二指，掐按小儿曲池内，作凤二眼，以我右手仰拿儿小食无名四指摇之，似凤凰摇头之状。

凤凰单展翅

此打嗝能消之良法也，亦能舒喘胀，其性温，治凉法。用我右手单拿儿中指，以我左手按掐儿肸肘穴圆骨，慢摇如数，似凤凰单展翅之象，除虚气虚热俱妙。

总收法

诸症推毕，以此法收之，久病更宜用此，永不犯。其法以我左手食指，掐按儿肩井陷中，乃肩膊眼也。又以我右手紧拿小儿食指无名指，伸摇如数，病不复发矣。

十三手法歌

齐拿天门虎口，重揉肸肘并做，麻木关节要通活，打马须过天河，黄蜂入洞热汗，水底捞月凉寒，飞金走气化风痰，按弦搓摩积散，积气积痰搓走，二龙戏珠温和，双龙摆尾解结疴，截疟猿猴摘果，欲止小儿痢泻，揉脐并及龟尾，赤凤摇头喘胀为，消噎展翅单飞，拿儿无名食指，伸摇尽力用功，有食先掐肩井中，总收久病宜用。永除小儿惯病，要将百穴全拿，若有一二法少瘥，未及年逾又发。十三手法却病，仙传留救儿童，医者深思神会通，浮气粗心休用。

胎毒门

鹅口

小儿胎火攻心，致上腭有白点，状如粟米，名曰乳鹅，或口内白沫满舌，上腭戴碍，状如鹅口，开而不合，语声不出，乳食多艰，皆由热毒上攻也。治法宜分阴阳，运八卦，清心经，捞明月，宜服延寿丹。

重舌木舌

脾之脉络系舌旁，肝之脉络系舌本，心之脉络系舌根，三经受胎毒而上攻。舌下又像有一舌，名曰重舌。舌肿如木，名曰木舌。又或舌卷缩，或舒长，或肿满，此风热盛而妨乳食也。又或生疮破裂，胃有湿热，四肢壮热，是其候也。法宜分阴阳，运八卦，清心经，清脾经，清肝经，捞明月，清天河。宜服延寿丹。

夜啼

夜啼有四，胎惊夜啼，邪火入心，心与小肠为表里，夜啼而遗溺者是也。见灯烦躁愈啼者，心热甚也。遇寒即啼者，寒疝也。面色紫黑，气郁如怒。若有恐惧，睡中惊跳者，误触神祇而夜啼也。法宜分阴阳，运八卦，运五经，捞明月，清天河，清心经。如寒推三阳，方用灯心烧灰，擦母乳头与儿舔之。即止。

诸热门

诸热各有其因，要辨虚实寒冷。如胎热，儿生三朝旬日月间，目闭面赤，眼胞浮肿，常作吟呻，或啼哭不已，时复惊烦，小便黄色。此因在胎受母热毒，因有此症。若不速治，便成鹅口，重舌木舌，赤紫丹瘤，等症。又不宜以大寒之法攻之，热退则寒起，传作他症，切宜慎之。法宜分阴阳，运八卦，清天河，水底捞明月，掐肾水，揉外牢。宜服延寿丹。

潮热往来

时热往来，来日根据时而发，根据时而退，如潮水之应不差，故名潮热。大抵因饮食不调，中有积滞，以致血气壅盛，热发于外。伏热者，大便黄而气臭。宿寒者，大便白而酸臭是也。法宜分阴阳，运八卦，运水入土，捞明月。宿寒加推三关，气凑则天门虎口斛肘。

惊热

心既受惊，气则不顺，身发微热，而梦寐虚惊，面光自汗，脉数烦躁。治当与急惊同，法宜分阴阳，运八卦，清心经，清肺经，清天河，捞明月，二人上马。

风热

身热面清，口中亦热，烦叫不时，或大小便结，下之。法宜分阴阳，运八卦，掐心经，清肺经，清天河，二人上马，运水入土，捞明月。四肢掣跳，用二龙戏珠。便结，用双龙摆尾，退六腑。宜服延寿丹。

烦热

血气两盛，脏腑实热，表里俱热，烦躁不安，皮肤壮热，是也。法宜分阴阳，运八卦，运五经，揉外牢，退六腑，清心经，清肺经，清天河，捞明月，以指掐涌泉为主。

脾热

舌络微缩，时时弄舌，因脾脏积热。不可妄用凉法治，法宜分阴阳，运八卦，清心火，清脾经，掐总经，推三关，退六腑，二人上马，捞明月。合上俱宜服延寿丹。

虚热

因病后血气未足，四肢瘦弱，时多发热，一日三五次者，此客热乘虚而作。宜调气血补虚，其热自退。法宜分阴阳，运八卦，运五经，推三关，天门入虎口，揉肸肘，飞金走气，捞明月。

实热

头昏颊赤，口内热，小便赤涩，大便闭结，此实热之症也，宜下之，泄去脏腑之热即安。法宜分阴阳，运八卦，清大肠，清肾水，二人上马，捞明月，退六腑为主。

积热

眼胞浮肿，面黄足冷，发热从头至肚愈盛，或恶闻饮食气，呕吐恶心，肚腹疼痛。治法宜分阴阳，运八卦，推大肠，运五经，清心经，运土入水，捞明月，退六腑，天门虎口肸肘，飞金走气。宜服延寿丹。

疳热

因过餐积滞，郁遏成热，脾家一脏有积热不清，传之别脏，遂成五疳之疾。若脾家病去，余脏皆安。法宜分阴阳，运八卦，推大肠，运土入水，推脾土，揉中脘，捞明月，虎口肸肘，掐总经，少推三关，多退六腑，揉涌泉。

血热

每日辰巳时发，遇夜则凉，非虚非疳，乃血热之症也。法宜分阴阳，运八卦，运五经，清肾水，二人上马，捞明月，揉肸肘，揉涌泉，推三关少，退六腑多。

骨蒸热

骨热而蒸，有热无寒，醒后渴汗方止，非皮肤之外热也。皆因小儿食肉太早，或多食炙爆面食之类，或好食生冷之物，或衣棉太厚，致耗津液而成，或疳疾之余毒，传作骨蒸。法宜分阴阳，运八卦，运五经，清天河，掐横纹，捞明月，打马过天河，运土入水。宜服延寿丹。

肚热

血气壅实，五脏生热，蒸熨于内，一向不止，眠卧不安，精神恍惚，重发于外，表里俱热，甚则发惊。法宜分阴阳，清天河，水底捞月，退六腑，服延寿丹。

二十四惊辨症秘旨

胎惊

儿初生柔软，眼闭不开，其原因在母腹中受气不全，即胎受伤。宜掐威灵为主。如掐之不叫，用灯火烛上天心一，涌泉一，宜推三关，补肺经为主。

月家惊

小儿月内，摇拳头偏，口撮不食乳，其原因母胎辛热遗毒。退六腑，二人上马为主。如撮口，用天南星去皮脐为末，樟脑少许和匀，搽牙龈即开口。若落地眼红撮口，手捻拳，头偏左右，惊声不出，母食煎炒所致，加用二龙戏珠，天门虎口肔肘。

脐风惊

口撮吐沫，腹硬头偏，搐搦，手捻拳，脐翻，哭无声，其原因剪脐受风，小肚下有一筋直上脐来，此筋到脐，不可救。若未到，急须先用灯火拦头烛百会穴三下，拦回可救。脐门上用火七灼，大指四灼，涌泉七灼，脐未翻，神门一灼，宜推三关，取汗为主。脐翻不治。

锁心惊

鼻流鲜血，口红眼白，身软，好食冷物，其原因心火太盛。宜明月天河为主，退六腑，清心经，推肾水，分阴阳，飞金走气，掐五指节，天门虎口肔肘诸法。方用延寿丹三分。

急惊风

手足捻拳，四肢乱抓，搦跳，口斜眼偏，其原因喧响受喝，宜安神。掐威灵为主，又掐心经中冲穴，掐四横纹，清肺经，分阴阳，运八卦，运五经，捞明月，清天河，猿猴摘果，清心经。方用大田螺，拨开眼盖，放冰片三厘，少刻成水，茶匙挑入儿脐内。虽一叫而死，即刻醒活立愈。

慢惊风

眼翻白不食乳，四肢壅软，拽气无时，其原因内伤已久，胃气渐脱。宜补脾土为主，分阴阳，运八卦，补肺经，推三关，揉小天心，走搓摩，赤凤摇头。若手法不能，又必推三关，以补元气为主。

夜啼惊

遇晚悲啼，哭声不止，其原因心火上炎，邪火入心，面红，宜安神清心为主。分阴阳，运八卦，清肺经，捞明月，清天河，退六腑。方用延寿丹，灯心烧灰，水调服，擦乳上。儿食乳下之亦可。

呕吐惊

四肢冷，肚响，眼翻，呕吐乳食，其原因胃腑受寒。宜运八卦，取汗为主，分阴阳，推三关，推肺经，揉天心，二人上马，运五经，运八卦，揉天枢，推板门横纹。又用后止吐推法总秘旨，凡推主穴，如儿年数，余法少减可也。

潮热惊

遍身不时发热，口渴气喘，其原因乳食伤风，乃诸病之萌芽。宜清天河为主，又分阴阳，运八卦，揉二扇门取微汗，捞明月，掐五指节。

潮热惊

遍身不时发热，口渴气喘，其原因乳食伤风，乃诸病之萌芽。宜清天河为主，又分阴阳，运八卦，揉二扇门取微汗，捞明月，掐五指节。

宿沙惊

至晚申酉时，人事昏沉，口眼俱歪邪，人事不醒，其原因睡含乳，口角感风。推三关，分阴阳为主，又掌心揉脐，如不应，将灯火烛四心各一燋。

担手惊

两手担下，眼黄翻下，口黑面紫，人事昏迷，其原因肺经受风，掐不知痛。宜补脾经，推三关，黄蜂入洞，取汗为主，又运水入土，天门虎口，肿肘。方用麝香擦脚心，细茶洗口。忌风乳食，多时可愈。

盘肠惊

气吼肚胀，饮食不进，人事瘦弱，肚起青筋，眼黄，大小便少，其原因六腑有寒。宜推三关，黄蜂入洞，取汗为主，又推大肠，揉脐及龟尾，补肾水，运水入土。如眼黄，筋满肚难治。

撒手惊

手足一掣一跳，忽一撒竟死，其原因肺经受风喝。宜清肺为主，又分阴阳，运八卦，清心经，赤凤摇头，二龙戏珠，运土入水，推三关，退六腑，拿总经，推脾土。方用吴茱萸，敷儿掌心上捏之必愈。忌生冷。

水泻惊

肚鸣身软，眼唇俱白，其原因伤乳食所致。宜补脾土为主，又推三关，分阴阳，推大肠，天门虎口，揉肿肘，揉脐及龟尾。一日推两次，待泄后，下午补一次。补脾后，从龟尾擦上七节骨。方用抱龙丸，凡惊此丸俱治。如麻痘首尾并时疾，亦可服。

天吊惊

头向上，手向上，哭声嚎叫，鼻流清水，四肢掣，口眼歪邪，其原因心火克肺，肺家有热上炎，宜清心肺为主。法又分阴阳，推三关，运八卦，清天河，揉小天心，补肾水，清肺经，清心经，二人上马，飞金走气。如不应，用灯火烛神阙一燋。方用伞一把，倒吊鹅一只，将碗接鹅口中涎，与儿服之，即愈。

内吊惊

咬牙寒战，哭声不止，脸黄，口眼歪邪，掐不知痛，其原因脾肺受病。小儿或弄水，或雨露冷气冲之，寒于内，遂成惊。宜推三关，取汗为主，又推脾土，补肾水，分阴阳，走搓摩，补肝经，运水入土。方用乳香丸。

弯弓惊

四肢向后，头昂肚仰，哭不成声，其原因肺受寒。宜推三关，取汗为主，又推肺经，补肾，运八卦，分阴阳，掐四横纹，赤凤摇头，掐解溪左右，重揉委中。方用百草霜，蕲艾揉烘缚膻中心坎上。

乌鹊惊

忽大叫哭一声即死，手足掣跳，口开声变，其原因心经受吓，痰火攻心。宜清心经，清天河，捞明月为主。服延寿丹。

马啼惊

儿头向上，四肢乱舞，其原因被风吓。宜二龙戏珠为主，推三关，运八卦，推脾土，分阴阳，黄蜂入洞。方用葱白研并敷脐，再轻轻把二人上马一揉，少与乳食即愈。

鲫鱼惊

口吐白沫，四肢动摇，眼掣口斜，其原因五脏有寒受吓，宜安神取汗为主。法用推三关，推肺经，运八卦，推天河，运水入土，走搓摩。方用细茶蛤粉搓囟门，忌乳食。

肚胀惊

气喘，青筋裹肚，腹胀，眼翻，作泻，其原因乳多伤脾，外受风寒。宜推三关取汗，揉脐为主，又分阴阳，运八卦，补肾经，揉神阙，推大肠，走搓摩。方用葱白研细作饼，隔火纸七层，敷脐，将蚕丝系之，即愈。

蛇丝惊

口中舌撩，吐青烟，四肢寒冷，其原因心经蕴热。宜退心火为主，又分阴阳，运八卦，退六腑，清天河，捞明月，清心经，运水入土。方用薄荷煎汤，洗口数次，米疳水又洗口数次，蛤粉擦涌泉穴即愈。

鹰爪惊

撒手乱抓，脚掣，头摇，身战，眼光，哭声不止，其原因肺受风，心经烦躁。宜分阴阳，退心热为主，又分阴阳，运八卦，清心经，清肺经，推天河，飞金走气，按弦走搓摩。

急沙惊

口唇青，四肢冷，筋青，四掌心有黑气，其原因五脏受寒邪。推肺经，取汗为主，此症一汗即愈。推三关，推肺经，运八卦，黄蜂入洞。如不应，用鸡翎蘸香油，探喉吐痰。若不吐，外牢推大陵，或用涤痰神咒，以吐汗为主。推讫，仍补脾土，运八卦。后见风不畏。凡推惊，不可拘推三回一之说，但推到其中，回几下便是。惊者筋也，惊见便是，惊风不省人事。治法，灸上天心，涌泉，大指甲侧。

痰喘门

小儿痰喘，痰或作喘，彼不知吐，须用法取之。若不取吐，痰老难治。肺虚喘声短，实则喘声长，虚补实泄。法用分阴阳，运八卦，运五经，掐四横纹，乾离重推，补脾土。小便赤，清天河，退六腑，飞金走气。嘴唇红，按弦走搓摩，揉脐及肩井，曲池。气喘，合阴阳，又总筋，清天河立止。气吼发热，揉承山，天门入虎口，揉肘肘，赤凤摇头，飞金走气。痰盛，眼欲上窜，头往上昂，掐两乳下一指期门穴，即止。痰迷心，清心经，清肺经，揉外牢宫，揉精宁，掐五指节，天门虎口，肘肘。

吐痰法

分阴阳，运八卦，清心经，大陵推至外牢，左转三来右一摩，如不吐，口念咒云。无凡火不成天火，无凡水不成仙水，用生矾（儿小三厘、大用五厘）。将滚水冲之，左手三叉诀托水盅，右手用剑诀向水碗上，书涤痰大将军令。书毕，有食写食字，无食写火字。将水与小儿饮之，半个时辰其痰即吐。止吐法，分阴阳，运八卦，掐心经，左转揉之，揉乾离，掐外劳宫，左转，推三关，掐大陵位，左转，清肺经，补脾土，掐涌泉，左转，其吐即止。如再吐，是火热，宜补脾土，运八卦，干离重推，将手掌搓热，揉小儿心窝左转，即止。化痰，多掐五指节。痰壅，揉涌泉穴。左揉肺气盛，右揉心火泄。

呕吐门

有物有声，名曰呕，干呕则无物。有物无声，名曰吐。呕者有声，吐者则无声。呕吐出物也，胃气不和，足阳明经，胃脉络，阳明之气下行则顺。今逆而上行，故作呕吐。有胃寒胃热之不同，伤食胃虚之各异。病既不一，治亦不同。诸吐不止，必因乳食所伤，大要节乳为最。凡吐不问冷热，久吐不止，胃虚生风，恐成慢惊之症，必须预防。如已成慢脾风症，常呕腥臭者，胃气将绝之兆也。

热吐

夏天小儿游戏日中，伏热在胃，或母感冒暑气，承热乳儿，或过食辛热之物，多成热吐。其候面赤唇红，五心烦热，吐次少而出多，乳片消而色黄是也。法宜分阴阳，运八卦，清肺经板门至横纹，补脾土，揉外牢，乾离重揉，赤凤摇头，捞明月。

冷吐

冬月感冒风寒，或乳母受寒，承寒乳儿，冷气入胃，或食生冷，或伤宿乳，胃虚不纳。乳片不化，喜热恶寒，四肢逆冷，吐次多而出少者是也。法用分阴阳，运八卦，推三关，推肺经，推脾土，推板门至横纹，乾离重揉。

寒食吐

夹食而出，吐必酸臭，恶食胃痛，身发潮热是也。法宜分阴阳，运八卦，揉中脘，按弦走搓摩，揉脐及龟尾，补脾土。

虚吐

虚吐者，胃气虚弱，不能存留乳食而作吐也。法宜分阴阳，运八卦，推三关，多补脾土，运五经，运土入水，板门推至横纹。

止吐推法总秘旨

掐心经，左转揉之，掐外牢宫，推三关，补脾土，运八卦，乾离重揉，掐四横纹，推板门至横纹，清肺经，其吐即止。

咳嗽门

咳嗽之症，必因感冒而成。盖皮毛者，肺之合也，先皮毛受邪气，邪气得从其合，则伤于肺，故令嗽也。乍暖脱衣，暴热遇风，汗出未干，遽尔戏水，致令伤风咳嗽。初得时面赤唇红，气粗发热，此是伤风。痰壅作嗽，嗽久，津液枯耗，肺经虚矣。肺为诸脏华盖，卧则开，坐则合，坐则稍宽，卧则气促。乃因攻肺下痰之过，名曰虚嗽。又当补脾土，而益肺气，运土入水，借土气以生金，则咳自愈。

咳嗽歌

咳嗽连声风入肺，重则喘急热不退。肺伤于寒咳嗽多，肺经受热声壅滞。寒宜取汗热宜清，实当泄之虚当补。嗽而不止便成痫，痰盛不已惊风至。眼眶紫黑必伤损，嗽而有血难调治。总法宜分阴阳，运八卦，肺经热清寒补，揉二扇门，运五经，二人上马，掐五指节，掐精宁穴，揉天枢，前揉膻中，后揉风门，两手一齐揉，补脾土，侧推三关，心经热清寒补，按弦走搓摩，离上推至干上止，中虚清，揉肺俞穴，拿后承山穴。面青发喘，清肺经。发热清天河，捞明月小许。痰喘推法尽此矣。方用麦门冬煎汁，入洋糖晚煎，次早热服。（五次即愈。）

伤寒门

小儿面目俱红，不时喷嚏，气粗身热，此是伤寒。或四肢冷，开口大叫，闭口痰声。伤寒一日，遍身发热，头痛脑痛，人事昏迷，言语胡乱。法宜分阴阳，运八卦，运五经，掐心经，揉外牢宫，掐阳池，推三关，揉二扇门，黄蜂入洞。伤寒二日，结胸腹胀，阻食沉迷，内热外寒，遍身骨疼痛。法宜分阴阳，运八卦，运五经，清心经，推三关，侧推虎口，补脾土，飞金走气。伤寒三日，遍身骨节疼痛，大小便不通，腹作胀。法宜分阴阳，运八卦，运五经，清心肺，飞金走气，双龙摆尾，赤凤摇头，水底捞明月，运土入水。伤寒四日，脚疼腰痛，眼红口渴，饮食不进，人事颠乱。法宜分阴阳，运八卦，揉上天心，清心肝，二人上马，捞明月，推脾土，打马过天河。伤寒五日，传遍经络，或大便不通，小便自利，或噎气霍乱。法宜分阴阳，运八卦，运五经，退六腑，水底捞明月，凤凰单展翅。伤寒六日，血气虚弱，饮食不进，腰痛气喘，心痛头痛。法宜分阴阳，运八卦，天门入虎口，斜肘，推三关，补脾土，掐阳池，赤凤摇头。伤寒七日，传遍六经，发散四肢，各传经络，或痢或疟，加减推之。法宜分阴阳，运八卦，清天河，二龙戏珠，合阴阳，掐四横纹，推脾土，推三关，侧推大肠。

治小儿风寒感冒头疼，以取汗为主。盖风与寒，皆随汗散也。法宜分阴阳，运八卦，推三关，揉二扇门，掐阳池，黄蜂入洞。

治小儿阴寒，尤宜取汗为主，汗出必深藏，勿令见风，恐因汗又入。法同前。治小儿切牙，法宜分阴阳，运八卦，推三关，补肾水。

积滞门

小儿乳食不节，或过食生冷坚硬之物，致令脾胃不能克化，积滞中脘，壮热足冷腹胀，昏睡不思饮食者，宜攻其积。法宜分阴阳，运八卦，运五经，掐小横纹，揉板门，推大肠，推三关，退六腑，天门虎口，肟肘，重补脾土，揉中脘。发热，加捞明月，揉脐及龟尾。腹痛，掐一窝风，揉中脘。膨胀，加按弦走搓摩。不化饮食，揉外牢宫。

腹痛门

小儿腹痛有三：或冷，或热，或食积。脐上者热，脐中者食，脐下者冷。小儿不能言，须察面色，热痛面赤腹胀，时痛时止，暑月最多。法宜分阴阳，阴重阳轻，运八卦，运五经，推三关少，退六腑多，揉一窝风，大陵推上外牢讫，补脾土，虎口，肟肘。伤食痛，面如常，心胸高起，手不可按，肠结而痛，食生冷硬物所伤，其气亦滞。法宜分阴阳，运八卦，运五经，侧推虎口，补脾土，揉一窝风，揉中脘，揉板门，天门虎口，肟肘，揉脐及龟尾，大陵推上外牢宫讫，运土入水。冷痛，面青肚响，唇白，痛无增减。法宜分阴阳，阳重阴轻，运八卦，运五经，掐一窝风，按弦走搓摩，推三关，推肚角穴，揉脐，推脾土，天门虎口，揉肟肘，大陵推上外牢泄讫，补脾土。冷气攻心痛者，手足冷，遍身冷汗，甚之手足甲青黑，脉沉细微是也。法宜分阴阳，运八卦，推三关，补肾水，揉二扇门，黄蜂入洞。

疟痢总论秘旨

疟痢二症，世人常病之，大约着论多而确言少，立方多而取效殊。不知疟痢二症，多在夏秋之交，以夏季之月，专属脾土，子时阳气散极，伏阴在内。人苦皮肤之热，而昧其内之凉也，乃纳凉风，饮凉水以胜之。夫土本惧寒，而以寒投之，于是食胶于脾而不能化，痰结于脾而不能解。痰乃五味之涎，风火转成，才交凉而疟病矣。脉弦而实是食，一日一发轻，难好。脉弦而滑是痰，三日一发重，易好。至于痢，多言赤属热，白属寒。不知此亦内伤生冷，故暑湿之气承之。伤血分多则赤，伤气分多则白，气血两伤，则赤白兼杂。经云：调血则便浓自愈，血归经不妄行，提风气则后重自除，气下陷故后重。此乃不易之定论也。若投以凉剂，必致禁口滑肠，趋之于死。小儿药愈者十之一，推愈者十之九。盖疟者残疟之症，痢者流利之症，根深而势笃，非精于此，未易愈也。

疟疾门

小儿疟疾有四。

一疟疾。二三日一发，则昏昧。原因脾土痰结，脉弦而滑宜吐之。法宜推肺经，推三关，运八卦，分阴阳，掐四横纹，揉天枢，掐内间史，猿猴摘果，拿列缺，走搓摩。

二食疟。一日一发，腹胀作呕。原因脾土结食，宜下之。法宜推三关，推脾土，补肾水，运八卦，分阴阳，天门虎口，肫肘，揉中脘，按弦走搓摩。

三疟。夜间则发，即邪疟也。原因水边戏耍，感露风雨寒，宜取汗。法宜推三关，推肺经，掐手背指节，掐横纹，威灵穴一截。方用独蒜研饼，贴内间史，略灸一壮。

四虚疟。前症至一二月后，便成虚疟。原因血气两虚，以补中益气为主。法宜推三关，补肾水，虎口，肫肘，二人上马一截，威灵穴一截。止疟推法秘旨。初起只在前汗方，加少商穴愈。如久，法宜推三关，推肺经，分阴阳，运八卦，补脾土，天门虎口，肫肘。方用祝由科神妙。

痢疾门

小儿痢疾有三，不独积疳所成。亦且冷热各异，宜调和气血为主，以分阴阳为要。

赤白痢。因血气两伤，有热有寒。宜调和为主。法宜分阴阳，运八卦，侧推大肠到虎口，补脾土，补肾水，揉脐及龟尾，擦七节骨，先泄后补，天门入虎口，重揉肫肘。

赤痢。湿热伤血，宜调血为主。宜分阴阳，阴重阳轻，运八卦，坎重。若以红少白多，止侧推三关，不退六腑，侧推大肠，掐大肠，捞明月，天门虎口，肫肘诀，揉脐及龟尾，擦七节骨。先泄后补。

白痢。湿热伤气，以和气为主。法宜分阴阳，阳重阴轻，运八卦，离宫重，补脾土，侧推大肠到虎口，天门，肫肘，揉脐及龟尾，擦七节骨。先泄后补。

噤口痢。因内热不清，不投以良法，遂成噤滑。法宜分阴阳，运八卦，运五经，推三关，退六腑，清天河。揉板门，补脾土，凤凰单展翅，天门虎口，肫肘诀，捞明月，揉脐及龟尾，擦七节骨，先泄后补。方用延寿丹神效。

泄泻门

胃为水谷之海，其精英流布，以养五脏，糟粕传送，以归大肠，若内由生冷乳食所伤，外因风寒暑湿所感，饥饱失时，脾不能消，冷热相干，遂成水泻。若脾胃合气以消水谷，水谷既分，安有水泻也。盖脾虚则吐，胃虚则泻，脾胃两虚，吐泻并作，久泻不止。元气下脱，必传慢惊，宜大补之。法宜分阴阳，运八卦，侧推大肠到虎口，补脾土，推三关，运水入土，揉脐及龟尾讫，推补七节骨。如热加捞明月，打马过天河。诗云：肝冷传脾臭绿青，焦黄脾土热之形，肺伤寒色脓粘白，赤热因心肾热成。（成霍乱也。）霍乱者，挥霍撩乱也。外感内伤，阴阳乖隔，上吐下泻，心烦气闷之症也。法宜分阴阳，运八卦，运五经，侧推大肠，补脾土，掐四横纹，运水入土，推三关，退六腑，板门推至大横纹，横纹推转至板门。

痞疾门

食积既久，顽结成痞。左积为痰，痰从食起。右积为气，气与痰结。宜速除之，久者七日十日方消。法宜分阴阳，运八卦，运五经，掐四横纹，推三关，补脾土，久揉按弦走搓摩，侧推大肠到虎口，清肝火，清肺经，天门虎口，揉肘肘。方用田螺师车前草捣敷丹田。

肿胀门

肿有十症，大抵湿热脾虚而起。脉浮为风虚，沉伏为水病，沉则脉络虚，伏则小便难，即为正水。脾脉虚大，多作脾肿。因循不治，乃成水肿。盖脾土喜燥而恶湿，土败不能治水，则停蓄不行，留滞皮肤。故作浮肿。初起时，见眼胞早辰浮突，至午后稍消。然此症夏与秋冬治之颇易，惟春水泛溢，兼之肝木旺，而脾土受克。不能治水，所以难疗，进退不常，须徐徐调理取效。大凡小儿浮肿，先用发散，然后行泄法。推用葱姜，加真麻油，再用酒一盏，飞盐少许，皂角一片为末，黄土一盅同炒，布包，倒合手心，掐大指节，即消。法宜分阴阳，运八卦，推三关，推脾土，黄蜂入洞，运五经，揉二扇门，以止泄。补肾水，虎口，肘肘，补脾土，运土入水。气肿专是脾虚，不能生金，以致肺家虚气作胀。宜分阴阳，运八卦，推三关，补脾土，运水入土，天门虎口，肘肘，按弦走搓摩。此推用淡醋亦可。又有浮肿，因小儿多食伤湿，气不行故肿，非水非气，食散而肿自消。法宜分阴阳，运八卦，揉中脘，按弦走搓摩，揉板门，天门，虎口，肘肘，补脾土，灸龟尾。（男左女右。）

疳疾门

五脏俱能成疳，先从脾伤而起，其儿面黄口白，肌瘦肚大，发稀竖，必脾家病去，诸脏方安，故以补脾为主。法宜分阴阳，运八卦，少推三关，多退六腑，侧推大肠到虎口，清天河，清肾水，按弦走搓摩，重补脾土。方用延寿丹，决明良方。其效如神，救活甚易。

齁疾门

小儿齁疾，如种上相沿，遇天阴发者，不必治，或食生盐。或伤风寒者，一推即愈。宜分阴阳，运八卦，推三关，推肺经，掐横纹，掐指尖，重揉二扇门，黄蜂入洞，揉肾水，取汗。轻者合阴阳，照天河从总经，极力一推至曲池。方用六味地黄丸，加肉桂附子为丸食之。可保无虞，然而根难除也，大人如此。

淋涩门

小儿淋涩，火也，宜清之。法宜分阴阳，运八卦，运五经，清肾水，清天河，捞明月，向丹田擦，下多上少。如小水不止，十数遍以至百遍。乃真火少，不能克水，补元气为妙。法宜分阴阳，运八卦，补脾土，补肾水，运水入土，重推三关。大小便结法，宜分阴阳，运八卦，补脾土，清肾水，运水入土。小便结，用运土入水。大便结，用退六腑，双龙摆尾。方用葱白加蜂蜜捣成膏，摊布上。小便结，贴肾囊。大便结，贴肚脐。立愈。肾水枯短，法宜揉小天心，补肾水，补肺经。

目疾门

火眼之症有三，有上视，有下视，有两目齐闭不开。总因肝脏热，又兼有风，以散风清火为妙。宜分阴阳，运八卦，清天河，捞明月，掐合骨，补肾水，二人上马，掐阳池，退六腑，揉上天心。上视往下揉，下视往上揉，不开从中间两分揉抹。若风眼，治法同前。但彼退六腑，此推三关。眼胀头痛，宜风池一截。上视泄心经，掐中冲横纹。右视掐右端正，左视掐左端正。方总服延寿丹，以灯心汤送下，即愈。

杂症门

治头疮，推三关，推肺经，分阴阳，揉太阳，推脾土，清心火，揉阳池。

治口内生疮，退六腑，清心经，捞明月，清天河，补肾水。

治偏坠，推三关，补肾水，多用功推板门，清天河，掐承山，分阴阳。方用艾草为囊，为肾子兜之，为妙。

治耳流脓，宜推三关，退六腑，推脾土，补肾水，清天河，揉耳珠，先泄后补。小便赤黄，宜掐小指尖，清肾水，掐小横纹，二人上马，分阴阳，捞明月。

治眉眼不开，宜揉上天心，掐阳池，掐横纹。

治口渴咽干，气虚火动，宜清天河，捞明月，天门虎口，肶肘。

治四肢厥冷，宜推三关，补脾土。

治口哑不语，乃痰迷心窍也，宜清肺经，推板门，揉天枢。

治手不屈伸，乃风也，宜揉威灵穴。

治四肢软，乃气血虚也，宜补脾土，掐四横纹，天门虎口，肶肘。

治手捻拳，乃心经热也，宜清心经，捞明月。

治头痛，宜掐阳池，揉外牢。若头向上，又宜补脾土，运八卦。

治吐血，掐母腮穴，在两大指甲后一韭菜，宜手掐。

治汗多，乃肾虚也，宜补肾水，汗即止。

治心气冷痛，宜揉三焦。

治腰痛，下元虚也，推三关，推命门。

治上下气不和通，宜掐四横纹，天门，肶肘，运五经。

治小肠寒气，宜推板门，推三关，补肾水。

治身麻木，宜打马过天河，天门虎口，肶肘。

治通肺腑气血，宜曲池一截。

治吐，揉心窝。

治口水多，补脾土，揉板门。

治内热外寒，掐肾水即止。外热内寒，掐阳池，推三关，汗出为度。

治头软，上天心一燋，脐上下各一燋。

治作寒，掐心经。作热，掐肾经。

治口不开，多揉脾土，掐颊车，揉心窝。

治鼻作干，清肺经，推年寿两分下至宝瓶效。

治内消，久揉脾土后心，以肚响为度。

治胃气疼，久揉三里穴，以此属胃，肚痛亦用之。方用苍术面厘半，五倍子面厘半，共三厘，酒冲服之，立愈。

治前扑，掐委中穴，亦能止大人腰背痛。

治气喘，口歪眼偏，口不出声，口渴等症，掐精宁，久拿承山。

治口疮在内，掐总经，推天河。

治危症，先劈面吹一口气，若眼皮连动，睛活转可救，若鱼目，脾绝不治。

肿毒门

凡肿一起，用极肥皂角子，阴阳瓦焙成面，酒冲服三钱，睡时带汗即消散。或先用天篷符咒亦妙。又方，用榆树南行根条，取来洗净，加糖捣，又加盐少许，敷上即消散。

小儿软疖妙方，用铜绿一两，研细，入柏柚煎成膏，摊布上贴之即消。

第二十六章 《推拿三字经》（节选）

【清·徐谦光】

徐谦光，奉萱堂，药无缘，推拿恙，自推手，辨诸恙，定真穴，画图彰，上疗亲，下救郎，推求速，惟重良，独穴治，大三万，小三千，婴三百，加减良，分岁数，轻重当，从吾学，立验方，宜熟读，勿心慌，治急病，一穴良，大数万，立愈恙，幼婴者，加减量，治缓症，各穴量，虚冷补，热清当，大察脉，理宜详，浮沉者，表里恙，迟数者，冷热伤，辨内外，推无恙，虚与实，仔细详，字廿七，脉诀讲，明四字，治诸恙，小婴儿，看印堂，五色纹，细心详，色红者，心肺恙，俱热证，清则良，清何处，心肺当，退六腑，即去恙，色青者，肝风张，清补宜，自无恙，平肝木，补肾脏，色黑者，风肾寒，揉二马，清补良，列缺穴，亦相当，色白者，肺有疾，揉二马，合阴阳，天河水，立愈恙，色黄者，脾胃伤，若泻肚，推大肠，一穴愈，来往忙，言五色，兼脾良，曲大指，补脾方，内推补，外泻详，大便闭，外泻良，泻大肠，立去恙，兼补肾，愈无恙，若腹痛，窝风良，数在万，立无恙，流清涕，风寒伤，蜂入洞，鼻孔强，若洗皂，鼻两旁，向下推，和五脏，女不用，八卦良，若泻痢，推大肠，食指侧，上节上，来回推，数万良，牙痛者，骨髓伤，揉二马，补肾水，推二穴，数万良，治伤寒，拿列缺，出大汗，立无恙，受惊吓，拿此良，不醒事，亦此方，或感冒，急慢恙，非此穴，不能良，凡出汗，忌风扬，霍乱病，暑秋伤，若上吐，清胃良，大指根，震艮连，黄白皮，真穴详，俱此方，向外推，立愈恙，倘泻肚，仍大肠，吐并泻，板门良，揉数万，进饮食，亦称良，瘟疫者，肿脖项，上午重，六腑当，下午重，二马良，兼六腑，立消亡，分男女，左右手，男六腑，女三关，此二穴，俱属凉，男女逆，左右详，脱肛者，肺虚恙，补脾土，二马良，补肾水，推大肠，来回推，久去恙，或疹痘，肿脖项，仍照上，午后恙，诸疮肿，照此详，虚喘嗽，二马良，兼清肺，兼脾良，小便闭，清膀胱，补肾水，清小肠，食指侧，推大肠，尤来回，轻重当，倘生疮，辨阴阳，阴者补，阳清当，紫陷阴，红高阳，虚歉者，先补强，诸疮症，兼清良，疮初起，揉患上，左右揉，立消亡，胸膈闷，八卦详，男女逆，运八卦，离宫轻，痰壅喘，横纹上，左右揉，久去恙，治歉证，并痨症，歉弱者，气血伤，辨此症，在衣裳，人着褡，伊着棉，亦咳嗽，名七伤，补要多，清少良，人穿褡，他穿单，名五痨，肾水伤，分何脏，清补良，在学者，细心详，眼翻者，上下僵，揉二马，捣天心，翻上者，捣下良，翻下者，捣上强，左捣右，右捣左，阳池穴，头痛良，风头痛，蜂入洞，左右旋，立无恙，天河水，口生疮，遍身热，多推良，中气风，男女逆，右六腑，男用良，左三关，女用强，独穴疗，数三万，多穴推，约三万，遵此法，无不良，遍身潮，分阴阳，拿列缺，汗出良，五经穴，肚胀良，水入土，不化谷，土入水，肝木旺，外劳宫，左右揉，久揉良，嘴唇裂，脾火伤，眼胞肿，脾胃恙，清补脾，俱去恙，向内补，向外清，来回推，清补双，天门口，顺气血，五指节，惊吓伤，不计次，揉必良，时摄良，一百日，即无恙，上有火，下有寒，外劳宫，下寒良，六腑穴，去火良，左三关，去寒恙，右六腑，亦去恙，虚补母，实泻子，曰五行，生克当，生我母，我生子，穴不误，治无恙，古推书，身首足，执治婴，无老方，皆气血，何两样，数多寡，轻重当，吾载穴，不相商，少老女，无不当，遵古推，男女分，俱左手，男女同，予尝试，并去恙，凡学者，意会方，加减推，身羸壮，病新久，细思想，推应症，无苦恙。

第二十七章 《厘正按摩要术》（节选）

【清·张筱衫】

按法

一、按风门。风门即耳门，在耳前起肉当耳缺陷中。将两大指背跪按两耳门，所谓黄蜂入洞法也。此温法，亦汗法也，最能通气。周于蕃

一、按牙关。牙关在两牙腮尽近耳处。用大中二指，对过着力合按之，治牙关闭者即开。周于蕃

一、按肩井。肩井在缺盆上，大骨前寸半。以三指按，当中指下陷中是。用右手大指按之，治呕吐，发汗。周于蕃

一、按奶旁，奶旁即乳房。用右手大指按之，治咳嗽，止呕吐。左右同。周于蕃

一、按肚角。肚角在脐之旁。用右手掌心按之，治腹痛，亦止泄泻。周于蕃

一、按琵琶。琵琶在肩井下。以大指按之，能益精神。《广意》

一、按走马。走马在琵琶下，肼肘之上。以大指合按之，发汗。《广意》

一、按交骨。交骨在手掌后，上下高骨间。以中、大指按之，治急慢惊风。周于蕃

一、按总经。总经在掌根横纹之后。用右手大指背屈按其上，复以中指按手背，与横纹对过一窝风，治急惊暴亡等证。周于蕃

一、按百虫。百虫在膝上，以大指背屈按之，止抽搐。周于蕃

一、按三阴交。三阴交在内踝踝尖上三寸，以右手大指按之，能通血脉，治惊风。《广意》

一、按仆参。仆参即鞋带处，在足跟上，按之，治昏迷不醒者。《广意》

一、按二人上马。二人上马在小指、无名指、骨界空处，以大、中指对过按之，治腹痛。周于蕃

摩法

一、摩腹。用掌心，团摩满腹上，治伤乳食。周于蕃

一、摩左右胁。左右胁在胸腹两旁肋膊处。以掌心横摩两边，得八十一次，治食积痰。周于蕃

一、摩丹田。丹田在脐下。以掌心由胸口直摩之，得八十一次，治食积气滞。周于蕃

一、摩神阙。神阙即肚脐。以掌心按脐并小腹，或往上，或往下，或宜左，或宜右，按而摩之，或数十次数百次，治腹痛，并治便结。周于蕃

一、摩总经、天河、曲池三穴。以右手大指侧直摩之，自能开胸退热。《按摩经》

按：摩法，前人以药物摩者多，而以手法摩者，只此数条。其后推、运、搓、摇等法，皆从摩法体会出之，摩之名虽易，摩之义则一也，习按摩者其知之。惕厉子

掐法

一、掐大横纹。大横纹，即总心经小天心，在掌根处，为诸经之祖。以指甲掐之，众经皆动，百病皆效。其嗽甚，再掐中指一节，痰多再掐手背一节。指甲为筋之余，掐内止吐，掐外止泻。《按摩经》

一、掐大指端。大指端即肝记穴，又名皮罢。掐之治吼喘，并治昏迷不醒者。周于蕃

一、掐心经。心经在中指第一节。掐之，治咳嗽，发热出汗。《按摩经》

一、掐内劳宫。内劳宫即掌心。掐之，亦治发热出汗。《按摩经》

一、掐脾土。脾土在大指第一节。曲指左转为补，直推为泻。治饮食不进，瘦弱面黄，四肢无力，肚起青筋。《按摩经》

一、掐大肠侧。大肠侧在食指二节侧。倒推入虎口，治水泻痢疾，肚腹膨胀。红痢补肾水，白痢推三关。《按摩经》

一、掐肺经。肺经在无名指第一节。又掐离宫起至干宫止。当中轻，两头重。治咳嗽，化痰，昏迷呕吐。《按摩经》

一、掐肾经。肾经在小指第一节。又掐小横纹，退六腑，治大便不通，小便赤色涩滞不利，腹胀气急，人事昏迷。《按摩经》

一、掐总筋。总筋在掌后。由总筋掐过天河水，能清心火，治口内生疮，遍身潮热，夜间啼哭，四肢抽掣。《按摩经》

一、掐二扇门。二扇门在中指骨两边空处。掐后以揉法继之。治壮热多汗，并治急惊，口眼歪斜。偏左则右掐揉，偏右则左掐揉，均宜重。《按摩经》

一、掐二人上马。（穴注上。）主和温之性，能补肾，清神，顺气，苏醒沉疴。《按摩经》掐后以揉法继之。周于蕃

一、掐外劳宫。外劳宫在掌背中间，与内劳宫相对。能清脏腑热，以及午后潮热，腹见青筋，皆可用。《按摩经》掐后以揉法继之。周于蕃

一、掐一窝风。一窝风在掌背尽根处。治肚痛，唇白，眼翻白，一哭一死，并除风去热。《按摩经》掐后以揉法继之。周于蕃

一、掐外间使。外间使在掌背一窝风、阳池、外关之后，与内间使相对。掐主温和，治吐泻转筋。周于蕃

一、掐五指节。五指节在手背指节高纹处。治伤风，被水惊吓，四肢抽掣，面青，并一切惊证。《按摩经》掐后以揉法继之，治口眼歪斜，咳嗽风痰。周于蕃

一、掐精宁。精宁在手背合谷后，一窝风之上。治痰喘气吼，干呕痞积。《按摩

经》掐后以揉法继之。周于蕃

一、掐威灵。威灵在手背二人上马后，一窝风之下。治急惊暴死。掐此处，有声可治，无声难治。《按摩经》揉后以揉法继之，并按合谷穴。周于蕃

一、掐阳池。阳池在手背一窝风之后。清补肾水，治大小便闭，眼翻白。《按摩经》

掐后以揉法继之。治头痛风寒无汗，为表散之法。周于蕃

一、掐四横纹。四横纹在阳掌面，二节横纹处。治口眼歪斜，止腹痛，退脏腑热。《广意》

一、掐小横纹。小横纹，在四横纹之上，指节横纹处。治口唇破烂，能退热除烦。《广意》

一、掐十王。十王在五指甲侧，能退热。《广意》

一、掐端正，端正在左者，中指端左侧，掐之止泻。端正在右者，中指端右侧，掐之止吐。《广意》

一、掐委中。委中在膝后弯中有纹处。治往前跌闷。《广意》

一、掐内庭。内庭在足大指、次指外间陷中。治往后跌闷。《广意》

一、掐太冲。太冲在足大指本节后，动脉中。治危急之证，舌吐者不治。《广意》

一、掐甘载。甘载在掌背合谷后。能救危险，能祛鬼祟。《广意》

一、掐大敦。大敦在足大指端，去爪甲韭叶许，毛中。屈大指掐之，治鹰爪惊，握拳咬牙者。《广意》

一、掐前承山。前承山在足三里下，与后承山相对。掐之，治惊来急速者。《广意》

一、掐后承山。后承山在足后跟去地一尺。掐之治气吼，发汗，消痰食痞积。《广意》

一、凡掐筋之法，何证何穴，先将主病穴，起手掐三遍，后将诸穴掐三遍，掐后揉之，每日掐三四次，其病自退，不可忽视。《按摩经》

一、掐老龙。老龙在男左女右无名指巅。掐之治急惊风。无声者方可治。《广意》

一、掐中指甲。医者以大指入儿中指甲内，着力掐之，治急慢惊。周于蕃

揉法

一、揉精宁。（穴注上。）治噎气喘气以二三百遍，气平为止。周于蕃

一、揉板门。板门在大指鱼际上揉之除气促气攻，气吼气痛，并治呕胀。《按摩经》

一、揉内劳宫。（穴注上。）揉之动心中之火，惟发汗用之，切不可以轻动。《按摩经》

一、揉涌泉。涌泉在足心，揉之，左转止吐，右转止泻。若女用反之。《按摩经》

一、揉仆参。（穴注上。）揉之，左转于吐则治之。右转于泻则治之。皆补法也。《按摩经》

一、揉脚大指。掐脚中指甲少许，治惊。《按摩经》

一、揉小天心。（穴注上。）能清肾水。《按摩经》

一、揉外劳宫。（穴注上。）和五脏，治潮热，左转清凉，右转温热。《广意》

一、揉外八卦。（穴注上。）主凉。除脏腑秘结，通血脉。《广意》

一、揉脐上，治肚胀气响。《广意》

一、揉龟尾。龟尾在臀尖。揉之，治赤白痢泄泻。《广意》

一、揉三里。三里在膝头下三寸，揉之，治麻木。《广意》

一、揉中廉。中廉在前膝鬼眼之下，解溪之上。先掐后揉，治惊来急者。《按摩经》

一、揉中指第一节内纹，先掐三次，后揉之，治泄泻。《按摩经》

一、揉后承山。（穴注上。）治气吼发汗。《广意》

一、掐威灵。（穴注上。）治卒亡。周于蕃

推法

一、推天河水。天河水在总经之上，曲池之下。蘸水，由横纹推至天河，为清天河水。

蘸水，由内劳宫推至曲池，为大推天河水，蘸水，由曲池推至内劳宫，为取天河水，均是以水济火，取清凉退热之义。周于蕃图附卷三。

一、推骨节，由项下大堆，直推至龟尾，须蘸葱姜汤推之，治伤寒骨节疼痛。周于蕃

一、推肺俞。肺俞在第三堆下两旁，相去脊各一寸五分，对乳引绳取之。须蘸葱姜汤，左旋推属补。右旋推属泄。但补泄须分四六数用之，治风寒。周于蕃

一、推由板门至大横纹，蘸汤推之，能吐，能止泻。周于蕃

一、推由大横纹至板门。蘸汤推之，能泻，能止呕。周于蕃

一、推三关。蘸葱姜汤，由阳池推至曲池，主温性，病寒者多推之。周于蕃若以三关在一窝风外间使处，推上至曲池，夏禹铸主之，其说甚是。

一、推六腑。蘸沸汤，由曲池推至阴池，主凉性，病热者多推之。周于蕃若以六腑在掌面内间使处，由曲池推至总经，夏禹铸主之，其说亦是。

一、推肝木。肝木即食指端。蘸汤，侧推之直入虎口，能和气生血。周于蕃

一、推分阳池。由小儿阳掌根中间，向左蘸葱姜汤推之，治唇干头低，肢冷项强，目直视，口出冷气。周于蕃

一、推分阴池。由小儿阳掌根中间，向右蘸葱姜汤推之。须用手大指，一分阳，一分阴，治法同上条。周于蕃

一、推四横纹。四横纹在阳掌四指中节，蘸葱姜汤推之，和上下之气血，治人事瘦弱，手足抽掣，头偏左右，肠胃湿热，不食奶，眼翻白者。《按摩经》

一、推外关、间使，其穴在阴掌根一窝风之后，蘸葱姜汤推之，治吐泻转筋。《按摩经》

一、推后溪。后溪在手掌四指后。先用掐法，后蘸汤，推上为泻，推下为补。治小便赤涩，益肾经虚弱。《按摩经》

一、推板门。（穴注上。）蘸汤，往外推之，能退热，往内推之，治四肢抽搐。《按摩经》

一、推指三关。三关在食指三节，分寅、卯、辰三关。蘸葱姜汤推之，能通血气，能发汗。《广意》

一、推脾土。脾土在大指端。蘸汤屈儿指推之为补，能醒人事。直其指推之为清，能进饮食。周于蕃

一、推五经。五经即五指尖也。蘸汤逐一往上直推，往右运为补，往左运为泻，总期辨寒热虚实以施之。《广意》

一、推三阴交。（穴注上。）蘸汤，从上往下推之，治急惊，从下往上推之，治慢惊。《广意》

一、推心火。心火即中指端，蘸汤推之，能发汗退热。若掐之，亦能利小便。《广意》

一、推肺金。肺金即无名指端。蘸汤推之，性主温通，能止咳化痰。《广意》

一、推肾水。肾水即小指端。蘸汤推之，退脏腑热，利小便，小便短数，又宜补之。《广意》

一、推中指节。蘸汤推内则热，推外则泻。《广意》

一、推坎宫。坎宫在两眉上。蘸汤小儿眉心，分推两旁，能治外感风寒。《广意》图附卷三。

一、推攒竹。攒竹在天庭下，蘸汤由眉心交互往上直推。《广意》图附卷三。

一、推胃脘，由喉往下推，止吐，由中脘往上推，则吐。均须蘸汤。周于蕃

一、推肚脐。须蘸汤往小腹下推，则泄，由小腹往肚脐上推则补。周于蕃

一、推面部次第也。右大指蘸葱姜汤，由眉心推至囟门三十六次。随用两大指蘸汤，由天庭分推两额，并太阳、大阴、各三十六次。又以大指掐印堂五下，囟门三十六下。随用大指面，左右揉转，各三十六次，掐百会穴三十六下。山根、鼻准、人中、承浆各三十六下，随于各穴亦各揉三十六次。再于主治之穴从而按摩之。自能除风痰，去寒热。其妙在适脏腑，行气血，治经络，庶无塞而不通之病。周于蕃

一、推面部手部次第也。推坎宫二十四次，推攒竹二十四次，运太阳二十四次，运耳背高骨二十四次，掐承浆一下，掐两颊一下，掐两听会一下，掐两太阳一

下，掐眉心一下，掐人耳一下，提两耳尖三下，推虎口三关，推五指尖，焠五指尖，运八卦，分阴阳，推三关、六府，用十大手法，运肘肘，为按摩不易之法。《广意》

运法

一、运太阳。（穴注上。）用两大指运儿两太阳，往耳运转为泻，往眼运转为补。《广意》

一、运耳背高骨。用两手中指、无名指，揉运耳后高骨二十四下毕，再掐三下，治风热。《广意》

一、运五经。五经，即五指端也。运之治肚胀肠鸣，上下气血不和，寒热往来，四肢抽掣。《按摩经》

一、运内八卦。以大指面自乾起，运至兑止，到离宜轻运，恐推动心火，余俱从重，能开胸化痰。《按摩经》

一、运外八卦。外八卦在掌背，运之能通一身之气血，开脏腑之秘结，穴络平和而荡荡也。《按摩经》图附卷三。

一、运水入土。治水旺土衰，食谷不化者。运土入水，治水火不济者。《按摩经》图附卷三。

一、运内劳宫。（穴注上。）医者屈中指运之。右运凉，左运汗。《按摩经》

搓法

一、搓五经。五经，即五指端也。以大指食指合搓之，能动脏腑之气。《按摩经》

一、搓食指。按：关上为风关，关中为气关，关下为命关。大指、中指合而直搓之，能化痰。《按摩经》

一、搓涌泉。（穴注上。）左手搓向大指，则止吐。右手搓向小指，则止泻。《按摩经》

一、搓脐下丹田等处，以右手周遭搓摩之，一往一来，治膨胀腹痛。《按摩经》

摇法

一、摇头。两手托儿头，于耳前少上处，轻轻摇之，所谓赤凤摇头也，治惊风。《按摩经》图附卷三。

一、摇肘肘。（穴注上。）左手托儿肘肘运转，右手持儿手摇动，能治痞。《按摩经》

一、摇左右手。医者以一手掐劳宫，一手掐心经，两各摇之，所谓丹凤摇尾也。治惊风。《按摩经》图附卷三。

一、掐威灵、精宁二穴，摇摆之，所谓凤凰转翅也。治黄肿。《按摩经》图附卷三。

一、将小儿手从轻从缓摇之，男左女右，能化痰。《按摩经》

推坎宫法：法治外感内伤均宜。医用两大指，春夏水，秋冬蘸葱姜和真麻油。由小儿眉心上，分推两旁。

推攒竹法：法治外感内伤均宜。医用两大指，春夏蘸水，秋冬蘸葱姜和真麻油，由儿眉心，交互往上直推。

双凤展翅法：法治肺经受寒。医用两手中、食二指，捻儿两耳尖，向上三提毕。次掐承浆，又次掐两颊以及听会、太阴、太阳、眉心、人中诸穴。

分阴阳法：法治寒热往来。将儿手掌向上，医用两手托住，将两大指于掌后中间，往外阴阳二穴分之。阳穴宜重分，阴穴宜轻分，无论何法，均须用此。但寒证宜多分阳，热证宜多分阴，又不可不讲也。

取天河水法：法主大凉，病热者用之。将儿手掌向上，蘸冷水由天河水推至内劳宫。如蘸冷水由横纹推至曲池，为推天河水法。蘸冷水由内劳宫直推至曲池为大推天河水法。

苍龙摆尾法：法能退热开胸。医右手拿儿左手食、中、名三指。以左手从总经起，搓摩至天河及肚肘，手法略重，自肚肘又搓摩至总经。一上一下三四次，又将左手大、食、中三指捏儿肚肘，右手照前拿法，摇动九次。

推三关法：法主温，病寒者用之。将儿手掌向上，蘸葱姜汤，由阳池推至曲池上面，须推三五百次，量人虚实施之。

一法蘸葱姜汤，由大横纹中间，直推至曲池，温法也。夏禹铸主之。

退六腑法：法主凉，病热者用之。将儿手掌向上，蘸开水，由阴池推至曲池下面，须推三五百次，量人虚实施之。

一法，蘸开水，由手背一窝风中间，直推至肚肘，凉法也。夏禹铸主之。

水中捞月法：法主大凉。将儿掌向上，医用左手拿住，右手滴凉水一点于内劳宫，即用右手四指扇七下，再滴凉水于总经、天河两穴。又吹四五口，将儿中指屈之，医以左大指捏住，右手捏拳，将中指节自总经按摩到曲池，横空二指，如此四五次，在关踢，凉行背上。往腑踢，凉入心肌。切勿轻用。

一法将儿手掌心，用冷水旋推旋吹，如运八卦法。四面环绕，为水底捞月。夏禹铸主之。

按弦搓摩法：法治痰滞。医用左手拿儿掌向上，以右大、食、二指自阳穴上，轻轻按摩至曲池，又轻轻按摩至阴穴止，如此一上一下，凡九次。属阳证者，关轻腑重。属阴证者，关重腑轻。再用两手，从曲池搓摩至关腑三四次。又将右大、食、中指捏儿脾指，左大、食、中指，捏儿肚肘，往外摇二十四下。

猿猴摘果法：法主温，治痰气，除寒退热。医用左手食、中两指，捏儿阳穴，大指捏阴穴。属寒证者，将右大指从阳穴往上揉至曲池，转下揉至阴穴，名转阳过阴。属热证者，从阴穴揉上至曲池，转下揉至阳穴，名转阴过阳。俱揉九次。阳穴即三关，阴穴即六腑也。揉毕，再将右大指，掐儿心、肝、脾三指，各掐一下，各摇二十四下。寒证往里摇，热证往外摇。

凤凰展翅法：法主温。医用两手托儿手于总经上，将两手上四指在下边两面爬开，二大指在上阴阳二穴，两面爬开。再以两大指捏阴阳二穴向外摇二十四下，捏紧一刻。又将左大、食、中指侧拿儿手肘肘，向下轻摆三、四下，复用左手托儿肘肘，右手托儿手背，大指掐住虎口，往上向外顺摇二十四下。

推中指法：法治寒热往来。医用左手大指、无名指，拿儿中指，以中指、食指托儿中指背，蘸汤以右大指推之。

飞经走气法：法主温。医用右手拿儿手，四指不动。左手四指，从儿曲池边起，轮流跳至总经上九次，复拿儿阴阳二穴，将右手向上往外，一伸一缩，传送其气，徐徐过关也。

天门入虎口法：法主健脾消食。将儿手掌向上，蘸葱姜汤，自食指尖寅、卯、辰三关侧，推至大指根。

补脾土法：法主健补脾虚。医用左手将儿大指面屈拿之，以右手蘸葱姜汤推之。又将儿大指面直拿之，仍以右手蘸葱姜汤推之。互相为用，在人之活法耳。

二龙戏珠法：法主温。医将右大、食、中三指，捏儿肝肺二指。左、大、食、中三指，捏儿阴阳二穴，往上一捏又一捏，捏至曲池五次。热证阴捏重而阳捏轻，寒证阳重而阴轻，再捏阴阳二穴，将肝肺二指，摇摆二九、三九是也。

赤凤摇头法：法治寒热均宜，能通关顺气。将儿左掌向上，医用左手大、食、中指，轻轻捏儿肘肘，以右手大、食、中指，先捏儿心指，朝上向外顺摇二十四下，次肝指，次脾指，次肺指，再次捏肾指，俱顺摇二十四下，女摇右手亦朝上向外，各摇二十四下，即男顺女逆也。

推五经法：五经者，即五指尖心、肝、脾、肺、肾也。二、三节为六腑。医用左手四指托儿手背，大指捏儿掌心，右手食指曲儿指尖下，逐指推运，往上直推。往右运为补，往左运为泻。先须直推，次看儿寒热虚实。心肝肺指，或泻或补，大指脾胃宜多补，如热甚可略泻。肾经或补或泻，或往指根推之。

运内八卦法：法治心热痰迷。医用左手拿儿左手四指，掌心朝上，右手四指托儿手背，以大指自乾运起至震卦略重。又轻运七次为定魄。再自巽起推至兑四卦，照前七次为安魂。又自坤至坎七次能退热。又自艮至离七次能发汗。若咳嗽，自离运至乾七次，再坎离二宫直推七次，为水火既济。

打马过天河法：法主凉，能去热病。医用左大指捏儿总经，以右大、中指弹之，如弹琴状。由天河弹过曲池九次，再将右大指掐肩井、琵琶、走马三穴，各五次。

一法运劳宫毕，屈指向上，以指甲弹内关、阳池、间使、天河等穴。《按摩经》主之。

运外八卦法：法主通气血，开秘结。将儿手背向上，医以右大指从乾运起，至离宫略轻，过离如余宫运法。

运水入土运土入水法：法治肾脾。将儿掌向上，医用右大指面，蘸葱姜汤，由肾水起，经乾、坎、艮三宫边过，至脾土止，为运水入土，治痢疾。由脾土起，经艮、坎、乾三宫边过，至肾水止，为运土入水，治泄泻。

第二十八章　《推拿易知》（节选）

胎毒

（1）脐风：治法：推三关、肺经（各一百二十），运八卦、脾土（各一百），分阴阳。如撮只用灯火口角两边多一燋，左右虎口各一燋，两小指四节各一燋，脑门四燋，如肚上青筋胀硬脐周围七燋，每筋上一燋，青筋开处一燋，涌泉穴一燋。脐肿翻出，神脱气冷者不治。

（2）重舌鹅口：治法：推三关、心经、脾经（各一百），六腑，八卦，运入水土（十五），分阴阳（二十四），天河水。

（3）马牙：治法：推三关、退六腑（各一百），分阴阳，捞明月，过天河。再用扁银簪脚将牙龈刮破出血，以软绢拭净，古墨涂之。

（4）夜啼：治法：提三关（五十），六腑（一百二十），清心经（一百），捞明月，分阴阳，掐胆经。如寒疝痛啼，宜运动四纹横揉脐并一窝风。

（5）惊风：治法：三关（八十），分阴阳（一百），脾土（一百），运五经（二十四），飞经走气，天门入虎口（二十），六腑（一百）。

（6）揉肚肘

月家惊：治法：三关（二十四），运八卦，四横纹（五十），双龙摆尾，揉脐及龟尾（五十），中指节，内劳宫，板门掐之。青筋缝上灯火七燋，气急脐上七燋。

潮热惊：治法：三关（一百），分阴阳（一百），肺经（一百），推扇门（二十）。如出汗加六腑（一百），清心经（一百二十），水里捞明月。

呕逆惊：治法：三关（一百），肺经（一百），脾土（一百），分阴阳，运八卦，四横纹（各五十），飞经走气，凤凰单展翅。

泄泻惊：治法：推三关（一百），分阴阳（一百），大肠（一百二十），脾土（二百），二扇门（一十），黄蜂入洞，揉脐及龟尾。

（7）脐围七燋

膨胀惊：治法：三关（二百），肺经（五十），脾土（二百），运八卦，分阴阳（五十），揉脐（一百），精宁穴，按弦搓摩，凤凰单展翅。用灯火肚上青筋四燋。

盘肠惊：治法：三关（一百），脾土（一百），大肠（二百），运土入水（一百二十），肺经（一百），补肾水（一百），揉脐及龟尾。脐周围灯火七燋，再用艾绒炙热一围扎脐上。

马蹄惊：治法：三关（二百），肺经（一百），运八卦，脾土（一百），天河水，大肠（十五），飞经走气。以灯火爆四肢肩膊喉下脐下各一燋。

鲫鱼惊：治法：三关（三百），脾土（二百），肺经（一百），八卦，清天河，运水入土（五十），五经（五十），补肾水（二十），掐五指关节三次，按弦搓摩。口角上下灯火四燋。

摆手惊：治法：三关、肺经（各二百），横纹，天门，虎口，揉肚肘，运水入土，飞经走气。

宿沙惊：治法：三关、六腑（各一百），四横纹，运八卦，分阴阳，掐五指节，掐肾水，过天河。

急惊：治法：三关，六腑，肾水，天河，脾土（二百），肺经，运五经，掐五指节，猿猴摘果，咬昆仑穴，推三阴穴。

慢惊：治法：先掐老龙穴，有声可治，无声不可治。次用艾灸昆仑穴，推三关，肺经，肾水，八卦，脾土，掐五指节，运五经，运八卦，赤凤摇头，二龙戏水，天门入虎口。用灯火手足心四燋，心上下三燋二阴穴。

内吊惊：治法：三关、肺经、脾土、肾水（各一百），双凤展翅，按弦搓摩。再以竹沥灌之，又以细茶飞盐皂角各末五分，水一钟，黄腊二分，锅内溶化，入前末为饼，贴心窝中即效。

天吊惊：治法：三关、脾土、阴阳（各一百），天河，六腑，肺经，八卦，揉五指，重揉大小天心。又总筋青筋耳珠掐之，又将灯火脐上下提之。

弯弓惊：治法：三关，肺经，脾经，八卦，天河，重揉手脚弯内关中界，掐脐上下，青筋缝上喉下各三燋，又须重揉委中。

蛇丝惊：治法：三关，六腑，阴阳，八卦，天河，略推三关，多推肾水。如舌拉不止灯火胸前六燋。

鹰爪惊：治法：三关，脾土，阴阳，八卦。又在大指左右手足三弯掐之，再用灯火爆手心太阳眉心脚心各一燋。

乌沙惊：治法：三关，肺经，八卦（宜多推运），六腑，脾土（少推），内劳宫，二扇门。再用灯火四心提之，腹上青筋缝上七燋。

乌鸦惊：治法：三关，肺经，六腑，天河水，捞明月，飞经走气，脾土。若吐，四心用灯火各一燋。

锁心惊：治法：三关，六腑，天河水，捞明月，分阴阳，运八卦，肾水，赤凤摇头。

撒手惊：治法：三关、六腑、肺经（各二百），天河水，脾土，八卦，赤凤摇头，将两手相合，共掐横纹。若不醒，大指头上掐之。上下气闭，人中掐之。鼻气无出入吼气寒热作渴，随症治之。先承山推眉心，再用灯火手上手背各二燋，若咬牙，将两手捻耳珠，屈中指揉颊车穴。

（8）诸热

胎热：治法：推三关，退六腑，分阴阳，天河，三焦，揉外劳，运八卦（自坤至坎宜多二次），掐肾水五总，十王穴，运斛肘，捞明月。虎口曲池各用灯火一燋。

潮热：治法：推三关，补心经，运八卦，分阴阳，泻五经，掐十王，掐中指，六腑，捞明月，运斛肘。

惊热：治法：推三关，肺经，分阴阳，推扇门，清心经，天河，五经，掐总筋，运斛肘，捞明月，飞经走气。

风热：治法：推三关，泻大肠，掐心经，泻肾水，运八卦，掐总筋，清天河，二龙戏珠，运斛肘。

烦热：治法：推三关，掐中指，泻五经，掐十王，运八卦，揉外劳，分阴阳，退六腑，捞明月，打马过天河，运斛肘。

脾热：治法：推三关，推脾，泻心火，肾水，运八卦，分阴阳，掐总筋，推上三关（二十四），退下六腑（八十），捞明月，运斛肘。

虚热：治法：推三关，补五经，捻五指，运八卦，捞明月，掐总筋，推上三关（二十四），退下六腑（八十），分阴阳，飞经走气，运斛肘。

实热：治法：推三关，泻五经，推大肠，清肾水，运八卦，推膀胱，分阴阳，捞明月，退六腑，打马过天河，飞经走气，运斛肘。

积热：治法：三关，五经，脾土，大肠，心经，三焦，肾水，运八卦，掐总筋，分阴阳，捞明月，退六腑，飞经走气，揉斛肘。

疳热：治法：推三关，补脾，推大小肠，三焦，运八卦，掐总筋，分阴阳，捞明月，推上三关（二十四），退下六腑（八十），飞经走气，运斛肘。

血热：治法：推上三关，退下六腑，分阴阳，运八卦，五经，掐十王，掐总筋，肾水，捞明月，揉斛肘，按弦搓摩，飞经走气。

骨蒸热：治法：三关，六腑，运五经，分阴阳，清天河，捞明月，肾水，掐总筋，大横纹，过天河。

壮热：治法：三关，六腑，肺经，分阴阳，推扇门，清心经，天河，总经，运斛肘，捞明月，飞经走气。

温壮热：治法：三关，六腑，五经，大肠，肾水，运八卦，分阴阳，捞明月，过天河。

（9）伤寒

伤寒一日：治法：推三关，六腑，天河，捞明月，分阴阳，运八卦，五指尖，斛肘，无汗掐心经，内劳宫，肩井（有汗不用）。

伤寒二日：治法：推三关，六腑，心经，分阴阳，运八卦，开胸，曲池，阳池。

伤寒三日：治法：推三关，肺经，和阴阳，运八卦，开胸，揉斛肘，天河入虎口，四横纹，捞明月，赤凤摇头，揉太阳，揉五指节，攒竹，曲池，肩井。

伤寒四日：治法：推三关，六腑，曲池，虎口，二人上马，掐五指节，捞明月，飞经走气，打马过天河。

伤寒五日：治法：推三关，天河，脾土，八卦，肾水，劳宫，肺经，打马过天河。

伤寒六日：治法：推三关，肺经，横纹，八卦，天河水，捞明月，赤凤摇头，按弦搓摩，飞经走气，曲池，肩井，合谷，阴阳。

伤寒七日：治法：推三关，六腑，天河，肺经，横纹，肾水，八卦，和阴阳，天门虎口，揉斗肘，曲池，肩井，太阳，推脾土。若瘴疟揉五指中节与节根，凡推疟疾必宜常用不易者推之，而后用此法即效。

（10）呕吐

热吐：治法：推三关，脾胃，肺经，十王穴，掐右端正，运水入土，八卦，分阴阳，赤凤摇头，揉总筋，六腑，揉斗肘。

冷吐：治法：推三关，补脾胃，肺经，掐右端正，八卦，分阴阳，黄蜂入洞，赤凤摇头，三关（八十），六腑（二十四）。

伤食吐：治法：推三关，五指尖，掐右端正，推脾土，八卦，分阴阳，捞明月，打马过天河，六腑，斗肘。

虚吐：治法：推三关，补五经，多补脾胃，掐右端正，运土入水，八卦，分阴阳，赤凤摇头，三关（二十四），六腑，补大肠，斗肘。

（11）泄泻

泄泻：治法：推三关，心经，清肾水，补脾胃，掐左端正，侧推大肠，外劳宫，阴阳，八卦，揉脐及龟尾，掐肚角两旁，补涌泉，掐承山。寒证加黄蜂入洞，三关，六腑，斗肘。热证加捞明月，过天河，三关，六腑，斗肘。

霍乱：治法：推三关，肺经，八卦，补脾土，大肠，四横纹，阴阳，二人上马，双龙摆尾。又将独蒜一个捣碎，将烧纸隔七层敷脐，若起泡，用鸡蛋清涂之即愈。

（12）腹痛

热腹痛：治法：三关，六腑，推脾土，分阴重阳轻，黄蜂入洞，四横纹。

寒腹痛：治法：三关，运五经，二扇门，一窝风，按弦搓摩，八卦，揉脐及龟尾。

气滞食积而痛：治法：推三关，分阴阳，推脾土，揉脐及龟尾，掐威灵。若腹内膨胀推大肠。

冷气心痛：治法：推三关，八卦，分阴重阳轻，补肾，二扇门，黄蜂入洞，鸠尾前后重揉，要葱姜推之发汗。

（13）痢疾

夹热而痢：治法：推三关，六腑，清心经，和阴阳，推大肠，脾土，八卦，肾水，揉脐及龟尾。

夹冷而痢：治法：推三关，八卦，脾土，大肠，和阴阳，天门入虎口，揉脐及龟尾。

（14）疟疾

疟疾兼呕吐肚疼：治法：推三关，补脾土，分阴阳，揉脐，运八卦。

痰疟一日一发：治法：推三关，肺经，分阴阳，运八卦，按弦搓摩。

久疟不退脾气虚弱：治法：补脾土（二百），分阴阳（一百），运八卦（二百）。

邪疟至晚发：治法：推三关（五十），补脾（一百），分阴阳（三百），运八卦，六腑（二百），天门入虎口。

瘅疟但热无寒：治法：推三关，补脾土，分阴阳，八卦，肺经，六腑，间使，内关（各一截），天门入虎口，肘肘。

（15）疳积

疳积：治法：推三关，六腑，补脾土，运八卦，大肠，五经，心经，清天河水，板门，运水入土。

（16）积症

积症：治法：推三关，六腑，多补脾土，掐四横纹，补肾水，分阴阳，掐大肠，揉板门，小横纹，运八卦（退艮重），三扇门，天门入虎口。发热腹痛，加水里捞明月。大便秘结，多推六腑，小横纹，揉掐肾水。腹痛泄泻，掐一窝风，揉脐及龟尾。

（17）痞症

痞症：治法：推三关，补脾土，大肠，肺经，四横纹，板门，精宁，二扇门，清肾水，运五经，小横纹，运八卦，小天心，黄蜂入洞，赤凤摇头，久揉脾土。

（18）痫疾

痫疾：治法：推三关，六腑，肺经，补脾土，天门入虎口，揉肘肘，掐板门，精宁，窝风，运天心，掐五指节，分阴阳，运八卦，赤凤摇头，按弦搓摩，威灵穴，揉中指，掐总筋，灸昆仑。

（19）咳嗽

咳嗽：治法：推三关，六腑，肺经（往上一百二十），二扇门，二人上马，五总（六转六掐），多揉肺俞穴，掐五指节，合谷，运八卦，多揉大指根，掐精宁穴，涌泉，天门入虎口，板门。痰壅气喘，掐精灵穴，再掐板门。痰结壅塞多运八卦。干咳退六腑。痰咳，推肺经，推脾，清肾，运八卦。气喘掐飞经走气，四横纹。

（20）肿胀

肿胀：治法：推三关（一百），推脾土（一百），黄蜂入洞（十下），运五经（五十），二扇门（二十），掐威灵（三十），天门入虎口（二十），肘肘（二十）。以上泻法。泻后补法推脾（一百），分阴阳（一百），补肾（一百），运土入水（四十），天门入虎口、肘肘（各二十）。春夏用水，秋冬用姜葱真麻油调之，再用酒一盏，飞盐少许，皂角一片为末，黄土一钟同炒，布包倒合掌心，掐大指节即消。

（21）目疾

火眼之症：治法：宜补肾（五百），推天河（五百），六腑（五百），分阴阳（三百），运八卦（二百），推脾土（一百），捞明月（一百），合谷，曲池，肩井（各一截）。

风眼之症：治法：推三关（三百），揉肾（三百），掐五指节（一百），分阴阳（三百），运八卦（一百），推天河（二百），六腑（一百），捞明月（一百），合谷，曲池，肩井（各一截）。

（22）杂症

小儿头疮，治宜推三关（一百），推肺（一百），分阴阳（一百），推脾（一百），揉太阳（一百），揉阳池（一百）。

小儿口内生疮，治宜退六腑（一百），分阴阳（一百），捞明月（二十），清天河（一百），清肾水（二十），凤凰单展翅（十下）。

小儿偏坠，治宜推三关（五十），推肾（四百），揉板门（二百），分阴阳（二百），八卦（二百），天河（二百），三阴交（一截），承山穴（一百）。外用艾绒为囊，将肾子兜之，甚效。

小儿耳流脓，治宜推三关（五十），六腑（一百），推脾（十五）。将耳珠揉行前补后泻法（二十）。

小便黄赤可清之，治宜清肾水（自肾指尖推往根下为清也），二人上马，运水入土。如大小便俱闭，只宜分阴阳为主。

小儿眉目不开，治宜掐阳池穴（宜久揉久掐），再推四横纹。

小儿口渴咽干者，清天河为主。

小儿四肢厥冷，治宜推三关，补脾土为主。

小儿口哑不能语言，清肺经为主。

小儿手不能伸屈者，宜威灵穴揉之。四肢软，宜补脾土，掐四横纹。手掐拳急掐捞明月，运八卦。

小儿头痛，宜揉脐及阳池，外劳宫。头向上，宜补脾土，运八卦为主。

第一法推坎宫，医用两大指自儿眉心分过两旁。

第二法推攒竹，医用两大指自儿眉心交互往上直推。

第三法医用两大指运儿太阳，往耳转为泻，眼转为补。

第四法医用两手中指无名指揉儿耳后高骨，二十四下毕，捏三十下。

第五法医用手中食二指，捏儿两耳，往上三提毕，次捏承浆又指捏颊车及听会太阳太阴眉心人中完，此法名双凤展翅。

第六法虎口三关，小儿有疾，必须推之，乃不易之法。

第七法在男孩当推左手三关六腑。

第八法在女孩当推右手三关六腑。

第九法医用右手拿儿左手四指掌心朝上，右手四指略托住小儿手背，以大指自乾起至震四卦略重，又轻运七次，此为定魂。自巽起推至兑，四指略重，又轻转运七次，此为安魄。自坤推至坎四卦略重，又轻转运七次，能退热。自艮推起至离四卦略重，又轻转运七次，能发汗。若咳嗽者，自离推起至乾四卦略重，又轻运七次再坎离二宫直推七次。此法名运八卦。

第十法此法治寒热不均，作寒作热。将儿手掌向上，医用手托住，将两大指往外阴阳二穴分之，阳穴宜重分，阴穴宜轻分。但凡推病，此法万不可少，此法名分阴阳。

第十一法五经者五指尖也。医用左四指托儿手背，大指捏儿掌心，右手食指曲儿指尖下大指，盖儿指尖逐指推运，往上直推。往右顺运为补，往右逆运为泻。先须往上直推，次看儿之寒热虚实，或泻或补，大指只宜多补。如热甚，可略泻。如肾经或补或泻，或宜清。如清肾水在指节上，往下直推是也。此法名推五经。

第十二法以儿左手掌向上。医用二手中名小三指托住，将两大指在三关六腑之中，左食指靠腑，右食指靠关中掐傍揉。自总经起循环转动至曲池边，横空三指自下而上，三四转为妙。此法名黄蜂入洞。

第十三法医右手一把拿小儿左食中名三指掌向上。医左手侧，当从左总经起，搓磨天河及至肐肘略重些，自肐肘又搓磨至总经，如此一上一下三四次。医又将左大食中三指捏肐肘，医右手前拿摇动九次，此法能退热开胸。名苍龙摆尾。

第十四法此法性温，医将右大食中三指捏儿肝肺二指，左大食中三指捏儿阴阳二穴，往上一掐一捏，掐至曲池五次。热证阴掐重，而阳掐轻。寒证阳重而阴轻。再捏阴阳，将肝肺二指摆摇二九三九。此法名二龙戏珠。

第十五法法将儿左手掌向上。医左手一食中指，轻轻掐儿肐肘，医大中食指，先捏儿心指即中指，朝上向外顺摇，二十四下，次掐肠指即食指，仍摇二十四下，再掐脾指即大指，二十四，又掐肺指即无名指，二十四，末后掐肾指即小指，二十四，男左女右，即男顺女逆也，此即是运肐肘。先做各法完后，做此法。能通关节顺气，不拘寒热，诚必用之法也。此法名赤凤摇头。

第十六法此法性温，能治痰气，除寒退热。医用左食中指掐儿阳穴，大指掐阴穴，阴证。医用右大指从阳穴往上揉，至曲池，转下揉至阴穴，名转阳遇阴。热证从阴穴揉上至曲池，转下揉至阳穴，名转阴遇阳。俱揉九次，阳穴即三关，阴穴即六腑。揉毕再将右大指掐儿心肝脾三指，各掐一下，各摇二十四下。寒证往里摇，热证往外摇。此法名猿猴摘果。

第十七法此法性温洽凉。医用两手托儿手掌向上，又用两手上四指，在下两个边，爬开两大指在上阴阳穴，往两边向外摇二十四下，掐住掐紧一刻。医左大食中三指侧拿儿肘手，向下轻撮三四下。复用左手向儿肐肘上，右手托儿手背，大指掐住虎口，往上向外顺摇二十四下。此法名凤凰展翅。

第十八法此法性温。医用右手捧拿儿手四指不动，左手四指从曲池边起，轮流跳至总上九次，复拿儿阴阳二穴。医用右手向上往外一伸一缩传逆其气，徐徐过关。此法名飞经走气。

　　第十九法医用左手拿儿。手掌向上右手大食二指自阳穴上轻轻按摩至曲池，又轻轻按摩至阴穴，如此一上一下，九次为止。阳证关轻腑重，阴证关重腑轻。在用两手从曲池搓摩至关腑三四次。医又将右大食中指捏儿脾指，左大食指中捏儿肘肘，往外摇二十四下，化痰。此法名按弦搓磨。

　　第二十法以小儿掌向上。医左手拿住右手摘水一点于儿内劳宫，医即用右手四指扇七下，再滴水于总经中，即是心经，又滴水天河，即关腑居中，医自坎上四五口。将儿中指屈之，医左大指掐住右手捏卷将中指节自总上按摩到曲池借空一指，如此四五次。在关踢凉行旨上腑踢凉人心膜此大凉，此法不可任意乱用。此法名水底捞明月。

　　第二十一法此法性凉去热，医用左大指掐儿总筋，右大中指如弹琴。当河弹过曲池弹九次，再将右大指掐儿并肩琶琵走马三穴，掐下五次。此法名打马过天河。

第二十九章 《推拿抉微》（节选）

【民国·涂蔚生】

开天门法：凡推皆用葱姜水，浸医人大指。若小儿病重者，须以麝香末沾医人指上用之，先从眉心向额上推二十四下，谓之开天门。

分推太阴穴太阳穴法：于开天门后，从眉心分推至两眉外稍太阴太阳二穴九数，太阴穴在右眉外稍，太阳穴在左眉外稍。

掐天庭至承浆穴法：于分太阴太阳二穴后，再于天庭、眉心、山风、延年、准头、人中、承浆各穴，皆用大指甲一掐。（天庭在额上，眉心在两眉夹界，山风在鼻洼，延年在鼻高骨，准头在鼻尖，人中在鼻下口上，承浆在口下低处。）

揉耳摇头法：于掐天庭各穴后，将两手捻儿两耳垂揉之，再将两手捧儿头摇之。

凡推首先用此四法，以开关窍，然后择用诸法。

揉太阴穴法：治女揉太阴穴发汗，若发汗太过，揉太阳穴数下以止之。治男揉太阴穴，反止其汗。

揉太阳穴法：治男揉太阳穴发汗，若发汗太过，揉太阴穴数下以止之。治女揉太阳穴反止汗。

二龙戏珠法：以两手摄儿两耳垂揉之治风，儿眼向左邪，则揉右垂，右邪则揉左垂，上邪则揉下垂，下邪则揉上垂。如初风眼不邪，皆轻重如一。

运内八卦穴法：从坎到艮，左旋推治热，亦止吐，从艮到坎，右旋推治凉，亦止泻。掌中离南坎北，震东兑西，乾西北艮东北，巽东南坤西南，皆推左手。

干坎艮入虎口穴法：虎口穴即大指与手叉处，自干由坎艮入虎口揉之，能去食火。

揉艮宫穴法：重揉艮宫，治饮食不入。

运水入土法：从儿小指稍肾经推去，由兑乾坎艮震位，至大指稍脾经，按之，补脾土虚弱。

运土入水法：从儿大指稍脾经推去，由震艮坎乾兑位，至小指稍肾经按之，治小便赤涩。

揉内劳宫穴法：内劳宫穴，在略偏大指边天心穴之左，屈儿中指手掌心，其中指按处即是。欲儿发汗，将儿小指屈住，用手揉儿内劳宫，向左按而运之。若向右运反凉。

掐小天心穴法：小天心穴，在儿手掌尽处。儿有风症，眼翻上者，将此穴向掌下掐。眼翻下者，将此穴向总筋上掐，即平。（涂蔚生曰：小天心即针灸之所谓大陵穴，属心包络，故能治风。然当系因热生风。）

揉掐脾经穴法：脾经即大指尖，左旋揉为补，治小儿虚弱，饮食不进，肚起青筋，面黄四肢无力。若向下掐之，为泻去脾火。

大肠侧推到虎口穴法：大肠经即食指尖侧，即靠大指边。虎口即大指与食指之手叉处，从儿食指尖斜推到虎口，治膨胀水泻痢疾。红多再推肾经，白多再推三关。

虎口侧推到大肠经法：儿有积滞，从虎口穴侧推到大肠经，能使儿泻。

推掐心经穴法：心经即中指尖，自上推至中指尽处小横纹，行气通窍，向下掐之能发汗。

掐揉肺经穴法：肺经即无名指尖，向下掐之，去肺火，左旋揉之补虚。

掐推肾经穴法：小指属肾，向掌边掐之，再掐儿小指与掌交界之小横纹，治小便赤涩，肚腹膨胀。左肾经向上推，清小便，向下推补肾。

横门穴推到板门穴法：横门穴，即掌与肱交界之横纹。板门穴，在大指节下五分。从横门推到板门能止儿吐。

板门穴推到横门穴法：从板门推到横门穴，能止儿泻。

中指尖推到横门穴法：从中指尖推到横门穴，止小儿吐。

横门穴刮到中指尖法：从横门刮到中指尖掐之，使小儿吐。

掐横门穴法：在儿横门穴掐之，治喉中痰响。

揉板门穴法：在儿板门穴揉之，治气攻气吼气痛呕胀。

乌龙摆尾法：用左手拿儿肘胛，右手拿儿小指摇动，如摆尾之状，能开儿闭结。小指属肾水色黑，故名乌龙摆尾。

赤凤摇头法：用左手拿儿肘胛，右手拿儿中指摆摇，和血补心。中指属心，心色赤，故名赤凤摇头。

丹凤摇尾法：一手掐儿内劳宫，一手掐儿中指尖心经，治风。

运五经纹法：五经纹即五指第二节下之纹。用大指在儿五经纹往来搓之，治气血不和、肚胀、四肢抽掣、寒热往来、去风除腹响。

运四横纹法：四横纹即食指、中指、无名指、小指第三节，与掌交界之横纹。用大指在儿四横纹往来搓之，和气血，治瘦弱、不思饮食、手足抽掣、头偏左右、肠胃温热、眼翻白珠、喘急肚疼。

掐离宫至干宫法：从离宫掐起，至乾宫止，中间轻掐，两头重掐，化痰，治咳嗽、昏迷呕吐。

孤雁游飞法：从儿大指尖脾经外边推上去，经肱面左边，至肱下节大半处，转至右边，经手心，仍到儿大指头止，治黄肿虚胀。

揉气关法：气关在食正面第二节，揉之，行气通窍。

按弦搓摩法：用二大指搓儿手与肱之背面，各数下，再拿儿手掌，轻轻慢慢而摇，顺气化痰。

老汉扳僧法：一手掐儿大指根骨，一手掐儿大指尖脾经，能消食，治痞块。

水底捞明月法：先掐总筋，清天河水，医人以四指皆屈，随以中指背第二节第三节骨凸起，浇新汲凉水于儿掌心，往右运劳宫，医人以口气吹之，随吹随推。大凉，治一切热证最效。

胂肘走气法：一手托儿肘胂运转，一手捉儿手摇动，男左女右，治小儿痞块。

掐威灵穴法：此穴在手背虎口上两旁有圆骨处。遇儿急风暴死，掐此穴。儿哭叫可治，无声难治。（涂蔚生曰：此节即《针灸大成》之所谓合骨穴，以其有二骨相交会也。英白以前贤之推拿法，具以此穴为威灵穴，故亦名为威灵。然究不如合骨之易识易记也。）

掐向导穴法：此穴在手背无名小指夹界上半寸，掐之治痰喘、气吼、干呕、痞积。（涂蔚生曰：此穴即《针灸大成》之所谓液门穴，属于手少阳三焦经。英白盖亦沿前贤之推拿法，故名为向导穴耳。）

凤凰鼓翅法：用两手掐儿向导威灵二穴，前后摆摇之。治黄肿，又治暴死，降喉内痰响。

掐二扇门穴法：二扇门穴，在手背中指上两旁，离中指半寸许。如欲发汗掐心经，掐内劳宫，推三关。汗犹不出，则掐此穴，至儿手中心微汗出乃止。

掐二人上马穴法：此穴在手背小指上里侧，对手心兑宫处。是穴掐之，能清神顺气，补肾水，醒沉，又治小便赤涩。

掐外劳宫穴法：此穴在手背对掌心内劳宫即是。脏腑积有寒气热气，皆能和解。又治遍身潮热，肚起青筋，粪白不变，五谷不消，肚腹膨胀。

运外八卦穴法：此穴在手背对手心内八卦处即是。运之能通一身之气血，开五脏六腑之闭结。

掐中指甲法：将儿中指甲上面，轻轻掐之止儿泻。

揉大指甲法：大指甲为外脾，揉之补虚治泻。

捻五指背皮法：将五指背面夹缝上皮，轻轻捻之。治风病，又燥湿。

刮手背法：从儿手背刮至中指稍，能使儿泻。

掐老龙穴法：此穴在中指背，靠指甲处，相离如韭叶许。若儿急风暴死，对拿向导威灵二穴。不醒，即于此穴掐之，不知疼痛，难治。

推后溪穴法：此穴在手背小指尽处靠外旁，向上推，能清小便闭赤，向下推能补肾虚。

揉手背法：重揉手背，能平肝和血。

掐五指爪甲法：掐五指爪甲治风症。若不醒，再拿向导、威灵二穴。

掐少商穴法：此穴在手背大指甲向上内侧，离指甲如韭叶许，掐之治湿痰症痢。

清天河水法：天河水穴在内间使穴上。先掐总筋，用新汲水以浇之，从此穴随浇随推，至洪池止。洪池穴在肘弯。为清天河水，又名引水上天河，治一切热证。（涂蔚生曰：洪池宜系针灸之所谓曲泽穴，因曲泽属于心包络经，而其位置亦在肱湾也。）

打马过天河法：右运劳宫毕，屈指向上弹内关、阳池、间使、天河数穴，治寒热往来。

分阴阳法：正面掌肱交界之横纹两头，即阴阳二穴。小指边为阴穴，大指边为阳穴。就横纹上两指中分向两边抹，为分阴阳。治寒热往来，膨胀泄泻，呕逆，脏腑结闭。

和阴阳法：用二大指自阴阳穴两头，向中合之能和气血。

掐赤筋法：掌肱交界之横纹，上靠大指边第一赤筋，属火，以应心与小肠。掐之，治内热外寒霍乱。（涂蔚生曰：掐赤筋以治霍乱，当系热霍乱，寒霍乱勿轻视此。）

掐青筋法：靠赤筋里边第二青筋，属木，以应肝与胆，外通两目。掐之，治眼赤涩多泪。

掐总筋法：总筋即黄筋，乃五筋正中一筋，属土。总五行以应脾与胃。掐之，治肠鸣、霍乱吐泻。（涂蔚生曰：掐总筋以治霍乱吐泻，当是寒霍乱，热霍乱勿轻用此。）

掐白筋法：靠总筋边第四白筋，属金，以应肺与大肠，外通两鼻孔。胸腹胀满，脑昏生痰，掐之。

掐黑筋法：靠小指边第五黑筋，属水，以应肾与膀胱，外通两耳。瘦昏沉，掐之。

猿猴摘果法：摄儿螺蛳骨上皮，扯之消食。

黄蜂出洞法：先掐总筋，骨内劳宫，分阴阳。次以左右两大指，从阴阳穴正中处起，一撮一上，至内关，又在坎离穴上掐。此法大热，发汗用之。

凤凰单展翅法：用大指掐总筋，四指皆伸在下，大指又起又翻，四指如一翅之状，掐至内失。大热，治一切寒证。

飞经走气法：先运五经纹，后五指开张，在内关拍打，再推心经，揉气关，能行一身之气。

掐靠山穴法：此穴在手背大指下掌根尽处，掐之，治疟病痰壅。

推下六腑法：六腑在肱正面，男向下推之为加凉，女向下推之、反为加热，阴极阳生也。如推下六腑三下，亦必推上三关一下以应之。若止推不应，男恐过凉有滞。女恐发热有火。

推上三关法：三关在肱背面，男向上推之为加热，女向上推之，反为加凉，阳极阴生也。如推上三关三下，亦必推六腑一下以应之。若止推不应，男恐发热有火，女恐生凉有滞。

掐一窝风法：此穴在手背根尽处腕中，掐之，治肚痛唇白、急慢风症。又掐此穴，兼掐中指尖，能使小儿吐。

掐阳池穴法：此穴在肱背面，离手掌三寸是。掐之，治风痰头痛，二便闭塞赤黄。（涂蔚生曰：查针灸之所谓阳池穴，即夏英白之所谓一窝风。夏英白之所谓阳池，即针灸之所谓支沟。以与内间使相对，亦可名为外间使，如根据英白为是，则外间使无处安置。至取小儿寸法，是治某个小儿。即将某个小儿之中指第二节，以两头横纹中间之距离为一寸，否则即为错误。）

掐斗肘曲池法：掐斗肘上筋，曲池下筋，曲池即肱湾处，掐之治急风。（涂蔚生曰：曲池属阳明大肠在肱之上侧面肱湾处，宜拱手取之。）

掐外关外间使法：外关在肱背，对肱面内关穴处。外间使在肱背，对肱面内间使穴处。掐之，治转筋吐泻。（涂蔚生曰：外关在肱背面，离腕后二寸。内关在肱正面，离掌后横纹二寸。内外间使各离内外关一寸，与手腕掌后相离三寸。）

揉肺俞穴法：此穴在肩膀骨之夹缝处，两边两穴，揉之化痰。（涂蔚生曰：肺俞穴之取法，须得小儿坐之端正，根据平肩之第一脊椎数起，至第三椎止。再离第三节椎之两旁各二寸，即是肺俞穴。）

揉龟尾法：此穴在脊梁骨尽处，揉之，治水泻、肚胀慢风。

搓脐法：以左大指按儿脐下丹田不动，以右大指在儿脐周遭搓之。治水泻、膨胀脐风等症。（涂蔚生曰：丹田在脐下二寸、一名石门穴。膀胱如釜底乘水，丹田如灶底着薪，故能治水泻等症。）

掐膝眼穴法：此穴在膝盖里旁，一名鬼眼穴。小儿脸上风来、急在此穴掐之。若儿身后仰即止。

委娄中穴法：此穴在腿弯内，几有风时，急在此穴掐之。若儿身前扑即止。

掐前承山穴法：此穴在腿下节前面膝下，亦名中廉穴，儿风望后跌，在此穴久掐最效。

第三十章 《增图考释推拿法》（节选）

【清·夏云集、许敬典】

开天门法

凡推皆用葱姜水浸医人大指，若儿病重者须以麝香末黏医人指上用之先从眉心向额上推二十四数谓之开天门。（注：本部分图缺）

分推太阴穴太阳穴法

于开天门后从眉心分推至两眉外稍，太阴太阳二穴九数，太阴穴在右眉，太阳穴在左眉外稍。

掐天庭穴至承浆法

于分太阴太阳二穴后，再于天庭眉心山风延年准头人中承浆各穴皆用大指甲一掐。天庭在额上，眉心在两眉夹界，山风在鼻洼，延年在鼻高骨，准头在鼻尖，人中在鼻下口上，承浆在口下低处。

揉耳摇头法

于掐天庭各穴后将两手捻儿两耳下垂揉之，再将两手捧儿头摇之。

凡推皆先用此四法以开关窍，然后择用诸法。

揉太阴穴法

治女揉太阴穴发汗，若发汗太过揉太阳穴数下以止之，治男揉太阴穴反止汗。

揉太阳穴法

治男揉太阳穴发汗，若发汗太过揉太阴穴数下以止之，治女揉太阳穴反止汗。

二龙戏珠法

以两手摄两耳垂揉之治惊儿，眼向左斜则揉右垂，向右斜则揉左捶，上斜则揉下垂，下斜则揉上垂，如初惊眼不斜揉皆轻重如一。

运内八卦

从坎到艮左旋推治热亦止吐，从坎到艮右旋推治凉亦止泻，掌中离南坎北震东兑西乾西北艮东北巽东南坤西南，男女皆左手。

乾坎艮入虎口穴

虎口穴即大指与食指手叉处，自乾由坎艮入虎口穴揉之能去食积。

揉艮宫穴法

重揉艮宫治饮食不入。

运水入土法

从儿小指梢肾经推去由兑乾坎艮震位至大指梢脾经按之，补脾土虚弱。

运土入水法

从儿大指梢脾经推去由震艮坎乾兑位至小指梢肾经按之治小便赤涩。

揉内劳宫穴法

内劳宫在略偏大指旁边天心穴之左屈儿中指于掌心，其中指头按处即是欲发汗，将儿小指屈住用手揉儿内劳宫，向左按而运之，若向右运反凉。

掐小天心穴法

小天心穴在儿手掌尽处，儿有惊症眼翻上者，将此穴向掌下掐。眼翻下者，将此穴向总筋上掐即平。

揉掐脾经穴法

脾经即大指尖左旋揉为补，治小儿虚弱饮食不运肚起青筋面黄四肢无力，若向下掐之为泻去脾火。

大肠侧推到虎口穴法

大肠经即食指尖侧即靠大指边，虎口即大指与食指之手叉处，从儿食指尖斜推到虎口治膨胀水泻痢疾，红多再揉肾经，白多再推三关。

虎口侧推到大肠经法

儿有积滞从虎口侧推到大肠经能使儿泻。

推掐心经穴法

心经即中指尖向上推至中指尽处，小横纹行气通窍，向下掐之能发汗。

掐揉肺经穴法

肺经即无名指尖向下掐之，去肺火左旋，揉之补虚。

掐推肾经穴法

小指梢属肾，向掌边掐之再掐儿小指与掌交界之小横纹，治小便赤涩，肚腹膨胀在肾经向上推，清小便向下推补肾。

横门穴推到板门穴法

横门穴即掌与肱交界之横纹，板门穴在大指节下五分，从横门推到板门能止儿吐。

板门穴推到横门穴法

从板门穴推到横门穴能止儿泻。

中指尖推到横门穴法

从中指尖推到横门穴止小儿吐。

横门穴刮到中指尖法

从横门穴刮到中指尖掐之使小儿吐。

掐横门穴法

在儿横门穴掐之治喉中痰鸣。

揉板门穴法

在儿板门穴揉之，治气攻、气吼、气痛、呕胀。

乌龙摆尾法

用左手拿儿胂肘，右手拿儿小指摇动如摆尾之状，能开儿闭结。小指属肾，肾水色黑，故名乌龙摆尾。

赤凤摇头法

用左手拿儿胂肘，右手拿儿中指摆摇和血补心，中指属心，心火色赤，故名曰赤凤摇头。

丹凤摇尾法

一手掐儿内劳宫，一手掐儿中指尖，心经治惊。

运五经纹法

五经文即五指第二节下之纹，用大指在儿五经文往来搓之，治气血不和肚胀四肢抽搐寒热往来去风除腹音。

运四横纹法

四横纹即食指中指无名指小指第三节与掌交界之横纹，用大指在儿四横纹往来搓之和气血，治瘦弱、不思饮食、手足抽搐、头偏左右肠湿热、眼翻白、喘急、肚疼。

掐离宫至乾宫法

从离宫掐起至乾宫止，中间轻掐两头重掐，化痰治咳嗽昏迷呕吐。

孤雁游飞法

从儿大指尖脾经外边推上去，经肱面左边至肱下节大半处转至右边，经手心仍到儿大指头止治黄肿虚胀。

揉气关法

气关在食指正面第二节，揉之行气通窍。

按弦搓摩法

用二大指搓儿手与肱之背面各数下，再拿儿手掌轻轻慢慢而摇顺气化痰。

老汉扳会法

一手掐儿大指根骨一手掐儿大指尖脾经，能消食治痞块。

水底捞月法

先掐总筋清天河水，医人以四指皆屈，随以中指背第二节第三节骨凸起浇新汲凉水于儿掌心，往右运劳宫，医人以口气吹之，随吹随推大凉，一切热证最效。

胂肘走气法

一手托儿胂肘运转，一手捏儿手摇动男左女右治小儿痞块。

掐威灵穴法

此穴在手背虎口上两旁有圆骨处，遇儿急惊暴死掐此穴儿哭可治，无声难治。

掐精灵穴法

此穴在手背无名指小指夹界上半寸，掐之治痰喘气吼干呕痞积。

凤凰鼓翅法

用两手掐儿精灵威灵二穴前后摇摆之，治黄肿又治暴死降喉内痰响。

掐二扇门穴法

二扇门穴在手背中指上两旁离中指半寸许，如欲发汗掐心经掐内劳宫推三关汗，犹不出则掐此穴至儿手心微汗乃止。

掐二人上马穴法

此穴在手背小指上里侧，对手心兑宫处是穴掐之，能清神顺气补肾水醒沉疴又治小便赤涩。

掐外劳宫穴法

此穴在手背对掌心内劳宫处即是，脏腑积有寒风热气皆能和解，又治遍身潮热肚起青筋粪白不变五谷不消肚腹膨胀。

运外八卦穴法

此穴在手背对手心内八卦处，运之能通一身之气血开五脏六腑之闭结。

掐中指甲法

将儿中指甲上面轻轻掐之止儿泻。

揉大指甲法

大指甲为外脾，揉之补虚止泻。

捻五指背皮法

将五指背面夹缝上皮轻轻捻之，治惊吓又燥湿。

刮手背法

从儿手背刮到中指梢能使儿泻。

掐老龙穴法

此穴在中指背靠指甲处，相离如韭叶叶许，若儿急惊暴死对拿精宁威灵二穴不醒，即于此穴掐之，不知疼痛难救。

推后溪穴法

此穴在手背小指尽处，靠外边向上推能清小便闭赤，向下推能补肾虚。

揉手背法

重揉手背能平肝和血。

掐五指爪甲法

掐五指爪甲治惊吓，若不醒在再拿精宁威灵二穴。

掐少商穴法

此穴在手背大指甲向上内侧离指甲如韭叶穴许，掐之治湿痰疟痢。

清天河水法

天河水穴在内间使穴上先掐总筋，用新汲水以手浇之，从此穴随浇随推至洪池止，洪池穴在肱弯，为清天河水又名引水上天河治一切热证。

打马过天河法

右运劳宫毕屈指向上弹内关阳池间使天河数穴治寒热往来。

分阴阳法

正面掌肱交界之横纹两头即阴阳二穴，小指边为阴穴，大指边为阳穴，就横纹上两指中分向两边抹为分阴阳治寒热往来膨胀泄泻呕逆脏腑结。

和阴阳法

用二大指自阴阳穴两头向中合之能和气血。

掐赤筋法

掌肱交界之横纹上靠大指边第一赤筋属火以应心，与小肠掐之，治内热外寒霍乱。

掐青筋法

靠赤筋里边第二青筋属木以应肝，与胆外通两目掐之，治眼赤涩多泪。

掐总黄筋法

总筋即黄筋乃五筋正中一筋属土总五行以应脾，与胃掐之，治肠鸣霍乱吐泻。

掐白筋法

靠总筋边第四白筋属金以应肺，与大肠外通两鼻孔胸腹胀满脑昏生痰掐之。

掐黑筋法

靠小指边第五黑筋属水以应肾，与膀胱外通两耳尪瘦昏沉掐之。

黄蜂出洞法

先掐总筋掐内劳宫分阴阳，次以左右两大指从阴阳穴正中处起一撮一上至内关，又在坎离穴上，掐此法大热发汗用之。

猿猴摘果法

摄儿螺蛳骨上皮扯之消食。

推拿易知在手臂间前后上下完转揉搓，性温治痰气除寒热。

飞经走气法

先运五经纹后五指开张，在内关打拍，再推心经揉气关，能行一身之气。

凤凰单展翅法

用大指掐总筋四指皆伸在下大指，又起又翻，四指如一翅之状，掐至内关大热治一切寒证。

掐靠山穴法

此穴在手背大指下掌根尽处，掐之治疟疾痰壅。

推下六腑法

六腑在肱正面男向下推之为加凉，女向下推之反为加热，阴极阳生也，如推下六腑三下亦必推上三关一下以应之，若止推不应男恐过凉有滞女恐发热有火。

推上三关法

三关在肱背面男向上推之为加热，女向上推之反为加凉，阳极阴生也，如推上三关三下亦必推六腑一下以应之，若止推不应男恐发热有火女恐过凉有滞。

掐一窝风法

此穴在手背尽处腕中，掐之以治肚疼唇白急慢惊风，又掐此穴兼掐中指尖能使小儿吐。

掐肘曲池穴法

掐肘下筋曲池上筋，曲池即肱弯处掐之治急惊。

掐阳池穴法

此穴在肱背面离掌根三寸，是掐之治风痰头痛二便闭塞赤黄。

揉肺俞穴法

此穴在肩膀骨之夹缝处，两边两穴揉之化痰。

掐外关外间使穴法

外关在肱背对肱面内关穴处，外间使在肱背对肱面内间使穴处，掐之治转筋吐泻。

揉龟尾穴法

此穴在脊梁骨尽处，揉之治水泻肚胀慢惊风。

搓脐法

以左大指按儿脐下丹田不动，右大指在儿脐旁周围搓之，治水泻膨胀脐风等症。

掐膝眼穴法

此穴在膝盖里旁一名鬼眼穴，小儿脸上惊来急在此穴掐之，若儿身后仰即正。

掐委中穴法

此穴在膝弯内，儿惊时急在此穴掐之，若儿身前扑即直。

揉前承山穴法

此穴在腿下节前面膝下，亦名中廉穴，儿惊风望后跌，在此穴久掐最有效。

掐后承山穴法

此穴在腿后与前承山穴对处，儿手足跳搐惊急，使人隔布轻咬之，至儿哭时方止。

掐解溪穴法

此穴在足上腿下之弯结鞋带处，儿惊风吐泻往后仰在此穴掐之。

掐仆参法

此穴在足跟里侧微上处，掐之治脚搐口咬吼喘，左转揉之补吐，右转揉之补泻，又惊又吐又泻，急掐此穴必止，如儿忽死，将此穴上推下掐必醒。

掐大敦穴法

此穴在足大指与足背交界处，儿患鹰爪惊掐之。

揉涌泉穴法

此穴在足心，男左转揉之止吐，右转揉之止泻，左转不揉使儿吐，右转不揉使儿泻，女反是。

掐肩井穴法

此穴在颈两旁靠肩膀骨窝处，不拘何症推拿各穴毕，掐此能周通一身之血。

索引一 穴位索引

九画

索引二 手法索引